常见内科疾病临床诊疗与进展

厉梦华　等 主编

黑龙江科学技术出版社

图书在版编目（CIP）数据

常见内科疾病临床诊疗与进展／厉梦华等主编. --
哈尔滨：黑龙江科学技术出版社，2021.9
　ISBN 978-7-5719-1155-3

　Ⅰ．①常… Ⅱ．①厉… Ⅲ．①内科－疾病－诊疗
Ⅳ．①R5

　中国版本图书馆CIP数据核字（2021）第202237号

常见内科疾病临床诊疗与进展
CHANGJIAN NEIKE JIBING LINCHUANG ZHENLIAO YU JINZHAN

主　　编　厉梦华　等
责任编辑　项力福
封面设计　宗　宁
出　　版　黑龙江科学技术出版社
　　　　　地址：哈尔滨市南岗区公安街70-2号　邮编：150007
　　　　　电话：（0451）53642106　传真：（0451）53642143
　　　　　网址：www.lkcbs.cn
发　　行　全国新华书店
印　　刷　山东麦德森文化传媒有限公司
开　　本　889 mm×1194 mm　1/16
印　　张　27.5
字　　数　876千字
版　　次　2021年9月第1版
印　　次　2021年9月第1次印刷
书　　号　ISBN 978-7-5719-1155-3
定　　价　198.00元

【版权所有，请勿翻印、转载】

编委会
Editorial Committee

主　编

厉梦华　刘向前　李　刚　朱　旺

纪文丽　李俊霞　邢慧慧

副主编

李　宁　盛潇磊　李　军　刘　剑

李　娜　贾昊川　韩建文

编　委（按姓氏笔画排序）

王雯瑾　厉梦华　邢慧慧　朱　旺

任静静　刘　剑　刘　娜　刘向前

纪文丽　李　宁　李　刚　李　军

李　娜　李俊霞　陈　骞　姜　雷

贾昊川　盛潇磊　韩建文

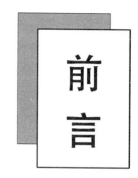

前言

　　人体是一个不可分割的整体,一种内科疾病往往累及多个组织、器官或系统,因此内科疾病涉及面广、整体性强。也就是说,从事任何内科学专科方向的医师只有具备扎实的大内科知识和基本技能,才能胜任复杂的临床工作,减少临床失误。此外,医疗体制改革的进程,对医师的临床工作提出了更高的要求:重视临床基本技能训练;理论与临床实践相结合,深入细致观察病情;树立预防为主和防治结合的基本观点;用高度的责任心和同情心实践职业道德,正确处理医患关系,提高诊疗质量。基于此,我们特组织编写了《常见内科疾病临床诊疗与进展》一书。

　　作为内科医师及医学专业学生的参考书、工具书,本书的编写力求定义准确、概念清楚、结构严谨、层次分明、重点突出,并将询证医学的思想贯穿其中。本书对内科常见疾病,如急性上呼吸道感染、慢性胃炎、脑出血、肾小球肾炎、白血病、甲状腺功能亢进症,皆在病因、发病机制、辅助检查、诊断方法、诊断标准和治疗方法方面作了具体的介绍,病种做到齐全且能够查到,并且依据最新指南和文献,对各病种有关病因学说、发病机制、临床用药等的新进展尽可能的予以反映。

　　本书编者是我国临床医学教育和临床一线的中青年骨干,具有深厚的教学与临床工作经历。编者们严谨的治学态度、活跃的学术思想和敬业的工作作风为本书的撰写提供了质量保证。由于编者编写水平有限,疏忽遗漏在所难免,恳请广大读者不吝赐教,以便再版时予以修正。

《常见内科疾病临床诊疗与进展》编委会

2021 年 3 月

目录

第一章

呼吸内科疾病

第一节 急性上呼吸道感染

急性上呼吸道感染是鼻腔、咽或喉部急性炎症的概称。患者不分年龄、性别、职业和地区。全年皆可发病,冬春季节多发,可通过含有病毒的飞沫或被污染的用具传播,多数为散发性,但常在气候突变时流行。由于病毒的类型较多,人体对各种病毒感染后产生的免疫力较弱且短暂,并且无交叉免疫,同时在健康人群中有病毒携带者,故一个人一年内可有多次发病。

急性上呼吸道感染 70%～80% 由病毒引起,主要有流感病毒(甲、乙、丙型)、副流感病毒、呼吸道合胞病毒、腺病毒、鼻病毒、埃可病毒、柯萨奇病毒、麻疹病毒、风疹病毒等。细菌感染可直接或继病毒感染之后发生,以溶血性链球菌为多见,其次为流感嗜血杆菌、肺炎链球菌和葡萄球菌等,偶见革兰氏阴性杆菌。其感染的主要表现为鼻炎、咽喉炎或扁桃体炎。

当有受凉、淋雨、过度疲劳等诱发因素,使全身或呼吸道局部防御功能降低时,原已存在于上呼吸道或从外界侵入的病毒或细菌可迅速繁殖,引起本病,尤其是老幼体弱或有慢性呼吸道疾病如鼻旁窦炎、扁桃体炎、慢性阻塞性肺疾病患者更易罹患。

本病不仅具有较强的传染性,而且可引起严重并发症,应积极防治。

一、诊断标准

根据病史、流行情况、鼻咽部发生的症状和体征,结合周围血常规和胸部 X 线检查可作出临床诊断。进行细菌培养和病毒分离,或病毒血清学检查、免疫荧光法、酶联免疫吸附法、血凝抑制试验等,可能确定病因诊断。

(一)临床表现

根据病因不同,临床表现可有不同的类型。

1.普通感冒

普通感冒俗称"伤风",又称急性鼻炎或上呼吸道卡他,以鼻咽部卡他症状为主要表现。成人多由鼻病毒引起,其次为副流感病毒、呼吸道合胞病毒、埃可病毒、柯萨奇病毒等。本病起病较急,初期有咽干、咽痒或烧灼感,发病同时或数小时后,可有喷嚏、鼻塞、流清水样鼻涕,2～3 天后变稠。可伴咽痛,有时由于耳咽管炎听力减退,也可出现流泪、味觉迟钝、呼吸不畅、声嘶、轻微咳嗽等。一般无发热及全身症状,或仅有低热、不适、轻度畏寒和头痛。检查可见鼻腔黏膜充血、水肿、有分泌物,咽部轻度充血。如无并发症,一般5～7 天后痊愈。

2.流行性感冒

流行性感冒简称"流感",由流行性感冒病毒引起。潜伏期1～2 天,最短数小时,最长 3 天。起病多急骤,症状变化很多,主要以全身中毒症状为主,呼吸道症状轻微或不明显。临床表现和轻重程度差异颇大。

(1)单纯型:最为常见,先有畏寒或寒战、发热,继之全身不适,腰背发酸、四肢疼痛,头昏、头痛。部分患者可出现食欲缺乏、恶心、便秘等消化道症状。发热可高达40℃,一般持续2~3天。大部分患者有程度不同的喷嚏、鼻塞、流涕、咽痛、干咳或伴有少量黏液痰,有时有胸骨后烧灼感、紧压感或疼痛。年老体弱的患者,症状消失后体力恢复慢,常感软弱无力、多汗,咳嗽可持续1~2周或更长。体格检查:患者可呈重病容,衰弱无力,面部潮红,皮肤上偶有类似麻疹、猩红热、荨麻疹样皮疹,软腭上有时有点状红斑,鼻咽部充血水肿。本型中轻者,全身和呼吸道症状均不显著,病程仅1~2天,颇似一般感冒,单从临床表现颇难确诊。

(2)肺炎型:本型常发生在两岁以下的小儿,或原有慢性基础疾病,如二尖瓣狭窄、肺源性心脏病、免疫力低下以及孕妇、年老体弱者。其特点是在发病后24小时内可出现高热、烦躁、呼吸困难、咯血痰和明显发绀。全肺可有呼吸音减低、湿啰音或哮鸣音,但无肺实变体征。X线检查可见双肺广泛小结节性浸润,近肺门较多,肺周围较少。上述症状可进行性加重,抗生素治疗无效。病程1周至1个月余,大部分患者可逐渐恢复,也可因呼吸循环衰竭在5~10天内死亡。

(3)中毒型:较少见。肺部体征不明显,具有全身血管系统和神经系统损害,有时可有脑炎或脑膜炎表现。临床表现为高热不退、神志昏迷,成人常有谵妄,儿童可发生抽搐。少数患者由于血管神经系统紊乱或肾上腺出血,血压下降或休克。

(4)胃肠型:主要表现为恶心、呕吐和严重腹泻,病程2~3天,恢复迅速。

3.以咽炎为主要表现的感染

(1)病毒性咽炎和喉炎:由鼻病毒、腺病毒、流感病毒、副流感病毒以及肠病毒、呼吸道合胞病毒等引起。临床特征为咽部发痒和灼热感,疼痛不持久,也不突出。当有吞咽疼痛时,常提示有链球菌感染,咳嗽少见。急性喉炎多由流感病毒、副流感病毒及腺病毒等引起,临床特征为声嘶、讲话困难、咳嗽时疼痛,常有发热、咽炎或咳嗽。体检可见喉部水肿、充血,局部淋巴结轻度肿大和触痛,可闻及喘鸣音。

(2)疱疹性咽峡炎:常由柯萨奇病毒A引起,表现为明显咽痛、发热,病程约为1周。检查可见咽充血,软腭、悬雍垂、咽及扁桃体表面有灰白色疱疹及浅表溃疡,周围有红晕。其多于夏季发病,多见于儿童,偶见于成人。

(3)咽结膜热:主要由腺病毒、柯萨奇病毒等引起。临床表现有发热、咽痛、畏光、流泪、咽及结膜明显充血。病程4~6天,常发生于夏季,游泳中传播。儿童多见。

(4)细菌性咽-扁桃体炎:多由溶血性链球菌引起,其次为流感嗜血杆菌、肺炎链球菌、葡萄球菌等。起病急,明显咽痛、畏寒、发热,体温可达39℃以上。检查可见咽部明显充血,扁桃体肿大、充血,表面有黄色点状渗出物,颌下淋巴结肿大、压痛,肺部无异常体征。

(二)实验室检查

1.血常规

病毒性感染,白细胞计数多为正常或偏低,淋巴细胞比例升高。细菌感染者白细胞计数和中性粒细胞数增多以及核左移。

2.病毒和病毒抗原的测定

视需要可用免疫荧光法、酶联免疫吸附法、血清学诊断和病毒分离鉴定,以判断病毒的类型,区别病毒和细菌感染。细菌培养可判断细菌类型和进行药物敏感试验。

3.血清降钙素原(PCT)测定

有条件的单位可检测血清PCT,有助于鉴别病毒性和细菌性感染。

二、治疗原则

上呼吸道感染目前尚无特殊抗病毒药物,通常以对症处理、休息、忌烟、多饮水、保持室内空气流通、防治继发细菌感染为主。

（一）对症治疗

可选用含有解热镇痛、减少鼻咽充血和分泌物、镇咳的抗感冒复合剂或中成药,如对乙酰氨基酚、双酚伪麻片、美扑伪麻片、银翘解毒片等。儿童忌用阿司匹林或含阿司匹林药物以及其他水杨酸制剂,因为此类药物与流感的肝脏和神经系统并发症(瑞氏综合征)相关,偶可致死。

（二）支持治疗

休息、多饮水、注意营养,饮食要易于消化,特别在儿童和老年患者更应重视。密切观察和监测并发……仅在明确或有充分证据提示继发细菌感染时有应用指征。

抗流感病毒药物治疗

流感病毒药物有两类:即离子通道 M_2 阻滞剂和神经氨酸酶抑制剂。其中 M_2 阻滞剂只对甲……有效,治疗患者中约有 30% 可分离到耐药毒株,而神经氨酸酶抑制剂对甲、乙型流感病毒均有……药发生率低。

1. 离子通道 M_2 阻滞剂

金刚烷胺和金刚乙胺。

（1）用法和剂量:见表 1-1。

表 1-1 金刚烷胺和金刚乙胺用法和剂量

药名	年龄（岁）			
	1~9	10~12	13~16	≥65
金刚烷胺	5 mg/(kg·d)（最高 150 mg/d）,分 2 次	100 mg,每天 2 次	100 mg,每天 2 次	≤100 mg/d
金刚乙胺	不推荐使用	不推荐使用	100 mg,每天 2 次	100 mg 或 200 mg/d

（2）不良反应:金刚烷胺和金刚乙胺可引起中枢神经系统和胃肠道不良反应。中枢神经系统不良反应有神经质、焦虑、注意力不集中和轻微头痛等,其中金刚烷胺较金刚乙胺的发生率高。胃肠道反应主要表现为恶心和呕吐,这些不良反应一般较轻,停药后大多可迅速消失。

（3）肾功能不全患者的剂量调整:金刚烷胺的剂量在肌酐清除率≤50 mL/min 时酌情减少,并密切观察其不良反应,必要时可停药,血液透析对金刚烷胺清除的影响不大。肌酐清除率<10 mL/min 时,金刚乙胺推荐减为 100 mg/d。

2. 神经氨酸酶抑制剂

目前有 2 个品种,即奥司他韦和扎那米韦。

（1）用法和剂量。①奥司他韦,成人 75 mg,每天 2 次,连服 5 天,应在症状出现 2 天内开始用药。儿童用法见表 1-2,1 岁以内不推荐使用。②扎那米韦:6 岁以上儿童及成人剂量均为每次吸入 10 mg,每天 2 次,连用 5 天,应在症状出现 2 天内开始用药。6 岁以下儿童不推荐作用。

表 1-2 儿童奥司他韦用量(mg)

药名	体重（kg）			
	≤15	16~23	24~40	>40
奥司他韦	30	45	60	75

（2）不良反应:奥司他韦不良反应少,一般为恶心、呕吐等消化道症状,也有腹痛、头痛、头晕、失眠、咳嗽、乏力等不良反应的报道。扎那米韦吸入后最常见的不良反应有头痛、恶心、咽部不适、眩晕、鼻出血等。个别哮喘和慢性阻塞性肺疾病(COPD)患者使用后可出现支气管痉挛和肺功能恶化。

（3）肾功能不全的患者无须调整扎那米韦的吸入剂量。对肌酐清除率<30 mL/min 的患者,奥司他韦减量至 75 mg,每天 1 次。

（四）抗生素治疗

通常不需要抗生素治疗。如有细菌感染,可根据病原菌选用敏感的抗生素。经验用药,常选青霉素、第一代和第二代头孢菌素、大环内酯类或氟喹诺酮类。

（李　军）

第二节　慢性支气管炎

慢性支气管炎是由感染或非感染因素引起气管、支气管黏膜及其周围组织的慢性非特异性炎症。临床上以慢性咳嗽、咳痰或气喘为主要症状。疾病不断进展,可并发阻塞性肺气肿、肺源性心脏病,严重影响患者健康。

一、病因和发病机制

病因尚未完全清楚,一般认为是多种因素长期相互作用的结果,这些因素可分为外因和内因两个方面。

（一）吸烟

大量研究证明吸烟与慢性支气管炎的发生有密切关系。吸烟时间越长,量越多,患病率也越高。戒烟可使症状减轻或消失,病情缓解,甚至痊愈。

（二）理化因素

理化因素包括刺激性烟雾、粉尘、大气污染(如二氧化硫、二氧化氮、氯气、臭氧等)的慢性刺激。这些有害气体的接触者慢性支气管炎患病率远较不接触者为高。

（三）感染因素

感染是慢性支气管炎发生、发展的重要因素,病毒感染以鼻病毒、黏液病毒、腺病毒和呼吸道合胞病毒为多见。细菌感染常继发于病毒感染之后,如肺炎链球菌、流感嗜血杆菌等。这些感染因素造成气管、支气管黏膜的损伤和慢性炎症。感染虽与慢性支气管炎的发病有密切关系,但目前尚无足够证据说明为首发病因,只认为其是慢性支气管炎的继发感染和加剧病变发展的重要因素。

（四）气候

慢性支气管炎发病及急性加重常见于冬天寒冷季节,尤其是在气候突然变化时。寒冷空气可以刺激腺体,增加黏液分泌,使纤毛运动减弱,黏膜血管收缩,有利于继发感染。

（五）过敏因素

过敏因素主要与喘息性支气管炎的发生有关。在患者痰液中嗜酸性粒细胞数量与组胺含量都有增高倾向,说明部分患者病因与过敏因素有关。尘埃、尘螨、细菌、真菌、寄生虫、花粉以及化学气体等,都可以成为过敏因素而致病。

（六）呼吸道局部免疫功能减低及自主神经功能失调

该症状为慢性支气管炎发病提供内在的条件。老年人常因呼吸道的免疫功能减退,免疫球蛋白的减少,呼吸道防御功能退化等导致患病率较高。副交感神经反应增高时,微弱刺激即可引起支气管收缩痉挛,分泌物增多,而产生咳嗽、咳痰、气喘等症状。

综上所述,当机体抵抗力减弱时,呼吸道在不同程度易感性的基础上,有一种或多种外因的存在,长期反复作用,可发展成为慢性支气管炎。如长期吸烟损害呼吸道黏膜,加上微生物的反复感染,可发生慢性支气管炎。

二、病理

由于炎症反复发作,引起上皮细胞变性、坏死和鳞状上皮化生,纤毛变短,参差不齐或稀疏脱落。黏液腺泡明显增多,腺管扩张,杯状细胞也明显增生。支气管壁有各种炎性细胞浸润、充血、水肿和纤维增生。支气管黏膜发生溃疡,肉芽组织增生,严重者支气管平滑肌和弹性纤维也遭破坏以致机化,引起管腔狭窄。

三、临床表现

（一）症状

起病缓慢,病程长,常反复急性发作而逐渐加重。主要表现为慢性咳嗽、咳痰、喘息。开始症状轻微,气候变冷或感冒时,则引起急性发作,这时患者咳嗽、咳痰、喘息等症状加重。

1.咳嗽

支气管黏膜充血、水肿或分泌物积聚于支气管腔内而引起咳嗽。咳嗽严重程度视病情而定,一般晨间和晚间睡前咳嗽较重,有阵咳或排痰,白天则较轻。

2.咳痰

痰液一般为白色黏液或浆液泡沫性,偶可带血。起床后或体位变动可刺激排痰,因此,常以清晨排痰较多。急性发作伴有细菌感染时,则变为黏液脓性,咳嗽和痰量也随之增加。

3.喘息或气急

喘息性慢性支气管炎可有喘息,常伴有哮鸣音。早期无气急。反复发作数年,并发阻塞性肺气肿时,可伴有轻重程度不等的气急,严重时生活难以自理。

（二）体征

早期可无任何异常体征。急性发作期可有散在的干、湿性啰音,多在背部及肺底部,咳嗽后可减少或消失。喘息型可听到哮鸣音及呼气延长,而且不易完全消失。并发肺气肿时有肺气肿体征。

四、实验室和其他检查

（一）X线检查

早期可无异常。病变反复发作,可见两肺纹理增粗、紊乱,呈网状或条索状、斑点状阴影,以下肺野较明显。

（二）呼吸功能检查

早期常无异常。如有小呼吸道阻塞,最大呼气流速-容积曲线在75%和50%肺容量时,流量明显降低,它比第1秒用力呼气容积更为敏感。发展到呼吸道狭窄或有阻塞时,常有阻塞性通气功能障碍的肺功能表现,如第1秒用力呼气容积占用力肺活量(FVC)的比值减少(<70%),最大通气量减少(低于预计值的80%);流速-容积曲线减低更为明显。

（三）血液检查

急性发作期或并发肺部感染时,可见白细胞计数及中性粒细胞增多。喘息型者嗜酸性粒细胞可增多。缓解期多无变化。

（四）痰液检查

涂片或培养可见致病菌。涂片中可见大量中性粒细胞、已破坏的杯状细胞,喘息型者常见较多的嗜酸性粒细胞。

五、诊断和鉴别诊断

（一）诊断标准

根据咳嗽、咳痰或伴喘息,每年发病持续3个月,连续2年或以上,并排除其他引起慢性咳嗽的心、肺疾病,可作出诊断。如每年发病持续不足3个月,而有明确的客观检查依据(如X线检查、呼吸功能等)也可诊断。

2.祛痰、镇咳

祛痰、镇咳药可改善患者症状,迁延期仍应坚持用药。可选用氯化铵合剂 10 mL,3 次/天;也可加用溴己新8～16 mg,3 次/天;盐酸氨溴索 30 mg,3 次/天。干咳则可选用镇咳药,如右美沙芬、那可丁等。中成药镇咳也有一定效果。对年老体弱无力咳痰者或痰量较多者,更应以祛痰为主,协助排痰,畅通呼吸道。应避免应用强的镇咳药,如可卡因等,以免抑制中枢,加重呼吸道阻塞和炎症,导致病情恶化。

3.解痉、平喘

解痉、平喘药主要用于喘息明显的患者,常选用氨茶碱 0.1 g,3 次/天,或用茶碱控释药;也可用特布他林、沙丁胺醇等 β_2 激动药加糖皮质激素吸入。

4.气雾疗法

对于痰液黏稠不易咳出的患者,雾化吸入可稀释气管内的分泌物,有利排痰。目前主要用超声雾化吸入,吸入液中可加入抗生素及痰液稀释药。

(二)缓解期治疗

(1)加强锻炼,增强体质,提高免疫功能,加强个人卫生,注意预防呼吸道感染,如感冒流行季节避免到拥挤的公共场所,出门戴口罩等。

(2)避免各种诱发因素的接触和吸入,如戒烟、脱离接触有害气体的工作岗位等。

(3)反复呼吸道感染者可试用免疫调节药或中医中药治疗,如卡介苗、多糖核酸、胸腺素等。

(李　军)

第三节　支气管哮喘

一、概说

支气管哮喘是由多种细胞包括气道的炎性细胞和结构细胞(如嗜酸性粒细胞、肥大细胞等)和细胞组分参与的气道慢性炎症性疾病。这种慢性炎症导致气道高反应性,通常出现广泛多变的可逆性气流受限,并引起反复发作性的喘息、气急、胸闷或咳嗽等症状。本病常在夜间和(或)清晨发作、加剧,多数患者可自行缓解或经治疗缓解。哮喘是一种严重危害人体健康的慢性疾病,近年来哮喘的患病率呈上升趋势,并逐年增加,全球哮喘患者约有 3 亿。哮喘是影响学习或工作的主要原因。其早期表现为可逆性呼吸道阻塞,在发作间歇期可以没有任何症状,但若哮喘严重发作经治疗而持续 24 小时不能缓解者,则称之为哮喘持续状态,属内科的危重急症。

二、病因与发病机制

哮喘的病因和发病机制非常复杂,至今尚未完全阐明。20 世纪 50 年代人们曾认为哮喘是一种气道平滑肌功能异常性疾病。20 世纪 80 年代后有学者提出了哮喘的本质是气道慢性炎症和气道高反应性。近年来,随着分子生物学、遗传学、免疫学、细胞生物学等技术的广泛应用,哮喘发病机制的研究已取得很大进展。

(一)病因

哮喘的病因还不十分清楚,患者个体过敏体质及外界环境的影响是发病的危险因素。哮喘与多基因遗传有关,同时受遗传因素和环境因素的双重影响。

1.遗传因素

哮喘是一种复杂的、具有多基因遗传倾向的疾病。所谓的多基因遗传,是指不同染色体上多对致病基因共同作用,这些基因之间无明显的显隐性区别,各自对表现型的影响较弱,但具有协同或累加效应,发病与否受环境因素的影响较大。各基因遗传的这些特点使得哮喘具有明显的遗传异质性,这就意味着某些群体中发现的遗传易感基因在另外的群体中不一定能实现,也使得哮喘相关基因的寻找变成为一个庞大的工程。传统的遗传易感基因研究从病例和家系入手,通过连锁分析或关联分析方法来寻找哮喘相关基因。哮喘遗传协作研究组(CSGA)通过三个种族共 140 个家系研究分析,将哮喘遗传易感基因粗略分为三类:①决定变态性疾病易感性的 HLA-Ⅱ类分子基因遗传多态性(如 6p21-23);②T 细胞受体(TCR)高度多样性与特异性 IgE(如 14q11.2);③决定 IgE 调节及哮喘特征性气道炎症发生发展的细胞因子基因及药物相关基因(如 11q13,5q31-33)。5q31-33 区域内含有包括细胞因子簇(IL-3,IL-4,IL-9,IL-13,GM-CSF)、β_2 肾上腺素受体、淋巴细胞糖皮质激素受体(GRL)、白三烯 C_4 合成酶(LTC4S)等多个与哮喘发病相关的候选基因。这些基因对 IgE 调节以及对炎症的发生发展很重要,因此 5q31-33 又被称为"细胞因子基因簇"

以上基于病例和家系的研究主要缺陷是样本数不够,许多结果不能重复。近年来,点阵单核苷酸多态性(SNP)基因分型技术,也称为全基因组关联研究(Genome Wide Associa-tion Studies,GWAS)的发展给哮喘的易感基因研究带来了革命性的突破。GWAS 不需要大样本的家系研究,同时又能得到更为有力的统计结果。最近几年采用 GWAS 鉴定了多个哮喘易感基因。

近年来对哮喘易感基因的研究更进一步深入到基因-环境相互作用的领域。比如,内毒素通过衔接 TLR4 和 CD14 起作用,在基因表达中 CD14 的多态性发生功能改变。基因编码的 TLR4 可以改变对内毒素的反应,在内毒素浓度较低的环境中 CD14 C-260T 等位基因的个体纯合子可延缓哮喘病程的进展,而在内毒素浓度较高的环境中,这种表型可使哮喘的患病率增高。尘螨抗原 Derp 1 可以调节 $TGF-\beta1$ 基因多态性,改变相应的免疫应答模式而影响哮喘表型。尘螨还可通过改变 IL-10 和树突细胞相关核蛋白 1(DCNP1)的基因多态性调节抗原特异性 IgE 的产生。研究发现被动吸烟增加儿童哮喘发生率与 $TNF-\alpha$ 基因和染色体 17q21 区域的 SNP 多态性有关。

2.环境因素

环境因素主要包括变应原性和非变应原性因素,其中吸入性变应原是哮喘最重要的激发因素,而其他一些非变应原性因素也可以促进哮喘的发生。

(1)变应原性因素。

室内变应原:尘螨是最常见的室内变应原,常见的有四种,即屋尘螨、粉尘螨、宇尘螨和多毛螨。90%以上螨类存在于屋尘中,屋尘螨是持续潮湿的气候中最主要的螨虫。屋尘螨抗原由螨虫身体各部分、分泌物和排泄物组成。尘螨主要抗原为 Derp Ⅰ 和 Derp Ⅱ,主要成分为半胱氨酸蛋白酶或酪氨酸蛋白酶,这些变应原具有蛋白溶解活性,使它们更容易进入具有免疫活性的细胞。1 g 尘土中屋尘螨的变应原>0.5 g 成为对螨过敏的危险因素,可激发哮喘症状。家养宠物如猫、狗、鸟等也是室内变应原的重要来源,这些变应原存在于它们的皮毛、唾液、尿液与粪便等分泌物中。猫是这些动物中最重要的致敏者,其主要变应原成分 Feld1,存在于猫的皮毛、皮脂分泌物和尿液中,是引起哮喘急性发作的主要危险因子。狗产生 2 种重要的致敏蛋白(Canfl 和 Canf2),来自狗的变应原特征和来自猫的变应原相似,因此,猫和狗的致敏物质有轻微程度的交叉反应。蟑螂也是常见的室内变应原,常见的与哮喘相关的有蟑螂美洲大蠊、德国小蠊、东方小蠊和黑胸大蠊,我国以黑胸大蠊常见。真菌也是存在于室内空气中的变应原之一,其好在阴暗潮湿及通风不良的地方,此外真菌也容易生长在制冷、加热、湿化系统中,室内湿化器促进了真菌生长及增加了空气传播的危险性。常见真菌有青霉、曲霉、分枝孢子菌和念珠菌等。

室外变应原:花粉和草粉是最常见的引起哮喘发作的室外变应原,其对哮喘的影响随气候和地域条件变化。木本植物(树花粉)常引起春季哮喘,而禾本植物的草类和莎草类花粉常引起秋季哮喘。我国东部地区主要为豚草花粉,北部主要为蒿草类。真菌也是室外重要变应原,其诱发哮喘也有季节性。

职业性变应原:可引起职业性哮喘的常见的变应原有油漆、谷物粉、面粉、木材、饲料、茶、咖啡豆、家蚕、鸽子、蘑菇、异氰酸盐、邻苯二甲酸、松香、活性染料、过硫酸盐、乙二胺等。

食物:如鱼、虾、蟹、蛋类、牛奶等均是常见的变应原,食物中的添加剂如防腐剂、染色剂也可以引起哮喘急性发作。

药物:阿司匹林和一些非糖皮质激素类药物是药物所致哮喘的主要变应原,其他一些药物如普萘洛尔、抗生素(青霉素、头孢霉素)、水杨酸己酯等也可以引起哮喘发作。

(2)非变应原性因素。

大气污染:空气污染(SO_2、NO_x)以及职业中接触的氨气等可致支气管收缩、一过性气道反应性增高并能增强对变应原的反应。日常生活中诱发哮喘的常见空气污染有煤气、油烟、杀虫喷雾剂及蚊香等。

吸烟:香烟烟雾是一种重要的哮喘促发因子。吸烟对哮喘的影响已有明确的结论,主动吸烟会加重哮喘患者肺功能的下降,加重病情并降低治疗效果。被动吸烟也是诱发哮喘的重要因素,特别是对于那些父母抽烟的哮喘儿童,常因被动吸烟而引起哮喘发作。母亲在妊娠期间吸烟也会影响胎儿的肺功能及增强日后发生哮喘的易感性。

感染:流行病学证据证实呼吸道病毒感染与儿童和成人的哮喘急性发作均有密切关系。呼吸道感染常见病毒有呼吸道合胞病毒(RSV)、腺病毒、鼻病毒、流感病毒、副流感病毒、冠状病毒,以及某些肠道病毒。与成人哮喘有关的病毒以鼻病毒和流感病毒为主;RSV、腺病毒、副流感病毒和鼻病毒则与儿童哮喘发作关系较为密切。RSV是出生后第一年患儿的主要病原,在2岁以下的感染性哮喘中占44%,在大儿童哮喘中也有10%以上与其感染有关。因急性RSV感染住院的儿童在10年后有42%发生哮喘。婴幼儿期的细菌感染,尤其是肺炎衣原体感染,对成年后哮喘的发生也有较强影响。

月经、妊娠等生理因素:有些女性哮喘患者在月经期前3～4天有哮喘加重的现象,这与经前期黄体酮水平的突然下降有关。妊娠也是诱发哮喘加重的因素之一。妊娠9周的胎儿胸腺已可产生T淋巴细胞,第19～20周,在胎儿各器官中已产生B淋巴细胞,由于在整个妊娠期胎盘主要产生辅助性Ⅱ型T细胞(Th2)细胞因子,因而在胎儿肺的微环境中,Th2反应是占优势的。若母亲已有特异性体质,又在妊娠期接触大量的变应原(如牛奶中的乳球蛋白,鸡蛋中的卵蛋白或螨虫的DerpⅠ等)或受到呼吸道病毒特别是RSV的感染,即可能加重其Th2调控的变态反应,增加胎儿出生后变态反应和哮喘发病的可能性。

精神和心理因素:部分患者哮喘的发生和加重与精神和心理因素有关。有报道称70%的患者哮喘发作受心理因素参与,哮喘患者常见的心理异常表现为焦虑、抑郁、过度的躯体关注等。精神因素诱发哮喘的机制目前还不清楚。

运动:运动诱发支气管哮喘发作是较为常见的问题。跑步、爬山等运动尤其容易促使轻度哮喘或稳定期哮喘发作。

其他:有报道称微量元素缺乏,主要是缺铁、缺锌等可能诱发哮喘。也有研究认为肥胖或高体质指数与哮喘高患病率之间存在相关性,但还需要进一步证实。

(二)发病机制

哮喘的发病机制非常复杂,主要包括气道炎症机制、免疫与变态反应机制、气道神经调节机制以及遗传机制等。T细胞介导的免疫调节失衡与慢性气道炎症的发生是最重要的哮喘发生机制。气道重构与慢性炎症和上皮损伤修复相关,并越来越受到重视。气道慢性炎症与气道重构共同导致气道高反应性的发生。

1.气道炎症机制

哮喘气道炎症反应涉及众多炎症细胞、炎症介质和细胞因子的参与和相互作用。

(1)气道炎症产生的途径:当变应原进入机体后,被抗原呈递细胞(如树突细胞、单核巨噬细胞等)内吞并激活T细胞,活化的辅助性T细胞(主要是Th2细胞)产生IL-4、IL-5、IL-13等进一步激活B淋巴细胞,由B细胞分泌的特异性IgE可借助肥大细胞和嗜碱性粒细胞表面的高亲和力受体(FcεRⅠ)和在中性白细胞、巨噬细胞和NK细胞表面的低亲和力IgE受体(FcεRⅡ,又称CD23),固定在细胞表面,使细胞处于"致敏状态"。当再次接触同种变应原,就会引起异染性细胞释放多种介质和细胞因子。这些介质会引起气道平滑肌痉挛,黏膜微血管通透性增加,气道黏膜水肿、充血,黏液分泌亢进,并诱发气道高反应性。在上述过程中所分泌的细胞因子IL-3、IL-5、GM-CSF和黏附分子、趋化因子,使嗜酸性粒细胞分化、激活,延长其寿命并浸润气道。激活的嗜酸性粒细胞会释放一些细胞因子和四种细胞毒蛋白质。ECP、EPO和MBP能使气道上皮细胞脱落、坏死,暴露气道上皮的神经末梢,使其受损或易感,也能诱发气道高反应性以及气道重建。采用嗜酸性粒细胞过继转移、嗜酸性粒细胞缺陷、IL-5及Eotaxin-2双转基因小鼠证实了嗜酸性粒细胞与哮喘发病之间存在直接的因果关系,更重要的是这些研究还揭示了嗜酸性粒细胞在哮喘发病中不仅仅是终末效应细胞,还在于其免疫调节作用,即Th2免疫效应细胞向肺部炎症局部的募集依赖于嗜酸性粒细胞以及抗原呈递作用。这些炎症细胞在介质的作用下又可分泌多种介质,使气道病变加重,炎症浸润增加,产生哮喘的临床症状。

(2)Th1/Th2免疫失衡:Th2免疫应答占优势的Th1/Th2免疫失衡是哮喘重要的发病机制之一。活化的Th2细胞分泌的细胞因子,如IL-4、IL-5、IL-13等可以直接激活肥大细胞、嗜酸性粒细胞及肺泡巨噬细胞等多种炎症细胞,使之在气道浸润和募集。这些细胞相互作用可以分泌出许多种炎症介质和细胞因子,如组胺、前列腺素(PG)、白三烯(LT)、嗜酸性粒细胞趋化因子(ECF)、中性粒细胞趋化因子(NCF)、转化生长因子(TGF)、血小板活化因子(PAF)等,构成了一个与炎症细胞相互作用的复杂网络,使气道收缩,黏液分泌增加,血管渗出增多。Th17细胞是Th家族的新成员,对其在哮喘发生中的作用还处在认知过程中。Th17主要产生IL-17A/F和L-22,IL-17可促进气道成纤维细胞、上皮细胞和平滑肌细胞的活化,使这些细胞高表达IL-6、IL-8、粒细胞集落刺激因子(G-CSF)等因子。其中IL-8是中性粒细胞趋化因子,而IL-6和G-CSF可以促进粒细胞增殖,产生中性粒细胞炎症。目前认为Th17细胞在部分以中性粒细胞浸润为主的激素耐受型哮喘和重症哮喘中起重要作用。调节性T细胞具有抑制T细胞免疫应答的功能,其在哮喘发病中的作用还有待进一步证实。

(3)细胞因子网络的形成及其作用:哮喘气道炎症反应涉及炎症细胞、炎症介质和细胞因子的相互作用。细胞间的相互作用是维持这种炎症重要基础,而介导细胞间的相互作用主要由2个免疫"通讯"系统来完成。①可溶性蛋白质分子(细胞因子和脂质类介质);②白细胞表面受体与靶细胞表面分子(配体)之间的相互作用。这2个系统密切联系构成复杂的细胞因子网络,通过增强或诱导细胞间的作用或控制细胞对炎症介质的反应,使细胞特异性和选择性地移到炎症反应部位。许多细胞因子在哮喘的气道炎症中起重要作用,尤其是IL-5可能在控制嗜酸性粒细胞介导的气道炎症反应中起核心作用,IL-4在B细胞合成IgE的调节过程中起关键作用,IL-17、调节性T细胞等均在哮喘气道炎症发生中起重要作用。但由于细胞因子网络错综复杂,所谓网络的"启动子"至今尚未能确定,因此进一步从细胞水平和分子水平研究细胞因子作用的调节机制,将对哮喘的防治起到重大推动作用。

2.气道重构机制

气道重构也是哮喘的重要特征,表现为气道上皮细胞黏液化生、平滑肌肥大/增生、上皮下胶原沉积和纤维化、血管增生等。气道重构使得哮喘患者对吸入激素的反应性降低,出现不可逆或部分不可逆的气流受限,以及持续存在的气道高反应性。气道重构的发生主要与持续存在的气道炎症和反复的气道上皮损伤/修复有关。

(1)气道炎症:参与哮喘发生的多种炎症细胞,包括嗜酸性粒细胞、肥大细胞、Th2细胞、巨噬细胞等可分泌一系列与气道重构发生相关的炎症因子,促进成纤维细胞增生、胶原沉积、平滑肌增生肥大以及微血管增生。多种炎症介质参与哮喘的气道重构过程,其中最主要的有TGF-β、血管内皮生长因子(VEGF)、白三烯、基质金属蛋白酶-9(MMP-9)、解聚素和金属蛋白酶-33(ADAM-33)。

TGF-β:可来源于气道上皮细胞、平滑肌细胞和炎症细胞如嗜酸性粒细胞、中性粒细胞等,具有广泛调节细胞增殖分化、促进结缔组织蛋白合成的作用,在哮喘气道重构中起着重要作用。TGF-β刺激成纤维细胞分泌细胞外基质蛋白(胶原、纤维粘连蛋白),同时又抑制细胞外基质降解酶(如胶原酶)的产生,从而促进细胞外基质的沉积。表达TGF-β的嗜酸性粒细胞是气道重构的一个重要的促进因素。在气道嗜酸性粒细胞浸润明显的重症哮喘患者中TGF-β表达尤其增高。

VEGF:哮喘患者肺组织血管增生,痰液、支气管肺泡灌洗液和支气管活检标本中VEGF及其受体表达增加。研究发现肺组织靶向的VEGF转基因小鼠出现哮喘样的改变,不仅表现有血管增生,还有气道炎症、水肿、黏液化生、肌细胞增生以及气道高反应性,表明 VEGF 不仅是血管重构的介质,也是血管外重构、气道炎症的介质。一氧化氮(NO)是 VEGF 血管外重构效应的重要介质。

白三烯:白三烯能促进表皮生长因子诱导平滑肌细胞增殖。应用白三烯抑制剂能显著抑制 OVA 诱导的小鼠哮喘模型气道上皮下纤维化、平滑肌增生和杯状细胞增生。

MMP-9:属细胞外蛋白酶家族,在组织重构过程中负责细胞外基质的降解。哮喘患者支气管肺泡灌洗液、血液、痰中 MMP-9 水平明显增高。

ADAM-33:与 MMP-9 一样,ADAM-33 也是一个金属蛋白酶,在慢性气道损伤和修复中起作用。中重度哮喘患者肺组织表达 ADAM-33 mRNA 水平较轻度哮喘者和正常人明显增高,免疫组化显示重度哮喘患者气道上皮、黏膜下细胞和平滑肌细胞表达 ADAM-33 较轻度哮喘患者明显增高。

(2)气道上皮损伤/修复:除气道炎症外,由环境因素或变应原直接导致的气道上皮的损伤及伴随发生的修复过程在气道重构的发生发展中起了重要作用。Plopper 等最先提出了上皮间质营养单位(epithelial mesenchymal trophic unit,EMTU)这一概念,指出气道上皮受环境刺激损伤后,一些炎症介质如 TGF-β、表皮生长因子(epidermal growth factor,EGF)等分泌增加,同时细胞间粘连蛋白减少,上皮细胞发生变形,并高分泌基质金属蛋白酶和细胞外基质,该过程称为上皮间质转化(epithelial mesenchymal transition,EMT)。紧靠上皮的星形成纤维细胞在各种因素刺激后也发生变化,转化为肌成纤维细胞,分泌细胞外基质(ECM),同时也释放一系列前炎症介质,促进气道重构的发生。

3.气道高反应性发生机制

气道高反应性是指气道对多种刺激因素如变应原、理化因素、运动、药物等呈现高度敏感状态,是哮喘的一个重要特征。早在 20 世纪 40 年代,Curry 就提出了哮喘患者气道反应性增高。但由于受到气道反应性测定技术的限制,这一论点一直被人们忽视。1975 年 Chai 介绍标准的气道反应性测定技术以来,越来越多的证据表明气道高反应性是哮喘的基本特征,有症状的哮喘患者几乎都存在气道高反应性。气道高反应性的发生与气道炎症、气道重构和神经调节的异常相关。

气道炎症是导致气道高反应性的重要机制之一,多种炎症细胞与气道高反应性发生相关,最主要的有嗜酸性粒细胞、T 淋巴细胞(尤其是 Th2 淋巴细胞)和肥大细胞。动物研究和多项临床研究表明嗜酸性粒细胞与气道高反应性相关,但是一项 IL-5 抗体的临床研究却发现虽然 IL-5 抗体可明显降低嗜酸性粒细胞水平,但却不能降低气道高反应性。肥大细胞是组胺、前列腺素 D$_2$ 和半胱氨酰白三烯的重要来源,有研究认为气道平滑肌层中肥大细胞的增加与气道高反应性的增高尤为相关。中性粒细胞与气道高反应性发生的相关性还不清楚。

气道重构尤其是气道周围平滑肌层的增厚也在气道高反应性中发挥重要作用。气道平滑肌中含有多种收缩功能蛋白,如平滑肌肌动蛋白等,当受到变应原或炎症因子刺激后,气道平滑肌收缩致使气道狭窄,气道反应性增高。采用影像学手段研究发现,气道重构可使哮喘患者的支气管树收缩出现广泛不一致,这种现象称为气道收缩的异质性。部分区域气道平滑肌严重收缩致气道陷闭。研究表明气道高反应性的发生不仅是因为气道狭窄,气道收缩异质性和气道陷闭的存在同样起了重要的作用。气道收缩异质性和气道陷闭越明显的哮喘患者气道高反应性越高。部分哮喘患者在气道炎症消退后仍存在明显的气道高反应性,即可能与气道重构的存在相关。但也有研究认为,当气道重构发展到一定程度后,增厚的气道壁变得坚固而影响平滑肌的收缩,反而降低气道反应性。因此,气道重构对气道高反应性的影响可能还与重构的严重程度有关。此外,异常的神经调节也在气道高反应性中发挥作用。支气管受复杂的自主神经支配。除胆碱能神经、肾上腺素能神经外,还有非肾上腺素能、非胆碱能(NANC)神经系统。支气管哮喘与 β-肾上腺素受体功能低下和迷走神经张力亢进有关,并可能存在有 α-肾上腺素能神经的反应性增加。NANC 能释放舒张支气管平滑肌的神经介质如血管活性肠肽(VIP)、NO,以及收缩支气管平滑肌的介质如 P 物质、神经激肽,两者平衡失调,则可引起支气管平滑肌收缩。

虽然气道高反应性是哮喘的主要病理生理特征,然而出现气道高反应性者并非都是哮喘,如长期吸烟、接触臭氧、上呼吸道病毒感染、COPD 等也可出现气道高反应性。

4.免疫与变态反应机制

自从1967年日本学者石板等发现IgE抗体是导致速发型变态反应的"反应素"以来，Ⅰ型变态反应已被公认为过敏性哮喘的重要发病机制。Ⅰ型变态反应指的是已免疫机体在再次接触同样变应原刺激时所产生的反应。它主要涉及变应原、抗体、细胞、受体和介质5个环节。外源性变应原通过吸入、接触或食入途径进入机体，在T淋巴细胞协助下，使B淋巴细胞转化为浆细胞，产生IgE抗体。IgE黏附于支气管黏膜下的肥大细胞和血循环中的嗜碱性粒细胞表面的IgE Fc受体上，使这些效应细胞致敏。当机体再次接触相同抗原时，抗原即以抗原桥联形式与效应细胞上的IgE结合，通过抗原-抗体相互作用，使肥大细胞和嗜碱性粒细胞脱颗粒。近年来还发现嗜酸性粒细胞、巨噬细胞、淋巴细胞和血小板上还存在第二类IgE受体(FcεR-Ⅱ)。它虽属于低亲和力IgE受体，但在IgE与抗原存在的情况下，可使这些效应细胞直接地、特异性地参与变态反应及其炎症反应过程。和哮喘发病相关的免疫-变态反应有两种类型，即哮喘的速发反应和哮喘的迟发反应。

(1)哮喘速发反应(early asthmatic response，EAR)：患者在吸入抗原10分钟后FEV_1下降，15～30分钟达高峰，持续1.5～3小时后缓解，此为EAR。

(2)哮喘迟发反应(late asthmatic response，LAR)：患者在吸入抗原后3～4小时可再次出现FEV_1下降，8～12小时达高峰，可持续数天或数周，此为LAR。半数以上患者出现LAR。

5.气道的神经-受体调节机制

20世纪中叶以前，人们一直认为哮喘发病是由神经机制所致，此后免疫学及炎症发病学说逐渐占优势。近年由于证实呼吸道广泛存在神经肽网，故又重提神经异常发病机制，认为气道的炎症反应可影响神经和神经肽调控机制，而神经机制反过来又影响炎症反应。

(1)肾上腺素能神经-受体失衡机制：肾上腺素能神经系统包括交感神经、循环儿茶酚胺、α受体和β受体，任何一方面的缺陷或损伤均可导致气道高反应性，并引起哮喘发病。

β受体功能异常：在人类气道及肺组织内存在高密度的β受体，肺组织中$β_2$受体和$β_1$受体的比例为3：1，但中央及外周气道平滑肌上全部为$β_2$受体。从大气道直到终末细支气管，且无论动物和人，β受体的密度随气道管径变小而逐渐增高，由此可见β受体激动剂是支气管和细支气管的强力扩张剂。β受体功能低下、$β_2$受体自身抗体的产生是哮喘发病的一个重要环节。但哮喘患者的β受体功能异常可能并非哮喘患者本身所固有，即不是原发的改变，而是继发性改变的结果。这种改变的可能原因：①气道炎症引起β受体功能低下；②长期应用β受体激动剂产生耐受性；③产生β受体自身抗体。

α受体功能异常：与β受体相比较，肺内α受体分布相对少得多。α受体主要位于细支气管和黏膜下腺体，大气道很少有α受体。当α受体激活时可导致气道平滑肌痉挛。但α受体功能异常在哮喘发病的重要性尚不清楚，有人认为该机制只有在β受体阻滞剂或有内毒素存在时才起作用。

(2)胆碱能神经-受体失衡机制：胆碱能神经系统是引起人类支气管痉挛和黏液分泌的主要神经，包括胆碱能神经(迷走神经)、神经递质乙酰胆碱(Ach)、胆碱受体。从大气道到终末细支气管的气道平滑肌和黏液腺体内均有胆碱能神经分布，但随着气道变小，胆碱能神经纤维的分布也越来越稀疏，至终末细支气管只有极少的胆碱能神经纤维分布，而在肺泡壁则缺如。胆碱能神经受刺激其末梢释放Ach，后者与M受体结合引起气道痉挛和黏液分泌增加。其作用大小与胆碱能神经的分布相似，即胆碱能神经对大气道的作用显著大于对小气道的作用，同样抗胆碱药物对大、中气道的扩张作用亦明显大于对小气道的作用。哮喘患者对吸入组胺和醋甲胆碱反应性显著增高，其刺激阈值明显低于正常人，提示可能存在一种胆碱能神经张力的增加，同时也可能意味着哮喘患者的气道对内源性Ach的反应性增高。近年来发现哮喘患者体内M_1、M_3受体数量增加、功能亢进，而M_2受体数量减少、功能低下，故易导致大气管平滑肌收缩和黏液分泌亢进。

(3)非肾上腺素能非胆碱能神经功能失调与神经源性炎症：气道的自主神经系统除肾上腺素能和胆碱能神经系统外，尚存在第三类神经系统，即非肾上腺素能非胆碱能(NANC)神经系统。NANC神经系统又分为抑制性NANC神经系统(i-NANC)及兴奋性NANC神经系统(e-NANC)。NANC神经系统与气道平滑肌功能、肺的生理功能及其调节有密切关系,其在哮喘发病中的作用已日益受到重视。

i-NANC 功能异常:i-NANC 可能是人类唯一舒张支气管的神经系统。其神经递质为血管活性肠肽(VIP)和 NO。VIP 具有扩张支气管、扩张肺血管、调节支气管腺体分泌的作用,它是最强烈的内源性支气管扩张物质,这种扩张作用不依赖于肾上腺素能受体,不受肾上腺素能及胆碱能阻滞剂的影响。目前认为 VIP 可能是支气管张力主要调节剂。哮喘时 VIP 合成和释放减少,因哮喘发作而死亡的患者其 VIP 可完全缺如。NO 是体内内皮细胞、中性粒细胞、巨噬细胞、神经组织在一定刺激下产生的,气管和肺组织中也有 NO 存在。在哮喘发病机制中,NO 具有自相矛盾的双重作用,一方面可舒张肺血管和支气管平滑肌,使哮喘症状减轻;另一方面大量 NO 合成使其毒性作用加强,哮喘不仅不能缓解,症状反而加重。哮喘患者呼出气 NO 含量较正常人高 2～3 倍。临床研究证实,吸入低浓度 NO 具有舒张支气管和降低气道阻力的作用,而吸入高浓度 NO 则产生毒性作用。

e-NANC 功能异常:e-NANC 神经在解剖上相当于感觉神经 C 纤维。其神经递质为感觉神经肽,包括 P 物质(SP)、神经激肽 A(NKA)、神经激肽 B(NKB)、降钙素基因相关肽(CGRP)。感觉神经肽受体分为 NK_1、NK_2 和 NK_3 三个亚型。这些肽类递质通过局部轴索反射从感觉性神经中释放后,直接参与了哮喘的气道炎症反应。

6.神经源性炎症

气道的感觉神经末梢受到刺激时,通过传入神经元轴突的其他分支引起感觉神经末梢释放介质(如 SP、CGRP 等),引起多种末梢反应,该过程称为局部轴突反射。从感觉神经末梢释放的 SP、CGRP 及 NKP 等导致血管扩张、血管通透性增加和炎症渗出,此即为神经源性炎症。神经源性炎症能通过局部轴突反射释放感觉神经肽而引起哮喘发作。

三、病理

疾病早期,肉眼观解剖学上很少见器质性改变。随着疾病发展,病理学变化逐渐明显。肉眼可见肺膨胀及肺气肿,肺柔软疏松有弹性,支气管及细支气管内含有黏稠痰液及黏液栓。支气管壁增厚、黏膜肿胀充血形成皱襞,黏液栓塞局部可出现肺不张。

显微镜下,支气管哮喘气道的基本病理改变为气道炎症和气道重构。气道炎症表现为上皮下多种炎症细胞,包括肥大细胞、巨噬细胞、嗜酸性粒细胞、淋巴细胞与中性粒细胞浸润。气道黏膜下组织水肿,微血管通透性增加,支气管内分泌物潴留,支气管平滑肌痉挛,纤毛上皮细胞脱落,基底膜露出,杯状细胞增生及黏液分泌增加等。若哮喘长期反复发作,则出现气道重构的改变,表现为支气管平滑肌层增厚,气道上皮下纤维化、气道与血管周围胶原沉积增加、基底膜增厚和透明样变、血管增生等。

四、诊断

支气管哮喘由机体内外多种因素共同存在激发形成。大多数患者有遗传性过敏体质,其发病往往有一定的季节性,不仅与饮食、生活和职业等有关,而且与精神因素的关系也相当密切。本病通常突然起病和骤然缓解,且病情多数夜间较重。因此,诊断哮喘首先应详细询问患者病史,了解其发作规律和特点,以便从中寻找有关线索。

(一)临床表现

1.症状

哮喘缓解期或非典型性哮喘可无明显临床表现。但典型的支气管哮喘,其发作前常有打喷嚏、流涕、咳嗽、胸闷、全身乏力等前驱表现,如不及时处理,可引起支气管弥漫性痉挛,出现发作性伴有哮鸣音的呼气性呼吸困难或发作性胸闷和咳嗽,严重者被迫采取端坐位,并伴有干咳或咳嗽多痰,甚至出现吸气短促、呼气延长而费力、张口呼吸、发绀、大汗、面色苍白等。

2.体征

两肺听诊满布哮鸣音,呼气明显延长,有的可伴有湿啰音或水泡音。长期慢性自幼即有哮喘者可见桶状胸,叩诊过清音,心浊音界缩小等。心率增快、奇脉、胸腹反常运动和发绀常出现在严重哮喘患者中。

（二）实验室检查

痰涂片在显微镜下可见较多嗜酸性粒细胞,血中嗜酸性粒细胞一般在6%以上,若有感染则白细胞计数及中性粒细胞比例明显升高,血清中特异性 IgE 含量较正常人明显升高。

动脉血气分析:哮喘发作时一般出现过度通气和低氧血症,表现为呼吸性碱中毒,若重症患者,病情进一步发展,气道阻塞严重可以有缺氧及二氧化碳潴留,表现为呼吸性酸中毒。

（三）特殊检查

1.X 线检查

早期在哮喘发作时可见两肺透亮度增加,呈过度通气状态;在缓解期多无明显异常,如并发呼吸道感染,可以见肺纹理增加及炎性浸润阴影。

2.肺功能检查

(1)肺通气功能检测:在哮喘发作时呈阻塞性通气功能改变,呼气流速指标显著下降,FEV_1、FEV_1/FVC 及呼气峰值流速(PEF)均减少。缓解期上述指标可逐步恢复,病情迁延、反复发作者,其通气功能可逐渐下降。

(2)支气管激发试验:用以测定气道反应性。常用吸入激发剂为醋甲胆碱、组胺等。吸入激发剂后其通气功能下降、气道阻力增加。运动亦可诱发气道痉挛,使通气功能下降。支气管激发试验一般用于通气功能在正常预计值的70%以上的患者。如 FEV_1 下降≥20%,可以诊断为激发试验阳性。

(3)支气管舒张试验:用于测定气道可逆性。有效的支气管舒张药可以使发作时的气道痉挛得到改善,肺功能指标好转。常用吸入型的支气管舒张剂如沙丁胺醇气雾剂、特布他林等。支气管舒张试验阳性诊断指标:①FEV_1 较用药前增加≥12%,且其绝对值增加≥200 mL;②PEF 较治疗前增加 60 L/min 或增加≥20%。

(4)PEF 及其变异率测定:PEF 可以反映气道功能的变化,哮喘发作时 PEF 下降,若 24 小时内或昼夜 PEF 波动率≥20%,也符合气道可逆性改变的特点。

3.在体特异性变应原检测

哮喘患者大多数伴有过敏体质,对众多的变应原和刺激物敏感。测定变应性指标结合病史有助于对患者进行病因诊断、脱离致敏因素的接触及脱敏治疗等。

(1)皮肤变应原测试:将各种植物性花粉、尘埃、动物羽毛、皮屑、谷物种子、霉菌孢子、蛋类等分别做成相应的抗原诊断液,用皮肤划痕或皮内注射法,测定哮喘患者有无变态反应。

(2)吸入性变应原测定:用于验证变应原吸入引起的哮喘发作,因该检验有一定的危险性,目前临床应用较少。

五、鉴别诊断

（一）心源性哮喘

心源性哮喘常见于左心衰竭,发作时的症状与哮喘相似,但患者多有高血压、冠状动脉粥样硬化性心脏病、风湿性心脏病和二尖瓣狭窄等病史和体征。阵发性咳嗽,常咳出粉红色泡沫痰,两肺可闻及广泛的湿啰音和哮鸣音,左心界扩大,心率增快,心尖部可闻及奔马律。病情许可做胸部 X 线检查时,可见心脏增大,肺淤血征,有助于鉴别。若一时难以鉴别,可雾化吸入 β_2 肾上腺素受体激动药或静脉注射氨茶碱缓解症状后,进一步检查,忌用肾上腺素或吗啡,以免造成危险。

（二）COPD

COPD 多见于中老年人,可有慢性咳嗽史,喘息长年存在,有急性加重期。患者多有长期吸烟或接触有害气体的病史。有肺气肿体征,两肺或可闻及湿啰音。但临床上严格将 COPD 和哮喘区分有时十分困难,用支气管舒张剂和口服或吸入激素做治疗性试验可能有所帮助。COPD 也可与哮喘合并同时存在。

（三）上气道阻塞

上气道阻塞可见于中央型支气管肺癌、气管支气管结核、复发性多软骨炎等气道疾病或异物气管吸入,导致支气管狭窄或伴发感染时,可出现喘鸣或类似哮喘样呼吸困难,肺部可闻及哮鸣音。但根据临床病史,特别是出现吸气性呼吸困难,以及痰液细胞学或细菌学检查,胸部 X 线、CT 或 MRI 检查或支气管镜检查等,常可明确诊断。

（四）变态反应性肺浸润

变态反应性肺浸润见于热带嗜酸性粒细胞增多症、肺嗜酸性粒细胞增多性浸润、多源性变态反应性肺泡炎等。致病原为寄生虫、原虫、花粉、化学药品、职业粉尘等,多有接触史,症状较轻,患者常有发热,胸部 X 线检查可见多发性、此起彼伏的淡薄斑片浸润阴影,可自行消失或再发。肺组织活检也有助于鉴别。

六、并发症

支气管哮喘可以并发阻塞性肺气肿、支气管反复感染、气胸、纵隔气肿、支气管扩张、肺源性心脏病等,当出现严重的低氧血症,有时甚至也可致命。

七、治疗

如果患者的个体差异、情志状况、四时气候乃至周围环境等发生变化,均需在临床治疗用药时予以全面分析、综合考虑,前人提出的"因人、因地、因时制宜",对本病尤为有指导意义,对病因多端、变化多样、证情复杂的支气管哮喘者,绝不是偏执一法一方所能概全的。

（一）哮喘急性发作期的治疗

1.脱离变应原

部分患者能找到引起哮喘发作的变应原或其他非特异刺激因素,立即使患者脱离变应原的接触是防治哮喘最有效的方法。

2.药物治疗

治疗哮喘药物主要分为两类。

（1）缓解哮喘发作（支气管舒张药）。

β_2肾上腺素受体激动药（简称 β_2 受体激动药）:常用的短效 β_2 受体激动药有沙丁胺醇和特布他林,作用时间为 4～6 小时。常用短效 β 受体激动药如沙丁胺醇定量吸入器（MDI）,每喷 100 μg,每天 3～4 次,每次 1～2 喷。一般口服用法为 2.4～2.5 mg,每天 3 次,15～30 分钟起效,但心悸、骨骼肌震颤等不良反应较多。长效 β_2 受体激动药（LABA）有福莫特罗和沙美特罗,作用时间为 10～12 小时。福莫特罗 4.5 μg,每天 2 次,每次 1 吸。但目前已不提倡单用长效 β_2 受体激动药,而应与吸入性皮质激素（ICS）联合使用,可起到协同和互补效果,有助于提高疗效和减少不良反应。

抗胆碱药:吸入抗胆碱药如异丙托溴铵,与 β_2 受体激动药联合吸入有协同作用,尤其适用于夜间哮喘及多痰的患者。可用 MDI,每天 3 次,每次 25～75 μg 或用 100～150 μg/mL 的溶液持续雾化吸入。约 10 分钟起效,维持 4～6 小时。不良反应少,少数患者有口苦或口干感。近年发现的选择性 M_1、M_3 受体拮抗剂如噻托溴铵作用更强、持续时间更久、不良反应更少。

茶碱类:茶碱类是目前治疗哮喘的有效药物。口服给药:包括氨茶碱和控（缓）释茶碱,一般剂量每天 6～10 mg/kg,用于轻、中度哮喘。静脉注射氨茶碱首次剂量为 4～6 mg/kg,注射速度不宜超过 0.25 mg/(kg·min),静脉滴注维持量为 0.6～0.8 mg/(kg·h)。日注射量一般不超过 1.0 g。静脉给药主要应用于重、危症哮喘。

（2）控制或预防哮喘发作。

糖皮质激素:糖皮质激素是当前控制哮喘发作最有效的药物,可分为吸入、口服和静脉用药。吸入治疗是目前推荐长期抗感染治疗哮喘的最常用方法。常用吸入药物有倍氯米松、布地奈德、氟替卡松、莫米松等。常用口服剂有泼尼松、甲泼尼龙,用于吸入糖皮质激素无效或需要短期加强的患者。起始 30～60 mg/d,症状缓解后逐渐减量至≤10 mg/d。然后停用,或改用吸入剂。静脉激素常用于重度或严重哮喘发作时,如应用琥珀酸氢化可的松,注射后 4～6 小时起作用,常用量 100～400 mg/d,或甲泼尼龙(80～160 mg/d)起效时间更短(2～4 小时)。地塞米松因在体内半衰期较长、不良反应较多,宜慎用,一般 10～30 mg/d。

白三烯调节剂:孟鲁司特 10 mg,每天 1 次,或扎鲁司特 20 mg,每天 2 次,不良反应通常较轻微,主要是胃肠道症状,少数有皮疹、血管性水肿、转氨酶水平升高,停药后可恢复正常。

色甘酸钠:色甘酸钠是非糖皮质激素抗炎药物,可部分抑制 IgE 介导的肥大细胞释放介质,对其他炎症细胞释放的介质亦有抑制作用。能预防变应原引起的速发和迟发反应,以及运动和过度通气引起的气道收缩。色甘酸钠雾化吸入 3.5～7 mg 或干粉吸入 20 mg,每天 3～4 次。

其他药物:酮替酚和新一代组胺 H_1 受体拮抗剂阿司咪唑、氯雷他定对轻症哮喘和季节性哮喘有一定效果,也可与 β_2 受体激动药联合用药。

(3)抗生素的应用:有合并感染者及反复发作而病程较长者,均需选用抗生素。一般常用青霉素 G,可用每天 240 万 U,分 3 次肌内或静脉注射。对青霉素过敏者,或耐青霉素或多重耐药菌株感染者,可用喹诺酮类、头孢噻肟或头孢曲松等药物。

(4)化痰剂的应用:常用沐舒坦 30～60 mg 或吉诺通胶囊 300 mg,每天 3 次口服。

(二)哮喘稳定期的治疗

一般哮喘经过急性期治疗症状得到控制,但哮喘的慢性炎症病理生理改变仍然存在,因此,必须制订哮喘的长期治疗方案。

由于哮喘的复发性以及多变性,需不断评估哮喘的控制水平,治疗方法则依据控制水平进行调整。如果目前的治疗方案不能够使哮喘得到控制,治疗方案应该升级直至达到哮喘控制为止。当哮喘控制维持至少 3 个月后,治疗方案可以降级。通常情况下,患者在初诊后 1～3 个月回访,以后每 3 个月随访 1 次。如出现哮喘发作时,应在 2 周至 1 个月内进行回访。以上方案为治疗哮喘的基本原则,但临床过程中必须体现个体化,联合应用,以最小量、最简单的联合,不良反应最少,达到最佳控制症状为原则。

另外,哮喘稳定期的患者亦可以考虑使用免疫疗法,免疫疗法分为特异性和非特异性,前者又称脱敏疗法。由于有 60%的哮喘发病与特异性变应原有关,采用特异性变应原(如螨、花粉、猫毛等)定期反复皮下注射,剂量由低至高,以产生免疫耐受性,使患者脱敏。但特异性免疫疗法对成人哮喘的疗效有限。非特异性疗法,如注射卡介苗、转移因子、疫苗等生物制品抑制变应原反应的过程,有一定辅助的疗效。目前采用基因工程制备的人工重组抗 IgE 单克隆抗体治疗中、重度变应性哮喘,已取得较好效果。

(三)哮喘持续状态的治疗

1.氧疗

以鼻导管吸氧或面罩吸氧,吸氧浓度一般不超过 50%。如果患者伴有 $PaCO_2$ 升高,则以持续低流量吸氧,吸氧浓度一般不超过 30%。

2.解除支气管痉挛

(1)持续雾化吸入:对于重症哮喘患者不宜经口服或直接 MDI 给药,因为此时患者无法深吸气、屏气,也不能协调喷药与呼吸同步,故临床上常以高流量氧气(或压缩空气)为动力雾化吸入以使药物进入气道。常用的雾化吸入药物有 β 受体激动剂、抗胆碱能药物以及吸入糖皮质激素,可以根据病情严重程度选择 1 种或者多种吸入剂联合雾化治疗。β 受体激动剂一般情况下,成人每次雾化吸入沙丁胺醇或特布他林雾化溶液 1～2 mL,12 岁以下儿童减半,在第 1 个小时内每隔 20 分钟重复 1 次。吸入抗胆碱能药物,如异丙托溴铵可阻断节后迷走神经传出支,通过降低迷走神经张力而舒张支气管,其扩张支气管的作用较 β_2 受体激动药弱,起效也较缓慢,但不良反应很少,可与 β_2 受体激动药联合吸入治疗,使支气管扩张作用增强并持久,应用 100～150 μg/mL 的溶液 3～4 mL 加入雾化器持续雾化吸入,每 4～6 小时吸入 1 次。吸入糖皮质激素如布地奈德混悬液局部抗炎作用强,通过吸气给药,药物直接作用于呼吸道,所需剂量较小。通过消化道和呼吸道进入血液的药物大部分被肝脏灭活,因此全身性不良反应较少。常用剂量为每次

1～2 mg,每天 2～3 次。

（2）茶碱:首剂氨茶碱 0.25 g 加入 100 mL 葡萄糖注射液中静脉滴注或静脉推注(不少于 20 分钟),继而以 0.5～0.8 mg/(kg·h)的速度持续静脉滴注,建议成人每天氨茶碱总量不超过 1 g。对于老年人、幼儿及肝肾功能障碍、甲亢或同时使用西咪替丁、喹诺酮或大环内酯类抗生素等药物者,应监测氨茶碱血药浓度。多索茶碱的作用与氨茶碱相同,但不良反应较轻,可以应用多索茶碱注射液 0.4 g/d,分 2 次给药。

（3）肾上腺素:对于无心血管疾病的年轻患者可皮下注射 1∶1 000 肾上腺素 0.3 mL,必要时 1 小时后可重复注射 1 次,但是对于高龄、患有严重高血压病、心律失常的患者需谨慎使用。

（4）硫酸镁:硫酸镁具有平喘的作用,其作用机制尚未明了,可能与降低细胞内钙浓度致气道平滑肌舒张及其镇静作用有关。对于难以控制的哮喘患者可以考虑静脉应用,常用方法如下。①静脉注射:25% 硫酸镁 5 mL 加入 40 mL 葡萄糖注射液中静脉注射,20 分钟左右推完。②静脉滴注:25% 硫酸镁 10 mL 加入 5% 葡萄糖注射液 250 mL,30～40 滴/分钟,使用该药时,应注意低血压、心跳减慢的发生。

3.糖皮质激素的应用

重症哮喘患者在应用支气管扩张剂的同时,可以同时从静脉快速给予糖皮质激素,常用氢化可的松每天 400～1 000 mg 稀释后静脉分次注射,或甲泼尼龙每天 80～160 mg,也可用地塞米松 5～10 mg 静脉注射,必要时可重复 1 次。待病情控制和缓解后再逐渐减量。

4.纠正水、电解质及酸碱平衡

哮喘患者常存在不同程度的脱水,使气道分泌物黏稠,痰液难以排出,影响通气,因此补液有助于纠正脱水,稀释痰液,防治黏液栓形成。一般每天输液 2 000～2 500 mL,或视病情变化随时加减。缺氧、过度消耗和入量不足等原因容易出现酸中毒,如果血气分析 pH<7.2 时可根据血气分析里面的二氧化碳分压,适当应用 5% 碳酸氢钠溶液静脉滴注处理。所需补碱剂量(mmol)= 目标 CO_2 结合力-实测 CO_2 结合力(mmol/L)×0.3×体重(kg)。同时查血电解质,根据结果调整用药以维持酸碱及电解质平衡。如果要立即实施机械通气,补碱应慎重,以避免过度通气又造成呼吸性碱中毒。

5.机械通气

重度和危重哮喘急性发作者经过上述药物治疗,临床症状和肺功能无改善甚至继续恶化时,应及时给予机械通气治疗。其指征包括神志改变、呼吸肌疲劳、动脉血二氧化碳分压($PaCO_2$)由低于正常转为正常甚或 >6.00 kPa(45 mmHg)。可先采用经鼻(面)罩无创机械通气,若无效应及早行气管插管机械通气。哮喘急性发作机械通气需要较高的吸气压,可使用适当水平的呼气末正压(PEEP)治疗。如果需要过高的气道峰压和平台压才能维持正常通气容积,可试用允许性高碳酸血症通气策略以减少呼吸机相关肺损伤。

6.其他治疗

针对诱发发作的因素和并发症或伴发症进行预防及处理,如及时脱离致敏环境,对于感染导致哮喘加重的患者,应积极进行针对性的抗感染以及化痰治疗,同时也应对危重哮喘并发症或伴发症进行预防及处理,包括心律失常、颅内高压、脑水肿、消化道出血等。

（纪文丽）

第四节　支气管扩张症

支气管扩张症是慢性气道损伤引起支气管管壁肌肉和弹力支撑组织破坏所导致的一支或多支支气管不可逆性扩张。本病多见于儿童和青年,主要临床表现为慢性咳嗽、咳大量脓痰和反复咯血。本病过去发病率较高,仅次于肺结核,自抗菌药物和疫苗问世以来,该病的发病率已有明显下降。统计资料表明,20 世纪 80 年代与 40 年代相比,美国儿童支气管扩张症的发病率基本相近,推测其原因可能为新生儿和儿童肺炎的发病率仍居高不下。

一、病因

支气管扩张症并非一种独立的疾病,临床上,多种直接或间接影响支气管壁防御功能的疾病均可导致支气管扩张症。因此,支气管扩张症的发病因素较多,其病因可为一种或多种病因同时存在。根据其作用机制的不同,可将支气管扩张症的病因分为支气管-肺部感染和支气管阻塞两大类,且二者之间存在相互影响,最终导致支气管管壁结构破坏而发生支气管扩张。

（一）支气管-肺感染因素

1.病毒感染

麻疹病毒过去是支气管扩张症的常见病因。目前,腺病毒、流感病毒、单纯疱疹病毒等常导致病毒性细支气管炎,尤其在儿童更为常见,病毒感染尚可诱发支气管-肺细菌感染,损害支气管壁各层组织,使支气管弹性减弱,导致支气管扩张。

2.细菌感染

结核分枝杆菌、金黄色葡萄球菌、克雷白杆菌、流感嗜血杆菌是支气管-肺感染的常见病因,近年来铜绿假单胞菌等革兰氏阴性杆菌感染所致支气管扩张亦有增加的趋势。结核分枝杆菌或金黄色葡萄球菌等致病菌可导致坏死性支气管肺炎,从而造成支气管壁破坏,且结核病灶愈合后的纤维组织牵张亦可引起支气管扩张。由于临床上耐药结核分枝杆菌的增多,对结核及其并发症所致的支气管扩张症应引起临床医师的足够重视。

3.真菌和支原体感染

真菌感染如组织胞浆菌病或支原体感染也是支气管扩张症的常见病因,变态反应性肺曲霉病亦可损害支气管壁组织,导致段支气管近端的扩张。

（二）支气管阻塞因素

1.肺脏疾病

吸入异物、肺脏肿瘤、肺门淋巴结肿大、慢性阻塞性肺疾病以及支气管淀粉样变等疾病常可导致支气管阻塞。儿童常发生异物吸入,神志障碍、支配咳嗽或吞咽的神经-肌肉疾病和胃-食管括约肌功能障碍患者常发生反复的口咽和胃内容物的吸入。支气管肺癌、结核和结节病所致肺门淋巴结肿大,可压迫支气管引起管腔阻塞,伴或不伴肺不张,均可发生阻塞远端支气管扩张。虽阻塞本身并不导致支气管扩张,但它一方面可引起支气管廓清功能减弱,促进细菌感染,另一方面可增加受累气道周围的肺泡内压力,促进支气管扩张的发生。

2.遗传性缺陷

黏液-纤毛功能障碍、α_1-抗胰蛋白酶缺乏、囊性纤维化(CF)等均可导致支气管管腔阻塞。纤毛不动综合征为常染色体隐性遗传疾病,该病患者的支气管纤毛存在动力臂缺失或变异等结构异常。杨氏综合征患者,呼吸道的纤毛无节拍运动或不运动,常导致支气管廓清功能下降,易出现支气管反复感染而发生支气管扩张。该病男性患者还因精子不活动,女性患者因排卵功能障碍而合并生殖能力低下或完全丧失。此外,由于黏液-纤毛系统对细菌的吞噬和碎片的清除功能受抑制,该病患者可合并慢性鼻窦炎。卡塔格内综合征是纤毛不动综合征的一个亚型,除表现有慢性鼻窦炎和支气管扩张外,还存在内脏转位。囊性纤维化亦为常染色体隐性遗传疾病,由于全身外分泌功能障碍而导致支气管扩张,但这种疾病在欧美一些国家较多见,国内罕见。

3.先天性解剖学缺陷

肺隔离症为先天性发育异常,其隔离肺组织与正常肺组织相连,隔离肺一般没有支气管与正常肺组织相通,出现感染时则可与之相通而发生支气管扩张。此外,支气管软化、支气管囊肿、软骨缺陷、支气管内畸胎瘤、巨大气管-支气管、异位支气管、气管-食管瘘等疾病,由于先天性支气管壁组织发育异常,常导致支气管扩张。一种非常罕见的疾病——黄甲综合征,可发生下肢淋巴水肿、复发性肺炎和指(趾)甲变黄,常合并支气管扩张。

4.免疫缺陷

支气管扩张亦与免疫系统缺陷有关,且体液免疫缺陷比细胞免疫缺陷更易发生支气管扩张。体液免疫缺陷者,由于其气管-支气管分泌物中缺乏针对病毒的 IgA 和(或)IgG 中和抗体,或缺乏针对荚膜细菌的 IgG 调理抗体,易导致反复病毒或细菌感染。其中,低-球蛋白血症患者因全身和气道分泌物中缺乏免疫球蛋白易致复发性细菌感染,常见反复的鼻旁窦和支气管、肺感染,其患支气管扩张的危险亦明显增加。

二、发病机制

吸入异物、感染或支气管黏液-纤毛廓清功能异常均可造成支气管阻塞,阻塞又可诱发感染或引起感染持续存在,二者相互作用均可导致支气管局部发生炎症反应,出现白细胞特别是中性粒细胞浸润、聚集,并释放髓过氧化物酶(MPO)、弹性蛋白酶、胶原酶等各种蛋白溶解酶和毒性氧自由基及其他炎症介质。上述蛋白酶、氧自由基及介质可导致支气管黏膜上皮细胞损害,出现肿胀、脱落和坏死,黏液腺增生和黏液分泌增多,支气管壁组织破坏,最终形成支气管扩张。对支气管扩张、肺炎、特发性肺间质纤维化患者及正常人的支气管肺泡灌洗液(BALF)进行对比研究,发现支气管扩张患者的 MPO 含量最高达7 951 ng/mL,弹性蛋白酶抑制力(elastase in-hibition capacity,EIC)最低,肺炎患者 MPO 为 692 ng/mL,特发性肺纤维化患者 MPO 为 332 ng/mL,而正常人 MPO 仅为 0.12 ng/mL,提示 MPO 在支气管受损过程中起重要作用。此外,存在铜绿假单胞菌感染的支气管扩张患者,其 BALF 中的中性粒细胞计数最高,弹性蛋白酶活性最强,说明支气管分泌物中中性粒细胞的活化与保护性分子之间的不平衡可能在支气管扩张的发生和发展中起着非常重要的作用,慢性铜绿假单胞菌感染可能为触发中性粒细胞活化的重要刺激因素。

三、病理改变

(一)好发部位

支气管扩张可以弥漫性发生于双侧肺脏的多个肺叶,亦可仅出现一两处局限性病灶。半数以上的支气管扩张发生于一个肺段,多见于引流不畅的支气管。因此,支气管扩张多发生于双肺下叶,且左肺多于右肺,推测其原因为左侧支气管与气管分叉角度较右侧为大,加上左侧支气管较右侧细长,这种解剖学上的差异导致左侧支气管引流效果较差。由于受心脏和大血管的压迫,左侧支气管扩张多发生于左肺下叶,几乎总会累及后基底段支气管,舌叶支气管开口接近下叶背段,易受下叶感染波及,因此,临床上常见到左下叶与舌叶支气管扩张同时存在,而左肺上叶一般很少发生。通常情况下,支气管扩张发生在中等大小的支气管,其下更小的支气管则形成瘢痕而闭塞。有时较大的支气管亦可受累,见于过敏性支气管肺曲霉病。

(二)形态学改变

正常情况下,支气管壁可分为数层,在气道不同的部位,各层的厚度和成分均有差异。黏膜及黏膜下层的细胞,具有保护气道和肺组织免受有害物质损伤的作用。这些细胞包括黏液分泌细胞、纤毛细胞及参与免疫反应和其他防御机制的细胞。弹力和肌肉纤维及软骨层等气道结构,具有调节气道口径的作用。血管和淋巴样组织具有气道营养和防御作用。

支气管扩张形成过程中,受损部位的支气管壁由于慢性炎症而遭到破坏,纤毛细胞受损或消失,黏液分泌增多。此外,由于支气管壁的正常张力丧失,受累支气管变得更大而松弛,向外突出,或形成囊状(图 1-1)。黏液分泌增多有利于细菌滋生,常可阻塞支气管,导致感染性分泌物积聚而进一步损害支气管壁。炎症亦可扩展至肺泡,引起支气管肺炎,瘢痕形成,以及具有功能的肺组织减少。严重患者,肺内瘢痕形成和血管减少最终可加重心脏负担,形成肺源性心脏病。此外,支气管壁的炎症和血管增多又可引起咯血。受累的气道闭塞将导致血氧含量异常降低。

(三)病理分型

根据解剖学部位和形态学改变可将支气管扩张分为三类,①柱状或梭状支气管扩张;②静脉曲张状支气管扩张;③袋状或囊状支气管扩张。兹将 3 类支气管扩张的特征总结于表 1-3。但上述分类中的不同表现,在某些患者可只出现一种,但亦可为多种病变类型的叠加。此外,这种分类对病因诊断、预后评定的价值可能不大,且对其能否评估临床病情严重程度尚存在争议。

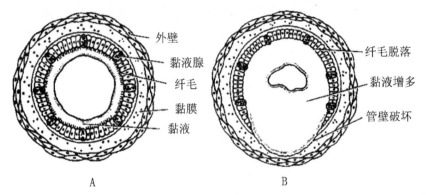

图 1-1 支气管扩张示意图
A.正常支气管 B.支气管扩张

表 1-3 3 种病理类型支气管扩张的特征

类型	发生部位	病理特征	痰量	病情程度
柱状或梭状	多发生于6～8级支气管	扩张的支气管相对较直,内径扩大不明显	痰少,又称"干性支气管扩张"	重度
静脉曲张状	介于柱状与囊状之间	扩张的支气管呈典型的"串珠样"改变,不规则,末梢气道扭曲,支气管腔可被纤维组织堵塞,远端气道被上皮组织覆盖并充满黏液	痰量较多	中度
袋装或囊状	4级支气管以上	扩张的支气管呈"气球样"改变,空腔内充满黏液,末梢支气管称之为囊泡,鳞状上皮化生常见,支气管壁炎症波及附近支撑结构和肺组织	大量脓痰	轻度

四、临床表现

支气管扩张症可发生于任何年龄,但以青少年为多见。大多数支气管扩张症患者幼年曾有麻疹、百日咳或支气管肺炎的病史,一些支气管扩张症患者可能伴有慢性鼻窦炎或家族性免疫缺陷病史。

支气管扩张早期,多数患者无明显症状;其症状通常在呼吸道感染后出现,并随时间推移而逐渐加重。大多数(约90％)的支气管扩张症患者有慢性咳嗽、咳大量脓痰和反复咯血。咳痰的量和性状取决于病情轻重及是合并感染。咳嗽通常发生于早晨和晚上,患者晨起时由于体位变化,痰液在气道内流动而刺激气道黏膜引起咳嗽和咳痰,痰液为脓性或黏液脓性。当合并急性感染时,咳嗽和咳痰量明显增多,每天痰量可为 100～600 mL,痰液常呈黄绿色脓性,伴有厌氧菌感染者,常有臭味和呼出气恶臭。收集全日痰量并静置于玻璃瓶中,数小时后痰液可分离成四层:上层为黏液泡沫,下层为脓液,中层为混浊浆液,最下层为坏死沉淀组织。此为典型支气管扩张的痰液改变。反复发作者,常可出现咯血,随病情的发展,咯血量由少到多,咯血间隔时间由长到短;一些患者可以咯血为首发表现;另一些患者无咳嗽和咳痰,而以咯血为唯一表现,称为干性支气管扩张症,可出现反复大量咯血。由于抗生素的应用和体位引流,支气管扩张症患者的痰量明显减少,上述典型的临床表现已较少见。

支气管扩张症患者若反复继发感染,可有发热、咳嗽、咳痰、气急和咯血等症状。支气管扩张迁延不愈而反复发作者,每有食欲缺乏、消瘦和贫血。研究证实,由于支气管的持续性炎症反应,部分患者可出现可逆性的气流阻塞和气道高反应性,表现为喘息、呼吸困难和发绀。此外,重症支气管扩张症患者由于支气管周围肺组织化脓性炎症和广泛的肺组织纤维化,可并发阻塞性肺气肿,亦可产生上述症状。极其严重者,可导致心脏负担加重,甚或右心衰竭而发生下肢水肿、腹水形成和呼吸困难加重等。

支气管扩张症患者体格检查时常有异常发现,局限性支气管扩张在受累区域可闻及持续性中、粗湿性啰音,湿性啰音常在吸气早期出现,持续至吸气中期,吸气末减弱或消失。一些患者存在呼气期弥漫性干性啰音。当病情发展至肺纤维化和阻塞性肺气肿时,则可出现相应的体征,慢性反复发作者可有杵状指(趾)。支气管扩张症患者并发化脓性支气管炎时,可通过局部蔓延引起化脓性胸膜炎(脓胸)或心包炎,或病菌经血液循环导致转移性脑脓肿。由于抗生素的广泛应用,支气管扩张症合并化脓性支气管炎及其严重的并发症已非常少见;由支气管扩张症所致慢性肺源性心脏病的发病率亦明显降低。

五、实验室和特殊检查

(一)胸部 X 线检查

普通胸部 X 线检查对支气管扩张症的敏感性较差。胸部前后位 X 线片在疾病早期常无特殊发现,仅表现为受累区域出现非特异性肺纹理增多。在疾病后期,X 线片呈现典型的卷发样或蜂窝状改变;有时可见肺段不张或肺叶不张;囊状支气管扩张可表现为多数小液平形成。

(二)支气管造影术

支气管造影术可明确支气管扩张的部位、性质和范围,为外科手术提供重要的资料。但这一检查对一般情况较差、造影剂过敏、伴有气流阻塞或气道高反应性的支气管扩张症患者则不适宜,且可引起咳嗽等不良反应。因此,目前该项检查已很少应用。

(三)胸部 CT 扫描

胸部 CT 扫描,特别是胸部超薄层 CT(0.5 mm)扫描,是诊断支气管扩张症的一项非常敏感的检查方法,能清晰地显示扩张的支气管肺段及其病变范围,且无支气管造影术检查的不良反应(图 1-2)。目前,CT 扫描几乎在所有方面取代了支气管造影术。研究证实,CT 扫描亦可粗略评价患者的通气功能,对超薄层 CT 片进行半定量图形分析,发现支气管扩张症患者的气流阻塞与中小气道管壁阴影的多少呈正相关。大多数患者做薄层 CT 扫描可确定有无柱状支气管扩张。支气管逐渐变细以及支气管/肺动脉管径比>1 见于 95% 的患者,纵隔胸膜下 1 cm 范围内见到支气管见于 80% 的患者,但这两类改变亦可见于 10%～20% 的正常人;最可靠的 CT 征象为肋胸膜或椎旁胸膜下 1 cm 内见到支气管,以及支气管紧贴胸膜,这类改变仅见于支气管扩张患者。

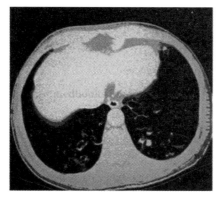

图 1-2 支气管扩张的 CT 改变

(四)纤维支气管镜检查

纤维支气管镜检查对支气管扩张症的诊断价值不大,但可明确支气管扩张症患者的支气管阻塞或出血部位以及一些特殊的诱发因素。此外,经纤维支气管镜刷检和冲洗检查对确定支气管扩张症感染的病原学有重要价值,且经支气管冲洗可清除气道内分泌物,对支气管扩张的病情控制有一定帮助,并可确定是否存在异物吸入或肿瘤病灶。

(五)其他检查

外周血白细胞计数和分类升高提示支气管扩张症患者存在急性细菌感染。痰培养及药敏试验可准确判断致病微生物,并对抗生素的选择具有重要的指导意义。血气分析可助于评价支气管扩张症患者肺功能的受损程度。鼻窦检查有助于明确支气管扩张症患者是否合并鼻窦炎。汗液氯离子的测定对囊性纤维化患者具有诊断价值。疑有免疫缺陷者应进行免疫球蛋白定量测定。若怀疑纤毛不动综合征,须进行鼻和支气管黏膜活检,以及精液检查。

六、诊断

根据患者的症状、体征及相关疾病的表现,可作出支气管扩张症的初步诊断。然而,尚需进行胸部X线检查以明确诊断和判断病变的部位和程度。高分辨CT扫描通常可确定诊断,并且对确定需手术治疗者的病变范围,具有重要的价值。

支气管扩张症是一种不可逆性的肺损害,其诊断需与具有可逆性病变的一些疾病及其他不可逆性病变相鉴别,这些疾病包括肺炎、支气管哮喘、慢性阻塞性肺疾病、先天性肺囊肿、肺发育不全、肺不张、肺结核和肺脓肿等。结核性和非结核性支气管扩张症具有各自的特征,可参照表1-4进行鉴别。

表1-4　结核性和非结核性支气管扩张的鉴别要点

鉴别指标	结核性	非结核性
发病基础	肺结核所致	支气管或肺化脓性感染所致
发病年龄	多在30岁以上	多在30岁以下
CT征象	多在较大支气管	可在肺支气管,位于肺边缘
病灶部位	大多数位于双肺上叶	大多数位于双肺下叶基底段
痰中结核分枝杆菌	可为阳性	阴性

七、治疗

支气管扩张症出现的结构损害是不可逆的,多继发于其他疾病,对原发病应及时治疗,对合并的鼻炎和鼻窦炎等应进行根治。因此,内科治疗的目的是控制症状,阻止病程进展。可采取以下措施进行治疗。

(一)控制感染

支气管扩张症由于反复细菌感染,患者多有经常使用抗生素史。因此,其呼吸道感染的耐药致病菌较多。对急性感染发作者,应尽可能根据痰培养及药敏试验结果选择抗生素。对痰培养未发现致病菌生长者,可选择与β-内酰胺酶抑制剂联合的抗生素作为经验性治疗,如氨苄西林/克拉维酸等,对感染严重者应考虑静脉用药治疗,疗程为1～3周。如果痰培养出现致病菌生长,可根据药敏试验选择应敏感的抗生素静脉给药进行治疗。对伴有铜绿假单胞菌感染的支气管扩张症患者采用干粉吸入和小容量雾化吸入庆大霉素,可明显降低患者痰中铜绿假单胞菌密度,疗效优于静脉用药,有更多研究提示选择妥布霉素300 mg,每天2次吸入具有更佳的疗效。另有前瞻性随机对照试验表明,口服左氧氟沙星每次200 mg,每天2次,与静脉注射头孢他啶每次1 g,每天2次相比,对伴有细菌感染的支气管扩张急性发作,两种治疗具有相同的治疗效果。对稳定期重症支气管扩张症患者,小剂量红霉素500 mg,每天2次,治疗8周,具有减少痰量,改善肺功能和减少巨噬细胞促黏液分泌因子分泌的作用。对活动性结核或真菌感染所致者,应积极进行抗结核治疗或抗真菌治疗。

(二)排痰治疗

支气管扩张症患者排痰通畅时自感轻松,若痰液排出不畅,则胸闷不适,全身症状亦趋明显。痰液顺利排出可有效控制感染并缩短住院时间。因此,促进支气管扩张症患者排痰具有重要的治疗作用。有效的排痰的方法有物理治疗、药物祛痰及经纤维支气管镜吸引等。

1.物理治疗

尽管一些研究认为物理排痰的效果不确切,但国内外多数学者仍强调对支气管扩张症患者应采取支气管-肺物理卫生治疗,以促进患者有效排痰。具体方法包括体位引流、胸腔叩击、胸腔振荡、胸腔摇动、辅助性咳嗽和用力呼气锻炼等,具有较为明显的疗效。对有较多分泌物的患者,每天进行数次体位引流和胸部叩击有助于排出黏液,对支气管扩张症的治疗具有重要价值。体位引流的效果与所选择的体位正确与否有关,一般根据扩张支气管所在的部位选择不同的引流体位,其原则为将病变部位抬高,引流支气管开口向下,使痰液流入大气道而咳出,一般每次引流15～30分钟,每天2～3次。在体位引流时,辅以祛痰药物和胸部叩击则效果更佳。

2.药物祛痰

祛痰剂可使痰液稀薄,便于排出,如蛋白分解酶制剂能使黏液糖蛋白裂解,对支气管扩张症患者的脓痰有效,临床常用多糖纤维分解剂,如溴己新,每次口服8～16 mg,每天3次;或氨溴索,每次口服30 mg,每天3次,亦可将氨溴索经雾化吸入;或稀化粘素,每次口服300 mg,每天3次。

3.纤维支气管镜吸痰

经体位引流效果不佳者,可用纤维支气管镜进行吸痰,并进行生理盐水冲洗,可使黏稠痰液易于排出,且在冲洗后可向支气管黏膜喷入1∶1 000的肾上腺素,以消除黏膜水肿,有助于减轻支气管阻塞和促进排痰,并可局部使用抗生素以增强抗感染效果。

(三)舒张支气管

研究发现,支气管扩张症患者亦存在可逆性气流阻塞和气道高反应性,这类改变对痰液引流可产生一定的影响,因此,可考虑使用支气管扩张剂进行治疗,不仅可缓解气急等症状,亦有利于痰液的排出。有研究证实,采用定量雾化吸入非诺特罗和异丙托溴铵可使支气管扩张症患者肺功能明显改善。

(四)治疗咯血

若支气管扩张症患者少量咯血,可给予卡巴克络,每次口服10 mg,每天3次;或维生素 K_4 每次口服4 mg,每天3次;若支气管扩张症患者出现大咯血,应紧急入院救治。

(五)预防支气管扩张急性发作

支气管扩张症患者应戒烟,每年应定期接种流感疫苗和(或)肺炎链球菌疫苗,或使用一些免疫调节剂如胸腺素或卡介苗多糖核酸等,以增强机体抵抗力,有助于减少呼吸道感染和预防支气管扩张急性发作。

八、预防

针对麻疹和百日咳的儿童免疫有助于减少支气管扩张症的发生。每年接种流感疫苗可预防流感所致的气道阻塞性病变。肺炎疫苗可预防特定类型的肺炎及其严重并发症。对支气管-肺感染患者,早期应用抗生素治疗可预防支气管扩张或降低其严重程度。免疫球蛋白缺乏者,应用免疫球蛋白可预防复杂的反复感染。适当应用抗炎症药物,如糖皮质激素,尤其对变应性支气管肺曲霉病患者,可预防支气管受损而避免发生支气管扩张。

避免吸入有毒气体、烟雾及有害粉尘,具有预防支气管扩张或降低其严重程度的作用。对气道异物吸入患者应进行仔细检查,避免药物和饮酒过量,积极治疗神经疾病、胃肠道疾病。同样,睡眠时不应在口腔或鼻腔内使用油性滴剂或矿物油,因可被吸入肺内。在出现严重损害之前,可行支气管镜检查以确定和治疗支气管阻塞。

(邢慧慧)

第五节 肺 脓 肿

肺脓肿是由化脓性病原体引起肺组织坏死和化脓,导致肺实质局部区域破坏的化脓性感染。本病通常早期呈肺实质炎症,后期出现坏死和化脓。如病变区和支气管交通则有空洞形成(通常直径大于2 cm),内含由微生物感染引致的坏死碎片或液体,其外周环绕炎症肺组织。和一般肺炎相比,其特点是引致的微生物负荷量多(如急性吸入),局部清除微生物能力下降(如气道阻塞),以及受肺部邻近器官感染的侵及。如肺内形成多发的较小脓肿(直径小于 2 cm)则称为坏死性肺炎。肺脓肿和坏死性肺炎病理机制相同,其分界是人为的。

肺脓肿通常由厌氧、需氧和兼性厌氧菌引起,也可由非细菌性病原体,如真菌、寄生虫等所致。应注意类似的影像学表现也可由其他病理改变产生,如肺肿瘤坏死后空洞形成或肺囊肿内感染等。

在抗生素出现前,肺脓肿自然病程常表现为进行性恶化,死亡率曾达 50%,患者存活后也往往遗留明显的临床症状,需要手术治疗,预后不理想。自有效抗生素应用后,肺脓肿的疾病过程得到显著改善。但近年来肾上腺皮质激素、免疫抑制药以及化疗药物的应用增加,造成口咽部内环境的改变,条件致病的肺脓肿发病率又有增多的趋势。

一、病因和发病机制

化脓性病原体进入肺内可有几种途径,最主要的途径是口咽部内容物的误吸。

(一)呼吸道误吸

口腔、鼻腔、口咽和鼻咽部隐匿着复杂的菌群,形成口咽微生态环境。健康人唾液中的细菌含量约 10^8/mL,半数为厌氧菌。在患有牙病或牙周病的人群中厌氧菌可增加 1 000 倍,易感个体中还可有多种需氧菌株定植。采用放射活性物质技术显示,45% 健康人睡眠时可有少量唾液吸入气道。在各种因素引起的不同程度神智改变的人群中,约 75% 在睡眠时会有唾液吸入。

临床上特别易于吸入口咽分泌物的因素有全身麻醉、过度饮酒或使用镇静药物、头部损伤、脑血管意外、癫痫、咽部神经功能障碍、糖尿病昏迷或其他重症疾病,包括使用机械通气者。呼吸机治疗时,虽然人工气道上有气囊保护,但在气囊上方的积液库内容物常有机会吸入到下呼吸道。当患者神智状态进一步受到影响时,胃内容物也可吸入,酸性液体可引起化学性肺炎,促进细菌性感染。

牙周脓肿和牙龈炎时,因有高浓度的厌氧菌进入唾液可增加吸入性肺炎和肺脓肿的发病。相反,仅 10%~15% 厌氧菌肺脓肿可无明显的牙周疾病或其他促使吸入的因素。没有吸入因素者常需排除肺部肿瘤的可能性。

误吸后肺脓肿形成的可能性取决于吸入量、细菌数量、吸入物的 pH 和患者的防御机制。

(二)血液循环途径

在体内其他部位的感染灶,也可经血液循环播散到肺内,如腹腔或盆腔以及牙周脓肿的厌氧菌感染可通过血液循环播散到肺。

感染栓子也可起自下肢和盆腔的深静脉的血栓性静脉炎或表皮蜂窝织炎,或感染的静脉内导管,吸毒者静脉用药也可引起。感染性栓子可含金黄色葡萄球菌、化脓性链球菌或厌氧菌。

(三)其他途径

其他途径比较少见。

(1)慢性肺部疾病患者,可在下呼吸道有化脓性病原菌定植,如支气管扩张症、囊性纤维化,而并发肺脓肿。

(2)在肺内原有空洞基础上(肿胀或陈旧性结核空洞)合并感染,不需要有组织的坏死,空洞壁可由再生上皮覆盖。局部阻塞可在周围肺组织产生支扩或肺脓肿。

(3)邻近器官播散,如胃肠道。

(4)污染的呼吸道装置,如雾化器有可能携带化脓性病原体。

(5)先天性肺异常的继发感染,如肺隔离症、支气管囊肿。

二、病原学

肺脓肿可由多种病原菌引起,多为混合感染.厌氧菌和需氧菌混合感染占 90%。社区获得性感染和院内获得性感染的细菌出现频率不同。社区获得性感染中,厌氧菌为 70%,而在院内获得性感染中,致病菌为厌氧菌和铜绿假单胞菌。

（一）厌氧菌

厌氧菌是正常菌群的主要组成部分，但可引起身体任何器官和组织感染。近年来由于厌氧菌培养技术的改进，可以及时得到分离和鉴定。在肺脓肿感染时，厌氧菌是常见的病原体。

引起肺脓肿感染的致病性厌氧菌主要指专性厌氧菌。专性厌氧菌只能在无氧或低于正常大气氧分压条件下才能生存或生长。厌氧菌分为革兰氏阳性厌氧球菌、革兰氏阴性厌氧球菌、革兰氏阳性厌氧杆菌、革兰氏阴性厌氧杆菌。其中革兰氏阴性厌氧杆菌包括类杆菌属和梭杆菌属，类杆菌属是最主要的病原菌，以脆弱类杆菌和产黑素类杆菌最常见。革兰氏阳性厌氧球菌主要为消化球菌属和消化链球菌属。革兰氏阴性厌氧球菌主要为产碱韦荣球菌。革兰氏阳性厌氧杆菌中产芽孢的有梭状芽孢杆菌属和产气荚膜杆菌；不产芽孢的为放线菌属、真杆菌属、丙酸杆菌属、乳酸杆菌属和双歧杆菌属。外源性厌氧菌肺炎较少见。

（二）需氧菌

需氧菌常形成坏死性肺炎，部分区域发展成肺脓肿，因而其在影像学上比典型的厌氧菌引起的肺脓肿病变分布弥散。

金黄色葡萄球菌是引起肺脓肿的主要革兰氏阳性需氧菌，是社区获得的呼吸道病原菌之一。通常健康人在流感后可引起严重的金黄色葡萄球菌肺炎，导致肺脓肿，并伴薄壁囊性气腔和肺大疱，后者多见于儿童。金黄色葡萄球菌是儿童肺脓肿的主要原因，也是老年人在基础疾病上并发院内获得性感染的主要病原菌。金黄色葡萄球菌也可由体内其他部位的感染灶经血液循环播散，在肺内引起多个病灶，形成血源性肺脓肿，有时很像是肿瘤转移。其他可引起肺脓肿的革兰氏阳性菌是化脓性链球菌。

最常引起坏死性肺炎伴肺脓肿的革兰氏阴性需氧菌为肺炎克雷白杆菌，这种肺炎形成一到多个脓肿者占 25%，同时常伴菌血症。

其他由流感嗜血杆菌、大肠埃希菌、鲍曼不动杆菌、变形杆菌、军团菌等所致坏死性肺炎引起脓肿则少见。

三、病理

肺脓肿时，细支气管受感染物阻塞，病原菌在相应区域形成肺组织化脓性炎症，局部小血管炎性血栓形成、血供障碍，在实变肺中出现小区域散在坏死，中心逐渐液化，坏死的白细胞及死亡细菌积聚，形成脓液，并融合形成 1 个或多个脓肿。当液化坏死物质通过支气管排出，形成空洞、形成有液平的脓腔，空洞壁表面残留坏死组织。脓肿腔直径达到 2 cm 时，则称为肺脓肿。炎症累及胸膜可发生局限性胸膜炎。如果在早期及时给予适当抗生素治疗，空洞可完全愈合，胸部 X 线检查结果不见残余或纤维条索影。但如治疗不恰当，引流不畅，炎症进展，则进入慢性阶段。脓肿腔有肉芽组织和纤维组织形成，空洞壁可有血管瘤。脓肿外周细支气管变形和扩张。

四、分类

肺脓肿可按病程分为急性和慢性，或按发生途径分为原发性和继发性。急性肺脓肿病程通常少于6 周，病程迁延 3 个月以上则为慢性肺脓肿。大多数肺脓肿是原发性，通常有促使误吸的因素，或由正常宿主肺炎感染后在肺实质炎症的坏死过程演变而来。而继发性肺脓肿则为原有局部病灶基础上出现的并发症，如支气管内肿瘤、异物或全身性疾病引起免疫功能低下所致。细菌性栓子通过血液循环引致的肺脓肿也为继发性。膈下感染经横膈直接通过淋巴管或膈缺陷进入胸腔或肺实质，也可引起肺脓肿。

五、临床表现

肺脓肿患者的临床表现差异较大。由需氧菌（金黄色葡萄球菌或肺炎克雷白杆菌）所致的坏死性肺炎形成的肺脓肿病情急骤、严重，患者有寒战、高热、咳嗽、胸痛等症状。儿童在金黄色葡萄球菌肺炎后发生的肺脓肿也多呈急性过程。一般原发性肺脓肿患者首先表现吸入性肺炎症状，有间歇发热、畏寒、咳嗽、咳痰、胸痛、体重减轻、全身乏力、夜间盗汗等,和一般细菌性肺炎相似,但病程相对慢性化,症状较轻,可能和其吸入物质所含病原体致病力较弱有关。甚至有的起病隐匿,到病程后期多发肺坏死、脓肿形成,与支气管相交通,则可出现大量脓性痰,如为厌氧菌感染则伴有臭味。但痰无臭味并不能完全排除厌氧菌感染的可能性,因为有些厌氧菌并不产生导致臭味的代谢终端产物,也可能是病灶尚未和气管支气管交通。咯血常见,偶尔可为致死性的。

继发性肺脓肿先有肺外感染症状(如菌血症、心内膜炎、感染性血栓静脉炎、膈下感染),然后出现肺部症状。在原有慢性气道疾病和支气管扩张的患者则可见痰量显著改变。

体格检查无特异性,阳性体征出现与脓肿大小和部位有关。如脓肿较大或接近肺的表面,则可有叩诊浊音,呼吸音降低等实变体征,如涉及胸膜则可闻胸膜摩擦音或胸腔积液体征。

六、诊断

肺脓肿诊断的确立有赖于特征性临床表现及影像学和细菌学检查结果。

(一)病史

原发性肺脓肿有促使误吸因素或口咽部炎症和鼻窦炎的相关病史。继发性肺脓肿则有肺内原发病变或其他部位感染病史。

(二)症状与体征

由需氧菌等引起的原发性肺脓肿呈急性起病,如以厌氧菌感染为主者则呈亚急性或慢性化过程,脓肿破溃与支气管相交通后则痰量增多,出现脓痰或脓性痰,可有臭味,此时临床诊断可成立。体征则无特异性。

(三)实验室检查

1.血常规检查

血白细胞和中性粒细胞计数升高,慢性肺脓肿可有血红蛋白含量和红细胞计数减少。

2.胸部影像学检查

开始表现为肺大片密度增深、边界模糊的浸润影,随后产生1个或多个比较均匀低密度阴影的圆形区。当与支气管交通时,出现空腔,并有气液交界面(液平),形成典型的肺脓肿。有时仅在肺炎渗出区出现多个小的低密度区,表现为坏死性肺炎。需氧菌引起的肺脓肿周围常有较多的浓密炎性浸润影,而以厌氧菌为主的肺脓肿外周肺组织则较少见浸润影。

病变多位于肺的低垂部位,与发病时的体位有关,侧位胸X线检查可帮助定位。在平卧位时吸入者75%病变见于下中位背段及后基底段,侧卧位时则位于上叶后外段(由上叶前段和后段分支形成,又称腋段)。右肺多于左肺,这是受重力影响吸入物最易进入的部位。在涉及的肺叶中,病变多分布于近肺胸膜处,室间隔鼓出常是肺炎克雷白杆菌感染的特征。病变也可引起胸膜反应、脓胸或气胸。

当肺脓肿愈合时,肺炎性渗出影开始吸收,同时脓腔壁变薄,脓腔逐渐缩小,最后消失。慢性肺脓肿脓腔周围有纤维组织增生,脓腔壁增厚,周围细支气管受累,继发变形或扩张。

血源性肺脓肿则见两肺多发炎性阴影,边缘较清晰,有时类似转移性肿瘤,其中可见透亮区和空洞形成。

胸部CT检查对病变定位,坏死性肺炎时肺实质的坏死、液化的判断,特别是对引起继发性肺脓肿的病因诊断均有很大的帮助。

3.微生物学监测

微生物学监测的标本包括痰液、气管吸引物、经皮肺穿刺吸引物和血液等。

(1)痰液及气管分泌物培养:在肺脓肿感染中,需氧菌所占比例正在逐渐增加,特别是在院内感染中。虽然有口咽菌污染的机会,但重复培养对确认致病菌还是有意义的。由于口咽部厌氧菌内环境,痰液培养厌氧菌无意义,但脓肿性痰标本培养阳性,而革兰氏染色却见到大量细菌,且形态较一致,则可能提示厌氧菌感染。

(2)应用防污染技术对下呼吸道分泌物标本采集是推荐的方法,必要时可采用。厌氧菌培养标本不能接触空气,接种后应放入厌氧培养装置和仪器以维持厌氧环境。气相色谱法检查厌氧菌的挥发脂肪酸,迅速简便,可用于临床用药选择的初步参考。

(3)血液标本培养:因为在血源性肺脓肿时常可有阳性结果,需要进行血培养,但厌氧菌血培养阳性率仅5%。

4.其他

(1)CT引导下经胸壁脓肿穿刺吸引物厌氧菌及需氧菌培养,以及其他无菌体腔标本采集及培养。

(2)纤维支气管镜检查:除通过支气管镜进行下呼吸道标本采集外,也可用于鉴别诊断,排除支气管肺癌、异物等。

七、鉴别诊断

(一)细菌性肺炎

肺脓肿早期表现和细菌性肺炎相似,但除由一些需氧菌所致的肺脓肿外,症状相对较轻,病程相对慢性化。后期脓肿破溃与支气管相交通后则痰量增多,出现脓痰或脓性痰,可有臭味,此时临床诊断则可成立。胸部影像学检查,特别是CT检查,容易发现在肺炎症渗出区出现多个小的低密度区。当与支气管交通时,出现空腔,肝有气液交界面(液平),形成典型的肺脓肿。

(二)支气管肺癌

在50岁以上男性出现肺空洞性病变时,肺癌(通常为鳞癌)和肺脓肿的鉴别常需考虑。由支气管肺癌引起的空洞性病变(癌性空洞),患者无吸入病史,其病灶也不一定发生在肺的低垂部位。而肺脓肿则常伴有发热、全身不适、脓性痰、血白细胞和中性粒细胞计数升高,对抗生素治疗反应好。影像学上显示偏心空洞,空洞壁厚,内壁不规则,则常提示恶性病变。痰液或支气管吸引物的细胞学检查以及微生物学涂片和培养对鉴别诊断也有帮助。如对病灶的诊断持续存在疑问,情况允许时,也可考虑手术切除病灶及相应肺叶。其他肺内恶性病变,包括转移性肺癌和淋巴瘤也可形成空洞病变。

需注意的是肺癌和肺脓肿可能共存,特别在老年人中,因为支气管肿瘤可使其远端引流不畅,分泌物潴留引起阻塞性肺炎和肺脓肿。患者一般病程较长,有反复感染史,脓痰量较少。纤维支气管镜检查对确定诊断很有帮助。

(三)肺结核

肺结核常伴空洞形成,胸部X线检查示空洞壁较厚,病灶周围有密度不等的散在结节病灶。合并感染时空洞内可有少量液平,临床出现黄痰,但整个病程长,起病缓慢,常有午后低热、乏力、盗汗、慢性咳嗽、食欲缺乏等慢性症状,经治疗后痰中常可找到结核杆菌。

(四)局限性脓胸

局限性脓胸常伴支气管胸膜漏和肺脓肿,有时在影像学上不易区别。典型的脓胸在侧位胸片呈"D"字阴影,从后胸壁向前方鼓出。CT对疑难病例有帮助,可显示脓肿壁有不同厚度,内壁边缘和外表面不规则;而脓胸腔壁则非常光滑,液性密度将增厚的壁层胸膜和受压肺组织下的脏层胸膜分开。

(五)大疱内感染

患者全身症状较胸部X线检查显示状态要轻。在平片和CT上常可见细而光滑的大疱边缘,和肺脓肿相比其周围肺组织清晰。以往胸部X线检查将有助于诊断。大疱内感染后有时可引起大疱消失,但很少见。

(六)先天性肺病变继发感染

支气管脓肿及其他先天性肺囊肿可能无法与肺脓肿鉴别,除非有以往胸部X线检查。支气管囊肿未感染时,也不和气管支气管交通,但囊肿最后会出现感染,形成和气管支气管的交通,气体进入囊肿,形成含气囊肿,可呈单发或多发含气空腔,壁薄而均一;合并感染时,其中可见气液平面。如果患者一开始就表现为感染性支气管囊肿,通常清晰的边界就会被周围肺实质炎症和实变所遮掩。囊肿的真正本质只有在周围炎症或渗血消散吸收后才能显示出来。

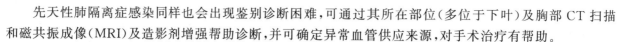

先天性肺隔离症感染同样也会出现鉴别诊断困难,可通过其所在部位(多位于下叶)及胸部 CT 扫描和磁共振成像(MRI)及造影剂增强帮助诊断,并可确定异常血管供应来源,对手术治疗有帮助。

（七）肺挫伤血肿和肺撕裂

胸部刺伤或挤压伤后,影像学可出现空洞样改变,临床无典型肺脓肿表现,有类似的创伤病史常提示此诊断。

（八）膈疝

通常在后前位胸部 X 线检查可显示"双重心影",在侧位上在心影后可见典型的胃泡,并常有液平。如有疑问可进行胃镜检查。

（九）包囊肿和其他肺寄生虫病

包囊肿可穿破,引起复合感染,曾在羊群牧羊分布的区域居住者需考虑此诊断。乳胶凝聚试验,补体结合和酶联免疫吸附试验,也可检测血清抗体,帮助诊断。寄生虫中如肺吸虫感染也可有类似症状。

（十）真菌和放线菌感染

肺脓肿并不全由厌氧菌和需氧菌所致,真菌、放线菌也可引起肺脓肿。临床鉴别诊断时也需考虑。

（十一）其他

易和肺脓肿混淆的还有空洞型肺栓塞、Wegener 肉芽肿、结节病等,其偶尔也会形成空洞。

八、治疗

肺脓肿的治疗应根据感染的微生物种类及促使产生感染的有关基础或伴随疾病而确定。

（一）抗感染治疗

抗生素应用已有半个世纪,肺脓肿在有效抗生素合理应用下,加上脓液通过和支气管交通向体外排出,因而大多数对抗感染治疗有效。

近年来,某些厌氧菌已产生 β-内酰胺酶,在体外或临床上对青霉素耐药,故应结合细菌培养及药敏结果,及时合理选择药物。但由于肺脓肿患者很难及时得到微生物学的阳性结果,故可根据临床表现,感染部位和涂片染色结果分析可能性最大的致病菌种类,进行经验治疗。由于本病大多数和误吸相关,厌氧菌感染常为重要因素,因而青霉素仍是主要治疗药物,但近年来情况已有改变,特别是院内获得感染的肺脓肿。常为多种病原菌的混合感染,故应联合应用对需氧菌有效的药物。

1.青霉素 G

其为首选药物,对厌氧菌和革兰氏阳性球菌等需氧菌有效。

用法:240 万 U/d 肌内注射或静脉滴注;严重病例可加量至 1 000 万 U/d 静脉滴注,分次使用。

2.克林霉素

克林霉素是林可霉素的半合成衍生物,但疗效优于林可霉素,对大多数厌氧菌有效,如消化球菌、消化链球菌、类杆菌梭形杆菌、放线菌等。目前有 10%～20%脆弱类杆菌及某些梭形杆菌对克林霉素耐药。主要不良反应是假膜性肠炎。

3.甲硝唑

该药是杀菌药,对革兰氏阴性厌氧菌,如脆弱类杆菌有作用。多为联合应用,不单独使用,通常和青霉素、克林霉素联合用于厌氧菌感染。

甲硝唑对微需氧菌及部分链球菌如密勒链球菌效果不佳。

用法:根据病情,一般 6～12 g/d,可加量到 24 g/d。

4.β-内酰胺类抗生素

某些厌氧菌如脆弱类杆菌可产生 β-内酰胺酶,故青霉素、羧苄西林、头孢噻肟、头孢哌酮效果不佳。对其活性强的药物有碳青霉烯类、替卡西林克拉维酸、头孢西丁等,加酶联合制剂作用也强,如阿莫西林克拉维酸或联合舒巴坦等。

院内获得性感染形成的肺脓肿,多数为需氧菌,并出现耐药菌株,故需选用 β-内酰胺抗生素的第二代、第三代头孢菌素,必要时联合氨基糖苷类。

血源性肺脓肿致病菌多为金黄色葡萄球菌,且多数对青霉素耐药,应选用耐青霉素酶的半合成青霉素的药物,对耐甲氧西林的金黄色葡萄球菌(MRSA),则应选用糖肽类及利奈唑胺等。

给药途径及疗程尚未有大规模的循证医学证据,但一般先以静脉途径给药。

和非化脓性肺炎相比,肺脓肿发热呈逐渐下降,7天达到正常。如1周未能控制体温,则需再新评估。影像学改变时间长,有时达数周,并有残余纤维化改变。

肺脓肿治疗成功率与治疗开始时症状、存在的时间以及空洞大小有关。对治疗反应不好者,还需注意有无恶性病变存在。总的疗程要4～6周,可能需要3个月,以防止复发。

(二)引流

(1)痰液引流对治疗肺脓肿非常重要,体位引流有助于痰液排出。纤维支气管镜除作为诊断手段,确定继发性肺脓肿原因外,还可用来经气道内吸引及冲洗,促进引流,利于愈合。有时脓肿大、脓液量多时,需要硬质支气管镜进行引流,以便于保证气道通畅。

(2)合并脓胸时,除全身使用抗生素外,应局部胸腔抽脓或肋间置入导管水封并引流。

(三)外科手术处理

内科治疗无效,或疑及有肿瘤者为外科手术适应证,包括治疗4～6周后脓肿不关闭、大出血、合并气胸、支气管胸膜瘘。在免疫功能低下、脓肿进行性扩大时也需考虑手术处理。有效抗生素应用后,目前需外科处理病例已减少(<10%),手术时要防止脓液进入对侧,麻醉时要置入双腔导管,否则可引起对侧肺脓肿和ARDS。

九、预后

预后取决于基础病变或继发的病理改变,治疗及时、恰当者,预后良好。厌氧菌和革兰氏阴性杆菌引起的坏死性肺炎,多表现为脓腔大(直径大于6cm),多发性脓肿,临床多发于有免疫功能缺陷、年龄大的患者,并发症主要为脓胸、脑脓肿、大咯血等。

十、预防

应注意加强个人卫生,保持口咽内环境稳定,预防各种促使误吸的因素。

(邢慧慧)

第六节　肺　不　张

一、概述

肺不张是指一侧肺或其一个或多个叶、段及亚段的容量及含气量减少,肺组织塌陷。肺不张可分为先天性或后天获得性。先天性肺不张是指婴儿出生时肺泡内无气体充盈,常见原因为新生儿肺透明膜病、早产等,患儿缺乏肺表面活性物质,呼气末肺泡萎陷,临床表现为出生不久即有进行性加重的呼吸窘迫和呼吸衰竭。临床绝大多数肺不张为后天获得性,又可根据起病时间分为急性肺不张及慢性肺不张,是本节讨论的重点。

肺的主要功能是进行气体交换,从外界环境摄取新陈代谢所需要的氧气,排出代谢过程中产生的二氧化碳。当肺组织塌陷时,影响肺通气和(或)肺换气两个环节,导致外界吸入的气体不能进入肺泡,流经病变区域的血流不能得到充分的气体交换,进一步导致低氧血症等病理生理改变。

二、病因和发病机制

肺不张的病因很多。根据发生机制将肺不张分为阻塞性(吸收性)和非阻塞性,后者包括压迫性、被动性、粘连性、瘢痕性及盘状肺不张等。而根据气道阻塞部位的不同,可将阻塞性肺不张进一步分为大气道阻塞及小气道阻塞。

大多数肺不张由叶或段的支气管内源性或外源性的阻塞所致,阻塞支气管远端的肺段或肺叶内的气体被吸收,使肺组织塌陷,因此又称为吸收性肺不张。压迫性肺不张系因邻近肺组织出现病变,对其周围正常肺组织的推压所致,常见原因包括肿瘤、弥漫性间质性肺疾病、肺气囊以及肺大疱。被动性(松弛型)肺不张是由胸腔内积气、积液、纵隔肿瘤、膈疝等原因导致胸腔压力变化,进而压缩肺组织导致肺不张。粘连性肺不张指肺泡壁内膜表面相互粘连,导致周围气道与肺泡的塌陷,形成机制尚未完全明确,可能与缺乏表面活性物质有关,此类肺不张主要出现在肺透明膜病及肺栓塞。瘢痕性肺不张多来自慢性炎症,常伴有肺实质不同程度的纤维化。此种肺不张通常继发于支气管扩张、结核、真菌感染或机化性肺炎。盘状(线状)肺不张较为少见,其发生与横膈运动减弱(常见于腹水时)或呼吸幅度减弱有关。

(一)阻塞性肺不张

叶、段支气管部分或完全性阻塞可引起多种放射学改变,其中之一为肺不张。阻塞的后果与阻塞的程度、病变的可变性、是否有侧支气体交通等因素有关。引起阻塞的病变可在管腔内、外或管壁内。当气道发生阻塞后,受累部分肺组织中的血管床开始吸收空气使肺泡逐渐萎陷。在既往健康的肺脏,阻塞后24小时空气将完全吸收。因为氧气的弥散速率远远高于氮气,吸入100%纯氧的患者在阻塞后1小时即可发生肺不张。空气吸收后使胸腔内负压增高,促使毛细血管渗漏,液体潴留于不张肺的间质与肺泡中,此种情况类似"淹溺肺"。但支气管的阻塞并非一定引起肺不张。如果肺叶或肺段之间存在良好的气体交通,阻塞远端的肺组织可以保持正常的通气,甚至在少见情况下还可发生过度膨胀。

1.肿瘤性支气管狭窄

支气管肺癌是气道阻塞的重要原因之一。完全性支气管阻塞主要见于鳞癌和大细胞未分化癌,而腺癌和小细胞癌较为少见。典型的患者为中老年男性,有多年重度吸烟史,常有呼吸道症状如咳嗽、咯血、咳痰、胸痛和气短。胸部X线检查可见肺门增大,纵隔增宽。在某些病例肿瘤体积较大,形成"S"征。支气管抽吸物或刷片做细胞学检查或支气管活检对于明确肿瘤所致的肺不张有极高的诊断价值,支气管肺癌经皮肺穿刺或纵隔镜检查亦可得到阳性结果,特别是有肺门增大或锁骨上淋巴结肿大时,后者还可直接活检。肺内转移性肿瘤偶亦侵及支气管使其阻塞,但不易与支气管肺癌鉴别诊断,肾上腺样瘤为支气管内转移的常见原因。肿瘤转移时亦可因肿大的淋巴结压迫支气管而致肺不张。淋巴瘤亦可引起支气管阻塞和肺不张。霍奇金淋巴瘤可在支气管内浸润引起肺不张,同时常伴有其他部位的病变如纵隔淋巴结肿大、空洞形成、肺内结节或粗大的弥漫性网状浸润。通过纤维支气管镜活检、冲洗或痰的细胞学检查常可作出诊断。一些非霍奇金淋巴瘤亦可引起肺不张,但一般见于疾病的晚期。肺泡细胞癌一般不会引起支气管阻塞。

良性支气管肿瘤比较少见,约有10%的畸胎瘤表现为孤立性支气管内肿瘤,除非引起阻塞性肺不张或阻塞性肺炎,一般无临床症状。其他支气管内良性肿瘤如支气管腺瘤、平滑肌瘤、纤维瘤、神经鞘瘤、软骨瘤、血管瘤、脂肪瘤等也可引起阻塞性肺不张。支气管腺瘤恶性程度相对较低,90%的支气管腺瘤为类癌。支气管腺瘤常常大部分位于支气管外,故在胸部X线片上可见邻近肺门的中等大小的不透光阴影伴远端肺不张。大多数腺瘤起源于较大的主支气管,故易在纤维支气管镜下窥见肿瘤并取活检。通常腺瘤表面的支气管黏膜保持完整,纤维支气管镜下活检偶可引起大量出血。细胞学检查或支气管冲洗常无阳性发现。

2.感染与炎症

支气管结核是良性支气管狭窄的最主要病因。大多数肺不张发生于纤维空洞型肺结核,由结核性肉芽组织及溃疡引起狭窄,病变愈合期也可出现纤维性狭窄。在原发性肺结核,支气管阻塞和肺不张主要由肿大的淋巴结在管外压迫所致。结核性支气管狭窄的X线征象为迅速长大的薄壁空洞,伴有肺不张或支气管扩张。支气管镜检查及痰培养可以明确诊断。有时仅从纤维支气管镜下所见即可明确狭窄的性质为结核性,结核性肺不张还可由肺实质的瘢痕所致。肺真菌病特别是变应性支气管-肺曲霉病(allergic broncho-pulmonary aspergillosis,ABPA)亦可引起支气管狭窄。大多数慢性炎症所致的支气管狭窄其原发病因常不明了,有时可能是由管腔外的压迫所致。韦氏肉芽肿病也可引起支气管狭窄和肺不张,但支气管镜下活检通常不易明确诊断。

3.其他原因

临床上黏液栓或黏液脓性痰栓引起的支气管阻塞和随后的肺叶、段或全肺不张较为常见。痰栓多位于中央气道,形成的均一的肺叶段透光度降低。如果周围气道痰栓嵌塞则中央气道可出现支气管空气征。手术患者在术后24~48小时出现发热、心动过速与呼吸急促,咳嗽有痰声但咳嗽无力,受累区域叩呈浊音,呼吸音降低需要考虑黏液栓导致的肺不张,特别是慢性支气管炎、重度吸烟或手术前呼吸道感染的患者,患者麻醉时间过长,上腹部手术、术中和术后气道清洁较差,更容易发生。纤维支气管镜检查常可见相应支气管有散在的黏液栓。神经疾病患者及胸部外伤患者由于呼吸肌无力、胸廓活动能力受限或昏迷状态,肺清除分泌物能力下降,也易形成黏液栓而致肺不张。慢性呼吸道疾病如慢性化脓性支气管炎、支气管哮喘急性发作、支气管扩张及肺囊性纤维化病患者细支气管内形成黏稠的黏液栓亦可引起段或叶的不张。一般通过胸部理疗常可奏效,但有时可能需要纤支镜吸出痰栓。成年哮喘患者若发生肺不张,需注意是否有变应性支气管肺曲霉病所致黏液嵌塞的可能性。

异物吸入主要见于婴幼儿,常见吸入物为花生、瓜子、糖果、鱼刺、笔帽等,偶见于戴义齿或昏迷、迟钝的老年人。面部创伤,特别是车祸伤,可吸入碎牙。有明确的异物吸入史往往能明确诊断,但如果吸入异物及症状出现时间间隙期太长,以及婴幼儿异物吸入时周围无人陪伴,往往不能提供吸入史,此时诊断往往比较困难。胸部影像学检查有相当大的诊断价值,如果异物不透X线,胸部X线检查即可明确诊断并定位。若为透过X线异物,则X线片上的阻塞性病变或其他的放射学改变亦可提示异物所在。支气管内活瓣性病变所致的阻塞性肺过度充气是婴幼儿异物吸入最常见的放射学改变,而成人往往表现为肺不张。如果临床上初步考虑为支气管内异物,应通过支气管镜检查证实,通过支气管镜检常常也能达到治疗的目的。大多数异物在镜下可以看到,某些植物性异物由于引起明显的炎症反应,可隐藏于水肿的黏膜下而不易发现。

支气管结石较为少见,系由支气管周围的钙化淋巴结穿破支气管壁形成,常见的病因为肺结核和组织胞浆菌病。临床症状有咳嗽、反复咯血与胸痛,咳出沙粒状物或钙化物质的病史极有诊断价值。造成阻塞的主要原因为围绕突出管腔的结石形成大量的肉芽肿组织。典型的胸部X线片表现为肺不张与近端的多数钙化影,X射线体层摄影和CT对于明确结石的存在及评价结石与支气管壁的关系更有价值,纤维支气管镜检查可以明确诊断。

邻近结构异常压迫支气管也可引起肺不张,如动脉瘤、心腔扩大(特别是左心房)、肺门淋巴结肿大、纵隔肿瘤、纤维化性纵隔炎及纵隔囊肿。外源性压迫最常见为支气管周围肿大的淋巴结,其中右侧中叶最常受累。引起淋巴结肿大的疾病主要为结核,其次为真菌感染、淋巴瘤、转移性肿瘤。普通胸部X线片可见与肺不张同时存在的肺门肿大与血管异常,从而提示外源性压迫的可能性。胸部CT可进一步明确诊断。阻塞部位在纤维支气管镜下做黏膜活检有时可获得原发疾病的组织学资料,但在活检前必须排除动脉瘤。受压的支气管可能存在非特异性的炎症。类癌的淋巴结肿大罕有压迫支气管,而淋巴瘤和转移性肿瘤亦极少引起肺门淋巴结肿大,此种情况下的肺不张通常由支气管内的直接侵犯而非外源性压迫所致。

右肺中叶特别易于发生慢性或复发性感染以及肺不张。可能与中叶支气管解剖特点有关,其较为细长,周围有多组淋巴结环绕;另一原因是中叶与其他肺叶缺乏侧支通气。各种原因引起的中叶慢性或反复的不张称为中叶综合征,最常见的原因为非特异性感染,而此种肺不张多为非阻塞性的,肿瘤也是常见原因之一,另外,结核、支气管结石、支气管扩张等也可导致中叶肺不张。

(二)非阻塞性肺不张

1.压迫性肺不张

压迫性肺不张是因肺组织受其邻近的肺部扩张性病变的推压所致,包括肺内肿瘤、肺大疱、肺气囊肿。压迫性肺不张往往较局限,较轻微或为不完全性,不张部位位于肺部病变周围。

2.被动性肺不张

胸腔内占位性病变可推移挤压肺组织使其不张,此种不张一般较轻微或为不完全性,但偶可为完全性肺萎陷。胸腔内病变有胸腔积液、脓胸、气胸及胸腔内肿瘤。腹部膨隆亦可使膈肌上抬挤压肺脏,如过度肥胖、腹腔内肿瘤、肝大、脾大、大量腹水、肠梗阻以及怀孕等。

3.粘连性肺不张

粘连性肺不张是由于表面活性物质不足而致肺容量减少,表面活性物质产生不足或活性下降,常见于肺透明膜病、急性呼吸窘迫综合征。肺栓塞也可能导致肺不张,其产生机制还不明确,目前认为是肺动脉栓塞发生后数小时内肺泡表面活性物质耗竭,结果肺容积和肺顺应性降低,从而继发肺不张或肺梗死。

4.瘢痕性肺不张

大多数瘢痕性肺不张继发于慢性炎症过程,如结核、真菌感染、硅沉着病、煤工尘肺、石棉沉着病、支气管扩张、矿物油肉芽肿和慢性非特异性肺炎(机化性肺炎),其中结核导致的瘢痕性肺不张最为常见,慢性炎症伴有明显的纤维化,可引起受累肺叶的皱缩和容量减少,此种情况下肺容量的减少较其他类型的肺不张更为严重。硬皮病和其他结缔组织疾病亦可引起肺内的纤维化和瘢痕性肺不张。

5.圆形肺不张

圆形肺不张为一种特殊类型肺不张,一般位于胸膜下肺基底部,呈圆形或椭圆形,其下方有支气管或血管影延伸到肺门,形似"彗星尾",常可见邻近的胸膜与叶间裂增厚。其产生机制为脏层胸膜或小叶间隔纤维变性及增厚,胸膜内陷,肺组织不能充分复张,常见于石棉导致的胸膜炎。

6.盘状肺不张

盘状或碟状肺不张为局部亚段肺不张,呈线状,位于横膈上方,几乎总是延伸到胸膜,常呈水平方向,但有时可呈斜或垂直的方向,这种肺不张的厚度自数毫米至数厘米,宽2~6 cm,表现为盘状或碟状阴影,随呼吸上下移动。其常见于腹水或过度肥胖时横膈运动减弱,或各种原因引起的呼吸动度减弱时。

7.坠积性肺不张

肺脏存在重力依赖部分和非重力依赖部分,重力依赖部分的减少提示有肺组织灌注增加与肺泡通气下降。直立位时呼吸末肺尖与肺底肺泡容积梯度约为4:1,平卧时其比例约为2.5:1,重力梯度可在某些情况下参与肺不张的形成,如长期卧床的患者,呼吸过于表浅,黏液纤毛输送系统受损,以及肺重量增加的疾病如肺炎、肺水肿与肺充血等。

三、临床表现

肺不张的症状和体征主要取决于原发病因、阻塞的程度、发生的速度、受累的范围以及是否合并感染。由肺不张自身导致的症状只有呼吸困难。短期内形成的阻塞伴大面积的肺组织萎陷,特别是合并感染时,除了突发的呼吸困难、发绀以外,患侧可有明显的疼痛,甚至出现血压下降、心动过速、发热。而缓慢形成的肺不张可以没有症状或只有轻微的症状。而中叶综合征多无症状,但常有剧烈的刺激性干咳。

既往病史可提示支气管阻塞和肺不张的可能性。若病史中有肺结核、肺真菌感染、异物吸入或慢性哮喘,应注意有无支气管狭窄。以前有胸部创伤史应注意排除有无未发现的支气管裂伤和支气管狭窄。某些哮喘患儿若持续发作喘息,可能因黏液嵌塞发生肺不张,此时如有发热,则需考虑是否合并变态反应性肺曲霉病;外科手术后48小时出现发热和心动过速(手术后肺炎)常由肺不张引起。继发于支气管结石的肺不张患者约有50%有咳出钙化物质的病史,患者常常未加以注意,需要医师的提示。部分患者比较容易发生肺不张,如重症监护病房的患者、全身麻醉手术患者,当此类患者出现不明原因呼吸急促、血氧饱和度下降等表现时,需要考虑是否发生肺不张。儿童出现呼吸系统症状时均应想到异物吸入的可能。继发于支气管肺癌的肺不张主要见于有吸烟史的中年或老年男性,其常有慢性咳嗽史。

阻塞性肺不张的典型体征有肺容量减少(语颤减弱、膈肌上抬、纵隔移位)、叩诊浊音、语音震颤和呼吸音减弱或消失,如果有少量的气体进入萎陷的区域,可闻及湿啰音。手术后发生肺不张的患者可有明显的发绀和呼吸困难,较有特征的是反复的带痰声而无力的咳嗽。如果受累的区域较小,或周围肺组织充分有效地代偿性过度膨胀此时肺不张的体征可能不典型或缺如。非阻塞性肺不张其主要的支气管仍然通畅,故语音震颤常有增强,呼吸音存在。上叶不张因其邻近气管,可在肺尖闻及支气管呼吸音。下叶不张的体征与胸腔积液和单侧膈肌抬高的体征相似。体检时发现与基础疾病有关的体征,可提供诊断线索。

四、影像学检查

影像学检查为肺不张最重要的诊断手段。对于怀疑肺不张的患者,应进行胸部 X 线或胸部 CT 等影像学检查,明确是否存在肺不张及肺不张部位,并为病因诊断提供线索。常规胸部平片通常即可明确肺不张的存在及其部位,但其表现变化较大并且常常是不典型的,胸部 CT 亦能够明确肺不张部位,并且有助于明确不张原因,其他影像学检查如肺血管造影对于某些原因导致的肺不张也有诊断意义。

(一)肺不张的 X 线征象

直接 X 线征象:叶间裂向不张的肺侧移位,这是肺不张最常见的征象,移位程度取决于塌陷肺组织面积。不张的肺组织透亮度降低,均匀性密度增高,恢复期或伴有支气管扩张时可见密度不均(囊状透亮区)。不同程度的体积缩小,亚段及以下的肺不张因有其他侧枝的通气而体积缩小不明显。叶段性肺不张一般呈钝三角形,也可表现为扇形、三角形、带状、圆形等。另外,如果是非阻塞性肺不张,可出现“支气管空气征”,可排除完全性支气管阻塞,但不能除开肺叶萎陷。

间接 X 线征象:由于肺体积缩小,病变区域的支气管与血管纹理聚拢,而邻近肺组织代偿性膨胀,致使血管纹理稀疏,并向不张的肺叶弓形移位;肺门阴影缩小和消失,并且与肺不张的致密影相隔合;纵隔、心脏、气管向患侧移位,特别是全肺不张时明显,有时健侧肺组织移向患侧,而出现肺疝;横膈肌升高,胸廓缩小,肋间隙变窄。

1.全肺不张

由支气管阻塞引起的单侧肺完全不张,表现为病侧胸廓内出现均匀密度增高影;气管、纵隔及心脏移向患侧;患侧横膈升高,胸廓塌陷,肋间隙变窄。对侧肺组织代偿性过度充气,可能导致肺组织越过前正中线,形成肺疝。如果肺不张是因异物或痰栓急性阻塞导致,去除异物或痰栓,不张的肺可以完全复张。如阻塞是肿瘤或者淋巴结压迫导致,由于此过程往往是缓慢发生,不张的肺组织可能纤维化,去除阻塞物后复张速度缓慢或完全不能复张。由气胸、胸腔积液或者胸腔内肿瘤引起的同侧肺不张程度往往较支气管阻塞引起的阻塞性肺不张轻,气管、纵隔及心脏位置无明显变化或者仅向对侧偏移。

右全肺实变,支气管右移,纤维支气管镜检查发现右主支气管为黏液栓完全阻塞。

2.右肺叶不张

(1)右上肺不张:X 线主要表现为右上肺实变影及水平裂向上收缩,侧位片可以发现斜裂上部向前偏移。由于不张的肺向前上内收缩,实变影往往表现为三角形或窄带状致密影,尖端指向肺门,基底贴胸壁。右中下叶呈代偿性肺气肿,血管纹理分散稀疏。由于右上叶各肺段不张影响的肺容积不大,对气管、肺门、纵隔及横膈位置影响不明显,但上肺不张有时可出现膈上尖峰征,即一基底位于横膈圆顶尖部的小三角形致密影。

右肺上叶不张的常见原因是结核和中央型肺癌。如果不张肺组织与周围胸膜有粘连,则肺叶不能完全向上和向内收缩,胸部 X 线片上呈凹面向下的弧形,如果合并肺门肿块,表现为反“S”形征象(Golden 反“S”征),往往提示原发性肺部肿瘤。

(2)右肺中叶不张:右肺中叶不张较常见,X线表现为右心缘旁三角形软组织密度影,其尖端指向外侧,水平裂移向内下,因右肺中叶紧靠右心房,右心缘不清晰,借此可与右下肺不张鉴别;纵隔、心脏和横膈一般无移位。侧位片可见至肺门区向前下斜行的带状致密影,上缘为向下移位的水平裂,下缘为向前上移位的斜裂下部,致密影尖端位于水平裂和斜裂交界处。CT表现为不完全的致密扇形影,位于水平裂下方,相对胸部X线检查能够更好地评价右中叶支气管周围淋巴结肿大情况。

(3)右肺下叶不张:心缘旁呈一三角形向上的阴影,尖端指向肺门,阴影基底与横膈内侧相贴,呈现上窄下宽的三角形致密影,如果不合并右中叶不张,右心缘清晰;斜裂向内下移位,在前后位胸部X线片可见;肺门向内下移位,横膈上升,心脏向患侧移位,有时可遮挡不张的肺组织。侧位片可见斜裂向后下凸,此征象可与向前凸的包裹性积液鉴别。另外,当右下叶肺不张发生后正常纵隔软组织可由中线部位拉向患侧,表现为锁骨影上出现一与纵隔相连接的三角形影像,此征象具有重要的诊断意义。

3.左肺叶不张

(1)左肺上叶不张:不张肺组织向前内收缩至纵隔,表现为边缘模糊的左肺门阴影,常与纵隔肿瘤混淆。常常合并下叶代偿性肺气肿,特别是下叶背段代偿性膨胀可达肺尖区,或者在纵隔边缘与不张肺组织之间形成半月状过度充气区域,表现为空气新月征,为左上叶肺不张的特殊X线表现。侧位胸部X线片显示不张的肺组织后方斜裂前移,与正常肺组织边缘清晰。左肺舌叶不张使左心缘模糊。舌叶不张常伴纵隔气肿出现,充气的纵隔使舌叶外侧移位,表现为外侧致密影,需与软组织肿块、肺炎或胸腔积液鉴别。

(2)左肺下叶不张:左肺下叶不张导致心影后三角形实变影,使心影密度增高,实变影外缘为向下内移位的斜裂,左肺门下移,同侧横膈升高。侧位片显示一边缘模糊的高密度影,位于椎体旁,与横膈界限不清。

4.其他类型肺不张

(1)圆形肺不张:多数圆形肺不张的发生与石棉接触致胸膜炎导致胸膜瘢痕形成有关,其他可以导致胸膜纤维化的疾病也可能形成圆形肺不张。其可能机制:胸膜增厚及纤维化,内陷,以及小叶间隔纤维化,形成圆形肺组织塌陷。X线表现为胸膜下的圆形肿块,多位于下叶后部。扭曲的支气管血管汇聚于肿块,称为"彗星尾"征,常常合并胸膜纤维化的其他表现,如肋膈角变钝。

(2)线状肺不张(盘状肺不张):为肺底部局部亚段肺不张,位于横膈上方,呈2～6 cm长的线状或盘状阴影,随呼吸上下移动,几乎总是延伸到胸膜。常呈水平方向,但有时可呈斜或垂直的方向,这种肺不张的厚度自数毫米至数厘米。其发生与横膈运动减弱有关,常见于腹水或因胸部疼痛出现的呼吸运动幅度减弱。

(二)其他影像学检查

X射线体层摄影对下述情况帮助较大:描述萎陷肺叶的位置与形状,有无支气管空气征,有无钙化及其位置阻塞病变的性状,有无管腔内引起阻塞的包块。CT检查对于此类问题的诊断价值更大,特别是对下述情况明显优于X射线体层摄影,包括明确支气管腔内阻塞性病变的位置甚或性质,探查肿大的纵隔淋巴结鉴别纵隔包块与纵隔周围的肺不张。支气管造影主要用于了解非阻塞性肺不张中是否存在支气管扩张,但目前已基本为CT所取代。如怀疑肺不张由肺血栓所致,可考虑行肺通气-灌注显像或肺血管造影,相对而言血管造影的特异性较高。对纤维化性纵隔炎所致肺不张的患者,上腔静脉血管造影有一定的价值。心血管疾病引起压迫性肺不张时可选择多种影像学手段。

五、其他辅助检查

血常规检查对肺不张的鉴别诊断价值有限。哮喘及伴有黏液嵌塞的肺曲霉感染,血嗜酸性粒细胞增多,偶尔也可见于霍奇金淋巴瘤、非霍奇金淋巴瘤、支气管肺癌和结节病。阻塞远端继发感染时有中性粒细胞增多、血沉增快。慢性感染和淋巴瘤多有贫血。结节病淀粉样变、慢性感染和淋巴瘤可见 γ 球蛋白增高。血清学试验检测抗曲霉抗体对诊断变应性支气管肺曲霉感染的敏感性与特异性较高,组织胞浆菌病和球孢子菌病引起支气管狭窄时,特异性补体结合试验可为阳性。血及尿中检出 5-羟色胺对支气管肺癌引起的类癌综合征有诊断价值。

六、诊断

肺不张不是一种疾病而是众多疾病的一种共同的临床表现,因此,对肺不张的诊断主要包括两个部分:明确肺不张的诊断,寻找肺不张的基础病因(病因诊断)。

(一)明确肺不张的诊断

存在容易发生肺不张的基础疾病的患者,出现呼吸困难或者呼吸困难程度迅速加重,需考虑是否在基础疾病基础上发生肺不张,而影像学检查常常能够建立诊断。在胸部平片上,除了肺部实变影,更具有诊断意义的是由肺不张导致的不张肺容量降低而发生的影像学改变,如叶间裂移位,肺门、气管、膈及心脏移位,肋间隙变窄,以及邻近肺代偿性气肿等。

(二)病因诊断

当通过临床症状及胸部 X 线检查明确肺不张诊断后,不论患者年龄大小,均需寻找阻塞原因。借助纤维支气管镜检查,可以窥视到段支气管和亚段支气管内病变,胸部 CT 检查则可帮助判断发生肺不张的原因。

七、治疗

(一)急性肺不张

急性肺不张(包括手术后急性大面积的肺萎陷)需要尽快去除基础病因。如果怀疑肺不张由阻塞所致,而咳嗽、吸痰、24 小时的胸部理疗仍不能缓解时或者患者不能配合治疗时,应当考虑行纤维支气管镜检查。支气管阻塞的诊断一旦确定,治疗措施即应针对阻塞病变以及合并的感染。纤维支气管镜检查时可吸出黏液栓或浓稠的分泌物而使肺脏得以复张。如果怀疑异物吸入,应立即行支气管镜检查,较大的异物可能需经硬质支气管镜方能取出。

肺不张患者的一般处理:①卧位时头低脚高患侧向上,以利引流;②适当的物理治疗;③鼓励翻身咳嗽、深呼吸。如果在医院外发生肺不张,例如由异物吸入所致而又有感染的临床或实验室证据,应当使用广谱抗生素。住院患者应根据病原学资料和药敏试验选择针对性强的抗生素。神经肌肉疾病引起的反复发生的肺不张试用 0.49~1.47 kPa(3.68~11.00 mmHg)的经鼻导管持续气道正压通气可能有一定的帮助。

(二)慢性肺不张

肺萎陷的时间越久,则肺组织毁损纤维化或继发支气管扩张的可能性越大。任何原因的肺不张均可继发感染,故若有痰及痰中脓性成分增加应使用适当的抗生素。部分结核性肺不张通过抗结核治疗也可使肺复张。以下情况应考虑手术切除不张的肺叶或肺段:①缓慢形成或存在时间较久的肺不张,通常继发慢性炎症使肺组织机化挛缩,此时即使解除阻塞性因素,肺脏也难以复张;②由肺不张引起频繁的感染和咯血。如系肿瘤阻塞所致肺不张,应根据细胞学类型,肿瘤的范围与患者的全身情况,决定是否进行手术治疗以及手术的方式,放射治疗与化学药物治疗亦可使部分患者的症状得以缓解。对某些管腔内病变可试用激光治疗。

八、预防

重度吸烟与 COPD 是患者手术后发生肺不张的主要易患因素,因此应在术前戒烟并训练咳嗽与深呼吸。应避免使用作用时间过长的麻醉方式,术后尽量少用镇静剂,以免抑制咳嗽反射。麻醉结束时不应使用 100% 的纯氧。患者应每小时翻身 1 次,鼓励咳嗽和深呼吸。必要时可雾化吸入支气管扩张剂,雾化吸入生理盐水也可达到湿化气道,促进分泌物排出的目的。由胸廓疾病、神经肌肉疾病或中枢神经疾病所致通气不足,或呼吸浅快,以及长期进行机械通气的患者,均有发生肺不张的可能,应予以特别注意并进行严密的监护。

(韩建文)

第二章

消化内科疾病

第一节　Barrett 食管

Barrett 食管(Barrett's esophagus,BE)是指食管的复层鳞状上皮被化生的柱状上皮所替代的一种病理现象。长度大于 3 cm 的称为长节段 BE(long segment Barrett esophagus,LSBE),短于此长度标准的即为短节段 BE(short segment Barrett esophagus,SSBE)。为避免胃食管交界处正常柱状上皮被误诊为 SSBE,SSBE 限定为内镜下食管外观异常(内衬柱状上皮)小于 3 cm,活检见有肠化生者。BE 与食管腺癌的发生密切相关,为食管癌前病变之一,近年在临床上受到广泛重视。

一、流行病学

因 BE 本身不引起症状,目前其确切发病率仍不详,通常所说发病率为内镜检查资料。BE 的内镜检出率为 0.3%～2%,在因胃食管反流症状而行内镜检查的患者中发现率为 8%～20%,其结果差异较大是因为不同的研究中 BE 的诊断标准不尽相同。美国的资料报道,临床(内镜及活检)发现的 BE 为 22.6 例/10 万人,经尸检得出的 BE 患病率为 376 例/10 万人,后者约高 17 倍,说明可能人群中大部分 BE 死前未被发现。BE 多见于中老年,平均发病年龄 55 岁,也可发生于青少年和儿童。男性患者明显多于女性,男女之比为(2～4)∶1。BE 主要见于白种人,在黑种人和黄种人中较少见。

食管腺癌除极少数发生于异位胃黏膜或黏膜下腺体外,绝大多数发生于 BE。研究报道 BE 中腺癌的发生率为 2%～9%,也有认为高达 15%,发生年龄 39～81 岁,平均为 60 岁。前瞻性研究结果为 BE 患者每年腺癌发生率 1/208～1/50,比一般人群高出 30～40 倍。随 BE 患者反流症状严重程度、发生频率和持续时间的增加,发生食管腺癌的危险性也升高。

二、病因及发病机制

BE 的病因尚不清楚,目前主要有两种学说,即先天性与获得性学说,赞同后者的学者较多,但也可能两种情况均参与了 BE 的发生。

(一)先天性学说

有学者认为 BE 由胚胎期食管上皮发育障碍引起。食管在形成初期表面为单层柱状上皮,大约从胚胎第 16 周起逐渐为复层鳞状上皮所取代,至出生前完成。若在这一过程中出现障碍,即可导致 BE 的形成。在儿童期发现较多 BE 支持这一理论。但该学说尚不能解释 BE 上皮中存在着肠型杯状细胞,因在胚胎初期及胎儿食管上皮中并无此种细胞。

(二)获得性学说

此学说认为 BE 的形成是胃肠内容物反流持续刺激食管黏膜而发生的适应性变化,可造成胃食管反流的各因素均是 BE 的病因,另外,不良的饮食习惯、吸烟、饮酒等可能与 BE 的发生也有一定关系。

三、病理

BE 大体所见可类似胃黏膜,有或深或浅的腺体开口小凹,也可呈绒毛状,类似小肠黏膜。BE 主要组织学改变为正常食管复层鳞状上皮由柱状上皮取代,黏膜固有层常有充血、水肿、炎细胞浸润及纤维化,但黏膜下及肌层结构正常。

四、临床表现

BE 患者的症状主要由反流性食管炎及其伴随病变引起,化生黏膜本身不引起症状。大多数患者有胃灼热、胸痛、反酸等胃食管反流症状,但症状发生率较之无 BE 的胃食管反流患者相对为低,可能是柱状上皮对消化液的刺激不如鳞状上皮敏感。吞咽困难也是常见症状,其中食管痉挛所致吞咽困难可缓解,而BE 溃疡瘢痕狭窄、慢性食管炎引起管壁纤维化或发生于 BE 的腺癌所致的吞咽困难则为进行性的。

BE 可并发出血及穿孔。贫血约见于 1/3 的病例,一般为长期少量出血,出血量大者与溃疡侵蚀较大血管有关。BE 溃疡致食管下段穿孔可形成纵隔脓肿或食管瘘,从而引起相应症状,如穿入呼吸道可引起慢性咳嗽、呛咳或咯血。急性穿孔的病情凶险,可致休克。亦有溃疡穿入主动脉,引起致命性大出血的报道。但总的说来 BE 发生出血及穿孔并不多见。BE 患者发生腺癌的临床表现与食管鳞状上皮癌相似。

BE 患者无体征,偶可见由并发症引起的消瘦、面色苍白等。

五、诊断

(一)内镜诊断

内镜可直接观察食管黏膜并通过活检确定其病理类型、是否伴异型增生或癌变,为确诊 BE 的手段。据报道内镜检测 BE 的敏感性为 82%～90%,特异性为 81%。SSBE 面积很小,位于齿状线附近时内镜下常易漏诊,LSBE 的内镜诊断准确率为 55%,而 SSBE 仅为 25%。

BE 在内镜下的典型表现为食管下段粉红或白色的光滑鳞状上皮中出现柱状上皮区,呈天鹅绒样红色斑块,常较正常胃黏膜更红,亦可光滑或可呈结节状,与鳞状上皮分界明显。黏膜多见充血水肿,可伴有糜烂,甚至形成"打洞样"深溃疡,其底部覆有炎性坏死物构成的假膜,其内镜下表现与胃溃疡的特点相似。据报道 BE 患者中约 40% 发生食管狭窄,多见于鳞-柱状上皮交界处,常较短,程度轻重不等,也可沿食管纵轴走行。早期狭窄仅为黏膜炎症所致,经药物治疗可缓解,但常复发,复发时若因 BE 的扩大出现齿状线上移,狭窄的位置也可向近端移动。一旦黏膜下层受累,出现纤维增生,则狭窄变为不可逆。发生于柱状上皮节段中的狭窄常由溃疡瘢痕或并发腺癌引起。病变后期食管呈高度狭窄,内镜不易通过。

总之,Barrett 食管的内镜下观察要点如下。

(1)鳞-柱状上皮交界(SCJ)内镜检查标志:食管鳞状上皮表现为淡粉色光滑上皮,胃柱状上皮表现为橘红色上皮,鳞-柱状上皮交界处构成的齿状 Z 线,即为 SCJ(图 2-1)。

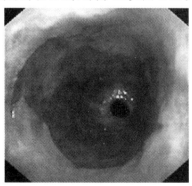

图 2-1 食管鳞-柱状上皮交界

(2)胃食管结合处(GEJ)内镜检查标志:GEJ 为管状食管与囊状胃的交界,其内镜下定位的标志为食管下端纵行栅栏样血管末梢或最小充气状态下胃黏膜皱襞的近侧缘。

(3)能明确区分 SCJ 及 GEJ 对于识别 BE 十分重要,因为在解剖学上 GEJ 与内镜观察到的 SCJ 并不一致且反流性食管炎黏膜在外观上可与 BE 混淆,所以确诊 BE 需要病理活检证实。

(4)BE 在内镜下的典型表现是 GEJ 的近端出现橘红色柱状上皮,即 SCJ 与 GEJ 分离。染色内镜检查有助于对灶状肠上皮化生的定位,并能指导活检。

(二)病理学诊断

BE 的确诊要靠组织学检查发现柱状上皮,所以内镜检查时活检甚为重要。

1.活检取材

首先取材部位应正确,位置不当可致 BE 的假阳性或假阴性诊断。有时在内镜下准确定位较困难,解剖标志(如腹膜折返或食管壁内肌束不同等)在临床上是无用的;齿状线(即鳞柱状上皮交界线)与 LES 之间并不一定完全吻合,尤其是全周型 BE 时齿状线明显上移,食管下段炎症可致齿状线模糊不清,均不能表示胃食管的真正交界。目前多以胃黏膜皱襞消失处之上数毫米至 1 cm 为胃食管交界标志。另外在胃 His 角水平有一条横行黏膜皱襞,为胃食管的肌肉交界在腔内的表现,也可表示胃食管交界。

推荐使用四象限活检法,即常规从 GEJ 开始向上以 2 cm 的间隔分别在 4 个象限取活检,对怀疑有 BE 癌变者应每隔 1 cm 进行4 个象限取活检,每间隔 1~2 cm 内各取一块活检,对有溃疡、糜烂、斑块、小结节狭窄及其他腔内异常者,均要取活检进行病理学检查。

2.病理染色

活检标本除行常规 HE 染色外,还应行阿尔辛蓝黏液组化染色,以提高肠腺化生的检出率。病理检查不易区分 SSBE 与贲门肠化生,近来有报道应用胞质结构蛋白标志物 CK7 和 CK20 免疫组化染色来进行鉴别,发现在 94% 的食管腺癌和 100% 的 LSBE 标本中可以测到浅表腺体 CK20 染色,浅表和深层腺体 CK7 浓染,称为 Barrett CK7/20 型,而胃贲门肠化生或胃癌患者中则不能见到这种表现。但此 CK 染色法还有待证实。

染色法检查:若 BE 病灶无法确定时,可从内镜活检孔向可疑病变区喷洒染料进行染色检查。2%~2.5%Lugol碘液可将鳞状上皮染成棕黑色,柱状上皮区不着色,而 1%~2%亚甲蓝或靛卡红则只在肠化上皮区染色,在这些特定部位取活检可提高肠化生上皮的检出率。

3.组织分型

(1)胃底型:与胃底上皮相似,可见主细胞和壁细胞,但 BE 上皮萎缩较明显,腺体较少且短小。此型多分布在 BE 的远端近贲门处。

(2)贲门型:与贲门上皮相似,有胃小凹和黏液腺,但无主细胞和壁细胞。

(3)特殊肠化生型:又称Ⅲ型肠化生或不完全小肠化生型,分布于鳞状细胞和柱状细胞交界处。具有不完全小肠或结肠表型,表面有微绒毛和隐窝,杯状细胞是其特征性细胞。

4.异型增生

(1)低度异型增生:组织结构正常,细胞核增大浓染,但不超过细胞大小的 1/2,可见有丝分裂象。杯状细胞和柱状细胞的黏蛋白减少,并可见到萎缩的杯状细胞。

(2)高度异型增生:腺体结构发生改变,可有分支出芽,呈绒毛状伸向黏膜表面。细胞核浓染并超过细胞大小的 1/2。可不规则地分层,有丝分裂多见,杯状细胞和柱状细胞通常缺失,黏液产生缺失或减少,这种异常可延伸至黏膜表面。

5.分型

(1)按化生的柱状上皮长度分类:①长段 BE(LSBE),化生的柱状上皮累及食管全周且长度≥3 cm。②短段 BE(SSBE),化生的柱状上皮未累及食管全周或虽累及全周但长度<3 cm。

(2)按内镜下形态分类:分为全周型、岛型和舌型。

1)全周型:红色黏膜由胃向食管延伸,累及全周,与胃黏膜无明显界限,不伴食管炎或狭窄时多单纯表现为齿状线上移,但形状不规则,呈波浪状或指状,不对称或有中断,BE 黏膜内有时可见鳞状上皮。

2)岛型:齿状线以上出现一处或多处斑片状红色黏膜,与齿状线不相连。岛型 BE 与胃黏膜异位的表现有时极为相似,后者为食管鳞状上皮中存在的直径常小于 1 cm 的红色孤立胃黏膜岛,与周围的黏膜分界清楚,半数为多发,但位置较 BE 为高,常位于环咽肌附近,活检部位为正常胃底或胃窦型黏膜。

3)舌型:齿状线局限性舌形向上突出,红色黏膜呈半岛状。舌型 BE 若长度很短内镜下常不易发现。

(3)布拉格 C&M 分类法:C 代表全周型的化生黏膜的长度,M 代表化生黏膜最大长度。如 C3-M5 表示为食管圆周段柱状上皮为 3 cm,非圆周段或舌状延伸段在 GEJ 上方 5 cm;C0-M3 表示无全周段上皮化生,舌状伸展为 GEJ 上方 3 cm。此种分级对≥1 cm 化生黏膜有较高敏感性;而对<1 cm 者则敏感性较差。

(三)X 线检查

食管吞钡透视检查是普遍应用的方法,可见到食管裂孔疝、食管溃疡、狭窄及钡剂反流,但对 BE 上皮本身的诊断率较低。BE 上皮的绒毛结构可在气钡双重造影下表现为食管下段黏膜呈网格状或颗粒状改变,但敏感性和特异性均不强。Barrett 溃疡通常位于食管后壁,呈深的纵长形火山口状,直径多大于 1 cm,其轮廓清晰,边缘规则而平。

(四)食管测压和食管 pH 及胆汁监测

BE 多存在食管运动功能障碍和食管廓清能力低下、食管酸及十二指肠内容物反流增加,但是否与无 BE 的反流性食管炎有区别仍有争议。近年十二指肠内容物(主要为胆汁和胰液)食管反流在 BE 发生中的作用受到广泛重视。

黏膜电位差测定:柱状上皮的黏膜电位差明显高于正常鳞状上皮黏膜电位差,据此可识别 Barrett 黏膜。但因食管炎症、溃疡或腺癌时电位差与 BE 有较大重叠,目前应用较少。

(五)超声内镜(EUS)

EUS 检查能清楚显示食管壁及其周围组织的结构和层次,对食管肿瘤的定性和分期具有重要作用,但对 BE 及异型增生的诊断作用还有待于进一步研究。文献报道 EUS 下 BE 患者的食管壁较对照组为厚。Adrain 等发现以黏膜的第二层低回声层比第一层高回声层更厚为诊断 BE 的标准,发现所有 BE 及对照组均可正确诊断,但异型增生患者不能鉴别出来。说明目前的 EUS 技术还不能很好地预测 BE 黏膜内肿瘤的发生。

六、治疗

BE 治疗的目的是减轻反流,消除症状,治疗食管炎及防治并发症,而不是治疗 Barrett 化生本身。主要治疗措施如下。

(一)改变生活方式及药物治疗

改变生活方式包括体位方法、减肥、避免饱餐及进食一些可引起反流的食物和药物等,可减轻症状,减少反流的发生。药物治疗适应证为有反流症状,或内镜下有食管炎或糜烂、溃疡表现的良性 BE 患者。常用药物有抑酸剂及促动力剂。症状较轻者可单用 H_2 受体阻滞剂,症状较重或改善不明显者可加量或改用质子泵抑制剂,亦可一开始即选用质子泵抑制剂,症状控制后逐渐减量或改用低效药物。加用胆汁吸附剂(如铝碳酸镁)减少十二指肠胃食管反流可能对 BE 有益。症状或食管炎反复的患者应维持治疗。一般认为药物可改善症状及治疗食管炎,但不能消除 Barrett 上皮,最近有报道奥美拉唑减少酸反流后,BE 上皮可部分或完全恢复到正常鳞状上皮,但结果有待证实。

(二)内镜介入治疗

近来,BE 内镜治疗发展非常迅速,并得到了广大医务人员和患者的认可。内镜治疗的安全性和有效性报道 BE 患者为 BE 治疗提供了乐观的前景。

内镜治疗的适应证:伴有异型增生和黏膜内癌的 BE 患者,超声内镜检查可排除淋巴结转移。内镜治疗方法主要有氩等离子凝固术、高频电治疗、激光治疗、射频消融、光动力治疗、内镜下黏膜切除术和冷冻消融等。

1.热烧灼治疗 Barrett 食管

(1)氩离子束凝固术(APC):APC 技术是将电极产生的电能通过以1～2L/min的速度喷射的电离氩气传递至靶组织表面,引起大范围的靶组织非接触性损伤。一旦组织表面的黏膜炭化凝固,氩气将会停止释放,所以组织损伤的深度仅是1～3 mm。APC 设备便宜,便于操作,可在各类内镜单位开展。

内镜下 Barrett 黏膜完全消除的成功率是 60%～100%。在再生的鳞状上皮黏膜下,存在腺体和持续性性肠化生的报道是 0～44%。长期随访内镜治疗成功的患者中有 0～68%会出现肠化生复发。此外,有报道内镜治疗已清除 BE 的患者,再生的鳞状上皮仍会出现新生腺癌。Kahaleh 等采用多变量分析发现短段 Barrett 食管的识别和酸暴露的正常化是长期维持上皮再生仅有的可预料的独立因素。

APC 治疗 BE 并发症较少,主要有胸部不适、疼痛恐怖,可行抑酸、止痛等对症治疗。发热、出血、狭窄、穿孔甚至死亡的严重并发症的发生概率<1%。

(2)电凝及热探头治疗:电凝法为经活检钳道送入电凝电极,将电极接触 BE 黏膜后接通高频交流电源,电流通过组织致其发热而坏死。有报道多极电凝法较单极电凝效果好。热探头法为经活检钳道插入高温的探头,因通过热传导发挥作用,损伤较小,不易粘连。

多极电凝治疗(MPEC)利用电能升高组织的温度,引起组织凝固、坏死。该技术需电极通过内镜通道,并和组织直接接触,直至组织出现白色凝块。

MPEC 报道的并发症包括暂时性的疼痛、吞咽困难、胸痛、发热、出血、狭窄等,但并无穿孔的报道。

(3)激光凝固法:经内镜导入激光照射 BE 黏膜,光能在组织内转变为热能使 BE 上皮凝固坏死。常用的有 Nd:YAG 激光、KTP 激光等。还有文献报道用氩光束等离子凝固法(ABPC)治疗 BE。

激光热凝是利用光能切除病变组织。氩激光、钕-钇铝石榴石(Nd:YAG)激光和三磷酸钾盐(KTP:YAG)激光常用于治疗Barrett黏膜。Nd:YAG 激光与氩激光、KTP:YAG 激光相比,有较强的穿透能力。激光的光导纤维通过内镜活检通道进行操作。KTP:YAG 和氩激光属于可见光光谱区,Nd:YAG激光属于红外线光谱区,均需要瞄准器进行操作。激光可通过接触式和非接触式的方法传递能量至靶组织。

多个研究报道激光照射首次切除的成功率是 22%～100%,复发率是 0～85%。激光照射相关的并发症包括胸骨后疼痛、吞咽困难、吞咽疼痛、恶心、呕吐、发热、上腹部疼痛、咽喉痛、头痛、食管狭窄、出血和穿孔。

(4)射频消融:BARRX 系统包括射频发生器和专用治疗性气囊导管。利用内镜使导管定位于需要治疗的部位后,射频能量短时、可控地释放以清除薄层 Barrett 黏膜,而不会破坏食管黏膜下层。虽然最近美国食品药品监督管理局(FDA)批准了频率 510 kHz 的射频清除 Barrett 黏膜,但还没有该治疗方法有效性的报道。

总之,APC、电凝、激光以及射频消融治疗 Barrett 黏膜均有研究。大部分报道 BE 患者均无异型增生或仅为低级别上皮内瘤变(LGD),但仍有部分研究患者发展为高度异型增生(HGD)。结果显示各个研究报道的鳞状上皮再生率变化很大。而且鳞状上皮黏膜下肠化生率很高,这将增加 Barrett 黏膜的随访监测的难度。长期随访还显示 Barrett 黏膜的复发率很高。鉴于以上原因,同时考虑操作相关的并发症,使得 Barrett 黏膜的热烧灼治疗在临床上的常规应用仍有问题需要解决。

2.光化学治疗

光动力治疗(PDT)是采用光敏剂、特定波长的非产热光源和氧化物引起组织损伤的治疗方法。光敏剂在组织内被非产热光源直接照射后激活,并产生不稳定、高活性的氧化物造成局部组织损伤。

血卟啉衍生物(HpD)、卟菲尔钠、5-氨基乙酰丙酸(5-ALA)和间-四氢氯苯(mTHPC)是 BE 治疗常用的光敏剂。光敏素是一种较纯的 HpD,是在美国唯一批准用于治疗 BE 的光敏剂。光敏素一般在波长 630 nm 的光照射前 48 小时静脉注射 2.0 mg/kg。光敏素在组织的分布没有特异性,可造成食管全层组织坏死引起狭窄。光敏素可在体内存留 3 个月左右,为了防止光敏素激活,患者应避免阳光直射或强光照射。

5-ALA 是在欧洲常用的光敏剂。5-ALA 是一种口服的光敏剂前体药物,本身没有光敏物质。在体内 5-ALA 转化为光敏物质原卟啉Ⅸ,原卟啉Ⅸ几乎集中于黏膜内,仅造成组织表面黏膜的损伤,而减少了狭窄和穿孔的风险。5-ALA 口服 4～6 小时后予以波长 514 nm 或 635 nm 的光照射,其光敏性将在 24～48 小时内衰减。而在美国 5-ALA 应用于治疗消化道疾病还未商品化。mTHPC 是第二代光敏剂,通过静脉给药,可被波长 514 nm 或 652 nm 的光激活。与光敏素比较,mTHPC 对瘤组织有高选择性,在皮肤中的衰减周期为 2～3 周。在欧洲已用于治疗头颈部的早期癌,并开始治疗 Barrett 食管。

在一项研究中,平均随访观察 19 个月,经 PDT 后,HGD 和 LGD 的患者中分别有 44%～50%可完全清除 Barrett 黏膜,34%的患者形成狭窄,6%的患者鳞状上皮黏膜下可出现腺体和早期癌变。另一项研究平均随访 50.7 个月,HGD 和 LGD 的患者中分别有 54%～71%可完全清除 Barrett 黏膜,30%的患者发生狭窄,4.9%的患者鳞状上皮黏膜下可出现腺体增生,4.6%的患者可出现鳞状上皮黏膜下腺癌。

Mayoclinic 研究者也报道了采用光敏素和 HpD 的治疗,BE 合并 HGD 患者的 Barrett 黏膜完全消除率分别是 56%和 35%,狭窄的发生率分别是 25%和 27%,鳞状上皮黏膜下腺体再生分别是 0 和 4%。对于 BE 合并 HGD 或 LGD 完全去除 Barrett 黏膜是可能的。然而,食管狭窄的发生率为 25%～34%,而且治疗后仍有发生食管腺癌的风险。5-ALA 治疗 BE 的安全性和有效性的研究也有报道。Ackroyd 等对 BE 合并 LGD 的一项随机、双盲、安慰剂对照试验显示,与 33%使用安慰剂治疗的患者相比,5-ALA 治疗的患者未再发异型增生。随访 24 个月,未发现食管狭窄等短期或长期并发症。Ackroyd 还报道了另一项研究,平均随访 53 个月,97%的患者 LGD 消失,无患者出现狭窄。还没有所有患者均能完全清除 Barrett 黏膜的研究的报道。另一些研究对 BE 合并 HGD 的治疗也报道了相似的结果。HGD 异型增生的程度可减轻,并且无狭窄发生。研究显示 5-ALA 治疗不能完全清除 Barrett 黏膜。mTHPC 的治疗有两个研究,共 13 例患者。结果显示 mTHPC 可清除 Barrett 黏膜,减轻异型增生的程度,降低狭窄的发生率。

总之,PDT 可清除 Barrett 黏膜,减轻异型增生的程度。然而,还没有证据显示 PDT 可降低食管腺癌的发生率和死亡率。食管狭窄的并发症和治疗后应避免 3 个月光照的缺点使得 PDT 不易被患者接受。新一代的光敏剂需对异型增生和瘤组织有高选择性,并能快速激活,减少皮肤的光敏毒性。

3.内镜下黏膜切除术(EMR)和黏膜剥脱术(ESD)(图 2-2)

内镜下黏膜切除术和黏膜剥脱术是从黏膜下层的中层或深层完全切除病变黏膜。可治愈起源于黏膜且未发生淋巴结转移的癌症,切除的标本还可进行组织病理学分期,评价治疗效果。

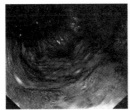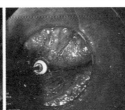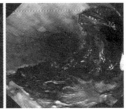

图 2-2 内镜下黏膜切除术和黏膜剥脱术

4.内镜下行气囊或探条扩张术

对于并发食管狭窄的 BE 患者,可在内镜下行气囊或探条扩张术,但对狭窄明显,探条不易通过者,忌勉强扩张,以防食管破裂。

(刘向前)

第二节　胃食管反流病

一、概说

胃食管反流病(gastroesopha geal reflux disease,GERD)是指胃内容物反流入食管,引起不适症状和(或)并发症的一种疾病。如酸(碱)反流导致的食管黏膜破损称为反流性食管炎(reflux esophagitis,RE)。常见症状有胸骨后疼痛或烧灼感、反酸、胃灼热、恶心、呕吐、咽下困难,甚至吐血等。

GERD可分为非糜烂性反流病(non-erosive reflux disease,NERD)、糜烂性食管炎(erosive esophagitis,EE)和BE(见前述)三种类型,也可称为GERD相关疾病。

本病经常和慢性胃炎、消化性溃疡或食管裂孔疝等病并存,但也可单独存在。广义上讲,凡能引起胃食管反流的情况,如进行性系统性硬化症、妊娠呕吐,以及任何原因引起的呕吐,或长期放置胃管、三腔管等,均可导致胃食管反流,引起继发性反流性食管炎。长期反复不愈的食管炎可致食管疤痕形成、食管狭窄、裂孔疝、慢性局限性穿透性溃疡,甚至发生癌变。

二、病因病理

胃食管反流病在中医属"吞酸""呕吐""噎嗝"等病范畴,中医认为胃食管反流病病位在食管,与胃、脾、肝关系密切。食管是胃腑受纳饮食之关,胃腑是食管吞咽食糜存留之所。两者相互连接,彼此影响,不可分割,共同完成受纳和消化以及气机升降的功能。中医认为脾主升,司运化,胃主降,司受纳,脾气健升,胃气和降,此属生理之常。脾失健运,胃失和降,此属病理之变;肝主疏泄,调畅气机,有助于脾胃运化,若肝气郁滞,克脾犯胃,则脾胃气机升降失常。胃食管反流病的病因有三,一是情志不畅,忧郁恼怒,气郁伤肝,肝失疏泄,横逆犯胃,以致胃气上逆;二是肝郁化火,火灼胃阴,胃火上炎,以致胃失润降;三是由于饮食不节,过食辛辣酸性刺激食物,过度吸烟饮酒,损伤脾胃,气机阻滞,胃失和降,因而胃气上逆。不论是哪种病因,均可导致胃气上逆,升降失司,从而产生胃灼热、反酸、呕逆、胸膈痞闷之证候。

脾胃升降功能失常,中焦气机阻滞不畅,是胃食管反流病发病机制的关键。若气机郁结日久,血行不畅,气滞血瘀,则可发生噎膈,正如《证治汇补》所告诫的:"吞酸虽小疾,然可暂不可久,久而不愈,为噎膈、反胃之渐。"

中医概括的这些病因病机和西医对本病揭示的组织病理学以及动力学的改变亦相吻合。

正常情况下,食管下端与胃交界线上3~5 cm范围内,有一高压带(LES)构成一个压力屏障,能防止胃内容物反流入食管。当食管下端括约肌关闭不全时,或食管黏膜防御功能破坏时,不能防止胃、十二指肠内容物反流到食管,以致胃酸、胃蛋白酶、胆盐和胰酶等损伤食管黏膜,均可促使发生胃食管反流病。其中尤以LES功能失调引起的反流性食管炎为主要机制。

三、诊断

(一)临床表现

本病初起可不出现症状,但有胃食管明显反流者,常出现下列自觉症状。

1.胸骨后烧灼感或疼痛

此为最早最常见的症状,表现为在胸骨后感到烧灼样不适,并向胸骨上切迹、肩胛部或颈部放射,在餐后1小时躺卧或增高腹内压时出现,严重者可使患者于夜间醒来,口服抗酸剂后迅速缓解,但一部分长期有反流症状的患者,亦可伴有挤压性疼痛,与体位或进食无关,抗酸剂不能使之缓解,进酸性或热性液体时,则反使疼痛加重。

但胃灼热亦可在食管运动障碍或心、胆囊及胃十二指肠疾病中出现,确诊仍有赖于其他客观检查。

2.胃、食管反流

酸性或苦味液体反流到口腔,偶尔有食物从胃反流到口腔内,若严重者夜间出现反酸,可将液体或食物吸入肺内,引起阵发性咳嗽、呼吸困难及非季节性哮喘等。

3.咽下困难

初期多因炎症而有咽下轻度疼痛和阻塞不顺之感觉,进而食管痉挛,多有间歇性咽下梗阻,后期食管狭窄则咽下困难,甚至有进食后不能咽下的间断反吐现象,严重病例可呈间歇性咽下困难,伴有咽下疼痛,此时,不一定有食管狭窄,可能为食管远端的运动功能障碍,继发食管痉挛所致。

慢性患者由于持续的咽下困难,饮食减少,摄取营养不足,体重明显下降。

4.出血

严重的活动性炎症,由于黏膜糜烂出血,可出现大便潜血阳性,或吐出物带血,或引起轻度缺铁性贫血。饮酒后出血更重。

5.消化道外症状

消化道外症状包括慢性咽炎、慢性声带炎和气管炎等。这是由于胃食管的经常性反流,对咽部和声带产生损伤性炎症,引起咽部灼酸苦辣感觉;还可以并发咽食管憩室和"唇烧灼"综合征,即发生口腔黏膜糜烂和舌、唇、口腔的烧灼感;反流性食管炎还可导致反复发作的咳嗽、哮喘、夜间呼吸暂停、心绞痛样胸痛。

反流性食管炎出现症状的轻重,与反流量、伴发裂孔疝的大小及内镜所见的组织病变程度均无明显的正相关,而与反流物质和食管黏膜接触时间有密切关系。症状严重者,反流时食管 pH 在 4.0 以下,而且酸清除时间明显延长。

(二)辅助检查

1.上消化道内镜检查

上消化道内镜检查有助于确定有无反流性食管炎以及有无合并症和并发症,如食管裂孔疝、食管炎性狭窄、食管癌等,结合病理活检有利于明确病变性质。但内镜下的食管炎不一定均为反流所致,还有其他病因如入吞服药物、真菌感染、腐蚀剂等。一般来说,远端食管炎常常由反流引起。

2.钡餐检查

反流性食管炎患者的食管钡餐检查可显示下段食管黏膜皱襞增粗、不光滑,可见浅龛影或伴有狭窄等,食管蠕动可减弱。有时可显示食管裂孔疝,表现为贲门增宽,胃黏膜疝入食管内,尤其在头低位时,钡剂可向食管反流。卧位时如吞咽小剂量的硫酸钡,则显示多数 GERD 患者的食管体部和 LES 排钡延缓。一般来说,此项检查阳性率不高,有时难以判断病变性质。

3.食管 pH 监测

24 小时食管 pH 监测能详细显示酸反流、昼夜酸反流规律、酸反流与症状的关系以及患者对治疗的反应,使治疗个体化。其对 EE 的阳性率＞80%,对 NERD 的阳性率为 50%～75%。此项检查虽能显示过多的酸反流,也是迄今为止公认的金标准,但也有假阴性。

4.食管测压

食管测压能显示 LESP 低下,一过性 LES 松弛情况。尤其是松弛后蠕动压低以及食管蠕动收缩波幅低下或消失,这些正是胃食管反流的运动病理基础。在 GERD 的诊断中,食管测压除帮助食管 pH 电极定位、术前评估食管功能和预测手术外,还能预测抗反流治疗的疗效和是否需长期维持治疗。

5.食管胆汁反流监测

其方法是将光纤导管的探头放置 LES 上缘之上 5 cm 处,以分光光度法监测食管反流物内的胆红素含量,并将结果输回光电子系统。胆汁是十二指肠内容物的重要成分。其中含有的胆红素是胆汁中的主要的色素成分,在 453 nm 处有特殊的吸收高峰,可间接表明食管暴露于十二指肠内容物的情况。此项检查虽能间接反映十二指肠胃食管的反流情况,但有其局限性,一是胆红素不是唯一的有害物质,另外反流物中的黏液、食物颗粒、血红蛋白等的影响可出现假阳性的结果。

6.其他

对食管黏膜超微结构的研究可了解反流存在的病理生理学基础;无线食管 pH 测定可提供更长时间的酸反流检测;腔内阻抗技术的应用可监测所有反流事件,明确反流物的性质(气体、液体或气体液体混合物),与食管 pH 监测联合应用可明确反流物为酸性或非酸性以及反流物与反流症状的关系。

(三)临床诊断

1.GERD 诊断

(1)GERD 临床诊断:①有典型的胃灼热和反流症状,且无幽门梗阻或消化道梗阻的证据,临床上可考虑为 GERD。②有食管外症状,又有反流症状,可考虑是反流相关或可能相关的食管外症状,如反流相关的咳嗽、哮喘。③如仅有食管外症状,但无典型的胃灼热和反流症状,尚不能诊断为 GERD。宜进一步了解食管外症状发生的时间、与进餐和体位的关系以及其他诱因。需注意有无重叠症状(如同时有 GERD 和肠易激综合征或功能性消化不良)、焦虑、抑郁状态、睡眠障碍等。

(2)上消化道内镜检查:由于我国是胃癌、食管癌的高发国家,内镜检查已广泛开展,因此,对于拟诊患者一般先进行内镜检查,特别是症状发生频繁、程度严重,伴有报警征象、或有肿瘤家族史,或患者很希望内镜检查时。上消化道内镜检查有助于确定有无反流性食管炎及有无合并症和并发症,如食管裂孔疝、食管炎性狭窄以及食管癌等;有助于 NERD 的诊断;先行内镜检查比先行诊断性治疗,能够有效地缩短诊断时间。对食管黏膜破损者,可按 1994 年洛杉矶会议提出的分级标准,将内镜下食管病变严重程度分为 A～D 级。A 级:食管黏膜有一个或几个 <5 mm 的黏膜损伤。B 级:同 A 级外,连续病变黏膜损伤 >5 mm。C 级:非环形的超过两个皱襞以上的黏膜融合性损伤(范围 <75％食管周径)。D 级:广泛黏膜损伤,病灶融合,损伤范围 >75％食管周径或全周性损伤。

(3)诊断性治疗:对拟诊患者或疑有反流相关食管外症状的患者,尤其是上消化道内镜检查阴性时,可采用诊断性治疗。

质子泵抑制剂(PPI)诊断性治疗(PPI 试验)已被证实是行之有效的方法。建议服用标准剂量 PPI 一日 2 次,疗程 1～2 周。服药后如症状明显改善,则支持酸相关 GERD 的诊断;如症状改善不明显,则可能有酸以外的因素参与或不支持诊断。

PPI 试验不仅有助于诊断 GERD,同时还启动了治疗。其本质在于 PPI 阳性与否充分强调了症状与酸之间的关系,是反流相关的检查。PPI 阴性有以下几种可能:①抑酸不充分;②存在酸以外因素诱发的症状;③症状不是反流引起的。

PPI 试验具有方便、可行、无创和敏感性高的优点,缺点是特异性较低。

2.NERD 诊断

(1)NERD 临床诊断:NERD 主要依赖症状学特点进行诊断,典型的症状为胃灼热和反流。患者以胃灼热症状为主诉时,如能排除可能引起胃灼热症状的其他疾病,且内镜检查未见食管黏膜破损,可作出 NERD 的诊断。

(2)相关检查:内镜检查对 NERD 的诊断价值在于可排除 EE 或 BE 以及其他上消化道疾病,如溃疡或胃癌。

(3)诊断性治疗:PPI 试验是目前临床诊断 NERD 最为实用的方法。PPI 治疗后,胃灼热等典型反流症状消失或明显缓解提示症状与酸反流相关,如内镜检查无食管黏膜破损的证据,临床可诊断为 NERD。

四、鉴别诊断

(一)反流性食管炎与食管裂孔疝

两病可合并存在,在临床上,两者均可出现反流性症状,如胃灼热感、反酸、咽下困难及出血等。也可因腹内压或胃内压增高而加重症状。但反流性食管炎症状仅限于胃食管反流现象。而食管裂孔疝不但影响食管,也侵及附近神经,甚至影响心肺功能,故其反流症状较重,胸骨后可出现明显疼痛,也可出现咽部异物感和阵发性心律不齐。而在诊断上,食管裂孔疝主要依靠 X 线钡餐检查,而反流性食管炎主要依靠内镜检查。

（二）食管贲门黏膜撕裂综合征与反流性食管炎

前者最典型的病史是先有干呕或呕吐正常胃内容物一次或多次,随后呕吐新鲜血液,诊断主要靠内镜。由于浅表的撕裂病损,在出血后48～72小时内多数已愈合,因此应及时做内镜检查。

（三）食管贲门失弛缓症

这是一种食管的神经肌肉功能障碍性疾病,也可出现如反流性食管炎样的食物反流、吞咽困难及胸骨后疼痛等症状。但本症多见于20～40岁的年轻患者,发病常与情绪波动及冷饮有关。X线钡餐检查,可见鸟嘴状及钡液平面等特征性改变。食管压力测定可观察到食管下端2/3无蠕动,吞咽时LES压力比静止压升高1.33 kPa(10 mmHg),并松弛不完全,必要时可做内镜检查,以排除其他疾病。

（四）弥漫性食管痉挛

其也可伴有吞咽困难和胸骨后疼痛,是一种食管下端2/3无蠕动而又强烈收缩的疾病,一般不常见,可发生在任何年龄。食管钡餐检查可见"螺旋状食管",即食管收缩时食管外观呈锯齿状。食管测压试验可观察到反复非蠕动性高幅度持久的食管收缩。

（五）食管癌

食管癌以进行性咽下困难为典型症状,出现胃灼热和反酸的症状较少,但若由于癌瘤的糜烂及溃疡形成或伴有食管炎症,亦可见到胸骨后烧灼痛,一般进行食管X线钡餐检查,或食管镜检查,不难与反流性食管炎作出鉴别。

五、并发症

（一）食管并发症

1.反流性食管炎

反流性食管炎是内镜下可见远段食管黏膜的破损,甚至出现溃疡,是胃食管反流病食管损伤的最常见后果和表现。

2.Barrett食管

其多发生于鳞状上皮与柱状上皮交界处。蒙特利尔定义认为,当内镜疑似食管化生活检发现柱状上皮时,应诊断为Barrett食管,并具体说明是否存在肠型化生。

3.食管狭窄和出血

反流性食管狭窄是严重反流性疾病的结果。长期食管炎症由于疤痕形成而致食管狭窄,表现为吞咽困难,反胃和胸骨后疼痛,狭窄多发生于食管下段。GERD引起的出血罕见,主要见于食管溃疡者。

4.食管腺癌

蒙特利尔共识意见明确指出食管腺癌是GERD的并发症,食管腺癌的危险性与胃灼热的频率和时间成正比,慢性GERD症状增加食管腺癌的危险性。长节段Barrett食管伴化生是食管腺癌最重要的、明确的危险因素。

（二）食管外并发症

反流性食管炎由于反流的胃液侵袭咽部、声带和气管,引起慢性咽炎、声带炎和气管炎,甚至吸入性肺炎。

六、中医证治枢要

本病病机以肝胃郁热,胃气上逆为主,病灶虽在食管,但中医多从胃、脾、肝等脏腑辨证施治,理气开郁、润燥化痰、泄肝清火、和胃降逆等为常用治法。本病初起,多为肝气犯胃,胃失和降,胃气上逆,应及时理气解郁降逆;若气滞痰阻,痰气胶结,当以开郁化痰;若气郁化火,肝胃郁热,当以泄肝和胃;郁火伤阴,胃阴亏虚,治以滋养胃阴;若痰湿困阻中焦,脾胃阳气受戕,则须温运中焦,调和脾胃。

本病证情虽不外乎虚实两端,治法亦不外越补虚泻实之规,但本病每多实中有虚,虚中有实,虚实交错

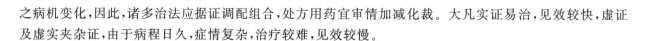

之病机变化,因此,诸多治法应据证调配组合,处方用药宜审情加减化裁。大凡实证易治,见效较快,虚证及虚实夹杂证,由于病程日久,症情复杂,治疗较难,见效较慢。

七、辨证施治

(一)胃失和降

(1)主症:胸脘灼痛,胃脘痞满,恶心欲吐,常吐涎沫,大便不畅,舌苔薄白,舌质淡红,脉弦。

(2)治法:和胃降逆。

(3)处方:旋覆代赭石汤加减。旋覆花10 g(包煎),代赭石15 g(先煎),党参15 g,法半夏10 g,茯苓15 g,白术10 g,甘草3 g,大枣4枚。

(4)阐述:此方为和胃降逆的主方,方中重用旋覆花,代赭石以治胃气上逆,减少反流;党参、白术、茯苓、大枣、甘草等健脾益气;法半夏祛痰降逆,和胃止呕;若反酸明显者加煅瓦楞子、乌贼骨等;若消炎止痛加水红花子、赤白芍、黄芩等;若呕吐苦水,食管有烧灼感,可换用黄连温胆汤。

(二)肝胃郁热

(1)主症:胸骨后烧灼感或疼痛,吞酸,呕吐,嗳气,咽干,口苦,舌边红,苔黄,脉弦滑。

(2)治法:泄肝清火,和胃降逆。

(3)处方:左金丸合二陈汤加减。黄连3 g,吴茱萸1 g,乌贼骨20 g,煅瓦楞子30 g,白及6 g,法半夏10 g,陈皮15 g,茯苓15 g,炙甘草3 g。

(4)阐述:方中以黄连、吴茱萸泄肝和胃;乌贼骨、瓦楞子制酸止痛;白及护膜;半夏、陈皮和胃降逆。若胸骨后疼痛加炒白芍、广郁金等;气郁化火伤阴加麦冬;胸闷咽嗌有痰加鹅管石;舌苔厚腻加炒麦芽、炒谷芽。

(三)痰气交阻

(1)主症:吞咽梗阻,胸骨后隐痛,胸膈痞闷,情志不畅时稍减轻,口干咽燥,舌质偏红,苔薄腻,脉弦滑。

(2)治法:行气开郁,润燥化痰。

(3)处方:半夏厚朴汤合启膈散加减。法半夏10 g,厚朴10 g,茯苓15 g,苏梗10 g,南沙参15 g,象贝母10 g,紫丹参10 g,郁金10 g,砂仁3 g(后下),陈皮10 g。

(4)阐述:方中法半夏、厚朴、茯苓、陈皮燥湿化痰;丹参、郁金、砂仁、苏梗行气开郁;沙参、象贝润燥化痰。若津伤便秘加麦冬、玄参;若脾气虚弱加太子参、炒白术。

(四)胃阴不足

(1)主症:胸脘灼痛,干噎呕吐,口燥咽干,似饥而不欲食,进食欠畅,大便干结。舌红少津,无苔,脉细无力。

(2)治法:滋阴养胃。

(3)处方:麦门冬汤加减。麦冬15 g,天冬10 g,石斛10 g,天花粉12 g,玉竹10 g,法半夏10 g,竹茹6 g,生地15 g,玄参10 g,陈皮6 g,郁金10 g,生甘草3 g。

(4)阐述:肝郁气滞,气郁化热,久必耗伤胃阴,虚热内生,这可能正处于反流性食管炎的发作阶段,治疗宜滋阴润燥,生津和胃。方中麦冬、天冬、石斛、花粉、玉竹、生地、玄参生津润燥,和胃养阴;半夏、竹茹降逆止呕;陈皮、郁金理气解郁。如热象明显者加黄连、银花,另吞六神丸10粒,2次/天;胸骨后疼痛加重者加五灵脂、延胡索等。

(五)脾胃虚寒

(1)主症:胸膈或胃脘隐隐作痛作胀,病延日久,或素有脾胃虚寒,或偶有灼热感,但胃中怕冷,精神疲惫,面色不华,大便稀溏。舌淡苔薄,脉沉缓无力。

(2)治法:温中健脾,和胃降逆。

(3)处方:香砂六君子汤加减。党参15 g,白术10 g,茯苓15 g,陈皮10 g,法半夏10 g,吴茱萸3 g,砂仁3 g(后下),旋覆花10 g(包煎),代赭石15 g(先煎),木香6 g,干姜6 g,炙甘草3 g。

(4)阐述:本病迁延日久,终致气虚阳亏,形成脾胃虚寒之证,治疗宜健脾益气温阳,佐以降逆和胃。若久病肾阳亏损者,可加附子、肉桂;胸憋痰多者,加苏梗10 g、川朴6 g。此方适用于反流性食管炎之久病体虚者。

八、西医治疗

(一)改变生活方式

抬高床头、睡前3小时不再进食、避免高脂肪食物、戒烟酒、减少摄入可以降低食管下段括约肌(LES)压力的食物(如巧克力、薄荷、咖啡、洋葱、大蒜等)。减轻体量可减少GERD患者反流症状。

(二)抑制胃酸分泌

抑制胃酸的药物包括 H_2 受体拮抗剂(H_2 RA)和质子泵抑制剂(PPI)等。

1.初始治疗的目的是尽快缓解症状,治愈食管炎

(1) H_2 RA仅适用于轻至中度GERD治疗: H_2 RA(西咪替丁、雷尼替丁、法莫替丁等)治疗反流性GERD的食管炎愈合率为 $50\%\sim60\%$,胃灼热症状缓解率为 50% 。

(2)PPI是GERD治疗中最常用的药物,伴有食管炎的GERD治疗可选奥美拉唑、兰索拉唑、泮托拉唑、雷贝拉唑和埃索美拉唑。在标准剂量下,新一代PPI具有更强的抑酸作用。

PPI治疗糜烂性食管炎的内镜下4周、8周愈合率分别为 80% 和 90% 左右,PPI推荐采用标准剂量,疗程8周。部分患者症状控制不满意时可加大剂量或换一种PPI。

(3)非糜烂性反流病(NERD)治疗的主要药物是PPI:由于NERD发病机制复杂,PPI对其症状疗效不如糜烂性食管炎,但PPI是治疗NERD的主要药物,治疗的疗程应不少于8周。

2.维持治疗是巩固疗效、预防复发的重要措施

GERD是一种慢性疾病,停药后半年的食管炎与症状复发率分别为 80% 和 90% ,故经初始治疗后,为控制症状、预防并发症,通常需采取维持治疗。

目前维持治疗的方法有3种:维持原剂量或减量、间歇用药、按需治疗。采取哪一种维持治疗方法,主要根据患者症状及食管炎分级来选择药物与剂量,通常严重的糜烂性食管炎(LAC-D级)需足量维持治疗,NERD可采用按需治疗。 H_2 RA长期使用会产生耐受性,一般不适合作为长期维持治疗的药物。

(1)原剂量或减量维持:维持原剂量或减量使用PPI,每天1次,长期使用以维持症状持久缓解,预防食管炎复发。

(2)间歇治疗:PPI剂量不变,但延长用药周期,最常用的是隔天疗法。3天1次或周末疗法因间隔太长,不符合PPI的药代动力学,抑酸效果较差,不提倡使用。在维持治疗过程中,若症状出现反复,应增至足量PPI维持。

(3)按需治疗:按需治疗仅在出现症状时用药,症状缓解后即停药。按需治疗建议在医师指导下,由患者自己控制用药,没有固定的治疗时间,治疗费用低于维持治疗。

3.Barrett食管(BE)治疗

虽有文献报道PPI能延缓BE的进程,尚无足够的循证依据证实其能逆转BE。BE伴有糜烂性食管炎及反流症状者,采用大剂量PPI治疗,并长期维持治疗。

4.控制夜间酸突破(NAB)

NAB指在每天早、晚餐前服用PPI治疗的情况下,夜间胃内 $pH<4$ 持续时间大于1小时。控制NAB是治疗GERD的措施之一。治疗方法包括调整PPI用量、睡前加用 H_2 RA、应用血浆半衰期更长的PPI等。

(三)对GERD可选择性使用促动力药物

在GERD的治疗中,抑酸药物治疗效果不佳时,考虑联合应用促动力药物,特别是对于伴有胃排空延迟的患者。

九、中西医优化选择

本病为临床常见的一种慢性病,易反复发作。由于其LES张力难能得到根本改善,故约 80% 病例在

6个月内复发,因此需要长期服药,维持治疗。如配合中医辨证施治,能持久地改善症状,维持缓解,并减少西药的用量,辨证与辨病结合,整体与局部兼治,往往收到较好疗效。

抑制胃酸分泌是目前治疗GERD的基本方法,其中PPI是GERD治疗中最常用的药物,EE患者中、短期应用PPI的临床试验表明,PPI治愈食管炎和完全缓解胃灼热症状的速度较H_2RA更快。但PPI缓解NERD患者胃灼热症状的疗效低于EE患者,并且PPI对胆汁反流或混合反流引起的症状疗效欠佳。此外,GERD的发病与胃食管动力密切相关,单纯的抑酸治疗有时效果不佳,可以考虑是否是食管、胃的动力障碍性疾病,常用的促动力药物包括多潘立酮、莫沙比利等。

中医认为肝胃不和、胃气上逆是GERD本病的基本病机,"醒胃必先制肝,培土必先制木",制肝和胃是治疗的关键。如对于反酸、胃灼热者,临床可联合PPI或单用中药治疗,以缓解患者症状,以左金丸合二陈汤加减,黄连苦寒泻火制肝,吴茱萸辛热入肝降逆,配以乌贼骨、瓦楞子、白及、陈皮、半夏和茯苓等药物制肝和胃、抑酸护膜;对于嗳气、上腹胀患者,可联合促动力药或单用降逆和胃之方药,如旋覆代赭汤加减,配以刀豆壳、柿蒂、丁香等,以行气降逆。肝胃同治,肝气得舒,胃气得降,诸症可愈。

(刘 剑)

第三节 胃 下 垂

一、概说

胃下垂,是指人体站立时胃小弯切角迹低于髂嵴连线。本病多见于瘦长无力体型或多生育妇女及虚弱性疾病患者。可同时伴有肾、肝及直肠、子宫等内脏下垂。

中医一般将本病归属于"胃缓""胃下""腹胀""胃脘痛"等范畴。但胃脘痛、腹胀所包罗的病症众多,为有别于其他胃脘痛、腹胀诸病,结合本病的病理特征,可专称为"胃下"或"胃缓",如《灵枢·本脏》曰:"胃下者,下管约不利;肉䐃不坚者,胃缓。"

二、病因病理

本病多由长期饮食失节,或七情内伤,或劳倦伤脾,致中气下陷,升降失常而发病。脾主升喜燥恶湿,胃主降喜润恶燥,脾主运化水谷,胃主受纳腐熟;饮食失节,脾胃失和,功能紊乱,脾虚运化失常,中气匮乏,升举无力,因而发生气陷;中气下陷,升降失常而致胃膈韧带、胃肝韧带及腹壁肌肉松弛,无力撑托胃体而使之下垂。

劳倦伤脾,脾虚不运,胃失通降;七情内伤,气机阻滞,或脾湿不化,湿滞胃脘,积湿为痰为饮,结于胃而致胃体下垂。气滞则血瘀,气结则痰生,痰瘀阻络,胃体失养;或过食辛热,灼伤胃阴,络脉失养,而致胃弛缓而下垂。或肝郁脾虚,气机失司,升降失常;或素体阳虚,脾胃阳气虚弱,气虚下陷,清者不升,浊者不降,留滞胃中而致胃下垂。

总之,胃下垂以中气下陷,升举无力为基本病理。可伴有痰饮内阻,气滞中焦,夹滞夹瘀之邪实之候,故本病多为本虚标实之证。脾胃气虚或胃阴匮乏为病之本;气机郁滞或痰瘀内结,为病之标。

三、诊断

(一)临床表现

1.病史

患者多体形瘦长,禀赋偏弱,或有慢性虚损性疾病如肺痨、长期消化不良症,及站立工作为主群体,如教师、演员等,或为生育过多的妇女。

2.症状

常有腹胀下坠感,餐后明显,平卧减轻,常有嗳气,上腹痛,腹痛无规律性,可伴有头晕、乏力等症。

3.体征

上胃部常可闻及振水音及强烈的主动脉搏动,可发现其他内脏下垂,如肝、肾下垂的体征。

(二)胃肠钡餐检查

(1)可发现胃的张力减退,小弯弧线最低点在髂嵴连线以下,胃的蠕动缓慢,常示胃液潴留。

(2)纤维胃镜对诊断本病无帮助,但可以明确胃黏膜的其他病变。

(3)胶囊内镜对胃肠消化系统都有一定的诊断价值。本病也可试用。

四、鉴别诊断

(一)慢性胃炎

慢性胃炎为胃黏膜的炎症性病变,亦常见胃脘疼痛,饱胀。但胃下垂以餐后痛胀明显,呈坠痛坠胀,平卧则明显减轻。借助胃镜和上消化道钡餐检查可以确诊。

(二)溃疡病

溃疡病的胃痛多呈周期性和节律性,胃胀多不明显,与胃下垂的坠痛食后不适作胀之临床表现有别。经消化道钡餐或胃镜检查不难鉴别。

(三)胃神经症

胃神经症以胃运动功能紊乱为主要特征,除胃痛、胃胀等症状外,常伴神志和精神方面的症状,且无坠痛、坠胀之感。排除胃的器质性病变方可作出诊断。

五、并发症

本病可并发消化不良,少数可并发十二指肠淤积症,或慢性贫血症、营养不良症。

六、中医证治枢要

中气下陷为病之本,胃失通降、气机不调为病之标,治当标本兼顾,在补中益气之中兼佐通降,做到升中有降。东垣之补中益气汤合枳术丸为本病常用之剂。两方可单独应用,也可联合运用,补中益气汤近年来有丸剂、口服液剂型,但于胃下垂多无济于事,"丸者缓也",又难以消化,不利于病;口服液杯水车薪,药力不够,所以临床应用以汤剂为宜。一般气虚甚者,以补中益气汤为主,气壅甚者,以枳术丸为主,虚中夹实者,两方合用。

黄芪既补气又升提,为治疗胃下垂必需之品,需重用至 30 g 以上。其他升降之品如柴胡、升麻、葛根、枳壳宜酌情佐之;其中枳壳,有经验认为,重用至 30 g 以上也有升提作用。同时,还要配合药食疗法,如黄芪炖鸡、黄芪山药粥、芡实红枣羹、栗子粥、糯米炖藕、扁豆红枣泥等。在饮食方面,要注意营养,选择营养丰富、易于消化吸收的、体积小的、质地软的、香糯、酥松的食物,一般用一些动物蛋白丰富的食物,多纤维素的植物类食物宜少一些。这些在临证时必须向患者讲清楚,有利提高疗效。

本病药治需从胃给药,一定程度上增加胃的负担,所以在服药时要注意少量多次,温服为宜,食后服为佳。除内服药外,也需配合外治法,如穴位敷贴、针灸、埋线、推拿、气功、按摩等综合治疗以取效。如外贴自制升胃饼。也有长粗针透刺法、芒针针刺背俞穴法、双针刺建里穴法,还有艾灸百会、足三里,或中脘、气海、关元穴,及穴位注射疗法等。这也是中医优势和治疗本病中不可忽视的方法。

七、辨证施治

(一)虚证

1.脾虚气陷

(1)主症:食后脘腹胀满,嗳气不舒,腹胀而坠痛,倦怠嗜卧,得卧则舒,舌苔白,脉缓弱无力。

(2)治法:补气升陷,健脾和胃。

(3)处方:补中益气汤加枳壳。黄芪 30 g,党参 15 g,白术 10 g,升麻 5 g,柴胡 10 g,当归 10 g,炙甘草 3~6 g,陈皮 5 g,枳壳 15 g。

(4)阐述:本证为胃下垂最常见证候,所用方是常用专方,方中黄芪需重用,才能起到补气升陷的作用,再伍以党参、白术、当归益气养血;升麻、柴胡与黄芪为伍,升提举陷。近年来研究表明:枳壳有兴奋胃肠平滑肌作用,故配伍用之。有人报道用单味枳实治疗胃下垂取效,说明枳实单味应用亦有升提胃体的作用。然毕竟是破气之品,用之应慎,枳壳除胀下气,与补中益气汤同用,可使升中有降,有利于气滞症的改善。

2.脾胃阳虚

(1)主症:脘腹胀坠冷痛,泛吐清水痰涎,喜温喜按,食少便溏,气短乏力,四肢不温,舌淡,苔白,脉沉弱无力。

(2)治法:升阳益气,健脾温中。

(3)处方:理中丸加味。党参 15 g,白术 10 g,干姜 5 g,炙甘草 3~6 g,升麻 5 g,枳壳 15 g。

(4)阐述:理中丸为温补中阳之剂。脾胃阳虚之胃下垂,以理中丸温中和胃以治本,复以升麻、枳壳升举其陷,为标本兼治之法。方中党参、白术、甘草益气健脾,加干姜温中和胃,以升脾胃之阳气;升麻升提中阳,加枳壳理气消痞,使补而不滞。

(二)实证

1.饮邪内聚

(1)主症:胃中痞满,或水声辘辘,按之有振水声,胃中怕冷,或泛吐清水痰涎,口淡无味。舌淡,苔白滑,脉沉弦。

(2)治法:蠲饮化痰,理气温胃。

(3)处方:苓桂术甘汤合小半夏汤。茯苓 15 g,桂枝 5 g,苍术 10 g,甘草 5 g,姜半夏 10 g,生姜 5 g。

(4)阐述:苓桂术甘汤与小半夏汤为仲景治疗痰饮病的专方,移用于治疗饮邪内聚之胃下垂症亦甚适当。方中白术易苍术,取用《普济本事方》之苍术丸治癖囊之意。饮邪内聚多系胃内大量液体潴留,排空迟缓,张力低下,若见胃下垂为虚证之候,一味补正,邪气得助,正气反不能来复,若单纯通降胃气,则有形之邪未得去除,无形之气徒伤无益,故只能温阳化气利痰饮,"病痰饮者当以温药和之"此之谓也。

2.肝脾不和

(1)主症:脘腹胁痛或胀,嗳气呃逆,食后胀坠,攻撑不舒,胸闷太息,兼有便秘,舌淡,苔白薄,脉弦。

(2)治法:调和肝脾,升降气机。

(3)处方:四逆散加味。柴胡 10 g,白芍 10 g,枳壳 15 g,白术 10 g,炙黄芪 30 g,炙甘草 6 g,白豆蔻 5 g,升麻 5 g。

(4)阐述:肝脾不和之胃下垂证,临床并不少见。以脘腹或胸胁胀满,排气不畅为主要特征。用四逆散调和肝脾,加黄芪、白术、升麻补气升陷。但黄芪不能用之太重,以防气滞壅满,白豆蔻疏理气机,以防壅塞太过。若兼便秘者,可以枳实易枳壳,加槟榔、酒制川军;兼脘腹痛者,加白芍、川楝子;气滞而排气不畅,加大腹皮、厚朴。

(三)虚中夹实

1.气虚血瘀

(1)主症:少气乏力,不思纳食,食后胀满不舒,平卧则安,痛有定处,舌质黯紫,或舌有瘀斑、瘀点,脉弦涩。

(2)治法:益气养阴,活血化瘀。

(3)处方:四君子汤加味。党参 15 g,白术 10 g,茯苓 10 g,炙甘草 10 g,桃仁 10 g,红花 5 g,三棱 10 g,莪术 10 g,黄芪 30 g。

(4)阐述:气为血之帅,气虚无力,血行不畅,留滞络脉而为淤血;或因气虚下垂,牵引压迫血管,而致血流受阻而发生瘀滞。因此,气虚血瘀在胃下垂中较为常见。方中黄芪、莪术是配伍较佳的药对,于胃下垂及其他胃病均可配伍应用,如朱良春常用此二味治疗萎缩性胃炎,收效较好,故治疗气虚血瘀之胃下垂亦可借鉴。

2.脾虚夹滞

(1)主症:疲倦乏力,少食便溏,纳谷不化,脘腹胀满,食后加重,口苦嗳腐,舌淡胖嫩,苔黄腻而浊,脉濡缓。

(2)治法:健脾和胃,消食导滞。

(3)处方:枳实参朴汤(经验方)。白术 20 g,党参 15 g,茯苓 12 g,枳实 10 g,陈皮 10 g,半夏 10 g,厚朴 10 g,莱菔子 10 g,槟榔 10 g,砂仁 5 g,黄连 5 g,干姜 5 g,炒麦芽 10 g,炙甘草 3 g。

(4)阐述:脾虚失运,胃纳呆迟,食滞不化而见虚中夹实之象本方主之。此方主药为枳实、人参、川朴;枳实导滞,川朴疏泄,党参益气,合而为治脾虚夹滞之胃下垂的经验方。若脾虚甚者,重用人参、白术,再加黄芪 15 g,山药 12 g,可去黄连、槟榔;若胃热者,重用黄连至 10 g,加焦山栀 6 g;若痞满者,重用川朴、莱菔子、槟榔。脾虚用药一致,夹滞用药多变,如夹湿、夹痰、夹食、夹瘀、夹水饮等;若几种病邪夹杂一起,这时必须审其所夹,随症加味。

八、西医治疗

（一）一般治疗

少量多餐,定时定量,食物宜软而易消化为上,无刺激性,戒烟戒酒,精神愉快。增加营养,适当锻炼。

（二）对症治疗

如有胃痛,可选用颠茄浸膏片或溴丙胺太林口服。或山莨菪碱肌内注射,或其他解痉止痛剂;消化不良,可选用助消化剂如多酶片,胃蛋白酶合剂;胃酸缺乏者可给 1% 稀盐酸每次 2～5 mL,每天 3 次。

（三）兴奋平滑肌

可选用新斯的明,每次 10 mg,每天 3 次口服;或新斯的明注射液 0.5 mg,肌内注射,每天 1 次。

（四）辅助工具

如放置胃托。

九、中西医优化选择

西医对胃下垂没有特殊治疗方法,也没有肯定疗效,所以采用西医治疗主要是对症治疗。而中医治疗本病有丰富的治疗方法,除了内服药治疗外,值得推广的方法:①针刺背俞穴法,用 28 号、30 号 1.5 寸毫针,取肝、胆、脾、胃俞,每天针一穴,自上而下反复应用,钊尖斜向椎间孔方向,根据患者体质掌握深度及针感,捻转 20 余次,稍停半分钟继续捻针,一次起针。②双针刺建里穴法,建里穴同时刺入双针,先后进针到皮下 6～9 cm,有针感后,随即将双针提插数次,再留针 20 分钟。③艾灸法:用艾炷隔姜灸,每次 3～4 壮为度,隔天灸一次。④穴位注射疗法:用 100% 的胃升液(黄芪、升麻等分)穴位注射,选用足三里、胃俞、脾俞,交替使用,每穴注射 3 mL,每周 6 次,1 个月为一疗程。另外,还有埋线疗法、按摩疗法等。以上这些疗法均有一定效果,因此目前治疗本病,中医优于西医疗法,可作为首选的治疗方法,或中西医结合,取长补短。

胃下垂的中医治疗,不应受西医病名的影响局限于单纯的升提补虚之法,必须强调辨证论治才能取得良好的效果。胃下垂虽然是一种脾胃升功能失调引起疾病,纵观历代医家对本病的治疗和研究,可以发现其病因病机并非仅为"中气下陷"一端,而是虚实并见,错综复杂。本病在胃,但与其他脏腑密切相关,如肠燥津枯、胃中虚冷、痰瘀搏结、肺气壅滞等各种因素造成脾胃的升降功能紊乱,致使食物在胃中长期停留,导致胃平滑肌长期紧张,收缩蠕动越来越弱,久而久之,胃体松弛,出现胃下垂。根据脾胃之气的正常生理功能,胃主降,脾主升的特点,其病在胃,其本在脾,所以补益脾气是关键所在。从人的整体来看,胃体及支持韧带得不到足够的营养物质支持,久而久之,胃体及韧带会伸长而发生胃下垂。由此可见,不能被传统的一种认识所迷惑,一定要详细观察,认真分析,辨证论治。

（刘　剑）

第四节 慢 性 胃 炎

慢性胃炎是由各种病因引起的胃黏膜慢性炎症。根据新悉尼胃炎系统和我国 2006 年颁布的《中国慢性胃炎共识意见》标准,由内镜及病理组织学变化,将慢性胃炎分为非萎缩性(浅表性)胃炎及萎缩性胃炎两大基本类型和一些特殊类型胃炎。

一、流行病学

幽门螺杆菌感染为慢性非萎缩性胃炎的主要病因。大致上说来,慢性非萎缩性胃炎发病率与幽门螺杆菌感染情况相平行,慢性非萎缩性胃炎流行情况因不同国家、不同地区幽门螺杆菌感染情况而异。一般幽门螺杆菌感染率发展中国家高于发达国家,感染率随年龄增加而升高。我国属 Hp 高感染率国家,估计人群中幽门螺杆菌感染率为 40%~70%。慢性萎缩性胃炎是原因不明的慢性胃炎,在我国是一种常见病、多发病,在慢性胃炎中占 10%~20%。

二、病因

(一)慢性非萎缩性胃炎的常见病因

1.幽门螺杆菌感染

幽门螺杆菌感染是慢性非萎缩性胃炎最主要的病因,两者的关系符合 Koch 提出的确定病原体为感染性疾病病因的 4 项基本要求,即该病原体存在于该病的患者中,病原体的分布与体内病变分布一致,清除病原体后疾病可好转,在动物模型中该病原体可诱发与人相似的疾病。

研究表明,80%~95%的慢性活动性胃炎患者胃黏膜中有幽门螺杆菌感染,5%~20%的 Hp 阴性率反映了慢性胃炎病因的多样性;Hp 相关胃炎者,Hp 胃内分布与炎症分布一致;根除 Hp 可使胃黏膜炎症消退,一般中性粒细胞消退较快,但淋巴细胞、浆细胞消退需要较长时间;志愿者和动物模型中已证实幽门螺杆菌感染可引起胃炎。

幽门螺杆菌感染引起的慢性非萎缩性胃炎中以胃窦为主全胃炎患者胃酸分泌可增加,十二指肠溃疡发生的危险度较高;而以胃体为主全胃炎患者胃溃疡和胃癌发生的危险性增加。

2.胆汁和其他碱性肠液反流

幽门括约肌功能不全时含胆汁和胰液的十二指肠液反流入胃,可削弱胃黏膜屏障功能,使胃黏膜遭到消化液作用,产生炎症、糜烂、出血和上皮化生等病变。

3.其他外源因素

酗酒、服用非甾体抗炎药(NSAID)等药物、某些刺激性食物等均可反复损伤胃黏膜。这类因素均可各自或与幽门螺杆菌感染协同作用而引起或加重胃黏膜慢性炎症。

(二)慢性萎缩性胃炎的主要病因

1973 年,Strickland 将慢性萎缩性胃炎分为 A、B 两型,A 型是胃体弥漫萎缩,导致胃酸分泌下降,影响维生素 B_{12} 及内因子的吸收,因此常合并恶性贫血,与自身免疫有关;B 型在胃窦部,少数人可发展成胃癌,与 Hp、化学损伤(胆汁反流、非皮质激素消炎药、吸烟、酗酒等)有关,我国 80%以上的属于第 2 类。

胃内攻击因子与防御修复因子失衡是慢性萎缩性胃炎发生的根本原因。具体病因与慢性非萎缩性胃炎相似:幽门螺杆菌感染;长期饮浓茶、烈酒、咖啡、过热、过冷、过于粗糙的食物,可导致胃黏膜的反复损伤;长期大量服用非甾体抗炎药如阿司匹林、吲哚美辛等可抑制胃黏膜前列腺素的合成,破坏黏膜屏障;烟草中的尼古丁不仅影响胃黏膜的血液循环,还可导致幽门括约肌功能紊乱,造成胆汁反流;各种原因的胆汁反流均可破坏黏膜屏障造成胃黏膜慢性炎症改变。比较特殊的是壁细胞抗原和抗体结合形成免疫复合体在补体参与下,破坏壁细胞;胃黏膜营养因子(如促胃液素、表皮生长因子等)缺乏;心力衰竭、动脉硬化、肝硬化合并门静脉高压、糖尿病、甲状腺疾病、慢性肾上腺皮质功能减退、尿毒症、干燥综合征、胃血流量不足及精神因素等均可导致胃黏膜萎缩。

三、病理生理学和病理学

（一）病理生理学

1.幽门螺杆菌感染

幽门螺杆菌感染途径为粪-口或口-口途径，其外壁靠黏附素而紧贴胃上皮细胞。

幽门螺杆菌感染的持续存在，致使腺体破坏，最终发展成为萎缩性胃炎。而感染 Hp 后胃炎的严重程度除了与细菌本身有关外，还取决于患者机体情况和外界环境。如带有空泡毒素（VacA）和细胞毒相关基因（CagA）者，胃黏膜损伤明显较重。患者的免疫应答反应强弱、其胃酸的分泌情况、血型、民族和年龄差异等也影响胃黏膜炎症程度。此外，患者饮食情况也有一定作用。

2.自身免疫机制

研究早已证明，以胃体萎缩为主的 A 型萎缩性胃炎患者血清中，存在壁细胞抗体（PCA）和内因子抗体（IFA）。前者的抗原是壁细胞分泌小管微绒毛膜上的质子泵 H^+，K^+-ATP 酶，它破坏壁细胞而使胃酸分泌减少。而 IFA 则对抗内因子（壁细胞分泌的一种糖蛋白），使食物中的维生素 B_{12} 无法与后者结合被末端回肠吸收，最后引起维生素 B_{12} 吸收不良，甚至导致恶性贫血。IFA 具有特异性，几乎仅见于胃萎缩伴恶性贫血者。

恶性贫血是 A 型萎缩性胃炎的终末阶段，是自身免疫性胃炎最严重的标志。

另外，近年发现幽门螺杆菌感染者中也存在着自身免疫反应，其血清抗体能与宿主胃黏膜上皮及黏液起交叉反应，如菌体 LewisX 和 LewisY 抗原。

3.外源损伤因素破坏胃黏膜屏障

碱性十二指肠液反流等，可减弱胃黏膜屏障功能。致使胃腔内 H^+ 通过损害的屏障，反弥散入胃黏膜内，使炎症不易消散。长期慢性炎症，又加重屏障功能的减退，如此恶性循环使慢性胃炎久治不愈。

4.生理因素和胃黏膜营养因子缺乏

萎缩性变化和肠化生等皆与衰老相关，而炎症细胞浸润程度与年龄关系不大。这主要是老龄者的退行性变-胃黏膜小血管扭曲，小动脉壁玻璃样变性，管腔狭窄导致黏膜营养不良、分泌功能下降。

新近研究证明，某些胃黏膜营养因子（胃泌素、表皮生长因子等）缺乏或胃黏膜感觉神经终器对这些因子不敏感可引起胃黏膜萎缩。

5.遗传因素

萎缩性胃炎、低酸或无酸、维生素 B_{12} 吸收不良患者的患病率和 PCA、IFA 的阳性率很高，提示可能有遗传因素的影响。

（二）病理学

慢性胃炎病理变化由胃黏膜损伤和修复过程引起。病理组织学的描述包括活动性慢性炎症、萎缩和化生及异型增生等。此外，在慢性炎症过程中，胃黏膜也有反应性增生变化，如胃小凹上皮过形成、黏膜肌增厚、淋巴滤泡形成、纤维组织和腺管增生等。

1.萎缩的定义

1996 年，新悉尼系统把萎缩定义为"腺体的丧失"，这是模糊而易产生歧义的定义，反映了当时肠化是否属于萎缩，病理学家有不同认识。其后国际上一个病理学家的自由组织——萎缩联谊会（Atrophy Club 2000）进行了 3 次研讨会，并在 2002 年发表了对萎缩的新分类。

萎缩联谊会把萎缩新定义为"萎缩是胃固有腺体的丧失"，将萎缩分为 3 种情况：无萎缩、未确定萎缩和萎缩。进而将萎缩分两个类型：非化生性萎缩和化生性萎缩。前者特点是腺体丧失伴有黏膜固有层中的纤维化或纤维肌增生；后者是胃黏膜腺体被化生的腺体所替换。这两类萎缩的程度分级仍用最初悉尼系统标准和新悉尼系统的模拟评分图，分为 4 级，即无、轻度、中度和重度萎缩。国际的萎缩新定义对我国来说不是新的,我国学者早年就认为"肠化或假幽门腺化生不是胃固有腺体,因此尽管胃腺体数量未减少,但也属萎缩",并在全国第一届慢性胃炎共识会议进行了说明。

对于上述第 2 个问题,答案显然是肯定的。这是因为多灶性萎缩性胃炎的胃黏膜萎缩呈灶状分布,即使活检块数少,只要病理活检发现有萎缩,就可诊断为萎缩性胃炎。在此次全国慢性胃炎共识意见中强调,需注意取材于糜烂或溃疡边缘的组织易存在萎缩,但不能简单地视为萎缩性胃炎。此外,活检组织太浅、组织包埋方向不当等因素均可影响萎缩的判断。

"未确定萎缩"是国际新提出的观点,认为黏膜层炎症很明显时,单核细胞密集浸润造成腺体被取代、移置或隐匿,以致难以判断这些"看来似乎丧失"的腺体是否真正丧失,此时暂先诊断为"未确定萎缩",最后诊断延期到炎症明显消退(大部分在 Hp 根除治疗 3~6 个月后),再取活检时作出。对萎缩的诊断采取了比较谨慎的态度。

目前,我国共识意见并未采用此概念。原因:①炎症明显时腺体被破坏、数量减少,在这个时点上,病理按照萎缩的定义可以诊断为萎缩,非病理不能。②一般临床希望活检后有病理结论,病理如不作诊断,会出现临床难出诊断、对治疗效果无法评价的情况。尤其在临床研究上,设立此诊断项会使治疗前或后失去相当一部分统计资料。慢性胃炎是个动态过程,炎症可以有两个结局:完全修复和不完全修复(纤维化和肠化),炎症明显期病理无责任预言今后趋向哪个结局。可以预料对萎缩采用的诊断标准不一,治疗有效率也不一,采用"未确定萎缩"的研究课题,因为事先去除了一部分可逆的萎缩,萎缩的可逆性就低。

2.肠化分型的临床意义与价值用

AB-PAS 和 HID-AB 黏液染色能区分肠化亚型,然而,肠化分型的意义并未明了。传统观念认为,肠化亚型中的小肠型和完全型肠化无明显癌前病变意义,而大肠型肠化的胃癌发生危险性增高,从而引起临床的重视。支持肠化分型有意义的学者认为化生是细胞表型的一种非肿瘤性改变,通常在长期不利环境作用下出现。这种表型改变可以是干细胞内出现体细胞突变的结果,或是表现遗传修饰的变化导致后代细胞向不同方向分化的结果。胃内肠化生部位发现很多遗传改变,这些改变甚至可出现在异型增生前。有学者认为肠化生中不完全型结肠型者,具有大多数遗传学改变,有发生胃癌的危险性。但近年越来越多的临床资料显示其预测胃癌价值有限而更强调重视肠化范围,肠化分布范围越广,其发生胃癌的危险性越高。10 多年来罕有从大肠型肠化随访发展成癌的报道。另一方面,从病理检测的实际情况看,肠化以混合型多见,大肠型肠化的检出率与活检块数有密切关系,即活检块数越多,大肠型肠化检出率越高。客观地讲,该型肠化生的遗传学改变和胃不典型增生(上皮内瘤)的改变相似。因此,对肠化分型的临床意义和价值的争论仍未有定论。

3.关于异型增生

异型增生(上皮内瘤变)是重要的胃癌癌前病变,分为轻度和重度(或低级别和高级别)两级。异型增生和上皮内瘤变是同义词,后者是 WHO 国际癌症研究协会推荐使用的术语。

4.萎缩和肠化发生过程是否存在不可逆转点

胃黏膜萎缩的产生主要有两种途径:一是干细胞区室和(或)腺体被破坏;二是选择性破坏特定的上皮细胞而保留干细胞。这两种途径在慢性幽门螺杆菌感染中均可发生。

萎缩与肠化的逆转报道已经不在少数,但是否所有病患均有逆转可能,是否在萎缩的发生与发展过程中存在某一不可逆转点,这一转折点是否可能为肠化生。已明确幽门螺杆菌感染可诱发慢性胃炎,经历慢性炎症→萎缩→肠化→异型增生等多个步骤最终发展至胃癌(Correa 模式)。可否通过根除 Hp 来降低胃癌发生危险性始终是近年来关注的热点。多数研究表明,根除 Hp 可防止胃黏膜萎缩和肠化的进一步发展,但萎缩、肠化是否能得到逆转尚待更多研究证实。

Mera 和 Correa 等最新报道了一项长达 12 年的大型前瞻性随机对照研究,纳入 795 例具有胃癌前病变的成人患者,随机给予他们抗 Hp 治疗和(或)抗氧化治疗。他们观察到萎缩黏膜在 Hp 根除后持续保持阴性,12 年后可以完全消退,而肠化黏膜也有逐渐消退的趋向,但可能需要更长时间随访。他们认为通过抗 Hp 治疗来进行胃癌的化学预防是可行的策略。

但是,部分学者认为在考虑萎缩的可逆性时,需区分缺失腺体的恢复和腺体内特定细胞的再生。在后一种情况下,干细胞区室被保留,去除有害因素可使壁细胞和主细胞再生,并完全恢复腺体功能。当腺体及干细胞被完全破坏后,腺体的恢复只能由周围未被破坏的腺窝单元来完成。

当萎缩伴有肠化生时,逆转机会进一步减小。如果肠化生是对不利因素的适应性反应,而且不利因素可以被确定和去除,此时肠化生有可能逆转。但是,肠化生还有很多其他原因,如胆汁反流、高盐饮食、酒精。这意味着即使在幽门螺杆菌感染个体,感染以外的其他因素亦可以引发或加速化生的发生。如果肠化生是稳定的干细胞内体细胞突变的结果,则改变黏膜的环境也许不能使肠化生逆转。

1992—2002年文献显示,根治Hp后萎缩可逆和无好转的基本各占一半,主要由萎缩诊断标准、随访时间和间隔长短、活检取材部位和数量不统一造成。建议今后制订统一随访方案,联合各医疗单位合作研究,使能得到大宗病例的统计资料。根治Hp可以产生某些有益效应,如消除炎症,消除活性氧所致的DNA损伤,缩短细胞更新周期,提高低胃酸者的泌酸量,并逐步恢复胃液维生素C的分泌。在预防胃癌方面,这些已被证实的结果可能比希望萎缩和肠化生逆转重要得多。

实际上,国际著名学者对有否此不可逆转点也有争论。如美国的Correa教授并不认同它的存在,而英国Aberdeen大学的Emad Munir El-Omar教授则强烈认为在异型增生发展至胃癌的过程中有某个节点,越过此则基本处于不可逆转阶段,但至今为止尚未明确此点的确切位置。

四、临床表现

流行病学研究表明,多数慢性非萎缩性胃炎患者无任何症状。少数患者可有上腹痛或不适、上腹胀、早饱、嗳气、恶心等非特异性消化不良症状。某些慢性萎缩性胃炎患者可有上腹部灼痛、胀痛、钝痛或胀闷、食欲缺乏、恶心、嗳气、便秘或腹泻等症状。内镜检查和胃黏膜组织学检查结果与慢性胃炎患者症状的相关分析表明,患者的症状缺乏特异性,且症状有无及严重程度与内镜所见及组织学分级并无肯定的相关性。

伴有胃黏膜糜烂者,可有少量或大量上消化道出血,长期少量出血可引起缺铁性贫血。胃体萎缩性胃炎可出现恶性贫血,常有全身衰弱、疲软、神情淡漠、隐性黄疸,消化道症状一般较少。

患者体征多不明显,有时上腹轻压痛,胃体胃炎严重时可有舌炎和贫血。

慢性萎缩性胃炎的临床表现不仅缺乏特异性,而且与病变程度并不完全一致。

五、辅助检查

(一)胃镜及活组织检查

1.胃镜检查

随着内镜器械的长足发展,内镜观察更加清晰。内镜下慢性非萎缩性胃炎可见红斑(点状、片状、条状),黏膜粗糙不平,出血点(斑),黏膜水肿及渗出等基本表现,尚可见糜烂及胆汁反流。萎缩性胃炎则主要表现为黏膜色泽白,不同程度的皱襞变平或消失。在不过度充气状态下,可透见血管纹,轻度萎缩时见到模糊的血管,重度时看到明显血管分支。内镜下肠化黏膜呈灰白色颗粒状小隆起,重者贴近观察有绒毛状变化。肠化也可以呈平坦或凹陷。如果喷撒亚甲蓝色素,肠化区可能被染上蓝色,非肠化黏膜不着色。

胃黏膜血管脆性增加可致黏膜下出血,谓之壁内出血,表现为水肿或充血胃黏膜上见点状、斑状或线状出血,可多发、新鲜和陈旧性出血相混杂。如观察到黑色附着物常提示糜烂等致出血。

值得注意的是,少数幽门螺杆菌感染性胃炎可有胃体部皱襞肥厚,甚至宽度达到5 mm以上,且在适当充气后皱襞不能展平,用活检钳将黏膜提起时,可见帐篷征,这是与恶性浸润性病变鉴别点之一。

2.病理组织学检查

萎缩的确诊依赖于病理组织学检查。萎缩的肉眼与病理符合率仅为38%～78%,这与萎缩或肠化甚至Hp的分布都是非均匀的,或者说多灶性萎缩性胃炎的胃黏膜萎缩呈灶状分布。当然,只要病理活检发现有萎缩,就可诊断为萎缩性胃炎。但如果未能发现萎缩,则不能轻易排除。如果不取足够多的标本或者内镜医师并未在病变最重部位(这也需要内镜医师的经验)活检,则势必可能遗漏病灶。反之,当在糜烂或溃疡边缘的组织活检时,即使病理发现了萎缩,却不能简单地视为萎缩性胃炎,这是因为活检组织太浅、组织包埋方向不当等因素均可影响萎缩的判断。还有,根除 Hp 可使胃黏膜活动性炎症消退,慢性炎症程度减轻。一些因素可影响结果的判断,①活检部位的差异;②幽门螺杆菌感染时胃黏膜大量炎症细胞浸润,形如萎缩;但根除 Hp 后胃黏膜炎症细胞消退,黏膜萎缩、肠化可望恢复。然而在胃镜活检取材多少问题上,病理学家的要求与内镜医师出现了矛盾。从病理组织学观点来看,5 块或更多则有利于组织学的准确判断,然而,就内镜医师而言,考虑到患者的医疗费用,主张 2～3 块即可。

(二)Hp 检测

活组织病理学检查时可同时检测 Hp,并可在内镜检查时多取 1 块组织做快速尿素酶检查以增加诊断的可靠性。其他检查 Hp 的方法:①胃黏膜直接涂片或组织切片,然后以 Gram 或 Giemsa 或 Warthin-Starry 染色(经典方法),甚至 HE 染色,免疫组化染色则有助于检测球形 Hp。②细菌培养,为金标准;需特殊培养基和微需氧环境,培养时间 3～7 天,阳性率可能不高但特异性高,且可做药物敏感试验。③血清 Hp 抗体测定,多在流行病学调查时用。④尿素呼吸试验,是一种非侵入性诊断法,口服 ^{13}C 或 ^{14}C 标记的尿素后,检测患者呼气中的 $^{13}CO_2$ 或 $^{14}CO_2$ 量,结果准确。⑤聚合酶链反应法(PCR 法),能特异地检出不同来源标本中的 Hp。

根除 Hp 治疗后,可在胃镜复查时重复上述检查,亦可采用非侵入性检查手段,如 ^{13}C 或 ^{14}C 尿素呼气试验、粪便 Hp 抗原检测及血清学检查。应注意,近期使用抗生素、质子泵抑制药、铋剂等药物,因有暂时抑制 Hp 作用,会使上述检查(血清学检查除外)呈假阴性。

(三)X 线钡剂检查

其可很好地显示胃黏膜相的气钡双重造影。对于萎缩性胃炎,常常可见胃皱襞相对平坦和减少。但依靠 X 线诊断慢性胃炎价值不如胃镜和病理组织学检查。

(四)实验室检查

1.胃酸分泌功能测定

非萎缩性胃炎胃酸分泌常正常,有时可以增高。萎缩性胃炎病变局限于胃窦时,胃酸可正常或低酸,低酸是泌酸细胞数量减少和 H^+ 向胃壁反弥散所致。测定基础胃液分泌量(BAO)及注射组胺或五肽胃泌素后测定最大泌酸量(MAO)和高峰泌酸量(PAO)以判断胃泌酸功能,有助于萎缩性胃炎的诊断及指导临床治疗。A 型慢性萎缩性胃炎患者多无酸或低酸,B 型慢性萎缩性胃炎患者可正常或低酸,往往在给予酸分泌刺激药后,亦不见胃液和胃酸分泌。

2.胃蛋白酶原(PG)测定

胃体黏膜萎缩时血清 PG Ⅰ 水平及 PG Ⅰ/Ⅱ 比例下降,严重时可伴餐后血清 G-17 水平升高;胃窦黏膜萎缩时餐后血清 G-17 水平下降,严重时可伴 PG Ⅰ 水平及 PG Ⅰ/Ⅱ 比例下降。然而,这主要是一种统计学上的差异(图 2-3)。

日本学者发现无症状胃癌患者,本法 85％阳性,PG Ⅰ 或比值降低者,推荐进一步行胃镜检查,以检出伴有萎缩性胃炎的胃癌。该试剂盒用于诊断萎缩性胃炎和判断胃癌倾向在欧洲国家应用要多于我国。

3.血清促胃液素测定

如果以放射免疫法检测血清促胃液素,则正常值应低于 100 pg/mL。慢性萎缩性胃炎胃体为主者,因壁细胞分泌胃酸缺乏、反馈性地胃泌素细胞分泌促胃液素增多,致促胃液素中度升高。特别是当伴有恶性贫血时,该值可达 1 000 pg/mL 或更高。注意此时要与胃泌素瘤相鉴别,后者是高胃酸分泌。慢性萎缩性胃炎以胃窦为主时,空腹血清促胃液素正常或降低。

4.自身抗体

血清 PCA 和 IFA 阳性对诊断慢性胃体萎缩性胃炎有帮助,尽管血清 IFA 阳性率较低,但胃液中 IFA 的阳性,则十分有助于恶性贫血的诊断。

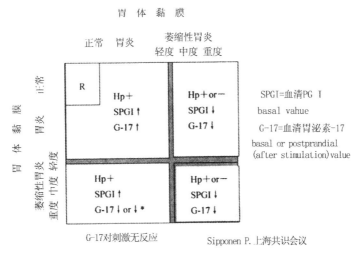

图 2-3 胃蛋白酶原测定

5.血清维生素 B_{12} 浓度和维生素 B_{12} 吸收试验

慢性胃体萎缩性胃炎时,维生素 B_{12} 缺乏,常低于 200 ng/L。维生素 B_{12} 吸收试验(Schilling 试验)能检测维生素 B_{12} 在末端回肠吸收情况且可与回盲部疾病和严重肾功能障碍相鉴别。同时服用 ^{58}Co 和 ^{57}Co(加有内因子)标记的氰钴素胶囊,此后收集 24 小时尿液。如两者排出率均大于 10% 则正常,若尿中 ^{58}Co 排出率低于 10%,而 ^{57}Co 的排出率正常则常提示恶性贫血;而两者均降低的常常是回盲部疾病或者肾衰竭者。

六、诊断和鉴别诊断

(一)诊断

鉴于多数慢性胃炎患者无任何症状,或即使有症状也缺乏特异性,且缺乏特异性体征,因此根据症状和体征难以作出慢性胃炎的正确诊断。慢性胃炎的确诊主要依赖于内镜检查和胃黏膜活检组织学检查,尤其是后者的诊断价值更大。

按照悉尼胃炎标准要求,完整的诊断应包括病因、部位和形态学 3 方面。例如,诊断为"胃窦为主慢性活动性 Hp 胃炎"和"NSAID 相关性胃炎"。当胃窦和胃体炎症程度相差 2 级或以上时,加上"为主"修饰词,如"慢性(活动性)胃炎,胃窦显著"。当然这些诊断结论最好是在病理报告后给出,实际的临床工作中,胃镜医师可根据胃镜下表现给予初步诊断。病理诊断则主要根据新悉尼胃炎系统,如图 2-4 所示。

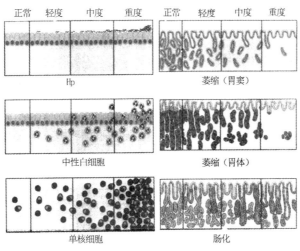

图 2-4 新悉尼胃炎系统

对于自身免疫性胃炎诊断,要予以足够的重视。因为胃体活检者甚少,或者很少开展 PCA 和 IFA 的检测,诊断该病者很少。为此,如果遇到以全身衰弱和贫血为主要表现,而上消化道症状往往不明显者,应做血清促胃液素测定和(或)胃液分析,异常者进一步做维生素 B_{12} 吸收试验,血清维生素 B_{12} 浓度测定可获确诊。注意不能仅仅凭活检组织学诊断本病,特别当标本数少时,这是因为幽门螺杆菌感染性胃炎后期,胃窦肠化、Hp 上移,胃体炎症变得显著,可与自身免疫性胃炎表现相重叠,但后者胃窦黏膜的变化很轻微。另外,淋巴细胞性胃炎也可出现类似情况,而其并无泌酸腺萎缩。

A 型、B 型萎缩性胃炎特点如下表(表 2-1)。

表 2-1 A 型和 B 型慢性萎缩性胃炎的鉴别

项 目		A 型慢性萎缩性胃炎	B 型慢性萎缩性胃炎
部位	胃窦	正常	萎缩
	胃体	弥漫性萎缩	多然性
血清促胃液素		明显升高	不定,可以降低或不变
胃酸分泌		降低	降低或正常
自身免疫抗体(内因子抗体和壁细胞抗体)阳性率		90%	10%
恶性贫血发生率		90%	10%
可能的病因		自身免疫,遗传因素	Hp、化学损伤

(二)鉴别诊断

1.功能性消化不良

《我国慢性胃炎共识意见》将消化不良症状与慢性胃炎做了对比:一方面慢性胃炎患者可有消化不良的各种症状;另一方面,一部分有消化不良症状者如果胃镜和病理检查无明显阳性发现,可能仅仅为功能性消化不良。当然,少数功能性消化不良患者可同时伴有慢性胃炎。这样在慢性胃炎与消化不良症状、功能性消化不良之间形成较为错综复杂的关系。但一般说来,消化不良症状的有无和严重程度与慢性胃炎的内镜所见或组织学分级并无明显相关性。

2.早期胃癌和胃溃疡

几种疾病的症状有重叠或类似,但胃镜及病理检查可鉴别。重要的是,如遇到黏膜糜烂,尤其是隆起性糜烂,要多取活检和及时复查,以排除早期胃癌。这是因为即使是病理组织学诊断,也有一定局限性。原因:①胃黏膜组织学变化易受胃镜检查前夜的食物(如某些刺激性食物加重黏膜充血)性质、被检查者近日是否吸烟、胃镜操作者手法的熟练程度、患者恶心反应等诸种因素影响。②活检是点的调查,而慢性胃炎病变程度在整个黏膜面上并非一致,要多点活检才能全面估计,判断治疗效果时,尽量在黏膜病变较重的区域或部位活检,如系治疗前后比较,则应在相同或相近部位活检。③病理诊断易受病理医师主观经验的影响。

3.慢性胆囊炎与胆石症

其与慢性胃炎症状十分相似,同时并存者亦较多。对于中年女性诊断慢性胃炎时,要仔细询问病史,必要时行胆囊 B 超检查,以了解胆囊情况。

4.其他

慢性肝炎和慢性胰腺疾病等,也可出现与慢性胃炎类似症状,在详询病史后,行必要的影像学检查和特异的实验室检查。

七、预后

慢性萎缩性胃炎常合并肠上皮化生。慢性萎缩性胃炎绝大多数预后良好,少数可癌变,其癌变率为

1%～3%。目前认为慢性萎缩性胃炎若早期发现,及时积极治疗,病变部位萎缩的腺体是可以恢复的,其可转化为非萎缩性胃炎或被治愈,改变了以往人们对慢性萎缩性胃炎不可逆转的认识。根据萎缩性胃炎每年的癌变率为 0.5%～1%,那么,胃镜和病理检查的随访间期定位多长才既提高早期胃癌的诊断率,又能方便患者和符合医药经济学要求。这一直是不同地区和不同学者分歧较大的问题。在我国,城市和乡村有不同胃癌发生率和医疗条件差异。如果纯粹从疾病进展和预防角度考虑,一般认为,不伴有肠化和异型增生的萎缩性胃炎可 1～2 年做内镜和病理随访 1 次;活检有中重度萎缩伴有肠化的萎缩性胃炎 1 年左右随访 1 次。伴有轻度异型增生并剔除取于癌旁者,根据内镜和临床情况缩短至 6～12 个月随访 1 次;而重度异型增生者需立即复查胃镜和病理,必要时手术治疗或内镜下局部治疗。

八、治疗

慢性非萎缩性胃炎的治疗目的是缓解消化不良症状和改善胃黏膜炎症。治疗应尽可能针对病因,遵循个体化原则。消化不良症状的处理与功能性消化不良相同。无症状、Hp 阴性的非萎缩性胃炎无须特殊治疗。

(一)一般治疗

慢性萎缩性胃炎患者,不论其病因如何,均应戒烟、忌酒,避免使用损害胃黏膜的药物如 NSAID 等,及避免对胃黏膜有刺激性的食物和饮品,如过于酸、甜、咸、辛辣和过热、过冷食物,浓茶、咖啡等,饮食宜规律,少吃油炸、烟熏、腌制食物,不食腐烂变质的食物,多吃新鲜蔬菜和水果,所食食品要新鲜并富于营养,保证有足够的蛋白质、维生素(如维生素 C 和叶酸等)及铁质摄入,精神上乐观,生活要规律。

(二)针对病因或发病机制的治疗

1.根除 Hp

慢性非萎缩性胃炎的主要症状为消化不良,其症状应归属于功能性消化不良范畴。目前,国内外均推荐对 Hp 阳性的功能性消化不良行根除治疗。因此,有消化不良症状的 Hp 阳性慢性非萎缩性胃炎患者均应根除 Hp。另外,如果伴有胃黏膜糜烂,也该根除 Hp。大量研究结果表明,根除 Hp 可使胃黏膜组织学得到改善;对预防消化性溃疡和胃癌等有重要意义;对改善或消除消化不良症状具有费用-疗效比优势。

2.保护胃黏膜

关于胃黏膜屏障功能的研究由来已久。1964 年,美国密歇根大学 Horace Willard Davenport 博士首次提出"胃黏膜具有阻止 H^+ 自胃腔向黏膜内扩散的屏障作用"。1975 年,美国密歇根州 Upjohn 公司的 Robert博士发现前列腺素可明显防止或减轻 NSAID 和应激等对胃黏膜的损伤,其效果呈剂量依赖性。从而提出细胞保护的概念。1996 年,加拿大的 Wallace 教授较全面阐述胃黏膜屏障,根据解剖和功能将胃黏膜的防御修复分为 5 个方面——黏液-HCO_3^- 屏障、单层柱状上皮屏障、胃黏膜血流量、免疫细胞-炎症反应和修复重建因子作用等。至关重要的上皮屏障主要包括胃上皮细胞顶膜能抵御高浓度酸、胃上皮细胞之间紧密连接、胃上皮抗原呈递,免疫探及并限制潜在有害物质,并且它们大约每 72 小时完全更新一次。这说明它起着关键作用。

近年来,有关前列腺素和胃黏膜血流量等成为胃黏膜保护领域的研究热点。这与 NSAID 药物的广泛应用带来的不良反应日益引起学者的重视有关。美国加州大学戴维斯分校的 Tarnawski教授的研究显示,前列腺素保护胃黏膜抵抗致溃疡及致坏死因素损害的机制不仅是抑制胃酸分泌。当然表皮生长因子(EGF)、成纤维生长因子(bFGF)和血管内皮生长因子(VEGF)及热休克蛋白等都是重要的黏膜保护因子,在抵御黏膜损害中起重要作用。

然而,当机体遇到有害因素强烈攻击时,仅依靠自身的防御修复能力是不够的,强化黏膜防卫能力,促进黏膜的修复是治疗胃黏膜损伤的重要环节之一。具有保护和增强胃黏膜防御功能或者防止胃黏膜屏障受到损害的一类药物统称为胃黏膜保护药。包括铝碳酸镁、硫糖铝、胶体铋剂、米索前列醇、替普瑞酮、吉法酯、谷氨酰胺类、瑞巴派特等药物。另外,吉法酯能增加胃黏膜更新,提高细胞再生能力,增强胃黏膜对胃酸的抵抗能力,达到保护胃黏膜作用。

3.抑制胆汁反流

促动力药如多潘立酮可防止或减少胆汁反流;胃黏膜保护药,特别是有结合胆酸作用的铝碳酸镁制剂,可增强胃黏膜屏障、结合胆酸,从而减轻或消除胆汁反流所致的胃黏膜损害。考来烯胺可络合反流至胃内的胆盐,防止胆汁酸破坏胃黏膜屏障,方法为每次 3～4 g,1 天 3～4 次。

(三)对症处理

由于临床症状与慢性非萎缩性胃炎之间并不存在明确关系,因此症状治疗事实上属于功能性消化不良的经验性治疗。慢性胃炎伴胆汁反流者可应用促动力药(如多潘立酮)和(或)有结合胆酸作用的胃黏膜保护药(如铝碳酸镁制剂)。

(1)有胃黏膜糜烂和(或)以反酸、上腹痛等症状为主者,可根据病情或症状严重程度选用抗酸药、H_2 受体拮抗药或质子泵抑制药(PPI)。

(2)促动力药如多潘立酮、马来酸曲美布汀、莫沙必利、盐酸伊托必利主要用于上腹饱胀、恶心或呕吐等为主要症状者。

(3)胃黏膜保护药如硫糖铝、瑞巴派特、替普瑞酮、吉法酯、依卡倍特适用于有胆汁反流、胃黏膜损害和(或)症状明显者。

(4)抗抑郁药或抗焦虑治疗:可用于有明显精神因素的慢性胃炎伴消化不良症状患者,同时应予耐心解释或心理治疗。

(5)助消化治疗:对于伴有腹胀、食欲缺乏等消化不良症状而无明显上述胃灼热、反酸、上腹饥饿痛症状者,可选用含有胃酶、胰酶和肠酶等复合酶制剂治疗。

(6)其他对症治疗:包括解痉止痛、止吐、改善贫血等。

(7)对于贫血,若为缺铁,应补充铁剂。大细胞贫血者根据维生素 B_{12} 或叶酸缺乏情况分别给予补充。

(刘 剑)

第五节 消化性溃疡

消化性溃疡主要指发生在胃和十二指肠的慢性溃疡,即胃溃疡(gastric ulcer,GU)和十二指肠溃疡(duodenal ulcer,DU),因溃疡形成与胃酸/胃蛋白酶的消化作用有关而得名。溃疡的黏膜缺损超过黏膜肌层,不同于糜烂。

一、流行病学

消化性溃疡是全球性常见病。西方国家资料显示,自 20 世纪 50 年代以后,消化性溃疡发病率呈下降趋势。我国临床统计资料提示,消化性溃疡患病率在近十多年来亦开始呈下降趋势。本病可发生于任何年龄,但中年最为常见,DU 多见于青壮年,而 GU 多见于中老年,后者发病高峰比前者约迟 10 年。男性患病比女性较多。临床上 DU 比 GU 为多见,两者之比为(2～3):1,但有地区差异,在胃癌高发区 GU 所占的比例有增加。

二、病因和发病机制

在正常生理情况下,胃十二指肠黏膜经常接触有强侵蚀力的胃酸和在酸性环境下被激活、能水解蛋白质的胃蛋白酶,此外,还经常受摄入的各种有害物质的侵袭。能抵御这些侵袭因素的损害,维持黏膜的完整性,这是因为胃十二指肠黏膜具有一系列防御和修复机制。目前认为,胃十二指肠黏膜的这一完善而有效的防御和修复机制,足以抵抗胃酸/胃蛋白酶的侵蚀。一般而言,只有当某些因素损害了这一机制才可能发生胃酸/胃蛋白酶侵蚀黏膜而导致溃疡形成。近年的研究已经明确,Hp 和非甾体抗炎药是损害胃十二指肠黏膜屏障从而导致消化性溃疡发病的最常见病因。少见的特殊情况,当过度胃酸分泌远远超过黏膜的防御和修复作用也可能导致消化性溃疡发生。现将这些病因及其导致溃疡发生的机制分述如下。

(一)幽门螺杆菌

确认幽门螺杆菌为消化性溃疡的重要病因主要基于两方面的证据:①消化性溃疡患者的幽门螺杆菌检出率显著高于对照组的普通人群,在 DU 的检出率约为 90%,GU 为 70%～80%(幽门螺杆菌阴性的消化性溃疡患者往往能找到 NSAID 服用史等其他原因)。②大量临床研究肯定,成功根除幽门螺杆菌后溃疡复发率明显下降,用常规抑酸治疗后愈合的溃疡年复发率为 50%～70%,而根除幽门螺杆菌可使溃疡复发率降至 5% 以下,这就表明去除病因后消化性溃疡可获治愈。至于何以在感染幽门螺杆菌的人群中仅有少部分人(约 15%)发生消化性溃疡,一般认为,这是幽门螺杆菌、宿主和环境因素三者相互作用的不同结果。

幽门螺杆菌感染导致消化性溃疡发病的确切机制尚未阐明。目前比较普遍接受的一种假说试图将幽门螺杆菌、宿主和环境 3 个因素在 DU 发病中的作用统一起来。该假说认为,胆酸对幽门螺杆菌生长具有强烈的抑制作用,因此正常情况下幽门螺杆菌无法在十二指肠生存,十二指肠球部酸负荷增加是 DU 发病的重要环节,因为酸可使结合胆酸沉淀,从而有利于幽门螺杆菌在十二指肠球部生长。幽门螺杆菌只能在胃上皮组织定植,因此在十二指肠球部存活的幽门螺杆菌只有当十二指肠球部发生胃上皮化生才能定植下来,而据认为十二指肠球部的胃上皮化生是十二指肠对酸负荷的一种代偿反应。十二指肠球部酸负荷增加的原因,一方面与幽门螺杆菌感染引起慢性胃窦炎有关,幽门螺杆菌感染直接或间接作用于胃窦 D、G 细胞,削弱了胃酸分泌的负反馈调节,从而导致餐后胃酸分泌增加;另一方面,吸烟、应激和遗传等因素均与胃酸分泌增加有关。定植在十二指肠球部的幽门螺杆菌引起十二指肠炎症,炎症削弱了十二指肠黏膜的防御和修复功能,在胃酸/胃蛋白酶的侵蚀下最终导致 DU 发生。十二指肠炎症同时导致十二指肠黏膜分泌碳酸氢盐减少,间接增加十二指肠的酸负荷,进一步促进 DU 的发生和发展过程。

对幽门螺杆菌引起 GU 的发病机制研究较少,一般认为是幽门螺杆菌感染引起的胃黏膜炎症削弱了胃黏膜的屏障功能,胃溃疡好发于非泌酸区与泌酸区交界处的非泌酸区侧,反映了胃酸对屏障受损的胃黏膜的侵蚀作用。

(二)NSAID

NSAID 是引起消化性溃疡的另一个常见病因。大量研究资料显示,服用 NSAID 患者发生消化性溃疡及其并发症的危险性显著高于普通人群。临床研究报道,在长期服用 NSAID 患者中 10%～25% 可发现胃或十二指肠溃疡,有 1%～4% 的患者发生出血、穿孔等溃疡并发症。NSAID 引起的溃疡以 GU 较 DU 多见。溃疡形成及其并发症发生的危险性除与服用 NSAID 种类、剂量、疗程有关外,尚与高龄、同时服用抗凝血药、糖皮质激素等因素有关。

NSAID 通过削弱黏膜的防御和修复功能而导致消化性溃疡,损害作用包括局部作用和系统作用两方面,系统作用是主要致溃疡机制,主要是通过抑制环氧合酶(COX)活性而起作用。COX 是花生四烯酸合成前列腺素的关键限速酶,COX 有两种异构体,即结构型 COX-1 和诱生型 COX-2。COX-1 在组织细胞中恒量表达,催化生理性前列腺素合成而参与机体生理功能调节;COX-2 主要在病理情况下由炎症刺激诱导产生,促进炎症部位前列腺素的合成。传统的 NSAID 如阿司匹林、吲哚美辛等旨在抑制COX-2活性而减轻炎症反应,但特异性差,同时抑制了 COX-1 活性,导致胃肠黏膜生理性前列腺素 E 合成不足。后者通过增加黏液和碳酸氢盐分泌、促进黏膜血流增加、细胞保护等作用在维持黏膜防御和修复功能中起重要作用。

NSAID 和幽门螺杆菌是引起消化性溃疡发病的两个独立因素,至于两者是否有协同作用则尚无定论。

(三)胃酸和胃蛋白酶

消化性溃疡的最终形成是胃酸/胃蛋白酶对黏膜自身消化所致。因胃蛋白酶活性是 pH 依赖性的,在 pH>4 时便失去活性,因此在探讨消化性溃疡发病机制和治疗措施时主要考虑胃酸。无酸情况下罕有溃痛发生及抑制胃酸分泌药物能促进溃疡愈合的事实均确证胃酸在溃疡形成过程中的决定性作用,是溃疡形成的直接原因。胃酸的这一损害作用一般只有在正常黏膜防御和修复功能遭受破坏时才能发生。

DU 患者中约有 1/3 存在五肽胃泌素刺激的最大酸排量(MAO)增高,其余患者 MAO 多在正常高值,DU 患者胃酸分泌增高的可能因素及其在 DU 发病中的间接及直接作用已如前述。GU 患者基础酸排量(BAO)及 MAO 多属正常或偏低。对此,可能解释为 GU 患者多伴多灶萎缩性胃炎,因而胃体壁细胞泌酸功能已受影响,而 DU 患者多为慢性胃窦炎,胃体黏膜未受损或受损轻微因而仍能保持旺盛的泌酸能力。少见的特殊情况如促胃液素瘤患者,极度增加的胃酸分泌的攻击作用远远超过黏膜的防御作用,而成为溃疡形成的起始因素。近年来非幽门螺杆菌、非 NSAID(也非胃泌素瘤)相关的消化性溃疡报道有所增加,这类患者病因未明,是否与高胃酸分泌有关尚有待研究。

(四)其他因素

下列因素与消化性溃疡发病有不同程度的关系。

(1)吸烟:吸烟者消化性溃疡发生率比不吸烟者高,吸烟影响溃疡愈合和促进溃疡复发。其确切机制未明,可能与吸烟增加胃酸分泌、减少十二指肠及胰腺碳酸氢盐分泌、影响胃十二指肠协调运动、黏膜损害性氧自由基增加等因素有关。

(2)遗传:遗传因素曾一度被认为是消化性溃疡发病的重要因素,但随着幽门螺杆菌在消化性溃疡发病中的重要作用逐渐得到认识,遗传因素的重要性受到挑战。例如,消化性溃疡的家族史可能是幽门螺杆菌感染的"家庭聚集"现象;O 型血胃上皮细胞表面表达更多黏附受体而有利于幽门螺杆菌定植。因此,遗传因素的作用尚有待进一步研究。

(3)急性应激可引起应激性溃疡已是共识。但在慢性溃疡患者,情绪应激和心理障碍的致病作用却无定论。临床观察发现长期精神紧张、过劳,确实易使溃疡发作或加重,但这多在慢性溃疡已经存在时发生,因此情绪应激可能主要起诱因作用,可能通过神经内分泌途径影响胃十二指肠分泌、运动和黏膜血流的调节。

(4)胃十二指肠运动异常:研究发现部分 DU 患者胃排空增快,这可使十二指肠球部酸负荷增大;部分 GU 患者有胃排空延迟,这可增加十二指肠液反流入胃,加重胃黏膜屏障损害。但目前认为,胃肠运动障碍不大可能是原发病因,但可加重幽门螺杆菌或 NSAID 对黏膜的损害。

概言之,消化性溃疡是一种多因素疾病,其中幽门螺杆菌感染和服用 NSAID 是已知的主要病因,溃疡发生是黏膜侵袭因素和防御因素失平衡的结果,胃酸在溃疡形成中起关键作用。

三、病理

DU 发生在球部,前壁比较常见;GU 多在胃角和胃窦小弯。组织学上,GU 大多发生在幽门腺区(胃窦)与泌酸腺区(胃体)交界处的幽门腺区一侧。幽门腺区黏膜可随年龄增长而扩大[假幽门腺化生和(或)肠化生],使其与泌酸腺区之交界线上移,故老年患者 GU 的部位多较高。溃疡一般为单个,也可多个,呈圆形或椭圆形。DU 直径多小于 10 mm,GU 要比 DU 稍大。亦可见到直径大于 2 cm 的巨大溃疡。溃疡边缘光整、底部洁净,由肉芽组织构成,上面覆盖有灰白色或灰黄色纤维渗出物。活动性溃疡周围黏膜常有炎症水肿。溃疡浅者累及黏膜肌层,深者达肌层甚至浆膜层,溃破血管时引起出血,穿破浆膜层时引起穿孔。溃疡愈合时周围黏膜炎症、水肿消退,边缘上皮细胞增生覆盖溃疡面,其下的肉芽组织纤维转化,变为瘢痕,瘢痕收缩使周围黏膜皱襞向其集中。

四、临床表现

上腹痛是消化性溃疡的主要症状,但部分患者可无症状或症状较轻以至不为患者所注意,而以出血、穿孔等并发症为首发症状。典型的消化性溃疡有如下临床特点:①慢性过程,病史可达数年至数十年。②周期性发作,发作与自发缓解相交替,发作期可为数周或数月,缓解期亦长短不一,短者数周、长者数年;发作常有季节性,多在秋冬或冬春之交发病,可因精神情绪不良或过劳而诱发。③发作时上腹痛呈节律性,表现为空腹痛即餐后2~4小时或(及)午夜痛,腹痛多为进食或服用抗酸药所缓解,典型节律性表现在DU多见。

(一)症状

上腹痛为主要症状,性质多为灼痛,亦可为钝痛、胀痛、剧痛或饥饿样不适感。多位于中上腹,可偏右或偏左。一般为轻至中度持续性痛。疼痛常有典型的节律性。腹痛多在进食或服用抗酸药后缓解。

部分患者无上述典型表现的疼痛,而仅表现为无规律性的上腹隐痛或不适。具或不具典型疼痛者均可伴有反酸、嗳气、上腹胀等症状。

(二)体征

溃疡活动时上腹部可有局限性轻压痛,缓解期无明显体征。

五、特殊类型的消化性溃疡

(一)复合溃疡

复合溃疡指胃和十二指肠同时发生的溃疡。DU往往先于GU出现。幽门梗阻发生率较高。

(二)幽门管溃疡

幽门管位于胃远端,与十二指肠交界,长约2 cm。幽门管溃疡与DU相似,胃酸分泌一般较高。幽门管溃疡上腹痛的节律性不明显,对药物治疗反应较差,呕吐较多见,较易发生幽门梗阻、出血和穿孔等并发症。

(三)球后溃疡

DU大多发生在十二指肠球部,发生在球部远段十二指肠的溃疡称球后溃疡。球后溃疡多发生在十二指肠乳头的近端,具有DU的临床特点,但午夜痛及背部放射痛多见,对药物治疗反应较差,较易并发出血。

(四)巨大溃疡

巨大溃疡指直径大于2 cm的溃疡,对药物治疗反应较差、愈合时间较慢,易发生慢性穿透或穿孔。胃的巨大溃疡注意与恶性溃疡鉴别。

(五)老年人消化性溃疡

近年,老年人发生消化性溃疡的报道增多。临床表现多不典型,GU多位于胃体上部甚至胃底部,溃疡常较大,易误诊为胃癌。

(六)无症状性溃疡

约15%消化性溃疡患者可无症状,而以出血、穿孔等并发症为首发症状。其可见于任何年龄,以老年人较多见;NSAID引起的溃疡近半数无症状。

六、实验室和其他检查

(一)胃镜检查

胃镜检查是确诊消化性溃疡首选的检查方法。胃镜检查不仅可对胃十二指肠黏膜直接观察、摄像,还可在直视下取活组织做病理学检查及幽门螺杆菌检测,因此胃镜检查对消化性溃疡的诊断及胃良、恶性溃疡鉴别诊断的准确性高于X线钡餐检查。例如,在溃疡较小或较浅时钡餐检查有可能漏诊;钡餐检查发现十二指肠球部畸形可有多种解释;活动性上消化道出血是钡餐检查的禁忌证;胃的良、恶性溃疡鉴别必须由活组织检查来确定。

内镜下消化性溃疡多呈圆形或椭圆形,也有呈线形,边缘光整,底部覆有灰黄色或灰白色渗出物,周围黏膜可有充血、水肿,可见皱襞向溃疡集中。内镜下溃疡可分为活动期(A)、愈合期(H)和瘢痕期(S)3个病期,其中每个病期又可分为1和2两个阶段。

(二)X线钡餐检查

其适用于对胃镜检查有禁忌或不愿接受胃镜检查者。溃疡的X线征象有直接和间接两种:龛影是直接征象,对溃疡有确诊价值;局部压痛、十二指肠球部激惹和球部畸形、胃大弯侧痉挛性切迹均为间接征象,仅提示可能有溃疡。

（三）幽门螺杆菌检测

幽门螺杆菌检测应列为消化性溃疡诊断的常规检查项目,因为有无幽门螺杆菌感染决定治疗方案的选择。检测方法分为侵入性和非侵入性两大类。前者需通过胃镜检查取胃黏膜活组织进行检测,主要包括快速尿素酶试验、组织学检查和幽门螺杆菌培养;后者主要有^{13}C或^{14}C尿素呼气试验、粪便幽门螺杆菌抗原检测及血清学检查(定性检测血清抗幽门螺杆菌IgG抗体)。

快速尿素酶试验是侵入性检查的首选方法,操作简便、费用低。组织学检查可直接观察幽门螺杆菌,与快速尿素酶试验结合,可提高诊断准确率。幽门螺杆菌培养技术要求高,主要用于科研。^{13}C或^{14}C尿素呼气试验检测幽门螺杆菌敏感性及特异性高而无须胃镜检查,可作为根除治疗后复查的首选方法。

应注意,近期应用抗生素、质子泵抑制剂、铋剂等药物,因有暂时抑制幽门螺杆菌作用,会使上述检查(血清学检查除外)呈假阴性。

（四）胃液分析和血清促胃液素测定

一般仅在疑有促胃液素瘤时作鉴别诊断之用。

七、诊断和鉴别诊断

慢性病程、周期性发作的节律性上腹疼痛,且上腹痛可为进食或抗酸药所缓解的临床表现是诊断消化性溃疡的重要临床线索。但应注意,一方面有典型溃疡样上腹痛症状者不一定是消化性溃疡,另一方面,部分消化性溃疡患者症状可不典型甚至无症状。因此,单纯依靠病史难以得出可靠诊断。确诊有赖胃镜检查。X线钡餐检查发现龛影亦有确诊价值。

本病主要临床表现为慢性上腹痛,当仅有病史和体检资料时,需与其他有上腹痛症状的疾病如肝、胆、胰、肠疾病和胃的其他疾病相鉴别。功能性消化不良临床常见且临床表现与消化性溃疡相似,应注意鉴别。如做胃镜检查,可确定有无胃、十二指肠溃疡存在。

胃镜检查如见胃、十二指肠溃疡,应注意与引起胃十二指肠溃疡的少见特殊病因或以溃疡为主要表现的胃十二指肠肿瘤鉴别。其中,与胃癌、促胃液素瘤的鉴别要点如下。

（一）胃癌

内镜或X线检查见到胃的溃疡,必须进行良性溃疡(胃溃疡)与恶性溃疡(胃癌)的鉴别。Ⅲ型(溃疡型)早期胃癌单凭内镜所见与良性溃疡鉴别有困难,放大内镜和染色内镜对鉴别有帮助,但最终必须依靠直视下取活组织检查鉴别。恶性溃疡的内镜特点:①溃疡形状不规则,一般较大。②底凹凸不平、苔污秽。③边缘呈结节状隆起。④周围皱襞中断。⑤胃壁僵硬、蠕动减弱(X线钡餐检查亦可见上述相应的征象)。活组织检查可以确诊,但必须强调,对于怀疑胃癌而一次活检阴性者,必须在短期内复查胃镜进行再次活检;即使内镜下诊断为良性溃疡且活检阴性,仍有漏诊胃癌的可能,因此对初诊为胃溃疡者,必须在完成正规治疗的疗程后进行胃镜复查,胃镜复查溃疡缩小或愈合不是鉴别良、恶性溃疡的最终依据,必须重复活检加以证实。

（二）促胃液素瘤

促胃液素瘤亦称Zollinger-Ellison综合征,是胰腺非β细胞瘤分泌大量促胃液素所致。肿瘤往往很小(直径<1 cm),生长缓慢,半数为恶性。大量促胃液素可刺激壁细胞增生,分泌大量胃酸,使上消化道经常处于高酸环境,导致胃、十二指肠球部和不典型部位(十二指肠降段、横段,甚或空肠近端)发生多发性溃疡。促胃液素瘤与普通消化性溃疡的鉴别要点是该病溃疡发生于不典型部位,具有难治性特点,有过高胃酸分泌(BAO和MAO均明显升高,且BAO/MAO>60%)及高空腹血清促胃液素(>200 pg/mL,常>500 pg/mL)。

八、并发症

（一）出血

溃疡侵蚀周围血管可引起出血,出血是消化性溃疡最常见的并发症。

（二）穿孔

溃疡病灶向深部发展穿透浆膜层则并发穿孔。溃疡穿孔临床上可分为急性、亚急性和慢性 3 种类型，以第一种常见。急性穿孔的溃疡常位于十二指肠前壁或胃前壁，发生穿孔后胃肠的内容物漏入腹腔而引起急性腹膜炎。十二指肠或胃后壁的溃疡深至浆膜层时已与邻近的组织或器官发生粘连，穿孔时胃肠内容物不流入腹腔，称为慢性穿孔，又称为穿透性溃疡。这种穿透性溃疡改变了腹痛规律，变得顽固而持续，疼痛常放射至背部。邻近后壁的穿孔或游离穿孔较小，只引起局限性腹膜炎时称亚急性穿孔，症状较急性穿孔轻而体征较局限，且易漏诊。

（三）幽门梗阻

幽门梗阻主要是由 DU 或幽门管溃疡引起。溃疡急性发作时可因炎症水肿和幽门部痉挛而引起暂时性梗阻，可随炎症的好转而缓解；慢性梗阻主要由于瘢痕收缩而呈持久性。幽门梗阻临床表现：餐后上腹饱胀、上腹疼痛加重，伴有恶心、呕吐，大量呕吐后症状可以改善，呕吐物含发酵酸性宿食。严重呕吐可致失水和低氯低钾性碱中毒。可发生营养不良和体重减轻。体检可见胃型和胃蠕动波，清晨空腹时检查胃内有振水声。进一步做胃镜或 X 线钡剂检查可确诊。

（四）癌变

少数 GU 可发生癌变，DU 则否。GU 癌变发生于溃疡边缘，据报道癌变率在 1% 左右。长期慢性 GU 病史、年龄在 45 岁以上、溃疡顽固不愈者应提高警惕。对可疑癌变者，在胃镜下取多点活检做病理检查；在积极治疗后复查胃镜，直到溃疡完全愈合；必要时定期随访复查。

九、治疗

治疗的目的是消除病因、缓解症状、愈合溃疡、防止复发和防治并发症。针对病因的治疗如根除幽门螺杆菌，有可能彻底治愈溃疡病，是近年消化性溃疡治疗的一大进展。

（一）一般治疗

生活要有规律，避免过度劳累和精神紧张。注意饮食规律，戒烟、酒。服用 NSAID 者尽可能停用，即使未用亦要告诫患者今后慎用。

（二）治疗消化性溃疡的药物及其应用

治疗消化性溃疡的药物可分为抑制胃酸分泌的药物和保护胃黏膜的药物两大类，主要起缓解症状和促进溃疡愈合的作用，常与根除幽门螺杆菌治疗配合使用。现就这些药物的作用机制及临床应用分别简述如下。

1.抑制胃酸药物

溃疡的愈合与抑酸治疗的强度和时间成正比。抗酸药具中和胃酸作用，可迅速缓解疼痛症状，但一般剂量难以促进溃疡愈合，故目前多作为加强止痛的辅助治疗。H_2 受体拮抗剂（H_2RA）可抑制基础及刺激的胃酸分泌，以前一作用为主，而后一作用不如 PPI 充分。使用推荐剂量各种 H_2RA 溃疡愈合率相近，不良反应发生率均低。西咪替丁可通过血脑屏障，偶有精神异常不良反应；与雄性激素受体结合而影响性功能；经肝细胞色素 P450 代谢而延长华法林、苯妥英钠、茶碱等药物的肝内代谢。雷尼替丁、法莫替丁和尼扎替丁上述不良反应较少。已证明 H_2RA 全天剂量于睡前顿服的疗效与 1 天 2 次分服相仿。由于该类药物价格较 PPI 便宜，临床上特别适用于根除幽门螺杆菌疗程完成后的后续治疗，及某些情况下预防溃疡复发的长程维持治疗。质子泵抑制剂（PPI）作用于壁细胞胃酸分泌终末步骤中的关键酶——H^+-K^+-ATP酶，使其不可逆失活，因此抑酸作用比 H_2RA 更强且作用持久。与 H_2RA 相比，PPI 促进溃疡愈合的速度较快、溃疡愈合率较高，因此特别适用于难治性溃疡或 NSAID 溃疡患者不能停用 NSAID 时的治疗。对根除幽门螺杆菌治疗，PPI 与抗生素的协同作用较 H_2RA 好，因此是根除幽门螺杆菌治疗方案中最常用的基础药物。使用推荐剂量的各种 PPI，对消化性溃疡的疗效相仿，不良反应均少。

2.保护胃黏膜药物

硫糖铝和胶体铋目前已少用作治疗消化性溃疡的一线药物。枸橼酸铋钾因兼有较强抑制幽门螺杆菌作用,可作为根除幽门螺杆菌联合治疗方案的组分,但要注意此药不能长期服用,因会过量蓄积而引起神经毒性。米索前列醇具有抑制胃酸分泌、增加胃十二指肠黏膜的黏液及碳酸氢盐分泌和增加黏膜血流等作用,主要用于 NSAID 溃疡的预防,腹泻是常见不良反应,因会引起子宫收缩故孕妇忌服。

（三）根除幽门螺杆菌治疗

对幽门螺杆菌感染引起的消化性溃疡,根除幽门螺杆菌不但可促进溃疡愈合,而且可预防溃疡复发,从而彻底治愈溃疡。因此,凡有幽门螺杆菌感染的消化性溃疡,无论初发或复发、活动或静止、有无合并症,均应予以根除幽门螺杆菌治疗。

1.根除幽门螺杆菌的治疗方案

已证明在体内具有杀灭幽门螺杆菌作用的抗生素有克拉霉素、阿莫西林、甲硝唑（或替硝唑）、四环素、呋喃唑酮、某些喹诺酮类如左氧氟沙星等。PPI 及胶体铋体内能抑制幽门螺杆菌,与上述抗生素有协同杀菌作用。目前尚无单一药物可有效根除幽门螺杆菌,因此必须联合用药。应选择幽门螺杆菌根除率高的治疗方案力求一次根除成功。研究证明以 PPI 或胶体铋为基础加上两种抗生素的三联治疗方案有较高根除率。这些方案中,以 PPI 为基础的方案所含 PPI 能通过抑制胃酸分泌提高口服抗生素的抗菌活性从而提高根除率,再者 PPI 本身具有快速缓解症状和促进溃疡愈合作用,因此是临床中最常用的方案。而其中,又以 PPI 加克拉霉素再加阿莫西林或甲硝唑的方案根除率最高。幽门螺杆菌根除失败的主要原因是患者的服药依从性问题和幽门螺杆菌对治疗方案中抗生素的耐药性。因此,在选择治疗方案时要了解所在地区的耐药情况,近年世界不少国家和我国一些地区幽门螺杆菌对甲硝唑和克拉霉素的耐药率在增加,应引起注意。呋喃唑酮(200 mg/d,分 2 次)耐药性少见、价廉,国内报道用呋喃唑酮代替克拉霉素或甲硝唑的三联疗法亦可取得较高的根除率,但要注意呋喃唑酮引起的周围神经炎和溶血性贫血等不良反应。治疗失败后的再治疗比较困难,可换用另外两种抗生素(阿莫西林原发和继发耐药均极少见,可以不换),如 PPI 加左氧氟沙星(500 mg/d,每天 1 次)和阿莫西林,或采用 PPI 和胶体铋合用再加四环素(1 500 mg/d,每天 2 次)和甲硝唑的四联疗法。

2.根除幽门螺杆菌治疗结束后的抗溃疡治疗

在根除幽门螺杆菌疗程结束后,继续给予一个常规疗程的抗溃疡治疗(如 DU 患者予 PPI 常规剂量,每天 1 次,总疗程 2~4 周,或 H_2RA 常规剂量,疗程 4~6 周;GU 患者 PPI 常规剂量,每天 1 次,总疗程 4~6 周,或 H_2RA 常规剂量,疗程 6~8 周)是最理想的。这在有并发症或溃疡面积大的患者尤为必要,但对无并发症且根除治疗结束时症状已得到完全缓解者,也可考虑停药以节省药物费用。

3.根除幽门螺杆菌治疗后复查

治疗后应常规复查幽门螺杆菌是否已被根除,复查应在根除幽门螺杆菌治疗结束至少 4 周后进行,且在检查前停用 PPI 或铋剂 2 周,否则会出现假阴性。可采用非侵入性的 ^{13}C 或 ^{14}C 尿素呼气试验,也可通过胃镜在检查溃疡是否愈合的同时取活检做尿素酶及(或)组织学检查。对未排除胃恶性溃疡或有并发症的消化性溃疡应常规进行胃镜复查。

（四）NSAID 溃疡的治疗、复发预防及初始预防

对服用 NSAID 后出现的溃疡,如情况允许应立即停用 NSAID,如病情不允许可换用对黏膜损伤少的 NSAID,如特异性 COX-2 抑制剂(如塞来昔布)。对停用 NSAID 者,可予常规剂量常规疗程的 H_2RA 或 PPI 治疗;对不能停用 NSAID 者,应选用 PPI 治疗(H_2RA 疗效差)。因幽门螺杆菌和 NSAID 是引起溃疡的两个独立因素,因此应同时检测幽门螺杆菌,如有幽门螺杆菌感染应同时根除幽门螺杆菌。溃疡愈合后,如不能停用 NSAID,无论幽门螺杆菌阳性还是阴性都必须继续 PPI 或米索前列醇长程维持治疗以预防溃疡复发。对初始使用 NSAID 的患者是否应常规给药预防溃疡的发生仍有争论。已明确的是,对于发生 NSAID 溃疡并发症的高危患者,如既往有溃疡病史、高龄、同时应用抗凝血药(包括低剂量的阿司匹林)或糖皮质激素者,应常规予抗溃疡药物预防,目前认为 PPI 或米索前列醇预防效果较好。

（五）溃疡复发的预防

有效根除幽门螺杆菌及彻底停服 NSAID,可消除消化性溃疡的两大常见病因,因而能大大减少溃疡

复发。对溃疡复发同时伴有幽门螺杆菌感染复发(再感染或复燃)者,可予根除幽门螺杆菌再治疗。下列情况则需用长程维持治疗来预防溃疡复发:①不能停用 NSAID 的溃疡患者,无论幽门螺杆菌阳性还是阴性。②幽门螺杆菌相关溃疡,幽门螺杆菌感染未能被根除。③幽门螺杆菌阴性的溃疡(非幽门螺杆菌、非 NSAID 溃疡)。④幽门螺杆菌相关溃疡,幽门螺杆菌虽已被根除,但曾有严重并发症的高龄或有严重伴随病患者。长程维持治疗一般以 H_2RA 或 PPI 常规剂量的半量维持,而 NSAID 溃疡复发的预防多用 PPI 或米索前列醇,已如前述。

十、预后

由于内科有效治疗的发展,本病预后远较过去为佳,病死率显著下降。死亡主要见于高龄患者,死亡的主要原因是并发症,特别是大出血和急性穿孔。

(刘向前)

第六节　药物性肝病

药物性肝病是指某些药物所导致的肝脏损害。药物性肝病是一个十分复杂的疾病,药物本身或其代谢产物,或用药后发生变态反应都可以导致药物性肝病。药物性肝病肝脏损害的临床和病理类型很多,所致的肝脏损害的严重程度有很大差异,可以具有所有肝脏疾病的表现。临床上药物性肝病既可以是急性过程,也可以是慢性过程。轻者仅表现为血清酶学检查异常,重者可诱发急性暴发性肝衰竭或慢性进行性肝病。

一、流行病学

据文献报道,因黄疸而住院的患者中,大约 5% 可能由药物所致,大约 10% 的肝病与药物有关,急性重型肝炎中 20%～50% 与药物有关。统计数据表明,在所有药物不良反应中,药物性肝病占 5%～10%。

二、病因

目前已知有 800 多种不同的药物可以导致药物性肝病,随着新药的不断问世,药物性肝病发病率也会不断增加。在我国,抗结核药导致的药物性肝损害占首位,其他较常见的药物有抗生素、非甾体抗炎药、抗肿瘤药等,值得注意的是近年中草药所致肝损害的比例上升,占药物性肝病的 20%～25%。表 2-2 列出了可导致药物性肝病的一些常见药物。

三、发病机制

各种药物导致药物性肝病的发病机制不尽相同,但本质都是药物的毒性和人体功能状况、个体易感性等因素相互作用的结果。

药物在肝脏内的代谢过程一般可分为两个阶段:药物在氧化还原酶(或水解酶)作用下生成中间代谢产物,称为第一相反应;上述中间代谢产物在转移酶作用下产生水溶性高的结合产物,称为第二相反应。第一相反应可产生更具化学活性的代谢产物,大多含极性基团,如羟基、羧基、氨基或巯基等,可对肝细胞产生损害。第二相反应可使第一相反应的代谢产物与葡萄糖醛酸酯、硫酸酯、谷胱甘肽及甲基、乙基等基团结合,使这些第一相反应的代谢产物灭活,增加其水溶性而排泄。位于光面内质网的细胞色素 P450 酶系是肝脏药物代谢第一相反应中最重要的酶系,细胞色素 P450 基因产物的个体变异、细胞色素 P450 酶的活力的个体差异直接影响药物对肝脏的损害。

表 2-2 肝损害常见药物举例

抗生素类药物	四环素、红霉素、磺胺、氯霉素、青霉素等
抗结核药物	异烟肼、利福平、吡嗪酰胺、乙胺丁醇等
抗真菌药物	两性霉素 B、灰黄霉素、酮康唑等
肿瘤化学治疗药物	环磷酰胺、白消安、洛莫司汀、阿柔比星等
口服避孕药	甾体类避孕药
非甾体抗炎药	对乙酰氨基酚、阿司匹林、吲哚美辛等
免疫抑制剂	硫唑嘌呤、甲氨蝶呤、环孢素等
神经精神类药物	氯丙嗪、卡马西平、苯妥英钠等
麻醉药	氟烷、安氟烷、异氟烷等
循环系统药物	甲基多巴、奎尼丁、硝苯地平、胺碘酮等
降脂药	烟酸、他汀类及贝特类
口服降糖药	甲苯磺丁脲、氯磺丙脲等
中草药	苍耳子、雷公藤、千里光、火把花根、土三七、雄黄等

（一）毒性代谢产物的直接作用

某些药物在肝脏内经过细胞色素 P450 酶的作用,转化为有毒代谢产物,产生有活性的自由基、亲电子基和氧自由基,它们均可与细胞的大分子物质,如蛋白质、核酸、脂质共价结合或导致脂质过氧化,引起肝细胞损害或坏死。其损害程度与药物剂量相关。

自由基引起细胞膜和细胞器膜的不饱和脂肪酸过氧化,改变了膜的流动性和通透性,导致钙离子内流入细胞质,细胞内钙离子浓度升高,破坏了细胞的结构,并使氨基酸功能基团受损,造成肝细胞坏死。亲电子基可与肝细胞蛋白质的巯基结合,导致细胞膜的钙离子转运障碍。细胞核内的 DNA 也是亲电子基的靶分子,如与其共价连接,可引起 DNA 突变,可诱发肝癌。亲电子基与大分子物质共价连接所形成的分子复合物,形成新抗原,可诱发自身免疫性肝损害。氧自由基可造成细胞膜脂质过氧化,造成肝细胞的损害。

肝细胞具有防御药物导致肝细胞损伤的功能。其中最重要的是谷胱甘肽,谷胱甘肽可提供活性巯基,与亲电子基共价结合,从而达到内源性解毒作用;谷胱甘肽通过维持细胞内蛋白质巯基的还原状态,起到抗氧化功能;谷胱甘肽还可以清除细胞内的自由基。

（二）干扰肝细胞正常代谢

某些药物或其代谢产物可以干扰肝细胞正常的代谢过程,继而导致肝细胞的损伤。如乙硫氨酸可以与甲硫氨酸竞争 ATP,影响了甲硫氨酸的利用。有些药物可以干扰毛细胆管膜上转运器的功能,影响胆汁内胆盐、胆红素、磺溴酞钠的排泄。雌二醇可影响肝窦细胞膜 Na^+-K^+-ATP 酶的活性,使胆汁排泄减少,雌激素的这一作用可以被 S-腺苷蛋氨酸逆转。

（三）变态反应

药物可以以半抗原形式与体内某些蛋白质、多肽及多糖等发生不可逆性结合,形成共价结合的全抗原,经巨噬细胞加工后,被致敏的 T 淋巴细胞识别,产生 T 杀伤细胞和抗体依赖性细胞介导的细胞毒作用。也可以是带亲电子基或自由基的药物代谢产物与肝细胞的蛋白质结合,形成抗原,诱发免疫反应。造成免疫性肝损害的药物包括苯妥英钠、磺胺类药物、氟烷等,常伴有关节炎、皮疹、肾炎等变态反应所导致的病变。慢性药物性肝病患者外周血内可检测到多种自身抗体。

四、影响药物肝毒性的因素

许多因素可以影响药物在肝细胞内的代谢过程,从而影响药物对肝细胞的毒性,现在发现这些因素主要为营养状况、年龄、性别、遗传、内分泌功能以及某些原有疾病等。

（一）营养状况和饮食习惯

营养缺乏可导致细胞色素 P450 酶的活力和量降低，同样也可以导致肝细胞内具有保护作用的物质缺乏，如谷胱甘肽、维生素 C、维生素 B_2。肥胖者对氟烷、对乙酰氨基酚、甲氨蝶呤的易感性增加。

长期饮酒可使体内谷胱甘肽消耗过多、合成不足，还可引起肝细胞内细胞色素 P450 酶的功能降低，不能有效地清除体内的反应性代谢产物，因而对药物肝毒性的易感性增加。酒精还能增加甲氨蝶呤、异烟肼、对乙酰氨基酚等药物的肝毒性。

（二）年龄

婴儿出生时第二相反应几乎缺失，故对药物毒性更敏感；老年人肝细胞内微粒体酶活性降低，肝肾功能减退，对某些药物的代谢能力下降，也容易发生药物性肝病。

（三）性别

男性的细胞色素 P450 酶的量较女性多，临床上某些药物所致的药物性肝病女性较男性多见。妊娠可加重肝脏的负担，在妊娠期使用某些药物可诱发肝脏脂肪变性。另外，特异性变态反应所导致的药物性肝损害也多见于女性。

（四）原有疾病

多种疾病可以影响药物在体内的代谢。胆道梗阻可抑制细胞色素 P450 酶系统；肝脏疾病使肝脏对药物的代谢能力降低，药物蓄积于肝脏造成肝细胞损害；肾功能损害能增加机体对四环素、别嘌呤醇的易感性；风湿热及类风湿关节炎增加机体对阿司匹林的易感性；甲状腺功能亢进增加机体对四氯化碳的易感性。

（五）遗传因素

遗传性特异体质或遗传因子的变异均可使某些人对一些药物的敏感性增加，例如某些药物在肝细胞内代谢的第一相反应和第二相反应在不同的种族之间有明显的差异。

（六）药物的剂量、疗程、用药方式和联合用药

一般来说，药物剂量越大，疗程越长，肝损伤越严重。如常规剂量的对乙酰氨基酚较少引起肝损害，如超剂量使用，肝损害的发生率明显增加；异烟肼多在用药 3 个月以后出现肝脏损害。

某些药物在联合应用时，其肝毒性增大，例如抗结核药利福平、异烟肼联合用药较单一用药的肝毒性更大。用药方式也对药物性肝损害有影响，一般每天小剂量给药的危险性大于每周 1 次大剂量给药；四环素静脉途径给药易出现肝毒性，而口服很少出现。

五、临床及病理表现

药物性肝病的临床及组织学表现差异很大，最常见的两种损害类型是肝细胞性损害和胆汁淤积性损害，有些药物可以产生多种类型的损害。有些病例没有症状，但有 ALT、AST 升高。药物性肝损害多有潜伏期，用药后 2 周内发病者占 50%～70%，8 周内发病者达 80%～90%。

（一）急性肝细胞损伤

急性肝细胞损伤的典型损害是肝细胞变性、坏死。坏死的严重程度不一，可以是点状坏死、灶性坏死、桥状坏死、大片状坏死或弥漫性坏死。可见嗜酸性小体，汇管区和肝小叶内有多种炎症细胞浸润，肝巨噬细胞增多，有时可见纤维化，大片状坏死可伴有肝脏网状结构的塌陷。病变主要发生于肝小叶第 3 区，少数可见于第 1 区和第 2 区，因为第 3 区药物代谢酶的浓度最高，且窦状隙内氧浓度最低。

临床表现主要有乏力、食欲缺乏、恶心、呕吐、皮肤巩膜黄染等急性肝炎样症状，重者可发生急性暴发性肝衰竭。肝脏可肿大。肝功能检查主要是谷丙转氨酸（ALT）、谷草转氨酶（AST）水平明显升高，碱性磷酸酶可正常或轻度升高，胆红素也有不同程度升高，若伴有胆红素明显升高，表示病情较严重。

造成急性肝细胞损伤的药物主要有麻醉药（氟烷、恩氟烷等）、非甾体抗炎药（对乙酰氨基酚、双氯芬酸、舒林酸等）、抗惊厥药（苯妥英钠、卡马西平、丙戊酸等）、抗微生物药（异烟肼、利福平、酮康唑、磺胺嘧

啶、吡嗪酰胺等）。

（二）胆汁淤积

药物所致的胆汁淤积性肝损伤的临床表现和实验室检查与肝内胆汁淤积相似。皮肤瘙痒、小便黄、皮肤巩膜黄染、食欲缺乏等症状比较明显，血清碱性磷酸酶、γ-谷氨酰转肽酶水平升高是突出的生化改变，ALT、AST 可轻度升高。药物所致的胆汁淤积性肝损伤可以分为以下 3 种类型。

1.非炎症性胆汁淤积

非炎症性胆汁淤积又称单纯淤胆型，表现为肝细胞分泌胆汁异常。病理变化主要是肝小叶中心区淤胆，没有或很少有肝细胞变性、坏死，毛细胆管内有胆栓，肝细胞和肝巨噬细胞内有胆色素沉着，电镜下可见毛细胆管扩张，微绒毛缩短或消失，毛细胆管周围溶酶体增多。此型多由雌激素、雄激素、合成类固醇类药物所致，其中甲睾酮最为常见，常在服药数月后出现黄疸。

2.炎症性胆汁淤积

其特征以胆汁淤积为主，伴明显的肝细胞变性、坏死，汇管区有多种炎症细胞浸润，肝细胞可见气球样变性、轻度脂肪变性、灶性坏死。此型损害除药物的毒性作用外，常有变态反应、免疫性肝损害参与。多由氯丙嗪、依托红霉素、阿莫西林-克拉维酸、丙硫氧嘧啶、吡罗昔康、磺胺类、吩噻嗪类、三环类抗抑郁药等药物所致，预后一般较好。

3.胆管性胆汁淤积

此型较少见，临床表现与原发性胆汁性肝硬化相似。损伤的特征是小叶间淤胆，并有进行性小胆管破坏、消失。常由氟氯西林、噻苯达唑等药物所致。

另外，氟尿苷经肝动脉灌注化学治疗后可出现一种特殊类型的药物性肝损害，氟尿苷可诱发血管炎，导致胆管缺血性损伤，造成弥漫性胆管狭窄，表现类似于原发性硬化性胆管炎。

（三）脂肪变性（脂肪肝）

药物的肝细胞毒性可导致肝内蛋白质合成受到抑制，极低密度脂蛋白减少，甘油三酯在肝细胞内堆积，形成脂肪肝。临床上患者常有乏力、右上腹隐痛等症状，可有肝脏肿大，血清 ALT 水平可升高。其病理变化主要有大泡型和小泡型两种类型。

1.大泡型脂肪变性

大泡型脂肪变性多为慢性，病理改变主要是肝细胞内脂肪滴融合成大泡，占据肝细胞体积的大部分。还可见到肝细胞 Mallory 小体形成、气球样变、小叶炎症、窦周炎症和窦周纤维化等改变。此型损害典型的是由皮质类固醇、酒精、甲氨蝶呤、硫唑嘌呤、丝裂霉素等药物引起。

2.小泡型脂肪变性

此型比较少见，多为急性，与妊娠期急性脂肪肝和瑞氏综合征相似。通常伴有明显的肝细胞功能异常，并可导致暴发性肝衰竭。病理改变主要是脂肪小滴在整个肝细胞内沉积，镜下肝细胞呈泡沫样改变。大剂量静脉滴注四环素，口服丙戊酸、布洛芬、吡罗昔康等药物可导致此型肝细胞损伤。

（四）慢性肝细胞损害

一些药物导致的药物性肝损害临床过程呈慢性发展，其临床表现、血清学改变和组织学变化类似于慢性肝炎，甚至可引起肝纤维化和肝硬化。

1.慢性肝炎

药物引起的慢性肝损害通常发病缓慢，可无明显症状或症状轻微。患者常有乏力、食欲缺乏、厌食、上腹不适等症状，部分患者有肝外表现，如关节痛、多毛、闭经、皮肤黏膜病变、痤疮等。血清 ALT、胆红素、γ-球蛋白水平升高，凝血酶原时间延长，还可出现抗核抗体、抗平滑肌抗体阳性。如并发亚急性重型肝炎，可出现腹水、门静脉高压、肝性脑病和肝肾综合征。肝活检肝细胞局灶性变性、坏死，伴有汇管区和小叶内炎症细胞浸润。

2.肝硬化

药物可以引起结节性肝硬化、胆汁性肝硬化和淤血性肝硬化。

（五）变态反应

药物诱发免疫反应导致的肝损害病理改变主要是肝细胞灶性坏死、区带性坏死，临床表现除肝功能损害的症状外，可有发热、皮疹、嗜酸性细胞计数增多、关节炎、肾炎等。

（六）特殊类型的药物性肝损害

1.肝肉芽肿

据统计，大约 1/3 肉芽肿性肝炎是由药物导致的，常见的诱发药物包括奎尼丁、别嘌呤醇、苯妥英钠、卡马西平、磺胺类等。患者有发热、厌食、食欲缺乏、皮肤巩膜黄染、右上腹痛等症状，常伴有全身过敏和血管炎症状。肝活检可见炎症细胞浸润和肉芽肿形成，肉芽肿多为局灶性，全身其他组织也可有肉芽肿形成。

2.肝磷脂病

服用胺碘酮、马来酸哌克昔林等药物可引起肝磷脂病，是由于药物导致溶酶体磷脂失活，磷脂分解受抑制，从而引起肝细胞内磷脂沉积，磷脂亦可在其他组织沉积。组织学特点与酒精性肝病相似，可见 Mallory 小体、小胆管增生、肝细胞脂肪变性、炎症细胞浸润。患者有 ALT 水平升高、肝脏肿大、皮肤病变、神经病变等表现。

3.肝脏紫斑病

长期口服雌激素、雄激素、6-巯基嘌呤、避孕药等药物可导致该病。本病发病机制不清，可能是药物损伤肝窦内皮细胞，网状支架塌陷，阻塞了肝血窦血流，导致肝窦扩张。病理学上，在肝脏表面及切面上可见大小不等的、充满血液的囊性空腔，显微镜下可见肝窦囊样扩张，窦周间隙扩张，腔内充满红细胞和胶原纤维。还可见肝细胞灶性坏死、胆汁淤积、小胆管增生。该病的发生可无临床症状，或仅有肝脏增大，但病情严重者可发生腹腔出血，肝、肾衰竭，病死率较高。本病禁做肝穿刺活检，超声、CT 检查有助于诊断。

4.肝静脉血栓形成

长期口服避孕药可影响凝血机制，引起肝静脉血栓形成和栓塞、肝静脉狭窄、肝脏淤血，临床上表现为布加综合征，出现腹胀、顽固性腹水、肝脏增大。病理学上可见肝小叶中央静脉扩张、肝窦充血、肝小叶中央区坏死，以后肝纤维化、肝硬化。

5.肝小静脉闭塞症

乌拉坦、硫唑嘌呤、千里光生物碱等药物可导致本病。病变主要累及中央静脉，肝小叶中央区肝窦充血，肝细胞坏死，之后肝纤维化、肝硬化。

6.肝脏肿瘤

长期口服避孕药、雄激素可引起肝脏良性腺瘤，其发生与服药时间及剂量有关。腺瘤恶变，可发生肝细胞癌或胆管细胞癌，但血清甲胎蛋白（AFP）测定水平通常不高。

7.特发性门静脉高压症

长期接触石灰、硫酸铜杀虫剂均可引起本病。病理特点是肝内门静脉末梢闭塞，门静脉血栓形成，汇管区纤维化。临床表现为门静脉高压症。

六、诊断

提高对本病的警惕性，本病的诊断并不困难。但因为药物性肝病的临床表现和实验室检查没有特异性，并且有时被患者原有疾病所掩盖，所以易被误诊。

急性药物性肝病常常有明确的服药史、较典型的临床症状和血清学改变，结合停用可疑药物后的效应，往往可以作出诊断。在诊断时应该注意用药剂量、用药途径、用药时间、合并用药、用药和肝脏损害的时间关系等因素。

慢性药物性肝病症状隐匿，由于患者常常患有其他疾病，并且大多接受多种药物治疗，要确定用药和肝脏损害之间的关系很困难。需要详细了解患者的全部用药史（包括发病前 3 个月内使用过的药物）、饮酒史、有无肝病、有无药物过敏史、有无过敏性疾病、原患疾病是否可累及肝脏等情况，根据药物接触史、临床表现、实验室检查作出诊断。

诊断药物性肝病可参考以下条件。

(1)肝脏损害出现在用药后1～4周,也可于用药后数月才出现。

(2)有发热、皮疹、瘙痒、关节痛、淋巴结肿大等肝外症状,如有系统性脉管炎,更有助于诊断。

(3)停药后血清ALT在1周后开始逐步下降,其他肝功能指标也有好转。

(4)可排除酒精、病毒性肝炎或其他疾病所致肝脏损害。

(5)血常规检查嗜酸性细胞>6%,单核细胞增多。

(6)淋巴细胞转化试验和(或)巨噬细胞(或白细胞)移动抑制试验阳性。

(7)提示药物性肝病的组织学改变。

(8)偶尔再次用药可再次发生肝损害。

凡符合上述第1条,加(2)～(8)条中任意两条,可考虑诊断药物性肝病。

七、治疗

(一)停用相关药物

立即停用与肝损害相关的药物是治疗的关键。很多患者在停用相关药物后,肝功能可恢复正常,对与可疑药物相似的药物亦属禁忌。如患者的药物不能停用,则应全面权衡相关的利弊,改变用药剂量、用药方法,并定期检测肝功能。

(二)支持治疗

患者应卧床休息,有利于减轻肝脏负担,有助于肝细胞修复和再生。应补充足够的蛋白质、热量、B族维生素、维生素C和维生素E,以利于肝细胞修复和再生。但摄入的热量不宜过多,以免形成脂肪肝。同时要注意维持水、电解质和酸碱平衡。

(三)清除体内药物

胃肠道内残留的药物可以通过洗胃、导泻等方法清除。对于血液内的残留药物,可根据药物在体内分布的情况,采用血液透析、利尿等方法清除。

(四)药物治疗

补充谷胱甘肽可以保护肝细胞膜,并与药物代谢产物结合,消除脂质过氧化,减轻药物的肝毒性。可每天1.2 g静脉滴注。多烯磷脂酰胆碱是体内不能合成的必需磷脂,可以结合到肝细胞膜的结构中,有益于肝细胞的再生,改善肝脏损害的组织学变化,并改善肝功能。常用剂量为每天0.5～1.0 g静脉滴注,病情较轻者可以减量或口服。也可选用水飞蓟素、腺苷蛋氨酸等,有出血倾向者可用维生素K_1。

有明显胆汁淤积者,可用熊去氧胆酸。有报道患者使用熊去氧胆酸治疗后,血清ALT、胆红素、碱性磷酸酶等指标下降,肝脏组织学改变有所改善。其机制可能与改善肝细胞功能、扩张毛细胆管、增加胆汁酸排泄有关。常用剂量为100～200 mg,每天3次。苯巴比妥可促进胆红素与葡萄糖酸、γ-球蛋白的结合,增加其转运,降低血浆胆红素浓度,还可增加细胞膜Na^+-K^+-ATP酶的活性。常用剂量为40～60 mg,每天3次。

糖皮质激素用于药物性肝炎胆汁淤积目前尚有争议。一般认为,糖皮质激素具有非特异性抗炎、促进某些酶的合成、促进胆汁分泌、抑制过敏和免疫反应等作用,但临床应用疗效不甚满意,且有较多不良反应,应慎重使用。可用泼尼松30 mg/d,用药5天如胆红素下降40%～50%,则减量继续使用,总疗程2周;如用药7天无效,应停药。

对乙酰氨基酚引起的药物性肝病可用N-乙酰半胱氨酸解毒。

病情严重的药物性肝病可发生肝性脑病、肝衰竭,应按肝性脑病、肝衰竭给予相应处理,必要时可考虑肝移植。

八、预防

药物性肝病是一种医源性疾病,应提高警惕,预防其发生,尽量把药物性肝病的发生率降到最低。一般应注意以下几点。

（1）注意用药安全,尽量选用肝毒性较小的药物;严格遵守药典规定的剂量、疗程,尽量避免大剂量、长疗程使用同一种药物。

（2）了解有无药物性肝病的易患因素,如患者的年龄、性别、营养状况、有无药物过敏史及过敏性疾病,有无饮酒史、肝肾功能情况等。

（3）尽量避免同类药物的重复使用。

（4）用药期间血清转氨酶、胆红素、碱性磷酸酶等指标和肝脏影像学检查应该作为常规检查项目定期复查,以便及时发现药物性肝损害。

（5）一旦出现肝功能异常,应立即停药,并避免再次使用相同或化学结构相似的药物。

九、预后

急性药物性肝损害如能及时诊断、立即停药,经适当处理后大多数患者预后良好,一般1～3个月内肝功能逐步恢复。如有大片状或弥漫性肝细胞坏死,则预后较差,可发生肝衰竭或合并肾功能损害,病死率较高。慢性药物性肝病由于临床表现隐匿,大多无法及时诊断,常进展为肝硬化,预后大多较差。

（邢慧慧）

第七节 脂 肪 肝

脂肪肝是指各种原因引起的肝细胞内脂肪堆积,最早于1842年由W.Bowman提出,随后的研究资料主要来自肝活检病理学报道。20世纪80年代起,随着B超和CT检查的普及,脂肪肝作为一种常见的影像学发现逐渐引起临床关注,但真正将脂肪肝作为一种临床综合征或者独立性疾病来对待,还是在1986年F.Schafner等提出脂肪性肝病(fatty liver disease,FLD)概念之后。病理上,FLD指病变主体位于肝小叶,并以肝细胞大泡性脂肪变性和脂肪贮积为主要改变的广泛疾病谱,包括单纯性脂肪肝、脂肪性肝炎、脂肪性肝硬化三种主要类型,临床上则有酒精性脂肪性肝病(alcoholic liver disease,ALD)(简称酒精性肝病)和非酒精性脂肪性肝病(non-alcoholic fatty liver disease,NAFLD)之分。

一、概念

脂质是生物体内的一类重要物质,主要分为脂肪和类脂两大类。前者即中性脂肪-甘油三酯(triglyceride,TG),后者包括磷脂、胆固醇/胆固醇酯、类固醇及糖脂。正常人每100g肝脏湿重含4～5g脂质,主要用于构成生物膜的脂质双层结构,其中磷脂占50%以上,TG占20%,游离脂肪酸(free fatty acid,FFA)占20%,胆固醇占7%,其余为胆固醇酯等。

肝脏是人体内脂质代谢最为活跃的器官,肝细胞在体内脂质的摄取、转运、代谢及排泄中起着重要作用。在正常肝组织内,仅贮存维生素A的肝星状细胞胞质内含有少量脂滴,而肝细胞由于其脂质合成与排泄保持动态平衡,一般并无脂质堆积,仅偶见营养良好者肝小叶内散在性肝细胞脂滴存在(一般不超过5%)。

当肝内脂肪含量超过肝脏湿重的5%,或肝组织切片光镜下每单位面积见30%以上肝细胞有脂滴存在时,称为脂肪肝。脂肪肝时肝细胞内异常蓄积的脂质50%以上为TG,其他脂类成分、糖原含量、蛋白质及水分也相应增加,但磷脂/胆固醇酯比例常下降。

绝大多数的脂肪肝是TG在肝内积聚所致,但也可由其他脂质引起,如脂代谢酶的遗传性缺陷而导致类脂在单核巨噬细胞系统异常沉积的类脂质沉积病、酸性脂酶缺乏症、胆固醇酯贮积病、戈谢病(葡萄糖脑苷脂堆积)等,以及由于胺碘酮、环己哌啶等药物诱发的肝细胞溶酶体磷脂沉积病。通常所述脂肪肝主要指肝细胞胞质内 TG 堆积,根据其脂滴大小不同分为小泡性、大泡性以及混合性脂肪肝三种类型,前者因呈急性经过故有急性脂肪肝或特殊类型脂肪肝之称,狭义的脂肪肝即 FLD 主要指慢性大泡性或大泡性为主的混合性脂肪肝。丙型肝炎、自身免疫性肝病、肝豆状核变性等有时虽也可引起肝细胞内 TG 异常堆积,但因其有特定疾病命名,故亦不属于 FLD 范畴。

二、病理学

大体观察肝脏外形常呈弥漫性肿大,边缘钝而厚,质如面团,压迫时可出现凹陷,表面色泽苍白或带灰黄色,切面呈黄红或淡黄色,有油腻感。肝组织切片苏木精-伊红染色或油红 O 脂肪染色光镜下示肝细胞肿大,胞质内含有数量不等及大小不一的脂滴或脂肪空泡。多数病例脂滴首先累及肝腺泡三区,但亦有以肝腺泡一区病变为主者,严重时脂滴弥漫累及整个肝腺泡。

根据肝脏脂肪含量占肝湿重的比例,或肝组织切片苏木精-伊红染色或脂肪染色光学显微镜下脂肪变性肝细胞占视野内总体肝细胞的百分比,可将脂肪肝分为轻度、中度和重度三种类型(表 2-3)。光镜下肝小叶内不足 30%视野的肝细胞内有脂滴存在称为肝细胞脂肪变性。根据肝细胞脂肪变性累及的范围可将脂肪肝分为常见的弥漫性脂肪肝和弥漫性脂肪肝伴正常肝岛以及少见的局灶性脂肪肝。

表 2-3 脂肪肝的组织学分型

类型	脂肪/肝重(%)	脂变肝细胞/总的肝细胞(%)
轻度	≥5	≥30
中度	≥10	≥50
重度	≥25(～50)	≥75

起初肝细胞内蓄积的脂质呈多个无膜包绕的微球状,直径 1～3 μm,位于肝细胞胞质无结构区域,胞核居中。当脂滴数量增多、直径增大至 5 μm 时,光镜下可见脂滴呈串珠状聚集在肝细胞窦面,进而细胞质内充满这些微小脂滴,此即小泡性脂肪变。随着肝内脂肪含量增加,微小脂滴大小可保持不变或迅速融合成单个或多个直径大于 25 μm 的大脂滴,将细胞核和细胞器挤压至细胞边缘,此即大泡性脂肪变。大泡性脂肪变在吸收消散时往往先变成多个小的脂滴。因此,小泡性脂肪变可为大泡性脂肪变的轻型、前期或恢复期的表现形式。

小泡性脂肪肝一般不伴有肝细胞坏死和炎症,但其线粒体损害明显。而大泡性脂肪肝常呈慢性经过,病程早期表现为单纯性脂肪肝,肝活检仅示肝细胞脂肪变性;进一步为发展为脂肪性肝炎,即在脂肪变的基础上合并肝细胞气球样变、小叶内炎症,并常伴有肝细胞点状坏死及肝纤维化;晚期可通过进展性肝纤维化最终发生脂肪性肝硬化。

三、病因学

(一)大泡性脂肪肝

大泡性脂肪肝的主要病因:①营养缺乏,如恶性营养不良病、消瘦、全胃肠外营养(total parenteral nutrition,TPN)、热带儿童肝硬化、重度贫血、低氧血症以及短期饥饿、体重急剧下降等;②营养过剩,包括肥胖、2 型糖尿病、高脂血症以及短期内体重增长过快等;③药物性,包括氨丝氨酸、博莱霉素、嘌呤霉素、四环素等抗生素,天冬酰胺、氮胞苷、氮尿苷、甲氨蝶呤等细胞毒性药物,以及华法林、二氯乙烷、乙硫胺酸、溴乙烷、雌激素、糖皮质激素、酰肼、降糖氨酸、雄激素、黄樟醚等其他药物;④中毒性,包括锑、钡盐、硼酸盐、二硫化碳、铬酸盐、低原子量的稀土、铊化物、铀化物、有机溶剂、毒蕈以及乙醇及其代谢产物乙醛等;⑤先天代谢性疾病,如脂质萎缩性糖尿病、家族性内脏脂肪变、半乳糖血症、糖原累积病、遗传性果糖不耐受、高胱氨酸尿症、系统性肉碱缺乏症、高酪氨酸血症等;⑥其他,如丙型肝炎、炎症性肠病、胰腺疾病、获得性免疫缺陷综合征、结核病,以及空-回肠旁路术、胃成形术、广泛小肠切除术、胆胰转流术等外科手术。其中肥胖症、空-回肠短路手术、TPN、糖尿病、乙醇、大剂量雌激素等因素可引起脂肪性肝炎,而其他因素一般只引起单纯性脂肪肝。

（二）小泡性脂肪肝

小泡性脂肪肝的主要病因有妊娠急性脂肪肝，瑞氏综合征，丙戊酸钠、四环素、水杨酸、非阿尿苷等药物中毒，磷、蜡样芽孢杆菌毒素中毒，先天性尿素酶缺乏症，线粒体脂肪酸氧化基因缺陷，乙醇性泡沫样脂肪变性，以及丁型肝炎等。

（三）肝磷脂沉积症

肝磷脂沉积症主要由于溶酶体内磷脂内堆积，常见病因包括酸性脂酶缺乏症，胆固醇酯贮积病，以及胺碘酮、环己哌啶等药物中毒，后者尚可引起脂肪性肝炎。

各种致病因素与其肝脂肪变类型之间虽有一定相关性，但有时并不尽然。例如，酗酒主要引起大泡性脂肪肝，但偶亦可导致小泡性脂肪肝，同样妊娠和艾滋病既可引起小泡性脂肪肝也可导致大泡性脂肪变。就肝病理学改变而言，至今无法准确区分酒精性和非酒精性 FLD。尽管现有检测手段十分先进，但至今仍有 20% 左右的脂肪肝病因不明。

四、发病机制

脂肪肝的发病机制复杂，主要涉及正常的肝细胞发生 TG 堆积、脂肪变性的肝细胞发生气球样变和点状坏死、小叶内炎症以及脂肪肝并发纤维化等诸方面。

（一）单纯性脂肪肝

各种致病因素可通过影响以下一个或多个环节导致肝细胞 TG 堆积。①高脂饮食、高脂血症以及外周脂肪组织动员增加导致脂肪的合成原料游离脂肪酸（FFA）输送入肝增多；②线粒体功能障碍导致肝细胞 FFA 氧化磷酸化以及 β 氧化减少；③肝细胞合成 TG 能力增强或从碳水化合物转化为 TG 增多，或肝细胞从肝窦乳糜微粒残核内直接摄取 TG 增多；④极低密度脂蛋白（very low density lipoprotein，VLDL）合成及分泌减少导致 TG 转运出肝障碍。

小泡性脂肪肝主要由于线粒体功能障碍导致 FFA 氧化利用减少所致，而大泡性脂肪肝则与肝细胞脂质合成与排泄失衡有关，其中胰岛素抵抗相关的营养过剩性脂肪肝主要由脂肪合成显著增多所致，而营养不良以及某些药物和毒性物质则主要通过影响 VLDL 的合成与分泌而诱发脂肪肝。肝脏局部血流供应异常可能与局灶性脂肪肝以及弥漫性脂肪肝伴正常肝岛有关。

（二）脂肪性肝炎

单纯性脂肪肝是 FLD 的早期阶段，尽管脂肪变性的肝细胞尚能存活，但其对各种继发打击特别敏感。单纯性脂肪肝时伴存或继发的胰岛素抵抗、FFA 增多、肝脏细胞色素 P450（cytochrome P450，CYP）2E1 和 CYP4A 表达增强、氧应激和脂质过氧化损伤、肠源性内毒素血症或肝脏对内毒素敏感性增强、肝巨噬细胞激活及其释放的炎性细胞因子和介质等，均可导致脂肪变的肝细胞发生气球样变性、点状坏死，同时吸引中性粒细胞和淋巴细胞趋化至肝小叶内，从而形成脂肪性肝炎。此外，氧应激可通过形成活性氧引起肝细胞内蛋白质、DNA 和脂质变性并积聚，进而形成马洛里小体并激发自身免疫反应。因此，氧应激/脂质过氧化损伤在脂肪性肝炎的发生中可能起重要作用。

（三）脂肪性肝纤维化

与酒精性脂肪肝可直接导致肝纤维化不同，非酒精性脂肪肝必须通过脂肪性肝炎这一中间阶段过渡才能进展为肝硬化，提示导致脂肪性肝炎的各种因素及其所致炎症本身为脂肪性肝纤维化发生的前提条件。脂肪肝时肝组织内异常增加的脂质（特别是过氧化脂质）、FFA，以及可能并存的铁负荷过重和高瘦素血症，均可通过增强脂质过氧化反应和（或）刺激肝巨噬细胞释放炎症介质，进而促进肝星状细胞激活、转化及合成大量细胞外基质，从而诱发进展性肝纤维化。肝微循环障碍、肝细胞缺血缺氧等因素也参与脂肪性肝纤维化的发病。

临床病理研究表明，绝大多数 FLD 处于单纯性脂肪肝阶段，仅有部分病例并发脂肪性肝炎，而进展性肝纤维化和肝硬化者则更少见。为此，Day 和 James 的"多重打击"学说认为，胰岛素抵抗等初次打击主要导致肝细胞脂肪变性并启动细胞适应程序,而这些适应反应可增加细胞对其他应激的反应性,结果通过氧应激/脂质过氧化损伤等二次打击诱发肝细胞坏死和炎症浸润。而接着增加的炎症介质可激活肝星状细胞诱发肝纤维化。除非能够及时阻止炎症-坏死循环,引起细胞外基质的降解超过合成,否则将会发生肝硬化。

五、流行病学

急性脂肪肝非常少见,普通人群患病率一般低于10/100 000,但其分布国家和地区广泛。1984年美国产妇妊娠急性脂肪肝发病率为1/13 328,怀孕双胞胎、初产妇以及后代为男性者发病率相对较高,病因不明,部分病例可能与静脉滴注大剂量四环素有关。1973年美国报道瑞氏综合征2 900例,其中800例死亡,并且98%患者年龄小于20岁,当时推测其发病率为2.8%~4.7%。流感病毒、水痘病毒感染和(或)服用阿司匹林以及宿主的易感性可能与其发病有关。近来随着对其发病危险因素的控制,瑞氏综合征发病率明显下降,在1980-1997年间新发瑞氏综合征1 207例。我国仅有妊娠急性脂肪肝、瑞氏综合征以及四氯化碳中毒性脂肪肝的零星报道。

通常流行病学所调查的脂肪肝为慢性脂肪肝。在西欧地区、日本和美国,B超普查显示普通成人脂肪肝检出率高达25%,脂肪肝现已成为健康体检人群血清转氨酶升高的常见原因,嗜酒和肥胖与脂肪肝的高发密切相关,地理分布和尸体解剖学显示,肝硬化的流行率在肥胖的嗜酒者中最高,提示长期饮酒和肥胖对脂肪肝的发病有协同作用。目前脂肪肝的起病渐趋低龄化,日本儿童脂肪肝的患病率高达2.6%。

我国目前已有多篇通过B超调查脂肪肝患病率的报道,由于所调查人群的样本对象、年龄和性别构成比不同,各组报道结果差异较大。有学者曾对上海市4 009名机关职员进行调查,结果脂肪肝患病率为12.9%,随着年龄增大,脂肪肝患病率增加,50岁以前男性脂肪肝患病率显著高于女性,其后性别差异不明显。相关分析表明,肥胖(特别是内脏性肥胖)、高血脂、高血糖、高血压以及年老等指标与脂肪肝密切相关;而血清HBsAg阳性率与脂肪肝患病率之间虽有相关性,但随着年龄增大,两者的发展趋势正好相反。进一步的病例对照研究显示,嗜酒、高脂高蛋白饮食、临睡前加餐、睡眠过多或白天精神萎靡、嗜睡,以及有肥胖症和/或糖尿病、脂肪肝家族史等为脂肪肝的危险因素;而有一定的工作节奏和劳动强度,经常参加体育锻炼,以及少量饮酒则为脂肪肝的保护因素。

六、临床表现

脂肪肝的临床表现与其病因、病理类型及其伴随疾病状态密切相关。根据起病方式可将脂肪肝分为急性和慢性两大类。前者病理上多表现为小泡性脂肪肝,而后者则为大泡性或以大泡性为主的混合性脂肪肝。

(一)急性脂肪肝

急性脂肪肝临床表现类似急性或亚急性重症病毒性肝炎,但愈合后一般不会发展为慢性肝病。患者常有疲劳、恶心、呕吐和不同程度黄疸,甚至出现意识障碍和癫痫大发作。严重病例短期内迅速发生低血糖、肝性脑病、腹水、肾衰竭以及弥散性血管内凝血(disseminated intravascular coagulation,DIC),最终可死于脑水肿和脑疝。当然,也有部分急性脂肪肝病例临床表现轻微,仅有一过性呕吐及肝功能损害的表现。

妊娠期急性脂肪肝一般发生于妊娠第7~9个月,常于上呼吸道感染后起病,主要表现为伴有出血倾向和暴发性肝功能衰竭的多脏器功能不全,常伴有高血压、蛋白尿、少尿以及急性胰腺炎。尽管黄疸明显但罕见皮肤瘙痒。

瑞氏综合征主要见于儿童,多在流行性感冒或水痘后出现,某些患者有近期服用水杨酸盐类药物史。患儿在出现剧烈的恶心、呕吐后迅速发生昏迷。肝脏可肿大,但无黄疸和局灶性神经体征。

(二)慢性脂肪肝

慢性脂肪肝主要为肥胖、糖尿病和慢性酒精中毒所致的FLD,起病隐匿,临床症状轻微且乏特异性。

即使已发生脂肪性肝炎甚至肝硬化,有时症状仍可缺如,故多在评估其他疾病或健康体检做肝功能及影像学检查时偶然发现。肝大为慢性脂肪肝的常见体征,发生率可高达 75% 以上,多为轻至中度肿大,表面光滑、边缘圆钝、质地正常或稍硬而无明显压痛。门静脉高压等慢性肝病体征相对少见,脾肿大检出率在脂肪性肝炎病例一般不超过 25%。局灶性脂肪肝由于病变范围小,临床表现多不明显。

部分慢性脂肪肝患者在其漫长病程中,除有其原发疾病表现外,可出现肝区疼痛、腹胀、乏力、食欲缺乏等主诉,主要与肝脂肪浸润导致肝大、肝包膜过度伸张有关。在肝内脂肪浸润消退、肝大回缩后,相关症状可缓解。极少数酒精性和糖尿病性脂肪肝因肝细胞脂肪迅速沉积或并发脂肪性肝炎,可出现右上腹疼痛、局部肌紧张和反跳痛,同时伴发热、外周血白细胞总数增加以及中性粒细胞核左移等全身炎症反应表现,易误诊为外科急腹症。

像大多数其他慢性肝病一样,FLD 患者的临床表现与其组织学改变相关性差。在 FLD 某一阶段缺乏肝病相关征象并不提示其预后良好,因为许多脂肪性肝炎甚至肝硬化患者在肝功能衰竭和门静脉高压并发症发生之前往往呈"良性"临床经过。

恶性营养不良病引起的脂肪肝一般见于饮食中蛋白质摄入不足的儿童,常有右上腹触痛、水肿、腹水和生长发育迟缓,可出现肝纤维化但不会进展为肝硬化。饮食中补充蛋白质后肝脏病变可迅速逆转。蛋白质-热量营养不良引起的脂肪肝见于饥饿状态或某些胃肠道疾病,如严重的吸收不良,多仅表现为转氨酶轻度升高。肥胖者行空回肠旁路减肥手术引起的脂肪肝部分是因蛋白质-热量不足所致,常发生亚急性脂肪性肝炎,如果不加干预则病变可迅速进展为失代偿期肝硬化。

皮质类固醇等药物引起的单纯性脂肪肝,临床表现轻如,停药后病变恢复,临床意义不大;但胺碘酮、甲氨蝶呤等药则易导致脂肪性肝炎,并可发生亚急性肝功能衰竭和失代偿期肝硬化。

七、实验室改变

脂肪肝患者的血液学、生化指标与其肝活检组织学检查结果的相关性较差,仅 20%～30% 经肝活检证实的脂肪肝病例有 1 项或多项肝功能生化指标异常。并且,至今尚无理想的定性和定量反映脂肪肝有无及其程度的实验指标。但是,血液实验室检查指标的检测确实有助于判断脂肪肝的病因、病理类型及其病情轻重和预后。

急性小泡性脂肪肝患者如出现肝、肾功能不全以及 DIC 相关的血液学指标改变,常提示病情严重。慢性大泡性脂肪肝其血清转氨酶(ALT 和 AST)、碱性磷酸酶(ALP)、γ-谷氨酰转肽酶(GGT)以及 C 反应蛋白等水平可轻度升高,转氨酶升高幅度一般不超过正常值上限的 2～4 倍;而血清胆红素、白蛋白和凝血酶原时间(prothrombin time;PT)以及靛青绿(ICG)清除率一般正常。如果血清转氨酶持续升高或明显异常则提示并发脂肪性肝炎,胆红素升高和 PT 延长可反映脂肪性肝炎的程度较重。Ⅲ型前胶原肽、Ⅳ型胶原-7S 成分、透明质酸等多种血清纤维化指标的联合检测,可反映是否已并发脂肪性肝纤维化和肝硬化。

肥胖、糖尿病引起的营养过剩性脂肪肝患者血清 AST/ALT 比值多小于 1,GGT 升高常不明显。血清胆碱酯酶和卵磷脂胆固醇酰基转移酶活性在营养过剩性脂肪肝时常升高,而其他原因性脂肪肝多无明显变化,甚至呈下降趋势。空腹血液葡萄糖、胰岛素、脂质和尿酸水平升高也常反映机体营养过剩。低血浆蛋白(包括白蛋白、转铁蛋白)以及低胆固醇血症,常提示蛋白质能量缺乏所致的营养不良性脂肪肝。酒精性脂肪肝时转氨酶很少超过正常值的 6 倍,AST/ALT 比值常大于 2,线粒体 AST(ASTm)和 GGT 显著升高,GGT/ALP 比值大于 2。此外,平均红细胞容积和免疫球蛋白 A 选择性升高(IgA₁/IgA₂ 比值降低)、血清糖类缺乏性转铁蛋白(carbohydrate deficient transferrin;dTF)及其与总转铁蛋白比值升高等有助于酒精性脂肪肝的诊断。血清铜蓝蛋白浓度降低,而与白蛋白结合的血清铜含量增加提示肝豆状核变性。丙型肝炎病毒(HCV)等血清学标记物的检测可明确有无肝炎病毒现症感染。

八、放射/影像学改变

肝脏实时超声、计算机体层摄影(computer tomography;CT)、磁共振显像(magnetic resonance imaging;MRI)等检查可见脂肪肝患者有肝脏肿大和弥漫性或局灶性肝脏灰度/密度的改变,现已广泛用于判断脂肪肝的有无以及肝内脂肪的分布类型。由于影像学检查对肝内脂肪浸润程度的判断不够精确,并且对肝内炎症和纤维化的识别能力极差,只有在发现肝脏萎缩变小、肝脏硬度增加以及脾脏肿大等门静脉高压征象时才提示并发脂肪性肝硬化。因此,现有影像学检查虽对单纯性脂肪肝的诊断有帮助,但它既不能检出脂肪性肝炎也不能早期发现脂肪性肝纤维化和肝硬化。

（一）实时超声

肝组织脂肪变弥漫性累及10%的肝细胞时,实时超声(B超)图像便可出现异常改变;当组织学脂肪沉积于超过30%的肝细胞时,B超即可检出脂肪肝;肝脂肪含量达50%以上的脂肪肝,超声诊断的敏感性高达90%。对于B超诊断为胆囊结石合并脂肪肝的患者行胆囊切除的同时取肝组织活检,89.9%有不同程度的肝细胞脂肪变性。

B超诊断脂肪肝有以下特征:①可见致密的点状高回声,又称明亮肝;②肝深部即远场回声衰减,肝肾回声对比度加大;③肝内管腔结构模糊不清;④肝脏肿大,饱满,肝缘变钝。近来趋于把这些标准量化,以综合积分判断脂肪肝的程度。彩色多普勒超声对局灶性脂肪肝的鉴别诊断和肝内血流异常的发现有一定参考价值。鉴于B超检查具有简便、价廉以及无创伤和无危害等优点,目前B超已作为诊断脂肪肝和随访其病情演变的首选方法,并已广泛用于人群脂肪肝的流行病学调查。但应注意B超诊断脂肪肝的特异性不够理想,超声诊断脂肪肝与其肝组织学变化之间并不总是呈正相关关系。其原因主要为超声缺乏客观性定量指标,且各检查医师对脂肪肝的判定标准也不统一;此外,肝脏回声强度可受肝纤维化的程度、超声检查仪的质量以及患者皮下脂肪厚度等许多因素的影响。

（二）计算机体层摄影

CT平扫正常肝脏密度(CT值)高于脾脏和肝内血管,肝脏的CT值较脾脏一般要高出7～8 Hu。弥漫性脂肪肝在CT图像上表现为肝脏的密度普遍低于脾脏、肾脏和肝内血管的密度,重度脂肪肝时其肝脏CT值甚至变为负值。由于CT值的高低与肝内脂肪浸润程度呈负相关,而脾脏CT值多较固定,故可根据肝/脾CT比值来衡量脂肪肝的程度,或作为随访疗效的客观依据。脂肪肝时可见脾脏的CT值较肝脏高,肝/脾CT值之比小于0.9;并且,肝内门静脉或肝静脉像清晰可见。有报道认为,脂肪肝患者在肝脂肪变性累及40%以上的肝细胞时,CT方可作出脂肪肝的诊断。因此,CT对脂肪肝诊断的敏感性低于B超,但相比而言,CT诊断脂肪肝的特异性以及对局灶性脂肪肝判断的准确性远高于B超。近来已有探索用CT图像的面罩式覆盖法定量分析肝内脂肪浸润的报道。

（三）MRI和数字减影血管造影

MRI对脂肪肝的确诊并不敏感,无论从信号强度,还是计算弛豫时间,均难以将脂肪肝与正常肝组织相区分,这与脂肪肝肝脏含水量不增加有关。临床上可利用这一缺点,鉴别CT上难以与肝脏恶性肿瘤区分的局灶性脂肪肝和弥漫性脂肪肝伴正常肝岛,其中位相MRI对局灶性脂肪肝的诊断最为可靠。由于MRI缺乏CT值那样的定量分析指标,故仅凭MRI确诊脂肪肝确实很困难。脂肪肝的数字减影血管造影(digital sub traction angiography,DSA)检查可表现为肝动脉轻度扩张,全部分支呈现充血倾向,但病灶中的血管形态、走行和分布均无异常,并且无病理性血管征象。目前MRI和DSA主要用于实时超声及CT检查确诊困难者,特别是局灶性脂肪肝难以与肝脏肿瘤鉴别而又不愿接受肝活检组织学检查者。

九、诊断与鉴别诊断

脂肪肝的完整诊断应包括脂肪肝的病因及其诱因、程度和分期,以及伴随疾病状态等诸方面,并需排除其他各种脂肪性及非脂肪性肝脏疾病,以便制订有效的治疗方案并估计患者的预后。

（一）诊断

随着各种影像学检测技术的发展,单纯依赖影像学技术即可作出脂肪肝的诊断。进一步的血液学实验室检查有助于判断脂肪肝的病因及其是否合并肝功能损害(脂肪性肝炎)、肝纤维化,对于急性脂肪肝则可明确有无多脏器功能不全的征象。但是准确判断脂肪肝的病期以及明确脂肪肝的少见病因,可能仍需依靠肝活检组织学检查。现多主张在B超引导下经皮肝穿刺活检,这远较过去的盲目肝穿法准确安全,对于局灶性脂肪肝或弥漫性脂肪肝伴正常肝岛与肝癌鉴别有困难时尤具优越性。由于肝活检组织病理学观察有时也有误导现象,并且即使确诊也缺乏有效的治疗措施,以及伴随肝活检的费用和危险性等种种原因,因此目前认为肝活检组织学检查仅用于某些特殊的临床情况,而对一般患者则无需肝活检证实其脂肪肝的诊断。

最近有建议对于B超和/或CT检查确诊的脂肪肝,在粗略判断肝内脂肪浸润的程度和分布类型后,需通过仔细询问饮酒史,结合酒精中毒和血清学肝炎病毒现症感染指标的检测,排除酒精性脂肪肝以及丙型肝炎等脂肪性肝病,以确保非酒精性脂肪肝诊断的正确无误。对于非酒精性脂肪肝患者,如出现无其他原因可解释的血清ALT、GGT和/或TG持续异常,需考虑已并发NASH。通过详细了解工业毒物接触和特殊药物应用、胃肠外营养、减肥手术以及伴随疾病状态等病史资料,并测量患者体重指数、腹围/臀围比值、血压,以及血液葡萄糖、脂质、尿酸、蛋白质等指标,有助于客观分析非酒精性脂肪肝可能的病因和诱因以及伴随疾病状态。对于少数病例最后可能还需决定是否需做肝活检组织学检查。对所取肝活检组织需综合评估脂肪肝的病理改变以帮助了解其病因、肝结构损害程度和预后。完整的病理学评估包括肝细胞内脂滴的类型、累及肝腺泡的部位,以及脂肪肝的分型和分期。

(二)鉴别诊断

NASH需与慢性病毒性肝炎、自身免疫性肝炎、不典型的肝豆状核变性等相鉴别。根据前者肝细胞损害、炎症和纤维化主要位于肝小叶内并且病变以肝腺泡3区为重,而其他疾病的肝组织学改变主要位于汇管区门脉周围等病理特征不难作出鉴别诊断。详细的病史资料、肝炎病毒血清学标记物、各种自身抗体和铜蓝蛋白的检测有助于相关疾病的明确诊断。但应注意这些慢性肝病患者可因营养过度、缺乏运动或并存肥胖和糖尿病等情况同时合并脂肪肝。

非酒精性脂肪性肝病的肝病理学改变与酒精性肝病极其相似,通过向患者及其家属和同事询问其饮酒史,对于两者的鉴别诊断价值极大。酒精性肝病一般发生于每天饮用乙醇量超过30 g(女性为20 g)持续5年以上的长期嗜酒者。此外,短期内大量饮酒亦可导致酒精性肝损伤。由于种族和个体差异以及伴存疾病的影响,个体对酒精的安全阈值相差很大。因此,只有每周乙醇消耗量小于20~40 g的患者才不考虑其肝损系酒精所致。对于部分可能隐瞒饮酒史者,酒精中毒相关实验指标的检测有助于明确其脂肪性肝疾病的病因。

十、预防和治疗

脂肪肝的防治宜联合应用饮食治疗、运动治疗、行为修正治疗以及中西药物辅助等综合措施,其中去除病因和诱因,积极控制原发基础疾病最为关键。对于大多数脂肪肝患者,有时通过节制饮食、坚持中等量的有氧运动和戒酒等非药物治疗措施,就可达到控制体重和血糖、降低血脂以及促进肝组织学改变逆转的目的。由于营养过剩性脂肪肝易合并动脉粥样硬化性心、脑血管疾病,而这些疾病的防治往往比脂肪肝本身的治疗更为重要,故在考虑脂肪肝的诊疗方案时,应有整体的观点,需根据患者脂肪肝的分型和分期及其伴随疾病状态和严重程度,制订个体化治疗方案。急性小泡性脂肪肝一旦确诊,需立即收住重症监护病房,在去除病因的同时给予综合性抢救措施,以防治多脏器功能衰竭,提高患者的存活率。局灶性脂肪肝除针对其可能的病因进行治疗外,一般无需特殊处理。

慢性脂肪肝的药物治疗目前尚处于经验积累阶段,现主要用于伴有肝损害的脂肪性肝炎患者,旨在促进肝内脂肪和炎症的消退,防治肝细胞坏死和纤维化。由于脂肪肝的病因和发病机制复杂,许多问题尚在研究之中,迄今尚未找到防治脂肪肝的特效药物。复合维生素B、胆碱和蛋氨酸等传统去脂药物,临床实践证明疗效并不肯定,现仅用于营养不良等特殊类型的脂肪肝。在综合治疗的基础上,熊去氧胆酸、必需磷脂(易善复)、维生素E、水飞蓟素和牛磺酸等药物,可能有助于改善脂肪肝患者的临床症状、血液生化指标并促进其肝组织学改变。国内各地有关脂肪性肝疾病的中成药及中药验方很多,其中可能不乏疗效良好者,具体有待正规临床试验证实其确切疗效及安全性。

鉴于脂肪肝与高脂血症关系密切,降血脂药物对脂肪肝的影响引人关注。尽管如此,至今国外尚无降血脂药物防治脂肪肝有效的临床报道,并且降脂药物应用不当极易诱发肝损伤,甚至加剧肝内脂肪沉积。因此,目前认为不伴有高脂血症的脂肪肝原则上不用降血脂药物,高脂血症与脂肪肝并存时则需根据其基础病因、对综合治疗措施的反应以及发生冠心病的危险性等因素,综合考虑是否需要针对其血脂异常类型进行降血脂药物治疗。此外,通过防治肠源性内毒素血症、限制肝巨噬细胞激活、保护肝细胞的能量贮备以及抑制 CYP2E1 活性的各种药物和措施,不久可望用于脂肪肝的临床验证。

十一、预后和转归

脂肪肝的自然转归和预后主要取决于其病因及病理类型。各种原因所致的急性小泡性脂肪肝的临床表现和预后与急性重症肝炎相似,常有进行性肝性脑病、肾衰竭和 DIC,严重病例在起病数小时至数天内死亡,总的病死率高达 60%。但是此类患者罕见发生大块肝组织坏死,因此如能得到及时有效的处理,病情可望迅速好转,几乎不留任何后遗症。

绝大多数慢性大泡性脂肪肝患者肝组织学改变进展缓慢甚至呈静止状态,预后相对良好。部分患者即使已并发脂肪性肝炎和肝纤维化,如能得到及时诊治,肝组织学改变仍可逆转,罕见因脂肪囊肿破裂并发脂肪栓塞而死亡。尽管流行病学研究显示,随着患者肥胖程度和血糖水平的增加,病死率显著升高,预期寿命明显缩短,但死因多非肝源性。因此,影响肥胖、糖尿病、高脂血症相关性脂肪肝患者预后的主要因素,可能并非肝脏疾病本身,而是同时并存的动脉粥样硬化性心、脑血管疾病。但是接受空-回肠旁路减肥手术以及体重和血糖波动较大的脂肪肝患者,因并发亚急性脂肪性肝炎可很快进展为失代偿期肝硬化,最终死于肝功能衰竭、肝癌及其相关并发症。少数慢性 NASH 患者可缓慢进展为肝硬化,一旦发生肝硬化则其预后与一般门脉性肝硬化相同。但非酒精性脂肪性肝硬化多见于 50 岁以上的 NASH 患者,而 40 岁以下的 NASH 很少合并肝纤维化,至今尚无儿童脂肪肝并发肝硬化的报道。局灶性脂肪肝常为一可逆性改变,在随访中有的可见到病灶形态改变或消失,故其对患者的健康并不构成危害。肝炎后脂肪肝的预后主要取决于病毒性肝炎本身的进程,但同时合并的肥胖、糖尿病相关性脂肪肝可能有助于促进其肝病进展。酒精性脂肪肝因可直接通过中央静脉周围纤维化或合并酒精性肝炎进展为失偿期肝硬化,因此预后相对较非酒精性脂肪肝差,患者多数死于肝病相关并发症,偶尔亦可死于脂肪栓塞、低血糖和重症胰腺炎。

(邢慧慧)

第八节 肝 硬 化

肝硬化是一种以肝细胞广泛变性坏死、组织弥漫性纤维化、假小叶和再生结节形成、正常肝小叶结构严重破坏为特征的慢性进行性肝病。临床上多系统受累,以肝功能损害和门静脉高压为主要表现,晚期常出现消化道出血、肝性脑病、继发感染等严重并发症。

一、病因

肝硬化的病因在我国以病毒性肝炎为主,西方国家以酒精中毒多见。常见肝硬化的病因如下。

(一)病毒性肝炎

我国占首位的是病毒性肝炎后肝硬化,约占肝硬化的 70%,乙型与丙型、丁型肝炎可以发展成肝硬化。急性或亚急性肝炎如有大量肝细胞坏死和纤维化可以直接演变为肝硬化,但是更重要的演变方式是经过慢性肝炎阶段。从病毒性肝炎发展至肝硬化病程可为 20～30 年。

(二)慢性酒精中毒

慢性酒精中毒指长期饮酒时其代谢产物乙醛对肝的影响,导致肝血管、肝细胞受损,纤维化程度升高,最终导致肝硬化。一般每天摄入乙醇 50 g,10 年以上者 8％～15％可导致肝硬化。酒精可加速肝硬化的程度。

（三）肝内外胆道梗阻及胆汁淤积

肝血液回流受阻、遗传代谢性肝病、非酒精性脂肪肝炎、自身免疫性肝病、药物性肝损伤等诸多因素,均有可能导致肝硬化。

（四）化学药物或毒物

长期反复接触某些化学毒物如磷、砷、四氯化碳等,或者长期服用某些药物如四环素、甲基多巴等,均可引起中毒性肝炎,最后演变为肝硬化。

（五）遗传和代谢疾病

由遗传性和代谢性疾病的肝病变逐渐发展而成肝硬化,称为代谢性肝硬化。在我国以肝豆状核变性最为常见。

二、发病机制

肝硬化的主要发病机制是进行性纤维化,上述各种病因引起广泛的肝细胞坏死,导致正常肝小叶结构破坏。肝内星状细胞激活,细胞因子生成增加,胶原合成增加,降解减少,肝窦毛细血管化、纤维组织弥漫增生、纤维间隔血管交通吻合支产生以及再生结节压迫,使肝内血液循环进一步障碍,肝脏逐渐变形、变硬,功能进一步减退,形成肝硬化。弥漫性屏障的形成,降低了肝细胞的合成功能,影响了门静脉血流动力学,造成肝细胞缺氧和营养供给障碍,加重细胞坏死。此外,门静脉小分支与肝静脉小分支之间通过新生血管或扩张的肝窦等发生异常吻合,门静脉与肝动脉之间也有侧支形成。这是发生肝功能不全和门静脉高压症的基础。

三、临床表现

肝硬化往往起病缓慢,症状隐匿,可能隐伏数年至十数年之久（平均 3～5 年）,我国以 20～50 岁男性为主,青壮年患者的发病多与病毒性肝炎有关。随着病情的发展,到后期可出现黄疸、腹水及消化道和肝性脑病等并发症。根据肝脏功能情况,临床将肝硬化分为代偿期肝硬化和失代偿期肝硬化两类,两类肝硬化的临床症状表现各不相同。

（一）临床表现

1.代偿期肝硬化临床表现

症状较轻,缺乏特异性。乏力、食欲减退出现较早,可伴有腹胀不适、恶心、上腹隐痛、轻微腹泻等,多呈间歇性,因劳累或伴发病而出现,经休息或治疗后可缓解。患者营养状态一般,肝轻度大,质地结实或偏硬,无或有轻度压痛,脾轻度或中度大。肝功能检查结果正常或轻度异常。

2.失代偿期肝硬化临床表现

（1）肝功能减退的临床表现。

1）全身症状:一般情况与营养状况较差,消瘦乏力,精神不振,严重者衰弱而卧床不起。皮肤干枯,面色黝暗无光泽（肝病面容较为特征性表现）,可有不规则低热、舌质绛红光剥、夜盲及水肿等。

2）消化道症状:食欲缺乏,甚至厌食,进食后常感上腹饱胀不适,恶心或呕吐,对脂肪和蛋白质耐受性差,稍进油腻肉食易引起腹泻,患者因腹水和胃肠积气终日腹胀难受。这些症状产生多与门静脉高压时胃肠道淤血水肿、消化道吸收障碍、肠道菌丛失调等有关。半数以上患者有轻度黄疸,少数有中、重度黄疸,提示肝细胞有进行性或广泛坏死。

3）出血倾向和贫血:常有鼻出血、牙龈出血、胃肠出血等倾向,与肝合成凝血因子减少,脾功能亢进,毛细血管脆性增加等有关。贫血症状多与营养不良、肠道吸收障碍、胃肠失血、脾亢等因素有关。

4）内分泌紊乱:主要有雌激素增多,雄激素减少,有时糖皮质激素亦减少。在男性患者常有性欲减退、睾丸萎缩、毛发脱落及乳房发育等;女性有月经失调、闭经、不孕等。患者面部、颈、上胸、肩背和上肢等上腔静脉引流区域出现蜘蛛痣和(或)毛细血管扩张;在手掌鱼际、小鱼际和指端腹侧部位有红斑,称为肝掌。肝对醛固酮和抗利尿激素灭能作用减弱,水、钠潴留使尿量减少和水肿,腹水形成和加重。患者面部和其他暴露部位可见皮肤色素沉着。

(2)门静脉高压症三大临床表现。

1)脾大多为轻、中度大,部分可达脐下。晚期脾大常伴有脾功能亢进。

2)侧支循环的建立和开放:①食管和胃底静脉曲张;②腹壁静脉曲张,外观呈水母头状;③痔静脉扩张,有时扩张形成痔核。

3)腹水是肝硬化最突出的临床表现,腹水形成的机制为钠、水的过量潴留,与下列腹腔局部因素和全身因素有关:①门静脉压增高;②低清蛋白血症,清蛋白<30 g/L 时,血浆胶体渗透压降低,血浆外渗;③淋巴液生成过多;④继发性醛固酮增多致肾钠重吸收增加;⑤抗利尿激素分泌增多致水的重吸收增加;⑥有效循环血容量不足,肾交感神经活动增强,前列腺素、心房肽等活性降低,导致肾血流量、排钠和排尿量减少。腹水出现前常有腹胀,大量腹水使腹部膨隆、腹壁绷紧发亮,状如蛙腹,患者行走困难,有时膈显著抬高,出现端坐呼吸和脐疝。部分患者伴有胸腔积液,多见于右侧。

(3)肝触诊:早期表面尚平滑,晚期可触及结节或颗粒状,通常无压痛。小结节性肝硬化起病多隐匿,门静脉高压不如血吸虫病性肝纤维化突出,肝功能减退不如大结节性肝硬化显著。大结节性肝硬化起病急、进展快,以肝功能损害为严重,早期可有中度以上黄疸,血吸虫病性肝纤维化的临床表现以门静脉高压症为主,巨脾多见,黄疸、蜘蛛痣则少见。

(二)并发症

肝硬化的并发症有以下几点。

(1)上消化道出血为最常见的并发症。多突然发生大量呕血或黑粪,常引起出血性休克或诱发肝性脑病,多为食管胃底静脉曲张破裂,也可是并发溃疡病和急性胃黏膜糜烂所致。

(2)肝性脑病是本病最严重的并发症,亦是最常见的死亡原因。

(3)感染常并发细菌感染,如肺炎、胆道感染大肠埃希菌败血症和自发性腹膜炎等,自发性腹膜炎多为革兰氏阴性杆菌引起,起病急,症状重。

(4)肝肾综合征又称功能性肾衰竭,其特征为自发性少尿或无尿、氮质血症、稀释性低钠血症和低尿钠;但肾却无重要病理改变。

(5)原发性肝癌多在大结节性或大小结节混合性肝硬化基础上发生。如短期内出现肝迅速肿大,持续肝区痛,血性腹水,肝表面肿块等,应高度怀疑。

(6)电解质和酸碱平衡紊乱,常见的电解质紊乱:①低钠血症;②低钾低氯血症与代谢性碱中毒,低钾低氯血症可导致代谢性碱中毒,并诱发肝性脑病。

四、辅助检查

(一)血常规检查

在肝功能代偿期,血常规多在正常范围内。在失代偿期,由于出血、营养失调和脾功能亢进等因素而发生轻重不等的贫血。在脾功能亢进时,血白细胞及血小板计数均降低,其中以血小板计数降低尤为明显。

(二)尿液检查

尿常规检查时,乙型肝炎肝硬化合并乙肝相关性肾炎时尿蛋白阳性。由于肝功能减退,肝不能将来自肠道的尿胆原变为直接胆红素,故尿中尿胆原增加,腹水患者尿钠排出降低,肝肾综合征时<10 mmol/L,尿钠/尿钾<1。

(三)肝功能试验

肝硬化初期,肝功能检查多无特殊改变或仅有慢性肝炎的表现,如转氨酶升高等。随着肝硬化发展、肝功能储备减少,则可有肝硬化相关的变化,如 AST>ALT,清蛋白降低、胆碱酯酶活力降低、胆红素升高等。

（四）影像学检查

1.B超检查

B超见肝脏缩小,肝表面明显凸凹不平,锯齿状或波浪状,肝边缘变钝,肝实质回声不均、增强,呈结节状,门静脉和脾门静脉内径增宽,肝静脉变细、扭曲,粗细不均,腹腔内可见液性暗区。

2.CT检查

CT诊断肝硬化的敏感性与B超所见相似,但对早期发现肝细胞癌更有价值。

3.MRI检查

MRI检查对肝硬化的诊断价值与CT相似,但在肝硬化合并囊肿、血管瘤或肝细胞癌时,MRI具有较大的鉴别诊断价值。

（五）上消化道内镜或钡餐X线食管造影检查

其可发现食管胃底静脉曲张的有无及严重程度。

（六）病理学检查

肝穿病理学检查仍为诊断肝硬化的"金标准",特别是肝硬化前期、早期肝硬化如不做肝穿病理检查,临床上往往不易确定。肝组织学检查对肝硬化的病因诊断亦有较大帮助。

五、诊断与鉴别诊断

（一）诊断

肝硬化诊断主要根据为以下5条。

（1）有病毒性肝炎、长期饮酒等有关病史。

（2）有肝功能减退和门静脉高压症的临床表现。

（3）肝脏质地坚硬,有结节感。

（4）肝功能试验常有阳性发现。

（5）肝活组织检查见假小叶形成。

（二）鉴别诊断

1.与引起腹水和腹部肿大的疾病鉴别

如缩窄性心包炎、结核性腹膜炎、腹腔内肿瘤、慢性肾小球肾炎和巨大卵巢囊肿等。

2.与表现为肝大的疾病鉴别

主要有原发性肝癌、慢性肝炎、华支睾吸虫病、血吸虫病、肝棘球蚴病,某些累及肝的代谢疾病和血液病等。

3.与肝硬化并发症的鉴别

（1）肝性脑病:应与低血糖、尿毒症、糖尿病酮症酸中毒等鉴别。

（2）上消化道出血:应与消化性溃疡、糜烂出血性胃炎、胃癌等鉴别。

（3）肝肾综合征:应与急性肾小管坏死、慢性肾小球肾炎等鉴别。

六、治疗原则

（一）祛除病因治疗

已经明确病因的肝硬化,应去除病因。例如,酒精性肝硬化者必须绝对戒酒。其他病因所致肝硬化亦应禁酒;有血吸虫病感染史者应予抗血吸虫治疗;对于血中乙肝标志物及HBV-DNA有活动性复制者,可视情况给予抗乙肝病毒治疗。对于有先天性代谢性肝疾病患者,应给予相应的特殊治疗（如对肝豆状核变性进行驱铜治疗）。

（二）一般治疗

肝硬化患者往往全身营养状况差,支持疗法目的在于恢复全身情况,供给肝脏足够的营养以利于肝细胞的修复、再生。

1.休息

代偿期的肝硬化患者可适当工作或劳动,但应注意劳逸结合,以不感疲劳为度。肝硬化失代偿期应停止工作,休息乃至基本卧床休息。但长期卧床有可能导致全身肌肉失用性萎缩,影响生活质量。

2.饮食

肝硬化患者的饮食原则上应是高热量、足够的蛋白质、限制钠摄入和充足的维生素。每天应供给热量 105～147 kcal/kg(1 kcal＝4.184 kJ),蛋白饮食以每天 1～1.5 g/kg 为宜,其余的热量由糖类和脂肪供给(比例 60：40)。对有肝性脑病前驱症状者,应暂时限制蛋白摄入。但长期极低蛋白饮食及长期卧床可导致肌肉总量减少,因而降低肝外组织(主要是肌肉)清除血氨的能力,反而更易发生肝性脑病。有食管静脉曲张者应避免坚硬、粗糙的食物,以免损伤食管黏膜引起出血。因肝硬化患者多有水钠潴留,故应少盐饮食,尤其有腹水者更应限制钠的摄入。

3.支持治疗

失代偿期患者多有恶心呕吐,宜静脉输入高渗葡萄糖液以补充热量,输液中加入维生素 C、胰岛素、氯化钾等,维持水、电解质和酸碱平衡。较重者可用复方氨基酸、清蛋白等。

(三)药物治疗

肝硬化的治疗药物主要包括以下 3 类。

1.抗病毒药物

(1)最大限度地长期抑制 HBV,减轻肝细胞炎症坏死及肝纤维化,延缓和减少肝脏失代偿、肝硬化、肝细胞癌(HCC)及其并发症的发生,从而改善生活质量和延长存活时间。

(2)一般包括了干扰素-α 以及核糖核酸类的药物。

(3)我国已经批准普通干扰素-α 和聚乙二醇化干扰素-α 用于乙型肝炎病毒治疗。核糖核酸的药物包括拉米夫定、阿德福韦酯、ETV、替比夫定等。

2.抗纤维化药物

肝细胞的损伤、坏死是肝纤维化的起因,因此抑制肝脏炎症、保护肝细胞是抗肝纤维化治疗的关键和基础。目前用于抗肝纤维化治疗的药物有磷脂酰胆碱、秋水仙碱、S-腺苷蛋氨酸、己酮可碱、血管紧张素 Ⅱ 受体拮抗剂、脯氨酸-4-羟化酶抑制剂、转化生长因子 β_1 受体拮抗剂、血小板衍生生长因子抑制剂等。

3.抗氧化和保肝治疗

对于酒精性肝硬化患者应采取必要的药物治疗,主要是给予抗氧化和保护肝脏药物。抗氧化药物现在普遍采用的有维生素 E 和水飞蓟素,这两种药物均可用于酒精性肝硬化的长期治疗。甘草酸制剂、多不饱和卵磷脂制剂以及双环醇等,有不同程度的抗氧化、保护肝细胞膜及细胞器等作用,临床应用可改善肝脏生物化学指标。

(四)手术治疗

对于失代偿性肝硬化,肝移植已成为有效的治疗方法和手段。进行肝移植手术的患者术前需要进行充分的评估,避免接受不必要的手术。酒精性肝硬化患者必须戒酒 6 个月以上才可以接受肝移植手术,并且手术前患者需要做全面的检查,保证良好的身体状态,存在其他严重并发症的患者不能接受肝移植手术。

(五)并发症的治疗

肝硬化并发症有腹水、肝肾综合征、自发性腹膜炎及食管胃底静脉曲张等。对其治疗如下。

1.腹水的治疗

限制钠、水的摄入,每天摄钠 500～800 mg,进水 1 000 mL 左右;利尿药螺内酯和呋塞米联合应用,可起协同作用,并减少电解质紊乱,原则上先用螺内酯。根据尿钠/尿钾比值选择合适药物;放腹水加输注清蛋白;提高血浆胶体渗透压,每周定期少量、多次静脉输注鲜血或清蛋白。

2.上消化道出血

应采取急救措施,包括静卧、禁食、迅速补充有效血容量、加强监护(静脉输液、输鲜血)以纠正出血性休克和采取有效止血措施及预防肝性脑病等。

3.自发性腹膜炎

强调早期、足量和联合应用抗菌药物,一经诊断就立即使用,选用主要针对革兰氏阴性杆菌并兼顾革兰氏阳性球菌的抗菌药物,选择 2~3 种联合应用,然后根据治疗的反应和细菌培养结果,考虑调整抗菌药物;开始数天剂量宜大,病情稳定后减量;由于本并发症容易复发,用药时间不得少于 2 周。可同时腹腔内注射抗生素配合治疗。

4.肝肾综合征

迅速控制上消化道大量出血、感染等诱发因素;严格控制输液量,量出为入,纠正水、电解质和酸碱失衡;输注右旋糖酐、清蛋白,或浓缩腹水回输提高循环血容量,改善肾血流,在扩容基础上应用利尿药;血管活性药如八肽加压素、多巴胺可改善肾血流量,增加肾小球滤过率;避免强烈利尿、单纯大量放腹水及服用损害肾功能的药物。

（邢慧慧）

第九节　胆道蛔虫病

胆道蛔虫病是肠道蛔虫病最常见的并发症之一,由蛔虫自肠道上窜钻入胆道所引起。

一、病因及发病机制

蛔虫成虫一般寄生在小肠中下段,当其生活环境改变时,活动性增强,向上移行。蛔虫有钻孔癖好,因此,进入十二指肠的蛔虫常经胆总管开口(Oddi 括约肌)钻入胆道。目前认为蛔虫进入胆道可能与下列因素有关。

（一）胃肠道功能紊乱

当人体出现发热、妊娠、恶心、呕吐、腹泻或手术等应激状态时,造成肠道内环境的改变,胃肠蠕动功能失常,促使蛔虫活动频繁而上下游动。

（二）胃酸水平低下

蛔虫喜碱厌酸,加之有钻孔习性,故当胃酸分泌减少时,十二指肠处的 pH 升高,是蛔虫上行的原因之一,蛔虫在十二指肠处的活动能力增强,极易通过 Oddi 括约肌而钻入胆道。

（三）服驱虫药量不足

蛔虫因受到药物的刺激而兴奋,即沿肠道上窜钻入胆道。

（四）胆道疾病

反复胆管结石、胆道感染及内镜下乳头括约肌切开术(EST)术后,Oddi 括约肌功能受到损害而松弛,胆道手术后的胆总管-空肠吻合口长期开放,均便于蛔虫钻入。

蛔虫钻入胆道后,可以自动或被动地退出(或排出),已为一致公认。但若一次进入胆管内的蛔虫较多,蛔虫钻入肝内胆管或胆囊内或嵌顿在胆管内,尤其是在合并胆管结石、肿瘤及其他原因狭窄时,自动退出胆管的可能性很小。

二、病理变化

钻入胆道的蛔虫多为一条,但也有十数条甚至百余条者。蛔虫经十二指肠乳头进入胆管引起乳头炎症,继而 Oddi 括约肌因受到刺激而痉挛,引起剧烈疼痛。蛔虫退出胆道或完全进入胆道后,对 Oddi 括约肌的刺激消失,痉挛引起的剧痛得以缓解。一般蛔虫很少进入胆囊,多数停留在胆管系统中,大多停留于肝外胆管,偶尔也进入肝内胆管。蛔虫在胆道内的活动(翻转、扭结)可引起强烈刺激,也可引起阵发性疼痛。正是由于蛔虫体的活动,使胆汁的通道不致被完全阻断,因而一般不出现黄疸。

蛔虫进入胆道后可将肠道细菌带入胆道内(大多数为革兰氏阴性杆菌),可引起化脓性胆管炎、胆管周围炎,以致出现胆道出血、感染性休克和败血症等轻重不等的并发症。蛔虫钻入肝内胆管可引起胆管穿破或蛔虫性肝脓肿,嵌塞肝内胆管可引起暴发性肝衰竭。蛔虫性肝脓肿是虫体残骸和细菌共同所致的肝脓肿。蛔虫穿破脓腔可引起腹膜炎,如位于肝表面可穿破横膈进入胸腔引起脓胸。此外,胆道蛔虫还能引起急性胰腺炎及其一系列并发症。

进入胆道内的蛔虫有的可退出胆道。未退出者,活动逐渐减少,在一定时间内大多数死于胆道内,残骸腐烂、碎裂,随胆汁排出,部分残骸、角皮或虫卵长时间停留于胆管内,可成为胆石的核心,形成继发结石,因此,它也是原发性肝内胆管结石的成因之一。

三、临床表现

胆道蛔虫症多发于儿童和青壮年,女性较多见。大多数患者有肠道蛔虫症、吐虫或排虫史。部分患者有过近期驱虫治疗。

(一)腹痛

腹痛是本病的主要症状,常位于剑突下的中上腹,呈阵发性钻顶样剧烈绞痛,患者辗转反侧、坐卧不安、大汗淋漓,常采取弯腰屈膝体位,以手按腹,两手呈欲将衣衫撕破之势,呻吟不止。一般疼痛持续数分钟或十余分钟后缓解,这是虫体退出或整个虫体进入胆管或暂时安静不扭动之故。发作过后缓解期患者可毫无症状如同常人或轻度右上腹隐痛。这种发作时剧痛难忍和间歇期如同常人的明显差别,是本病的特点之一。腹部绞痛的同时,常伴恶心、呕吐或干呕,呕吐物为胃内容物和胆汁,约1/3患者吐出蛔虫,后者对本病的诊断具有特殊价值。部分病例整个虫体进入胆管亦可无痛。

(二)无或仅轻度黄疸

此症状是本病的另一特点。因为虫体圆滑活动,不易完全堵塞胆道。若后期继发感染及炎症引起胆管梗阻可伴有明显黄疸,这见于20%病例。

(三)寒战、发热

多发生于发病24小时后伴胆道感染者。

(四)腹部体征

本病早期剑突下或右上腹仅有轻微固定压痛,无反跳痛及肌抵抗。严重的症状、轻微的体征是本病的又一特点。皮肤巩膜可有轻度黄染,如压痛范围扩大,需警惕出现并发症之可能。

四、辅助检查

(一)血常规

外周血白细胞计数轻度升高,嗜酸性粒细胞比例增多。如白细胞升高明显,提示合并细菌感染。

(二)找虫卵

大便集卵可查到蛔虫卵。若没有查出蛔虫卵,也不能排除本病,部分患者可在十二指肠引流液中找到蛔虫卵。

(三)B超检查

能较清楚地显示肝内、外胆管,且方便、易重复。蛔虫进入胆总管后,B超下可见胆总管内条形管腔影,内部回声不均匀,活虫体还可见其蠕动,如虫体已死或钙化,则为条索样强回声影。

(四)内镜进行性胰胆管造影(ERCP)检查

其能清楚地了解胆管内有无蛔虫及其位置、形态和数量,同时还能在内镜直视下进行取虫治疗。此外,还能直接观察十二指肠乳头区附近有无蛔虫。

静脉胆道造影存在胆道显影不良或不显影,十二指肠低张造影无法诊断完全钻入胆道内的蛔虫,故目前上述两种检查方法应用较少。

如疑有合并肝、胆、胰并发症时,可进行相应检查。

五、并发症

蛔虫进入胆道后不一定立即出现并发症,只有当机体抵抗力下降、胆道发生梗阻、胆汁引流不畅时才可能出现并发症。常见并发症如下。

(一)胆道感染

化脓性胆管炎,占40%;胆囊炎,占40%;败血性休克,占6%。此时,患者除右上腹绞痛外,常伴寒战、高热、皮肤巩膜黄染、腹胀加剧。查体右上腹压痛范围扩大,并有肌紧张。如出现胆道梗阻,可扪及肿大的胆囊。急性胆囊炎时,墨菲征阳性。

(二)胆道出血

胆道出血出现率为3.5%。常发生于胆道感染的基础上,先有发热、腹痛等,随后出现呕血、黑便。

(三)肝脓肿

在肝内胆管炎的基础上,可继发肝炎、肝脓肿。肝脓肿常为多个分散小脓肿,脓肿破溃时,可出现膈下积脓或脓胸。

(四)急性胰腺炎

急性胰腺炎出现率为3.5%。蛔虫刺激Oddi括约肌痉挛及虫体堵塞,造成胆汁和胰液引流不畅,使感染的胆汁或/和胰液逆流入胰管而激活胰酶,引起急性胰腺炎;虫体钻入胰管可引起坏死性胰腺炎;虫卵沉积于胰管引起炎症、纤维化,可致慢性胰腺炎,这是早年我国胰腺炎的一种特殊原因。

(五)胆系结石症

胆系结石症发生率约为19%。胆道内的蛔虫残骸碎段或残留角质可作为结石核心,形成结石。此种结石多为胆色素性结石。此外,雌性蛔虫每天产出大量虫卵,也可成为结石核心。

(六)其他

胆总管穿孔率约<1%,胆囊穿孔<1%,腹膜炎占6%,脓胸占2%~6%,胆管狭窄占1%~3.5%。

六、诊断及鉴别诊断

诊断依据:①右上腹或剑突下阵发性绞痛,尤其伴有"钻顶痛",缓解期如常人者;②腹部剧痛时伴恶心、呕吐,少数患者有吐蛔虫或便蛔虫史;③症状重体征轻,仅在剑突下和右季肋部压痛;④超声检查可见胆管扩张,内有线条状游动的虫体;⑤ERCP示胆道内蛔虫,或内镜直视下见十二指肠乳头有蛔虫嵌顿。

应注意与急性胰腺炎、胆囊炎、胆系结石、胃十二指肠溃疡急性穿孔等鉴别。

七、治疗

非手术治疗的主要目的是解除胆道及Oddi括约肌痉挛,缓解疼痛,排出钻入胆管内的蛔虫,预防和治疗感染及驱蛔治疗。

(一)解痉止痛

1.阿托品

阿托品为抗胆碱能药物,可解除平滑肌痉挛。成人每次0.5~1.0mg皮下注射;儿童每次每千克体重0.01~0.03mg。阿托品可抑制腺体分泌,引起口干舌燥,能解除迷走神经对心脏的抑制,使心跳加速,瞳孔散大,眼压升高。用药过多可使皮肤潮红、精神兴奋、烦躁不安、谵语惊厥,重者则呈抑制状态。

山莨菪碱亦为抗胆碱能药,可使平滑肌松弛,解除胆管痉挛,并有镇痛作用,毒性较小,抑制腺体分泌及扩瞳作用较弱。

2.哌替啶

哌替啶能抑制大脑皮层痛觉区,具有镇痛作用,但同时兴奋胆道平滑肌,使张力增强,Oddi括约肌收缩,甚至痉挛,故须与阿托品合用,可收到较好的止痛解痉效果。但应注意哌替啶止痛可掩盖胆道穿孔、腹膜炎等急腹症,从而延误抢救时机。另外吗啡、氯丙嗪亦须与阿托品等合用。

3.针刺疗法

针刺鸠尾、上脘、足三里、太冲、肝俞、内关诸穴可解痉止痛;针刺肝俞、胆俞、足三里使胆囊收缩、胆汁排出量增加和胆管内压增高;针刺内关可止呕。太冲穴位小剂量阿托品注射的解痉作用优于注射常规剂量阿托品,有显著的效果。耳针可针刺肝胆、交感及神门有很快的解痛作用,其机制可能是通过收缩胆管而排出虫体。

4.维生素 K₃

肌内注射或穴位注射可使胆绞痛缓解,且无阿托品、山莨菪碱、吗啡、哌替啶、氯丙嗪等药的不良反应,但可引起溶血性贫血、高胆红素血症及肝细胞损害,用量不宜过大。

(二)抗生素

一般不用抗生素。对可疑并发感染或已经证实有感染者可应用。由于蛔虫带入胆管的细菌多为革兰氏阴性杆菌,故应首选针对此类细菌的抗生素。

(三)驱蛔治疗

一般不用使虫体痉挛性收缩的驱蛔药如山道年、驱虫丹等。多用麻痹蛔虫虫体的驱虫药。目前常用的驱虫药如下。

1.甲苯咪唑

甲苯咪唑为人工合成的苯并咪唑类广谱高效驱虫剂,其作用机理系抑制线虫对葡萄糖的利用,导致ATP 缺乏而被驱出,另外还有抑制虫卵发育的作用。口服吸收较少(仅为服药量的 0.3%),在肠道内保持高浓度,80% 以原形在 24~32 小时后从粪便排出。临床应用显示对蛔虫、钩虫、蛲虫、绦虫和鞭虫均有很好的疗效。治疗蛔虫病虫卵转阴率为 83%~100%。

用法为胶囊(片)剂,100 mg,成人和儿童均为每次 100 mg,每天 2 次,可连服 2~3 天。

本药不良反应极轻,个别有轻微头晕、腹部不适,可自行消失,少数病例服药后蛔虫游走造成腹痛,可合并服用小剂量噻嘧啶,即可避免。

2.左旋咪唑

左旋咪唑为广谱驱虫药。其抗虫原理是通过抑制琥珀酸脱氢酶的活性,影响虫体无氧代谢,阻断能量供应而使虫体肌肉麻痹,失去附着力而排出体外。但对哺乳动物的琥珀酸脱氢酶无影响。口服吸收好,30 分钟后血药浓度达高峰。本药能驱除蛔虫、钩虫及蛲虫。治疗蛔虫病时虫卵转阴率为 95%~98%,效果最好。

用法为片剂,25 mg,50 mg,成人一次 100~200 mg,儿童按 1.5 mg/kg 计算,睡前一次顿服。

不良反应少,偶有头晕、恶心及腹痛等,短时期内可消失。不宜与亲脂性药品同服,肝、肾功能不全者忌用。

3.阿苯达唑

本药为广谱高效驱虫药,干扰虫体对葡萄糖及多种营养物质的吸收,使虫体衰竭死亡。成人一次口服400 mg即可。

4.噻嘧啶

本药抑制虫体内胆碱酯酶的活性,使神经和肌肉间信息传递中断,虫体麻痹而被排出体外。口服吸收较少,大部分直接从肠道排出体外。成人每天 1 次,每次 1.2~1.5 g,连服 3 天。小儿则按 30 mg/kg,1 次服用。

(四)内镜治疗

ERCP 不仅有利于该病的诊断,还能进行有效的治疗,借助十二指肠镜取出蛔虫是一种迅速有效的治疗方法。对于部分暴露于十二指肠乳头处的蛔虫,内镜下可用圈套器或网篮套住虫体随镜身一起退出。如虫体完全进入胆管,可将网篮经内镜置入胆总管套取蛔虫,取虫后再行 ERCP 检查直至完全取出为止。如插管有阻力,可注射阿托品 0.5 mg,或行 Oddi 括约肌球囊扩张;一般不主张行 EST。值得注意的是,要尽量避免在胆管内截断蛔虫。一旦发生,应用气囊导管将残留虫体取尽或留置鼻胆管引流等,用含 8 万单位庆大霉素的 50 mL 生理盐水冲洗,直到虫体完全排尽为止,否则残留虫体将会成为继发结石的核心。

(贾昊川)

第十节 慢性胰腺炎

慢性胰腺炎(chronic pancreatitis,CP)是指各种不同原因造成的胰腺组织和功能的持续性损害,特征为胰腺发生广泛纤维化,并最终导致胰腺内、外分泌组织的破坏。临床上常表现为反复发作的腹痛,内、外分泌功能不全以及后期胰石和假性囊肿的形成。有关慢性胰腺炎发病情况的调查研究较少,国外的两个研究估计其发病率为 3.5~4.0/10 万。本病好发于中年人,男性多于女性,男:女为 2.3~3.9:1。近年来,国内慢性胰腺炎的发病率有增加的趋势,其原因可能与人们生活水平的提高、饮食习惯的改变有关,也可能与胆石症发病率的增加及检测手段的提高有关。有关慢性胰腺炎的结构及功能变化的演变过程,自 1963 年的马赛会议后就有描述。最初,人们认为慢性胰腺炎的组织和功能改变是不可逆的和进行性发展的。但这一观点已经动摇。虽然对于大多数病例来说,其组织和功能的改变是不可逆的,但并不都是进行性发展的。这个观点的变化,表明了我们对慢性胰腺炎自然病程的认识的提高。

一、分类

关于慢性胰腺炎的分类,根据症状、病因、病理等,各有不同的分类方法。1963 年的马赛会议根据临床表现将胰腺炎分为四种类型,即急性、复发性急性、慢性复发性及慢性胰腺炎。慢性胰腺炎按病因可分为酒精性胰腺炎、胆道疾病相关性慢性胰腺炎、遗传营养不良性慢性胰腺炎、胰腺外伤或急性坏死性胰腺炎后慢性胰腺炎、甲状腺旁腺功能亢进引起高钙血症所致的慢性胰腺炎及其他少见原因引起的慢性胰腺炎。

(一)慢性钙化性胰腺炎

其是慢性胰腺炎中最多见的一型,主要特征为散发性的间质纤维化及胰管内蛋白质栓子、结石及胰管的损伤。酒精是引起此型慢性胰腺炎的主要原因。

(二)慢性阻塞性胰腺炎

其常由主胰管阻塞引起,表现为胰管不规则的扩张及萎缩,最终导致腺泡细胞被纤维组织所代替。此型常由导管内肿瘤引起,另一常见的原因为导管的良性狭窄。

(三)慢性炎症性胰腺炎

此型表现为胰腺组织纤维化、单核细胞浸润和萎缩。常合并自身免疫性疾病,如干燥综合征、原发性胆汁性肝硬化等。

由于临床上不易取得胰腺活检组织,故根据病理改变分类对临床工作帮助不大。我国学者曾提出反复发作型、脂肪泻型及无症状型三种临床分类,对指导治疗有一定的帮助。

二、病因

慢性胰腺炎的病因尚未完全阐明。西方国家 60% 以上的慢性胰腺炎与长期酗酒有关,而我国则以胆道疾病为主要原因。

(一)胆道系统疾病与慢性胰腺炎

在我国,由各类胆道系统疾病引起的慢性胰腺炎占其总数的 50% 左右,是最主要的致病因素,其中包括急、慢性胆囊炎,胆石症,胆道蛔虫症,Oddi 括约肌痉挛或功能障碍等。胆总管与主胰管在进入十二指肠前汇合成共同通道者约占正常人群的 85% 以上,共同通道在某些病理生理情况下则是胆汁向胰管反流及胰液排泄受阻的解剖学基础。胆道疾病引起的慢性胰腺炎病变主要在胰头部,表现为胰头增大及纤维化,而引起钙化者较少见,腹痛常位于中、上腹或右上腹,可合并梗阻性黄疸。

（二）慢性酒精中毒

在西方国家,酒精是慢性胰腺炎最常见的病因。酒精摄入量与发病率有密切关系,每天摄入量在150 g以上易于致病,但每天75～100 g亦对胰腺有损伤作用。酒精的致病性与其种类并无相关。多数患者有每天饮酒及每周数次饮酒的病史,饮酒时间至少为4年。富含脂肪和蛋白质的饮食及吸烟等在酒精性胰腺炎发病中起一定的协同作用。

（三）热带性胰腺炎

其多发生于亚洲、非洲、南美洲国家的青年人。这些国家多位于赤道30°以内,包括印度、印度尼西亚、孟加拉国、泰国、斯里兰卡、尼日利亚和扎伊尔等。病理显示较大的胰管结石、胰管明显扩张、胰液潴留、胰腺组织萎缩和纤维化。临床主要表现为轻重不等的腹痛、难治性糖尿病及脂肪吸收不良。从临床病例分析,本病好发于年轻男性,但另一组实地研究发现,女性患病率高于男性,而且年龄偏大(平均24岁),并发的糖尿病也较轻,常无需胰岛素治疗。热带性胰腺炎的原因并不清楚,虽然蛋白质营养不良起一定作用,但肯定有其他因素作用的参与。其中一个可能原因是微量元素的缺乏,包括烟酸、β-胡萝卜素,以及微量矿物质如锌、铜、镁、硒等。另一种可能是饮食因素,因为上述许多地区以木薯为主食,其碱性代谢产物对胰腺组织可能有损伤作用。另外,感染和遗传因素对该病的发生也有一定影响,热带性胰腺炎家族倾向性可达到18%。

（四）遗传性胰腺炎

遗传性胰腺炎发病年龄早,特征为胰腺钙化明显,占慢性胰腺炎的1%～2%。临床上主要表现为反复发作的上腹部疼痛,常有氨基酸尿和高脂血症,可伴发糖尿病,在我国少见。

（五）慢性阻塞性胰腺炎

慢性阻塞性胰腺炎是先天性或获得性的胰管狭窄所致。先天性者如胰腺分裂症,其分裂的背侧导管开口狭小而阻塞胰液的流出。获得性者可见于外伤、坏死性假囊肿的愈合过程中、坏死性胰腺炎的愈合过程中及肿瘤阻塞(如腺癌、胰岛细胞癌及壶腹周围癌)。

（六）特发性胰腺炎

10%～30%的慢性胰腺炎原因不明。可分为两大类:①发病较早,平均年龄为19岁,发作时疼痛严重,随着病程延长会出现胰腺钙化和内、外分泌功能不全;②发病较晚,平均年龄为56岁,仅半数患者会出现轻度腹痛,3/4的患者在病程中逐渐出现胰腺钙化和内、外分泌功能不全。在特发性胰腺炎中,男、女患病率无差异,而酒精性胰腺炎中则男性高于女性。

（七）其他

慢性胰腺炎是甲状旁腺功能亢进一个少见的并发症(<2%)。高甘油三酯血症可致急性胰腺炎,并可能与慢性胰腺炎的发病有关。亦有报告慢性胰腺炎可发生于腹部放疗的患者,可能与放疗时的血管损伤有关。干燥综合征、原发性胆管硬化、系统性红斑狼疮亦与慢性胰腺炎的发病有关,提示自身免疫可能是慢性胰腺炎的病因之一。

三、病理

慢性胰腺炎的病理特征为胰管阻塞、斑片状纤维化及腺泡、胰岛数量的减少。纤维化区域和残余腺泡组织中常有淋巴细胞及浆细胞的浸润。神经束周围也可有炎性细胞如淋巴细胞、浆细胞、嗜酸性粒细胞等浸润。胰腺导管可有一系列的变化,如狭窄、扩张、鳞状细胞异形增生、蛋白栓子和结石等,有时可见导管扩张而无明显的梗阻。小导管内蛋白质沉积是局部炎症的诱发病变,从而导致腺泡和胰岛细胞的损伤。一般来讲,胰岛细胞比腺泡细胞保留得要好。在疾病的早期,纤维化仅出现于小叶周围,后期逐渐弥漫至小叶内和小叶间。有证据表明,酒精性胰腺炎患者胰腺组织中有锌的缺乏,这可促使胶原的合成及纤维化的形成。部分病例除了有慢性胰腺炎典型的病理学改变外,还可能出现急性胰腺炎的表现,如水肿和急性炎症,甚至出现坏死。各种原因导致的慢性胰腺炎并无特异的组织学标志,所以从病理上难以区分酒精性和非酒精性胰腺炎。另外,胰腺纤维化除见于酒精和其他原因引起的慢性胰腺炎外,尚可见于囊性纤维化、1 型糖尿病、血色素沉着病、贫血、肝硬化及腹腔疾病。

四、临床表现

(一)腹痛

腹痛是慢性胰腺炎最严重的临床问题。腹痛可降低食欲而致进食减少,引起体重减轻、营养不良。腹痛也是慢性胰腺炎采取外科手术治疗最常见的指征。大多数情况下,腹痛位于上腹部,弥散、程度可轻可重,多为钝痛,餐后加重,常有夜间痛。疼痛可放射至背部、两肋及前胸等处,坐起或前倾可减轻,侧卧蜷腿或膝胸位亦可减轻疼痛。慢性炎症或假性囊肿主要集中在胰头部的患者,其最痛部位为腹中线右侧,而病变主要在胰尾部者其最痛部位为左上腹。一般来说,若有并发症,如假性囊肿增大、导管阻塞、胰头炎症明显及存在胰腺癌时,疼痛会变得剧烈、持久。炎症恶化时,疼痛性质与急性胰腺炎相似。但部分患者有慢性胰腺炎存在的证据,如导管内钙化、导管扩张及假性囊肿等,而无腹痛症状。从疼痛发生的情况难以分辨出慢性胰腺炎的病因,也难以推断疼痛的演变情况。有严重腹痛的患者可能会出现持久的疼痛,也可能进入长达数年的无痛静止期。与腹痛消失的相关因素并不清楚。一般认为,胰腺功能与腹痛程度并不相关,而且,形态学的异常如胰管扩张亦与腹痛的存在及严重性无关。因此,CT 或 ERCP 的检查结果,如发现假性囊肿或胰管扩张等不一定与患者的症状相吻合。

(二)糖尿病

糖尿病的出现常提示有 80% 以上的腺体受到破坏,在晚期慢性胰腺炎,糖耐量异常比脂肪泻更常见。由于从胰岛细胞分泌的高血糖素同时减少,慢性胰腺炎合并的糖尿病对外源性胰岛素非常敏感,注射后易发生低血糖症。

(三)脂肪泻

脂肪泻只有在脂肪酶的分泌量降至正常水平的 10% 以下才会出现。因此,在慢性胰腺炎中,脂肪泻并不多见,除非胰腺受到严重损害或胰头部胰管完全阻塞。即使有脂肪泻,患者亦可通过增加热卡的摄入而避免体重下降,除非是腹痛影响食物的摄入,严重病例大便可见脂滴。即使有大量的脂肪丢失,大多数患者仍每天排便 3～4 次,也无严重的痉挛性腹痛;若有痉挛性腹痛、产气过多及腹泻发生,则可能是由小肠腔内碳水化合物发酵、肠道细菌过度生长及肠道贾第虫病引起。患者很少发生严重的维生素缺乏,绝大部分未消化的脂肪以甘油三酯的形式经过小肠,并不与脂溶性维生素结合,而且由于胆汁分泌及小肠吸收表面是正常的,有些患者可以通过增加摄入量而预防维生素缺乏。

(四)体征

轻度慢性胰腺炎很少有阳性体征,部分病例也只有上腹轻度压痛,而无营养不良的表现。晚期慢性胰腺炎因脂肪泻可有体重减轻。若急性发作,则可出现中至重度的上腹压痛和腹肌紧张。当并发假性囊肿或胰腺癌时,腹部可扪及包块;并发脾静脉血栓形成时,可有脾脏增大。

五、辅助检查

(一)基本的实验室检查

血清淀粉酶、脂肪酶水平一般正常,若胰管阻塞、合并假性囊肿或有急性炎症时可能会升高。若无急性炎症,全血白细胞计数一般正常。胰头部纤维化压迫胆管时,可出现肝功能异常,此时常有碱性磷酸酶升高,有时血清胆红素水平亦有升高。严重营养不良时,可出现血清白蛋白及血钙水平的下降。当 80% 以上的腺体受到破坏时,可有血糖水平的升高,大便苏丹Ⅲ染色可证明中性脂肪及脂肪酸的存在。让受试者每天进食含 100 g 脂肪的饮食,连续 72 小时测定粪便脂肪含量,若大于 7 g 则提示有脂肪泻。

（二）胰腺功能试验

1.适应证

（1）确立慢性胰腺炎的诊断，包括两种情况：①难以解释的体重减轻、脂肪泻及糖尿病；②腹痛性质提示慢性胰腺炎而无形态学依据。

（2）早期诊断慢性胰腺炎：现有资料表明，目前患者确诊慢性胰腺炎时，病程多已超过4年。目前尚无早期诊断慢性胰腺炎的敏感试验。

（3）证实脂肪泻的存在。

（4）其他：如治疗后的疾病监测等。

2.胰腺外分泌功能试验

（1）胰腺功能直接试验：透视下通过插管到十二指肠收集胰液。用某些胃肠激素直接刺激胰腺分泌，测定胰液分泌量及碳酸氢盐含量，或如胰泌素试验和缩胆囊素-胰酶素试验等，但这些实验尚未标准化。对这些试验早期观察到的是胰酶分泌量的下降，而随着病情的进展，碳酸氢盐浓度亦开始下降并最终发展为分泌量的下降。

1）胰酶泌素试验：胰酶泌素试验是判断慢性胰腺炎外分泌功能不全严重程度的有效办法。轻度表示胰酶分泌量的下降；中度表示胰酶分泌量及碳酸氢盐浓度的下降；重度表示胰酶分泌量、碳酸氢盐浓度的下降及粪脂排出增加。缺点是耗时长、价格昂贵及需内镜或透视引导在十二指肠置管。胰酶泌素试验判断慢性胰腺炎的敏感性为85%～90%，特异性为80%～90%。

2）氨基酸消耗试验：基本方法是静脉注射胰泌素和胆囊收缩素（CCK），或胰泌素和铃蟾肽，或单独用铃蟾肽，测量血浆氨基酸浓度，并与基线浓度进行比较。基本原理是在慢性胰腺炎时，胰腺对血浆氨基酸的摄取减少，故而血浆氨基酸浓度较健康者下降要慢。

3）Lundh试验：需透视下在十二指肠远端置管。用标准配方的Lundh试餐代替外源性胃肠激素，生理性地刺激胰腺分泌。口服标准试餐后，连续2小时收集十二指肠内容物以测量胰蛋白酶及脂肪酶的浓度。该试验的准确性有赖于试餐刺激后十二指肠内、外分泌液激素（如胰泌素和CCK）的释放。若有黏膜病变，结果易受到影响，另一个缺点是只能测量酶的浓度。该方法的敏感性及特异性均不及胰泌素试验。

（2）胰腺功能间接试验。

1）酶的测定：在慢性胰腺炎，血清淀粉酶及脂肪酶水平常位于正常范围。伴有脂肪泻的慢性胰腺炎中，等分子淀粉酶及免疫活性胰蛋白酶水平有时较正常降低，但在轻、中度慢性胰腺炎常为正常。用新的光度测定法测量粪便糜蛋白酶浓度，在伴有脂肪泻的患者多为异常。若有腹泻、严重营养不良或因胰腺激素水平下降而致吸收不良时，可有假阳性；在轻、中度及胰酶替代治疗时，可出现假阴性。粪便弹性蛋白酶的测定比糜蛋白酶的测定更敏感，但特异性相同。

2）酶作用的测定。①N-苯甲酰-酪氨酰-对氨基苯甲酸（BT-PABA）试验：其原理是口服BT-PABA后经肠内糜蛋白酶裂解，释出PABA自小肠吸收，并在肝内乙酰化后从尿中排出，连续收集6小时尿液以测定其浓度，回收率≥50%则认为正常。该试验在一半的轻、中度慢性胰腺炎患者中及几乎全部伴有脂肪泻的患者中显示阳性。②胰月桂基试验：口服人工合成的月桂酸荧光素后在肠道被胰腺分泌的芳香脂酶分解，生成游离的荧光素，经小肠吸收、肝内结合后从肾脏排出，测定尿中的荧光素量，即反映胰腺的外分泌功能。该试验对中、重度胰腺外分泌功能不全的敏感性和特异性较高，但在美国该试验并未用于商业用途。

总之，中、轻度胰腺功能不全，粪糜蛋白酶测定，BT-PABA试验及胰月桂基试验任一项以上阳性可出现于25%～88%的病例，而对于重度胰腺功能不全来说，则可达90%以上。

（三）影像学检查

1.腹部平片

25%～60%的酒精性胰腺炎患者腹部平片可发现胰腺钙化。在其他病因如热带性慢性胰腺炎、遗传性胰腺炎及特发性胰腺炎中，胰腺钙化则可见于35%～85%的病例。这些钙化表现常代表胰管内结石，而非胰腺实质内的钙化。多采用斜位或侧位摄片，因前后位可能为脊柱所掩盖。酒精性胰腺炎常在腹痛发生 5 年后腹部平片上才出现典型的结石表现，并在随访中可能出现增多。腹部平片上显示胰腺结石有助于慢性胰腺炎的诊断。临床病例分析中，50%～60%发现有胰腺结石的患者常合并有脂肪泻或显性糖尿病。

2.腹部超声

在慢性胰腺炎，腹部超声可发现钙化、主胰管扩张、实质回声变化及胰腺形状和大小的改变，也可发现假性囊肿及共同胆道的扩张。超声诊断慢性胰腺炎的敏感性为 50%～70%，特异性为 80%～90%。

3.CT 扫描

CT 诊断慢性胰腺炎敏感性为 75%～90%，特异性在 85%以上。敏感性的增强是由于其分辨率高，可发现局部胰腺增大、实质萎缩、钙化、胰管扩张、假性囊肿，并可发现并发症的存在，如门、脾静脉血栓形成，胃静脉曲张，脾受累，积液形成及胆管扩张等。表 2-4 为剑桥研讨会通过的慢性胰腺炎的超声和 CT 分级标准。

表 2-4　慢性胰腺炎 CT 和超声分级

正常	胰腺无异常
可疑	1 项异常征象：主胰管径 2～4 mm；胰体较正常增大 1～2 倍
轻/中度	1 项异常征象加以下 1 项或 1 项以上：空洞＞10 mm；导管不规则；局部急性胰腺炎；胰实质异质性；导管壁回声增强；胰头/体轮廓异常
重度	轻/中度加上以下 1 项或 1 项以上：空洞＞10 mm；导管内充盈缺损；钙化点/胰腺钙化；导管阻塞；导管重度扩张或不规则；邻近器官浸润

4.ERCP

ERCP 诊断慢性胰腺炎的敏感性为 75%～95%，特异性在 95%以上。因此，ERCP 是最为敏感的诊断慢性胰腺炎的影像学检查。老年人中，其胆管形态学改变易与慢性胰腺炎所混淆。另外，胰管内放置支架后的胆管变化亦与慢性胰腺炎相同。ERCP 主要观察胰导管系统，最初的病变位于分支导管，表现为梗死引起的扩张和狭窄。分支导管随病程进展而逐渐扩张，伴有主胰管的扩张和(或)硬化，最终主胰管可表现为串珠样或完全扩张。ERCP 在发现慢性胰腺炎的并发症中具有很大作用。表 2-5 为剑桥研讨会通过的慢性胰腺炎 ERCP 分级。

表 2-5　慢性胰腺炎 ERCP 分级

分级	表现
正常	主胰管正常；次级分支正常
可疑	主胰管正常；少于 3 支次级分支异常
轻度	主胰管正常；大于 3 支次级分支异常
中度	主胰管异常；大于 3 支次级分支异常
明显	主胰管异常；大于 3 支次级分支异常；加上以下 1 项或 1 项以上改变：大空洞（＞10 mm）；导管内充盈缺损或钙化；导管阻塞；导管重度扩张或不规则

5.MRI

近年来，MRI 及其相应的磁共振胰胆管造影(MRCP)被用于诊断慢性胰腺炎，MRCP 在诊断胰管扩张、胰管狭窄及其充盈缺损方面的价值与 ERCP 相同，缺点是不能清楚地显示钙化点，但可检测胰腺实质及胰管。对于不适宜 ERCP 检查的人群尤为有用。在检测慢性胰腺炎、早期发现胰腺癌及两者的鉴别诊断方面，MRCP 是否优于 CT，尚不清楚。

6.超声内镜检查

超声内镜诊断慢性胰腺炎的敏感性和特异性并不亚于 CT 和 ERCP,超声内镜可清楚地显示与慢性胰腺炎有关的病变,包括主胰管扩张、小于 20 mm 的小囊肿及胰腺实质的异质性回声等,若胰腺癌未侵犯肠系膜静脉和门静脉,那么,MRCP 及超声内镜均不能鉴别慢性胰腺炎及胰腺癌。

(四)组织病理学及细胞学检查

通过腹部超声、CT 或内镜下细针穿刺吸取活组织,也可经 ERCP 收集胰管分泌液做细胞染色检查,是慢性胰腺炎和胰腺癌相鉴别的重要资料。但由于活组织较难获得且属于创伤性检查,故虽已积累一定的临床经验但仍应谨慎进行。一般是在手术剖腹探察时取活组织进行细胞学检查。

六、诊断

慢性胰腺炎临床表现多变且无特异性,诊断常有困难,非典型者更难明确诊断。对反复发作的急性胰腺炎、胆道疾病或糖尿病患者,有反复发作性或持续性上腹痛、慢性腹泻、体重减轻不能用其他疾病解释时,应怀疑本病。临床诊断主要根据病史、体格检查并辅以必要的 X 线、超声或其他影像学检查,上消化道内镜及有关实验室检查等。慢性胰腺炎的诊断标准如下。

(一)慢性胰腺炎确诊标准

(1)腹部 B 超:胰腺组织内有胰石存在。CT:胰腺内钙化,证实有胰石。

(2)ERCP:①胰腺组织内胰管及其分支不规则扩张并且分布不均匀;②主胰管部分或完全阻塞,含有胰石或蛋白栓子。

(3)分泌试验:重碳酸盐分泌减少,伴胰酶分泌或排出量降低。

(4)组织学检查:组织切片可见胰腺外分泌组织破坏、减少,小叶间有片状不规则的纤维化,但小叶间纤维化并非慢性胰腺炎所特有。

(5)导管上皮增生或不典型增生、囊肿形成。

(二)高度疑诊慢性胰腺炎标准

(1)腹部 B 超:胰腺实质回声不均,胰管不规则扩张或胰腺轮廓不规整。CT:胰腺轮廓不规整。

(2)ERCP 仅有主胰管不规则扩张,胰管内充盈缺损,提示有非钙化性胰石或蛋白栓子。

(3)分泌试验:仅有重碳酸盐分泌减少,或胰酶分泌及排出减少。

(4)非插管试验:BT-PABA 试验和粪糜蛋白酶试验在不同时间检查均异常。

(5)组织学检查。组织切片可见小叶间纤维化,以及有以下 1 项异常:外分泌组织减少、郎格罕细胞团分离或假性囊肿形成。

在诊断中不应考虑属哪种临床类型,并尽量应用可行的检查方法明确其发病原因。很多情况下,只能暂时怀疑为慢性腺炎,再通过长期的治疗和随访观察来明确诊断。

七、鉴别诊断

下列疾病应与慢性胰腺炎相鉴别:①其他原因导致的腹痛,如消化性溃疡、胆道疾病、肠系膜血管疾病及胃部恶性肿瘤。②确定脂肪泻是否由胰腺疾病引起。由慢性胰腺炎导致的脂肪泻,胰腺 CT 及 ERCP 检查常有异常发现。若以胰管狭窄为主,则应排除胰腺肿瘤可能。③与胰腺恶性肿瘤的鉴别:两者均可致胰腺包块及腹痛或无痛性黄疸,采取包括 ERCP、MRCP 及内镜超声在内的检查也难将两者区别开。若癌抗原 19-9(CA19-9)大于 1 000 U/mL 时或癌胚抗原(CEA)水平明显升高时,有助于胰腺癌的诊断,但常出现于晚期胰腺癌,也可通过 ERCP 刷检、超声内镜活检及发现邻近淋巴结肿大而确定诊断。若上述检查阴性而无法区别开时,则通过手术取病理活检。

八、治疗

治疗的基本原则是去除病因,并以控制症状、改善胰腺功能和治疗并发症为重点;强调以个体化治疗为原则的治疗方案;注意兼顾局部治疗与全身治疗,进行病因治疗和对症治疗、保守治疗和手术治疗相结合的综合治疗。

目前,多数治疗均旨在通过减少胰腺外分泌以让胰腺"休息",然而其效果欠佳。治疗的基本目的是减轻疼痛、纠正胰腺功能不全及并发症的处理。

(一)一般治疗

(1)慢性胰腺炎患者须绝对戒酒,避免暴饮暴食。

(2)慎用某些可能与发病有关的药物,如柳氮磺吡啶、雌激素、糖皮质激素、吲哚美辛、氢氯噻嗪、甲基多巴等。

(3)慢性胰腺炎患者常因食欲减退、吸收不良及腹泻,尤其是脂肪泻,常有体重减轻及营养不良的表现,应给予高热量、高蛋白、高糖、高维生素及低脂肪饮食。保证每天总热量供给的前提是胰酶制剂的补充。总热量的40%应由糖供给,每天补充的蛋白质不少于$100\sim200$ g,其中一半应为动物蛋白,如鱼、肉类及鸡蛋等。脂肪的供给应强调补充水溶性的、易被机体吸收的中链脂肪酸,其吸收后进入门静脉而不是肠淋巴系统。某些长链脂肪酸有强烈的刺激作用,不宜使用。对长期脂肪泻患者,应注意补充足够的脂溶性维生素,适当补充各种微量元素。对少数胰腺外分泌功能严重丧失的晚期慢性胰腺炎患者,还可采用胃肠外营养(TPN)的治疗措施,即从静脉途径给入葡萄糖、中链脂肪乳制剂、氨基酸和白蛋白、电解质、脂溶性维生素等,以保证热量的供给。TNP治疗可持续数周或数月,也有维持数年的报道。

(4)在急性发作期,特别是伴有胆道感染的患者,应使用抗生素,如急性发作呈重症表现,应进行严密监护并选用生长抑素等药物积极治疗。

(二)腹痛的治疗

腹痛是慢性胰腺炎最主要的症状。疼痛的程度可由偶尔的餐后不适到伴有恶心、呕吐及体重减轻的持续上腹痛。腹痛严重影响患者的生存质量,并可能导致麻醉止痛剂的成瘾。

1.腹痛的原因

(1)胰腺的急性炎症:慢性胰腺炎常可多次发生急性炎症,每次发作症状类似,但一般后续发作时的腹痛程度较第1、第2次为轻。

(2)神经系统受累:支配胰腺的神经系统有炎症是慢性胰腺炎疼痛的又一重要原因。有研究发现胰腺小叶间及小叶内神经束的数量增多、直径增大,并有周围神经髓鞘的崩解,当髓鞘发生崩解以后,炎症细胞在神经周围聚集,释放炎症介质刺激神经末梢,导致疼痛;但尚不清楚为何类似变化亦发生于无痛患者。

(3)胰管内压力增高:许多研究观察到,在慢性胰腺炎手术时可发现胰管内压明显增加,手术后其压力恢复正常。

(4)十二指肠或共同通道的狭窄:通常是由胰头纤维化引起,亦与腹痛有关,具体见"并发症及其处理"。

2.治疗

腹痛的治疗应根据患者疼痛的程度、持续的时间而定。对部分病例,控制疼痛是十分困难的,而且应注意到,许多研究中发现有近30%的病例安慰剂治疗有效。目前的治疗是采取综合性的措施。

(1)止痛药物:一般是先使用少量非麻醉性止痛剂,如阿司匹林、索米痛片、吲哚美辛、对乙酰氨基酚等非甾体抗炎药以及布桂嗪、曲马多等较强的镇痛药。若腹痛严重,确实影响生活质量者,可酌情应用麻醉性止痛剂,如可卡因、盐酸罂粟碱、哌替啶等阿片衍生物,也可使用小剂量的吗啡缓释片,如美斯康定等,大剂量吗啡可增高Oddi括约肌的张力,不宜采用。医师在给予止痛药物,尤其是麻醉剂时,应尽量减少成瘾的可能。另外,使用止痛药时,注意防止便秘,而且,因便秘导致腹部不适有可能被认为是腹痛而被再次加用止痛剂。

(2)减少胰腺实质炎症:慢性胰腺炎若因急性炎症而使病情恶化时,其治疗与急性胰腺炎相同,尚无预防急性炎症发作的特异饮食方法。

(3)禁酒是必须的,尤其对于酒精性胰腺炎,绝对禁酒后可使75%的患者疼痛症状得以缓解。酒精性胰腺炎患者若继续饮酒,其死亡率大大提高。

(4)降低胰管内压力。

1)抑制分泌。①质子泵抑制剂(PPI)和 H_2RA:若胰液分泌过多导致胰管内压力过高而引发疼痛,则使用 PPI 或 H_2RA 可通过减少胰液分泌,将十二指肠内 pH 提高至 4.5 以上而预防胰源性疼痛。②胰酶替代治疗:胰酶制剂常用于减轻慢性胰腺炎患者的疼痛。该方法可试用于大多数严重腹痛患者的最初治疗。a.治疗机制:口服胰酶制剂在十二指肠内通过抑制反馈回路,调节 CCK 的释放,而 CCK 是刺激胰腺分泌消化酶的激素。胰蛋白酶可以使 CCK 失活,但其在慢性胰腺炎中常有分泌下降,补充胰蛋白酶可以纠正这种缺陷,从而减少 CCK 介导的胰腺分泌。b.疗效评价:胰酶治疗腹痛的效果不一,部分患者对安慰剂有应答率。其疗效差的一个原因是抑制反馈回路需要很高的胰蛋白酶活性,事实上蛋白酶在十二指肠内停留时间极短,这也可以解释一些胰酶缓释剂失效的原因。③奥曲肽治疗:这类药物亦可减轻疼痛。其机制是可以减少胰腺的分泌,使胰腺处于暂时的"休息"状态,从而使胰管内压力降低而缓解疼痛。在一个前瞻性的随机双盲研究中,每餐前给予 200 μg 的奥曲肽,连续 4 周,疼痛缓解率为 65%,安慰剂为 35%。至此,尚不推荐常规使用。

2)内镜下支架置入术和胰管括约肌切开术:①使用本方法的依据是慢性胰腺炎患者其腹痛的产生可能是由于 Oddi 括约肌功能紊乱及主胰管的狭窄。②内镜下胰管括约肌切开术的目的是使胰管通畅,降低胰管内压力,减轻胰管的扩张,从而缓解患者疼痛。切开的方法是在 Vater 壶腹乳头口 1~2 点处切3~10 mm,与胆管括约肌切开术不同,后者是在 11~12 点切开。括约肌切开后,可继续进行取石术或放置引流管等。放置支架可显著缓解胰管梗阻,缓解患者的腹痛症状。主胰管直径、狭窄程度及其最远端位置是决定支架和位置的主要因素,通常应使支架通过狭窄最远端,并尽量放置较大直径的支架。③疗效评价:内镜下胰管括约肌切开术对于大多数病例来说,效果并不好,但也有例外。而内镜下支架置入术对一部分病例则行之有效。有一组报道,对于胰管狭窄或主胰管有结石的患者,支架置入术加上碎石可使 50% 的患者疼痛缓解。④内镜下支架置入术存在的一个问题是,支架置入后可能使 80% 的正常外观的胰腺出现慢性胰腺炎的形态学变化,而且,其远期后果尚不清楚。到目前为止,内镜下介入治疗慢性胰腺炎的疼痛的技术尚不成熟,有待进一步的前瞻性随机对照试验的观察研究。

(5)阻断腹腔神经:将乙醇或类固醇激素经皮穿刺或在内镜下注入腹腔神经丛,当腹腔神经丛被阻断后,能使疼痛缓解或减轻数小时或数月,但总体效果并不理想。而且,注射乙醇可引发直立性低血压和轻偏瘫,因此,该方法应用上受到限制。建议用于合并胰腺癌而其他治疗效果较差时。

使用类固醇激素阻断神经比乙醇效果好,但也最多只有 50% 的患者疼痛得到部分缓解。而且,在这些产生应答的患者中,其症状常在 2~6 个月内复发,但再次治疗有效。

(6)抗氧化治疗:有资料表明,慢性胰腺炎患者存在抗氧化剂的不足。有些报告提示抗氧化治疗在一定程度上可缓解疼痛,但仍须进一步研究观察。

对于大多数慢性胰腺炎腹痛患者来说,内科治疗并不满意;内镜治疗前景乐观,但有待进一步研究观察;手术治疗可明显改善症状,但也须与其他治疗手段进行前瞻性随机试验,比较分析其效果;通过改善神经传导一般无效,但可对其方法进行改进。

多数慢性胰腺炎患者并不需要强有力的治疗。若患者每 3~6 个月才有 1~2 次的腹痛,且其生存质量未受到影响,则可采用传统的止痛药物治疗。早期手术或内镜治疗可能保护胰腺功能,但不能因此认为其适应证可以放宽。

(四)糖尿病的治疗

1.慢性胰腺炎合并糖尿病的特征

(1)糖尿病常发生于严重的晚期慢性胰腺炎患者,只有当 80% 以上的胰腺组织遭到破坏才可能出现。

(2)严重慢性胰腺炎患者,不断有胰岛细胞的破坏,胰岛素释放减少,而且有 α 细胞的破坏和胰高血糖素释放减少。因此,慢性胰腺炎合并的糖尿病常表现为脆性糖尿病,给予外源性胰岛素可能导致血糖的突然下降,并持续数小时,因为没有足够的胰高血糖素对抗胰岛素引发的低血糖。

(3)慢性胰腺炎合并的糖尿病较少发生糖尿病酮症酸中毒。

（4）原来认为慢性胰腺炎合并的糖尿病引发的血管变化要比1型糖尿病少。但越来越多的证据表明，它和1型糖尿病一样，也可以引发视网膜病变和肾病等微血管并发症。

2.治疗

（1）控制饮食，配合胰酶制剂加强脂肪和蛋白质的吸收。

（2）由于对胰岛素敏感，应给予低剂量胰岛素，以每天20～40 U为宜，血糖不必降到正常或正常以下，适当控制即可。治疗时应告知患者辨认有关低血糖的症状，进行密切监测，注意个体化原则，避免低血糖的发生。

（3）手术治疗问题：Whipple术式常合并有血糖稳态的破坏，而保留十二指肠的胰头切除术则很少发生这种情况。部分胰腺自体移植术和胰岛细胞移植术，则由于技术问题和相应的并发症，其应用受到限制。

（五）内镜治疗

随着内镜诊断和治疗技术的不断提高，慢性胰腺炎在临床上越来越多地采用内镜治疗。对于轻中度慢性胰腺炎，内镜治疗可以避免手术，缓解疼痛，改善胰腺功能，扩展了治疗的手段。内镜治疗的并发症有出血、穿孔、胰管损伤及术后急性胰腺炎和胰腺脓肿等。具体方法如下。

1.胰管狭窄的内镜治疗

（1）内镜下支架置入术和胰管括约肌切开术。

（2）内镜下胰管扩张术：传统使用导管或气囊导管扩张，手术比较困难。有人提出当胰管过于狭窄，无法通过常规扩张导管时，可采用7-Fr Soehendra取回器扩张严重狭窄的胰管，利用其顶端螺纹进行胰管扩张。本方法有可能同时获得组织标本。

（3）内镜下肉毒杆菌毒素括约肌内注射：肉毒杆菌毒素可使Oddi括约肌失去收缩能力。近年来被用于慢性胰腺炎的治疗。

2.胰管结石的内镜治疗

传统上常用取石篮、气囊导管取石，但胰管结石常紧密地嵌顿在二级胰管中，内镜下无法移动，器械也无法通过。故内镜下取出胰石难度极大。子母镜下液电碎石可用于治疗胰管结石。

3.胰腺假性囊肿的内镜治疗

假性囊肿按是否与胰管相通分为交通性与非交通性假性囊肿，可分别采用经十二指肠乳头的间接引流术及内镜下经胃或十二指肠壁引流术。

4.其他

（1）内镜下治疗胰腺外瘘：置入适当长度的胰管支架，使胰液不流瘘管外口，降低胰管内压力。可作为保守治疗无效的首选治疗。

（2）另有超声内镜引导下行腹腔神经丛阻滞治疗胰源性腹痛和超声内镜引导下行胰腺囊肿引流。

九、并发症及其处理

慢性胰腺炎主要表现为慢性腹痛及胰腺内、外分泌功能不全，它与胰腺癌的发生有关。还可引发其他一系列并发症，最常见的并发症是假性囊肿的形成及十二指肠、共同通道的机械性梗阻，较少见的并发症有脾静脉血栓形成并门静脉高压、假性动脉瘤的形成（尤其是脾动脉）及胰源性胸腔积液、腹水。下面将详细阐述慢性胰腺炎的并发症及其处理。

（一）假性囊肿

1.形成机制

慢性胰腺炎并发假性囊肿有两个重要机制：①胰管内压力增高致胰管破裂，胰液外渗。因无活动性炎症，胰液常为清亮；②活动性炎症合并脂肪坏死（也可能有胰腺实质的坏死），胰液自小胰管外渗。因含坏死组织，胰液常有变色。

2.表现

假性囊肿可为单个或多个,或大或小,可位于胰腺内、外。绝大多数假性囊肿与胰管相通,富含消化酶。假性囊肿的壁由邻近结构构成,如胃、横结肠、胃结肠网膜及胰腺。假性囊肿的内膜由纤维或肉芽组织构成,因无内皮组织而与胰腺真性囊肿区分开。假性囊肿一般无症状,但可通过机械性压迫产生腹痛或胆道阻塞等症状。当其侵蚀血管时,可引发出血、感染或破溃,导致胰瘘或腹水形成。假性囊肿的诊断可通过 CT 或超声检查明确。若已置管引流,则可测量囊液淀粉酶水平,如有升高则符合假性囊肿的诊断。

3.治疗

(1)引流:引流的适应证包括囊肿迅速增大、囊肿压迫周围组织、引发腹痛和感染征象。引流方法有经皮引流和内引流。前者需放置引流管数周至囊腔消失,有可能并发感染。依假性囊肿的位置和现有设施,可通过内镜或手术治疗,80%的病例行内镜治疗有效。囊肿的复发率为 20%,死亡率为 3%。

(2)手术治疗包括囊肿胃造口术、囊肿十二指肠造口术及胆总管囊肿空肠吻合术。局限于胰尾的囊肿可做胰腺远端切除。

(二)胆道或十二指肠梗阻

1.胆道或(和)十二指肠的症状性梗阻

其发生于 5%～10% 的慢性胰腺炎病例。十二指肠梗阻主要表现为餐后腹痛和早饱;腹痛和肝功能异常(包括高胆红素血症)常提示有胆管狭窄。本并发症多见于有胰管扩张的患者,主要是由胰头部炎症或纤维化、假性囊肿所致。ERCP 最常用于胆道梗阻的诊断,MRCP 亦可得到同样质量的胆道显像,并可能最终取代 ERCP。十二指肠梗阻可通过上消化道内镜等检查明确诊断。

2.治疗

若是假性囊肿引发的梗阻,则可按上述方法处理。否则,可选用胃空肠吻合术及胆总管小肠吻合术。胆道的良性狭窄可行内镜下支架置入术。应该强调解压术,因为其可逆转胆道梗阻引发的继发性胆道纤维化。

(三)胰源性胸腔积液、腹水

1.胰源性胸腔积液、腹水的形成

其可能是由于胰管破裂,与腹腔和胸腔形成瘘管,或是假性囊肿的破溃致胰液进入胸、腹腔。临床上,胰源性腹水可呈浆液性、血性或乳糜性,后两者较少见。胰源性胸腔积液以左侧多见,具有慢性、进行性、反复发作及胸腔积液量多的特点,也可为浆液性、血性或乳糜性。通过腹穿或胸穿分析腹水或胸腔积液的性质可获得诊断,若积液内淀粉酶升高,尤其是大于 1 000 IU/L 时,具有较大的诊断价值。

2.治疗

非手术治疗包括反复穿刺、使用利尿剂、奥曲肽及胃肠外营养。若有胰管破裂,内镜下支架置入在短期内行之有效,长期疗效则依病因而定。

(四)脾静脉血栓形成

其在慢性胰腺炎中的发生率约为 2%。其产生的原因与脾静脉受压、慢性胰腺炎的急性发作及纤维化过程引起血管病变有关。临床上可出现胃底或食管下段静脉曲张等门静脉高压的表现,因而可引发消化道出血,偶尔可并发肠系膜上静脉或门静脉的闭塞。

(五)假性动脉瘤的形成

(1)在慢性胰腺炎中,假性动脉瘤的发生率为 5%～10%。产生的机制有三:①伴发急性炎症时释放的消化酶被激活,对血管壁有消化作用;②假性囊肿增大进而侵蚀血管;③胰管破裂,致富含消化酶的假性囊肿形成,常位于动脉附近。假性动脉瘤可致消化道出血,其可以是缓慢、间歇性的出血,也可以是急性大出血。受累的血管常靠近胰腺,包括脾动脉、肝动脉、胃十二指肠动脉及胰十二指肠动脉。CT 或 MRI 可发现该病变,表现为胰腺内类似于假性囊肿样的囊样结构,彩色多普勒超声可显示假性动脉瘤内部的血流情况。

(2)肠系膜造影可确定诊断,同时在此操作过程中可对假性动脉瘤进行栓塞治疗。手术治疗比较困难,有一定风险。

（六）胰腺钙化和胰管结石

1.胰腺钙化

胰腺钙化是各种原因引发的慢性胰腺炎的一个共同特征。慢性胰腺钙化的存在也提示有胰管结石。应注意排除其他引发胰腺钙化的原因,如囊性新生物、血管瘤及血肿机化等。在酒精性胰腺炎中,25%～60%的患者出现胰腺钙化,多在症状出现后 8 年内发生。只有 50%～60%有胰腺钙化的患者合并有脂肪泻或显性糖尿病,故发现胰腺钙化并不表明是终末期慢性胰腺炎。

2.治疗

除内镜下取石、体外震波碎石及外科手术外,对胰管结石也可用口服枸橼酸盐治疗。国外研究发现,枸橼酸盐可增加胰石的溶解度,每天口服枸橼酸盐 5～10 g,3～27 个月后 38.9%的患者其胰石有缩小。

（七）胰腺癌

慢性胰腺炎是胰腺癌的一个重要危险因素,尤其是酒精性、遗传性和热带性胰腺炎,发生率约为 4%。目前尚无有效的监测手段,CA19-9 难以发现早期病变。ERCP、CT 及超声内镜也较难对其作出诊断。当鉴别有困难时,应予手术探查。

（八）胰瘘

1.胰腺外瘘和内瘘

外瘘常发生于胰腺活检、胰腺坏死、外科引流术后、手术中的胰腺损伤或腹部钝伤后。内瘘常发生于慢性胰腺炎主胰管或假性囊肿破裂后,常合并有胰源性胸腔积液、腹水。酒精性胰腺炎易出现内瘘。

2.治疗

（1）外瘘的治疗:以前一直采取 TPN 和禁食处理,并且证明是有效的。近年来发现,使用奥曲肽 50～100 μg,每 8 小时一次,是使外瘘闭合的安全有效措施,但疗程过长可能会抑制胆囊排空而诱发胆石症。且其费用昂贵,近年来采用内镜下支架置入术,通过 ERCP 显示导管破裂部位,经 Vater 壶腹部进入主胰管置入支架,停留 4～6 周,第二次 ERCP 术时予以取出。若此时仍有外瘘存在,可再次置入支架,并使用奥曲肽以减少胰液量。奥曲肽常被用于围手术期预防胰瘘等并发症。

（2）内瘘的治疗:内瘘采用 TPN 和反复抽取胸腔积液和腹水的方法,也证明是有效的。亦可采用奥曲肽、内镜下支架置入术及手术治疗。

（九）其他

其他并发症:①骨质损害的发生相对少见,主要包括骨软化症和特发性股骨头坏死;②有脂肪泻的慢性胰腺炎,常有脂溶性维生素 A、D、E、K 的不足;③维生素 B_{12} 吸收不良发生于 50%的严重慢性胰腺炎病例,予口服胰酶制剂后,可使维生素 B_2 的吸收恢复正常;④慢性胰腺炎患者因免疫功能紊乱而合并有较高的贾第鞭毛虫感染率,若脂肪泻对胰酶制剂治疗无效时,应行大便检查排除贾第鞭毛虫感染;⑤偶尔,慢性胰腺炎患者可出现横结肠或降结肠的部分或全部狭窄。

十、预后

酒精性胰腺炎的预后较差,虽然部分病例疼痛可自行缓解,但大多数患者在 10 年后仍有腹痛。戒酒后,有些患者的疼痛可以改善,有些则无变化。一般来讲,手术可在一定时间内缓解腹痛的症状,但经过一段时间后,腹痛仍可发作。慢性胰腺炎患者生存质量低下,常有失业或提前退休。酒精性胰腺炎的存活率明显降低,其预后差的原因与饮酒、吸烟、肝硬化及诊断较晚有关。不足 25%的死因与慢性胰腺炎直接相关,包括手术后的死亡及糖尿病、胰腺癌引起的死亡。其中一个导致慢性胰腺炎存活率低的原因是胰腺癌和胰腺外癌发生率的增高。部分酒精性胰腺炎患者没有出现钙化和内、外分泌功能不全,这部分患者可出现长时间的腹痛缓解。

特发性胰腺炎的自然病程较酒精性胰腺炎者要好,发展至内、外分泌功能不全的速度慢,生存时间更长。热带性胰腺炎的预后亦好于酒精性胰腺炎,其多死于胰腺癌和糖尿病肾病,而不是营养不良、肺结核和脆性糖尿病等。

(李　军)

第十一节　克罗恩病

克罗恩病(Crohn disease,CD)是一种贯穿肠壁各层的慢性增殖性、炎症性疾病,可累及从口腔至肛门的各段消化道,呈节段性或跳跃式分布,但好发于末端回肠、结肠及肛周。临床以腹痛、腹泻、腹部包块、瘘管形成和肠梗阻为主要特征,常伴有发热、营养障碍及关节、皮肤、眼、口腔黏膜、肝脏等的肠外表现。

本病病程迁延,有终身复发倾向,不易治愈。任何年龄均可发病,20～30 岁和 60～70 岁是 2 个高峰发病年龄段。无性别差异。

本病在欧美国家多见,近年来,日本、韩国、南美的发病率在逐渐升高。我国虽无以人群为基础的流行病学资料,但病例报道却在不断增加。

一、病因及发病机制

本病病因尚未明了,发病机制亦不甚清楚,推测是由肠道细菌和环境因素作用于遗传易感人群,使肠黏膜免疫反应过高导致。

(一)遗传因素

传统流行病学研究显示:①不同种族 CD 的发病率有很大的差异。②CD 有家族聚集现象,但不符合简单的孟德尔遗传方式。③单卵双生子中 CD 的同患率高于双卵双生子。④CD 患者亲属的发病率高于普通人群,而患者配偶的发病率几乎为零。⑤CD 与特纳综合征、海-普综合征及糖原贮积病Ⅰb 型等罕见的遗传综合征有密切的联系。

上述资料提示该病的发生可能与遗传因素有关。进一步的全基因组扫描结果显示易感区域分布在第1、3、4、5、6、7、10、12、14、16、19 及 X 号染色体上,其中 16、12、6、14、5、19 及 1 号染色体被分别命名为IBD1-7,候选基因包括 CARD15、DLG5、SLC22A4 和 SLC22A5、IL-23R 等。

目前,多数学者认为 CD 符合多基因病遗传规律,是许多对等位基因共同作用的结果。具有遗传易感性的个体在一定环境因素作用下发病。

(二)环境因素

在过去的半个世纪里,CD 在世界范围内不仅发病率和流行情况发生了变化,患者群也逐渐呈现低龄化趋势,提示环境因素对 CD 易患性的影响越来越大。研究显示众多的环境因素与 CD 密切相关,有的是诱发因素,有的则起保护作用,如吸烟、药物、饮食、地理和社会状况、应激、微生物、肠道通透性和阑尾切除术。目前只有吸烟被肯定与 CD 病情的加重和复发有关。

(三)微生物因素

肠道菌群是生命所必需的,大量微生物和局部免疫系统间的平衡导致黏膜中存在大量的炎症细胞,形成"生理性炎症"现象,有助于机体免疫受到达肠腔的有害因素的损伤。这种免疫平衡有赖于生命早期免疫耐受的建立,遗传易感性等因素可致黏膜中树突细胞、Toll 样受体(TLRs)、T 效应细胞等的改变而参与疾病的发生与发展。小肠腺隐窝潘氏细胞和其分泌产物(主要为防御素)对维持肠道的内环境的稳定起着重要作用,有研究指出 CD 是一种防御素缺乏综合征。

多项临床研究亦支持肠道菌群在 CD 的发病机制中的关键环节,如一项研究显示小肠病变的 CD 患者切除病变肠段后行近端粪便转流可预防复发,而将肠腔内容物再次灌入远端肠腔可诱发炎症。

（四）免疫因素

肠道免疫系统是 CD 发病机制中的效应因素,介导对病原微生物反应的形式和结果。CD 患者的黏膜 T 细胞对肠道来源和非肠道来源的细菌抗原的反应增强,前炎症细胞因子和趋化因子的产生增多,如 IFN-7、IL-12、IL-18 等,而最重要的是免疫调节性细胞因子的变化。CD 是典型的 Th1 反应,黏膜 T 细胞的增殖和扩张程度远超过溃疡性结肠炎,而且对凋亡的抵抗力更强。

二、诊断步骤

（一）起病情况

大多数病例起病隐袭。在疾病早期症状多为不典型的消化道症状或发热、体重下降等全身症状,从发病至确诊往往需数月至数年的时间。少数急性起病,可表现为急腹症,酷似急性阑尾炎或急性肠梗阻。

（二）主要临床表现

CD 以透壁性黏膜炎症为特点,常导致肠壁纤维化和肠梗阻,穿透浆膜层的窦道造成微小的穿孔和瘘管。

CD 可累及从口至肛周的消化道的任一部位。近 80% 的患者小肠受累,通常是回肠远端,且 1/3 的患者仅表现为回肠炎;近 50% 的患者为回结肠炎;近 20% 的患者仅累及结肠,尽管这一表型的临床表现与溃疡性结肠炎相似,但大致一半的患者无直肠受累;小部分患者累及口腔或胃十二指肠;个别患者可累及食管和近端小肠。

CD 因其透壁性炎症及病变累及范围广泛的特点,临床表现较溃疡性结肠炎更加多样化。CD 的临床特征包括疲乏、腹痛、慢性腹泻、体重下降、发热、伴或不伴血便。约 10% 的患者可无腹泻症状。儿童 CD 患者常有生长发育障碍,而且可能先于其他各种症状出现。部分患者可伴有瘘管和腹块,症状取决于病变的部位和严重程度。

许多患者在诊断前多年即表现出各种各样的症状。研究显示,患者在诊断为 CD 前平均 7.7 年即已出现类似于肠易激综合征的各种非特异性消化道症状,而病变局限于结肠者从出现症状到获得诊断的时间最长,平均 4.9～11.4 年。

1.回肠炎和结肠炎

腹泻、腹痛、体重下降、发热是大多数回肠炎、回结肠炎和结肠型 CD 患者的典型的临床表现。腹泻可由多种原因引致,包括分泌过多、病变黏膜的吸收功能受损、回肠末端炎症或切除所致胆盐吸收障碍、回肠广泛病变或切除所致脂肪泻。小肠狭窄部位的细菌生长过度、小肠结肠瘘、广泛的空肠病变亦可导致脂肪泻。回肠炎患者常伴有小肠梗阻和右下腹包块;局限于左半结肠的 CD 患者可出现大量血便,症状类似溃疡性结肠炎。

2.腹痛

不论病变的部位何在,痉挛性腹痛是克罗恩病的常见症状。黏膜透壁性炎症所致纤维性缩窄导致小肠或结肠梗阻。病变局限于回肠远端的患者在肠腔狭窄并出现便秘、腹痛等早期梗阻征象前可无任何临床症状。

3.血便

尽管克罗恩病患者常有大便潜血阳性,但大量血便者少见。

4.穿孔和瘘管

透壁的炎症形成穿透浆膜层的窦道,致肠壁穿孔,常表现为急性、局限性腹膜炎,患者表现为急起发热、腹痛、腹部压痛及腹块。肠壁的穿透亦可表现为无痛性的瘘管形成。瘘管的临床表现取决于病变肠管所在位置和所累及的邻近组织或器官。胃肠瘘常无症状或有腹部包块;肠膀胱瘘将导致反复的复杂的泌尿道感染,伴有气尿;通向后腹膜腔的瘘管可导致腰大肌脓肿和/或输尿管梗阻、肾盂积水;结肠阴道瘘表现为阴道排气和排便;另外还可出现肠皮肤瘘管。

5.肛周疾病

约1/3的克罗恩病患者出现肛周病变,包括肛周疼痛、皮赘、肛裂、肛周脓肿及肛门直肠瘘。

6.其他部位的肠道炎症

临床表现随病变部位而异。如口腔的阿弗他溃疡或其他损伤致口腔和牙龈疼痛;极少数患者因食管受累而出现吞咽痛和吞咽困难;约5％的患者胃、十二指肠受累,表现为溃疡样病损、上腹痛和幽门梗阻的症状;少数近端小肠病变的患者可出现类似口炎样腹泻的症状并伴有脂肪吸收障碍。

7.全身症状

疲乏、体重下降和发热是主要的全身症状。体重下降往往是患者害怕进食后的梗阻性疼痛而减少摄入所致,亦与吸收不良有关。克罗恩病患者常出现原因不明的发热,发热可能是由炎症本身所致,亦可能是由穿孔后并发肠腔周围的感染导致。

8.并发症

克罗恩病的并发症包括局部并发症、肠外并发症及与吸收不良相关的并发症。

(1)局部并发症:与炎症活动性相关的并发症包括肠梗阻、大出血、急性穿孔、瘘管和脓肿的形成、中毒性巨结肠。CT是检出和定位脓肿的主要手段,并可在CT的引导下对脓肿进行穿刺引流及抗生素的治疗。

(2)肠外并发症:包括眼葡萄膜炎和巩膜外层炎;皮肤结节性红斑和脓皮坏疽病;大关节炎和强直性脊柱炎;硬化性胆管炎;继发性淀粉样变,可导致肾衰竭;静脉和动脉血栓形成。

(3)吸收不良综合征:胆酸通过肠肝循环在远端回肠吸收,回肠严重病变或已切除将导致胆酸吸收障碍。胆酸吸收不良影响结肠对脂肪及水、电解质的吸收而产生脂肪泻或水样泻;小肠广泛切除后所致短肠综合征亦可引起腹泻。胆酸吸收不良致胆酸和胆固醇比例失调,胆汁更易形成胆石。脂肪泻可致严重的营养不良、凝血功能障碍、低血钙及抽搐、骨软化症、骨质疏松。

克罗恩病患者易发生骨折,且与疾病的严重度相关。骨质的丢失主要与激素的使用及体能活动减少、雌激素不足等所致维生素、钙的吸收不良有关。脂肪泻和腹泻可促进草酸钙和尿酸盐结石的形成。维生素B_{12}在远端回肠吸收,严重的回肠病变或回肠广泛切除可导致维生素B_{12}吸收不良产生恶性贫血。因此,应定期监测回肠型克罗恩病及回肠切除术后患者的血清维生素B_{12}水平,根据维生素B_{12}吸收试验的结果决定患者是否需要终身给予维生素B_{12}的替代治疗。

(4)恶性肿瘤:与溃疡性结肠炎相似,病程较长的结肠型克罗恩病患者罹患结肠癌的风险增加。克罗恩病患者患小肠癌的概率亦高于普通人群。有报道称,克罗恩病患者肛门鳞状细胞癌、十二指肠肿瘤和淋巴瘤的概率增加。

(三)体格检查

体格检查可能正常或呈现一些非特异性的症状,如面色苍白、体重下降,抑或提示克罗恩病的特征性改变,如肛周皮赘、窦道、腹部压痛性包块。

(四)辅助检查

1.常规检查

全血细胞计数低常提示贫血,活动期白细胞计数增高,血清蛋白含量常降低,粪便隐血试验常呈阳性。有吸收不良综合征者粪脂含量增加。

2.抗体检测

炎症性肠病患者的血清中可出现多种自身抗体。其中一些可用于克罗恩病的诊断和鉴别诊断。抗OmpC抗体阳性提示可能为穿孔型克罗恩病。抗中性粒细胞胞质抗体(P-ANCA)和抗啤酒酵母抗体(ASCA)的联合检测用于炎症性肠病的诊断,以及克罗恩病和溃疡性结肠炎的鉴别诊断。

3.C反应蛋白(CRP)

克罗恩病患者的CRP水平通常升高,且高于溃疡性结肠炎患者。CRP的水平与克罗恩病的活动性有关,亦可作为评价炎症程度的指标。

CRP 的血清学水平有助于评价患者的复发风险,高水平的 CRP 提示疾病活动或合并细菌感染,CRP 水平可用于指导治疗和随访。

4.血沉(ESR)

ESR 通过血浆蛋白浓度和红细胞比容来反映克罗恩病肠道炎症,精确度较低。ESR 虽然可随疾病活动而升高,但缺乏特异性,不足以与 UC 和肠道感染鉴别。

5.回结肠镜检查

对于疑诊克罗恩病的患者,应进行回肠结肠镜检查和活检,观察回肠末端和每个结肠段,寻找镜下证据,是建立诊断的第一步。克罗恩病镜下最特异性的表现是节段性改变、肛周病变和卵石征。

6.肠黏膜活检

其目的通常是为进一步证实诊断而不是建立诊断。显微镜下特征为局灶的(不连续的)慢性的(淋巴细胞和浆细胞)炎症和斑片状的慢性炎症,局灶隐窝不规则(不连续的隐窝变形)和肉芽肿(与隐窝损伤无关)。回肠部位病变的病理特点除上述各项外还包括绒毛结构不规则。如果回肠炎和结肠炎是连续性的,诊断应慎重。“重度”定义为:溃疡深达肌层,或出现黏膜分离,或溃疡局限于黏膜下层,但溃疡面超过 1/3 结肠肠段(右半结肠,横结肠,左半结肠)。

近 30%的克罗恩病患者可见特征性肉芽肿样改变,但肉芽肿样改变还可见于耶尔森菌属感染性肠炎、贝赫切特病、结核及淋巴瘤,因此,这一表现既不是诊断所必需也不能用于证实诊断是否成立。

7.胃肠道钡餐

胃肠道钡餐有助于全面了解病变在胃、肠道节段性分布的情况、狭窄的部位和长度。气钡双重造影虽然不能发现早期微小的病变,但可显示阿弗他溃疡,了解病变的分布及范围,肠腔狭窄的程度,发现小的瘘道和穿孔。

典型的小肠克罗恩病的 X 线改变:结节样改变、溃疡、肠腔狭窄(肠腔严重狭窄或痉挛时可呈现“线样征”)、鹅卵石样改变、脓肿、瘘管、肠襻分离(透壁的炎症和肠壁增厚所致)。胃窦腔的狭窄及十二指肠节段性狭窄提示胃十二指肠克罗恩病。

8.胃十二指肠镜

常规的胃十二指肠镜检查仅在有上消化道症状的患者中推荐使用。累及上消化道的克罗恩病几乎总是伴有小肠和大肠的病变。当患者被诊断为“未定型大肠炎”时,胃黏膜活检可能有助于诊断,局部活动性胃炎可能是克罗恩病特点。

9.胶囊内镜

胶囊内镜为小肠的叮视性检查提供了另一手段,可用于有临床症状、疑诊小肠克罗恩病、排除肠道狭窄、回肠末端内镜检查正常或不可行及胃肠道钡餐或 CT 未发现病变的患者。

禁忌证包括胃肠道梗阻、狭窄或瘘管形成、起搏器或其他植入性电子设备及吞咽困难者。

10.其他

当怀疑有肠壁外并发症时,包括瘘管或脓肿,可选用腹部超声、CT 和(或)MRI 进行检查。腹部超声是诊断肠壁外并发症的最简单易行的方法,但对于复杂的克罗恩病患者,CT 和 MRI 的精确度更高,特别是对于瘘管、脓肿和蜂窝织炎的诊断。

三、诊断对策

(一)诊断要点

克罗恩病的诊断主要根据临床、内镜、组织学、影像学和/或生化检查的综合分析来确立诊断。患者具备上述的临床表现,特别是阳性家族史时应注意是否患克罗恩病。

详细的病史应该包括关于症状始发时各项细节问题,包括近期的旅行、食物不耐受、与肠道疾病患者接触史、用药史(包括抗生素和非甾体抗炎药)、吸烟史、家族史及阑尾切除史;详细询问患者夜间症状、肠外表现(包括口、皮肤、眼睛、关节、肛周脓肿或肛裂)。

体格检查时应注意各项反映急性和/或慢性炎症反应、贫血、体液丢失、营养不良的体征,包括一般情况、脉搏、血压、体温、腹部压痛或腹胀、可触及的包块、会阴和口腔的检查及直肠指检。测量体重,计算体重指数。

针对感染性腹泻的微生物学检查应包括艰难梭状芽孢杆菌检验。对有外出旅行史的患者可能要进行其他的粪便检查,而对于病史符合克罗恩病的患者,则不必再进行额外的临床和实验室检查。

完整的诊断应包括临床类型、病变分布范围及疾病行为、疾病严重程度、活动性及并发症。

(二)鉴别诊断要点

克罗恩病因其病变部位多变及疾病的慢性过程,需与多种疾病进行鉴别。许多患者病程早期症状轻微且无特异性,常被误诊为乳糖不耐受或肠易激综合征。

1.结肠型克罗恩病需与溃疡性结肠炎鉴别

克罗恩病通常累及小肠而直肠免于受累,无大量血便,常见肛周病变、肉芽肿或瘘管形成。10%~15%炎症性肠病患者仅累及结肠,如果无法诊断是溃疡性结肠炎还是克罗恩病,可诊断为未定型结肠炎。

2.急性起病的新发病例

应排除志贺菌、沙门菌、弯曲杆菌、大肠埃希菌及阿米巴原虫等导致的感染性腹泻。近期有使用抗生素的患者应注意排除艰难梭状芽脆杆菌感染,而使用免疫抑制剂的患者则应排除巨细胞病毒感染。应留取患者新鲜大便标本进行致病菌的检查,使用免疫抑制剂的患者需进行内镜下黏膜活检。

3.其他

因克罗恩病有节段性病变的特点,阑尾炎、憩室炎、缺血性肠炎、合并有穿孔或梗阻的结肠癌均可出现与克罗恩病相似的症状。耶尔森菌属感染引起的急性回肠炎与克罗恩病急性回肠炎常常难以鉴别。

肠结核与回结肠型克罗恩病症状相似,常造成诊断上的困难,但以下特征可有助于鉴别。①肠结核多继发于开放性肺结核。②病变主要累及回盲部,有时累及邻近结肠,但病变分布为非节段性。③瘘管少见。④肛周及直肠病变少见。⑤结核菌素试验阳性等。对鉴别困难者,建议先行抗结核治疗并随访观察疗效。

淋巴瘤、慢性缺血性肠炎、子宫内膜异位症、类癌均可表现为与小肠克罗恩病难以分辨的症状及X线特征,小肠淋巴瘤通常进展较快,必要时手术探查可获病理确诊。

(三)临床类型

蒙特利尔分型较为完整地描述了克罗恩病的年龄分布、病变部位及疾病行为。详见表2-6。

表2-6 克罗恩病蒙特利尔分型

诊断年龄(A)		
A1 16岁或更早		
A2 17~40		
A3 40以上		
病变部位(L)	上消化道	
L1 末端回肠	L1+L4	回肠+上消化道
L2 结肠	L2+L4	结肠+上消化道
L3 回结肠	L3+L4	回结肠+上消化道
L4 上消化道	—	—
疾病行为(B)	肛周病变(P)	
B1* 非狭窄,非穿透型	B1p	非狭窄,非穿透型+肛周病变
B2 狭窄型	B2p	狭窄型+肛周病变
B3 穿透型	B3p	穿透型+肛周病变

*B1型应视为一种过渡的分型,直到诊断后再随访观察一段时期。这段时期的长短可能因研究不同而有所变化(例如5~10年),但应该被明确规定以便确定B1的分型

（四）CD 疾病临床活动性评估

1.缓解期

无临床症状及炎症后遗症的 CD 患者,也包括内科治疗和外科治疗反应良好的患者;激素维持治疗下持续缓解的患者为激素依赖型缓解。

2.轻至中度

无脱水、全身中毒症状,无中度及中度以上腹痛或压痛,无腹部痛性包块,无肠梗阻,体重下降不超过 10%。

3.中至重度

对诱导轻至中度疾病缓解的标准治疗(5-氨基水杨酸,布地奈德,或泼尼松)无反应,或至少满足下列一项者:中度及中度以上腹痛或压痛,间歇性轻度呕吐(不伴有肠梗阻),脱水/瘘管形成,体温高于37.5 ℃,体重下降超过 10%或血红蛋白低于 100 g/L(10 g/dL)。

4.重度至暴发

对标准剂量激素治疗呈现激素抵抗,症状持续无缓解者或至少满足下列一项者:腹部体征阳性,持续性呕吐,脓肿形成,高热,恶病质,或肠梗阻。

为便于对疾病活动性和治疗反应进行量化评估,临床上常采用较为简便实用的 Harvey 和 Bradshow 标准计算 CD 活动指数(CDAI),见表 2-7。

表 2-7 简化 CDAI 计算法

1.一般情况	0:良好;1:稍差;2:差;3:不良;4:极差
2.腹痛	0:无;1:轻;2:中;3:重
3.腹泻稀便	每天 1 次记 1 分
4.腹块(医师认定)	0:无;1:可疑;2:确定;3:伴触痛
5.并发症(关节痛、虹膜炎、结节性红斑、坏疽性脓皮病、阿弗他溃疡、裂沟、新瘘管及脓肿等)	每个 1 分

<4 分为缓解期;5~8 分为中度活动期;>9 分为重度活动期

四、治疗对策

（一）治疗原则

克罗恩病治疗方案选择取决于疾病严重程度、部位和并发症。尽管有总体治疗方针可循,但必须建立以患者对治疗的反应和耐受情况为基础的个体化治疗。治疗目标是诱导活动性病变缓解和维持缓解。外科手术在克罗恩病治疗中起着重要的作用,经常为药物治疗失败的患者带来持久和显著的效益。

（二）药物选择

1.糖皮质激素

迄今为止糖皮质激素仍是控制病情活动最有效的药物,适用于活动期的治疗,使用时主张初始剂量要足、疗程偏长、减量过程个体化。常规初始剂量为泼尼松 40~60 mg/d,病情缓解后一般以每周 5 mg 的速度将剂量减少至停用。临床研究显示长期使用激素不能减少复发,且不良反应大,因此不主张应用糖皮质激素进行长期维持治疗。

回肠控释剂布地奈德口服后主要在肠道起局部作用,吸收后经肝脏首关效应迅速灭活,故全身不良反应较少。布地奈德剂量为每次 3 mg,每天 3 次,视病情严重程度及治疗反应逐渐减量,一般在治疗 8 周后考虑开始减量,全疗程一般不短于 3 个月。

建议布地奈德适用于轻、中度回结肠型克罗恩病,系统糖皮质激素适用于中重度克罗恩病或对相应治疗无效的轻、中度患者。对于病情严重者可予氢化可的松或地塞米松静脉给药;病变局限于左半结肠者可予糖皮质激素保留灌肠。

2.氨基水杨酸制剂

氨基水杨酸制剂对控制轻、中型活动性克罗恩病患者的病情有一定的疗效。柳氮磺胺吡啶适用于病变局限于结肠者;美沙拉嗪对病变位于回肠和结肠者均有效,可作为缓解期的维持治疗。

3.免疫抑制剂

硫唑嘌呤或巯嘌呤适用于对糖皮质激素治疗效果不佳或对糖皮质激素依赖的慢性活动性病例。加用该类药物后有助于逐渐减少激素的用量乃至停用,并可用于缓解期的维持治疗。剂量为硫唑嘌呤 2 mg/(kg·d)或巯嘌呤 1.5 mg/(kg·d),显效时间需3～6个月,维持用药一般1～4年。严重的不良反应主要是白细胞计数减少等骨髓抑制的表现,发生率约为4%。

硫唑嘌呤或巯嘌呤无效时可选用甲氨蝶呤诱导克罗恩病缓解,有研究显示,甲氨蝶呤每周25 mg肌内注射治疗可降低复发率及减少激素用量。甲氨蝶呤的不良反应有恶心、肝酶异常、机会感染、骨髓抑制及间质性肺炎。长期使用甲氨蝶呤可引起肝损害,肥胖、糖尿病、饮酒是肝损害的危险因素。使用甲氨蝶呤期间必须戒酒。

研究显示静脉使用环孢素治疗克罗恩病疗效不肯定,口服环孢素无效。少数研究显示静脉使用环孢素对促进瘘管闭合有一定的作用。他可莫司和麦考酚吗乙酯在克罗恩病治疗中的疗效尚待进一步研究。

4.生物制剂

英夫利昔是一种抗肿瘤坏死因子-α(TNF-α)的单克隆抗体,其用于治疗克罗恩病的适应证:①中、重度活动性克罗恩病患者经充分的传统治疗,即糖皮质激素及免疫抑制剂(硫唑嘌呤、6-巯嘌呤或甲氨蝶呤)治疗无效或不能耐受者。②克罗恩病合并肛瘘、皮瘘、直肠阴道瘘,经传统治疗(抗生素、免疫抑制剂及外科引流)无效者。

推荐以 5 mg/kg 剂量(静脉给药,滴注时间不短于 2 小时)在第 1、2、6 周作为诱导缓解,随后每隔 8 周给予相同剂量以维持缓解。原来对治疗有反应随后又失去治疗反应者可将剂量增加至 10 mg/kg。

对初始的 3 个剂量治疗到第 14 周仍无效者不再给予英夫利昔治疗。治疗期间原来同时应用糖皮质激素者可在取得临床缓解后将激素减量至停用。已知对英夫利昔过敏、活动性感染、神经脱髓鞘病、中至重度充血性心力衰竭及恶性肿瘤患者禁忌使用。药物的不良反应包括机会感染、输注反应、迟发型超敏反应、药物性红斑狼疮、淋巴瘤等。

其他生物疗法还有骨髓移植、血浆分离置换法等。

5.抗生素

某些抗菌药物,如甲硝唑、环丙沙星等对治疗克罗恩病有一定的疗效,甲硝唑对有肛周瘘管者疗效较好。长期大剂量应用甲硝唑会出现诸如恶心、呕吐、食欲不振、金属异味、继发多发性神经系统病变等不良反应,因此仅用于不能应用或不能耐受糖皮质激素者、不愿使用激素治疗的结肠型或回结肠型克罗恩病患者。

6.益生菌

部分研究报道益生菌治疗可诱导活动性克罗恩病缓解并可用于维持缓解的治疗,但尚需更多设计严谨的临床试验予以证实。

(三)治疗计划及治疗方案的选择

由于克罗恩病病情个体差异很大,疾病过程中病情变化也很大,因此治疗方案必须视疾病的活动性、病变的部位、疾病行为及对治疗的反应及耐受性来制定。

1.营养疗法

高营养低渣饮食,适当给予叶酸、维生素 B₁₂ 等多种维生素及微量元素。要素饮食在补充营养的同时还可控制病变的活动,特别适用于无局部并发症的小肠克罗恩病患者。完全胃肠外营养仅用于严重营养不良、肠瘘及短肠综合征的患者,且应用时间不宜过长。

2.活动性克罗恩病的治疗

(1)局限性回结肠型:轻、中度者首选布地奈德口服每次 3 mg,每天 3 次。轻度者可予美沙拉嗪,每天用量3～4 g。症状很轻微者可考虑暂不予治疗。中、重度患者首选糖皮质激素治疗,重症病例可先予静脉用药。有建议对重症初发病例开始即用糖皮质激素加免疫抑制剂(如硫唑嘌呤)的治疗。

(2)结肠型:轻、中度者可选用氨基水杨酸制剂(包括柳氮磺胺吡啶)。中、重度必须给予糖皮质激素治疗。

(3)存在广泛小肠病变:该类患者疾病活动性较强,对中、重度病例首选糖皮质激素治疗。常需同时加用免疫抑制剂。营养疗法是重要的辅助治疗手段。

(4)根据治疗反应调整治疗方案。轻、中度回结肠型病例对布地奈德无效,或轻、中度结肠型病例对氨基水杨酸制剂无效者,应重新评估,改用糖皮质激素治疗。激素治疗无效或依赖的病例,宜加用免疫抑制剂。

上述治疗依然无效或激素依赖,或对激素和/或免疫抑制剂不耐受者考虑予以英夫利昔或手术治疗。

3.维持治疗

克罗恩病复发率很高,必须予以维持治疗。推荐方案有以下几点。

(1)所有患者必须戒烟。

(2)氨基水杨酸制剂可用于非激素诱导缓解者,剂量为治疗剂量,疗程一般为2年。

(3)由系统激素诱导的缓解宜采用免疫抑制剂作为维持治疗,疗程可达4年。

(4)由英夫利昔诱导的缓解目前仍建议予英夫利昔规则维持治疗。

4.外科手术

内科治疗无效或有并发症的病例应考虑手术治疗,但克罗恩病手术后复发率高,故手术的适应证主要针对其并发症,包括完全性纤维狭窄所致机械性肠梗阻、合并脓肿形成或内科治疗无效的瘘管、脓肿形成。

急诊手术指征为暴发性或重度性结肠炎、急性穿孔、大量的危及生命的出血。

5.术后复发的预防

克罗恩病术后复发率相当高,但目前缺乏有效的预防方法。预测术后复发的危险因素包括吸烟、结肠型克罗恩病、病变范围广泛(>100 cm)、因内科治疗无效而接受手术治疗的活动性病例、因穿孔或瘘而接受手术者、再次接受手术治疗者等。

对于术后易复发的高危病例的处理:术前已服用免疫抑制剂者术后继续治疗;术前未用免疫抑制剂者术后应予免疫抑制剂治疗;甲硝唑对预防术后复发可能有效,可以在术后与免疫抑制剂合用一段时间。建议术后3个月内镜复查,吻合口的病变程度对术后复发可预测术后复发。对中、重度病变的复发病例,如有活动性症状应予糖皮质激素及免疫抑制剂治疗;对无症状者予免疫抑制剂维持治疗;对无病变或轻度病变者可予美沙拉嗪治疗。

五、病程观察及处理

(一)病情观察要点

在诊治过程中应密切观察患者症状、体征、各项活动性指标和严重度的变化,以便及时修正诊断,或对病变严重程度和活动度作出准确的评估,判断患者对治疗的反应及耐受性,以便于调整治疗方案。

(二)疗效判断标准

临床将克罗恩病活动度分为轻度、中度和重度。大多数临床实验将患者克罗恩病活动指数(CDAI)≥220定义为活动性病变。现在更倾向于CDAI联合CRP>10 mg/L来评价CD的活动。

“缓解”标准为CDAI低于150,“应答”为CDAI指数下降超过100。“复发”定义:确诊为克罗恩病的患者经过内科治疗取得临床缓解或自发缓解后,再次出现临床症状,建议采用CDAI高于150且比基线升高超过100点。经治疗取得缓解后,3个月内出现复发称为早期复发。复发可分为稀发型(≤1次/年)、频发型(≥2次/年)或持续发作型。

“激素抵抗”指泼尼松用量达到0.75 mg/(kg·d),持续4周,疾病仍然活动者。“激素依赖”为下列两项符合一项者:①自开始使用激素起3个月内不能将激素用量减少到相当于泼尼松10 mg/d(或布地奈得

3 mg/d),同时维持疾病不活动。②停用激素后 3 个月内复发者。在确定激素抵抗或依赖前应仔细排除疾病本身特殊的并发症。

"再发"定义为外科手术后再次出现病损(复发是指症状的再次出现)。"形态学再发"指手术彻底切除病变后新出现的病损。通常出现在"新"回肠末端和(或)吻合口,可通过内镜、影像学检查及外科手术发现。

"镜下再发"目前根据 Rutgeerts 标准评估和分级,分为:0 级,没有病损;1 级,阿弗他口疮样病损,少于 5 处;2 级,阿弗他口疮样病损,多于 5 处,病损间黏膜正常,或跳跃性的大的病损,或病损局限于回结肠吻合口(<1 cm);3 级,弥散性阿弗他口疮样回肠炎,并黏膜弥散性炎症;4 级,弥散性回肠炎症并大溃疡、结节样病变或狭窄。

"临床再发"指手术完全切除大体病变后,症状再次出现。"局限性病变"指肠道 CD 病变范围<30 cm,通常是指回盲部病变(<30 cm 回肠伴或不伴右半结肠),也可以是指孤立的结肠病变或近端小肠的病变。"广泛性的克罗恩病"指受累肠段超过 100 cm,无论定位于何处。这一定义是指节段性肠道炎症性病变的累积长度。

六、预后评估

本病以慢性渐进型多见,虽然部分患者可经治疗后好转,部分患者亦可自行缓解,但多数患者反复发作,迁延不愈,相当一部分患者在其病程中因并发症而需进行 1 次以上的手术治疗,预后不佳。发病 15 年后约半数尚能生存。急性重症病例常伴有毒血症和并发症,近期病死率为 3%~10%。近年来发现克罗恩病癌变的概率增高。

(刘向前)

第三章

神经内科疾病

第一节 脑 出 血

脑出血(intracerebral hemorrhage,ICH)也称脑溢血,系指原发性非外伤性脑实质内出血,故又称原发性或自发性脑出血。脑出血系脑内的血管病变破裂而引起的出血,绝大多数是高血压伴发小动脉微动脉瘤在血压骤升时破裂所致,称为高血压性脑出血。主要病理特点为局部脑血流变化、炎症反应,以及脑出血后脑血肿的形成和血肿周边组织受压、水肿、神经细胞凋亡。80%的脑出血发生在大脑半球,20%发生在脑干和小脑。脑出血起病急骤,临床表现为头痛、呕吐、意识障碍、偏瘫、偏身感觉障碍等。在所有脑血管疾病患者中,脑出血占 20%～30%,年发病率为 60/10 万～80/10 万,急性期病死率为30%～40%,是病死率和致残率很高的常见疾病。该病常发生于 40～70 岁,其中>50 岁的人群发病率最高,达93.6%,但近年来发病年龄有愈来愈年轻的趋势。

一、病因与发病机制

(一)病因

高血压及高血压合并小动脉硬化是 ICH 的最常见病因,约 95%的 ICH 患者患有高血压。其他病因有先天性动静脉畸形或动脉瘤破裂、脑动脉炎血管壁坏死、脑瘤出血、血液病并发脑内出血、烟雾病、脑淀粉样血管病变、梗死性脑出血、药物滥用、抗凝或溶栓治疗等。

(二)发病机制

本病发病机制尚不完全清楚,与下列因素相关。

1.高血压

持续性高血压引起脑内小动脉或深穿支动脉壁脂质透明样变性和纤维蛋白样坏死,使小动脉变脆,血压持续升高引起动脉壁疝或内膜破裂,导致微小动脉瘤或微夹层动脉瘤。血压骤然升高时血液自血管壁渗出或动脉瘤壁破裂,血液进入脑组织形成血肿。此外,高血压引起远端血管痉挛,导致小血管缺氧坏死、血栓形成、斑点状出血及脑水肿,继发脑出血,可能是子痫时高血压脑出血的主要机制。脑动脉壁中层肌细胞薄弱,外膜结缔组织少且缺乏外层弹力层,豆纹动脉等穿动脉自大脑中动脉近端呈直角分出,受高血压血流冲击易发生粟粒状动脉瘤,使深穿支动脉成为脑出血的主要好发部位,故豆纹动脉外侧支称为出血动脉。

2.淀粉样脑血管病

它是老年人原发性非高血压性脑出血的常见病因,好发于脑叶,易反复发生,常表现为多发性脑出血。本病发病机制不清,可能为血管内皮异常导致渗透性增加,血浆成分包括蛋白酶侵入血管壁,形成纤维蛋白样坏死或变性,导致内膜透明样增厚,淀粉样蛋白沉积,使血管中膜、外膜被淀粉样蛋白取代,弹性膜及中膜平滑肌消失,形成蜘蛛状微血管瘤扩张,当情绪激动或活动诱发血压升高时血管瘤破裂引起出血。

3.其他因素

血液病如血友病、白血病、血小板减少性紫癜、红细胞增多症、镰状细胞病等可因凝血功能障碍引起大片状脑出血。肿瘤内异常新生血管破裂或侵蚀正常脑血管也可导致脑出血。维生素 B_1、维生素 C 缺乏或毒素(如砷)可引起脑血管内皮细胞坏死,导致脑出血,出血灶特点通常为斑点状而非融合成片。结节性多动脉炎、病毒性和立克次体性疾病等可引起血管床炎症,炎症致血管内皮细胞坏死、血管破裂发生脑出血。脑内小动、静脉畸形破裂可引起血肿,脑内静脉循环障碍和静脉破裂亦可导致出血。血液病、肿瘤、血管炎或静脉窦闭塞性疾病等所致脑出血亦常表现为多发性脑出血。

(三)脑出血后脑水肿的发生机制

脑出血后机体和脑组织局部发生一系列病理生理反应,其中自发性脑出血后最重要的继发性病理变化之一是脑水肿。血肿周围脑组织形成水肿带,继而引起神经细胞及其轴突的变性和坏死,成为患者病情恶化和死亡的主要原因之一。目前认为,ICH 后脑水肿与占位效应、血肿内血浆蛋白渗出和血凝块回缩、血肿周围继发缺血、血肿周围组织炎症反应、水通道蛋白-4(AQP-4)及自由基级联反应等有关。

1.占位效应

占位效应主要通过机械性压力和颅内压增高引起。巨大血肿可立即产生占位效应,造成周围脑组织损害,并引起颅内压持续增高。早期主要为局灶性颅内压增高,随后发展为弥漫性颅内压增高,而颅内压的持续增高可引起血肿周围组织广泛性缺血,并加速缺血组织的血管通透性改变,引发脑水肿形成。同时,脑血流量降低、局部组织压力增加可促发血管活性物质从受损的脑组织中释放,破坏血-脑屏障,引发脑水肿形成。因此,血肿占位效应虽不是脑水肿形成的直接原因,但可通过影响脑血流量、周围组织压力以及颅内压等因素,间接地在脑出血后脑水肿形成机制中发挥作用。

2.血肿内血浆蛋白渗出和血凝块回缩

血肿内血液凝结是脑出血超急性期血肿周围组织脑水肿形成的首要条件。在正常情况下,脑组织细胞间隙中的血浆蛋白含量非常低,但在血肿周围组织细胞间隙中却可见血浆蛋白和纤维蛋白聚积,这可导致细胞间隙胶体渗透压增高,使水分渗透到脑组织内形成水肿。此外,血肿形成后由于血凝块回缩,血肿腔静水压降低,这也将导致血液中的水分渗透到脑组织间隙形成水肿。凝血连锁反应激活、血凝块回缩(血肿形成后血块分离成 1 个红细胞中央块和 1 个血清包绕区)以及纤维蛋白沉积等,在脑出血后血肿周围组织脑水肿形成中发挥着重要作用。血凝块形成是脑出血血肿周围组织脑水肿形成的必经阶段,而血浆蛋白(特别是凝血酶)则是脑水肿形成的关键因素。

3.血肿周围继发缺血

脑出血后血肿周围局部脑血流量显著降低,而脑血流量的异常降低可引起血肿周围组织缺血。一般脑出血后 6～8 小时,血红蛋白和凝血酶释出细胞毒性物质,兴奋性氨基酸释放增多,细胞内钠聚集,引起细胞毒性水肿;出血后 4～12 小时,血-脑屏障开始破坏,血浆成分进入细胞间液,则引起血管源性水肿。同时,脑出血后形成的血肿在降解过程中,产生的渗透性物质和缺血的代谢产物,也使组织间渗透压增高,促进或加重脑水肿,从而形成血肿周围半暗带。

4.血肿周围组织炎症反应

脑出血后血肿周围中性粒细胞、巨噬细胞和小胶质细胞活化,血凝块周围活化的小胶质细胞和神经元中白细胞介素-1(IL-1)、白细胞介素-6(IL-6)、细胞间黏附因子-1(ICAM-1)和肿瘤坏死因子-α(TNF-α)表达增加。临床研究采用双抗夹心酶联免疫吸附试验检测 41 例脑出血患者脑脊液 IL-1 和 S100 蛋白含量发现,急性患者脑脊液 IL-1 水平显著高于对照组,提示 IL-1 可能促进了脑水肿和脑损伤的发展。ICAM-1 在中枢神经系统中分布广泛。Gong 等的研究证明,脑出血后 12 小时神经细胞开始表达 ICAM-1,3 天达高峰,持续10 天逐渐下降;脑出血后 1 天血管内皮开始表达 ICAM-1,7 天达高峰,持续 2 周。表达 ICAM-1 的白细胞活化后能产生大量蛋白水解酶,特别是基质金属蛋白酶(MMP),促使血-脑屏障通透性增加,血管源性脑水肿形成。

5.水通道蛋白 4 与脑水肿

过去一直认为水的跨膜转运是通过被动扩散实现的,而水通道蛋白(aquaporin,AQP)的发现完全改变了这种认识。现在认为,水的跨膜转运实际上是一个耗能的主动过程,是通过 AQP 实现的。AQP 在脑组织中广泛存在,可能是脑脊液重吸收、渗透压调节、脑水肿形成等生理、病理过程的分子生物学基础。迄今已发现的 AQP 至少存在 10 种亚型,其中 AQP-4 和 AQP-9 可能参与血肿周围脑组织水肿的形成。实验研究脑出血后不同时间点大鼠脑组织 AQP-4 的表达分布发现,对照组和实验组未出血侧 AQP-4 在各时间点的表达均为弱阳性,而水肿区从脑出血后 6 小时开始表达增强,3 天时达高峰,此后逐渐回落,1 周后仍明显高于正常组。另外,随着出血时间的推移,出血侧 AQP-4 表达范围不断扩大,表达强度不断增强,并且与脑水肿严重程度呈正相关。以上结果提示,脑出血能导致细胞内外水和电解质失衡,细胞内外渗透压发生改变,激活位于细胞膜上的 AQP-4,进而促进水和电解质通过 AQP-4 进入细胞内导致细胞水肿。

6.自由基级联反应

脑出血后脑组织缺血缺氧发生一系列级联反应造成自由基浓度增加。自由基通过攻击脑内细胞膜磷脂中多聚不饱和脂肪酸和脂肪酸的不饱和双键,直接造成脑损伤发生脑水肿;同时引起脑血管通透性增加,亦加重脑水肿从而加重病情。

二、病理

脑出血病例尸检时脑外观可见到明显动脉粥样硬化,出血侧半球膨隆肿胀,脑回宽,脑沟窄,有时可见少量蛛网膜下腔积血,颞叶海马与小脑扁桃体处常可见脑疝痕迹,出血灶一般在 2~8 cm,绝大多数为单灶,仅 1.8%~2.7% 为多灶。常见的出血部位为壳核,出血向内发展可损伤内囊,出血量大时可破入侧脑室。丘脑出血时,血液常穿破第三脑室或侧脑室,向外可损伤内囊。脑桥和小脑出血时,血液可穿破第四脑室,甚至可经中脑导水管逆行进入侧脑室。原发性脑室出血,出血量小时只侵及单个脑室或多个脑室的一部分;大量出血时全部脑室均可被血液充满,脑室扩张积血形成铸型。脑出血血肿周围脑组织受压,水肿明显,颅内压增高,脑组织可移位。幕上半球出血,血肿向下破坏或挤压丘脑下部和脑干,使其变形、移位和继发出血,并常出现小脑幕疝;如中线部位下移可形成中心疝;颅内压增高明显或小脑出血较重时均易发生枕骨大孔疝,这些都是导致患者死亡的直接原因。急性期后,血块溶解,含铁血黄素和破坏的脑组织被吞噬细胞清除,胶质增生,小出血灶形成胶质瘢痕,大者形成囊腔,称为中风囊,腔内可见黄色液体。

显微镜观察可分为三期:①出血期,可见大片出血,红细胞多新鲜。出血灶边缘多出现坏死。软化的脑组织,神经细胞消失或呈局部缺血改变,常有多形核白细胞浸润。②吸收期,出血 24~36 小时即可出现胶质细胞增生,小胶质细胞及来自血管外膜的细胞形成格子细胞,少数格子细胞含铁血黄素。星形胶质细胞增生及肥胖变性。③修复期,血液及坏死组织渐被清除,组织缺损部分由胶质细胞、胶质纤维及胶原纤维代替,形成瘢痕。出血灶较小可完全修复,较大则遗留囊腔。血红蛋白代谢产物长久残存于瘢痕组织中,呈现棕黄色。

三、临床表现

(一)症状与体征

1.意识障碍

多数患者发病时很快出现不同程度的意识障碍,轻者可嗜睡,重者可昏迷。

2.高颅压征

高颅压征表现为头痛、呕吐。头痛以病灶侧为重,意识朦胧或浅昏迷者可见患者用健侧手触摸病灶侧头部;呕吐多为喷射性,呕吐物为胃内容物,如合并消化道出血可为咖啡样物。

3.偏瘫

病灶对侧肢体瘫痪。

4.偏身感觉障碍

病灶对侧肢体感觉障碍,主要是痛觉、温度觉减退。

5.脑膜刺激征

脑膜刺激征见于脑出血已破入脑室、蛛网膜下腔以及脑室原发性出血之时,可有颈项强直或强迫头位,Kernig征阳性。

6.失语症

优势半球出血者多伴有运动性失语症。

7.瞳孔与眼底异常

瞳孔可不等大、双瞳孔缩小或散大。眼底可有视网膜出血和视盘水肿。

8.其他症状

如心律不齐、呃逆、呕吐咖啡色样胃内容物、呼吸节律紊乱、体温迅速上升及心电图异常等变化。脉搏常有力或缓慢,血压多升高,可出现肢端发绀,偏瘫侧多汗,面色苍白或潮红。

(二)不同部位脑出血的临床表现

1.基底节区出血

基底节区出血为脑出血中最多见者,占60%～70%。其中壳核出血最多,约占脑出血的60%,主要由豆纹动脉尤其是其外侧支破裂引起;丘脑出血较少,约占10%,主要是丘脑穿动脉或丘脑膝状体动脉破裂引起;尾状核及屏状核等出血少见。虽然各核出血有其特点,但出血较多时均可侵及内囊,出现一些共同症状。现将常见的症状分轻、重两型叙述如下。

(1)轻型:多属壳核出血,出血量一般为数毫升至30 mL,或为丘脑小量出血,出血量仅数毫升,出血限于丘脑或侵及内囊后肢。患者突然头痛、头晕、恶心呕吐、意识清楚或轻度障碍,出血灶对侧出现不同程度的偏瘫,亦可出现偏身感觉障碍及偏盲(三偏征),两眼可向病灶侧凝视,优势半球出血可有失语。

(2)重型:多属壳核大量出血,向内扩展或穿破脑室,出血量可为30～160 mL;或丘脑较大量出血,血肿侵及内囊或破入脑室。发病突然,意识障碍重,鼾声明显,呕吐频繁,可吐咖啡样胃内容物(由胃部应激性溃疡所致)。丘脑出血病灶对侧常有偏身感觉障碍或偏瘫,肌张力低,可引出病理反射,平卧位时,患侧下肢呈外旋位。但感觉障碍常先于或重于运动障碍,部分病例病灶对侧可出现自发性疼痛。常有眼球运动障碍(眼球向上注视麻痹,呈下视内收状态)。瞳孔缩小或不等大,一般为出血侧散大,提示已有小脑幕疝形成;部分病例有丘脑性失语(言语缓慢而不清、重复言语、发音困难、复述差、朗读正常)或丘脑性痴呆(记忆力减退、计算力下降、情感障碍、人格改变等)。如病情发展,血液大量破入脑室或损伤丘脑下部及脑干,昏迷加深,出现去大脑强直或四肢弛缓,面色潮红或苍白,出冷汗,鼾声大作,中枢性高热或体温过低,甚至出现肺水肿、上消化道出血等内脏并发症,最后多发生枕骨大孔疝而死亡。

2.脑叶出血

脑叶出血又称皮质下白质出血。应用CT以后,发现脑叶出血约占脑出血的15%,发病年龄11～80岁不等,40岁以下占30%,年轻人多由血管畸形(包括隐匿性血管畸形)、烟雾病引起,老年人常见于高血压动脉硬化及淀粉样血管病等。脑叶出血部位以顶叶最多见,以后依次为颞叶、枕叶、额叶,40%为跨叶。脑叶出血除意识障碍、颅内高压和抽搐等常见症状外,还有各脑叶的特异表现。

(1)额叶出血:常有一侧或双侧的前额痛、病灶对侧偏瘫。部分病例有精神行为异常、凝视麻痹、言语障碍和癫痫发作。

(2)顶叶出血:常有病灶侧颞部疼痛;病灶对侧的轻偏瘫或单瘫、深浅感觉障碍和复合感觉障碍;体象障碍、手指失认和结构失用症等,少数病例可出现下象限盲。

(3)颞叶出血:常有耳部或耳前部疼痛,病灶对侧偏瘫,但上肢重于下肢,中枢性面、舌瘫可有对侧上象限盲;优势半球出血可出现感觉性失语或混合性失语;可有颞叶癫痫、幻嗅、幻视、兴奋躁动等精神症状。

（4）枕叶出血：可出现同侧眼部疼痛，同向性偏盲和黄斑回避现象，可有一过性黑矇和视物变形。

3.脑干出血

（1）中脑出血：中脑出血少见，自 CT 应用于临床后，临床已可诊断。轻症患者表现为突然出现复视、眼睑下垂、一侧或两侧瞳孔扩大、眼球不同轴、水平或垂直眼震，同侧肢体共济失调，也可表现大脑脚综合征（Weber 综合征）或红核综合征（Benedikt 综合征）。重者出现昏迷、四肢迟缓性瘫痪、去大脑强直，常迅速死亡。

（2）脑桥出血：占脑出血的 10％ 左右。病灶多位于脑桥中部的基底部与被盖部之间。患者表现突然头痛，同侧Ⅵ、Ⅶ、Ⅷ脑神经麻痹，对侧偏瘫（交叉性瘫痪），出血量大或病情重者常有四肢瘫，很快进入意识障碍，表现为针尖样瞳孔、去大脑强直、呼吸障碍，多迅速死亡。可伴中枢性高热、大汗和应激性溃疡等。一侧脑桥小量出血可表现为脑桥腹内侧综合征（Foville 综合征）、闭锁综合征和脑桥腹外侧综合征（Millard-Gubler综合征）。

（3）延髓出血：延髓出血更为少见，患者突然意识障碍，血压下降，呼吸节律不规则，心律失常，轻症病例可呈延髓背外侧综合征（Wallenberg综合征），重症病例常因呼吸心跳停止而死亡。

4.小脑出血

小脑出血约占脑出血的 10％。多见于一侧半球的齿状核部位，小脑蚓部也可发生。发病突然，眩晕明显，频繁呕吐，枕部疼痛，病灶侧共济失调，可见眼球震颤，同侧周围性面瘫，颈项强直等，如不仔细检查，易误诊为蛛网膜下腔出血。当出血量不大时，主要表现为小脑症状，如病灶侧共济失调，眼球震颤，构音障碍和吟诗样语言，无偏瘫。出血量增加时，还可表现有脑桥受压体征，如展神经麻痹、侧视麻痹等，以及肢体偏瘫和（或）锥体束征。病情如继续加重，颅内压增高明显，昏迷加深，极易发生枕骨大孔疝而死亡。

5.脑室出血

脑室出血分原发与继发两种，继发性系指脑实质出血破入脑室者；原发性指脉络丛血管出血及室管膜下动脉破裂出血，血液直流入脑室者。以前认为脑室出血罕见，现已证实脑室出血占脑出血的 3％～5％。55％的患者出血量较少，仅部分脑室有血，脑脊液呈血性，类似蛛网膜下腔出血。临床常表现为头痛、呕吐、颈项强直、Kernig 征阳性、意识清楚或一过性意识障碍，但常无偏瘫体征，脑脊液血性，酷似蛛网膜下腔出血，预后良好，可以完全恢复正常；出血量大，全部脑室均被血液充满者，其临床表现符合既往所谓脑室出血的症状，即发病后突然头痛、呕吐、昏迷、瞳孔缩小或时大时小，眼球浮动或分离性斜视，四肢肌张力增高，病理反射阳性，早期出现去大脑强直，严重者双侧瞳孔散大，呼吸深，鼾声明显，体温明显升高，面部充血多汗，预后极差，多迅速死亡。

四、辅助检查

（一）头颅 CT

发病后 CT 平扫可显示近圆形或卵圆形均匀高密度的血肿病灶，边界清楚，可确定血肿部位、大小、形态及是否破入脑室，血肿周围有无低密度水肿带及占位效应（脑室受压、脑组织移位）和梗阻性脑积水等。早期可发现边界清楚、均匀的高度密度灶，CT 值为60～80 Hu，周围环绕低密度水肿带。血肿范围大时可见占位效应。根据 CT 影像估算出血量可采用简单易行的多田计算公式：出血量（mL）＝0.5×最大面积长轴（cm）×最大面积短轴（mL）×层面数。出血后 3～7 天，血红蛋白破坏，纤维蛋白溶解，高密度区向心性缩小，边缘模糊，周围低密度区扩大。病后 2～4 周，形成等密度或低密度灶。病后 2 个月左右，血肿区形成囊腔，其密度与脑脊液近乎相等，两侧脑室扩大；增强 CT 扫描，可见血肿周围有环状高密度强化影，其大小、形状与原血肿相近。

（二）头颅 MRI/MRA

MRI 的表现主要取决于血肿所含血红蛋白量的变化。发病1天内，血肿呈 T_1 等信号或低信号，T_2 呈高信号或混合信号；第2天至 1 周，T_1 为等信号或稍低信号，T_2 为低信号；第 2～4 周，T_1 和 T_2 均为高信号；4 周后，T_1 呈低信号，T_2 为高信号。此外，MRA 可帮助发现脑血管畸形、肿瘤及血管瘤等病变。

（三）数字减影血管造影（DSA）

DSA 对脑叶出血、原因不明或怀疑脑血管畸形、血管瘤、烟雾病和血管炎等患者有意义，尤其血压正常的年轻患者应通过 DSA 查明病因。

（四）腰椎穿刺检查

在无条件做 CT 时，且患者病情不重，无明显颅内高压时可进行腰椎穿刺检查。脑出血者脑脊液压力常增高，若出血破入脑室或蛛网膜下腔者脑脊液多呈均匀血性。有脑疝及小脑出血者应禁做腰椎穿刺检查。

（五）经颅多普勒超声（TCD）

TCD 由于简单及无创性，可在床边进行检查，已成为监测脑出血患者脑血流动力学变化的重要方法。①通过检测脑动脉血流速度，间接监测出血的血管痉挛范围及程度，脑血管痉挛时其血流速度增高。②测定血流速度、血流量和血管外周阻力可反映颅内压增高时脑血流灌注情况，如颅内压超过动脉压时收缩期及舒张期血流信号消失，无血流灌注。③提供脑动静脉畸形、动脉瘤等病因诊断的线索。

（六）脑电图（EEG）

EEG 可反映脑出血患者脑功能状态。意识障碍时可见两侧弥漫性慢活动，病灶侧明显；无意识障碍时，基底节和脑叶出血出现局灶性慢波，脑叶出血靠近皮质时可有局灶性棘波或尖波发放；小脑出血无意识障碍时脑电图多正常，部分患者同侧枕颞部出现慢活动；中脑出血多见两侧阵发性同步高波幅慢活动；脑桥出血患者昏迷时可见 8～12 Hz α 波、低波幅 β 波、纺锤波或弥漫性慢波等。

（七）心电图

心电图可及时发现脑出血合并心律失常或心肌缺血，甚至心肌梗死。

（八）血液检查

重症脑出血急性期白细胞数可增至$(10～20)×10^9/L$，并可出现血糖含量升高、蛋白尿、尿糖、血尿素氮含量增加，以及血清肌酶含量升高等。但均为一过性，可随病情缓解而消退。

五、诊断与鉴别诊断

（一）诊断要点

1.一般性诊断要点

（1）急性起病，常有头痛、呕吐、意识障碍、血压增高和局灶性神经功能缺损症状，部分病例有眩晕或抽搐发作。饮酒、情绪激动、过度劳累等是常见的发病诱因。

（2）常见的局灶性神经功能缺损症状和体征包括偏瘫、偏身感觉障碍、偏盲等，多于数分钟至数小时内达到高峰。

（3）头颅 CT 扫描可见病灶中心呈高密度改变，病灶周边常有低密度水肿带。头颅 MRI/MRA 有助于脑出血的病因学诊断和观察血肿的演变过程。

2.各部位脑出血的临床诊断要点

（1）壳核出血。①对侧肢体偏瘫，优势半球出血常出现失语。②对侧肢体感觉障碍，主要是痛觉、温度觉减退。③对侧偏盲。④凝视麻痹，呈双眼持续性向出血侧凝视。⑤尚可出现失用、体象障碍、记忆力和计算力障碍、意识障碍等。

（2）丘脑出血。①丘脑型感觉障碍：对侧半身深浅感觉减退、感觉过敏或自发性疼痛。②运动障碍：出血侵及内囊可出现对侧肢体瘫痪，多为下肢重于上肢。③丘脑性失语：言语缓慢而不清、重复言语、发音困难、复述差，朗读正常。④丘脑性痴呆：记忆力减退、计算力下降、情感障碍、人格改变。⑤眼球运动障碍：眼球向上注视麻痹，常向内下方凝视。

（3）脑干出血。①中脑出血：突然出现复视，眼睑下垂；一侧或两侧瞳孔扩大，眼球不同轴，水平或垂直眼震，同侧肢体共济失调，也可表现 Weber 综合征或 Benedikt 综合征；严重者很快出现意识障碍，去大脑强直。②脑桥出血：突然头痛，呕吐，眩晕，复视，眼球不同轴，交叉性瘫痪或偏瘫、四肢瘫等。出血量较大时,患者很快进入意识障碍,针尖样瞳孔,去大脑强直,呼吸障碍,并可伴有高热、大汗、应激性溃疡等,多迅速死亡;出血量较少时可表现为一些典型的综合征,如 Foville 综合征、Millard-Gubler 综合征和闭锁综合征等。③延髓出血:突然意识障碍,血压下降,呼吸节律不规则,心律失常,继而死亡。轻者可表现为不典型的 Wallenberg 综合征。

(4)小脑出血。①突发眩晕、呕吐、后头部疼痛,无偏瘫。②有眼震,站立和步态不稳,肢体共济失调、肌张力降低及颈项强直。③头颅 CT 扫描示小脑半球或小脑蚓高密度影及第四脑室、脑干受压。

(5)脑叶出血。①额叶出血:前额痛、呕吐、痫性发作较多见;对侧偏瘫、共同偏视、精神障碍;优势半球出血时可出现运动性失语。②顶叶出血:偏瘫较轻,而偏侧感觉障碍显著;对侧下象限盲,优势半球出血时可出现混合性失语。③颞叶出血:表现为对侧中枢性面、舌瘫及上肢为主的瘫痪;对侧上象限盲;优势半球出血时可有感觉性或混合性失语;可有颞叶癫痫、幻嗅、幻视。④枕叶出血:对侧同向性偏盲,并有黄斑回避现象,可有一过性黑蒙和视物变形;多无肢体瘫痪。

(6)脑室出血。①突然头痛、呕吐,迅速进入昏迷或昏迷逐渐加深。②双侧瞳孔缩小,四肢肌张力增高,病理反射阳性,早期出现去大脑强直,脑膜刺激征阳性。③常出现丘脑下部受损的症状及体征,如上消化道出血、中枢性高热、大汗、应激性溃疡、急性肺水肿、血糖增高、尿崩症等。④脑脊液压力增高,呈血性。⑤轻者仅表现头痛、呕吐、脑膜刺激征阳性,无局限性神经体征。临床上易误诊为蛛网膜下腔出血,需通过头颅 CT 检查来确定诊断。

(二)鉴别诊断

1.脑梗死

脑梗死发病较缓,或病情呈进行性加重;头痛、呕吐等颅内压增高症状不明显;典型病例一般不难鉴别;但脑出血与大面积脑梗死、少量脑出血与脑梗死临床症状相似,鉴别较困难,常需做头颅 CT 检查来鉴别。

2.脑栓塞

脑栓塞起病急骤,一般缺血范围较广,症状常较重,常伴有风湿性心脏病、心房颤动、细菌性心内膜炎、心肌梗死或其他容易产生栓子来源的疾病。

3.蛛网膜下腔出血

蛛网膜下腔出血好发于年轻人,突发剧烈头痛,或呈爆裂样头痛,以颈枕部明显,有的可痛牵颈背、双下肢。呕吐较频繁,少数严重患者呈喷射状呕吐。约50%的患者可出现短暂、不同程度的意识障碍,尤以老年患者多见。常见一侧动眼神经麻痹,其次为视神经、三叉神经和展神经麻痹,脑膜刺激征常见,无偏瘫等脑实质损害的体征,头颅 CT 可帮助鉴别。

4.外伤性脑出血

外伤性脑出血是闭合性头部外伤所致,发生于受冲击颅骨下或对冲部位,常见于额极和颞极,外伤史可提供诊断线索,CT 可显示血肿外形不整。

5.内科疾病导致的昏迷

(1)糖尿病昏迷:①糖尿病酮症酸中毒,多数患者在发生意识障碍前数天有多尿、烦渴多饮和乏力,随后出现食欲减退、恶心、呕吐,常伴头痛、嗜睡、烦躁、呼吸深快,呼气中有烂苹果味(丙酮)。随着病情进一步发展,出现严重失水,尿量减少,皮肤弹性差,眼球下陷,脉细速,血压下降,至晚期时各种反射迟钝甚至消失,嗜睡甚至昏迷。尿糖、尿酮体呈强阳性,血糖和血酮体水平均有升高。头部 CT 结果阴性。②高渗性非酮症糖尿病昏迷,起病时常先有多尿、多饮,但多食不明显,或反而食欲减退,以致常被忽视。失水随病程进展逐渐加重,出现神经精神症状,表现为嗜睡、幻觉、定向障碍、偏盲、上肢拍击样粗震颤、痫性发作(多为局限性发作)等,最后陷入昏迷。尿糖强阳性,但无酮症或较轻,血尿素氮及肌酐水平升高。突出的表现为血糖常高至33.3 mmol/L(600 mg/dL)以上,一般为33.3~66.6 mmol/L(600~1 200 mg/dL);血钠升高可达155 mmol/L;血浆渗透压显著增高为330~460 mOsm/L,一般在 350 mOsm/L 以上。头部 CT 结果阴性。

(2)肝性脑病:有严重肝病和(或)广泛门体侧支循环,精神紊乱、昏睡或昏迷,明显肝功能损害或血氨升高,扑翼(击)样震颤和典型的脑电图改变(高波幅的δ波,每秒少于4次)等,有助于诊断与鉴别诊断。

(3)尿毒症昏迷:表现为少尿(<400 mL/d)或无尿(<50 mL/d),血尿,蛋白尿,管型尿,氮质血症,水、电解质紊乱和酸碱失衡等。

(4)急性酒精中毒:①兴奋期,血乙醇浓度达到11 mmol/L(50 mg/dL)即感头痛、欣快、兴奋。血乙醇浓度超过16 mmol/L(75 mg/dL),健谈、饶舌、情绪不稳定、自负、易激怒,可有粗鲁行为或攻击行动,也可能沉默、孤僻;浓度达到22 mmol/L(100 mg/dL)时,驾车易发生车祸。②共济失调期,血乙醇浓度达到33 mmol/L(150 mg/dL)时,肌肉运动不协调,行动笨拙,言语含糊不清,眼球震颤,视力模糊,复视,步态不稳,出现明显共济失调。浓度达到43 mmol/L(200 mg/dL)时,出现恶心、呕吐、困倦。③昏迷期,血乙醇浓度升至54 mmol/L(250 mg/dL)时,患者进入昏迷期,表现昏睡、瞳孔散大、体温降低。血乙醇浓度超过87 mmol/L(400 mg/dL)时,患者陷入深昏迷,心率快、血压下降,呼吸慢而有鼾音,可出现呼吸、循环麻痹而危及生命。实验室检查可见血清乙醇浓度升高,呼出气中乙醇浓度与血清乙醇浓度相当;动脉血气分析可见轻度代谢性酸中毒;电解质失衡,可见低血钾、低血镁和低血钙;血糖可降低。

(5)低血糖昏迷:低血糖昏迷是指各种原因引起的重症的低血糖症。患者突然昏迷、抽搐,表现为局灶神经系统症状的低血糖易被误诊为脑出血。化验血糖低于2.8 mmol/L,推注葡萄糖后症状迅速缓解,发病后72小时复查头部CT结果阴性。

(6)药物中毒:①镇静催眠药中毒,有服用大量镇静催眠药史,出现意识障碍和呼吸抑制及血压下降。胃液、血液、尿液中检出镇静催眠药。②阿片类药物中毒,有服用大量吗啡或哌替啶的阿片类药物史,或有吸毒史,除了出现昏迷、针尖样瞳孔(哌替啶的急性中毒瞳孔反而扩大)、呼吸抑制"三联征"等表现外,还可出现发绀、面色苍白、肌肉无力、惊厥、牙关禁闭、角弓反张,呼吸先浅而慢,后叹息样或潮式呼吸、肺水肿、休克、瞳孔对光反射消失,死于呼吸衰竭。血、尿阿片类毒物成分,定性试验呈阳性。使用纳洛酮可迅速逆转阿片类药物所致的昏迷、呼吸抑制、缩瞳等毒性作用。

(7)CO中毒:①轻度中毒,血液碳氧血红蛋白(COHb)可高于10%~20%。患者有剧烈头痛、头晕、心悸、口唇黏膜呈樱桃红色、四肢无力、恶心、呕吐、嗜睡、意识模糊、视物不清、感觉迟钝、谵妄、幻觉、抽搐等。②中度中毒,血液COHb浓度可高达30%~40%。患者出现呼吸困难、意识丧失、昏迷,对疼痛刺激可有反应,瞳孔对光反射和角膜反射可迟钝,腱反射减弱,呼吸、血压和脉搏可有改变。经治疗可恢复且无明显并发症。③重度中毒,血液COHb浓度可高于50%以上。深昏迷,各种反射消失。患者可呈去大脑皮质状态(患者可以睁眼,但无意识,不语,不动,不主动进食或排大小便,呼之不应,推之不动,肌张力增强),常有脑水肿、惊厥、呼吸衰竭、肺水肿、上消化道出血、休克和严重的心肌损害,出现心律失常,偶可发生心肌梗死。有时并发脑局灶损害,出现锥体系或锥体外系损害体征。监测血中COHb浓度可明确诊断。

应详细询问患者病史,内科疾病导致昏迷者有相应的内科疾病病史,仔细查体;脑出血同向偏视,表现为一侧瞳孔散大、一侧面部船帆现象、一侧上肢出现扬鞭现象、一侧下肢呈外旋位,血压升高。CT检查可助鉴别。

六、治疗

急性期的主要治疗原则:保持安静,防止继续出血;积极抗脑水肿,降低颅内压;调整血压;改善循环;促进神经功能恢复;加强护理,防治并发症。

(一)一般治疗

1.保持安静

(1)卧床休息3~4周,脑出血发病后24小时内,特别是6小时内可有活动性出血或血肿继续扩大,应尽量减少搬运,就近治疗。重症患者需严密观察体温、脉搏、呼吸、血压、瞳孔和意识状态等生命体征变化。

(2)保持呼吸道通畅,头部抬高15°~30°,切忌无枕仰卧;疑有脑疝时应床脚抬高45°,意识障碍患者应将头歪向一侧,以利于口腔、气道分泌物及呕吐物流出;痰稠不易吸出,则要行气管切开,必要时吸氧,以使动脉血氧饱和度维持在90%以上。

（3）意识障碍或消化道出血者宜禁食 24～48 小时，发病后 3 天，仍不能进食者，应鼻饲以确保营养。过度烦躁不安的患者可适量用镇静药。

（4）注意口腔护理，保持大便通畅，留置尿管的患者应做膀胱冲洗以预防尿路感染。加强护理，经常翻身，预防压疮，保持肢体功能位置。

（5）注意水、电解质平衡，加强营养。注意补钾，液体量应控制在 2 000 mL/d 左右，或以尿量增加 500 mL 来估算，不能进食者鼻饲各种营养品。对于频繁呕吐、胃肠道功能减弱或有严重的应激性溃疡者，应考虑给予肠外营养。如有高热、多汗、呕吐或腹泻者，可适当增加入液量，或 10% 脂肪乳 500 mL 静脉滴注，每天 1 次。如需长期采用鼻饲，应考虑胃造瘘术。

（6）脑出血急性期血糖含量增高可以是原有糖尿病的表现或是应激反应。高血糖和低血糖都能加重脑损伤。当患者血糖含量增高超过 11.1 mmol/L 时，应立即给予胰岛素治疗，将血糖控制在 8.3 mmol/L 以下。同时应监测血糖，若发生低血糖，可口服葡萄糖或注射纠正低血糖。

2.亚低温治疗

亚低温治疗能够减轻脑水肿，减少自由基的产生，促进神经功能缺损恢复，改善患者预后。降温方法：立即行气管切开，静脉滴注冬眠肌松合剂（0.9% 氯化钠注射液 500 mL＋氯丙嗪 100 mg＋异丙嗪 100 mg），同时冰毯机降温。行床旁监护仪连续监测体温（T）、心率（HR）、血压（BP）、呼吸（R）、脉搏（P）、血氧饱和度（SPO$_2$）、颅内压（ICP）。直肠温度（RT）维持在 34～36 ℃，持续 3～5 天。冬眠肌松合剂用量和速度根据患者 T、HR、BP、肌张力等调节。保留自主呼吸，必要时应用同步呼吸机辅助呼吸，维持 SPO$_2$ 在 95% 以上，10～12 小时将 RT 降至 34～36 ℃。当 ICP 降至正常后 72 小时，停止亚低温治疗。每天恢复 1～2 ℃，复温速度不超过 0.1 ℃/h。在 24～48 小时内，将患者 RT 复温至 36.5～37 ℃。局部亚低温治疗实施越早，效果越好，建议在脑出血发病 6 小时内使用，治疗时间最好持续 48～72 小时。

（二）调控血压和防止再出血

脑出血患者一般血压都高，甚至比平时更高，这是因为颅内压增高时机体保证脑组织供血的代偿性反应，当颅内压下降时血压亦随之下降，因此一般不应使用降血压药物，尤其是注射利血平等强有力降压剂。目前理想的血压控制水平还未确定，主张采取个体化原则，应根据患者年龄、病前有无高血压、病后血压情况等确定适宜血压水平。但血压过高时，容易增加再出血的危险性，则应及时控制高血压。一般来说，收缩压≥26.66 kPa（200 mmHg），舒张压≥15.33 kPa（115 mmHg）时，应降血压治疗，使血压控制于治疗前原有血压水平或略高水平。收缩压≤24.00 kPa（180 mmHg）或舒张压≤15.33 kPa（115 mmHg）时，或平均动脉压≤17.47 kPa（130 mmHg）时可暂不使用降压药，但需密切观察。收缩压在 24.00～30.66 kPa（180～230 mmHg）或舒张压在 14.00～18.67 kPa（105～140 mmHg）宜口服卡托普利、美托洛尔等降压药，收缩压 24.00 kPa（180 mmHg）以内或舒张压 14.00 kPa（105 mmHg）以内，可观察而不用降压药。急性期过后（约 2 周），血压仍持续过高时可系统使用降压药，急性期血压急骤下降表明病情严重，应给予升压药物以保证足够的脑供血量。

止血剂及凝血剂对脑出血并无效果，但如合并消化道出血或有凝血障碍时仍可使用。消化道出血时，还可经胃管鼻饲或口服云南白药、三七粉、氢氧化铝凝胶和（或）冰牛奶、冰盐水等。

（三）控制脑水肿

脑出血后 48 小时水肿达到高峰，维持 3～5 天或更长时间后逐渐消退。脑水肿可使 ICP 增高和导致脑疝，是影响功能恢复的主要因素和导致早期死亡的主要死因。积极控制脑水肿、降低 ICP 是脑出血急性期治疗的重要环节，必要时可行 ICP 监测。治疗目标是使 ICP 降至 2.67 kPa（20 mmHg）以下，脑灌注压大于 9.33 kPa（70 mmHg）。应首先控制可加重脑水肿的因素，保持呼吸道通畅，适当给氧，维持有效脑灌注，限制液体和盐的入量等。应用皮质类固醇减轻脑出血后脑水肿和降低 ICP，其有效证据不充分；脱水药只有短暂作用，常用 20% 甘露醇、利尿药如呋塞米等。

1.20% 甘露醇

其为渗透性脱水药，可在短时间内使血浆渗透压明显升高，形成血与脑组织间渗透压差，使脑组织间液水分向血管内转移,经肾脏排出,每 8 g 甘露醇可由尿带出水分 100 mL,用药后 20~30 分钟开始起效,2~3 小时作用达峰。常用剂量 125~250 mL,6~8 小时/次,疗程 7~10 天。如患者出现脑疝征象可快速加压经静脉或颈动脉推注,可暂时缓解症状,为术前准备赢得时间。冠心病、心肌梗死、心力衰竭和肾功能不全者慎用,注意用药不当可诱发肾衰竭和水及电解质失衡。因此,在应用甘露醇脱水时,一定要严密观察患者尿量、血钾和心肾功能,一旦出现尿少、血尿、无尿应立即停用。

2.利尿剂

呋塞米注射液较常用,脱水作用不如甘露醇,但可抑制脑脊液产生,用于心肾功能不全不能用甘露醇的患者,常与甘露醇合用,减少甘露醇用量。每次 20~40 mg,每天 2~4 次,静脉注射。

3.甘油果糖氯化钠注射液

该药为高渗制剂,通过高渗透性脱水,能使脑水分含量减少,降低颅内压。本品降低颅内压作用起效较缓,持续时间较长,可与甘露醇交替使用。推荐剂量为每次 250~500 mL,每天 1~2 次,静脉滴注,连用 7 天左右。

4.10％人血清蛋白

其通过提高血浆胶体渗透压发挥对脑组织的脱水降颅压作用,改善病灶局部脑组织水肿,作用持久,适用于低蛋白血症的脑水肿伴高颅压的患者。推荐剂量每次 10~20 g,每天 1~2 次,静脉滴注。该药可增加心脏负担,心功能不全者慎用。

5.地塞米松

地塞米松可防止脑组织内星形胶质细胞肿胀,降低毛细血管通透性,维持血-脑屏障功能。抗脑水肿作用起效慢,用药后 12~36 小时起效。剂量每天 10~20 mg,静脉滴注。由于本药易并发感染或使感染扩散,可促进或加重应激性上消化道出血,影响血压和血糖控制等,临床不主张常规使用,病情危重、不伴上消化道出血者可早期短时间应用。

若药物脱水、降颅压效果不明显,出现颅高压危象时可考虑转外科手术开颅减压。

(四)控制感染

发病早期或病情较轻时通常不需使用抗生素,老年患者合并意识障碍易并发肺部感染,合并吞咽困难易发生吸入性肺炎,尿潴留或导尿易合并尿路感染,可根据痰液或尿液培养、药物敏感试验等结果选用抗生素治疗。

(盛潇磊)

第二节 腔隙性脑梗死

腔隙性脑梗死是指大脑半球深部白质和脑干等中线部位,由直径为 100~400 μm 的穿支动脉血管闭塞导致的脑梗死。所引起的病灶为 0.5~15.0 mm³ 的梗死灶。大多由大脑前动脉、大脑中动脉、前脉络膜动脉和基底动脉的穿支动脉闭塞所引起。脑深部穿动脉闭塞导致相应灌注区脑组织缺血、坏死、液化,由吞噬细胞将该处组织移走而形成小腔隙。本病好发于基底节、丘脑、内囊、脑桥的大脑皮质贯通动脉供血区。反复发生多个腔隙性脑梗死,称多发性腔隙性脑梗死。临床引起相应的综合征,常见的有纯运动性轻偏瘫、纯感觉性卒中、构音障碍-手笨拙综合征、共济失调性轻偏瘫和感觉运动性卒中。高血压和糖尿病是主要原因,特别是高血压。腔隙性脑梗死占脑梗死的 20％~30％。

一、病因与发病机制

(一)病因

本病真正的病因和发病机制尚未完全清楚,但与下列因素有关。

1.高血压

长期高血压作用于小动脉及微小动脉壁,致脂质透明变性,管腔闭塞,产生腔隙性病变。舒张压增高是多发性腔隙性脑梗死的常见原因。

2.糖尿病

糖尿病时血浆低密度脂蛋白及极低密度脂蛋白的浓度增高,引起脂质代谢障碍,促进胆固醇合成,从而加速、加重动脉硬化的形成。

3.微栓子(无动脉病变)

各种类型小栓子阻塞小动脉导致腔隙性脑梗死,如胆固醇、纤维蛋白等。

4.血液成分异常

如红细胞增多症、血小板增多症和高凝状态,也可导致发病。

(二)发病机制

腔隙性脑梗死的发病机制还不完全清楚。微小动脉粥样硬化被认为是症状性腔隙性脑梗死常见的发病机制。慢性高血压患者,在粥样硬化斑为 $100\sim400\ \mu m$ 的小动脉中,也能发现动脉狭窄和闭塞。颈动脉粥样斑块,尤其是多发性斑块,可能会导致腔隙性脑梗死;脑深部穿动脉闭塞,导致相应灌注区脑组织缺血、坏死,由吞噬细胞将该处脑组织移走,遗留小腔,因而导致该部位神经功能缺损。

二、病理

腔隙性脑梗死灶呈不规则圆形、卵圆形或狭长形。累及管径在 $100\sim400\ \mu m$ 的穿动脉,梗死部位主要在基底节(特别是壳核和丘脑)、内囊和脑桥的白质。大多数腔隙性脑梗死部位位于豆纹动脉分支、大脑后动脉的丘脑深穿支、基底动脉的旁中央支供血区。阻塞常发生在深穿支的前半部分,因而梗死灶均较小。病变血管可见透明变性、玻璃样脂肪变、玻璃样小动脉坏死、血管壁坏死和小动脉硬化等。

三、临床表现

本病常见于 $40\sim60$ 岁以上的中老年人。腔隙性脑梗死患者中高血压的发病率约为 75%,糖尿病的发病率约为 $25\%\sim35\%$,有短暂性脑缺血发作(TIA)史者约有 20%。

(一)症状和体征

临床症状一般较轻,体征单一,一般无头痛、颅内高压症状和意识障碍。由于病灶小,又常位于脑的静区,故许多腔隙性脑梗死在临床上无症状。

(二)临床综合征

Fisher 根据病因、病理和临床表现,归纳为 21 种综合征,常见的有以下几种。

1.纯运动性轻偏瘫(pure motor hemiparesis,PMH)

最常见,约占 60%,有病灶对侧轻偏瘫,而不伴失语、感觉障碍和视野缺损,病灶多在内囊和脑干。

2.纯感觉性卒中(pure sensory stroke,PSS)

本型约占 10%,表现为病灶对侧偏身感觉障碍,也可伴有感觉异常,如麻木、烧灼和刺痛感。病灶在丘脑腹后外侧核或内囊后肢。

3.构音障碍-手笨拙综合征(dysarthric-clumsy hand syndrome,DCHS)

本型约占 20%,表现为构音障碍、吞咽困难,病灶对侧轻度中枢性面、舌瘫,手的精细运动欠灵活,指鼻试验欠稳。病灶在脑桥基底部或内囊前肢及膝部。

4.共济失调性轻偏瘫(ataxic-hemiparesis,AH)

病灶同侧共济失调和病灶对侧轻偏瘫,下肢重于上肢,伴有锥体束征。病灶多在放射冠汇集至内囊处,或脑桥基底部皮质脑桥束受损所致。

5.感觉运动性卒中(sensorimotor stroke,SMS)

本型少见,以偏身感觉障碍起病,再出现轻偏瘫,病灶位于丘脑腹后核及邻近内囊后肢。

6.腔隙状态

其由 Marie 提出,由于多次腔隙性脑梗死后,有进行性加重的偏瘫、严重的精神障碍、痴呆、平衡障碍、二便失禁、假性延髓性麻痹、双侧锥体束征和类帕金森综合征等。近年由于有效控制血压及治疗的进步,现在已很少见。

四、辅助检查

(一)神经影像学检查

1.颅脑 CT

非增强 CT 扫描显示为基底节区或丘脑呈卵圆形低密度灶,边界清楚,直径为 $10\sim15$ mm。由于病灶小,占位效应轻微,一般仅为相邻脑室局部受压,多无中线移位,梗死密度随时间逐渐减低,4 周后接近脑脊液密度,并出现萎缩性改变。增强扫描于梗死后 3 天至 1 个月可能发生均一或斑块性强化,以 $2\sim3$ 周明显,待达到脑脊液密度时,则不再强化。

2.颅脑 MRI

MRI 显示比 CT 优越,尤其是对脑桥的腔隙性脑梗死和新旧腔隙性脑梗死的鉴别有意义,增强后能提高阳性率。颅脑 MRI 检查在 T2W 像上显示高信号,是小动脉阻塞后新的或陈旧的病灶。T_1WI 和 T_2WI 分别表现为低信号和高信号斑点状或斑片状病灶,呈圆形、椭圆形或裂隙形,最大直径常为数毫米,一般不超过 1 cm。急性期 T_1WI 的低信号和 T_2WI 的高信号,常不及慢性期明显,由于水肿的存在,使病灶看起来常大于实际梗死灶。注射造影剂后,T_1WI 急性期、亚急性期和慢性期病灶显示增强,呈椭圆形、圆形,也可呈环形。

3.CT 血管成像(CTA)、磁共振血管成像(MRA)

了解颈内动脉有无狭窄及闭塞程度。

(二)超声检查

经颅多普勒超声(TCD)了解颈内动脉狭窄及闭塞程度。三维B超检查,了解颈内动脉粥样硬化斑块的大小和厚度。

(三)血液学检查

了解有无糖尿病和高脂血症等。

五、诊断与鉴别诊断

(一)诊断

(1)中老年人发病,多数患者有高血压病史,部分患者有糖尿病史或 TIA 史。

(2)急性或亚急性起病,症状比较轻,体征比较单一。

(3)临床表现符合 Fisher 描述的常见综合征之一。

(4)颅脑 CT 或 MRI 发现与临床神经功能缺损一致的病灶。

(5)预后较好,恢复较快,大多数患者不遗留后遗症状和体征。

(二)鉴别诊断

1.小量脑出血

两者均为中老年发病,有高血压和急起的偏瘫和偏身感觉障碍。但小量脑出血头颅 CT 显示高密度灶即可鉴别。

2.脑囊虫病

CT 均表现为低信号病灶。但是,脑囊虫病 CT 呈多灶性、小灶性和混合灶性病灶,临床表现常有头痛和癫痫发作,血和脑脊液囊虫抗体阳性,可供鉴别。

六、治疗

（一）抗血小板聚集药物

抗血小板聚集药物是预防和治疗腔隙性脑梗死的有效药物。

1.肠溶阿司匹林（或拜阿司匹林）

每次 100 mg，每天 1 次，口服，可连用 6～12 个月。

2.氯吡格雷

每次 50～75 mg，每天 1 次，口服，可连用半年。

3.西洛他唑

每次 50～100 mg，每天 2 次，口服。

4.曲克芦丁

每次 200 mg，每天 3 次，口服；或每次 400～600 mg 加入 5％葡萄糖注射液或 0.9％氯化钠注射液 500 mL 中静脉滴注，每天 1 次，可连用 20 天。

（二）钙通道阻滞剂

1.氟桂利嗪

每次 5～10 mg，睡前口服。

2.尼莫地平

每次 20～30 mg，每天 3 次，口服。

3.尼卡地平

每次 20 mg，每天 3 次，口服。

（三）血管扩张药

1.丁苯酞

每次 200 mg，每天 3 次，口服。偶见恶心、腹部不适，有严重出血倾向者忌用。

2.丁咯地尔

每次 200 mg 加入 5％葡萄糖注射液或 0.9％氯化钠注射液 250 mL 中静脉滴注，每天 1 次，连用 10～14 天；或每次 200 mg，每天 3 次，口服。可有头痛、头晕、恶心等不良反应。

3.倍他司汀

每次 6～12 mg，每天 3 次，口服。可有恶心、呕吐等不良反应。

（四）内科病的处理

有效控制高血压、糖尿病、高脂血症等，坚持药物治疗，定期检查血压、血糖、血脂、心电图和有关血流动力学指标。

七、预后与预防

（一）预后

Marie 和 Fisher 认为腔隙性脑梗死一般预后良好，下述几种情况影响本病的预后：

（1）梗死灶的部位和大小，如腔隙性脑梗死发生在脑的重要部位——脑桥和丘脑，以及大的和多发性腔隙性脑梗死者预后不良。

（2）有反复 TIA 发作，有高血压、糖尿病和严重心脏病（缺血性心脏病、心房颤动、心脏瓣膜病等），症状没有得到很好控制者预后不良。据报道，1 年内腔隙性脑梗死的复发率为 10％～18％；腔隙性脑梗死，特别是多发性腔隙性脑梗死半年后约有 23％的患者发展为血管性痴呆。

（二）预防

控制高血压、防治糖尿病和 TIA 是预防腔隙性脑梗死发生和复发的关键。

（1）积极处理危险因素。①血压的调控：长期高血压是腔隙性脑梗死主要的危险因素之一。在降血压药物方面无统一规定应用的药物。选用降血压药物的原则是既要有效和持久的降低血压,又不至于影响重要器官的血流量。可选用钙离子通道阻滞剂,如硝苯地平缓释片,每次 20 mg,每天 2 次,口服;或尼莫地平,每次 30 mg,每天 1 次,口服。也可选用血管紧张素转换酶抑制剂(ACEI),如卡托普利,每次 12.5~25 mg,每天 3 次,口服;或贝拉普利,每次5~10 mg,每天 1 次,口服。②调控血糖:糖尿病也是腔隙性脑梗死主要的危险因素之一。③调控高血脂:可选用辛伐他汀,每次 10~20 mg,每天 1 次,口服;或洛伐他汀,每次20~40 mg,每天 1~2 次,口服。④积极防治心脏病:要减轻心脏负荷,避免或慎用增加心脏负荷的药物,注意补液速度及补液量;对有心肌缺血、心肌梗死者应在心血管内科医师的协助下进行药物治疗。

(2)可以较长时期应用抗血小板聚集药物,如阿司匹林、氯吡格雷和中药活血化瘀药物。

(3)生活规律,心情舒畅,饮食清淡,适宜的体育锻炼。

(盛潇磊)

第三节　血栓形成性脑梗死

血栓形成性脑梗死主要是脑动脉主干或皮质支动脉粥样硬化导致血管增厚、管腔狭窄闭塞和血栓形成。动脉血管内膜炎症、先天性血管畸形、真性红细胞增多症及血液高凝状态、血流动力学异常等,均可致血栓形成,引起脑局部血流减少或供血中断,脑组织缺血、缺氧导致软化坏死,出现局灶性神经系统症状和体征,如偏瘫、偏身感觉障碍和偏盲等。大面积脑梗死还有颅内高压症状,严重者可发生昏迷和脑疝。约90%的血栓形成性脑梗死是在动脉粥样硬化的基础上发生的,因此称动脉粥样硬化性血栓形成性脑梗死。

脑梗死的发病率约为 110/10 万,占全部脑卒中的60%~80%;其中血栓形成性脑梗死占脑梗死的60%~80%。

一、病因与发病机制

(一)病因

1.动脉壁病变

血栓形成性脑梗死最常见的病因为动脉粥样硬化,常伴高血压,与动脉粥样硬化互为因果。其次为各种原因引起的动脉炎、血管异常(如夹层动脉瘤、先天性动脉瘤)等。

2.血液成分异常

血液黏度增高,以及真性红细胞增多症、血小板增多症、高脂血症等,都可使血液黏度增高,血液淤滞,引起血栓形成。如果没有血管壁的病变为基础,不会发生血栓。

3.血流动力学异常

在动脉粥样硬化的基础上,当血压下降、血流缓慢、脱水、严重心律失常及心功能不全时,可导致灌注压下降,导致血栓形成。

(二)发病机制

发病机制主要是动脉内膜深层的脂肪变性和胆固醇沉积,形成粥样硬化斑块及各种继发病变,使管腔狭窄甚至阻塞。病变逐渐发展,则内膜分裂,内膜下出血和形成内膜溃疡。内膜溃疡易发生血栓形成,使管腔进一步狭窄或闭塞。由于动脉粥样硬化好发于大动脉的分叉处及拐弯处,故脑血栓的好发部位为大脑中动脉、颈内动脉的虹吸部及起始部、椎动脉及基底动脉的中下段等。由于脑动脉有丰富的侧支循环,故管腔狭窄需达到 80%以上才会影响脑血流量。逐渐发生的动脉硬化斑块一般不会出现症状,当内膜损伤破裂形成溃疡后,血小板及纤维素等血中有形成分黏附、聚集、沉着形成血栓。血压下降、血流缓慢、脱水等血液黏度增加时,致供血减少或促进血栓形成,即出现急性缺血症状。

病理生理学研究发现,脑的耗氧量约为总耗氧量的 20%,故脑组织缺血缺氧是以血栓形成性脑梗死为代表的缺血性脑血管疾病的核心发病机制。脑组织缺血缺氧将会引起神经细胞肿胀、变性、坏死、凋亡以及胶质细胞肿胀、增生等一系列继发反应。脑血流阻断1分钟后神经元活动停止,缺血缺氧4分钟即可造成神经元死亡。脑缺血的程度不同而神经元损伤的程度也不同。脑神经元损伤导致局部脑组织及其功能的损害。缺血性脑血管疾病的发病是多方面而且相当复杂的过程,脑缺血损害也是一个渐进的过程,神经功能障碍随缺血时间的延长而加重。目前的研究发现氧自由基的形成、钙离子超载、一氧化氮(NO)和一氧化氮合成酶的作用、兴奋性氨基酸毒性作用、炎症细胞因子损害、凋亡调控基因的激活、缺血半暗带功能障碍等方面参与了其发生机制。这些机制作用于多种生理、病理过程的不同环节,对脑功能演变和细胞凋亡给予调节,同时也受到多种基因的调节和制约,构成一种复杂的相互调节与制约的网络关系。

1.氧自由基损伤

脑缺血时氧供应下降和三磷酸腺苷(ATP)减少,导致过氧化氢、羟自由基以及起主要作用的过氧化物等氧自由基的过度产生和超氧化物歧化酶等清除自由基的动态平衡状态遭到破坏,攻击膜结构和DNA,破坏内皮细胞膜,使离子转运、生物能的产生和细胞器的功能发生一系列病理生理改变,导致神经细胞、胶质细胞和血管内皮细胞损伤,增加血-脑屏障通透性。自由基损伤可加重脑缺血后的神经细胞损伤。

2.钙离子超载

研究认为,Ca^{2+}超载及其一系列有害代谢反应是导致神经细胞死亡的最后共同通路。细胞内Ca^{2+}超载有多种原因:①在蛋白激酶C等的作用下,兴奋性氨基酸(EAA)、内皮素和NO等物质释放增加,导致受体依赖性钙通道开放使大量Ca^{2+}内流。②细胞内Ca^{2+}浓度升高可激活磷脂酶、三磷酸酯醇等物质,使细胞内储存的Ca^{2+}释放,导致Ca^{2+}超载。③ATP合成减少,Na^+-K^+-ATP酶功能降低而不能维持正常的离子梯度,大量Na^+内流和K^+外流,细胞膜电位下降产生去极化,导致电压依赖性钙通道开放,大量Ca^{2+}内流。④自由基使细胞膜发生脂质过氧化反应,细胞膜通透性发生改变和离子运转,引起Ca^{2+}内流使神经细胞内Ca^{2+}浓度异常升高。⑤多巴胺、5-羟色胺和乙酰胆碱等水平升高,使Ca^{2+}内流和胞内Ca^{2+}释放。Ca^{2+}内流进一步干扰了线粒体氧化磷酸化过程,且大量激活钙依赖性酶类,如磷脂酶、核酸酶及蛋白酶,以及自由基形成、能量耗竭等一系列生化反应,最终导致细胞死亡。

3.NO和一氧化氮合成酶的作用

有研究发现,NO作为生物体内重要的信使分子和效应分子,具有神经毒性和脑保护双重作用,即低浓度NO通过激活鸟苷酸环化酶使环鸟苷酸(cGMP)水平升高,扩张血管,抑制血小板聚集、白细胞-内皮细胞的聚集和黏附,阻断NMDA受体,减弱其介导的神经毒性作用起保护作用;而高浓度NO与超氧自由基作用形成过氧亚硝酸盐或者氧化产生亚硝酸阴离子,加强脂质过氧化,使ATP酶活性降低,细胞蛋白质损伤,且能使各种含铁硫的酶失活,从而阻断DNA复制及靶细胞内的能量合成和能量衰竭,亦可通过抑制线粒体呼吸功能实现其毒性作用而加重缺血脑组织的损害。

4.兴奋性氨基酸毒性作用

兴奋性氨基酸(EAA)是广泛存在于哺乳动物中枢神经系统的正常兴奋性神经递质,参与传递兴奋性信息,同时又是一种神经毒素,以谷氨酸(Glu)和天冬氨酸(Asp)为代表。脑缺血使物质转化(尤其是氧和葡萄糖)发生障碍,使维持离子梯度所必需的能量衰竭和生成障碍。因为能量缺乏,膜电位消失,细胞外液中谷氨酸异常增高导致神经元、血管内皮细胞和神经胶质细胞持续去极化,并有谷氨酸从突触前神经末梢释放。胶质细胞和神经元对神经递质的再摄取一般均需耗能,神经末梢释放的谷氨酸发生转运和再摄取障碍,导致细胞间隙EAA异常堆积,产生神经毒性作用。EAA毒性可以直接导致急性细胞死亡,也可通过其他途径导致细胞凋亡。

5.炎症细胞因子损害

脑缺血后炎症级联反应是一种缺血区内各种细胞相互作用的动态过程,可造成脑缺血后的第2次损伤。在脑缺血后,缺氧及自由基增加等因素均可通过诱导相关转录因子合成,淋巴细胞、内皮细胞、多形核白细胞和巨噬细胞、小胶质细胞以及星形胶质细胞等一些具有免疫活性的细胞均能产生细胞因子,如肿瘤坏死因子(TNF-α)、血小板活化因子(PAF)、白细胞介素(IL)系列、转化生长因子(TGF)-β₁等,细胞因子对白细胞又有趋化作用,诱导内皮细胞表达细胞间黏附分子(ICAM-1)、P-选择素等黏附分子,白细胞通过其毒性产物、巨噬细胞作用和免疫反应加重缺血性损伤。

6.凋亡调控基因的激活

细胞凋亡是由体内外某种信号触发细胞内预存的死亡程序而导致的以细胞 DNA 早期降解为特征的主动性自杀过程。细胞凋亡在形态学和生化特征上表现为细胞皱缩,细胞核染色质浓缩,DNA 片段化,而细胞的膜结构和细胞器仍完整。脑缺血后,神经元生存的内外环境均发生变化,多种因素如过量的谷氨酸受体的激活、氧自由基释放和细胞内 Ca^{2+} 超载等,通过激活与调控凋亡相关基因、启动细胞死亡信号转导通路,最终导致细胞凋亡。缺血性脑损伤所致的细胞凋亡可分 3 个阶段:信号传递阶段、中央调控阶段和结构改变阶段。

7.缺血半暗带功能障碍

缺血半暗带(IP)是无灌注的中心(坏死区)和正常组织间的移行区。IP 是不完全梗死,其组织结构存在,但有选择性神经元损伤。围绕脑梗死中心的缺血性脑组织的电活动中止,但保持正常的离子平衡和结构上的完整。假如再适当增加局部脑血流量,至少在急性阶段突触传递能完全恢复,即 IP 内缺血性脑组织的功能是可以恢复的。缺血半暗带是兴奋性细胞毒性、梗死周围去极化、炎症反应、细胞凋亡起作用的地方,使该区迅速发展成梗死灶。缺血半暗带的最初损害表现为功能障碍,有独特的代谢紊乱。主要表现在葡萄糖代谢和脑氧代谢这两方面:①当血流速度下降时,蛋白质合成抑制,启动无氧糖酵解、神经递质释放和能量代谢紊乱。②急性脑缺血缺氧时,神经元和神经胶质细胞由于能量缺乏、K^+ 释放和谷氨酸在细胞外积聚而去极化,缺血中心区的细胞只去极化而不复极;而缺血半暗带的细胞以能量消耗为代价可复极,如果细胞外的 K^+ 和谷氨酸增加,这些细胞也只去极化,随着去极化细胞数量的增大,梗死灶范围也不断扩大。

尽管对缺血性脑血管疾病一直进行着研究,但对其病理生理机制研究尚不够深入,希望随着中西医结合对缺血性脑损伤治疗的研究进展,其发病机制也随之更深入地阐明,从而更好地为临床和理论研究服务。

二、病理

动脉闭塞 6 小时以内脑组织改变尚不明显,属可逆性,8～48 小时缺血最重的中心部位发生软化,并出现脑组织肿胀、变软,灰白质界限不清。如病变范围扩大、脑组织高度肿胀时,可向对侧移位,甚至形成脑疝。镜下见组织结构不清,神经细胞及胶质细胞坏死,毛细血管轻度扩张,周围可见液体和红细胞渗出,此期为坏死期。动脉阻塞 2～3 天后,特别是 7～14 天,脑组织开始液化,脑组织水肿明显,病变区明显变软,神经细胞消失,吞噬细胞大量出现,星形胶质细胞增生,此期为软化期。3～4 周后液化的坏死组织被吞噬和移走,胶质增生,小病灶形成胶质瘢痕,大病灶形成中风囊,此期称恢复期,可持续数月至 1～2 年。上述病理改变称白色梗死。少数梗死区,由于血管丰富,于再灌流时可继发出血,呈现出血性梗死或称红色梗死。

三、临床表现

(一)症状与体征

本病多在 50 岁以后发病,常伴有高血压;多在睡眠中发病,醒来才发现肢体偏瘫。部分患者先有头昏、头痛、眩晕、肢体麻木、无力等短暂性脑缺血发作的前驱症状,多数经数小时甚至 1～2 天症状达高峰,通常意识清楚,但大面积脑梗死或基底动脉闭塞患者可有意识障碍,甚至发生脑疝等危重症状。神经系统定位体征视脑血管闭塞的部位及梗死的范围而定。

(二)临床分型

有的根据病情程度分型,如完全性缺血性梗死,系指起病 6 小时内病情即达高峰,一般较重,可有意识障碍。还有的根据病程进展分型,如进展型缺血性梗死,则指局限性脑缺血逐渐进展,数天内呈阶梯式加重。

1.按病程和病情分型

(1)进展型:局限性脑缺血症状逐渐加重,呈阶梯式加重,可持续 6 小时至数天。

(2)缓慢进展型:在起病后 1~2 周症状仍逐渐加重,血栓逐渐发展,脑缺血和脑水肿的范围继续扩大,症状由轻变重,直到出现对侧偏瘫、意识障碍,甚至发生脑疝,类似颅内肿瘤,又称类脑瘤型。

(3)大块梗死型:又称爆发型,如颈内动脉或大脑中动脉主干等较大动脉的急性脑血栓形成,往往症状出现快,伴有明显脑水肿、颅内压增高,患者头痛、呕吐、病灶对侧偏瘫,常伴意识障碍,很快进入昏迷,有时发生脑疝,类似脑出血,又称类脑出血型。

(4)可逆性缺血性神经功能缺损(reversible ischemic neurologic deficit,RIND):此型患者症状、体征持续超过 24 小时,但在 2~3 周内完全恢复,不留后遗症。病灶多数发生于大脑半球半卵圆中心,可能由于该区尤其是非优势半球侧侧支循环迅速而充分地代偿,缺血尚未导致不可逆的神经细胞损害,也可能是一种较轻的梗死。

2.OCSP 分型

即英国牛津郡社区脑卒中研究规划(Oxfordshire Community Stroke Project,OCSP)的分型。

(1)完全前循环梗死(TACI):表现为三联征,即完全大脑中动脉(MCA)综合征的表现。①大脑高级神经活动障碍(意识障碍、失语、失算、空间定向力障碍等);②同向偏盲;③对侧三个部位(面、上肢和下肢)较严重的运动和(或)感觉障碍。多为大脑中动脉(MCA)近段主干,少数为颈内动脉虹吸段闭塞引起的大面积脑梗死。

(2)部分前循环梗死(PACI):有以上三联征中的两个,或只有高级神经活动障碍,或感觉运动缺损较TAC 局限。提示是 MCA 远段主干、各级分支或 ACA 及分支闭塞引起的中、小梗死。

(3)后循环梗死(POCI):表现为各种不同程度的椎-基底动脉综合征——可表现为同侧脑神经瘫痪及对侧感觉运动障碍;双侧感觉运动障碍;双眼协同活动及小脑功能障碍,无长束征或视野缺损等。为椎-基底动脉及分支闭塞引起的大小不等的脑干、小脑梗死。

(4)腔隙性梗死(LACI):表现为腔隙综合征,如纯运动性偏瘫、纯感觉性脑卒中、共济失调性轻偏瘫、手笨拙-构音不良综合征等。大多是基底节或脑桥小穿支病变引起的小腔隙灶。

OCSP 分型方法简便,更加符合临床实际的需要,临床医师不必依赖影像或病理结果即可对急性脑梗死迅速分出亚型,并作出有针对性的处理。

(三)临床综合征

1.颈内动脉闭塞综合征

其指颈内动脉血栓形成,主干闭塞。病史中可有头痛、头晕、晕厥、半身感觉异常或轻偏瘫;病变对侧有偏瘫、偏身感觉障碍和偏盲;可有精神症状,严重时有意识障碍;病变侧有视力减退,有的还有视神经乳头萎缩;病灶侧有 Horner 综合征;病灶侧颈动脉搏动减弱或消失;优势半球受累可有失语,非优势半球受累可出现体象障碍。

2.大脑中动脉闭塞综合征

其指大脑中动脉血栓形成,大脑中动脉主干闭塞,引起病灶对侧偏瘫、偏身感觉障碍和偏盲,优势半球受累还有失语。累及非优势半球可有失用、失认和体象障碍等顶叶症状。病灶广泛,可引起脑肿胀,甚至死亡。

(1)皮质支闭塞:引起病灶对侧偏瘫、偏身感觉障碍,面部及上肢重于下肢,优势半球病变有运动性失语,非优势半球病变有体象障碍。

(2)深穿支闭塞:出现对侧偏瘫和偏身感觉障碍,优势半球病变可出现运动性失语。

3.大脑前动脉闭塞综合征

其指大脑前动脉血栓形成,大脑前动脉主干闭塞。在前交通动脉以前发生阻塞时,因为病损脑组织可通过对侧前交通动脉得到血供,故不出现临床症状;在前交通动脉分出之后阻塞时,可出现对侧中枢性偏瘫,以面瘫和下肢瘫为重,可伴轻微偏身感觉障碍;并可有排尿障碍(旁中央小叶受损)、精神障碍(额极与胼胝体受损)、强握及吸吮反射(额叶受损)等。

(1)皮质支闭塞:引起对侧下肢运动及感觉障碍;轻微共济运动障碍;排尿障碍和精神障碍。

(2)深穿支闭塞:引起对侧中枢性面、舌及上肢瘫。

4.大脑后动脉闭塞综合征

其指大脑后动脉血栓形成。约70%的人两条大脑后动脉来自基底动脉,并有后交通动脉与颈内动脉联系交通。有20%～25%的人一条大脑后动脉来自基底动脉,另一条来自颈内动脉;其余的人中,两条大脑后动脉均来自颈内动脉。

大脑后动脉供应颞叶的后部和基底面、枕叶的内侧及基底面,并发出丘脑膝状体及丘脑穿动脉供应丘脑血液。

(1)主干闭塞:引起对侧同向性偏盲,上部视野受损较重,黄斑回避(黄斑视觉皮质代表区为大脑中、后动脉双重血液供应,故黄斑视力不受累)。

(2)中脑水平大脑后动脉起始处闭塞:可见垂直性凝视麻痹、动眼神经麻痹、眼球垂直性歪扭斜视。

(3)双侧大脑后动脉闭塞:有皮质盲、记忆障碍(累及颞叶)、不能识别熟悉面孔(面容失认症)、幻视和行为综合征。

(4)深穿支闭塞:丘脑穿动脉闭塞则引起红核丘脑综合征,病侧有小脑性共济失调,意向性震颤。舞蹈样不自主运动和对侧感觉障碍。丘脑膝状体动脉闭塞则引起丘脑综合征,病变对侧偏身感觉障碍(深感觉障碍较浅感觉障碍为重),病变对侧偏身自发性疼痛。有轻偏瘫、共济失调和舞蹈-手足徐动症。

5.椎-基底动脉闭塞综合征

其指椎-基底动脉血栓形成。椎-基底动脉实为一连续的脑血管干并有着共同的神经支配,无论是结构、功能还是临床病症的表现,两侧互为影响,实难予以完全分开,故常总称为"椎-基底动脉系疾病"。

(1)基底动脉主干闭塞综合征:指基底动脉主干血栓形成。发病虽然不如脑桥出血那么急,但病情常迅速恶化,出现眩晕、呕吐、四肢瘫痪、共济失调、昏迷和高热等。大多数在短期内死亡。

(2)双侧脑桥正中动脉闭塞综合征:指双侧脑桥正中动脉血栓形成,为典型的闭锁综合征,表现为四肢瘫痪、假性延髓性麻痹、双侧周围性面瘫、双眼球外展麻痹、两侧的侧视中枢麻痹。但患者意识清楚,视力、听力和眼球垂直运动正常,所以,患者通过听觉、视觉和眼球上下运动表示意识和交流。

(3)基底动脉尖综合征:基底动脉尖分出两对动脉——小脑上动脉和大脑后动脉,分支供应中脑、丘脑、小脑上部、颞叶内侧及枕叶。血栓性闭塞多发生于基底动脉中部,栓塞性病变通常发生在基底动脉尖。栓塞性病变导致眼球运动及瞳孔异常,表现为单侧或双侧动眼神经部分或完全麻痹、眼球上视不能(上丘受累)、光反射迟钝而调节反射存在(顶盖前区病损)、一过性或持续性意识障碍(中脑或丘脑网状激活系统受累)、对侧偏盲或皮质盲(枕叶受累)、严重记忆障碍(颞叶内侧受累)。如果是中老年人突发意识障碍又较快恢复,有瞳孔改变、动眼神经麻痹、垂直注视障碍、无明显肢体瘫痪和感觉障碍应想到该综合征的可能。如果还有皮质盲或偏盲、严重记忆障碍更支持本综合征的诊断,需做头部CT或MRI检查,若发现有双侧丘脑、枕叶、颞叶和中脑病灶则可确诊。

(4)中脑穿动脉综合征:指中脑穿动脉血栓形成,亦称Weber综合征,病变位于大脑脚底,损害锥体束及动眼神经,引起病灶侧动眼神经麻痹和对侧中枢性偏瘫。中脑穿动脉闭塞还可引起Benedikt综合征,累及动眼神经髓内纤维及黑质,引起病灶侧动眼神经麻痹及对侧锥体外系症状。

(5)脑桥支闭塞综合征:指脑桥支血栓形成引起的Millard-Gubler综合征,病变位于脑桥的腹外侧部,累及展神经核和面神经核以及锥体束,引起病灶侧眼球外直肌麻痹、周围性面神经麻痹和对侧中枢性偏瘫。

(6)内听动脉闭塞综合征:指内听动脉血栓形成(内耳卒中)。内耳的内听动脉有两个分支,较大的耳蜗动脉供应耳蜗及前庭迷路下部;较小的耳蜗动脉供应前庭迷路上部,包括水平半规管及椭圆囊斑。由于口径较小的前庭动脉缺乏侧支循环,以致前庭迷路上部对缺血选择性敏感,故迷路缺血常出现严重眩晕、恶心呕吐。若耳蜗支同时受累则有耳鸣、耳聋。耳蜗支单独梗死则会突发耳聋。

(7)小脑后下动脉闭塞综合征:指小脑后下动脉血栓形成,也称 Wallenberg 综合征。表现为急性起病的头晕、眩晕、呕吐(前庭神经核受损)、交叉性感觉障碍,即病侧面部感觉减退、对侧肢体痛觉、温度觉障碍(病侧三叉神经脊束核及对侧交叉的脊髓丘脑束受损),同侧 Horner 综合征(下行交感神经纤维受损),同侧小脑性共济失调(绳状体或小脑受损),声音嘶哑、吞咽困难(疑核受损)。小脑后下动脉常有解剖变异,常见不典型临床表现。

四、辅助检查

(一)影像学检查

1.胸部 X 线检查

了解心脏情况及肺部有无感染和癌肿等。

2.CT 检查

CT 检查不仅可确定梗死的部位及范围,而且可明确是单发还是多发。在缺血性脑梗死发病 12~24 小时内,CT 常没有明显的阳性表现。梗死灶最初表现为不规则的稍低密度区,病变与血管分布区一致。常累及基底节区,如为多发灶,亦可连成一片。病灶大、水肿明显时可有占位效应。在发病后 2~5 天,病灶边界清晰,呈楔形或扇形等。1~2 周,水肿消失,边界更清,密度更低。发病第 2 周,梗死灶边界不清楚,边缘出现等密度或稍低密度,即模糊效应;在增强扫描后往往呈脑回样增强,有助于诊断。4~5 周,部分小病灶可消失,而大片状梗死灶密度进一步降低和囊变,后者 CT 值接近脑脊液。

在基底节和内囊等处的小梗死(一般在 15 mm 以内)称之为腔隙性脑梗死,病灶亦可发生在脑室旁深部白质、丘脑及脑干。

在 CT 排除脑出血并证实为脑梗死后,CT 血管成像(CTA)对探测颈动脉及其各主干分支的狭窄准确性较高。

3.MRI 检查

MRI 检查是对病灶较 CT 敏感性、准确性更高的一种检测方法,其无辐射、无骨伪迹、更易早期发现小脑、脑干等部位的梗死灶,并于脑梗死后 6 小时左右便可检测到由于细胞毒性水肿造成 T_1 和 T_2 加权延长引起的 MRI 信号变化。近年除常规应用 SE 法的 T_1 和 T_2 加权以影像对比度原理诊断外,更需采用功能性磁共振成像,如弥散成像(DWI)和表观弥散系数(apparent diffusion coefficient,ADC)、液体衰减反转恢复序列(FLAIR)等进行水平位和冠状位检查,往往在脑缺血发生后 1~1.5 小时便可发现脑组织水含量增加引起的 MRI 信号变化,并随即可进一步行磁共振血管成像(MRA)、CT 血管成像(CTA)或数字减影血管造影(DSA)以了解梗死血管部位,为超早期施行动脉内介入溶栓治疗创造条件,有时还可发现血管畸形等非动脉硬化性血管病变。

(1)超早期:脑梗死临床发病后 1 小时内,DWI 便可描出高信号梗死灶,ADC 序列显示暗区。实际上DWI 显示的高信号灶仅是血流低下引起的缺血灶。随着缺血的进一步进展,DWI 从高信号渐转为等信号或低信号,病灶范围渐增大;PWI、FLAIR 及 T_2WI 均显示高信号病灶区。值得注意的是,DWI 对超早期脑干缺血性病灶,在水平位不易发现,而往往在冠状位可清楚显示。

(2)急性期:血-脑屏障尚未明显破坏,缺血区有大量水分子聚集,T_1WI 和 T_2WI 明显延长,T_1WI 呈低信号,T_2WI 呈高信号。

(3)亚急性期及慢性期:由于正血红铁蛋白游离,T_1WI 呈边界清楚的低信号,T_2WI 和 FLAIR 均呈高信号;迨至病灶区水肿消除,坏死组织逐渐产生,囊性区形成,乃至脑组织萎缩,FLAIR 呈低信号或低信号与高信号混杂区,中线结构移向病侧。

(二)脑脊液检查

脑梗死患者脑脊液检查一般正常,大块梗死型患者可有压力增高和蛋白含量增高;出血性梗死时可见红细胞。

（三）经颅多普勒超声

TCD是诊断颅内动脉狭窄和闭塞的手段之一，对脑底动脉严重狭窄（＞65％）的检测有肯定的价值。局部脑血流速度改变与频谱图形异常是脑血管狭窄最基本的 TCD 改变。三维 B 超检查可协助发现颈内动脉粥样硬化斑块的大小和厚度，有没有管腔狭窄及严重程度。

（四）心电图检查

进一步了解心脏情况。

（五）血液学检查

（1）血常规、血沉、抗"O"和凝血功能检查：了解有无感染征象、活动风湿和凝血功能情况。

（2）血糖：了解有无糖尿病。

（3）血清脂质：包括总胆固醇和甘油三酯有无增高。

（4）脂蛋白：低密度脂蛋白胆固醇（LDL-C）由极低密度脂蛋白胆固醇（VLDL-C）转化而来。通常情况下，LDL-C 从血浆中清除，其所含胆固醇酯由脂肪酸水解，当体内 LDL-C 显著升高时，LDL-C 附着到动脉的内皮细胞与 LDL 受体结合，而易被巨噬细胞摄取，沉积在动脉内膜上形成动脉硬化。有一组报道正常人组 LDL-C（2.051±0.853）mmol/L，脑梗死患者组为（3.432±1.042）mol/L。

（5）载脂蛋白 B：载脂蛋白 B（ApoB）是血浆低密度脂蛋白（LDL）和极低密度脂蛋白（VLDL）的主要载脂蛋白，其含量能精确反映出 LDL 的水平，与动脉粥样硬化（AS）的发生关系密切。在 AS 的硬化斑块中，胆固醇并不是孤立地沉积于动脉壁上，而是以 LDL 整个颗粒形成沉积物；ApoB 能促进沉积物与氨基多糖结合成复合物，沉积于动脉内膜上，从而加速 AS 形成。对总胆固醇（TC）、LDL-C 均正常的脑血栓形成患者，ApoB 仍然表现出较好的差别性。

（6）血小板聚集功能：近些年来的研究提示血小板聚集功能亢进参与体内多种病理反应过程，尤其是对缺血性脑血管疾病的发生、发展和转归中。血小板最大聚集率（PMA）、解聚型出现率（PDC）和双相曲线型出现率（PBC）检测，发现缺血型脑血管疾病 PMA 显著高于对照组，PDC 明显低于对照组。

（7）血栓烷 A_2 和前列环素：许多文献强调花生四烯酸（AA）的代谢产物在影响脑血液循环中起着重要作用，其中血栓烷 A_2（TXA_2）和前列环素（PGI_2）的平衡更引人注目。脑组织细胞和血小板等质膜有丰富的不饱和脂肪酸，脑缺氧时，磷脂酶 A_2 被激活，分解膜磷脂使 AA 释放增加。后者在环氧化酶的作用下血小板和血管内皮细胞分别生成 TXA_2 和 PGI_2。TXA_2 和 PGI_2 水平改变在缺血性脑血管疾病的发生上是原发还是继发的问题，目前还不清楚。TXA_2 大量产生，PGI_2 的生成受到抑制，使正常情况下 TXA_2 与 PGI_2 之间的动态平衡受到破坏。TXA_2 强烈的缩血管和促进血小板聚集作用因失去对抗而占优势，对于缺血性低灌流的发生有重要影响。

（8）血流动力学：缺血性脑血管疾病全血黏度、血浆比黏度、血细胞比容升高，血小板电泳和红细胞电泳时间延长。通过对脑血管疾病进行 133 例脑血流（CBF）测定，并将黏度相关的几个变量因素与 CBF 做了统计学处理，发现全部患者的 CBF 均低于正常，证实了血液黏度因素与 CBF 的关系。有学者把血流动力学各项异常作为脑梗死的危险因素之一。

红细胞表面带有负电荷，其所带电荷越少，电泳速度就越慢。有一组报道示脑梗死组红细胞电泳速度明显慢于正常对照组，说明急性脑梗死患者红细胞表面电荷减少，聚集性强，可能与动脉硬化性脑梗死的发病有关。

五、诊断与鉴别诊断

（一）诊断

（1）血栓形成性脑梗死为中年以后发病。

（2）常伴有高血压。

（3）部分患者发病前有 TIA 史。

（4）常在安静休息时发病，醒后发现症状。

(5)症状、体征可归为某一动脉供血区的脑功能受损,如病灶对侧偏瘫、偏身感觉障碍和偏盲,优势半球病变还有语言功能障碍。

(6)多无明显头痛、呕吐和意识障碍。

(7)大面积脑梗死有颅内高压症状,头痛、呕吐或昏迷,严重时发生脑疝。

(8)脑脊液检查多属正常。

(9)发病 12~48 小时后 CT 出现低密度灶。

(10)MRI 检查可更早发现梗死灶。

(二)鉴别诊断

1.脑出血

血栓形成性脑梗死和脑出血均为中老年人多见的急性起病的脑血管疾病,必须进行 CT/MRI 检查予以鉴别。

2.脑栓塞

血栓形成性脑梗死和脑栓塞同属脑梗死范畴,且均为急性起病,后者多有心脏病病史,或有其他肢体栓塞史,心电图检查可发现心房颤动等,以供鉴别诊断。

3.颅内占位性病变

少数颅内肿瘤、慢性硬膜下血肿和脑脓肿患者可以突然发病,表现局灶性神经功能缺失症状,而易与脑梗死相混淆。但颅内占位性病变常有颅内高压症状和逐渐加重的临床经过,颅脑 CT 对鉴别诊断有确切的价值。

4.脑寄生虫病

如脑囊虫病、脑型血吸虫病,也可在癫痫发作后,急性起病后偏瘫。寄生虫的有关免疫学检查和神经影像学检查可帮助鉴别。

六、治疗

(一)溶栓治疗

理想的治疗方法是在缺血组织出现坏死之前,尽早清除栓子,早期使闭塞脑血管再开通和缺血区的供血重建,以减轻神经组织的损害,正因为如此,溶栓治疗脑梗死一直引起人们的广泛关注。国外早在 1958 年即有溶栓治疗脑梗死的报道,由于有脑出血等并发症,益处不大,溶栓疗法一度停止使用。近 30 多年来,由于溶栓治疗急性心肌梗死的患者取得了很大的成功,大大减少了心肌梗死的范围,死亡率下降 20%~50%,溶栓治疗脑梗死又受到了很大的鼓舞。再者,CT 扫描能及时排除颅内出血,可在早期或超早期进行溶栓治疗,因而提高了疗效和减少脑出血等并发症。

1.病例选择

(1)临床诊断符合急性脑梗死。

(2)头颅 CT 扫描排除颅内出血和大面积脑梗死。

(3)治疗前收缩压不宜>24.00 kPa(180 mmHg),舒张压不宜>14.67 kPa(110 mmHg)。

(4)无出血素质或出血性疾病。

(5)年龄>18 岁及<75~80 岁。

(6)溶栓最佳时机为发病后 6 小时内,特别在 3 小时内。

(7)获得患者家属的书面知情同意。

2.禁忌证

(1)病史和体检符合蛛网膜下腔出血。

(2)CT 扫描有颅内出血、肿瘤、动静脉畸形或动脉瘤。

(3)两次降压治疗后血压仍>24.00/14.67 kPa(180/110 mmHg)。

(4)过去 30 天内有手术史或外伤史,3 个月内有脑外伤史。

(5)病史有血液疾病、出血素质、凝血功能障碍或使用抗凝药物史,凝血酶原时间(PT)＞15秒,部分凝血活酶时间(APTT)＞40秒,国际标准化比值(INR)＞1.4,血小板计数＜100×10⁹/L。

(6)脑卒中发病时有癫痫发作的患者。

3.治疗时间窗

前循环脑卒中的治疗时间窗一般认为在发病后 6 小时内(使用阿替普酶为 3 小时内),后循环闭塞时的治疗时间窗适当放宽到12小时。这一方面是因为脑干对缺血耐受性更强,另一方面是由于后循环闭塞后预后较差,更积极的治疗有可能挽救患者的生命。许多研究者尝试放宽治疗时限,有认为脑梗死12～24 小时内早期溶栓治疗有可能对少部分患者有效。但美国脑卒中协会(ASA)和欧洲脑卒中促进会(EUSI)都赞同在缺血性脑卒中发作后3 小时内早期恢复缺血脑的血流灌注,才可获得良好的转归。两个指南也讨论了超过治疗时间窗溶栓的效果,EUSI 的结论是目前仅能作为临床试验的组成部分。对于不能可靠地确定脑卒中发病时间的患者,包括睡眠觉醒时发现脑卒中发病的病例,两个指南均不推荐进行静脉溶栓治疗。

4.溶栓药物

(1)尿激酶:是从健康人新鲜尿液中提取分离,然后再进行高度精制而得到的蛋白质,没有抗原性,不引起变态反应。其溶栓特点为不仅溶解血栓表面,而且深入栓子内部,但对陈旧性血栓则难起作用。尿激酶是非特异性溶栓药,与纤维蛋白的亲和力差,常易引起出血并发症。尿激酶的剂量和疗程目前尚无统一标准,剂量波动范围也大。

(2)阿替普酶(rt-PA):rt-PA 是第一种获得美国食品药品监督管理局(FDA)批准的溶栓药,特异性作用于纤溶酶原,激活血块上的纤溶酶原,而对血循环中的纤溶酶原亲和力小。因纤溶酶赖氨酸结合部位已被纤维蛋白占据,血栓表面的 $α_2$-抗纤溶酶作用很弱,但血中的纤溶酶赖氨酸结合部位未被占据,故可被 $α_2$-抗纤溶酶很快灭活。因此,rt-PA 优点为局部溶栓,很少产生全身抗凝、纤溶状态,而且无抗原性。但 rt-PA 半衰期短(3～5 分钟),而且血循环中纤维蛋白原激活抑制物的活性高于 rt-PA,会有一定的血管再闭塞,故临床溶栓必须用大剂量连续静脉滴注。rt-PA 治疗剂量是 0.85～0.90 mg/kg,总剂量＜90 mg,10％的剂量先予静脉推注,其余 90％的剂量在 24 小时内静脉滴注。

(二)降纤治疗

降纤治疗可以降解血栓蛋白质,增加纤溶系统的活性,抑制血栓形成或促进血栓溶解。此类药物亦应早期应用,最好是在发病后 6 小时内,但没有溶栓药物严格,特别适应于合并高纤维蛋白原血症者。目前国内纤溶药物种类很多,现介绍下面几种。

1.巴曲酶

巴曲酶又名东菱克栓酶,能分解纤维蛋白原,抑制血栓形成,促进纤溶酶的生成,而纤溶酶是溶解血栓的重要物质。巴曲酶的剂量和用法:第 1 天 10 BU,第 3 天和第 5 天各为 5～10 BU 稀释于100～250 mL 0.9％氯化钠注射液中,静脉滴注 1 小时以上。对治疗前纤维蛋白原在 4 g/L 以上和突发性耳聋(内耳卒中)的患者,首次剂量为 15～20 BU,以后隔天 5 BU,疗程 1 周,必要时可增至 3 周。

2.精纯链激酶

链激酶又名注射用降纤酶,是以我国尖吻蝮蛇(又名五步蛇)的蛇毒为原料,经现代生物技术分离、纯化而精制的蛇毒制剂。本品为缬氨酸蛋白水解酶,能直接作用于血中的纤维蛋白 α-链释放出肽 A。此时生成的肽 A 血纤维蛋白体的纤维系统,诱发 t-PA 的释放,增加t-PA 的活性,促进纤溶酶的生成,使已形成的血栓得以迅速溶解。本品不含出血毒素,因此很少引起出血并发症。剂量和用法:首次 10 U 稀释于100 mL 0.9％氯化钠注射液中缓慢静脉滴注,第 2 天 10 U,第 3 天 5～10 U。必要时可适当延长疗程,1 次5～10 U,隔天静脉滴注 1 次。

3.降纤酶

降纤酶曾用名蝮蛇抗栓酶、精纯蝮蛇抗栓酶和去纤酶。取材于东北白眉蝮蛇蛇毒,是单一成分蛋白水解酶。剂量和用法:急性缺血性脑卒中,首次 10 U 加入 0.9％氯化钠注射液 100～250 mL 中静脉滴注,以后每天或隔天 1 次,连用 2 周。

4.注射用纤溶酶

注射用纤溶酶可从蝮蛇蛇毒中提取纤溶酶并制成制剂,其原理是利用抗体最重要的生物学特性——抗体与抗原能特异性结合,即抗体分子只与其相应的抗原发生结合。纤溶酶单克隆抗体纯化技术,就是用纤溶酶抗体与纤溶酶进行特异性结合,从而达到分离纯化纤溶酶,同时去除蛇毒中的出血毒素和神经毒的目的。剂量和用法:对急性脑梗死(发病后 72 小时内)第 1~3 天每次 300 U 加入 5% 葡萄糖注射液或 0.9% 氯化钠注射液 250 mL 中静脉滴注,第 4~14 天每次 100~300 U。

5.安康乐得

安康乐得是马来西亚一种蝮蛇毒液的提纯物,是一种蛋白水解酶,能迅速有效地降低血纤维蛋白原,并可裂解纤维蛋白肽 A,导致低纤维蛋白血症。剂量和用法:2~5 AU/kg,溶于 250~500 mL 0.9% 氯化钠注射液中,6~8 小时静脉滴注完,每天 1 次,连用 7 天。

《中国脑血管病防治指南》建议:①脑梗死早期(特别是 12 小时以内)可选用降纤治疗,高纤维蛋白血症更应积极降纤治疗。②应严格掌握适应证和禁忌证。

(三)抗血小板聚集药

抗血小板聚集药又称血小板功能抑制剂。随着对血栓性疾病发生机制认识的加深,发现血小板在血栓形成中起着重要的作用。近年来,抗血小板聚集药在预防和治疗脑梗死方面愈来愈引起人们的重视。

抗血小板聚集药主要包括血栓烷 A_2 抑制剂(阿司匹林)、ADP 受体拮抗剂(噻氯匹定、氯吡格雷)、磷酸二酯酶抑制剂(双嘧达莫)、糖蛋白(GP)IIb/IIIa 受体拮抗剂和其他抗血小板药物。

1.阿司匹林

阿司匹林是一种强效的血小板聚集抑制剂。阿司匹林抗栓作用的机制,主要是基于对环氧化酶的不可逆性抑制,使血小板内花生四烯酸转化为血栓烷 A_2(TXA_2)受阻,因为 TXA_2 可使血小板聚集和血管平滑肌收缩。在脑梗死发生后,TXA_2 可增加脑血管阻力、促进脑水肿形成。小剂量阿司匹林,可以最大限度地抑制 TXA_2 和最低限度地影响前列环素(PGI_2),从而达到比较理想的效果。国际脑卒中实验协作组和 CAST 协作组两项非盲法随机干预研究表明,脑卒中发病后 48 小时内应用阿司匹林是安全有效的。

阿司匹林预防和治疗缺血性脑卒中效果的不恒定,可能与用药剂量有关。有些研究者认为每天给 75~325 mg 最为合适。有学者分别给患者每天口服阿司匹林 50 mg、100 mg、325 mg 和 1 000 mg,进行比较,发现 50 mg/d 即可完全抑制 TXA_2 生成,出血时间从 5.03 分钟延长到 6.96 分钟,100 mg/d 出血时间 7.78 分钟,但 1 000 mg/d 反而缩减至 6.88 分钟。也有人观察到口服阿司匹林 45 mg/d,尿内 TXA_2 代谢产物 95% 能被抑制,而尿内 PGI_2 代谢产物基本不受影响;每天 100 mg,则尿内 TXA_2 代谢产物完全被抑制,而尿内 PGI_2 代谢产物保持基线的 25%~40%;若用 1 000 mg/d,则上述两项代谢产物完全被抑制。根据以上实验结果和临床体会提示,阿司匹林每天 100~150 mg 最为合适,既能达到预防和治疗的目的,又能避免发生不良反应。

《中国脑血管病防治指南》建议:①多数无禁忌证的未溶栓患者,应在脑卒中后尽早(最好 48 小时内)开始使用阿司匹林。②溶栓患者应在溶栓 24 小时后,使用阿司匹林,或阿司匹林与双嘧达莫缓释剂的复合制剂。③阿司匹林的推荐剂量为 150~300 mg/d,分 2 次服用,2~4 周后改为预防剂量(50~150 mg/d)。

2.氯吡格雷

由于噻氯匹定有明显的不良反应,已基本被淘汰,被第 2 代 ADP 受体拮抗剂氯吡格雷所取代。氯吡格雷和噻氯匹定一样对 ADP 诱导的血小板聚集有较强的抑制作用,对花生四烯酸、胶原、凝血酶、肾上腺素和血小板活化因子诱导的血小板聚集也有一定的抑制作用。与阿司匹林不同的是,它们对 ADP 诱导的血小板第 I 相和第 II 相的聚集均有抑制作用,且有一定的解聚作用。它还可以与红细胞膜结合,降低红细胞在低渗溶液中的溶解倾向,改变红细胞的变形能力。

氯吡格雷和阿司匹林均可作为治疗缺血性脑卒中的一线药物,多项研究都说明氯吡格雷的效果优于阿司匹林。氯吡格雷与阿司匹林合用防治缺血性脑卒中,比单用效果更好。氯吡格雷可用于预防颈动脉粥样硬化高危患者急性缺血事件。有文献报道23例颈动脉狭窄患者,在颈动脉支架置入术前常规服用阿司匹林100 mg/d,介入治疗前晚给予负荷剂量氯吡格雷300 mg,术后服用氯吡格雷75 mg/d,3个月后经颈动脉彩超发现,新生血管内皮已完全覆盖支架,无血管闭塞和支架内再狭窄。

氯吡格雷的使用剂量为每次50~75 mg,每天1次。它的不良反应与阿司匹林比较,发生胃肠道出血的风险明显降低,发生腹泻和皮疹的风险略有增加,但明显低于噻氯匹定。主要不良反应有头昏、头胀、恶心、腹泻,偶有出血倾向。氯吡格雷禁用于对本品过敏者及近期有活动性出血者。

3.双嘧达莫

双嘧达莫能抑制磷酸二酯酶活性,阻止环腺苷酸(cAMP)的降解,提高血小板cAMP的水平,具有抗血小板黏附聚集的能力。双嘧达莫已作为预防和治疗冠心病、心绞痛的药物,而用于防治缺血性脑卒中的效果仍有争议。欧洲脑卒中预防研究(ESPS)大宗RCT研究认为双嘧达莫与阿司匹林联合防治缺血性脑卒中,疗效是单用阿司匹林或双嘧达莫的2倍,并不会导致更多的不良反应。

美国FDA批准了阿司匹林和双嘧达莫复方制剂用于预防脑卒中。这一复方制剂每片含阿司匹林50 mg和缓释双嘧达莫400 mg。一项单中心大规模随机试验发现,与单用小剂量阿司匹林比较,这种复方制剂可使脑卒中发生率降低22%,但这项资料的价值仍有争论。

双嘧达莫的不良反应轻而短暂,长期服用可有头痛、头晕、呕吐、腹泻、面红、皮疹和皮肤瘙痒等。

4.血小板糖蛋白(glycoprotein,GP)Ⅱb/Ⅲa受体拮抗剂

GPⅡb/Ⅲa受体拮抗剂是一种新型抗血小板药,其通过阻断GPⅡb/Ⅲa受体与纤维蛋白原配体的特异性结合,有效抑制各种血小板激活剂诱导的血小板聚集,进而防止血栓形成。GPⅡb/Ⅲa受体是一种血小板膜蛋白,是血小板活化和聚集反应的最后通路。GPⅡb/Ⅲa受体拮抗剂能完全抑制血小板聚集反应,是作用最强的抗血小板药。

GPⅡb/Ⅲa受体拮抗剂分3类,即抗体类如阿昔单抗、肽类如依替巴肽和非肽类如替罗非班。这3种药物均获美国FDA批准应用。

该药还能抑制动脉粥样硬化斑块的其他成分,对预防动脉粥样硬化和修复受损血管壁起重要作用。GPⅡb/Ⅲa受体拮抗剂在缺血性脑卒中二级预防中的剂量、给药途径、时间、监护措施以及安全性等目前仍在探讨之中。

有报道对于阿替普酶(rt-PA)溶栓和球囊血管成形术机械溶栓无效的大血管闭塞和急性缺血性脑卒中患者,GPⅡb/Ⅲa受体拮抗剂能够提高治疗效果。阿昔单抗的抗原性虽已减低,但仍有部分患者可引起变态反应。

5.西洛他唑

西洛他唑又名培达,可抑制磷酸二酯酶(PDE)活性,特别是PDEⅢ,提高cAMP水平,从而起到扩张血管和抗血小板聚集的作用,常用剂量为每次50~100 mg,每天2次。

为了检测西洛他唑对颅内动脉狭窄进展的影响,Kwan进行了一项多中心双盲随机与安慰剂对照研究,将135例大脑中动脉M1段或基底动脉狭窄有急性症状者随机分为两组,一组接受西洛他唑200 mg/d治疗,另一组给予安慰剂治疗,所有患者均口服阿司匹林100 mg/d,在进入试验和6个月后分别做MRA和TCD对颅内动脉狭窄程度进行评价。主要转归指标为MRA上有症状颅内动脉狭窄的进展,次要转归指标为临床事件和TCD的狭窄进展。西洛他唑组,45例有症状颅内动脉狭窄者中有3例(6.7%)进展、11例(24.4%)缓解;而安慰剂组15例(28.8%)进展、8例(15.4%)缓解,两组差异有显著性意义。

有症状的颅内动脉狭窄是一个动态变化的过程,西洛他唑有可能防止颅内动脉狭窄的进展。西洛他唑的不良反应可有皮疹、头晕、头痛、心悸、恶心、呕吐,偶有消化道出血、尿路出血等。

6.三氟柳

三氟柳的抗血栓形成作用是通过干扰血小板聚集的多种途径实现的,如不可逆性抑制环氧化酶(CoX)和阻断血栓素A_2(TXA$_2$)的形成。三氟柳抑制内皮细胞CoX的作用极弱,不影响前列腺素合成。

另外,三氟柳及其代谢产物——2-羟基-4-三氟甲基苯甲酸可抑制磷酸二酯酶活性,增加血小板和内皮细胞内 cAMP 的浓度,增强血小板的抗聚集效应,该药应用于人体时不会延长出血时间。

有研究将 2 113 例 TIA 或脑卒中患者随机分组,进行三氟柳(600 mg/d)或阿司匹林(325 mg/d)治疗,平均随访 30.1 个月,主要转归指标为非致死性缺血性脑卒中、非致死性心肌梗死和血管性疾病死亡的联合终点,结果两组联合终点发生率、各个终点事件发生率和存活率均无明显差异,三氟柳组出血性事件发生率明显低于阿司匹林组。

7.沙格雷酯

沙格雷酯又名安步乐克,是 5-HT$_2$ 受体阻滞剂,具有抑制由 5-HT 增强的血小板聚集作用和由 5-HT 引起的血管收缩的作用,增加被减少的侧支循环血流量,改善周围循环障碍等。口服沙格雷酯后 1~5 小时即有抑制血小板的聚集作用,可持续 4~6 小时。口服每次 100 mg,每天 3 次。不良反应较少,可有皮疹、恶心、呕吐和胃部灼热感等。

8.曲克芦丁

曲克芦丁能抑制血小板聚集,防止血栓形成,同时能对抗 5-HT、缓激肽引起的血管损伤,增加毛细血管抵抗力,降低毛细血管通透性等。每次 200 mg,每天 3 次,口服;或每次 400~600 mg 加入 5% 葡萄糖注射液或 0.9% 氯化钠注射液 250~500 mL 中静脉滴注,每天 1 次,可连用 15~30 天。不良反应较少,偶有恶心和便秘。

(四)扩血管治疗

扩张血管药目前仍然是广泛应用的药物,但脑梗死急性期不宜使用,因为脑梗死病灶后的血管处于血管麻痹状态,此时应用血管扩张药,能扩张正常血管,对病灶区的血管不但不能扩张,还要从病灶区盗血,称"偷漏现象"。因此,血管扩张药应在脑梗死发病 2 周后才应用。常用的扩张血管药如下。

1.丁苯酞

每次 200 mg,每天 3 次,口服。偶见恶心,腹部不适,有严重出血倾向者忌用。

2.倍他司汀

每次 20 mg 加入 5% 葡萄糖注射液 500 mL 中静脉滴注,每天1 次,连用 10~15 天;或每次 8 mg,每天 3 次,口服。有些患者会出现恶心、呕吐和皮疹等不良反应。

3.盐酸法舒地尔注射液

每次 60 mg(2 支)加入 5% 葡萄糖注射液或 0.9% 氯化钠注射液 250 mL 中静脉滴注,每天 1 次,连用 10~14 天。可有一过性颜面潮红、低血压和皮疹等不良反应。

4.丁咯地尔

每次 200 mg 加入 5% 葡萄糖注射液或 0.9% 氯化钠注射液250~500 mL 中,缓慢静脉滴注,每天1 次,连用 10~14 天。可有头痛、头晕、肠胃道不适等不良反应。

5.银杏达莫注射液

每次 20 mL 加入 5% 葡萄糖注射液或 0.9% 氯化钠注射液 500 mL 中静脉滴注,每天 1 次,可连用14 天。偶有头痛、头晕、恶心等不良反应。

6.葛根素注射液

每次 500 mg 加入 5% 葡萄糖注射液或 0.9% 氯化钠注射液 500 mL 中静脉滴注,每天 1 次,连用14 天。少数患者可出现皮肤瘙痒、头痛、头昏、皮疹等不良反应,停药后可自行消失。

7.灯盏花素注射液

每次 20 mL(含灯盏花乙素 50 g)加入 5% 葡萄糖注射液或 0.9% 氯化钠注射液 250 mL 中静脉滴注,每天 1 次,连用 14 天。偶有头痛、头昏等不良反应。

(五)钙通道阻滞剂

钙通道阻滞剂是继 β 受体阻滞剂之后,脑血管疾病治疗中最重要的进展之一。正常时细胞内钙离子浓度为 10^{-9} mol/L,细胞外钙离子浓度比细胞内大 10 000 倍。在病理情况下,钙离子迅速内流到细胞内,使原有的细胞内外钙离子平衡破坏,结果造成:①血管平滑肌细胞内钙离子增多,导致血管痉挛,加重缺血、缺氧。②大量钙离子激活 ATP 酶,使 ATP 酶加速消耗,结果细胞内能量不足,多种代谢无法维持。③大量钙离子破坏了细胞膜的稳定性,许多有害物质释放出来。④神经细胞内钙离子陡增,可加速已经衰竭的细胞死亡。使用钙通道阻滞剂的目的在于阻止钙离子内流到细胞内,阻断上述病理过程。

钙通道阻滞剂改善脑缺血和解除脑血管痉挛的机制:①解除缺血灶中的血管痉挛。②抑制肾上腺素能受体介导的血管收缩效应,增加脑组织葡萄糖利用率,继而增加脑血流量。③梗死的半球内血液重新分布,缺血区脑血流量增加,高血流区血流量减少,对临界区脑组织有保护作用。几种常用的钙通道阻滞剂如下。

1.尼莫地平

尼莫地平为选择性扩张脑血管作用最强的钙通道阻滞剂。口服,每次 40 mg,每天 3～4 次。注射液,每次24 mg,溶于 5%葡萄糖注射液 1 500 mL 中静脉滴注,开始注射时,1 mg/h,若患者能耐受,1 小时后增至 2 mg/h,每天 1 次,连续用药 10 天,以后改用口服。德国 Bayer 药厂生产的尼莫同,每次口服 30～60 mg,每天 3 次,可连用 1 个月。注射液开始 2 小时可按照 0.5 mg/h 静脉滴注,如果耐受性良好,尤其血压无明显下降时,可增至 1 mg/h,连用 7～10 天后改为口服。该药规格为尼莫同注射液 50 mL 含尼莫地平 10 mg,一般每天静脉滴注 10 mg。不良反应比较轻微,口服时可有一过性消化道不适、头晕、嗜睡和皮肤瘙痒等。静脉给药可有血压下降(尤其是治疗前有高血压者)、头痛、头晕、皮肤潮红、多汗、心率减慢或心率加快等。

2.尼卡地平

尼卡地平对脑血管的扩张作用强于外周血管的作用。每次口服 20 mg,每天 3～4 次,连用 1～2 个月。可有胃肠道不适、皮肤潮红等不良反应。

3.氟桂利嗪

氟桂利嗪又名西比灵,每次 5～10 mg,睡前服。有嗜睡、乏力等不良反应。

4.桂利嗪

桂利嗪又名脑益嗪,每次口服 25 mg,每天 3 次。有嗜睡、乏力等不良反应。

(六)防治脑水肿

大面积脑梗死、出血性梗死的患者多有脑水肿,应给予降低颅压处理,如床头抬高 30°,避免有害刺激、解除疼痛、适当吸氧和恢复正常体温等基本处理;有条件行颅内压测定者,脑灌注压应保持在 9.33 kPa(70 mmHg)以上;避免使用低渗和含糖溶液,如脑水肿明显者应快速给予降颅压处理。

1.甘露醇

甘露醇对缩小脑梗死面积与减轻病残有一定的作用。甘露醇除降低颅内压外,还可降低血液黏度、增加红细胞变形性、减少红细胞聚集、减少脑血管阻力、增加灌注压、提高灌注量、改善脑的微循环。同时,还可提高心搏出量。每次 125～250 mL 静脉滴注,6 小时 1 次,连用 7～10 天。甘露醇治疗脑水肿疗效快、效果好。不良反应:降颅压有反跳现象,可能引起心力衰竭、肾功能损害、电解质紊乱等。

2.复方甘油注射液

复方甘油注射液能选择性脱出脑组织中的水分,可减轻脑水肿;在体内参加三羧酸循环代谢后转换成能量,供给脑组织,增加脑血流量,改善脑循环,因而有利于脑缺血病灶的恢复。每天 500 mL 静脉滴注,每天2 次,可连用 15～30 天。静脉滴注速度应控制在 2 mL/min,以免发生溶血反应。由于要控制静脉滴速,并不能用于急救。有大面积脑梗死的患者有明显脑水肿甚至发生脑疝,一定要应用足量的甘露醇,或甘露醇与复方甘油同时或交替用药,这样可以维持恒定的降颅压作用和减少甘露醇的用量,从而减少甘露醇的不良反应。

3.七叶皂苷钠注射液

其有抗渗出、消水肿、增加静脉张力、改善微循环和促进脑功能恢复的作用。每次 25 mg 加入 5%葡萄糖注射液或 0.9%氯化钠注射液 250～500 mL 中静脉滴注,每天 1 次,连用 10～14 天。

（七）提高血氧和辅助循环

高压氧是有价值的辅助疗法,在脑梗死的急性期和恢复期都有治疗作用。最近研究提示,脑广泛缺血后,纠正脑的乳酸中毒或脑代谢产物积聚,可恢复神经功能。高压氧向脑缺血区域弥散,可使这些区域的细胞在恢复正常灌注前得以生存,从而减轻缺血缺氧后引起的病理改变,保护受损的脑组织。

（八）神经细胞活化剂

据一些药物实验研究报告,这类药物有一定的营养神经细胞和促进神经细胞活化的作用,但确切的效果,尚待进一步大宗临床验证和评价。

1.胞磷胆碱

胞磷胆碱参与体内卵磷脂的合成,能改善脑细胞代谢和促进意识的恢复。每次 750 mg 加入 5% 葡萄糖注射液 250 mL 中静脉滴注,每天 1 次,连用 15～30 天。

2.三磷酸胞苷二钠

其主要药效成分是三磷酸胞苷,该物质不仅能直接参与磷脂与核酸的合成,而且还间接参与磷脂与核酸合成过程中的能量代谢,有营养神经、调节物质代谢和抗血管硬化的作用。每次 60～120 mg 加入 5% 葡萄糖注射液 250 mL 中静脉滴注,每天 1 次,可连用10～14 天。

3.小牛血去蛋白提取物

其又名爱维治,是一种小分子肽、核苷酸和寡糖类物质,不含蛋白质和致热原。其可促进细胞对氧和葡萄糖的摄取和利用,使葡萄糖的无氧代谢转向为有氧代谢,使能量物质生成增多,延长细胞生存时间,促进组织细胞代谢、功能恢复和组织修复。每次1 200～1 600 mg 加入 5% 葡萄糖注射液 500 mL 中静脉滴注,每天1 次,可连用 15～30 天。

4.依达拉奉

依达拉奉是一种自由基清除剂,有抑制脂自由基的生成、抑制细胞膜脂质过氧化连锁反应及抑制自由基介导的蛋白质、核酸不可逆的破坏作用,是一种脑保护药物。每次 30 mg 加入 5% 葡萄糖注射液 250 mL中静脉滴注,每天 2 次,连用 14 天。

（九）其他内科治疗

1.调节和稳定血压

急性脑梗死患者的血压检测和治疗是一个存在争议的领域。因为血压偏低会减少脑血流灌注,加重脑梗死。在急性期,患者会出现不同程度的血压升高。原因是多方面的,如脑卒中后的应激反应、膀胱充盈、疼痛及机体对脑缺氧和颅内压升高的代偿反应等,且其升高的程度与脑梗死病灶大小和部位、疾病前是否患高血压有关。脑梗死早期的高血压处理取决于血压升高的程度及患者的整体情况。美国脑卒中学会(ASA)和欧洲脑卒中促进会（EUSI）都赞同:收缩压超过 29.33 kPa(220 mmHg)或舒张压超过 16.00 kPa(120 mmHg)以上,则应给予谨慎缓慢降压治疗,并严密观察血压变化,防止血压降得过低。然而有一些脑血管治疗中心,主张只有在出现下列情况才考虑降压治疗,如合并夹层动脉瘤、肾衰竭、心脏衰竭及高血压脑病时。但在溶栓治疗时,需及时降压治疗,应避免收缩压>24.66 kPa(185 mmHg),以防止继发性出血。降压推荐使用微输液泵静脉注射硝普钠,可迅速、平稳地降低血压至所需水平,也可用利喜定、卡维地洛等。血压过低对脑梗死不利,应适当提高血压。

2.控制血糖

糖尿病是脑卒中的危险因素之一,并可加重急性脑梗死和局灶性缺血再灌注损伤。欧洲脑卒中组织(ESO)《缺血性脑卒中和短暂性脑缺血发作处理指南》指出,已证实急性脑卒中后高血糖与大面积脑梗死、皮质受累及其功能转归不良有关,但积极降低血糖能否改善患者的临床转归,尚缺乏足够证据。如果过去没有糖尿病史,只是急性脑卒中后血糖应激性升高,则不必应用降糖措施,只需输液中尽量不用葡萄糖注射液似可降低血糖水平;有糖尿病史的患者必须同时应用降糖药适当控制高血糖;血糖超过 10 mmol/L (180 mg/dL)时需降糖处理。

3.心脏疾病的防治

对并发心脏疾病的患者要采取相应防治措施,如果要应用甘露醇脱水治疗,则必须加用呋塞米以减少心脏负荷。

4.防治感染

对有吞咽困难或意识障碍的脑梗死患者,常常容易合并肺部感染,应给予相应抗生素和止咳化痰药物,必要时行气管切开,有利吸痰。

5.保证营养和水、电解质的平衡

特别是对有吞咽困难和意识障碍的患者,应采用鼻饲,保证营养、水与电解质的补充。

6.体温管理

在实验室脑卒中模型中,发热与脑梗死体积增大和转归不良有关。体温升高可能是中枢性高热或继发感染的结果,均与临床转归不良有关。应积极迅速找出感染灶并予以适当治疗,并可使用乙酰氨基酚进行退热治疗。

(十)康复治疗

脑梗死患者只要生命体征稳定,应尽早开始康复治疗,主要目的是促进神经功能的恢复。早期进行瘫痪肢体的功能锻炼和语言训练,防止关节挛缩和足下垂,可采用针灸、按摩、理疗和被动运动等措施。

七、预后与预防

(一)预后

(1)如果得到及时的治疗,特别是能及时在卒中单元获得早期溶栓疗法等系统规范的中西医结合治疗,可提高疗效,减少致残率,30%～50%以上的患者能自理生活,甚至恢复工作能力。

(2)脑梗死国外病死率为6.9%～20%,其中颈内动脉系梗死为17%,椎-基底动脉系梗死为18%。秦震等随访经CT证实的脑梗死1～7年的预后,发现:①累计生存率,6个月为96.8%,12个月为91%,2年为81.7%,3年为81.7%,4年为76.5%,5年为76.5%,6年为71%,7年为71%。急性期病死率为22.3%,其中颈内动脉系22%,椎-基底动脉系25%。意识障碍、肢体瘫痪和继发肺部感染是影响预后的主要因素。②累计病死率在开始半年内迅速上升,一年半达高峰。说明发病后一年半不能恢复自理者,继续恢复的可能性较小。

(二)预防

1.一级预防

一级预防是指发病前的预防,即通过早期改变不健康的生活方式,积极主动地控制危险因素,从而达到使脑血管疾病不发生或发病年龄推迟的目的。从流行病学角度看,只有一级预防才能降低人群发病率,所以对于病死率及致残率很高的脑血管疾病来说,重视并加强开展一级预防的意义远远大于二级预防。

对血栓形成性脑梗死的危险因素及其干预管理有下述几方面:服用降血压药物,有效控制高血压,防治心脏病,冠心病患者应服用小剂量阿司匹林,定期监测血糖和血脂,合理饮食和应用降糖药物和降脂药物,不抽烟、不酗酒,对动脉狭窄患者及无症状颈内动脉狭窄患者一般不推荐手术治疗或血管内介入治疗,对重度颈动脉狭窄(≥70%)的患者在有条件的医院可以考虑行颈动脉内膜切除术或血管内介入治疗。

2.二级预防

脑卒中首次发病后应尽早开展二级预防工作,可预防或降低再次发生率。二级预防有下述几个方面:首先要对第1次发病机制正确评估,管理和控制血压、血糖、血脂,应用抗血小板聚集药物,颈内动脉狭窄的干预同一级预防,有效降低同型半胱氨酸水平等。

(朱　旺)

第四节　蛛网膜下腔出血

蛛网膜下腔出血(subarachnoid hemorrhage,SAH)是指脑表面或脑底部的血管自发破裂,血液流入蛛网膜下腔,伴或不伴颅内其他部位出血的一种急性脑血管疾病。本病可分为原发性、继发性和外伤性。原发性 SAH 是指脑表面或脑底部的血管破裂出血,血液直接或基本直接流入蛛网膜下腔所致,称特发性蛛网膜下腔出血或自发性蛛网膜下腔出血(idiopathic subarachnoid hemorrhage,ISAH),约占急性脑血管疾病的 15%,是神经科常见急症之一;继发性 SAH 则为脑实质内、脑室、硬脑膜外或硬脑膜下的血管破裂出血,血液穿破脑组织进入脑室或蛛网膜下腔者;外伤引起的概称外伤性 SAH,常伴发于脑挫裂伤。SAH 临床表现为急骤起病的剧烈头痛、呕吐、精神或意识障碍、脑膜刺激征和血性脑脊液。SAH 的年发病率世界各国各不相同,中国约为 5/10 万,美国为 6/10 万～16/10 万,德国约为 10/10 万,芬兰为25/10 万,日本约为25/10 万。

一、病因与发病机制

(一)病因

SAH 的病因很多,以动脉瘤为最常见,包括先天性动脉瘤、高血压动脉硬化性动脉瘤、夹层动脉瘤和感染性动脉瘤等,其他如脑血管畸形、脑底异常血管网、结缔组织病、脑血管炎等。75%～85%的非外伤性SAH 患者为颅内动脉瘤破裂出血,其中,先天性动脉瘤发病多见于中青年;高血压动脉硬化性动脉瘤为梭形动脉瘤,约占 13%,多见于老年人。脑血管畸形占第 2 位,以动静脉畸形最常见,约占 15%,常见于青壮年。其他如烟雾病、感染性动脉瘤、颅内肿瘤、结缔组织病、垂体卒中、脑血管炎、血液病及凝血障碍性疾病、妊娠并发症等均可引起 SAH。近年发现约 15%的 ISAH 患者病因不清,即使 DSA 检查也未能发现SAH 的病因。

1.动脉瘤

近年来,对先天性动脉瘤与分子遗传学的多个研究支持 I 型胶原蛋白 α_2 链基因(COLIA$_2$)和弹力蛋白基因(FLN)是先天性动脉瘤最大的候补基因。颅内动脉瘤好发于 Willis 环及其主要分支的血管分叉处,其中位于前循环颈内动脉系统者约占 85%,位于后循环基底动脉系统者约占 15%。对此类动脉瘤的研究证实,血管壁的最大压力来自沿血流方向上的血管分叉处的尖部。随着年龄增长,在血压增高、动脉瘤增大,更由于血流涡流冲击和各种危险因素的综合因素作用下,出血的可能性也随之增大。颅内动脉瘤体积的大小与有无蛛网膜下腔出血相关,直径<3 mm 的动脉瘤,SAH 的风险小;直径>5 mm 的动脉瘤,SAH 的风险高。对于未破裂的动脉瘤,每年发生动脉瘤破裂出血的危险性介于 1%～2%。曾经破裂过的动脉瘤有更高的再出血率。

2.脑血管畸形

脑血管畸形以动静脉畸形最常见,且 90%以上位于小脑幕上。脑血管畸形是胚胎发育异常形成的畸形血管团,血管壁薄,在有危险因素的条件下易诱发出血。

3.高血压动脉硬化性动脉瘤

长期高血压动脉粥样硬化导致脑血管弯曲多,侧支循环多,管径粗细不均,且脑内动脉缺乏外弹力层,在血压增高、血流涡流冲击等因素影响下,管壁薄弱的部分逐渐向外膨胀形成囊状动脉瘤,极易破裂出血。

4.其他病因

动脉炎或颅内炎症可引起血管破裂出血,肿瘤可直接侵袭血管导致出血。脑底异常血管网形成后可并发动脉瘤,一旦破裂出血可导致反复发生的脑实质内出血或 SAH。

(二)发病机制

蛛网膜下腔出血后,血液流入蛛网膜下腔淤积在血管破裂相应的脑沟和脑池中,并可下流至脊髓蛛网膜下腔,甚至逆流至第四脑室和侧脑室,引起一系列变化。①颅内容积增加:血液流入蛛网膜下腔使颅内容积增加,引起颅内压增高,血液流入量大者可诱发脑疝。②化学性脑膜炎:血液流入蛛网膜下腔后直接刺激血管,使白细胞崩解释放各种炎症介质。③血管活性物质释放:血液流入蛛网膜下腔后,血细胞破坏产生各种血管活性物质(氧合血红蛋白、5-羟色胺、血栓烷 A_2、肾上腺素、去甲肾上腺素)刺激血管和脑膜,使脑血管发生痉挛和蛛网膜颗粒粘连。④脑积水:血液流入蛛网膜下腔在颅底或逆流入脑室发生凝固,造成脑脊液回流受阻引起急性阻塞性脑积水和颅内压增高;部分红细胞随脑脊液流入蛛网膜颗粒并溶解,使其阻塞,引起脑脊液吸收减慢,最后产生交通性脑积水。⑤下丘脑功能紊乱:血液及其代谢产物直接刺激下丘脑引起神经内分泌紊乱,引起发热、血糖含量增高、应激性溃疡、肺水肿等。⑥脑-心综合征:急性高颅压或血液直接刺激下丘脑、脑干,导致自主神经功能亢进,引起急性心肌缺血、心律失常等。

二、病理

肉眼可见脑表面呈紫红色,覆盖有薄层血凝块;脑底部的脑池、脑桥小脑三角及小脑延髓池等处可见更明显的血块沉积,甚至可将颅底的血管、神经埋没。血液可穿破脑底面进入第三脑室和侧脑室。脑底大量积血或脑室内积血可影响脑脊液循环出现脑积水。约5%的患者,部分红细胞随脑脊液流入蛛网膜颗粒并使其堵塞,引起脑脊液吸收减慢而产生交通性脑积水。蛛网膜及软膜增厚、色素沉着,脑与神经、血管间发生粘连。脑脊液呈血性。血液在蛛网膜下腔的分布,以出血量和范围分为弥散型和局限型。前者出血量较多,穹窿面与基底面蛛网膜下腔均有血液沉积;后者血液则仅存于脑底池。40%～60%的脑标本并发脑内出血。出血的次数越多,并发脑内出血的比例越大。并发脑内出血的发生率第1次约39.6%,第2次约55%,第3次达100%。出血部位随动脉瘤的部位而定。动脉瘤好发于 Willis 环的血管上,尤其是动脉分叉处,可单发或多发。

三、临床表现

SAH 发生于任何年龄,发病高峰多在 30～60 岁;50 岁后,ISAH 的危险性有随年龄的增加而升高的趋势。男女在不同的年龄段发病不同,10 岁前男性的发病率较高,男女比为 4:1;40～50 岁时,男女发病相等;70～80 岁时,男女发病率之比高达 1:10。临床主要表现为剧烈头痛、脑膜刺激征阳性、血性脑脊液。在严重病例中,患者可出现意识障碍,从嗜睡至昏迷状态不等。

(一)症状与体征

1.先兆及诱因

先兆通常是不典型头痛或颈部僵硬,部分患者有病侧眼眶痛、轻微头痛、动眼神经麻痹等表现,主要由少量出血造成;70%的患者存在上述症状数天或数周后出现严重出血,但绝大部分患者起病急骤,无明显先兆。常见诱因有过量饮酒、情绪激动、精神紧张、剧烈活动、用力状态等,这些诱因均能增加 ISAH 的风险。

2.一般表现

出血量大者,当日体温即可升高,可能与下丘脑受影响有关;多数患者于 2～3 天后体温升高,多属于吸收热;SAH 后患者血压增高,1～2 周病情趋于稳定后逐渐恢复病前血压。

3.神经系统表现

绝大部分患者有突发持续性剧烈头痛。头痛位于前额、枕部或全头,可扩散至颈部、腰背部;常伴有恶心、呕吐。呕吐可反复出现,系由颅内压急骤升高和血液直接刺激呕吐中枢所致。如呕吐物为咖啡色样胃内容物则提示上消化道出血,预后不良。头痛部位各异,轻重不等,部分患者类似眼肌麻痹型偏头痛。有48%～81%的患者可出现不同程度的意识障碍,轻者嗜睡,重者昏迷,多逐渐加深。意识障碍的程度、持续时间及意识恢复的可能性均与出血量、出血部位及有无再出血有关。

部分患者以精神症状为首发或主要的临床症状,常表现为兴奋、躁动不安、定向障碍,甚至谵妄和错乱;少数可出现迟钝、淡漠、抗拒等。精神症状可由大脑前动脉或前交通动脉附近的动脉瘤破裂引起,大多在病后 1~5 天出现,但多数在数周内自行恢复。癫痫发作较少见,多发生在出血时或出血后的急性期,国外发生率为 6％~26.1％,国内资料为 10％~18.3％。在一项 SAH 的大宗病例报道中,大约有 15％的动脉瘤性 SAH 表现为癫痫。癫痫可为局限性抽搐或全身强直-阵挛性发作,多见于脑血管畸形引起者,出血部位多在天幕上,多由血液刺激大脑皮质所致,患者有反复发作倾向。部分患者由于血液流入脊髓蛛网膜下腔可出现神经根刺激症状,如腰背痛。

4.神经系统体征

(1)脑膜刺激征:为 SAH 的特征性体征,包括头痛、颈强直、Kernig 征和 Brudzinski 征阳性。常于起病后数小时至 6 天内出现,持续 3~4 周。颈强直发生率最高(6％~100％)。另外,应当注意临床上有少数患者可无脑膜刺激征,如老年患者,可能因蛛网膜下腔扩大等老年性改变和痛觉不敏感等因素,往往使脑膜刺激征不明显,但意识障碍仍可较明显,老年人的意识障碍可达 90％。

(2)脑神经损害:以第Ⅱ、Ⅲ对脑神经最常见,其次为第Ⅴ、Ⅵ、Ⅶ、Ⅷ对脑神经,主要由未破裂的动脉瘤压迫或破裂后的渗血、颅内压增高等直接或间接损害引起。少数患者有一过性肢体单瘫、偏瘫、失语,早期出现者多因出血破入脑实质和脑水肿所致;晚期多由迟发性脑血管痉挛引起。

(3)眼症状:SAH 的患者中,17％有玻璃体膜下出血,7％~35％有视盘水肿。视网膜下出血及玻璃体下出血是诊断 SAH 有特征性的体征。

(4)局灶性神经功能缺失:如有局灶性神经功能缺失有助于判断病变部位,如突发头痛伴眼睑下垂者,应考虑载瘤动脉可能是后交通动脉或小脑上动脉。

(二)SAH 并发症

1.再出血

在脑血管疾病中,最易发生再出血的疾病是 SAH,国内文献报道再出血率为 24％左右。再出血临床表现严重,病死率远远高于第 1 次出血,一般发生在第 1 次出血后 10~14 天,2 周内再发生率占再发病例的 54％~80％。近期再出血病死率为 41％~46％,甚至更高。再发出血多因动脉瘤破裂所致,通常在病情稳定的情况下,突然头痛加剧、呕吐、癫痫发作,并迅速陷入深昏迷,瞳孔散大,对光反射消失,呼吸困难甚至停止。神经定位体征加重或脑膜刺激征明显加重。

2.脑血管痉挛

脑血管痉挛(CVS)是 SAH 发生后出现的迟发性大、小动脉的痉挛狭窄,以后者更多见。典型的血管痉挛发生在出血后 3~5 天,于 5~10 天达高峰,2~3 周逐渐缓解。在大多数研究中,血管痉挛发生率在25％~30％。早期可逆性 CVS 多在蛛网膜下腔出血后30 分钟内发生,表现为短暂的意识障碍和神经功能缺失。70％的 CVS 在蛛网膜下腔出血后 1~2 周内发生,尽管及时干预治疗,但仍有约 50％有症状的CVS 患者将会进一步发展为脑梗死。因此,CVS 的治疗关键在预防。血管痉挛发作的临床表现通常是头痛加重或意识状态下降,除发热和脑膜刺激征外,也可表现局灶性的神经功能损害体征,但不常见。尽管导致血管痉挛的许多潜在危险因素已经确定,但 CT 扫描所见的蛛网膜下腔出血的数量和部位是最主要的危险因素。基底池内有厚层血块的患者比仅有少量出血的患者更容易发展为血管痉挛。虽然国内外均有大量的临床观察和实验数据,但是 CVS 的机制仍不确定。蛛网膜下腔出血本身或其降解产物中的一种或多种成分可能是导致 CVS 的原因。

CVS 的检查常选择经颅多普勒超声(TCD)和数字减影血管造影(DSA)检查。TCD 有助于血管痉挛的诊断。TCD 血液流速峰值大于 200 cm/s 和(或)平均流速大于 120 cm/s 时能很好地与血管造影显示的严重血管痉挛相符。值得提出的是,TCD 只能测定颅内血管系统中特定深度的血管段。测得数值的准确性在一定程度上依赖于超声检查者的经验。动脉插管血管造影诊断 CVS 较 TCD 更为敏感。CVS 患者行血管造影的价值不仅用于诊断,更重要的目的是血管内治疗。动脉插管血管造影为有创检查,价格较昂贵。

3.脑积水

大约 25％的动脉瘤性蛛网膜下腔出血患者由于出血量大、速度快,血液大量涌入第三脑室、第四脑室并凝固,使第四脑室的外侧孔和正中孔受阻,可引起急性梗阻性脑积水,导致颅内压急剧升高,甚至出现脑疝而死亡。急性脑积水常发生于起病数小时至2周内,多数患者在1~2天内意识障碍呈进行性加重,神经症状迅速恶化,生命体征不稳定,瞳孔散大。颅脑CT检查可发现阻塞上方的脑室明显扩大等脑室系统有梗阻表现,此类患者应迅速进行脑室引流术。慢性脑积水是SAH后3周至1年内发生的脑积水,原因可能为蛛网膜下腔出血刺激脑膜,引起无菌性炎症反应形成粘连,阻塞蛛网膜下腔及蛛网膜绒毛而影响脑脊液的吸收与回流,以脑脊液吸收障碍为主,病理切片可见蛛网膜增厚纤维变性,室管膜破坏及脑室周围脱髓鞘改变。Johnston认为脑脊液的吸收与蛛网膜下腔和上矢状窦的压力差以及蛛网膜绒毛颗粒的阻力有关。当脑外伤后颅内压增高时,上矢状窦的压力随之升高,使蛛网膜下腔和上矢状窦的压力差变小,从而使蛛网膜绒毛微小管系统受压甚至关闭,直接影响脑脊液的吸收。脑脊液的积蓄造成脑室内静水压升高,致使脑室进行性扩大。因此,慢性脑积水的初期,患者的颅内压是高于正常的,及至脑室扩大到一定程度之后,加大了吸收面,才渐使颅内压下降至正常范围,故临床上称之为正常颅压脑积水。但由于脑脊液的静水压已超过脑室壁所能承受的压力,使脑室不断继续扩大、脑萎缩加重而致进行性痴呆。

4.自主神经及内脏功能障碍

其常因下丘脑受出血、脑血管痉挛和颅内压增高的损伤所致,临床可并发心肌缺血或心肌梗死、急性肺水肿、应激性溃疡。这些并发症被认为是交感神经过度活跃或迷走神经张力过高所致。

5.低钠血症

重症SAH常影响下丘脑功能,而导致有关水盐代谢激素的分泌异常。目前,关于低钠血症发生的病因有两种机制,即血管升压素分泌异常综合征(syndrome of inappropriate antidiuretic hormone,SIADH)和脑性耗盐综合征(cerebral salt-wasting syndrome,CSWS)。

SIADH理论是1957年由Bartter等提出的,该理论认为,低钠血症产生的原因是各种创伤性刺激作用于下丘脑,引起血管升压素(ADH)分泌过多,或血管升压素渗透性调节异常,丧失了低渗对ADH分泌的抑制作用,而出现持续性ADH分泌。肾脏远曲小管和集合管重吸收水分的作用增强,引起水潴留、血钠被稀释及细胞外液增加等一系列病理生理变化。同时,促肾上腺皮质激素(ACTH)相对分泌不足,血浆ACTH降低,醛固酮分泌减少,肾小管排钾保钠功能下降,尿钠排出增多。细胞外液增加和尿、钠丢失的后果是血浆渗透压下降和稀释性低血钠,尿渗透压高于血渗透压,低钠而无脱水,中心静脉压增高的一种综合征。若进一步发展,将导致水分从细胞外向细胞内转移、细胞水肿及代谢功能异常。当血钠<120 mmol/L时,可出现恶心、呕吐、头痛;当血钠<110 mmol/L时可发生嗜睡、躁动、谵语、肌张力低下、腱反射减弱或消失甚至昏迷。

但20世纪70年代末以来,越来越多的学者发现,发生低钠血症时,患者多伴有尿量增多和尿钠排泄量增多,而血中促肾上腺皮质激素(ADH)并无明显增加。这使得脑性耗盐综合征的概念逐渐被接受。SAH时,CSWS的发生可能与脑钠肽(BNP)的作用有关。下丘脑受损时可释放出BNP,脑血管痉挛也可使BNP升高。BNP的生物效应类似心房钠尿肽(ANP),有较强的利钠和利尿反应。CSWS时可出现厌食、恶心、呕吐、无力、直立性低血压、皮肤无弹性、眼球内陷、心率增快等表现。诊断依据:细胞外液减少,负钠平衡,水摄入与排出率<1,肺动脉楔压<1.07 kPa(8 mmHg),中央静脉压<0.80 kPa(6 mmHg),体重减轻。Ogawasara提出每天对CSWS患者定时测体重和中央静脉压是诊断CSWS和鉴别SIADH最简单和实用的方法。

四、辅助检查

(一)脑脊液检查

目前,脑脊液(CSF)检查尚不能被CT检查完全取代。由于腰椎穿刺(LP)有诱发再出血和脑疝的风险,在无条件行CT检查和病情允许的情况下,或颅脑CT所见可疑时才可考虑谨慎施行LP检查。均匀一致的血性脑脊液是诊断SAH的金标准,脑脊液压力增高,蛋白含量增高,糖和氯化物水平正常。起初脑脊液中红、白细胞比例与外周血基本一致(700:1),12小时后脑脊液开始变黄,2~3天后因出现无菌性炎症反应,白细胞计数可增加,初为中性粒细胞,后为单核细胞和淋巴细胞。LP 阳性结果与穿刺损伤出血的鉴别很重要。通常是通过连续观察试管内红细胞计数逐渐减少的三管试验来证实,但采用脑脊液离心检查上清液黄变及匿血反应是更灵敏的诊断方法。脑脊液细胞学检查可见巨噬细胞内吞噬红细胞及碎片,有助于鉴别。

（二）颅脑 CT 检查

CT 检查是诊断蛛网膜下腔出血的首选常规检查方法。急性期颅脑 CT 检查快速、敏感,不但可早期确诊,还可判定出血部位、出血量、血液分布范围及动态观察病情进展和有无再出血迹象。急性期 CT 表现为脑池、脑沟及蛛网膜下腔呈高密度改变,尤以脑池局部积血有定位价值,但确定出血动脉及病变性质仍需借助于数字减影血管造影（DSA）检查。发病距 CT 检查的时间越短,显示蛛网膜下腔出血病灶部位的积血越清楚。Adams 观察发病当日 CT 检查显示阳性率为 95%,1 天后降至 90%,5 天后降至 80%,7 天后降至 50%。CT 显示蛛网膜下腔高密度出血征象,多见于大脑外侧裂池、前纵裂池、后纵裂池、鞍上池和环池等。CT 增强扫描可能显示大的动脉瘤和血管畸形。须注意 CT 阴性并不能绝对排除 SAH。

部分学者依据 CT 扫描并结合动脉瘤好发部位推测动脉瘤的发生部位,如蛛网膜下腔出血以鞍上池为中心呈不对称向外扩展,提示颈内动脉瘤;外侧裂池基底部积血提示大脑中动脉瘤;前纵裂池基底部积血提示前交通动脉瘤;出血以脚间池为中心向前纵裂池和后纵裂池基底部扩散,提示基底动脉瘤。CT 显示弥漫性出血或局限于前部的出血发生再出血的风险较大,应尽早行 DSA 检查确定动脉瘤部位并早期手术。MRA 作为初筛工具具有无创、无风险的特点,但敏感性不如 DSA 检查高。

（三）DSA

确诊 SAH 后应尽早行 DSA 检查,以确定动脉瘤的部位、大小、形状、数量、侧支循环和脑血管痉挛等情况,并可协助除外其他病因如动静脉畸形、烟雾病和炎性血管瘤等。大且不规则、分成小腔（为责任动脉瘤典型的特点）的动脉瘤可能是出血的动脉瘤。如发病之初脑血管造影未发现病灶,应在发病 1 个月后复查脑血管造影,可能会有新发现。DSA 可显示 80% 的动脉瘤及几乎 100% 的血管畸形,而且对发现继发性脑血管痉挛有帮助。脑动脉瘤大多数在 2~3 周内再次破裂出血,尤以病后 6~8 天为高峰,因此对动脉瘤应早检查、早期手术治疗,如在发病后 2~3 天内,脑水肿尚未达到高峰时进行手术则手术并发症少。

（四）MRI 检查

MRI 对蛛网膜下腔出血的敏感性不及 CT。急性期 MRI 检查还可能诱发再出血。但 MRI 可检出脑干隐匿性血管畸形;对直径 3~5 mm 的动脉瘤检出率可为 84%~100%,而由于空间分辨率较差,不能清晰显示动脉瘤颈和载瘤动脉,仍需行 DSA 检查。

（五）其他检查

心电图可显示 T 波倒置、QT 间期延长、出现高大 U 波等异常;血常规、凝血功能和肝功能检查可排除凝血功能异常方面的出血原因。

五、诊断与鉴别诊断

（一）诊断

根据以下临床特点,诊断 SAH 一般并不困难,如突然起病,主要症状为剧烈头痛,伴呕吐;可有不同程度的意识障碍和精神症状,脑膜刺激征明显,少数伴有脑神经及轻偏瘫等局灶症状;辅助检查脑脊液为血性,脑 CT 所显示的出血部位有助于判断动脉瘤。

临床分级:一般采用 Hunt-Hess 分级法（表 3-1）或世界神经外科联盟（WFNS）分级。前者主要用于动脉瘤引起 SAH 的手术适应证及预后判断的参考,Ⅰ~Ⅲ级应尽早行 DSA,积极术前准备,争取尽早手术;对Ⅳ~Ⅴ级先行血块清除术,待症状改善后再行动脉瘤手术。后者根据格拉斯哥昏迷评分（glasgow coma scale,GCS）和有无运动障碍进行分级（表 3-2）,即Ⅰ级的 SAH 患者很少发生局灶性神经功能缺损;GCS≤12 分（Ⅳ~Ⅴ级）的患者,不论是否存在局灶神经功能缺损,并不影响其预后判断;对于 GCS 13~14 分（Ⅱ~Ⅲ级）的患者,局灶神经功能缺损是判断预后的补充条件。

表 3-1　Hunt-Hess 分级法(1968 年)

分类	标准
0 级	未破裂动脉瘤
Ⅰ级	无症状或轻微头痛
Ⅱ级	中-重度头痛、脑膜刺激征、脑神经麻痹
Ⅲ级	嗜睡、意识混浊、轻度局灶性神经体征
Ⅳ级	昏迷、中或重度偏瘫,有早期去大脑强直或自主神经功能紊乱
Ⅴ级	深昏迷、去大脑强直,濒死状态

注:凡有高血压、糖尿病、高度动脉粥样硬化、慢性肺部疾病等全身性疾病,或 DSA 呈现高度脑血管痉挛的病例,则向恶化阶段提高 1 级

表 3-2　WFNS 的 SAH 分级(1988 年)

分类	GCS	运动障碍
Ⅰ级	15	无
Ⅱ级	14～13	无
Ⅲ级	14～13	有局灶性体征
Ⅳ级	12～7	有或无
Ⅴ级	6～3	有或无

(二)鉴别诊断

1.脑出血

脑出血深昏迷时与 SAH 不易鉴别,但脑出血多有局灶性神经功能缺失体征,如偏瘫、失语等,患者多有高血压病史。仔细的神经系统检查及脑 CT 检查有助于鉴别诊断。

2.颅内感染

颅内感染发病较 SAH 缓慢。各类脑膜炎起病初均先有高热,脑脊液呈炎性改变而有别于 SAH。进一步脑影像学检查发现,脑沟、脑池无高密度增高影改变。脑炎临床表现为发热、精神症状、抽搐和意识障碍,且脑脊液多正常或只有轻度白细胞数增高,只有脑膜出血时才表现为血性脑脊液;脑 CT 检查有助于鉴别诊断。

3.脑瘤性卒中

依靠详细病史(如有慢性头痛、恶心、呕吐等)、体征和脑 CT 检查可以鉴别。

六、治疗

主要治疗原则:①控制继续出血,预防及解除血管痉挛,去除病因,防治再出血,尽早采取措施预防、控制各种并发症。②掌握时机尽早行 DSA 检查,如发现动脉瘤及动静脉畸形,应尽早行血管介入、手术治疗。

(一)一般处理

绝对卧床护理4～6周,避免情绪激动和用力排便,防治剧烈咳嗽,烦躁不安时适当应用止咳剂、镇静剂;稳定血压,控制癫痫发作。对于血性脑脊液伴脑室扩大者,必要时可行脑室穿刺和体外引流,但引流速度要缓慢。发病后应密切观察 GCS 评分,注意心电图变化,动态观察局灶性神经体征变化和进行脑功能监测。

(二)防止再出血

二次出血是本病的常见现象,故积极进行药物干预对防治再出血十分必要。蛛网膜下腔出血急性期脑脊液纤维素溶解系统活性增高,第2周开始下降,第3周后恢复正常。因此,选用抗纤维蛋白溶解药物

抑制纤溶酶原的形成,具有防治再出血的作用。

1.6-氨基己酸

其为纤维蛋白溶解抑制剂,可阻止动脉瘤破裂处凝血块的溶解,又可预防再破裂和缓解脑血管痉挛。每次 8~12 g 加入 10%葡萄糖盐水 500 mL 中静脉滴注,每天 2 次。

2.氨甲苯酸

氨甲苯酸又称抗血纤溶芳酸,能抑制纤溶酶原的激活因子,每次200~400 mg,溶于葡萄糖注射液或0.9%氯化钠注射液 20 mL 中缓慢静脉注射,每天 2 次。

3.氨甲环酸

氨甲环酸为氨甲苯酸的衍化物,抗血纤维蛋白溶酶的效价强于前两种药物,每次 250~500 mg 加入5%葡萄糖注射液 250~500 mL 中静脉滴注,每天 1~2 次。

但近年的一些研究显示抗纤溶药虽有一定的防治再出血作用,但同时增加了缺血事件的发生,因此不推荐常规使用此类药物,除非凝血障碍所致出血时可考虑应用。

(三)降颅压治疗

蛛网膜下腔出血可引起颅内压升高、脑水肿,严重者可出现脑疝,应积极进行脱水降颅压治疗,主要选用 20%甘露醇静脉滴注,每次 125~250 mL,2~4 次/天;呋塞米入小壶,每次 20~80 mg,2~4 次/天;清蛋白 10~20 g/d,静脉滴注。药物治疗效果不佳或疑有早期脑疝时,可考虑脑室引流或颞肌下减压术。

(四)防治脑血管痉挛及迟发性缺血性神经功能缺损

目前认为脑血管痉挛引起迟发性缺血性神经功能缺损(delayed ischemic neurologic deficit,DIND)是动脉瘤性 SAH 最常见的死亡和致残原因。钙通道拮抗剂可选择性作用于脑血管平滑肌,减轻脑血管痉挛和 DIND。常用尼莫地平,每天 10 mg(50 mL),以每小时 2.5~5.0 mL 速度泵入或缓慢静脉滴注,5~14 天为 1 个疗程;也可选择尼莫地平,每次 40 mg,每天 3 次,口服。国外报道高血压-高血容量-血液稀释疗法(3H 疗法)可使大约 70%的患者临床症状得到改善。有数个报道认为与以往相比,3H 疗法能够明显改善患者预后。增加循环血容量,提高平均动脉压(MAP),降低血细胞比容(HCT)至 30%~50%,被认为能够使脑灌注达到最优化。3H 疗法必须排除已存在脑梗死、高颅压,并已夹闭动脉瘤后才能应用。

(五)防治急性脑积水

急性脑积水常发生于病后 1 周内,发生率为 9%~27%。急性阻塞性脑积水患者脑 CT 显示脑室急速进行性扩大,意识障碍加重,有效的疗法是行脑室穿刺引流和冲洗。但应注意防止脑脊液引流过度,维持颅内压在 2.00~4.00 kPa(15~30 mmHg),因过度引流会突然发生再出血。长期脑室引流要注意继发感染(脑炎、脑膜炎),感染率为 5%~10%。同时常规应用抗生素防治感染。

(六)低钠血症的治疗

SIADH 的治疗原则主要是纠正低血钠和防止体液容量过多。可限制液体摄入量,每天低于1 000 mL,使体内水分处于负平衡以减少体液过多与尿钠丢失。注意应用利尿剂和高渗盐水,纠正低血钠与低渗血症。当血浆渗透压恢复,可给予 5%葡萄糖注射液维持,也可用抑制 ADH 药物,地美环素1~2 g/d,口服。

CSWS 的治疗主要是维持正常水盐平衡,给予补液治疗。可静脉或口服等渗或高渗盐液,根据低钠血症的严重程度和患者耐受程度单独或联合应用。高渗盐液补液速度以每小时 0.7 mmol/L,24 小时<20 mmol/L 为宜。如果纠正低钠血症速度过快可导致脑桥脱髓鞘病,应予特别注意。

(七)外科治疗

经造影证实有动脉瘤或动静脉畸形者,应争取手术或介入治疗,根除病因防止再出血。

1.显微外科

夹闭颅内破裂的动脉瘤是消除病变并防止再出血的最好方法,而且动脉瘤被夹闭,继发性血管痉挛就能得到积极有效的治疗。一般认为 Hunt-Hess 分级 Ⅰ~Ⅱ级的患者应在发病后 48~72 小时内早期手术。应用现代技术,早期手术已经不再难以克服。一些神经血管中心富有经验的医师已经建议给低评分的患者早期手术,只要患者的血流动力学稳定,颅内压得以控制就可手术。对于神经状况分级很差和(或)伴有其他内科情况者,手术应该延期。对于病情不太稳定、不能承受早期手术的患者,可选择血管内治疗。

2.血管内治疗

选择适合的患者行血管内放置 Guglielmi 可脱式弹簧圈(Guglielmi detachable coils,GDCs),已经被证实是一种安全的治疗手段。近年来,一般认为治疗指征为手术风险大或手术治疗困难的动脉瘤。

七、预后与预防

(一)预后

临床常采用 Hunt 和 Kosnik 修改的 Botterell 的分级方案,对预后判断有帮助。Ⅰ～Ⅱ级患者预后佳,Ⅳ～Ⅴ级患者预后差,Ⅲ级患者介于两者之间。

首次蛛网膜下腔出血的死亡率为 10%～25%。死亡率随着再出血递增。再出血和脑血管痉挛是导致死亡和致残的主要原因。蛛网膜下腔出血的预后与病因、年龄、动脉瘤的部位、瘤体大小、出血量、有无并发症、手术时机选择及处置是否及时、得当有关。

(二)预防

蛛网膜下腔出血病情常较危重,死亡率较高,尽管不能从根本上达到预防目的,但对已知的病因应及早积极对因治疗,如控制血压、戒烟、限酒,以及尽量避免剧烈运动、情绪激动、过劳、用力排便、剧烈咳嗽等;对于长期便秘的个体应采取辨证论治思路长期用药(如麻仁润肠丸、芪蓉润肠口服液、香砂枳术丸、越鞠保和丸等);情志因素常为本病的诱发因素,对于已经存在脑动脉瘤、动脉血管夹层或烟雾病的患者,保持情绪稳定至关重要。

不少尸检材料证实,患者生前曾患动脉瘤但未曾破裂出血,说明存在危险因素并不一定完全会出血,预防动脉瘤破裂有着非常重要的意义。应当强调的是,蛛网膜下腔出血常在首次出血后 2 周再次发生出血且常常危及生命,故对已出血患者积极采取有效措施进行整体调节并及时给予恰当的对症治疗,对预防再次出血至关重要。

(盛潇磊)

第五节 脑神经疾病

一、面神经炎

面神经炎也称特发性面神经麻痹或 Bell 麻痹,是最常见面神经疾病,可能因茎乳孔内面神经非特异性炎症导致周围性面瘫。年发病率 23/10 万,男女发病率相近,任何年龄均可发病,无明显季节性。

(一)病因及病理

面神经炎病因未完全阐明。骨性面神经管仅能容纳面神经通过,面神经一旦发生缺血、水肿,必然导致面神经受压。诱发因素可为风寒、病毒感染(单纯疱疹病毒、水痘-带状疱疹病毒、巨细胞病毒、EB 病毒、腮腺炎病毒与人类疱疹病毒 6)及自主神经功能不稳,局部神经营养血管痉挛导致神经缺血水肿,也可为吉兰-巴雷综合征体征之一。单侧的、临床的、免疫学的、血清学的和组织病理学的发现通常提示在膝状神经节内的单纯疱疹病毒(HSV)的再活化是面神经炎的主要病因。Burgess 等在一例 Bell 麻痹发病6周后死亡老年男性膝状神经节鉴定出单纯疱疹病毒(HSV)染色体组,Murakami 等在 14 例 Bell 麻痹患者神经减压术时,抽取面神经的神经内膜液,用聚合酶链反应(PCR)扩增病毒基因组序列,11 例患者面神经及膝状神经节鉴定出 HSV-I 抗原,并在小鼠耳和舌上接种 HSV 产生面瘫。因此,有的学者建议,特发性面神经麻痹应称为单纯疱疹性面神经麻痹或疱疹性面神经麻痹。

有学者发现女性妊娠7～9个月时,特别是产前、产后2周发病率可增加3倍,有些面神经麻痹女性患者每次妊娠都可复发,但许多学者未发现妊娠的影响。也有学者认为,糖尿病和高血压患者可能较正常人群易感。

目前资料显示,面神经炎早期病理改变为神经水肿和脱髓鞘,严重者可出现轴索变性。

(二)临床表现

(1)本病通常急性起病,约半数病例面神经麻痹在48小时内达到严重程度,所有病例5天内达到高峰。部分患者麻痹前1～2天患侧耳后持续疼痛和乳突部压痛,主要表现患侧面部表情肌瘫痪,额纹消失,不能皱额蹙眉,眼裂不能闭合或闭合不全,闭合时眼球向上外方转动,显露白色巩膜,称为Bell征;鼻唇沟变浅、口角下垂,露齿时口角偏向健侧,口轮匝肌瘫痪,鼓气或吹口哨漏气,颊肌瘫痪,食物滞留于患侧齿颊间;少数患者出现三叉神经1～2个分支感觉减退。多为单侧性,双侧多见于Guillain-Barré综合征。

(2)鼓索以上面神经病变出现同侧舌前2/3味觉丧失;发出镫骨肌支以上受损时出现同侧舌前2/3味觉丧失和听觉过敏;膝状神经节病变除周围性面瘫、舌前2/3味觉障碍和听觉过敏,可有患侧乳突部疼痛、耳郭和外耳道感觉减退、外耳道或鼓膜疱疹等,称Hunt综合征。

(三)诊断及鉴别诊断

1.诊断

根据急性起病周围性面瘫,伴舌前2/3味觉障碍、听觉过敏、耳郭及外耳道感觉减退、患侧乳突部疼痛等。

2.鉴别诊断

面神经炎须注意与下列疾病鉴别。

(1)Guillain-Barré综合征:多为双侧性周围性面瘫,伴四肢对称性弛缓性瘫,脑脊液蛋白-细胞分离等。

(2)耳源性面神经麻痹:常继发于中耳炎、迷路炎及乳突炎等,或由腮腺炎、颌面部肿瘤、下颌化脓性淋巴结炎等引起,常有明确原发病史及症状。

(3)莱姆病:常见单侧或双侧面神经麻痹,但可累及其他脑神经。

(4)颅后窝肿瘤或脑膜炎:周围性面瘫多起病缓慢,有原发病史及其他脑神经受损表现。

(5)面神经炎周围性面瘫须与核上(中枢)性面瘫鉴别,核上性面瘫额肌和眼轮匝肌不受累或较轻,可有情感性和自主性面部运动分离,常伴肢体瘫或失语(主侧半球病变),皮质侧裂周围区发育畸形也可见双侧面瘫和咽部麻痹,见于假性延髓性麻痹。

(四)辅助检查

脑脊液检查单个核细胞(MNC)可轻度增加。肌电图检查可有效鉴别暂时神经传导障碍与病理阻断,如10天后出现去神经支配证据,可预测恢复过程时间较长(平均3个月)。神经开始恢复常需2年或更长时间,且常不完全。

(五)治疗

治疗原则是改善局部血液循环,减轻面神经水肿,缓解神经受压,促进神经功能恢复。

(1)急性期尽早应用皮质类固醇,如地塞米松10～20 mg/d,7～10天为一个疗程;或泼尼松1 mg/(kg·d),顿服或分2次口服,连续5天,以后7～10天逐渐减量。

(2)Hunt综合征可口服阿昔洛韦5 mg/kg,每天5～6次,连服7～10天。

(3)B族维生素可促进神经髓鞘恢复,维生素B_1 100 mg、维生素B_{12} 500 μg,肌内注射。

(4)巴氯芬可减低肌张力,改善局部循环,从小剂量5 mg开始口服,每天2～3次,逐渐增量至30～40 mg/d。个别患者不能耐受恶心、呕吐和嗜睡等不良反应。

(5)急性期在茎乳孔附近可行超短波透热疗法、红外线照射或局部热敷等,以改善局部循环,消除神经水肿。恢复期可用碘离子透入疗法、针刺或电针治疗等。

（6）患侧面肌稍能活动,应尽早开始功能训练和康复治疗,对着镜子皱眉、举额、闭眼、露齿、鼓腮和吹口哨等,每天数次,每次 10～15 分钟,辅以面肌按摩。

（7）手术疗法适于 Bell 麻痹 2 年未恢复者,可行面神经-副神经、面神经-舌下神经或面神经-膈神经吻合术,疗效尚难肯定,只适宜严重病例,严重面瘫患者可做整容手术。

（8）患者不能闭眼、瞬目使角膜长期暴露,易发生感染,可戴眼罩防护,用左氧氟沙星眼药水及重组牛碱性成纤维细胞生长因子滴眼剂等预防感染和保护眼角膜。

（六）预后

约 80％的本病患者可在数周或 1～2 个月内恢复,味觉常先于运动功能恢复,1 周内味觉恢复提示预后良好,表情肌运动功能恢复则预后很好。不完全性面瘫 1～2 个月可望恢复或痊愈,年轻患者预后好。轻度面瘫无论治疗与否,痊愈率达 92％以上。老年患者发病时伴乳突疼痛,合并糖尿病、高血压、动脉硬化、心绞痛或心肌梗死者预后较差。水痘-带状疱疹病毒感染再活化所致者或镫骨反射丧失的患者相对预后不良。病后 10 天面神经出现失神经电位通常需 3 个月恢复。完全性面瘫病后 1 周检查面神经传导速度可判定预后,患侧诱发动作电位 M 波幅为健侧 30％或以上可望 2 个月内恢复;如为 10％～30％需 2～8 个月恢复,可出现并发症;如 10％或以下需 6～12 个月恢复,可伴面肌痉挛等并发症。

二、三叉神经痛

三叉神经痛是原因不明的三叉神经分布区短暂反复发作性剧痛,又称特发性三叉神经痛,Cushing 称为痛性抽搐。根据病因可分为特发性和继发性,继发性病因包括桥小脑角肿瘤,胆脂瘤、听神经瘤、脑膜瘤和动脉瘤等多见,以及三叉神经节肿瘤、脊索瘤、垂体瘤长入麦氏囊、颅底恶性肿瘤（如鼻咽癌、其他转移癌）、血管畸形、蛛网膜炎和多发性硬化等。年发病率为 4.3/10 万,女性高于男性（3∶2）,成年及老年人多见,40 岁以上患病占 70％～80％;特发性发病年龄为 52～58 岁,症状性发病年龄为 30～35 岁。

（一）病因及发病机制

本病病因和发病机制尚不清楚,根据临床观察及动物实验认为有两种病因。

1.中枢性病因

Penfield 等认为,三叉神经痛是周围性痫样放电,为一种感觉性癫痫样发作,发放部位可能在三叉神经脊束核。也有认为病因可能在脑干,轻微刺激面部触发点,刺激可在脑干内迅速"叠加",引起一次疼痛发作。本病突然发作、持续时间短、有触发点、抗癫痫药治疗有效、疼痛发作时在中脑可记录到局灶性痫样放电等特征,均支持中枢性病因设想。但尚不能解释许多临床现象,如大多数病例仅单侧疼痛,疼痛发作仅局限于一支或两支范围长期不发展,脑干病变（如肿瘤等）并不产生三叉神经痛,长期发作而无神经体征等。

2.周围性病因

周围性病因是半月神经节到脑桥间后根部分病变。1920 年 Cushing 发现肿瘤压迫后根产生三叉神经痛,后来许多神经外科医师手术时发现各种压迫性病因,如胆脂瘤、脑膜瘤、听神经瘤、血管畸形、患侧岩嵴较高、蛛网膜炎及血管等均可促发三叉神经痛。Jennetta 提出,90％以上此病患者在三叉神经脑桥入口处有扭曲血管压迫三叉神经根,引起局部脱髓鞘。85％的压迫血管为动脉,如小脑上动脉、小脑前下动脉等,少数为静脉或动脉与静脉共同受压。Gardner 等推测脱髓鞘局部可能产生异位冲动,相邻纤维间产生短路或伪突触形成和传递,轻微触觉刺激通过"短路"传入中枢,中枢传出冲动亦通过"短路"传入,如此很快叠加导致三叉神经痛发作。近年来三叉神经血管减压术获得良好效果,使人们普遍接受周围性病因理论。Kerr 认为,中枢性与周围性因素并存,病变在周围部,发病机制在中枢部。

（二）病理

以往认为特发性三叉神经痛无特殊病理改变,近年来开展三叉神经感觉根切断术,活检发现神经节细胞消失、炎性细胞浸润、神经纤维脱髓鞘或髓鞘增厚、轴突变细或消失等,部分患者发现颅后窝小异常血管团压迫三叉神经根或延髓外侧面,手术解除压迫可缓解或治愈。病理变化表现节细胞轴突有不规则球状茎块,是髓鞘不正常染色形成,常沿神经束分布,发生在相邻束上。受损髓鞘明显增厚,失去原有层次结构,外层神经鞘膜破裂,髓鞘自破裂口挤出,有的碎裂成椭圆形颗粒,甚至呈粉末状;轴突扭曲不规则,节段性断裂或完全消失,轴浆改变可见 Ranvier 结附近集结大量线粒体。无髓鞘纤维也退行性变,但神经鞘膜细胞外层保持正常,神经节细胞附近卫星细胞胞质内常有空泡出现。

(三)临床表现

1.一般表现

三叉神经痛高龄患者较为常见,女多于男。

本病通常限于一或两支分布区,第2、3支多见。发作多为一侧性,仅少数(5%以下)为双侧性,先从一侧开始。疼痛多自上颌支或下颌支开始,以后可扩散为两支,眼支起病少见,两支同时发病以2、3支常见,3支同时受累罕见。下颌支受累最多(约60%),多由下颌犬齿部开始,向后上放射至耳深部或下颌关节处,少数可呈相反方向放射,局限于下颌支范围内;上颌支次之(约30%),由鼻孔处开始,放射至眼眶内、外缘,有时扩散至眼支区产生眼部疼痛。

2.发作特点

本病发作特点:①常无预兆,骤然发生,突然停止,每次发作数秒至1~2分钟,面颊、上下颌及舌部最明显,口角、鼻翼、颊部和舌部为敏感区,轻触可诱发。②患者常述剧烈电击样、针刺样、刀割样或撕裂样疼痛,发作时常以手掌或毛巾紧按患侧面部或用力擦面部减轻疼痛,极少数病例发作前或发作时伴咀嚼动作,严重者伴偏侧面肌痉挛。③通常早期发作次数较少,间歇期较长,可数天一次,以后发作逐渐频繁,甚至数分钟发作一次,终日不止。④病程可呈周期性,发作期可为数天、数周或数月不等,缓解期如常人,可达数年,少数仍有烧灼感,夜间发作较轻或停止,严重者昼夜发作,夜不成寐或睡后痛醒;病程愈长,通常发作愈频繁愈重,很少自愈;部分病例发作周期似与气候有关,春、冬季易发病。⑤可有扳机点或触发点,上下唇、鼻翼、口角、门齿或犬齿、齿根、颊和舌等部位特别敏感,稍触及即可诱发疼痛,刺激上唇外1/3、鼻翼、上门齿和颊部等扳机点可诱发上颌支发作,饮冷或热水、擤鼻涕、刷牙、洗脸和剃须等可诱发,严重影响患者生活,患者常不敢进食、大声说话或洗脸等;咀嚼、呵欠、讲话、冷或热水刺激下犬齿可诱发下颌支发作,皮肤扳机点较少诱发;可合并舌咽神经痛,发作时间数秒至1~2分钟。⑥有时伴面部发红、皮温增高、结膜充血、流泪、唾液分泌增多、鼻黏膜充血及流涕等。

3.神经系统检查

一般无阳性体征,患者因恐惧疼痛发作而不敢洗脸、剃须、刷牙和进食,表现面部、口腔卫生很差,全身营养不良,面色憔悴,精神抑郁及情绪低落等。慢性患者可发生面部营养障碍,如局部皮肤粗糙、眉毛脱落、角膜水肿混浊、麻痹性角膜炎、虹膜脱出及白内障、咬肌萎缩等,局部触痛觉轻度减退,封闭治疗者面部感觉可减退。

4.前三叉神经痛

前三叉神经痛偶发,最终注定要发展为三叉神经痛的患者可能有牙痛或鼻窦炎特点的前驱性疼痛,持续长达数小时。疼痛可被下颌运动、饮冷或热饮料所诱发,然后在数天甚至数年后在同一区域发生典型的三叉神经痛。

(四)诊断及鉴别诊断

1.诊断

典型特发性三叉神经痛诊断根据疼痛发作部位、性质、面部扳机点及神经系统无阳性体征等,多数病例卡马西平或苯妥英钠治疗有效,有助于确诊。

2.鉴别诊断

本病须注意与以下疾病鉴别。

(1)继发性三叉神经痛:发作特点与特发性相似,发病年龄较小,表现三叉神经麻痹如面部感觉减退、角膜反射迟钝等,伴持续性疼痛;常合并其他脑神经麻痹,可因多发性硬化、延髓空洞症、原发性或转移性颅底肿瘤所致。

(2)牙痛:牙痛一般呈持续钝痛,局限于牙龈部,进食冷、热食物加剧。X线检查可发现龋齿等牙病、埋伏牙及肿瘤等,有的患者拔牙后仍然疼痛才确诊。

(3)舌咽神经痛:较少见,常见于年轻妇女,性质与三叉神经痛相似,每次持续数秒至1分钟,位于扁桃体、舌根、咽及耳道深部,吞咽、讲话、打呵欠和咳嗽等常可诱发。咽喉、舌根和扁桃体窝可有触发点,用4%可卡因、1%丁卡因等喷涂,如能止痛可确诊。

(4)蝶腭神经痛:较少见,疼痛呈剧烈烧灼样、刀割样或钻样,位于鼻根后方、颧部、上颌、上腭及牙龈部,常累及同侧眼眶,疼痛向额、颞、枕和耳部等处放射,可伴患侧鼻黏膜充血、鼻塞、流泪。每天发作数次至数十次,每次持续数分钟至数小时,无扳机点。蝶腭神经节封闭有效。

(5)三叉神经炎:可因流感、上颌窦炎、额窦炎、下颌骨髓炎、伤寒、疟疾、糖尿病、痛风、乙醇中毒、铅中毒、食物中毒等引起,疼痛呈持续性,压迫可加剧,三叉神经区可有感觉减退或过敏,可伴运动支功能障碍。

(6)鼻窦炎:局部持续钝痛,可有发热、流脓涕、白细胞计数增高和局部压痛等炎症表现,鼻腔检查及X线检查可确诊。

(7)非典型性面痛:见于抑郁症、疑病及人格障碍患者,疼痛部位模糊不定,深在、弥散和不易定位,常为双侧,无触痛点。情绪是唯一加重疼痛因素。

(8)颞下颌关节病:咀嚼时疼痛,颞下颌关节局部压痛明显。

(五)治疗

特发性三叉神经痛首选药物治疗,无效或失效时考虑其他疗法。继发性三叉神经痛应针对病因治疗。

1.药物治疗

(1)卡马西平:为首选药物,作用于网状结构-丘脑系统,抑制三叉神经脊束核-丘脑系统病理性多神经元反射,有效率70%~80%。首次剂量0.1 g,每天2次,每天增加0.1 g,至疼痛停止,最大剂量1.2 g/d;减轻后可试验逐渐减量,用最小有效维持量,通常为0.6~0.8 g/d。妊娠妇女忌用,不良反应有头晕、嗜睡、口干、恶心、消化不良及步态不稳等,多可消失,偶有皮疹、血白细胞计数一过性减少,停药后可恢复;出现共济失调、复视、再生障碍性贫血、肝功能损害、心绞痛及精神症状等,须立即停药。无效者与苯妥英钠合用可能有效。

(2)苯妥英钠:显著抑制突触传导或可提高痛阈,0.1 g口服,每天3次,无效时可每天加量0.05 g,数天后加至0.6 g/d,疗效达54%~70%。疗效不显著时可辅用氯普芬、苯巴比妥、氯氮草等。

(3)氯硝西泮:以上两药无效时可试用,6~8 mg/d口服,40%~50%的患者可完全控制发作,25%明显缓解。不良反应为嗜睡、步态不稳,老年患者偶见短暂精神错乱,停药后可消失。

(4)七叶莲:止痛效果约达60%。0.4 g口服,每天3次;或2 mL肌内注射,每天1~2次。可先用针剂,疼痛减轻后改用口服。无严重不良反应,少数患者口干、腹部不适、食欲减退、轻微头昏等,停药可恢复。与苯妥英钠、卡马西平合用可提高疗效。

(5)巴氯芬:可试用,有效率约70%,其余30%不能耐受不良反应。自5 mg开始,每天2次,用量达20~30 mg/d。不良反应有恶心、呕吐和嗜睡等。

(6)大剂量维生素 B_{12}:1 000 μg,肌内注射,每周2~3次,4~8周为一个疗程,部分患者可缓解,机制不清。无不良反应,偶有一过性头晕、全身瘙痒及复视等。复发时可给予以前的疗效剂量。可试用三叉神经分支注射,注射前先行普鲁卡因局部麻醉,眼支注射眶上神经,上颌支注射眶下神经,下颌支注射下颌神经,剂量250 g。

(7)匹莫齐特:文献报道,48例药物治疗无效的难治性三叉神经痛患者,用匹莫齐特治疗有效。通常第1~4天剂量4 mg/d,第5~9天6 mg/d,第10~14天8 mg/d,第14天后12 mg/d,均分2次口服。不良反应包括手颤、记忆力减退、睡眠中出现肢体不随意抖动等,出现率高达83.3%,多发生于治疗后4~6周。

2.无水乙醇或甘油封闭疗法

其适于服药无效者,在神经分支或半月神经节注药阻断传导,无水乙醇注射疗效较短,甘油注射疗效较长,甘油是高黏度神经化学破坏剂,注射后逐渐破坏感觉神经细胞,数小时至数天方能止痛。不良反应为注射区感觉缺失。可采取以下方式。①周围支封闭:在眶下、眶上、上颌、下颌神经分支处局部麻醉,注入无水乙醇 0.3～0.5 mL,疗效期短(一般 1～6 个月),除眶上神经封闭现已少用。②半月神经节封闭:注射药物破坏节内感觉神经细胞,疗效较持久,但注射技术较难,CT 监视下注射可提高成功率。

3.经皮半月神经节射频电凝疗法

在 X 线监视或 CT 导向将射频电极针经皮插入半月神经节,通电加热至65～75 ℃,维持 1 分钟,选择性破坏半月节后无髓鞘痛温觉传导 A 和 C 细纤维,保留有髓鞘触觉传导 Aα、β 粗纤维,疗效达 90% 以上。适用于年老患者及系统疾病不能耐受手术患者;约 20% 患者出现并发症,如面部感觉异常、角膜炎、咬肌无力、复视、带状疱疹等。长期随访复发率21%～28%,重复应用有效。

4.手术治疗

(1)周围支切除术:疗效较短,仅限第 1 支疼痛者,可因神经再生复发。

(2)三叉神经感觉根部分切断术:为首选治疗,手术途径包括经颞、经枕下入路,经颞入路适于第2、3 支疼痛,危险性小,病死率 0.77%～2.3%,术后反应较小,缺点是不能保留面部感觉,可产生周围性面瘫或损伤运动根使咀嚼无力,复发率约 7.5%;经枕下入路适于各种三叉神经痛(包括三支疼痛)病例,优点是可发现血管异常、移位等,保留运动支及面部、角膜和舌部部分触觉;缺点是风险较大,可有面神经、听神经及小脑损伤并发症,可见角膜炎,病死率达 3.4%。

(3)三叉神经脊束切断术:经颅后窝入路在延髓闩平面离中线 8～10 mm 处切断三叉神经脊束,适用于伴第 1 支疼痛或双侧三叉神经痛,一侧眼已失明,术后期望保留健侧角膜反射,防止角膜炎和失明者。并发症为咽喉麻痹、上肢共济失调、呃逆等,为暂时性,病死率为 2.4%,由于复发率可高达约 30%,目前较少采用。

(4)三叉神经显微血管减压术:Janneta 提出,三叉神经感觉根在脑桥进入处受异常走行血管压迫常是引起神经痛病因,手术解压可以止痛,不产生感觉或运动障碍,术前面部感觉异常、麻木等亦可消失,是目前广泛应用的安全有效手术方法;将神经与血管分开,两者间垫入不吸收的海绵片、涤纶片,或用涤纶、筋膜条吊开血管,解除血管压迫,近期疗效达 80%～95%,疼痛显著减轻达 4%～15%,可辅以药物治疗,长期随访复发率 5% 以下;可合并听力减退、面部痛觉减退、气栓和带状疱疹,滑车、外展及面神经暂时麻痹等。

三、面肌痉挛

(一)定义

面肌痉挛又称面肌抽搐,以一侧面肌阵发性不自主抽动为表现。

(二)病因

本病病因未明,导致面肌痉挛的异常神经冲动可能来自面神经通路的某个部位受到压迫而发生的水肿、脱髓鞘等改变,病变处纤维"短路"形成异常兴奋。部分患者在面神经近脑干部分受邻近血管的压迫,以小脑后下动脉和小脑前下动脉最多见。还可因为邻近面神经的肿瘤、颅内感染、血管瘤等累及面神经而引起。少数病例是面神经炎的后遗症。

(三)临床表现

本病在中年以后发病,女性多于男性。痉挛多是首先从一侧眼轮匝肌的阵发性抽搐开始,逐渐向口角、整个面肌扩展,重者眼轮匝肌抽动使睁眼困难。每次抽动数秒至数分钟。随病程延长,抽搐持续的时间逐渐延长,间歇期缩短。说话、进食或精神紧张、情绪激动可诱发症状加剧,入睡后抽搐停止。不经治疗很少自发缓解。神经系统检查,原发性者无阳性体征。但继发于肿瘤、炎症、血管瘤的多伴有其他神经症状和体征。

(四)辅助检查

肌电图于受累侧面肌可记录到同步阵发性高频率发放的动作电位。伴有其他神经系统受累表现者应做头部 X 线摄片、CT 或 MRI 检查,以明确病因。与局部性痫性发作鉴别困难时应做脑电图检查。

(五)诊断与鉴别诊断

本病以单侧发作性面部表情的同步性痉挛为特点,神经系统检查无其他阳性体征,可诊断。但应除外以下疾病。

1.习惯性眼睑痉挛

习惯性眼睑痉挛为习惯性面肌抽动的一种表现形式,多见于儿童及青壮年,为短暂的眼睑或面部肌肉收缩,常为双侧,可由意志暂时控制。其发病与精神因素有关。脑电图、肌电图均正常,抽动时肌电图所见与正常的肌肉主动收缩波形一致。

2.局限性运动性癫痫

本病面肌抽搐幅度较大,多同时伴有颈部肌肉、上肢或偏身的抽搐。脑电图可有癫痫波发放,CT 或 MRI 检查可有阳性发现。

3.癔症性眼睑痉挛

本病常见于女性患者,多局限于双侧眼睑肌,下部面肌不受累。可伴有其他癔症症状,其发生、消失与暗示有关。

4.颅内肿瘤、炎症、血管瘤

本病伴有同侧面部感觉障碍、听力障碍、偏身或四肢肌力减低、锥体束征阳性等体征时,应考虑由颅内肿瘤、炎症、血管瘤等疾病所致。

(六)治疗

1.病因治疗

病因明确者应针对病因积极治疗。

2.药物治疗

(1)可用抗癫痫药、镇静药,如卡马西平 0.1 g,每天 2 次开始,渐增量至0.2 g,每天 3 次,或苯妥英 0.1 g,每天 3 次,或地西泮 2.5 mg,每天 3 次。也可试用巴氯芬和加巴喷丁等口服。

(2)近年来发展的 A 型肉毒毒素,其作用机制是选择性作用于外周胆碱能神经末梢的突触前膜,抑制乙酰胆碱囊泡的量子性释放,使肌肉收缩力减弱,缓解肌肉痉挛,注射部位常为眼轮匝肌、颊肌、颧大小肌和颏肌。多数报道有效率在 90% 以上,并发症主要是面瘫和暴露性角膜炎,效果维持 3～6 个月,可重复注射。

3.理疗

可选用直流电钙离子透入疗法、红外线疗法或平流电刺激等。

4.面神经干阻滞

以 50% 乙醇封闭面神经分支或茎乳孔内面神经主干。也有报道用地西泮在上述部位进行面神经封闭者。接受这种治疗后,均有不同程度的面瘫,需要3～5 个月才恢复。

5.显微神经血管减压术

自乳突后开颅,在手术显微镜下将血管与神经分开并垫入涤纶片、吸收性明胶海绵或筋膜等,多能取得较好的疗效。少数可并发面瘫、听力下降及眩晕等。

四、多发性脑神经损害

多发性脑神经损害是指一侧或双侧多个脑神经同时受病变累及,出现功能障碍或结构破坏。单侧者常见病因多为颅底特定部位的炎症、外伤,占位性病变如肿瘤、血管畸形或动脉瘤等。双侧者可见于吉兰-巴雷综合征、肉毒中毒及重症肌无力等。颅底不同的病变部位可导致临床上形成特定的综合征。

(一)眶上裂综合征

眶上裂综合征主要损害第Ⅲ、Ⅳ、Ⅵ、Ⅴ对脑神经,临床表现:①第Ⅲ、Ⅳ、Ⅵ脑神经麻痹引起的全部眼肌麻痹,表现上睑下垂,眼球固定于正中位,瞳孔散大,对光反射消失,伴调节反应丧失;②三叉神经眼支损害,眼裂以上面部皮肤感觉障碍,角膜反射迟钝或消失;③眼的交感神经与三叉神经眼支一同经眶上裂进入眶内,故表现为 Horner 征。常见病因有眶上裂骨折、骨膜炎、鼻窦炎蔓延、蝶骨嵴脑膜瘤、垂体瘤、动脉瘤等。

(二)眶尖综合征

眶尖部病变损害上述第Ⅱ、Ⅲ、Ⅳ、Ⅵ、Ⅴ对脑神经,临床表现:①视神经损害可表现中心暗点与周边视野缺损;②急性或进行性全部眼肌麻痹;③三叉神经眼支受刺激而在其支配区出现自发疼痛伴痛觉减退,角膜反射减低或丧失。简言之,眶上裂综合征的表现加上视力障碍即构成眶尖综合征。常见病因主要包括眶尖部位的外伤、炎症、肿瘤和血管病。

(三)海绵窦综合征

海绵窦综合征主要损害第Ⅲ、Ⅳ、Ⅵ、Ⅴ对脑神经,临床表现:①动眼、滑车、展神经麻痹而致眼球固定,眼睑下垂,瞳孔散大,光反射和调节反射消失;②三叉神经眼支受累而有同侧眼及额部疼痛、麻木,角膜反射减弱或消失;③眼部静脉回流障碍所致眼睑、结膜水肿及眼球突出。海绵窦综合征的病因多为继发于蝶窦或面部感染后的感染性海绵窦血栓形成,外伤性海绵窦动静脉瘘,邻近部位的肿瘤如鼻咽癌、垂体瘤或颅咽管瘤等。

(四)岩尖综合征

岩尖综合征主要损害第Ⅵ、Ⅴ对脑神经,临床表现:①病侧展神经麻痹,出现眼球内斜及复视;②三叉神经受损而出现三叉神经痛,部位常在眼球后部、额部及面颊中部,可有上述区域的感觉减退;③常有乳突炎、中耳炎病史,也可见于岩尖部肿瘤或外伤。

(五)脑桥小脑角综合征

临床表现以第Ⅴ、Ⅶ、Ⅷ对脑神经损害的症状、体征为主:耳鸣、耳聋、眼震、眩晕与平衡障碍;面部感觉障碍,角膜反射减低或消失;周围性面瘫。病变范围更大时可累及脑干、小脑及舌咽、迷走、副神经及舌下神经。脑桥小脑角综合征的病因以听神经瘤最常见,也见于局部炎症、肿瘤及其他占位病变、动脉瘤与血管畸形等。

(六)后组脑神经的联合损害

后组脑神经即第Ⅸ、Ⅹ、Ⅺ和Ⅻ对脑神经,无论在颅内或颅外,部位很邻近,易于合并损害。颈静脉孔有颈静脉、舌咽、迷走、副神经由此通过。后颅窝底部颈静脉孔附近病变所致颈静脉孔综合征,出现同侧声带麻痹而声音嘶哑,咽部肌肉麻痹而咽下困难,同侧咽反射消失,向对侧转颈无力,同侧耸肩不能。如果病变进一步扩展,侵及舌下神经则出现病侧舌肌瘫痪,伸舌偏向患侧及舌肌萎缩,为 Collet-Sicard 综合征(又称为枕髁-颈静脉孔综合征)。病因以局部肿瘤、炎症居多。

(盛潇磊)

第六节　脊神经疾病

脊神经疾病是指各种原因引起的脊神经支配区的疾病。主要临床表现是按照受损神经支配区分布的运动、感觉和自主神经功能障碍。根据病因分为外伤、卡压、感染、中毒、营养障碍、遗传等;根据损伤范围分为单神经病、多发神经病等。

一、单神经病

(一)定义

单神经病是单一神经受损产生与该神经分布一致的运动、感觉功能缺失症状和体征。

(二)病因和发病机制

单神经病可因局部性原因或全身性原因引起。局部性原因主要有急性创伤、缺血、机械性卡压、高温、电击和射线损伤等。全身性原因可为代谢性疾病和中毒,在这种情况下,神经对局部压迫更为敏感,受压后更易出现神经损害。

周围神经卡压综合征是指周围神经经过某些解剖上的特定部位受到卡压,如经过肌肉的腱性起点、穿过肌肉、绕过骨性隆起,或经过骨纤维鞘管及异常纤维束带处,因这些部位较硬韧,神经在这些部位反复摩擦造成局部水肿等炎症反应,引起血液循环障碍,发生髓鞘脱失,造成不同程度的感觉及运动功能障碍。

（三）临床表现及治疗

1.正中神经麻痹

正中神经由来自 $C_5 \sim T_1$ 的纤维组成,沿肱二头肌内侧沟伴肱动脉下降至前臂之后分支,支配旋前圆肌、桡侧腕屈肌、各指屈肌、掌长肌、拇对掌肌及拇短展肌。

正中神经的常见损伤是肘前区静脉注射时,药物外渗引起软组织损伤,肱骨或前臂骨折或腕部割伤,或腕管综合征的卡压所致。正中神经受损部位不同,表现不同:①正中神经受损部位在上臂时,前臂不能旋前,桡侧3个手指屈曲功能丧失,握拳无力,拇指不能对掌、外展。鱼际肌出现萎缩后手掌平坦,拇指紧靠示指而状如猿手。掌心、鱼际、桡侧3个半手指掌面和2、3指末节背面的皮肤感觉减退或丧失。由于正中神经富含自主神经纤维,损害后常出现灼性神经痛。②当损伤位于前臂中下部时,运动障碍仅有拇指的外展、屈曲与对指功能丧失。③腕管综合征:是临床上最常见的正中神经损害。正中神经在腕部经由腕骨与腕横韧带围成的骨纤维通道——腕管,到达手部。多见于中年女性,右侧多见。手和腕长期过度使用引起腕横韧带及内容肌腱慢性损伤性炎症,使管腔狭窄,导致正中神经受压,产生桡侧手掌及桡侧3个半指的疼痛、麻木、感觉减退、手指运动无力和鱼际肌麻痹、萎缩。腕管掌侧卡压点有压痛及放射痛,疼痛可放射到前臂甚至肩部。甩手后疼痛减轻或消失是其特点,有鉴别诊断价值。轻者治疗采用局部夹板固定制动,服用非甾体类消炎药物,配合腕管内注射泼尼松龙可有效缓解症状;严重者需手术离断腕横韧带以解除正中神经受压。

2.尺神经麻痹

尺神经由 $C_7 \sim T_1$ 的纤维组成,初在肱动脉内侧下行,继而向后下进入尺神经沟,再沿前臂掌面尺侧下行,主要支配尺侧腕屈肌、指深屈肌尺侧半、小鱼际肌、拇收肌与骨间肌,还支配手掌面1个半指,背面2个半指的皮肤感觉。

尺神经损伤可由腕、肘部外伤,尺骨鹰嘴部骨折、肘部受压等所致。尺神经损伤的主要表现如下。①运动障碍:手部小肌肉的运动丧失,精细动作困难;屈腕能力减弱并向桡侧偏斜;拇指不能内收,其余各指不能内收和外展;多数手肌萎缩,小鱼际平坦,骨间肌萎缩,骨间隙加深。拇指以外和各掌指关节过伸,第4、5指的指间关节弯曲,形成"爪形手"。②感觉障碍:以小指感觉减退或丧失最明显。

尺神经在肘管内受压的临床表现称为肘管综合征。肘管是由肱骨内上髁、尺骨鹰嘴和肘内侧韧带构成的纤维-骨性管道,其管腔狭窄,屈肘时内容积更小,加之位置表浅,尺神经易于此处受到嵌压。主要表现小指及环指尺侧感觉障碍,小肌肉萎缩,肘关节活动受限,肘部尺神经增粗以及肘内侧压痛等。

腕部尺管内有尺神经和尺动、静脉通过,尺神经在其内受压引起"尺管综合征"。病因以腱鞘囊肿最多,常见于需要长期用手根部尺侧重压或叩击工具的职业人员和长时间手持鼠标操作电脑者。若尺神经浅支受累可引起尺神经支配区感觉障碍;深支卡压可致手的内侧肌萎缩,无力,手深部胀痛和灼痛,夜间痛显著,拇指内收及其他四指收展无力,环指、小指可表现为爪形畸形,夹纸试验阳性。以上症状极易与肘部尺管综合征相混淆,可检查小指掌背侧感觉,如小指背侧感觉正常,可以排除肘部尺神经压迫,因为手背皮支是在尺神经进入腕部尺管之前分出的。治疗主要包括关节制动、应用非甾体类消炎药物及手术减压。

3.桡神经麻痹

桡神经源自 $C_5 \sim C_8$ 神经根,行于腋动脉后方,继而与肱深动脉伴行入桡神经沟,转向外下至肱骨外上髁上方,于肱桡肌与肱肌间分为浅、深两终支分布于前臂及手背。所支配各肌的主要功能是伸肘、伸腕及伸指。其位置表浅,是臂丛神经中最易受损的神经。

桡神经损伤的常见病因是骨折、外伤、炎症或睡眠时以手代枕手术中上肢长时间外展和受压上肢被缚过紧等。近年来,醉酒深睡导致的桡神经受压损伤发病率有所增加。桡神经损伤的典型表现是腕下垂,但受损伤部位不同,症状亦有差异:①高位损伤时上肢所有伸肌瘫痪,肘关节、腕关节和掌指关节均不能伸直;上肢伸直的情况下前臂不能旋后,手呈旋前位,垂腕至腕关节不能固定,因而握力减弱;②在上臂中1/3以下损伤时,伸肘功能保留;③在前臂上部损伤时伸肘、伸腕功能保留;④前臂中 1/3 以下损伤时,仅出现伸指功能丧失而无垂腕;⑤腕关节部损伤时仅出现感觉障碍。桡神经损伤的感觉障碍一般轻微,多仅限于手的虎口区,其他部位因邻近神经的重叠支配而无明显症状。

4.腓总神经麻痹

腓总神经源自 $L_4 \sim S_3$ 神经根,在大腿下 1/3 从坐骨神经分出,是坐骨神经的两个主要分支之一。其下行至腓骨头处转向前方,分出腓肠外侧皮神经,支配小腿外侧面感觉,在腓骨颈前分为腓深和腓浅神经,前者支配胫骨前肌、踇长伸肌、踇短伸肌和趾短伸肌,后者支配腓骨长肌和腓骨短肌及足背 2～5 趾背面皮肤。在腓骨颈外侧,腓总神经位置表浅,又贴近骨面,因而最易受损。

腓总神经麻痹的最常见原因为各种原因的压迫,也可因腓骨头或腓骨颈部外伤、骨折等引起,糖尿病、感染、乙醇中毒和铅中毒也是致病的原因。临床表现包括足与足趾不能背屈,足下垂并稍内翻,行走时为使下垂的足尖抬离地面而用力抬高患肢,并以足尖先着地呈跨阈步态。不能用足跟站立和行走,感觉障碍在小腿前外侧和足背。

5.胫神经麻痹

胫神经由 $L_4 \sim S_3$ 神经根组成。在腘窝上角自坐骨神经分出,在小腿后方下行达内踝后方,在屈肌支持带深面踝管内,分为足底内、外侧两终末支,支配腓肠肌、比目鱼肌、腘窝、跖肌、趾长屈肌和踇长屈肌以及足底的所有短肌。其感觉分支分布于小腿下 1/3 后侧与足底皮肤。

胫神经麻痹多为药物、乙醇中毒,糖尿病等引起,也见于局部囊肿压迫及小腿损伤。主要表现是足与足趾不能屈曲,不能用足尖站立和行走,感觉障碍主要在足底。当胫神经及其终末支在踝管处受压时可引起特征性表现——足与踝部疼痛及足底部感觉减退,称为"踝管综合征"。其病因包括穿鞋不当、石膏固定过紧、局部损伤后继发的创伤性纤维化以及腱鞘囊肿等。

6.臂丛神经痛

臂丛由 $C_5 \sim T_1$ 脊神经的前支组成,包含运动、感觉和自主神经纤维,主要支配上肢的运动和感觉。臂丛神经痛是由多种病因引起的臂丛支配区以疼痛、肌无力和肌萎缩为主要表现的综合征。常见的病因是臂丛神经炎、神经根型颈椎病、颈椎间盘突出、颈椎及椎管内肿瘤、胸廓出口综合征、肺尖部肿瘤以及臂丛神经外伤。

(1)臂丛神经炎:也称为原发性臂丛神经病或神经痛性肌萎缩,多见于成人,男性多于女性。半数患者有前驱感染史,如上呼吸道感染、流感样症状,或接受免疫治疗,或接受外科手术。因而多数学者认为这是一种变态反应性疾病。少数患者有家族史。

本病呈急性或亚急性起病,主要是肩胛部和上肢的剧烈疼痛,常持续数小时至2周,肩与上肢的活动可明显加重疼痛,而后逐渐减轻,但肌肉无力则逐渐加重,在2～3周时达高峰。肌无力多限于肩胛带区和上臂近端,臂丛完全损害者少见。数周后肌肉有不同程度的萎缩及皮肤感觉障碍。部分患者双侧臂丛受累。急性期治疗可用糖皮质激素,如口服泼尼松 20～40 mg/d,连用 1～2 周或静脉滴注地塞米松 5～10 mg/d,待病情好转后逐渐减量。可口服非甾体类解热止痛剂,也可应用物理疗法或局部封闭疗法止痛。恢复期注意患肢功能锻炼,给予促进神经细胞代谢药物以及针灸等。90%患者在 3 年内康复。

(2)神经根型颈椎病:是继发性臂丛神经病最常见的病因,因椎间盘退行性病变及椎体骨质增生性病变,压迫颈神经根和(或)脊髓,表现为颈痛及强迫头位、臂丛神经痛及脊髓压迫症状,可单独或先后合并出现,其中臂丛神经痛最常见。

颈椎病多在 40～50 岁起病,男性较多见,病程缓慢,常反复发作。表现为 $C_5 \sim C_7$ 神经根受压引起臂丛神经痛,压迫运动神经根产生肌痛性疼痛,根性痛表现为发麻或触电样疼痛,位于上肢远端,与神经根支配节段分布一致,相应区域可有感觉减退。肌痛性疼痛常在上肢近端、肩部和(或)肩胛等区域,表现持续性钝痛和(或)短暂的深部钻刺样不适感,许多病例因疼痛引起肩部运动受限,病程较长可导致凝肩,肩部附近常有肌腱压痛,肱二头肌、肱三头肌反射可减低。颈椎 X 线侧位片可见生理前凸消失,椎间隙变窄,斜位片可见椎间孔变小狭窄。颈椎 CT 或 MR 可较清晰地显示神经根与周围解剖结构的关系,可为诊断与鉴别诊断提供重要依据。肌电图检查有助于确定根性受损的诊断,同侧椎旁肌可出现失神经支配现象。根据以上临床表现和辅助检查,神经根型颈椎病不难诊断,但需注意与周围神经卡压综合征相鉴别。

颈椎病引起的神经根损害大多数采用非手术综合治疗即可缓解,需注意平卧时枕头不宜过高,避免颈部过伸、过屈,不宜使头位固定在某一位置,时间太久等。局部理疗、针灸等措施,颈椎牵引及用颈托支架或吊带牵引以减少颈部活动,均有助于减轻病情及促进功能恢复。药物治疗可以口服非甾体类消炎止痛药。疼痛较重者,可用局部麻醉剂加醋酸泼尼松龙 25 mg 在压痛点局部注射。有以下情况可考虑手术治疗:①临床与放射学证据提示伴有脊髓病变;②经适当地综合治疗疼痛不缓解;③受损神经根支配的肌群呈进行性无力。

(3)胸廓出口综合征:是指一组臂丛和锁骨下血管在由第一肋骨所形成的胸腔出口处遭受压迫所致的综合征,是臂丛神经受卡压的常见原因。在此部位可能产生致压作用的既有骨性的,如颈肋、第 1 肋;也有软组织性的,如前斜角肌、中斜角肌、锁骨下肌以及连接颈肋和第 1 肋的纤维束带等。主要表现为患侧颈肩部疼痛不适,由于臂丛下干受压出现尺神经分布区麻木、疼痛,并向前臂及手部尺侧放射,小鱼际肌及骨间肌萎缩或瘫痪,有时累及正中神经可致动作失调,持物易落等,当同时伴锁骨下动脉受压时,可出现肢体怕冷、发凉,上举时苍白,脉细触摸不到等表现。检查发现患侧锁骨上区饱满,可触及前斜角肌紧张。存在颈肋时锁骨上窝可消失,触之有隆起感,并出现压痛及放射痛。过度外展试验阳性。但此征必须注意与颈椎疾病相鉴别。

7.肋间神经痛

肋间神经痛是肋间神经支配区的疼痛。原发性者罕见,继发性者可见于邻近组织感染(如胸椎结核、胸膜炎、肺炎)、外伤、肿瘤(如肺癌、纵隔肿瘤、脊髓肿瘤)、胸椎退行性病变、肋骨骨折等。水疱-带状疱疹病毒感染也是常见原因。临床特点:①由后向前沿一个或多个肋间呈半环形的放射性疼痛;②呼吸、咳嗽、喷嚏、哈欠或脊柱活动时疼痛加剧;③相应肋骨边缘压痛;④局部皮肤感觉减退或过敏。水疱-带状疱疹病毒引起者发病数天内在患处出现带状疱疹。胸部与胸椎影像学检查、腰穿检查可提示继发性肋间神经痛的部分病因。

治疗原则如下。①病因治疗:继发于带状疱疹者给予抗病毒治疗,如用阿昔洛韦 5～10 mg/kg 静脉滴注,8 小时 1 次;肿瘤、骨折等病因者按其治疗原则行手术、化学药物治疗及放射治疗。②镇静止痛:可用地西泮类药物、布洛芬、双氯芬酸、曲马多等药物。③B 族维生素与血管扩张药物,如维生素 B_1、维生素 B_{12}、烟酸、地巴唑。④理疗:可改善局部血液循环,促进病变组织恢复,但结核和肿瘤病患者不宜使用。⑤局部麻醉药行相应神经的封闭治疗。

8.股外侧皮神经病

股外侧皮神经病也称为感觉异常性股痛,是临床最常见的皮神经炎。股外侧皮神经由 L_2～L_3 脊神经后根组成,是纯感觉神经,分布于股前外侧皮肤。

股外侧皮神经病的主要病因是受压与外伤,长期系用硬质腰带或盆腔肿瘤、妊娠子宫等均是可能的因素。其他,如感染、糖尿病、乙醇及药物中毒、动脉硬化等也是常见病因。临床表现:本病男性多于女性,起病可急可缓,多为单侧;大腿前外侧面皮肤感觉异常,包括麻木、针刺样疼痛、烧灼感,可有局部感觉过敏。行走、站立症状加重;查体可有髂前上棘内侧或其下方的压痛点,股外侧皮肤可有局限性感觉减退或缺失。对症状持续者应结合其他专业的检查及盆腔 X 线检查,以明确病因。

治疗除针对病因外,可给予口服 B 族维生素,也可给予止痛药物。局部理疗、封闭也有疗效。疼痛严重者可手术切开压迫神经的阔筋膜或腹股沟韧带。

9.坐骨神经痛

坐骨神经痛是沿着坐骨神经通路及其分布区域内以疼痛为主的综合征。坐骨神经是人体中最长的神经,由 $L_4 \sim S_3$ 的脊神经前支组成,在腘窝上角附近分为胫神经和腓总神经,支配大腿后侧和小腿肌群,并传递小腿与足部的皮肤感觉。

坐骨神经痛有原发性和继发性两类,原发性坐骨神经痛也称为坐骨神经炎,为感染或中毒等原因损害坐骨神经引起。继发性者临床更为多见,是因坐骨神经通路受病变的压迫或刺激所致。根据发病部位可分为根性、丛性和干性。根性坐骨神经痛病变主要在椎管内以及脊椎,常见病因如腰椎间盘突出、椎管内肿瘤、脊椎骨结核与骨肿瘤、腰椎黄韧带肥厚、粘连性脊髓蛛网膜炎等;丛性、干性坐骨神经痛的病变主要在椎管外,常为腰骶神经丛及神经干邻近组织病变,如骶髂关节炎、盆腔疾病(肿瘤、子宫附件炎)、妊娠子宫压迫、臀部药物注射位置不当以及梨状肌病变造成的坐骨神经卡压等。

临床表现:①青壮年男性多见,急性或亚急性起病。②沿坐骨神经走行区的疼痛,自腰部、臀部向大腿后侧、小腿后外侧和足部放射,呈持续性钝痛并阵发性加剧,也有呈刀割样或烧灼样疼痛者,夜间疼痛加剧。③患者为减轻疼痛,常采取特殊姿势:卧位时卧向健侧,患侧下肢屈曲;平卧位欲坐起时先使患侧下肢屈曲;坐下时以健侧臀部着力;站立时腰部屈曲,患侧屈髋屈膝,足尖着地;俯身拾物时,先屈曲患侧膝关节。以上动作均是为避免坐骨神经受牵拉而诱发疼痛加重所采取的强迫姿势。④直腿抬高试验阳性。⑤根性坐骨神经痛以腰骶部疼痛明显,在咳嗽、喷嚏和排便用力等产生 Valsalva 动作的状态时疼痛加重。在 L_4、L_5 棘突旁有明显压痛,于坐骨神经干走行区的臀点、股后点、腓点及踝点可有轻压痛;丛性坐骨神经痛以骶部疼痛明显,疼痛除沿坐骨神经放射,还可放射至股前及会阴部,于坐骨神经干走行区各点压痛明显;干性坐骨神经痛以臀部以下疼痛为特点,沿坐骨神经干走行区各点压痛明显。⑥神经系统检查可有轻微体征,如患侧臀肌松弛、小腿轻度肌萎缩、踝反射减弱或消失。小腿外侧与足背外侧可有轻微感觉减退。辅助检查的主要目的是寻找病因,包括腰骶部 X 线、腰部脊柱 CT、MRI 等影像学检查;脑脊液常规、生化及动力学检查;肌电图与神经传导速度测定等。

坐骨神经痛的诊断根据疼痛的分布区域、加重的诱因、减痛的姿势、压痛部位、直腿抬高试验阳性及踝反射改变一般无困难,同时应注意区分是神经根还是神经干受损。诊断中的重点是明确病因,应详细询问病史,全面进行体格检查,注意体内是否存在感染病灶,重点检查脊柱、骶髂关节、髋关节及盆腔内组织的情况,针对性地进行有关辅助检查。鉴别诊断主要区别局部软组织病变引起的腰、臀及下肢疼痛,如腰肌劳损、急性肌纤维组织炎、髋关节病变引起的局部疼痛。

治疗首先应针对病因。如局部占位病变者,应尽早手术治疗。结核感染患者需抗结核治疗,引起腰椎间盘突出者大多数经非手术治疗可获缓解。对症处理:①卧硬板床休息;②应用消炎止痛药物,如布洛芬;③B 族维生素;④局部封闭;⑤局部理疗可用于肺结核、肿瘤的患者;⑥在无禁忌的前提下可短期口服或静脉应用糖皮质激素治疗。

二、多发性神经病

(一)定义

多发性神经病曾称作末梢神经炎,是由不同病因引起的,以四肢末端对称性感觉、运动和自主神经功能障碍为主要表现的临床综合征。

(二)病因及病理

引起本病的病因都是全身性的。

1.代谢障碍与营养缺乏

糖尿病、尿毒症、血卟啉病、淀粉样变性等疾病由于代谢产物在体内的异常蓄积或神经滋养血管受损均可引起神经功能障碍;妊娠、慢性胃肠道疾病或胃肠切除术后、长期酗酒、营养不良等均可因维持神经功能所需的营养物质缺乏而致病。

2.各类毒物中毒

(1)药物:呋喃唑酮、呋喃西林、异烟肼、乙胺丁醇、甲硝唑、氯霉素、链霉素、胺碘酮、甲巯咪唑、丙米嗪、长春新碱、顺铂等。

（2）工业毒物：丙烯酰胺、四氯化碳、三氯乙烯、二硫化碳、正己烷、有机磷和有机氯农药、砷制剂、菊酯类农药等。

（3）重金属：铅、汞、铊、铂、锑等。

（4）生物毒素：白喉杆菌、伤寒杆菌、钩端螺旋体、布鲁氏杆菌等。

3.遗传性疾病

遗传性疾病有遗传性运动感觉性神经病（hereditary motor sensory neuropathy，HMSN）、遗传性共济失调性多发性神经病（Refsum 病）、遗传性淀粉样变性神经病、异染色性脑白质营养不良等。

4.结缔组织病

结缔组织病有系统性红斑狼疮、结节性多动脉炎、类风湿性关节炎、硬皮病和结节病，多发性神经病是疾病表现的组成部分，多因血管炎而致病。

5.其他

恶性肿瘤、麻风病、莱姆病与 POEMS 综合征等出现多发性神经病的机制与致病因子引起自身免疫反应有关。

病理改变无病因特异性，主要为轴突变性与节段性脱髓鞘，以轴突变性更为多见。通常轴突变性从远端开始，向近端发展，即逆死或称为远端轴突病。

（三）临床表现

多发性神经病可发生于任何年龄。由于病因不同，起病可表现为急性和慢性过程，部分患者呈缓解－复发的病程。常在数周至数月达到高峰。主要症状、体征如下。

1.感觉障碍

感觉障碍为肢体远端对称性感觉异常和深浅感觉缺失，呈手套袜子形分布。感觉异常可表现为刺痛、灼痛、蚁行感、麻木感等，常有感觉过敏。

2.运动障碍

肢体远端不同程度肌力减弱，呈对称性分布，肌张力减低。病程长者可有肌肉萎缩，常发生于骨间肌、蚓状肌、鱼际肌和小鱼际肌、胫前肌和腓骨肌。可有垂腕、垂足和跨阈步态。

3.腱反射减弱或消失

踝反射明显减弱且较膝反射减弱出现更早。上肢的桡骨膜、肱二头肌、肱三头肌反射也可减弱或消失。

4.自主神经功能障碍

肢体远端皮肤变薄、干燥、苍白或青紫，皮温低。

由于病因不同，临床表现也略有不同，后面将分述部分常见的多发性神经病。

（四）辅助检查

1.电生理检查

肌电图与神经传导速度测定可鉴别神经源性损害与肌源性损害，鉴别轴突病变与节段性脱髓鞘，也可用于疗效观察及随访。轴突变性主要表现为运动诱发波幅的降低和失神经支配肌电图表现，脱髓鞘则主要表现神经传导速度减慢。

2.血生化检测

重点注意检查血糖、尿素氮、肌酐、三碘甲状腺原氨酸（T_3）、四碘甲状腺原氨酸（T_4）、维生素 B_{12} 等代谢物质及激素水平。可疑毒物中毒者需做相应的毒理学测定。

3.免疫检查

对疑有自身免疫病者可做自身抗体系列检查，疑有生物性致病因子感染者，应做病原体或相应抗体测定。

4.脑脊液常规与生化检查

检查结果显示大多正常，偶有蛋白含量增高。

5.神经活组织检查

疑为遗传性疾病患者可行周围神经活组织检查,可提供重要的诊断证据。

(五)诊断与鉴别诊断

根据四肢远端对称性运动、感觉和自主神经功能障碍可诊断。但应进一步寻找病因,这主要依靠详细的病史、病程特点、伴随症状和辅助检查结果。亚急性联合变性的发病早期表现与本病相似,应注意鉴别。该病的早期症状为四肢末端对称性感觉异常,如刺痛、麻木、烧灼感,感觉减退呈手套袜子形分布,随病情进展逐渐出现双下肢软弱无力,步态不稳,双手动作笨拙等。早期巴宾斯基征可为阴性,随病情进展转为阳性。深感觉性共济失调是其临床特点之一。肌张力增高、腱反射亢进、锥体束征阳性及深感觉性共济失调是区别于多发性神经病的主要鉴别点。

(六)治疗

1.病因治疗

(1)中毒性多发性神经病治疗原则:应尽快停止与毒物的接触,补液、应用解毒剂,促进体内毒物的清除;药物引起者应停药,异烟肼引起者如神经病变不重,可在应用大量维生素 B_6 治疗后继续使用。重金属砷中毒可应用二巯丙醇 3 mg/kg,肌内注射,4～6 小时 1 次,2～3 天后改为 2 次/天,连用 10 天;铅中毒用二巯丁二钠 1 g/d,加入 5% 葡萄糖液 500 mL 静脉滴注,5～7 天为一个疗程,可重复 2～3 个疗程;也可用依地酸钙钠 1 g/d,稀释后静脉滴注,3～4 天为一个疗程,停 2～4 天后重复应用,一般可用 3～4 个疗程。

(2)营养缺乏与代谢性多发性神经病治疗原则:积极治疗原发病。糖尿病应严格控制血糖;尿毒症可血液透析或肾移植;黏液性水肿用甲状腺素有效;肿瘤所致者可用手术、化疗、放射治疗等手段治疗;麻风性神经病可用砜类药物治疗;与自身免疫病相关者需采用激素、免疫球蛋白治疗或血浆置换疗法。

2.药物治疗

(1)糖皮质激素:泼尼松 10 mg,3 次/天口服;地塞米松 0.75 mg,3 次/天口服,7～14 天后逐渐减量,1 个月为一个疗程。重症病例也可用地塞米松 10～20 mg/d,静脉滴注,连续 2～3 周后改为口服。

(2)B 族维生素药物及其他营养神经药物:补充水溶性维生素如维生素 B_1、甲钴胺或氰钴胺、维生素 B_6,适用于 B 族维生素缺乏及大部分原因引起的周围神经病,重症病例可合用辅酶 A、ATP 及神经生长因子等。

3.一般治疗

急性期应卧床休息;加强营养,调节饮食,多摄入富含维生素的蔬菜、水果、奶类、豆制品等;疼痛明显者可用各种止痛剂,严重者可用卡马西平或苯妥英钠;对重症患者须加强护理,四肢瘫痪的患者应定期翻身,维持肢体的功能位,预防瘫痪肢体的挛缩和畸形;恢复期可增加理疗、康复训练及针灸等综合治疗手段。

(七)几种常见多发性神经病的临床表现

1.糖尿病性周围神经病(diabetic neuropathy,DNP)

糖尿病性周围神经病是糖尿病代谢障碍导致的周围神经病,此组病变是糖尿病最常见和最复杂的并发症。超过 50% 的糖尿病患者有糖尿病神经病变,最常见的是慢性感觉运动性的对称性 DNP 和糖尿病自主神经病变。以下主要介绍慢性感觉运动性的对称性糖尿病周围神经病变。

(1)临床分类:美国糖尿病学会(ADA)推荐将糖尿病神经病变分为以下几类。

1)全身对称性多发神经病变。①急性感觉性神经病:少见,主要见于急性并发症(如酮症酸中毒)或血糖急剧波动时,在胰岛素治疗时因血糖变化过大引起的特殊情况称为胰岛素性神经病变。急性感觉性神经病变的特点是症状严重,但往往无阳性的客观检查指标和体征。②慢性感觉运动性 DNP:是糖尿病神经病变最常见类型。常见症状有烧灼样疼痛、电击或刀刺疼、麻木、感觉过敏和深部肌肉痛等,以下肢多见,夜间加剧。

2)局灶或多局灶神经病变:或称为单神经病变,主要累及正中神经、尺神经、桡神经,以及第Ⅲ、Ⅳ、Ⅵ和Ⅶ对脑神经。病因为微小血管梗死,大多数会在数月后自愈。

3)糖尿病自主神经病变:常见症状有静息时心动过速、运动耐受降低、直立性低血压、阳痿、低血糖时缺乏自主神经反应等,有较高的致死率。

(2)病因及发病机制如下。

1)微血管病变学说:血糖过高及代谢障碍可能导致神经小动脉内膜及毛细血管基底膜增厚,血管内皮细胞增生。管壁内脂肪和多糖类沉积使管腔狭窄,血液黏滞度增高使血管易被纤维蛋白与血小板聚集堵塞,引起神经纤维缺血、营养障碍及神经变性等。

2)生化和代谢异常学说:①糖尿病患者体内持续高血糖抑制钠依赖性肌醇转运,使神经组织磷脂酰肌醇和神经磷酸肌醇代谢紊乱,磷酸肌醇减少,Na^+-K^+-ATP酶活性降低,引起轴索变性,运动神经传导速度减慢;②在胰岛素不足的情况下,葡萄糖在醛糖还原酶作用下转化为山梨醇和果糖,神经组织内山梨醇、果糖含量增高和大量沉积,使细胞内渗透压增高,导致神经节段性脱髓鞘;③Schwann细胞髓鞘蛋白合成障碍,轴索内逆向转运减少导致周围神经远端轴索变性。

(3)临床表现:本病表现为感觉、运动、自主神经功能障碍,通常感觉障碍较突出,四肢末端自发性疼痛呈隐痛、刺痛、灼痛,可伴有麻木、蚁行感,夜间症状更重,影响睡眠。症状下肢更多见。也可出现肢体远端对称性感觉消失、营养不良性足跖溃疡、Charcot关节。肢体无力通常较轻。查体可有手套袜套样痛觉障碍,部分患者振动觉与关节位置觉消失。瞳孔和泪腺功能异常,瞳孔缩小及光反射减弱,瞳孔光反射潜伏期延长可作为糖尿病性自主神经病的早期诊断指标。发汗和血管反射异常,常见腰部以下少汗或无汗,足底皮肤干燥无汗,头部、躯干上部大汗淋漓,可表现为胃肠蠕动减慢、恶心、呕吐、尿便失禁,以及阳痿、弛缓性膀胱,逼尿肌无力和残余尿增多易导致尿路感染。50%慢性DNP患者无症状,10%～20%的患者存在轻微的症状。诊断DNP不能单凭一个简单的症状、体征,至少需要两项不正常表现(症状、体征、神经传导异常、感觉和自主神经的定量检查异常)。

(4)治疗方法如下。

1)控制血糖:用胰岛素严格控制血糖可以延迟发生糖尿病神经病变,但过量应用胰岛素可引起反复低血糖及痛性神经病。近年来研究发现,长期慢性高血糖的患者,当血糖戏剧性下降且伴有糖化血红蛋白突然降低时,患者会出现糖尿病神经病变,或原有症状加重,应该寻找最佳的血糖控制速度,在合理的时间窗内以适当的速度降低糖化血红蛋白。

2)病因治疗。①营养神经药物:甲钴胺是蛋氨酸合成酶辅酶,促进细胞内核酸、蛋白和脂质的合成,从而修复受损的神经组织,并促进髓鞘形成和轴突再生,临床证实可改善DNP的症状。轻者可口服,每次500 mg,3次/天;重者肌内注射,500 μg/d,两周或更长为一个疗程。神经节苷脂是神经细胞膜正常组分,40 mg肌内注射,每周注射5天,共6周。②改善神经血液微循环药物:前列腺素 E_1 及其类似物可增加神经内膜血流,如前列地尔10 μg静脉注射,2次/天,10天为一个疗程。血管紧张素转换酶抑制剂和钙通道阻滞剂等可增加神经血流量及神经内毛细血管密度,改善神经缺血、缺氧。阿司匹林、噻氯匹定等具有抗血小板聚集及血管扩张作用。③抗氧化药物:α-硫辛酸可增加周围神经血流量,改善血供;清除自由基,减少自由基对神经损伤;减少山梨醇,避免神经纤维水肿、坏死;促进神经元生长,减少神经功能病变。④中药:很多具有抗凝、扩血管、降低血小板黏附性作用的活血化瘀类中药,如川芎嗪、复方丹参、葛根素、刺五加等。

3)疼痛治疗。①抗惊厥药物:主要有苯妥英和卡马西平,但疗效不理想。目前广泛应用的是加巴喷丁,需注意不良反应的发生。拉莫三嗪是谷氨酸受体阻滞剂,起始剂量为25 mg/d,逐渐加至最大维持剂量400 mg/d,可有效改善DNP的症状,且不良反应少,安全性好。②三环类抗抑郁药:如丙米嗪、阿米替林通常有效,常规剂量50～150 mg/d,但可加重直立性低血压;5-羟色胺再摄取抑制剂舍曲林、氟西汀等耐受性较好。

预防糖尿病性神经病并发症如糖尿病足给予足部护理,感觉缺失的患者应注意保护,以防发生足部无痛性溃疡。

2.尿毒症性多发性神经病

尿毒症性多发性神经病是慢性肾衰竭最常见并发症。病因尚不清楚,可能与甲基胍嘧啶、肌醇等毒素聚集有关。表现为无痛性、进展性和对称性感觉运动麻痹,通常先累及下肢,然后累及上肢。有些患者最初出现足部烧灼样感觉障碍或下肢蚁走感、瘙痒感,症状在夜间加重,活动时减轻,颇似不安腿综合征。病情继续进展则出现双下肢麻木、感觉缺失、肌力减弱,严重者可有四肢远端肌肉萎缩。神经病变通常在数月内缓慢进展,偶可为亚急性。经长期血液透析后,神经病变的症状和体征可趋于稳定,但仍有少数患者病情进展加快。患者成功接受肾脏移植后,通常经 6～12 个月周围神经功能可望得到完全恢复。

3.营养缺乏性多发性神经病

其可因消化系统疾病引起的吸收功能障碍、长期酗酒、剧烈的妊娠呕吐、慢性消耗性疾病、甲状腺功能亢进症等导致营养缺乏而引起,主要是维生素 B_1 的缺乏。表现为两腿沉重感、腓肠肌压痛或痛性痉挛。可有双足踝部刺痛、灼痛及蚁行感,呈袜套样改变。病情进展可出现小腿肌肉无力,表现为垂足,行走时呈跨阈步态。腱反射早期亢进,后期减弱或消失。

乙醇营养障碍性神经病是长期大量酗酒导致营养障碍,引起慢性对称性感觉运动性多发性神经病。与 B 族维生素尤其是维生素 B_1 的缺乏有关。慢性乙醇中毒患者起病缓慢,症状及体征下肢较上肢重,以感觉障碍为主,深感觉常常受累,表现为双足踝部灼痛、刺痛及蚁行感,呈袜套样改变,部分病例腓肠肌压痛较明显,下肢位置觉、振动觉减退或消失,出现走路踩棉花感和共济失调等。传导深感觉的神经纤维对慢性乙醇毒性较敏感,其受累引起的振动觉的改变可出现在没有临床症状的长期饮酒的人群中。运动神经受累较晚,表现为下肢末端无力,腱反射减弱或消失,跟腱反射改变比膝反射早,病变严重者可有肌萎缩。偶有病例出现脑神经受损,如动眼、外展及前庭神经损害,也可有自主神经调节功能异常。电生理检查,MCV、SCV 可有不同程度减慢。本病应于戒酒同时补充大剂量 B 族维生素,症状及体征可有缓解。

4.呋喃类药物中毒

常见的呋喃类药物有呋喃唑酮、呋喃妥因等。肾功能障碍者可因血药浓度增高而发病。症状常在用药后 5～14 天出现,首先表现为肢体远端感觉异常、感觉减退和肢端疼痛。肢端皮肤多汗,可有色素沉着。肌肉无力与肌萎缩相对轻微。应用此类药物时应密切观察周围神经症状。尤应注意不可超过正常剂量及长时间使用此类药物。

5.异烟肼中毒

本病多发生于长期服用异烟肼的患者。临床表现以双下肢远端感觉异常和感觉缺失为主,可有肌力减弱与腱反射消失。其发病机制与异烟肼干扰维生素 B_6 的正常代谢有关。病情严重者应停药,服用维生素 B_6。异烟肼引起者如神经病变不重,可在应用维生素 B_6 治疗时继续服用异烟肼。

6.正己烷中毒性周围神经病

正己烷是一种常用工业有机溶剂,用于工业粘胶配制、油脂萃取、制鞋等多个行业。作业人员长期接触低浓度正己烷且缺乏有效的防护可诱发正己烷中毒性周围神经病。其发病机制可能与轴索骨架蛋白、能量代谢障碍以及神经生长因子信号转导通路等有关。

本病潜伏期 8 个月,接触程度高时潜伏期较短。前驱症状有头痛、头昏、食欲缺乏、体重减轻等,然后四肢远端缓慢出现上行性的感觉障碍和运动障碍,表现为四肢末端麻木、触电样、蚁走样或"胀大变厚"感,肢体远端痛、触觉减弱或消失、振动觉减弱或消失。多数病例出现肌腱反射减弱或消失,跟腱反射异常出现最早。肌力减退多见于下肢,患者行走呈跨阈步态。可以出现肌萎缩,以鱼际肌和掌骨间肌萎缩最常见,部分患者伴小腿及前臂肌群萎缩。可伴有自主神经功能障碍,如心率增快和手足湿冷等。偶有病例出现眼底异常和视力障碍。神经肌电图检查即可显示神经源性损害,潜伏期波速减慢、波幅下降、运动及感觉传导速度减慢,可呈典型失神经支配现象,表明损伤主要在轴索。病理检查也发现损害以轴索肿胀和轴索变性为特征。

正己烷在体内主要代谢产物之一为 2,5-己二酮,其尿中浓度只反映人体近期接触正己烷的程度,不能作为慢性正己烷中毒的诊断依据。慢性正己烷中毒的诊断应结合接触史、临床表现和神经肌电图结果。

应用 B 族维生素、神经生长因子,辅以理疗和四肢运动功能锻炼等,多数患者可以痊愈。部分病例脱离接触后 3～4 个月内病情仍继续恶化,然后进入恢复。该病病程长达数月或 1 年以上。

7.POEMS 综合征

POEMS 综合征是一组以多发性周围神经病和单克隆浆细胞增生为主要表现的临床综合征。病名由 5 种常见临床表现的英文字头组成,即多发性神经病、脏器肿大、内分泌病、M 蛋白和皮肤损害。多中年以后起病,男性较多见。起病隐袭、进展慢。依照症状、体征出现频率可有下列表现:①慢性进行性感觉运动性多神经病,脑脊液蛋白含量增高。②皮肤改变:因色素沉着变黑,并有皮肤增厚与多毛。③内分泌改变:男性出现阳痿,女性化乳房,女性出现闭经、痛性乳房增大和溢乳,可合并糖尿病。④内脏肿大:肝、脾大、周围淋巴结肿大。⑤水肿:视盘水肿;胸腔积液、腹水、下肢指凹性水肿。⑥异常球蛋白血症:血清蛋白电泳出现 M 蛋白,尿检可有本周蛋白。⑦骨骼改变:可在脊柱、骨盆、肋骨及肢体近端发现骨硬化性改变,为本病影像学特征,也可有溶骨性病变,骨髓细胞学检查可见浆细胞增多或骨髓瘤。⑧低热、多汗、杵状指。治疗用皮质激素、免疫抑制剂,近期对水肿、内脏肿大、内分泌改变等效果较好,但周围神经损害改善不明显,骨髓瘤的化疗＋放疗、手术切除,各症状可有所改善。

三、吉兰-巴雷综合征

(一)定义

吉兰-巴雷综合征(Guillain-Barré syndrome,GBS),是一组急性或亚急性发病,以四肢对称性、弛缓性瘫痪为主要临床特征的自身免疫病,以往多译为格林-巴利综合征。目前临床上将 GBS 分为以下几个类型。①急性炎症性脱髓鞘性多发性神经病(acute inflammatory demyelinating polyneuropathy,AIDP):即经典的 GBS。②急性运动性轴索型神经病(acute motor axonal neuropathy,AMAN):为纯运动型 GBS,病情较严重。③急性运动感觉性轴索型神经病(acute motor sensory axonal neuropathy,AMSAN):与 AMAN 相似,病情严重,预后差。④Miller-Fisher 综合征(MFS):表现为眼外肌麻痹、共济失调和腱反射减弱或消失的三联征,可有轻度四肢肌力减弱。⑤不能分类的 GBS:包括自主神经功能不全、复发型 GBS 等亚型。

(二)流行病学

GBS 的年发病率(0.6～2.4)/10 万人,男性略多于女性,各年龄组均可发病。欧美国家在 16～25 岁和 45～60 岁出现两个高峰,我国尚缺乏系统的流行病学资料,但住院患者年龄资料分析显示,以儿童和青壮年多见。在北美与欧洲国家发病无明显的季节倾向,但亚洲国家及墨西哥以夏秋季节发病较多。丛集性发病的现象在国内外均有报道,国外的研究表明丛集性发病的可能诱发因素包括注射流感疫苗、腹泻、肝炎和伤寒等。

(三)病因及发病机制

虽然 GBS 的病因尚未确定,但大多认为是多因素的。可从机体内外两个方面探讨。

1.外在致病因素

超过 2/3 的患者发病前 4 周内有呼吸道或胃肠道感染症状。曾发现的前驱感染病原体包括空肠弯曲菌(Cj)、巨细胞病毒、EB 病毒、肺炎支原体、乙型肝炎病毒和人类免疫缺陷病毒等。研究发现在许多国家和地区 Cj 感染是最常见的 GBS 发病前驱因素,特别是以腹泻症状为前驱感染的 GBS 患者有 Cj 感染证据者高达 85%,从 AMAN 型 GBS 患者肠道分离出 Cj 更多见。我国以 19 型 Cj 最常见,研究发现其与人类神经组织中富含的神经节苷脂(GM_1、GD_{1a}、GT_{1a} 和 GD_3)有相同的抗原决定簇,这为以分子模拟学说解释 GBS 的发病机制奠定了重要的实验基础。分子模拟学说认为外来致病因子因具有与机体某组织结构相同或相似的抗原决定簇,在刺激机体免疫系统产生抗体后,这种抗体既与外来抗原物质结合,又可发生错误识别,与体内具有相同抗原决定簇的自身组织发生免疫反应,从而导致自身组织的免疫损伤。

2.机体因素

目前尚无公认的 GBS 易感基因被发现。虽然 GBS 的确切发病机制仍不明确,但本病是由细胞免疫和体液免疫共同介导的自身免疫病这一观点已得到公认。证据如下。

（1）AIDP的典型病变中存在大量淋巴细胞浸润,巨噬细胞也参与了病变的形成。

（2）电子显微镜观察AMAN患者周围神经,可见巨噬细胞自郎飞结处攻击裸露的轴突,进而继续移行至相对完整的髓鞘内,直接破坏轴突。

（3）早在光学显微镜没有可见的病理改变时,免疫电镜即可发现AMAN患者周围神经郎飞结部位出现抗原抗体复合物及补体的沉积。

（4）GBS患者血中存在特异的循环抗体,部分患者的循环抗体与GM_1等神经节苷脂产生抗原抗体结合反应或与Cj的抗原成分有交叉反应;Fisher综合征常有GQ_{1b}抗体存在并与Cj感染关系密切。

（5）将患者或动物模型的血清被动转移至健康动物的周围神经可引起与前者相似的病变,而将上述血清用Cj的抗原吸附后再转移至健康动物则不再产生病变。

（四）病理

AIDP的主要病理改变是周围神经组织中小血管周围淋巴细胞与巨噬细胞浸润以及神经纤维的节段性脱髓鞘,严重病例出现继发轴突变性。Schwann细胞于病后1～2周开始增殖,以修复受损的髓鞘,此时致病因素对髓鞘的破坏可能尚未停止。

AMAN型GBS的主要病变是脊神经前根和周围神经运动纤维的轴突变性及继发的髓鞘崩解,崩解的髓鞘形成圆形、卵圆形小体,病变区内少见淋巴细胞浸润。早期病变组织的电子显微镜观察可见巨噬细胞自郎飞结处移行至相对完整的髓鞘内破坏轴突。

AMSAN的病理特点与AMAN相似,但脊神经前后根及周围神经纤维的轴突均可受累。

（五）临床表现

多数患者起病前4周内有胃肠道或呼吸道感染症状,少数有疫苗接种史。呈急性或亚急性起病。首发症状为始于下肢、上肢或四肢同时出现的瘫痪,两侧相对对称。瘫痪可自肢体远端向近端发展或相反,瘫痪呈弛缓性,腱反射减低或消失。25％病情严重者,出现呼吸肌麻痹,需要辅助呼吸。发病时多有肢体远端感觉异常,如刺痛、麻木、烧灼感等,呈手套袜子样分布的感觉缺失较少见,振动觉和关节运动觉障碍更少见。1/3患者出现颈后部或四肢肌肉疼痛,有的出现脑膜刺激征。尤其是在儿童,肌肉疼痛更为常见,并且常为首发症状。脑神经损害可为首发症状,以双侧周围性面瘫最常见,其次为咽喉部肌肉瘫痪。眼球运动、舌肌及咬肌的瘫痪少见。偶有视盘水肿。自主神经症状可有多汗、皮肤潮红,严重病例出现心动过速、期前收缩等心律失常,高血压或直立性低血压,一过性尿潴留。

起病后症状迅速进展,半数患者在2周内达高峰,90％患者病后4周症状不再进展。多在症状稳定1～4周后开始恢复,肢体无力一般从近端向远端恢复,往往需要数周到数月的时间。本病的主要危险是呼吸肌麻痹。肺部感染、严重心律失常及心力衰竭等并发症也是致死的重要因素。

为评估GBS患者的临床状况,Hughes评分将GBS分为7级。0级:正常;1级:有轻微神经系统症状,但能从事日常工作;2级:不能从事日常工作,但能自己行走;3级:需要人搀扶或拄拐才能行走;4级:不能行走,卧床或坐在轮椅上;5级:呼吸肌麻痹,需要辅助呼吸;6级:死亡。

（六）辅助检查

（1）脑脊液改变常在发病1周后出现,典型的表现是蛋白-细胞分离现象,即蛋白含量增高而白细胞计数正常。蛋白含量增高常在起病后第3周末达高峰。

（2）神经传导速度(nerve conduction velocity,NCV)和肌电图检查对GBS的诊断很有价值。早期可能仅有F波或H反射的延迟或消失。F波的改变代表神经近端或神经根损害,对诊断有重要意义。AIDP的电生理特征是NCV减慢、末端运动潜伏期延长,继发轴索损害时则有波幅的减低;AMAN和AMSAN表现:NCV正常或仅轻度减慢,达不到脱髓鞘病变的电生理标准,而波幅有明显减低。

（3）严重病例:可有心电图改变,以窦性心动过速和ST-T改变最常见。

（七）诊断

1.GBS诊断

诊断可根据病前4周内感染史，急性或亚急性起病，四肢对称性弛缓性瘫痪，可伴感觉异常和末梢型感觉障碍，脑神经损害，脑脊液蛋白-细胞分离现象，神经电生理异常表现等。

2.国际上广泛采用的Asbury修订诊断标准

（1）GBS必备诊断标准：①超过1个以上肢体出现进行性肌无力，从轻度下肢力弱，伴或不伴共济失调，到四肢及躯干完全性瘫，以及延髓性麻痹、面肌无力和眼外肌麻痹等；②腱反射完全消失，如具备其他特征，远端腱反射丧失，肱二头肌反射及膝腱反射减低，诊断也可成立。

（2）高度支持诊断标准：按重要性排序的临床特征如下。①症状和体征迅速出现，至4周时停止进展，50%的病例在第2周，80%在第3周，90%在第4周达到高峰；②肢体瘫痪较对称，并非绝对，常见双侧肢体受累；③感觉症状、体征轻微；④脑神经受累，50%的病例出现面神经麻痹，常为双侧性，可出现延髓性麻痹及眼外肌麻痹；约5%的病例最早表现眼外肌麻痹或其他脑神经损害；⑤通常在病程进展停止后2～4周开始恢复，也有经过数月后开始恢复，大部分患者功能可恢复正常；⑥可出现自主神经功能紊乱，如心动过速、心律失常、直立性低血压、高血压及血管运动障碍等，症状可为波动性，应排除肺栓塞等的可能性；⑦发生神经症状时无发热。

变异表现（不按重要性排序）：①发生神经症状时伴发热；②伴疼痛的严重感觉障碍；③进展超过4周，个别患者可有轻微反复；④进展停止但未恢复或遗留永久性功能缺损；⑤括约肌通常不受累，但疾病开始时可有一过性膀胱括约肌障碍；⑥偶有CNS受累，包括不能用感觉障碍解释的严重共济失调、构音障碍、病理反射、不确切的感觉平面等，但其他症状符合GBS，不能否定GBS诊断。

（3）高度支持诊断的脑脊液特征：①主要表现脑脊液蛋白含量发病第1周升高，以后连续测定均升高，脑脊液单个核细胞（MNC）数在10×10^6/L以下；②变异表现：发病后1～10周蛋白含量不增高，CSF-MNC数（11～50）$\times10^6$/L。

（4）高度支持诊断的电生理特征：80%的患者显示NCV减慢或阻滞，通常低于正常的60%，但因斑片样受累，并非所有神经均受累；远端潜伏期延长可达正常3倍，F波是神经干近端和神经根传导减慢的良好指标；20%的患者传导正常，有时发病后数周才出现传导异常。

（5）怀疑诊断的特征：①明显的持续不对称性力弱；②严重的膀胱或直肠功能障碍；③发病时就有膀胱或直肠功能障碍；④CSF-MNC数达50×10^6/L以上；⑤脑脊液出现多形核白细胞；⑥出现明显感觉平面。

（6）除外诊断的特征：①有机物接触史；②急性发作性卟啉病；③近期白喉感染史或证据，伴或不伴心肌损害；④临床上符合铅中毒或有铅中毒证据；⑤表现为单纯感觉症状；⑥有肯定的脊髓灰质炎、肉毒中毒、癔症性瘫痪或中毒性神经病诊断依据。

由上述标准可见，GBS诊断仍以临床为主，支持GBS诊断的实验室证据均需具备必要的临床特征才能诊断。变异表现是在符合临床标准的GBS中偶尔出现特殊症状，这些症状不能排除GBS，但应引起怀疑，如出现两个以上变异表现应高度怀疑GBS诊断。HIV感染患者CSF-MNC平均数为23×10^6/L，＞50×10^6/L才视为增高，临床疑诊GBS患者CSF-MNC数增高时检测HIV十分必要。

（八）鉴别诊断

1.低钾血症性周期性瘫痪

低钾血症性周期性瘫痪为急性起病的两侧对称性肢体瘫痪，病前常有过饱、饮酒或过度劳累病史，常有既往发作史，无感觉障碍及脑神经损害，发作时血钾低及心电图呈低钾样改变，脑脊液正常。补钾治疗有效，症状可迅速缓解。

2.重症肌无力全身型

重症肌无力全身型可表现两侧对称性四肢弛缓性瘫痪，但多有症状波动，如休息后减轻，劳累后加重，即所谓"晨轻暮重"现象，疲劳试验及新斯的明试验阳性，脑脊液正常。重复电刺激低频时呈递减反应，高频时正常或递减反应，血清抗乙酰胆碱受体抗体阳性。

3.脊髓灰质炎

本病起病时常有发热,肌力减低常不对称,多仅累及一侧下肢的一个或数个肌群,呈节段性分布,无感觉障碍,肌萎缩出现早。脑脊液蛋白与细胞在发病早期均可升高,细胞数较早恢复正常,病后3周也可呈蛋白-细胞分离现象。确诊常需病毒学证据。

4.急性脊髓炎

本病病变部位在颈髓时可表现为四肢瘫痪,早期肌张力减低呈弛缓性,但有水平面型深、浅感觉消失,伴尿便潴留。脊髓休克期过后表现四肢肌张力升高,腱反射亢进,病理反射阳性。

(九)治疗

1.病因治疗

本病治疗以抑制免疫反应,清除致病因子,阻止病情发展为目标。

(1)静脉注射免疫球蛋白(intravenous immunoglobulin,IVIG):适用于病情进展,有出现呼吸肌麻痹可能的病例,应尽早使用。成人常用量0.4 mL/(kg·d)静脉滴注,连用5天。治疗作用的机制包括中和致病性自身抗体、抑制炎性细胞因子(白细胞介素-1、肿瘤坏死因子-α等)、抑制补体结合及干扰和下调T细胞功能等。本疗法有效率50%~70%。不良反应轻微且发生率低,包括发热、面红等,可通过减慢滴速预防与消除。个别发生无菌性脑膜炎、急性肾小管坏死和脑梗死。

(2)血浆交换(plasma exchange,PE):适用于体质情况较好的成年人及大龄儿童,血浆交换量每次30~40 mL/kg,3~5次为一个疗程。治疗作用机制主要是清除血液循环中致病性自身抗体。有效率与静脉注射免疫球蛋白相当,同时使用疗效并不增加,故应选择单一方法治疗。可能出现的不良反应有枸橼酸盐中毒、一过性低血压、心律失常等。

(3)糖皮质激素:曾经是治疗GBS的主要药物,近10多年来存在争议。国外的研究结论多认为激素治疗无效,但也有认为就目前证据下结论为时尚早。

2.呼吸肌麻痹的处理

呼吸肌麻痹是本病最主要的危险,当表现呼吸浅快、心动过速、出汗以及口唇甲由红润转为苍白或发绀,经鼻导管给氧及清理呼吸道后,短时间内仍无改善者,提示呼吸功能已不能满足机体需要,可行气管插管或气管切开术,给予机械通气;肺活量降低至体重20 mL/kg以下,血气分析动脉氧分压低于9.33 kPa(70 mmHg)也是施行机械通气的指征。如果患者合并第Ⅸ、Ⅹ对脑神经麻痹,表现吞咽困难或呛咳,有发生窒息或吸入性肺炎的危险时,应更早考虑行气管插管或气管切开术。

气管切开术后护理的关键是维持气道的通畅,措施包括定时翻身拍背、及时吸除气管内分泌物、定期清洗套管内管、保持适宜的室温及空气湿度、定时在套管内滴入含抗生素及α-糜蛋白酶的生理盐水、雾化吸入或蒸汽吸入、保持颈部切口清洁。此外还应经常检查套管缚带的松紧程度并及时调整,防止套管意外脱出。

3.辅助治疗

主要注意维持患者水、电解质与酸碱平衡,常规使用水溶性维生素并着重增加维生素 B_1、维生素 B_{12}的补充。可应用神经生长因子等促进神经修复。

4.预防与治疗并发症

预防与治疗并发症的措施如下:①重症患者应进行连续心电监护直至恢复期开始。窦性心动过速一般不需治疗,如症状明显或心率过快,可用小剂量速效洋地黄制剂适当控制,心动过缓可由吸痰操作引起,可用山莨菪碱、阿托品治疗。严重心律失常少见,如心房颤动、心房扑动、传导阻滞等,可会同心血管专业医师解决。②高血压可用小剂量β受体阻断剂治疗,低血压者可补充胶体液或置头低体位。③坠积性肺炎与吸入性肺炎及由此引发的败血症、脓毒血症应早使用广谱抗生素治疗,并可根据痰病原体培养与药敏试验结果调整抗生素剂量。④为预防下肢深静脉血栓形成及由此引发的肺栓塞,应经常被动活动双下肢或穿弹力长袜,对有高凝倾向的病例可给予低分子肝素5 000 U腹部皮下注射,每天1~2次。⑤不能吞咽者应尽早鼻饲,维持肠道营养供给,但若有麻痹性肠梗阻迹象者,则应停止鼻饲,给予胃肠动力药物,促进肠蠕动恢复。⑥许多患者出现四肢或全身肌肉疼痛与皮肤痛觉过敏,可适当应用止痛、镇痛药物。⑦应用润肠药与缓泻药保持大便通畅。⑧保持床面清洁平整并定期翻身以防止压疮,也可使用电动防压疮气垫。⑨有尿潴留者可做下腹部按摩促进排尿,无效时应留置尿管导尿。⑩重视患者焦虑与抑郁状态发生,做好心理疏导工作,保持对患者鼓励的态度,经常安慰患者虽然恢复较慢,但最后多可完全恢复。症状严重者也可配合抗焦虑与抗抑郁药物治疗。

5.康复治疗

瘫痪严重时应注意肢体功能位摆放并经常被动活动肢体,肌力开始恢复时应主动与被动活动相结合,可进行按摩、理疗等配合治疗。

(十)预后

85%患者在1~3年完全恢复,10%患者留有长期后遗症,病死率为5%,常见死因为严重全身性感染、肺栓塞、心肌梗死、心力衰竭与心律失常、成人呼吸窘迫综合征等。老年患者、有严重神经轴突变性、辅助呼吸时间超过1个月或进展快且伴有严重自主神经功能障碍者预后不良。3%患者可能出现1次以上的复发。复发间隔可数月至数10年。

四、慢性炎症性脱髓鞘性多发性神经病

(一)定义

慢性炎症性脱髓鞘性多发性神经病(chronic inflammatory demyelinating polyneuropathy,CIDP),是一种慢性复发性炎性周围神经病。既往曾称为"慢性吉兰-巴雷综合征",虽然CIDP在病理上与AIDP有相似之处,但临床表现及对治疗的反应却截然不同,目前认为它们是两组不同的疾病。

(二)病因与病理

本病病因不明,多认为免疫机制参与了发病。病理改变主要是脊神经根与周围神经节段性脱髓鞘和髓鞘再生并存,呈"洋葱头样"改变。少有炎性细胞浸润,浸润的细胞主要是单核细胞。少数可见神经轴突变性。

(三)临床表现

本病可发生于任何年龄,男女均可发病。起病隐袭,多无前驱因素。根据病程特点,可分稳定进展型、阶梯式进展型和复发-缓解型,未经治疗的病例神经功能缺损进行加重常超过8周。各种类型共同的临床表现如下。

1.运动障碍

出现对称性肢体无力,主要为肢体近端,如肩胛、上臂、大腿及骨盆带的肌肉无力,某些患者肢体远端亦可无力;肌张力低,腱反射减弱或消失;肌肉萎缩相对较轻,无肌肉自发性疼痛或痛性痉挛;躯干肌及呼吸肌很少受累。

2.感觉障碍

感觉障碍呈对称性,表现为肢体远端的针刺样疼痛、麻木、烧灼感,检查可见深、浅感觉均减退或丧失,可出现感觉性共济失调。

3.脑神经

表现面肌无力、复视及吞咽困难,偶见视盘水肿。

4.自主神经功能障碍

主要是肢体皮肤营养改变,如变薄、少汗等,Horner征及括约肌功能障碍少见。

(四)辅助检查

1.脑脊液检查

检查呈蛋白-细胞分离,在复发期蛋白含量增高较明显。鞘内IgG合成率升高,部分患者寡克隆带阳性。

2.电生理检查

肌电图可有纤颤、正锐波,NCV、末端潜伏期、F波等神经传导指标的减慢较AIDP严重。

3.病理检查

腓肠神经活检可见炎症性节段性脱髓鞘及髓鞘再生形成"洋葱头样"改变等典型表现,但也有以轴突变性为主的病例。

(五)诊断

诊断包括以下几点:①病程至少2个月;②进展或反复发作的对称性肢体运动感觉障碍,可有脑神经受累,单纯运动或感觉受累为少见情况;③反射减低或消失;④神经电生理检查表现NCV减慢、末端潜伏期和F波延长;⑤脑脊液蛋白-细胞分离;⑥诊断困难时可行神经活检,表现明确的脱髓鞘和髓鞘再生、洋葱头样肥大神经形成等;⑦糖皮质激素治疗有效。

(六)鉴别诊断

1.AIDP

AIDP急性起病,多在1个月内进展至高峰,而后逐渐恢复。常有脑神经和呼吸肌受累。CIDP则病情持续进展超过2个月,甚至达数年,恢复常不完全,激素治疗的效果明显。

2.中毒与代谢性疾病引起的神经病

该病有应用异烟肼、呋喃类等药物的历史或毒物接触史,或可明确诊断糖尿病、尿毒症、肢端肥大症、甲状腺功能减退等疾病。

3.副肿瘤性神经病

本病感觉损害的症状较明显,表现肢体远端向近端发展的疼痛,深、浅感觉减退或消失,可出现感觉性共济失调,少数有脑脊液蛋白-细胞分离。血清可检出与肿瘤有关的自身抗体(Hu抗体),部分患者肿瘤治疗好转后神经病也出现好转,也可因抗肿瘤药物毒性作用无好转或恶化。中年以上多发性神经病患者需详细检查,肿瘤除外。

4.多灶性运动神经病(multifocal motor neuropathy,MMN)

多灶性运动神经病也称为伴有多灶传导阻滞的运动神经病,是一种仅累及运动神经的不对称性脱髓鞘性神经病,表现为不对称性分布的肌无力、肌萎缩,反射减低或消失,少数有脑神经受累,电生理有传导阻滞和F波异常。发病机制与自身免疫有关,激素治疗无效,环磷酰胺或静脉注射免疫球蛋白治疗有效。

5.结缔组织病引起的多发性神经病

该病表现为四肢运动、感觉障碍,尚伴有原发病表现:发热、面部蝶形红斑、关节疼痛。辅助检查提示脏器损害,血中自身抗体阳性。

(七)治疗

(1)皮质激素:泼尼松最为常用,100 mg每天早晨1次顿服,3~4周后视病情改为隔天用药并逐渐减量维持,如果症状恶化,可以重复应用大剂量。缓解期也应低剂量维持。

(2)免疫抑制剂:激素治疗失败者可用环磷酰胺每天2 mg/kg或硫唑嘌呤3 mg/kg,对部分患者有效,需注意对骨髓造血功能的影响。

(3)静脉注射免疫球蛋白0.4 mg/(kg•d),连用5天。与小剂量激素合用可维持更长时间的疗效。

(4)血浆交换(plasma exchange,PE)为CIDP的首选治疗,疗程6周,前3周每周2次,后3周每周1~2次。之后可定期进行PE治疗。

(八)预后

有关本病的病死率文献报道不一,Dyck等对53例CIDP的长期随访研究显示,发病后2~19年有6例(11%)因并发症死亡,3例死于其他疾病。研究发现,已死亡病例按死前神经功能状态计算,完全恢复的占4%,可行走并工作但留有轻度至中度神经损害的60%,可行走但不能工作的占8%,困于轮椅及长期卧床的占28%。

(朱　旺)

第七节　急性脊髓炎

急性脊髓炎通常指急性非特异性脊髓炎，是局限于数个脊髓节段的急性非特异性炎症，为横贯性脊髓损害。病因多为病毒性感染或疫苗接种后的自身免疫反应。病理上以病变区域神经元坏死、变性、缺失和血管周围神经髓鞘脱失，炎性细胞浸润，胶质细胞增生等为主要变化。而由外伤、压迫、血管、放射、代谢、营养、遗传等非生物源性引起的脊髓损害称为脊髓病。

一、病因与发病机制

病因未明，可能大部分病例是病毒感染或疫苗接种后引起的自身免疫反应。1957 年亚洲流感流行后，世界各地的急性脊髓炎的发病率均有增高，故有人推测本病与流感病毒感染有关。但研究发现，患者脑脊液中抗体正常，神经组织中亦未能分离出病毒。不少研究资料提示，许多患者病前有上呼吸道不适、发热和腹泻等病毒感染史或疫苗接种史。故也有可能是病毒感染后或疫苗接种后所诱发的一种自身免疫性疾病。

二、病理

脊髓炎症可累及脊髓全长的任何节段，但以胸段为主(74.5%)，其次为颈段(12.7%)和腰段(11.7%)，以胸 3～5 节段最常受累。受累脊髓肿胀、质地变软，软脊膜充血或有炎性渗出物，脊髓断面可见病变脊髓软化，边缘不光整，变为灰色或红黄色，灰、白质间分界不清。显微镜下可见软膜和脊髓血管扩张、充血，血管周围是以淋巴细胞和浆细胞为主的炎症细胞浸润；灰质内神经细胞肿胀，尼氏小体溶解，甚至细胞溶解、消失；白质内髓鞘脱失，轴突变性，大量吞噬细胞和神经胶质细胞增生。脊髓严重破坏时，可软化形成空腔。轻症或者早期患者，病变仅累及血管周围，出现血管周围的炎性细胞渗出和髓鞘脱失，小胶质细胞增生并吞噬类脂质而成为格子细胞，散在于病灶之中。病情严重和晚期者，常可见溶解区的星形胶质细胞增生，并随病程延长逐渐形成纤维瘢痕，脊髓萎缩。

三、临床表现

(1)任何年龄均可发病，但好发于青壮年，无性别差异。

(2)各种职业均可发病，以农民居多。

(3)全年可散在发病，以冬春及秋冬相交时较多。

(4)病前 1～2 周常有上呼吸道感染症状，或有疫苗接种史。以劳累、受凉、外伤等为诱因。

(5)本病起病较急，半数以上的患者在 2～3 天内症状发展到高峰。

(6)首发症状为双下肢麻木、无力，病变相应部位的背痛，病变节段的束带感，以及病变以下的肢体瘫痪，感觉缺失和尿便障碍。

(7)病变可累及脊髓的几个节段，最常侵犯胸段，尤其是胸 3～5 节段，颈髓、腰髓次之。也有部分病例受累的脊髓节段呈上升性过程，可累及颈段或延髓，出现呼吸困难，为病变的严重状态。

(8)病变平面以下无汗，出现皮肤水肿、干燥和指甲松脆等自主神经症状。

(9)急性脊髓炎急性期表现为脊髓休克。休克期一般为 2～4 周。表现为瘫痪肢体肌张力降低，腱反射消失，病理反射引不出，尿潴留(无张力性神经性膀胱)。休克期后肌张力增高，腱反射亢进，肌力开始恢复，病理反射出现，感觉平面逐渐下降，膀胱充盈 300～400 mL 即自动排尿(反射性神经性膀胱)。

四、辅助检查

(1)急性期周围血中白细胞总数正常或轻度升高。

（2）脑脊液动力学检查提示椎管通畅，少数病例因脊髓严重水肿，蛛网膜下腔部分梗阻。脑脊液外观无色、透明，白细胞数正常或有不同程度的增高，以淋巴细胞为主。蛋白质正常或轻度增高，脊髓严重水肿出现明显椎管梗阻时蛋白质含量可明显增高（高达2 g/L以上）。糖与氯化物含量正常。

（3）影像学检查，如脊柱 X 线检查及脊髓 CT 或 MRI 检查通常无特异性改变。若脊髓严重肿胀，MRI 可见病变部位脊髓增粗等改变。

（4）视觉诱发电位、脑干诱发电位检查有助于排除脑干和视神经早期损害的证据。MRI 能早期区别脊髓病变性质、范围、数量，是确诊急性脊髓炎最可靠的措施，亦是早期诊断多发性硬化的可靠手段。

五、诊断和鉴别诊断

根据起病急、病前有感染史或疫苗接种史及有截瘫、传导束型感觉障碍和大小便功能障碍等症状，结合脑脊液检查，一般不难诊断。但需要与下列疾病鉴别：

（一）视神经脊髓炎

视神经脊髓炎为多发性硬化的一种特殊类型。除有脊髓炎的表现外，还有视力下降等视神经炎的表现或视觉诱发电位的异常。视神经症状可在脊髓炎的表现之前或之后出现。有些多发性硬化的首发症状为横贯性脊髓损害，但病情通常有缓解及复发，并可相继出现其他多灶性体征，如复视、眼球震颤和共济失调等可鉴别。

（二）感染性多发性神经根炎

病前常有呼吸道感染，全身症状轻，起病急，逐渐进展，数天至数周疾病达到高峰，无背痛，无脊柱压痛，表现为对称性的下肢或四肢软瘫，反射消失，近端重于远端，感觉障碍为末梢样感觉障碍，呈手套、袜套样，无感觉平面，无膀胱直肠功能障碍，脑脊液蛋白-细胞分离，脊髓造影正常。

（三）脊髓出血

多由外伤或脊髓血管畸形引起。起病急骤并伴有剧烈背痛，出现肢体瘫痪和括约肌障碍，可呈血性脑脊液。MRI 有助于诊断，脊髓血管造影可发现血管畸形。

（四）梅毒性脊髓炎

通常伴视神经萎缩和阿-罗瞳孔。疼痛是本病患者常见的主诉。血清和脑脊液梅毒检查可确定诊断。

（五）周期性瘫痪

有多次发作史，且多在饱食后发病，表现为对称弛缓性瘫痪，无感觉和括约肌障碍，短时间内（数小时至数天）可自行缓解，部分病例发病时血钾降低，心电图有低钾改变，补钾后症状缓解。

（六）急性脊髓压迫症

脊柱结核、脊柱转移性癌等，可由于病变椎体被破坏后突然塌陷而出现急性症状。其表现为有原发病史，局部脊椎压迫或有变形，椎管阻塞，脑脊液蛋白明显增高，CT 或 MRI 或脊柱 X 线平片检查均有助于鉴别。

（七）急性硬脊膜外脓肿

有身体其他部位化脓性感染史，如细菌性心内膜炎、皮肤疖肿、扁桃体化脓等；有根痛、发热等感染征象；有局限性脊柱压痛、椎管阻塞、脑脊液蛋白质增多等表现。影像学检查如 MRI 有助于诊断。

六、治疗

（一）护理

极为重要。

1.皮肤护理

应注意防治褥疮。应勤翻身，在骶部、足跟及骨隆起处加垫气圈，以保持皮肤清洁、干燥。有大、小便失禁者应勤换尿布，保持会阴部清洁。皮肤有红肿、硬块时，应及时用70%的乙醇棉球轻擦，再涂滑石粉或3.5%安息酸酊。已发生溃疡者，若创面表浅，应控制感染，预防扩大；有脓液和坏死组织者，应手术清除坏死组织;如果创面炎症已经消退,局部可用紫外线照射,并外敷紫草油纱条,促进肉芽组织生长。

2.尿潴留的处理

发生尿潴留者可先用针灸治疗,选取气海、关元和三阴交等穴位治疗,无效时可给予导尿。导尿后应留置导尿管并用封闭式集尿袋,鼓励患者多饮水,每 3~4 小时放 1 次尿,以保持膀胱有一定的容量,防止挛缩,并用 0.02% 呋喃西林溶液 250~500 mL 冲洗膀胱,停留半小时后放出,1 次/天或 2 次/天。如有尿路感染,应及时检查病原菌,根据病原菌的种类,选用敏感的抗生素,进行静脉滴注治疗。

3.瘫痪护理

瘫痪肢体应保持在功能位,早期进行被动运动,四肢轮流进行,每次 5~10 分钟。可防止肌肉挛缩和促进瘫痪肢体恢复,经常翻身、拍背预防坠积性肺炎。瘫痪下肢需要用简易支架,瘫痪侧足应穿新布鞋,维持足背功能位。所盖的棉被不宜太重,以免发生足下垂。当肌力开始恢复时,应尽早鼓励患者做主动运动,锻炼肌肉,以利于恢复。

4.直肠功能障碍的护理

对排便困难者,应及时清洁灌肠或适当选用缓泻剂,促进粪便排出,防止肠麻痹。对于大便失禁者应及时识别其排便信号,如脸红、出汗、用力及烦躁等,以便及时清理,防止污染皮肤。

5.饮食护理

长期卧床不起的瘫痪患者应多食酸性食物,多吃蔬菜,防止长骨脱钙。不能吞咽者应给予鼻饲。

(二)药物治疗

1.激素治疗

急性期应用激素治疗对减轻水肿有帮助,可短程使用糖皮质激素,如甲泼尼龙 0.5~1.0 g、氢化可的松 100~300 mg 或地塞米松 10~20 mg 静脉滴注,1/d,10~20 天为 1 个疗程,如病情稳定,在逐渐减量的同时给予促肾上腺皮质激素(ACTH)12.5~25 U/d 静脉滴注,连用 3~5 天,或者可改为泼尼松 40~60 mg/d,顿服,每周减量 1 次,5~6 周内逐渐停用。同时,应注意给予适当的抗生素预防感染,补充足够的钾盐和钙剂,加强支持疗法以保证足够的水和热能的供应,预防各种并发症。

2.20% 甘露醇

有报道可使病变早期脊髓水肿减轻,并可清除自由基,减轻脊髓损害,对脊髓炎治疗有效。20% 甘露醇 1~2 g/(kg·次),每天 2 或 3 次,连用 4~6 天。

3.细胞活化剂和维生素的应用

辅酶 A、三磷酸腺苷、肌苷、胰岛素、氯化钾等加入葡萄糖溶液内组成能量合剂,静脉滴注,每天 1 次,10~20 天为 1 个疗程;大剂量 B 族维生素如维生素 B_1、维生素 B_6、维生素 B_{12} 及维生素 C 等,能加速周围神经的增生,促进神经功能的恢复,多被常规应用。胞磷胆碱、乙酰谷酰胺也有类似作用,也可用来促进脊髓功能的恢复。

4.抗生素的应用

应根据感染部位和可能的感染菌选择足量有效的抗生素,尽快控制感染,以免加重病情。

5.中药

大青叶、板蓝根等药物可活血通络,清热解毒,促进肢体恢复。

6.其他药物

干扰素、转移因子、聚肌胞可调节机体免疫力,伴有神经痛者可给予卡马西平等对症治疗。

(三)并发症的处理

(1)高颈位脊髓炎有呼吸困难者应尽早行气管切开或人工辅助呼吸。

(2)注意及时治疗泌尿系或呼吸道感染,以免加重病情。

(四)血液疗法

1.全血输入疗法

目前很少应用,适合于合并贫血的患者。

2.血浆输入疗法

将健康人血浆 200～300 mL 静脉输入,每周 2 或 3 次,可提高患者免疫力,改善脊髓血液供应,改善营养状态及减轻肌肉萎缩。

3.血浆交换疗法

使用血浆分离机,将患者的血浆分离出来弃除,再选择健康人的血浆、白蛋白及生理盐水等替换液予以补充,可减轻免疫反应,促进神经肌肉功能的恢复。每天 1 次,7 天为 1 个疗程。可用于应用激素治疗无效的患者,亦可用于危重患者的抢救。

4.紫外线照射充氧自体血回输疗法(光量子疗法)

将患者自体血经紫外线照射后回输,可提高血氧含量,利于脊髓功能的恢复,增强机体的免疫功能。但是否有效尚有争议。

(五)高压氧治疗

高压氧可提高血氧张力,增加血氧含量,改善和纠正病变脊髓缺氧性损害,促进有氧代谢和侧支循环的建立,有利于病变组织的再生和康复。每天 1 次,20～30 天为 1 个疗程。

(六)康复治疗

早期宜进行被动活动、按摩等康复治疗。部分肌力恢复时,应鼓励患者主动活动,加强肢体锻炼,促进肌力恢复。瘫痪肢体应尽早保持功能位置,如仰卧、下肢伸直、略外展,以防止肢体屈曲挛缩,纠正足下垂。针灸、理疗等治疗将有助于康复。

七、预后

本病的预后与下列因素有关:

(1)病前有否先驱症状。凡有发热等上呼吸道感染等先驱症状的患者,预后较好。

(2)脊髓受损程度。部分性或单一横贯损害的患者,预后较好;上升性和弥漫性脊髓受累者预后较差。

(3)并发褥疮、尿路感染或肺部感染者预后较差。这三种并发症不仅影响预后,而且还常常是脊髓炎致命的主要原因。

(4)若无严重并发症,患者通常在 3～6 个月内恢复生活自理。其中 1/3 的患者基本恢复,只遗留轻微的感觉运动障碍;另有 1/3 的患者能行走,但步态异常,有尿频、便秘,有明显感觉障碍;还有 1/3 的患者将持续瘫痪,伴有尿失禁。

(朱　旺)

第四章

肾内科疾病

第一节 慢性肾小管间质性肾炎

一、概述

慢性肾小管间质性肾炎(CTIN),又称为慢性肾小管间质肾病(CTIN),简称慢性间质性肾炎(CIN),是一组由多种病因引起的慢性肾小管间质性疾病。临床以肾小管功能障碍为主,表现为尿浓缩功能异常、肾小管酸中毒 Fanconi 综合征、低钾血症等,罕见水肿、大量蛋白尿和高血压。伴随有进展性的慢性肾衰竭。

病理表现以肾间质纤维化、单个核细胞浸润和肾小管萎缩为主要特征,早期可无肾小球及血管受累,晚期存在不同程度肾小球硬化、小血管壁增厚或管腔闭塞。

多种原发或继发性肾小球疾病都可以伴有慢性肾小管间质病变,即继发性间质性肾炎。

多种病因均可引起本病,常见病因与急性肾小管间质性肾炎类似:①药物所致,如镇痛剂肾病、马兜铃酸肾病、钙调素抑制剂相关肾病、锂相关肾病等。②代谢异常相关 CIN,如慢性尿酸肾病、低钾性肾病、高钙性肾病等。③免疫相关的 CIN,如干燥综合征、系统性红斑狼疮、结节病等合并的 CIN。④特发性,如肾小管间质性肾炎-眼色素膜炎综合征(TINU 综合征)。

二、入院评估

(一)病史询问要点

1.临床症状

慢性间质性肾炎起病隐匿,临床症状缺乏特异性。

(1)小管功能受损的表现:有时在疾病早期可以出现,多表现为多饮、多尿、烦渴、夜尿增多。存在此类症状时应注意区分失眠、精神性、糖尿病等引起的多尿或夜尿增多。

(2)慢性肾衰竭的相关临床症状:多在疾病的晚期出现。

(3)不同病因引起 CIN 时各自的特异性表现,此类症状多依靠系统回顾来获得。如长期疼痛症状、存在脏器移植病史或自身免疫性疾病,高尿酸血症常见的痛风结节或结石病临床表现、低钾血症导致的肌无力、高钙血症导致的神经肌肉异常(记忆力减退、抑郁、精神错乱、肌无力等)、消化系统症状(恶心、呕吐、腹痛、便秘等),干燥综合征引起的眼干、口干等症状;或其他系统性疾病导致的相关症状。

2.相关病史

(1)用药史:①止痛剂,有长期滥用止痛剂或咖啡因、可卡因的病史。②含有马兜铃酸成分的中药。如广防己、关木通、青木香、天仙藤、寻骨风等。③钙调素抑制剂,如环孢素和他克莫司。④锂制剂,通常用于治疗精神抑郁躁狂疾病。⑤其他毒物接触史,如斑蝥素、鱼胆等生物毒素;铜、铅、镉、汞等重金属接触史。

(2)既往疾病史:如风湿性关节炎、干燥综合征、系统性红斑狼疮、结节病等系统性疾病史;痛风、低钾血症病史;恶性肿瘤病史;神经精神疾病病史;脏器移植病史等。

(二)体格检查

CIN 本身在疾病早期没有特异性体征,晚期可以见到慢性肾功能不全的相关体征。有时可以见到合并疾病的相关体征。

(三)实验室检查

1.肾小管功能障碍表现

间质性肾炎都有不同程度的肾小管功能障碍,具体表现因肾小管受累部位不同而各异。近端小管受损可以出现肾性尿糖、氨基酸尿、低尿酸血症、低磷血症、近端肾小管性酸中毒或 Fanconi 综合征。髓襻损伤可导致多尿和夜尿增多。远端小管功能障碍可以出现低钾血症、远端肾小管性酸中毒。集合管功能障碍可能引起多尿或肾性尿崩症。

尿检显示低比重尿、低渗尿。尿中 β-微球蛋白、维生素结合蛋白(RBP)、N-乙酰-β-D 氨基酸葡萄糖苷酶(NAG)和溶菌酶水平升高。

2.慢性肾衰竭

在疾病晚期可以出现慢性肾功能不全相关的实验室检查异常。

3.尿液检查

(1)蛋白尿:多为少量蛋白尿,定量常小于 1 g/d。

(2)白细胞尿:可表现为无菌性白细胞尿或无菌性脓尿。

(3)血尿:少见,多为镜下血尿。

4.其他实验室检查

(1)贫血:促红细胞生成素(EPO)是由肾皮质间质细胞分泌的一种激素。慢性间质性肾炎时 EPO 生成减少明显,可以引起贫血,其贫血程度往往重于肾功能损害程度。

(2)血尿酸:高尿酸肾病时可以存在高尿酸血症,其他原因导致的 CIN 可以出现低尿酸血症。

(3)血钾:慢性肾功能不全可以出现高钾血症,但 CIN 往往因为存在远端肾小管功能障碍而导致低钾血症,而低钾性肾病更是存在长期低钾血症的情况。

(4)血钙、血磷:慢性肾功能不全通常表现为低钙高磷,如果出现高钙血症应警惕高钙性肾病的可能。而低磷血症在除外营养不良后往往提示存在近端小管功能受损。

(5)酸中毒:除慢性肾功能不全可能导致代谢性酸中毒外,因为往往存在肾小管性酸中毒,所以此类患者通常存在较为严重的代谢性酸中毒。

(四)影像学检查

CIN 时双肾往往显著萎缩,表面凹凸不平,尤其是马兜铃酸肾病时,肾萎缩非常明显,有时与肾衰竭程度不符。

X 线或 CT 检查发现肾乳头钙化、肾皱缩、肾凹凸不平对止痛剂肾病的诊断大有帮助。

(五)病理检查

慢性间质性肾炎的病理改变以肾间质纤维化,伴单个核细胞浸润、肾小管萎缩、管腔扩张、上皮细胞扁平和小管基膜增厚为特征。免疫荧光检查多为阴性。电镜检查对慢性间质性肾炎的意义不大。

三、诊断及鉴别诊断

患者存在长期肾小管功能障碍表现伴有慢性肾功能不全,同时尿常规检查多为阴性或轻微异常,伴双肾明显萎缩和与肾衰竭程度不符的重度贫血,再结合详细的病史采集,慢性间质性肾炎的诊断多可建立。也应注意对可能病因的寻找和分析,以及对各种并发症的诊断。

四、治疗

治疗的关键是早期诊断。CIN 治疗原则：①去除病因，停用相关药物、清除感染灶、解除梗阻等。②对症支持治疗，EPO 治疗、纠正水、电解质、酸碱失衡。③促进肾小管再生，用冬虫夏草制剂等。④免疫抑制剂，只用于自身免疫性疾病、药物变态反应等免疫因素介导的 CIN。⑤抑制间质纤维化，积极控制血压，使用钙通道阻滞剂、ACEI 或 ARB 类药物，低蛋白饮食等。出现慢性肾功能不全时还应针对慢性肾衰竭及其并发症进行治疗。

针对不同原因导致的 CIN 还有相应不同的特殊治疗，如高尿酸时积极降尿酸治疗。

（王雯瑾）

第二节　急性肾小球肾炎

一、概说

急性肾小球肾炎（简称急性肾炎）是肾小球疾病中常见的一种类型，为原发性肾小球肾炎，多起病较急，临床以血尿、蛋白尿、水肿、高血压为主要表现。病程大多为 4～6 周，少数成人患者可长达半年至 1 年。发病前 1～4 周多有上呼吸道感染、皮肤感染等病史，基本病理变化为肾小球弥漫性增生性改变，与免疫复合物的沉积关系最为密切。预后大多良好，约有 30% 的成年人患者迁延不愈，转为慢性肾炎，极少部分重症患者可导致急性心力衰竭、高血压脑病、尿毒症而危及生命。本病属于中医的"水肿""尿血"范畴。

二、病因病理

本病多由感受风、湿、毒邪，而致肺脾肾功能失司。风邪外袭，内会于肺，若为风寒，则肺气郁闭；若为风热，则肺失清肃。均使水之上源受阻，肺失宣降，上不能宣发水津，下不能通调水道，疏于膀胱，以致风遏水阻，风水相搏，风鼓水溢，内犯脏腑经络，外浸肌肤四肢，出现水肿等症。水湿内侵致脾为湿困；肾为湿遏，失其温煦、开合、固摄之能，水湿之邪泛溢肌肤，水谷精微暗渗于下，而致四肢浮肿，尿液混浊。肌肤疮疡，湿毒浸淫，未能及时清解消散，由皮毛内归脾肺，水液代谢受阻，亦可发生上述病理变化。风湿毒邪内郁，皆可酿热化火，若损伤肾之脉络，致使血溢，沿尿路下渗而见尿血；若夹湿毒上攻凌心、潴留脾肾，耗气伤阴，乃至枯竭，则可呈现神昏衰竭等危重状态。

总之，诸多病因虽可单独致病，但大多兼夹为患，且相互转化，使其病机复杂化。证情虽有轻重的不同表现，但终不越风、湿、毒三因和肺、脾、肾三脏，临床诸证皆缘于此。

三、诊断

（一）临床表现

初起少尿多见，多有程度不等的水肿，轻者仅面部、下肢水肿，或仅在早晨起床时见到眼睑水肿，重者可为全身明显水肿，甚至出现腹水和胸腔积液。初起血压呈轻度或中度升高，大部分收缩压在 24.00 kPa （180 mmHg）以下，且波动性大，持续时间较短，常有全身不适、乏力、腰酸、头痛、恶心、呕吐等症状，重者可有剧烈头痛、视力障碍、喘促气急等表现。

（二）实验室检查

1.尿常规

多数为镜下血尿，亦有肉眼血尿者。蛋白尿程度不等，多数为 +～+++，亦有微量者。多数有红细胞、白细胞和颗粒、上皮等各种管型。

2.肾功能检查

少尿超过 1 周,即可出现肾功能不全表现,但多不严重,随尿量增加,程度可逐渐减轻。

3.血常规

轻度血红蛋白含量降低,为水钠潴留、血液稀释的结果。白细胞计数一般不增多,或仅轻微增高,嗜酸性粒细胞比例有时稍增多,血沉常增快。

4.其他

血清总补体 CH_{50}、C_3、C_4 水平呈一过性下降,抗"O"滴定度升高,去氧核糖核酸酶 B 水平常增加,血浆白蛋白含量降低而 α_2 球蛋白升高。

四、鉴别诊断

(一)与发热性蛋白尿鉴别

在急性感染发热期间,出现蛋白尿、管型尿,有时为镜下血尿,易与不典型急性肾炎相混,但前者无水肿及高血压,热退后尿异常消失。

(二)与急性肾盂肾炎鉴别

急性肾盂肾炎常有腰部不适、血尿、蛋白尿等类似肾炎的表现,而急性肾炎的少尿期亦常有排尿不适感,但前者一般无少尿表现,而发热、尿频、尿急明显,尿中白细胞计数增多,有时可见白细胞管型,尿细菌培养阳性,多数无水肿及高血压,抗感染治疗有效。

(三)与慢性肾炎急性发作鉴别

慢性肾炎急性发作多有肾炎史,每于上呼吸道感染后 3~5 天出现症状,潜伏期短,贫血、低蛋白血症及高脂血症往往较明显,尿少而比重低,肾功能呈持续性损害等。

五、并发症

在治疗不当或病后不注意休息的儿童,有时可发生急性充血性心力衰竭,少数发生高血压脑病、急性肾衰竭。

六、中医证治枢要

(一)祛邪利水是基本法则

本病是一种以标实为主的疾病,故疏散外邪,恢复失调的脏腑功能,是本病治疗的主要原则。针对病因多为风湿毒,常用疏风宣肺,清热利湿等法。即《黄帝内经》指出的"去菀陈莝……开鬼门,洁净府"。

(二)掌握病机转归及治疗重点

初起邪气壅盛,肺卫失宣,水湿潴留,以治肺为主,因肺为水上之源,上源清则下流洁。嗣后水渐消而湿未净,困阻中焦,治当运脾为主,脾旺则能胜湿。后期湿邪渐化而肾气已虚,以治肾为主,肾气复则病向愈。这些分段治疗方法,是指突出重点,把握某一阶段的主要病机而言。正如《医宗金鉴》所载:"治水肿症宜先导其水以杀其势,后补其火以壮其肾;清肺以利气机,和肠胃以畅消化,通膀胱以行水泉。真气即知,机关自顺。"可见调理肺、脾、肾三脏功能,实为治疗本病的关键。但临证使用时并非截然分开,有时尚须相互配合,数法同用,但需主次有序。

(三)参合诸多因素,务求辨证为主

本病部分患者向中医求治前,已使用过利尿剂,以致浮肿不著,症状隐匿,甚至无证可辨,在这种情况下,当参考实验室检查的异常变化,结合个人的临床经验,采用相应的方药予以治疗。一般从病史、病程、初起症状、治疗经过及就诊时的舌苔、脉象等大多可以判断相应证候类型,决定从肺、脾、肾何脏入手或采用针对异常检查指标的效方验方。如能在长期的临床实践中,逐步积累经验,探索出用药规律,对辨证论治将大有裨益。

七、辨证施治

(一)风寒束肺

(1)主症:起病急骤,眼睑先肿,继则四肢及全身皆肿,微恶风寒,咳喘,骨节酸痛,溲少便稀。舌质淡,苔薄白,脉浮滑或紧。

(2)治法:疏风散寒,宣肺利水。

(3)处方:麻黄汤合五皮饮加减。麻黄 10 g,杏仁 10 g,桂枝 10 g,甘草 6 g,生姜皮 15 g,桑白皮 15 g,陈皮 10 g,大腹皮 30 g,茯苓皮 15 g。

(4)阐述:方用麻黄汤解表散寒,开利肺之郁闭;五皮饮利水消肿,二者相合,可奏祛风寒,利肺气,行水湿之效。兼呕恶欲吐者,加苏叶、藿香;尿中有白细胞者,加白花蛇舌草、半枝莲;红细胞较多甚至肉眼血尿者,加小蓟、三七。若恶风有汗者,加白芍,酌减麻黄之量。本证发于起病之初,临床并不少见,只是由于一般多运用西药利尿等法,而为医者所忽视。临床运用时,可于本方加入石膏,取越婢汤意,用麻黄、石膏相伍,一宣一清,使肺布散有度,水气自消。麻黄、石膏用量比以 1:(3~5)最佳。

(二)风热犯肺

(1)主症:突然眼睑和面部浮肿,血尿明显,发热恶风,咽喉肿痛,口干而渴,小便短赤。舌边尖微红,苔薄而黄,脉浮数或沉数。

(2)治法:疏风清热,宣肺利水。

(3)处方:桑菊饮加味。桑叶 12 g,菊花 9 g,桔梗 6 g,连翘 12 g,杏仁 9 g,甘草 3 g,薄荷 6 g,蒲公英 15 g,紫花地丁 15 g,银花 12 g,益母草 15 g,桑白皮 30 g,茯苓皮 30 g。

(4)阐述:方以桑菊饮辛凉疏表,宣散肺热;又以蒲公英、紫花地丁清热解毒;银花合连翘透邪清热,发表肃肺;桑白皮肃肺走表,散表湿;茯苓皮淡渗行水湿。佐以益母草活血利水,取血行气畅而水去之义。诸药合用,共奏宣肺清热利水之效。肺热甚,咳嗽重者,可加黄芩;咽喉痛甚者,加僵蚕、射干;尿痛者,加生地、瞿麦;血尿者,加鲜茅根、地榆。

上述风邪外袭两个证候,均见于急性肾炎初起,风水搏击,起病急骤,病情变化迅速,治疗用药同中有异,宜细审之。

(三)湿毒浸淫

(1)主症:眼睑浮肿,延及全身,小便不利,身发疮痍,甚则溃烂。舌质红,苔薄黄腻,脉濡数或滑数。

(2)治法:祛湿消肿,清热解毒。

(3)处方:麻黄连翘赤小豆汤合五味消毒饮加减。麻黄 12 g,连翘 15 g,赤小豆 15 g,桑白皮 15 g,杏仁 10 g,生姜皮 12 g,金银花 15 g,菊花 12 g,蒲公英 15 g,紫花地丁 15 g,紫背天葵 15 g。

(4)阐述:此证气候炎热地区多见。多由皮肤湿疹疮毒或外感表证已解,湿郁化热而引起。方中麻黄、杏仁、生姜皮发表逐邪,宣降肺气,调畅水道;连翘、赤小豆、桑白皮苦寒性善下行,清利肺热,又能清热解毒,行血排脓;金银花、蒲公英、菊花味苦性寒,与紫花地丁、紫背天葵共为疗疮肿脓毒之良品;甘草、大枣和胃缓中。此方可发表利水,消肿解毒。若湿热壅盛,皮肤糜烂者,加苦参、土茯苓;风盛夹湿而瘙痒者,加白鲜皮、地肤子疏风利湿止痒;血热红肿甚者,加丹皮、赤芍;肿势重者,加大腹皮、茯苓皮。

(四)水湿浸渍

(1)主症:肢体浮肿,延及全身,按之没指,小便短少混浊,身重困倦,胸闷纳呆,泛恶。苔白腻,脉沉缓。

(2)治法:行气利水,渗湿消肿。

(3)处方:中满分消丸加减。厚朴 12 g,枳实 10 g,黄连 6 g,黄芩 9 g,知母 12 g,半夏 12 g,陈皮 9 g,茯苓 12 g,泽泻 12 g,猪苓 12 g,砂仁 6 g,干姜 6 g,党参 12 g,白术 9 g。

(4)阐述:本型出现于急性肾炎以肾病综合征表现为主的患者。水势弥漫,内外交困,外肿肌肤,内肿脏腑,极易出现多种并发症。故当以利水为第一要务。方用李东垣的中满分消丸,集行气燥湿利水于一体,使脾气振奋,水湿得除。若上半身肿甚者,加麻黄、杏仁;下半身肿甚者,加防己、薏苡仁;若身寒肢冷、脉沉迟者,加附子、干姜。

(五)肾虚湿热

(1)主症:血尿、蛋白尿迁延不愈,水肿时起时消,全身疲乏,口干口苦口腻,纳食不佳,夜有盗汗,五心烦热。舌质红,苔腻或厚,脉细弱或滑数。

(2)治法:清利湿热,和阴益肾。

(3)处方:八正散合二至丸加减。车前子12 g(包煎),黄檗12 g,萹蓄15 g,瞿麦15 g,茯苓12 g,蒲公英15 g,紫花地丁15 g,银花15 g,连翘15 g,白花蛇舌草15 g,旱莲草12 g,女贞子12 g。

(4)阐述:此型为急性肾炎急性期过后,主症已不显著,但尿液检查仍未转阴,临床似乎是无证可辨。此时不可早进温补,免致滋腻生湿留热之弊。方用车前子、茯苓利湿于下窍,配以萹蓄、瞿麦泄热利湿,蒲公英、紫花地丁、白花蛇舌草苦寒,清热解毒,以肃清残余之热。用二至丸益肾阴,扶助被邪耗伤之阴。此型属正虚邪恋,治宜标本兼顾。

(六)肾络瘀阻

(1)主症:血尿、蛋白尿持续不愈,水肿大部消退,腰膝酸痛,或有肢体麻木。舌质紫黯,脉细涩。

(2)治法:活血化瘀,利水泄浊。

(3)处方:益肾汤加减。当归12 g,川芎9 g,白芍12 g,生地12 g,益母草30 g,白茅根15 g,丹参12 g,泽兰12 g,红花6 g。

(4)阐述:本型常见于本病的后期,有转化成慢性肾炎之趋势,为水湿潴留,三焦气滞,血行不畅与水湿相合而致,病难速愈。方以四物汤养血和血,益母草、丹参、泽兰活血利水,红花活血化瘀,白茅根凉血止血,共成祛瘀活络之效。

八、西医治疗

采取对症和支持疗法,主要环节为预防和治疗水钠潴留,控制循环血容量,从而达到减轻症状(水肿、高血压)、预防致死性并发症(心力衰竭、脑病)及防止各种加重肾脏病变因素、促进病肾组织学和功能修复的目的。

(一)消除感染病灶

对尚留存体内的前驱感染灶及隐蔽病灶,均主张用青霉素(过敏者用红霉素)常规治疗2周。

(二)对症治疗

1.利尿

控制水、盐摄入量后,水肿仍明显者,应加利尿剂,常用噻嗪类利尿剂,必要时可用强利尿剂,如呋塞米等。襻利尿剂于肾小球滤过功能严重受损,内生肌酐清除率(Ccr)<5%时仍有利尿作用。还可应用各种解除血管痉挛的药物以达到利尿的目的,常用利尿合剂(20%～25%葡萄糖注射液200 mL,普鲁卡因0.5 g,咖啡因0.25 g,氨茶碱0.25 g)静脉滴注。利尿治疗中应注意维持水、电解质及酸碱平衡。

2.降压

积极控制血压,预防心脑血管并发症,常用药有肼屈嗪等血管扩张药与利血平综合使用,必要时可用甲基多巴,如需快速降压者可用硝普钠等。合并惊厥者,降压治疗同时可加用10%水合氯醛灌肠,或异戊巴比妥肌内注射或静脉注射。

3.控制心力衰竭

主要措施为利尿、降压、减轻心脏前后负荷,可用α受体阻滞剂如酚妥拉明、襻利尿剂如呋塞米。洋地黄类不作为常规使用。仍不能控制可应用血液滤过脱水治疗。

4.其他

如肾上腺皮质激素及免疫抑制剂一般无需使用。

5.具有下列情形之一者,应及时行肾活检以助确诊

急性期出现大量蛋白尿;少尿持续1周以上或进行性尿量减少,血清肌酐水平持续增高,要警惕急进

性肾炎的可能;持续性低补体血症超过 1 个月。

九、中西医优化选择

中医治疗本病有一定的优势,除非有较严重的并发症,一般均可通过常规服中药而获愈。中药主要是通过疏风宣肺、清热解毒、活血化瘀、利水消肿等法,达到祛邪扶正,调节脏腑失司,促进病肾早日修复的目的。

在如下情况下可考虑用西药配合。

(1)水肿在用中药后效果不显,或出现心力衰竭征象。

(2)局部感染严重,病灶明显者,可早期足量用抗生素。

(3)出现严重并发症如左心衰竭、高血压脑病、急性肾衰竭等。

(厉梦华)

第三节　慢性肾小球肾炎

一、概说

慢性肾小球肾炎是指由多种原发性肾小球疾病所导致的较长病程的疾病,临床以蛋白尿、水肿、血尿、高血压或伴肾功能减退为特征,成年人常见,除小部分有急性肾炎史外,多数起病缓慢,呈隐匿性经过。根据其临床表现,本病可归于中医的"水肿""虚劳""尿血"等范畴。

二、病因病理

慢性肾炎主要是外邪入侵,饮食不节,劳倦内伤,调摄失宜及禀赋不足诸因素致脏腑内虚后,复受邪袭,迁延日久而成。其病位主要与肺、脾、肾有关,亦可累及心、肝,致病之邪主要是外感六淫,也包括由于脏腑失调而产生的病理产物,如淤血、湿浊、湿热等。其中正虚是发病的基础,邪实是发病的条件。

肺失通调,脾失健运,肾失开合,可致三焦水道失畅,水液停聚,泛滥肌肤而成水肿;脾肾不固或邪浊停蓄,迫精外泄均可致精微不摄,而成蛋白尿;脾失统摄,肾络受损可出现血尿;水不涵木,肝肾不足,湿浊淤血阻络均可致阳亢无制,而出现高血压。本病早期多出现水湿潴留之证,渐至脾肾渐亏,湿化为热,湿热耗伤气阴,使正气更虚,日久必致阴阳气血俱亏,邪浊更甚,终于脾肾愈衰,邪浊愈重,而归于脾肾衰败,浊邪壅闭的重症。正气不复,易使邪气留恋,而邪气留恋,导致正气更难恢复,此为本病邪正消长,标实本虚的病理特点,亦构成其迁延不愈和逐渐进展的病理基础。

三、诊断

(一)临床表现

1.水肿

患者均有不同程度的水肿,轻者仅面部、眼睑和组织松弛部水肿,甚至可间歇出现,重者则全身普遍性水肿,并可有胸腔积液、腹水。

2.高血压

一部分患者有高血压症状,血压升高可为持续性,亦可呈间歇性,以舒张压升高[高于 12.00 kPa(90 mmHg)]为特点。

3.尿异常表现

此为必有症状,尿量变化与水肿及肾功能情况有关,水肿期尿量减少,无水肿者尿量多正常,肾功能明显减退;浓缩功能障碍者常有夜尿,多尿,尿比重偏低(<1.020),尿蛋白含量不等,多在 1~3 g/24 h,亦可呈大量蛋白尿(>3.5 g/24 h),尿沉渣中可见颗粒管型、透明管型,伴有轻中度血尿,偶可见肉眼血尿(为肾小球源血尿)。

4.肾功能不全

其主要指肾小球滤过率(GFR)降低,就诊时多数患者内生肌酐清除率(Ccr)尚未降到正常值 50%以下。

5.贫血

有轻至中度以上正常细胞正色素性贫血。水肿明显者可轻度贫血,可能与血液稀释有关。

(二)实验室检查

除上述尿常规及肾功能检查外,还有其他检查有助于诊断及预后判断。

1.尿液检查

尿 C_3 测定、尿纤维蛋白降解产物(FDP)测定、尿圆盘电泳、尿蛋白选择指数,有助于分析其原发病的病理类型。

2.血液检查

血清补体测定、免疫球蛋白测定、β 微球蛋白测定,对分析病理类型及预后有参考价值。

3.超声检查

观察肾脏形态学改变,以供诊断参考。

4.肾脏活体组织检查

直接观察慢性肾炎之原发疾病病理类型,对其诊断、治疗和预后都有很重要的意义。

四、鉴别诊断

(一)本病普通型和慢性肾盂肾炎鉴别

有泌尿系统感染史,尿沉渣中白细胞经常反复出现,甚至有白细胞管型,尿细菌学检查阳性,均可提示慢性肾盂肾炎。其晚期亦有大量蛋白尿和高血压及肾功损害,但肾小管功能损害先于氮质血症,且具有肾小管性蛋白尿的特征,一般无低蛋白血症,肾图示双侧肾损害差异较大。多见于女性。有时慢性肾炎合并尿路感染,用抗生素治疗,其尿改变、氮质血症或可好转,但肾炎综合征仍会存在。

(二)本病高血压与原发性高血压继发肾脏损害的鉴别

后者多发生于 40 岁以后患者,常先有多年的高血压史,有全身各器官动脉硬化表现,尿蛋白多不严重,无低蛋白血症,无贫血,肾小管损害较肾小球损害明显。

(三)本病急性发作而既往史不明显者需要与急性肾炎鉴别

有较短的潜伏期,伴明显的贫血,低蛋白血症,眼底及心脏改变和 B 超检查双肾不增大,均可与急性肾炎鉴别。

(四)与继发于全身疾病的肾损害鉴别

全身性疾病出现肾损害的有过敏性紫癜、糖尿病、结缔组织病、高尿酸血症等。各系统的详细检查可助确诊。

(五)本病肾病型与类脂性肾病鉴别

两病均可有肾病综合征的表现,有时类脂性肾病虽一过性出现高血压、肾功能不全,但经利尿及消肿治疗会很快恢复,一般镜下血尿很少,且尿蛋白高度选择性,尿 C_3、FDP 无,对激素敏感,而肾病型与之相反。

五、并发症

(一)心功能不全

由于高血压、贫血、水肿等,表现为心脏扩大、心律失常及心力衰竭。

（二）多种感染

因低蛋白血症，抗感染能力低，易发生呼吸道、泌尿道、皮肤等感染。

六、中医证治枢要

（一）权衡邪正主次、把握治法侧重

本病以脾肾损伤为根本，但急性发作时常可表现出标实为主的症状，如热毒、湿热、淤血、外感，可在邪气壅盛之时，主以祛邪之法；在邪气较缓，正虚较著时，以扶正为法，兼以祛邪。

（二）治标治本灵活使用

扶正之法包括培补脾肾、滋补肝肾、补脾益气；祛邪之法包括清利湿热、活血化瘀、清热解毒、祛风胜湿等，在辨证基础上可灵活配合施用。

（三）水肿与蛋白尿孰主孰从，掌握辨证重点

水肿和蛋白尿是慢性肾炎的难治点，水肿不去，蛋白尿难解。治水肿重在宣肺、健脾、温肾，以恢复失调的脏腑功能，可根据临床表现辨证运用。蛋白尿为脾肾不固或邪实迫精外泄，因此可有益脾肾与祛浊邪单用或合用的不同。临床应注意水肿与蛋白尿孰主孰从，以此制订合理的治疗方案。

（四）重视湿热与淤血病理产物的作用

本病迁延过程中，均可不同程度表现出湿热淤血的证候，它是病变不愈的重要环节。如常法疗效不著时，应多加考虑。

（五）重视恢复脾胃功能

脾胃为后天之本，精微漏失，机体营养不良，抵抗力下降，都有赖脾胃健运而恢复。在用药上及治疗中都要时时顾护脾胃的健运功能。

七、辨证施治

（一）风邪外束，三焦不利

（1）主症：全身浮肿，来势迅速，多有恶寒、发热、肢节酸楚、小便不利等症，或伴咽喉红肿疼痛。舌苔薄白，脉浮数。

（2）治法：疏风清热，宣肺利水。

（3）处方：越婢汤加味。麻黄 10 g，生石膏 30 g（先煎），甘草 6 g，车前子 15 g（包煎），冬瓜皮 15 g，白术 15 g，杏仁 10 g，生姜 9 g，大枣 3 枚。

（4）阐述：本型多见于慢性肾炎急性发作者。在呼吸道感染、皮肤感染等之后 3～4 天出现。方中麻黄辛温，散邪宣肺，以复通调水道之功；石膏辛寒，直清肺之郁热。麻石相伍，一宣一清，使邪去肺之宣降自复。杏仁止咳，车前子、冬瓜皮利水，白术利水祛湿，共成宣肺清热利水之功。本病急性发作期，配合清热解毒法治疗，比单纯地从风水论治，疗效更为显著。尤其对一些持续性水肿、蛋白尿不易消除的治疗，酌情加入清热解毒之品，如金银花、连翘、蒲公英、板蓝根、鱼腥草等可提高疗效，减少疾病反复。

本型有时可出现一过性的肾功能不全加重，此时应采取综合疗法，可配合西药的降压、利尿、强心等法以加强效果。

（二）脾虚气滞，水湿内停

（1）主症：下肢浮肿或全身浮肿，面色少华，神疲乏力，四肢倦怠，食欲下降，大便不实或溏泄，脘腹痞满。舌淡，苔白腻，脉沉。

（2）治法：健脾行气，化湿利水。

（3）处方：香砂六君子汤加味。

党参 15 g，白术 12 g，茯苓 15 g，木香 10 g，砂仁 6 g（后下），半夏 12 g，陈皮 9 g，冬瓜皮 30 g，大腹皮 15 g。

（4）阐述：本型多见于慢性肾炎肾病型，水肿较著，持续难消。方用香砂六君子汤健脾行气，加冬瓜皮、大腹皮祛湿行水，共奏实脾利水之功。水肿甚者，加泽泻、猪苓；腹胀甚者，加枳壳、槟榔；呕吐者，加藿香、生姜；面色

㿠白,纳呆便溏,水肿相对较轻者,可去冬瓜皮、大腹皮,加扁豆、山药、莲子;如水湿化热,可合用疏凿饮子。

慢性肾炎治疗过程中,经常出现脾胃不和的症状,如纳食不馨,脘痞腹满。调理脾胃,是治疗疾病重要的一环。临证时,一定要详审病情,酌情运用健脾和胃之法。此正体现了中医的崇土制水、脾为后天的思想。

(三)肾阴不足,热毒内蕴

(1)主症:腰痛,身热口渴,咽干,小便黄赤,稍有不慎即可引起血尿加重,甚则蛋白尿,眼睑浮肿或有或无。舌红,苔微黄或净,脉细数。

(2)治法:益肾滋阴,清热解毒。

(3)处方:知柏地黄丸合二至丸加减。生地 15 g,玄参 15 g,白芍 12 g,竹叶 6 g,丹皮 10 g,黄檗 10 g,知母 10 g,茯苓 15 g,双花 15 g,连翘 10 g,旱莲草 15 g,女贞子 15 g,益母草 20 g。

(4)阐述:此型多发生于慢性肾炎而兼有扁桃体炎、咽炎的患者。足少阴肾经循喉挟舌本,而外感热毒,迁延不愈,循经入肾,耗灼肾阴,标本同病,故用上方标本同治。如尿热不适,加半枝莲、白花蛇舌草;血尿明显者,可加大小蓟、地榆;舌苔腻者,加苍术、薏苡仁;潮热盗汗者,加青蒿、鳖甲。如扁桃体红肿日久,反复发作,可考虑行扁桃体摘除术。

(四)肝肾阴虚,血瘀络阻

(1)主症:头昏目眩,甚则视物不清,耳鸣,腰背酸痛,午后颧红。舌质黯红,脉弦细。

(2)治法:滋养肝肾,活血化瘀。

(3)处方:杞菊地黄汤合桃红四物汤加减。红花 6 g,当归 12 g,生地 15 g,白芍 12 g,川芎 10 g,茯苓 15 g,益母草 15 g,女贞子 15 g,枸杞 15 g,杭菊花 15 g,山萸肉 10 g,丹参 15 g,钩藤 15～30 g(后下),灵磁石 30 g(先煎)。

(4)阐述:慢性肾炎高血压患者多见此型。阴亏日久,肾络失和,渐积血滞成瘀所致。属本虚标实之证。神疲乏力,面浮肢肿者,加黄芪;小便短涩不适,加半枝莲、白花蛇舌草;腰酸膝软甚者,加桑椹、山萸肉。方用杞菊地黄汤调益肝肾之阴,并加川芎、红花、当归、丹参、益母草等活血祛瘀,钩藤、灵磁石等潜镇降压,余如臭梧桐、珍珠母、罗布麻等亦可酌情选用。

(五)脾肾两虚

(1)主症:形寒怕冷,面浮肢肿,面色淡白,少气乏力,腰膝酸软,足跟痛,口淡食欲缺乏,大便溏薄,尿多色清或微混。舌胖嫩,脉沉细。

(2)治法:温补脾肾。

(3)处方:济生肾气汤加减。党参 15 g,黄芪 30 g,熟地 30 g,山药 15 g,山萸肉 10 g,茯苓 15 g,泽泻 10 g,丹皮 10 g,肉桂 3～6 g,熟附片 6～10 g,车前子 10 g,牛膝 10 g。

(4)阐述:本型多见于慢性肾炎后期,血浆蛋白持续不升,病情处于相对的稳定期。故用济生肾气汤加减,脾肾双补,阴阳并调,振奋阳气,并能利湿。方中加入党参、黄芪益气固脾,兼有脾胃湿浊者,症见恶心呕吐,腹胀有水鸣,大便溏薄,可加苍术、厚朴、藿香;兼有湿热者,症见尿频或混浊不清,可加萹蓄、瞿麦、白花蛇舌草;兼有热毒者,症见咽红不适,白细胞总数高或淋巴细胞增高者,可加银花、蒲公英、紫花地丁;兼有淤血者,症见舌质黯红,肢体麻木,可加丹参、赤芍、川芎。

(六)气阴两虚,湿热蕴蓄

(1)主症:晨起眼睑浮肿,面㿠神疲,五心烦热,时有自汗,咽部黯红。舌质淡尖红,苔白略腻,脉沉。

(2)治法:益气养阴,清热利湿。

(3)处方:清心莲子饮加味。党参 15 g,生黄芪 30 g,车前子 15 g(包煎),茯苓 15 g,黄芩 15 g,地骨皮 15 g,麦冬 15 g,莲子 20 g。

(4)阐述:此型最常见,亦为决定慢性肾炎转归的重要阶段。因慢性肾炎气化失司,水湿潴留,渐而化热,可形成湿热合邪,且湿伤气,热耗阴,久之气阴暗耗;气阴一耗,则水湿无以化,虚热更甚,致成气阴两虚,湿热蕴蓄之证。如任其发展,气损及阳,阴伤及血,湿热蔓延衍生淤血、水湿浊邪等,势必形成脾肾衰败,浊邪内闭的危证,故应积极治疗,阻止其进一步发展。方中以党参、生黄芪益气;地骨皮、黄芩、麦冬、莲子滋阴清热,茯苓、车前子利湿。如尿涩热,口腻者,可加瞿麦、白花蛇舌草;咽痛者,可加僵蚕、牛蒡子。

八、西医治疗

(一)控制感染

常选用青霉素类或大环内酯类抗生素或林可霉素等药。

(二)对症处理

水肿、尿少者可选用噻嗪类利尿剂,常同时配用保钾利尿药,以增强利尿效果。常用氢氯噻嗪合氨苯蝶啶。如上药无效时,可用呋塞米、依他尼酸等强利尿剂,特别是呋塞米(速尿)在肾功能严重受损时仍有效果。若血浆蛋白过低(小于 25 g/L),利尿剂往往达不到消肿目的,应适当补充白蛋白或血浆,以提高血液胶体渗透压,促进利尿,消肿。

高血压患者可适当选用利尿剂或降压药。在利尿消肿之后,血压仍不降者,可加用血管紧张素转化酶抑制剂(ACEI)、钙离子通道阻滞剂,还可配合周围血管扩张药,中枢降压药亦可选用。

(三)糖皮质激素和细胞毒性药物的运用

常用药物为泼尼松,剂量 0.5~1 mg/(kg·d),对其反应好的病例,服药后约 1 周,开始利尿消肿,尿蛋白逐渐减少,直到消失,以后逐渐减量,每周减少 5 mg,当减为 10~15 mg 时,作为维持量不再减少,并改为隔天服药 1 次,将 2 天药量于早餐前 1 次服下,维持量应服半年或 1 年,激素撤退不宜过快,否则症状易复发。若服泼尼松 3~4 周后,仍无利尿效果,蛋白尿亦不减轻,则表明疗效差,可改用地塞米松或泼尼松龙或加用细胞毒性药物,若再用 2~3 周仍无疗效,则表明对激素反应差,宜停药。细胞毒性药物可用环磷酰胺、氮芥之类。

九、中西医优化选择

目前中西医对慢性肾炎均无公认的特效药,中药通过其调整机体免疫状态,改善肾脏病理变化,从而缓解慢性肾炎的病理变化,对促进病情好转有益,一般对症治疗病情较重者,如水肿、高血压甚者,可先用西药予以控制,然后再用中药辨证治疗。各症状表现较缓者,通过中医辨证论治多可收到效果。中医药配合激素乃至细胞毒性药物,既减轻了后者的不良反应,又起到协同作用,降低了激素依赖型的依赖程度,还可以使部分激素无效型转为有效型。而对难治性病例,以中西医结合治疗为好,如激素加中医辨证论治疗法。

(厉梦华)

第四节　急进性肾小球肾炎

一、病因病机

(一)西医病因病机

急进性肾炎可分两种类型,病因不明者称之为原发性急进性肾小球肾炎;一般将有肾外表现明确原发病者,称为继发性急进性肾小球肾炎。继发于系统疾病,如狼疮性肾炎、冷球蛋白血症、过敏性紫癜、弥漫性血管炎、及其他原发性肾小球疾病。继发于感染性疾病,如败血症、细菌性心内膜炎、乙型肝炎等。药物如青霉胺、别嘌醇和利福平等。

急进性肾小球肾炎是一种免疫损伤性、弥漫增生性新月体性肾炎。新月体的形成对肾小球结构和功能都有重要的影响,是肾小球严重损伤的组织学标志。

新月体形成的触发机制是肾小球基底膜的断裂,或形成孔隙,补体系统成分的激活,活化的巨噬细胞蛋白水解酶活性以及系膜细胞增生挤压等,均可使基底膜薄弱断裂。这样的基底膜裂隙破坏了肾小球毛细血管的完整性。循环细胞、炎症介质及血浆蛋白通过毛细血管壁而进入肾小囊。此后在凝血因子,尤其是纤维蛋白原的参与下,在多种增生的细胞包括巨噬细胞、肾小球上皮细胞,即间质成纤维细胞的作用下,逐渐形成新月体。

（二）中医病因病机

1.病因

（1）禀赋失常:肾肺之气过亢,内生风、湿、热之毒邪。

（2）外邪侵袭:风、寒、热、湿毒邪经口、鼻或肌肤内入。

（3）用药不当:用药不当或常接触有害之毒物。

（4）情志不调:因过怒、过虑、忧思、悲恐过度。

2.病机

（1）病位:主病在肾,常与肺、脾、肝、心、三焦、膀胱等脏腑组织密切相关。

（2）病性:起病急骤,发病迅速,初起禀赋失调,肾、肺亢盛之气与内生之毒邪或与外感淫邪相结而致肾络凝滞,气化不利,表现为气亢邪实的双实证;后期多为正虚邪实,虚实夹杂证候。

（3）病机转化:由于先天肾、肺之气过亢而致内生风、热、湿邪之毒,正邪相搏蕴结于肾络或因寒邪蕴结郁而化热或由六淫、药毒经口鼻肌肤等孔窍而入,首先犯肺,循注下焦肾脏、膀胱。肺失宣通,水道不利,渗溢肌肤,则面目肌肤水肿。若毒邪炽盛,直注肾络,肾气与毒邪相搏,互结蕴留肾络,气机凝滞不利,开阖失常,升降失调,则尿少、尿闭、尿浊。损及肾络而致淤血,血行脉外而尿血。水湿输布失常,水湿不去,上注犯肺,郁滞肺气,二者相互传变,如亢气不降,邪毒不去,逗留三焦,进而损伤肾气及膀胱,使肾气开阖升降失司,进而发为"关格"。若湿热之邪不去,耗气伤阳,上凌心肺而心悸气短。热毒上犯脑窍,则肝风内动而头目眩晕,或四肢拘挛抽搐,双目吊悬。总之,此病病位在肾,肾损为主,多及肺、心、肝、脾和其他脏腑组织。病发初期,呈正亢邪实的双实证,后期多为虚实夹杂症,病势垂危,险象环生,如不及时治疗,预后不良,短期内可致肾气衰败致关格证。

二、临床表现

急进性肾小球肾炎患者可见任何年龄,但青年和中老年是两个发病高峰,男、女比例为 2：1,我国以Ⅱ型多见,Ⅰ型好发于青中年,Ⅱ型及Ⅲ型常见于中老年患者。疾病可呈急性起病,前驱期可有链球菌感染症状,但多数病例呈隐袭性发病。因病理类型不同,故临床表现也有差异。

（一）全身症状

发病时患者全身症状较重,如疲乏无力,精神萎靡,体重下降,可伴发热、肢痛。如病情进展急骤,可出现严重少尿、无尿、高血压、贫血(这一症状有别于其他原因所致的急性肾衰竭)。

（二）肾损害表现

（1）大多数患者表现为急性肾炎综合征,起病较急,但也有隐性起病。

起病后即有尿量减少,甚至无尿。部分患者有肉眼血尿(多见于Ⅰ型和Ⅲ型),镜下血尿普遍存在,蛋白尿一般在 1～2 g/d,部分患者＞3.5 g/d,并出现肾病综合征(主要见于Ⅱ型)。

（2）发病后或发病时,即有肾功能减退,肾小球滤过率下降,血清尿素氮及肌酐升高,呈进行性肾功能不全。短期内,即见血肌酐＞500 μmol/L。肾功能不全发展至尿毒症一般需数周至数月。在数小时至数天就见到急性肾小球坏死和功能减退,尿浓缩功能障碍。

（3）随着肾功能的恶化,高血压及水肿程度不同,多数患者早期血压正常或仅轻中度升高,后期随水钠潴留而加重。随着进一步发展,尿毒症症状日趋显著,尿量减少,可发展为少尿或无尿。

（4）恶心、呃逆、呕吐,是胃肠道常见的症状。少数患者可发生上消化道出血。单纯利尿往往对治疗水钠潴留效果不佳。

（5）严重者可发生肺水肿、心包炎、酸中毒、高血钾、及其他电解质紊乱,甚至心律失常、脑水肿等严重并发症。此外,感染也是常见的并发症。

(6)呼吸道表现：Ⅰ、Ⅲ型中的部分患者,可有咯血、咳嗽、呼吸困难、发热及胸痛,胸片可见两肺中下部炎症改变。

三、诊断与鉴别诊断

(一)西医诊断标准

1.起病急

起病急,病情重,进展迅速,多在发病数周内或数月内出现较严重的肾功能损害。

2.临床表现

一般有明显的水肿、蛋白尿、血尿、管型尿等,也常有高血压、低蛋白血症及迅速发展的贫血。

3.肾功能急剧恶化

肾功能损害呈进行性加重,可出现少尿和无尿,如病情未得到及时有效的控制,常需替代治疗。

4.B超检查

半数患者双侧肾脏体积明显增大,肾实质回声粗乱,很少有或无双肾缩小者,可助与慢性肾衰竭区别。

(二)中医辨证诊断

1.辨证要点

本病发病急骤,病势凶险,病情多变,致病部位以肾为主,常及肝、脾、肺、心、脑、膀胱,三焦为次,临床证候表现常以尿少或无尿、水肿迅速发展为关格之重症,病初为肾肺之气过亢,邪毒过盛的双实证,随即而致肾络淤血,气机不畅,伤及心肺而气短、心悸、喘咳,伤及心肝则可风热内动,经治疗后晚期可见气阴虚损,并血瘀毒邪蕴结的虚实夹杂证。

2.辨证分型

(1)肾肺气亢,风水犯肺证。①主证:发病急骤,尿少或无尿,尿赤,尿浊,面目水肿,或双下肢肿,呕恶纳呆,大便不畅。②副证:畏风发热,咽痛,咳嗽,咳痰或痰中带血。③宾证:头晕,口渴咽干,或烦躁不安,精神亢奋,舌质红,苔微黄,脉浮或数弦。④辨证解析:此证型多表现在发病初期,因禀赋失调,肺肾之气过亢,加之风热淫邪由肌肤及清窍侵入,首先犯肺,正邪相搏互结而致肺失宣降,水道通调失职,水湿内停,泛溢肌肤则面目、双下肢水肿。气、湿、热蕴结化毒,下注肾脏,损伤肾络,或血热妄行,或血瘀阻滞脉络,血不循经,血行脉外,下泄膀胱则尿血、尿浊。气滞血瘀,开阖失常而尿少或无尿,邪毒犯肺,肺失宣降,则咳嗽、咳痰、咽痛。风热郁阻肌表而畏风发热,风热上犯清窍则头晕目眩,烦躁不安,脉浮或数弦。耗阴伤津则口干舌质红、苔黄。

(2)肾肺气亢,毒滞三焦。①主证:尿赤、尿浊、尿少或无尿,全身水肿。②副证:胸腹满闷,呕恶,大便秘结,气急咳喘。③宾证:头晕目眩,腰及肢体困重,发热或四肢厥冷,精神亢奋不安。④辨证解析:此证多由元气过亢,邪气强盛,或发病初期,未能及时控制而致的正亢邪盛的双实证,致使毒邪上犯心肺,中浸脾胃,下损肝肾,直至大小肠、膀胱等腑,即上、中、下、三焦俱损。本证初期,因湿邪与热毒相搏相合,侵袭上焦,病变部位主要累及肌表肺卫和心包而致肺的宣发肃降功能失调而致卫阳郁遏,湿热阻滞,气机郁而不畅,水湿热毒不得宣化,湿邪弥漫郁于肌表,临证常见畏风寒,发热,身热不畅,头重如裹,面目肢体困重水肿,胸闷咳喘气短,口黏不渴,舌苔白腻,脉濡。若湿热传入中焦,内伤脾胃,纳运失健,则见脘腹胀闷,恶心呕吐,气逆不得纳食,便干或大便不爽,肢体困重,水肿,苔黄腻,舌胖嫩,脉濡数等。若中上焦湿热之邪传至下焦,病位主在肾、肝、膀胱,大小肠,其病机反应主要症见水液代谢不利和饮食、糟粕传导失常,以大小便排泄异常为其临床主要特征。如湿毒蕴结于肝肾,损及肾络,气机不畅而致腰困水肿,尿少,尿赤,尿浊,重甚则发展为关格。若湿热蕴结于膀胱,气化失司,水道不通而滴点不通,重则发展为癃闭。若湿热阻滞不畅,腑气不通,气机不畅,则少腹胀满,或便秘不通。湿热糟粕夹结,则大便溏臭不爽。伤及气血而致气血壅滞而尿血,便血。若湿热伤肝,则肌肤黄疸,腹满纳呆,呕恶,尿黄赤。三焦湿热之证,其毒邪途径可因湿热直中下焦,也可由上中焦湿热毒邪下传而致,同时下焦湿热毒邪也可上犯中上焦。

(3)血瘀水阻,浊毒内蕴。①主证:尿赤、尿浊、尿少或无尿,水肿,面色黧黑或晦暗,舌紫暗或有瘀点,苔薄白。②副证：眩晕,头昏,腰痛,胸闷,微咳气短。③宾证：烦躁,或有畏风寒,发热,脉涩。④辨证解析：此证候表现,在病发各阶段均可存在,只是证候表现程度不同,病本在肾,常及其他脏腑组织。多种因素致血液淤阻,如气虚、气滞、血寒、血热、情志内伤等,但此证病因病机常为肺肾亢气与湿热毒邪相结,凝滞于肾络及其他脏腑组织,血行不畅而致气滞不行。腰为肾府,血瘀气滞肾府,气滞不行而腰痛、面色黧黑、晦暗、舌有瘀点。凝滞肾络,致肾气阖多开少而少尿无尿。血不循经而致尿血尿浊。肾、脾水液输布出入不利,泛溢肌肤则水肿。湿热上犯脑窍则眩晕、头昏。水热凌心则心悸气短、胸闷。风寒、热邪郁于肌表则畏风寒或发热,脉涩。

（五）鉴别诊断

1.急性肾小管坏死

常有明确的病因,如中毒因素(药物、鱼胆中毒等)、休克、挤压伤、异型输血等,病变主要在肾小管,故见尿钠增加,尿少,低比重尿及低渗透压尿,尿中有特异性的大量肾小管上皮细胞,一般无急性肾炎综合征表现。

2.急性过敏性间质性肾炎

可以急性肾衰起病,但常伴发热、皮疹、嗜酸性粒细胞比例增高等过敏表现,常可查出药物过敏的原因。

3.双侧肾皮质坏死

高龄孕妇的妊娠后期,尤其合并胎盘早期剥离者或各种严重感染及脱水之后亦有发生。本病由反射性小动脉(尤其肾皮质外层2/3小动脉)收缩所致。病史及肾活检有助鉴别。上述疾病尿中均无变形红细胞,无肾性蛋白尿,血中无抗GBM抗体,抗中性粒细胞胞质抗体阳性。

4.急性坏死性肾乳头炎

该病可引起急性肾衰竭,但多并发于糖尿病患者,常有较明显的肾区疼痛及尿路刺激征,尿中白细胞数增多,尿培养有致病菌等可资鉴别。

5.原发性肾小球疾病

有的病理改变并无新月体形成,但病变轻重或持续,临床上可呈现急进性肾炎综合征,如重症毛细血管内增生性肾小球肾炎或重症系膜毛细血管性肾小球肾炎症。临床上鉴别常较为困难,常需做肾活检协助诊断。

6.肾炎肺出血-肾炎综合征

肺出血-肾炎综合征、狼疮性肾炎、过敏性紫癜性肾炎,均可引起新月体性肾小球肾炎,依据系膜受累的临床表现和实验室特异检查,鉴别诊断一般不难。

五、治疗

（一）西医治疗

急进性肾小球肾炎是一组病理发展快,预后差的疾病,但近年来该病治疗上进展较大,疗效明显提高,治疗上包括针对炎症性肾损害和针对肾小球疾病引起的病理生理改变两方面。在治疗本病时,关键是早期诊断,及时积极治疗,控制原发病的发展和合并症的治疗。首选使用肾上腺皮质激素冲击治疗,以及用其他免疫抑制剂和血浆置换等。

1.基础治疗

(1)甲基泼尼松龙冲击治疗：对无禁忌患者采用甲基泼尼松龙,按$10\sim30$ mg/kg静脉滴注,最大剂量每天不超过3.0 g。我国成人量以每天1.0 g为主,用后密切观察血压。每天或隔天疗法,$3\sim5$天为1个疗程,可以重复$2\sim3$个疗程,冲击滴注时间绝对不应少于15分钟,应超过30分钟。在冲击间隔时和冲击治疗后,改为泼尼松龙口服$1\sim1.5$ mg/(kg·d),每天或隔天晨服,3个月后逐渐减量,减量时以每周减量2.5 mg为宜,维持时间长短根据原发病不同而宜,如抗GBM抗体型和多系统疾病,维持时间要长,维持用药以10 mg/d作维持量,服半年至一年,或更久($1\sim3$年)。冲击疗法对Ⅱ型和Ⅲ型疗效较Ⅰ型为好,患者肾功能好转,尿蛋白减少,细胞性新月体数量也减少。

(2)细胞毒类药物:在甲基泼尼松龙冲击治疗的同时,可给予环磷酰胺(CTX)冲击治疗,与前者合用相对不良反应小,可增加疗效,减少复发。成人可用 CTX 每次 0.6~1.2 g 缓慢静脉滴注(100 mL 稀释),每周或每 2 周 1 次,2~3 次后改为每月 1 次,总量勿超过 8~12 g。对不适宜冲击治疗的患者,可改用内服 CTX 2~3 mg/(kg·d),或硫唑嘌呤 1~2 mg/(kg·d),分 3 次口服。

(3)其他免疫抑制药:吗替麦考酚酯抑制免疫治疗疗效肯定,而不良反应较细胞毒性药物轻,已被广泛应用于肾病的治疗,包括Ⅱ型及Ⅲ型急进性肾小球肾炎。在激素冲击治疗缓解后服用,成人起始量 1~2 g/d(常为 1.5 g/d),持续应用半年减至 0.75 g/d 再服半年,最后以 0.5 g/d 剂量维持 0.5~1 年。总疗程为 1.5~2 年。

(4)抗凝药:在急进性肾小球肾炎发病过程中,由纤维蛋白原裂解产生的纤维蛋白多肽,是一种单个核细胞的化学趋化剂,在新月体形成中起一定的介导作用。因此,抗凝治疗可减少纤维蛋白多肽的产生,阻止或减少新月体的形成,常用抗凝剂如下。①肝素:5 000~20 000 U,加入 200~500 mL 5%葡萄糖注射液中滴入,每天 1 次,以凝血酶原时间延长 1 倍或尿纤维蛋白降解产物下降为调节药量指标,或用低分子肝素 5 000 U 皮下注射,每天两次。②尿激酶:静脉滴注后能迅速降低循环中纤维蛋白原水平和血液黏度,常用剂量 5 万~10 万 U 加入 5%葡萄糖 300~500 mL 液体中缓慢滴入,每天 1 次,可连用 2~3 周,用药过程中应严密观察血浆纤维蛋白原浓度。

(5)抗血小板聚集药。①双嘧达莫(潘生丁):100~150 mg,每天 4 次。有报道成人最大剂量可用至 225~300 mg。②阿司匹林:0.3~0.6 g,每天 1 次。③华法林:2.5~5 mg 每天 1 次,达到治疗目的后应逐渐减量,以免停药后引起血栓。以上三种药应单独应用,使用上药时应严密观察凝血酶原时间。华法林应谨慎与肝素同时应用。

(6)四联疗法:四联疗法是指肾上腺皮质激素(通常选用泼尼松)、细胞毒性药物(如环磷酰胺或硫唑嘌呤)、抗凝(如肝素和华法林)及抗血小板凝集药(通常使用双嘧达莫)。其中免疫抑制药物同前述,抗凝药物的使用要根据凝血酶原活动时间调整。应用肝素、尿激酶时,2~4 周后改为口服抗凝药。服用华法林 1.25~5 mg/d,剂量因人而异,凝血酶原时间延长维持在正常水平 1 倍左右,双嘧达莫每天剂量可用 200~400 mg,如有剧烈头痛者适当减量。抗血小板黏附药可较长期使用。

2.强化治疗

(1)强化血浆置换:该法是用血浆滤器或离心式血浆细胞分离器,分离患者的血浆和血细胞,然后用正常人的血浆成分(如清蛋白)对其进行置换,每天或隔天置换一次,每次置换 2~4 L。此法清除致病抗体及循环免疫复合物疗效肯定,已被临床广泛应用。对疾病早期无尿或少尿,血肌酐介于 530~619 μmol/L 疗效较好,必须用至血中循环抗 GBM 抗体水平转阴为止。血浆置换疗法同时合用激素和免疫抑制剂,如 CTX 维持治疗 8 周以抑制抗体合成,防止疾病复发。

(2)免疫吸附治疗:该法为不弃去用膜血浆滤器分离出的患者血浆,而让血浆通过免疫层析吸附柱(如能吸附抗 GBM 抗体的吸附柱,或能广泛吸附 IgG 及免疫复合物的蛋白 A 吸附柱),清除其中的致病成分,再自体回输。此法清除致病抗体和循环免疫复合物疗效肯定,但是价格较昂贵。

(3)血液透析:若肾组织学检查新月体以纤维性为主,伴明显肾小球硬化和纤维化者而应尽早透析。对那些组织学检查虽为可逆性改变,但有严重肾衰竭的患者,也应进行透析治疗,以改善患者全身条件,并且有利于病变肾脏的休息和病情的改善,创造应用皮质激素和免疫抑制药的机会。

(二)中医中药论治法则

1.肺肾气亢,风水犯肺

(1)治法:抑气清热,散风宣肺,行水散湿。

(2)方药与解析:抑气解毒散,麻黄连翘赤小豆汤加减。

(3)疗程与转归:每周为 1 个疗程,一般需 1~3 个疗程。热解风祛肿消,尿量在 1 500 mL/d 以上,谓病势好转稳定,根据证候表现更改论治方案。如果病情未控制而渐重时,应考虑湿、热、风毒下传中下焦,当速取中西医结合治疗,避免转入关格。

2.肾肺气亢,毒滞三焦

(1)治法:抑制过亢之气,清热解毒,通腑泻浊,活血通络。

(2)方药与解析:抑气清热解毒汤、抑气利湿通络汤、大承气汤加减。

(3)疗程与转归:此证发病急骤,发展凶猛迅速,可在数天或数周内致脏气衰败,发展为关格。此期间应采取西医的抗炎、免疫抑制、抗凝、抗血小板聚集治疗,或血液透析、血浆置换治疗。中医应采取通腑泻浊,活血通络急治。

3.血瘀水阻,浊毒内蕴

(1)治法:活血通络,除湿泻浊。

(2)方药与解析:抑气活血化瘀散,抑气利湿通络散加减。

(3)疗程与转归:此证多因急发期已过,肾络及他脏淤血留滞而致气机不畅,水湿毒邪未去所表现肾气衰败证候。病本在肾,治当活血化瘀,疏通肾络,驱除浊毒,益肾复元,论治需较长时间,每4周为1个疗程或更长时间,如不持续治疗可转归为虚劳、关格。

（厉梦华）

第五节　过敏性紫癜性肾炎

过敏性紫癜性肾炎指过敏性紫癜引起的肾脏损害,其病因可为细菌、病毒及寄生虫等感染所引起的变态反应,或为某些药物、食物等过敏,或为植物花粉、虫咬、寒冷刺激等引起。临床表现除有皮肤紫癜、关节肿痛、腹痛、便血外,主要为血尿和蛋白尿,多发生于皮肤紫癜后一个月内,有的或可以同时并见皮肤紫癜、腹痛,有的仅是无症状性的尿检异常。

过敏性紫癜性肾炎多见于小儿,其严重程度并不与肾外表现相一致,30%～70%的患者临床证候表现为血尿及(或)蛋白尿。1802 年 Heberden 首先报告了一例皮肤紫癜伴有肉眼血尿的病例,1837 年 Schönlein 较细致地描述了紫癜与关节的表现,1868 年 Heberden 报道了皮肤紫癜伴有消化道症状。据北京儿童医院 2 355 例次(1955—1983 年)资料分析,冬春季为本病高发季节。过敏性紫癜性肾炎好发于学龄儿童,男多于女,是儿童最常见的继发性肾小球疾病。

中医辨证多根据皮肤出现紫色斑点等,一般辨证在斑疹门中,过敏性紫癜在病初常有外感,因变态反应引起。本病中医一般归于"斑疹""瘀斑"类进行辨证。过敏性紫癜性肾炎其病机可以认为是患者素有血热内蕴,外感风邪或先天禀赋不足,风热相搏或热毒炽盛,如灼伤血络,以致迫血妄行,外溢肌肤,内迫胃肠,甚则及肾,故有皮肤紫癜、腹痛频作,甚则便血、尿血。气不摄血或虚火灼络,均可出现尿血。中医药在治疗过敏性紫癜性肾炎方面,多采取清热解毒,凉血止血消斑,益气扶正,摄血消斑等方法,取得良好功效,有着消斑迅速,紫斑皮疹复发率低的临床优势。

一、病因病机

(一)中医

1.病因

(1)外感:风热之邪内侵,伤及营血,热毒内盛,血分炽热,络伤血溢,而致尿血、紫癜;或风热之邪与内蕴湿热下移肾与膀胱致尿血、水肿。疾病初期,多见外感风热证候,发病急,变化多,皮肤紫癜常伴瘙痒,发作早期,紫癜颜色多赤紫,鲜如锦纹,或伴见尿血,皆属风热为患。

(2)内伤:多源于先天禀赋不足,气阴两虚或久病耗伤气阴,导致气阴两虚,日久阴损及阳,以致脾肾两虚,气血双亏。脾肾气虚则气不固摄,血行脉外,故见尿血等证候。

(3)淤血:初期因热扰血络,外溢内渗发为紫癜、尿血,日久则耗伤气血成为淤血之邪,血络不通,则见离经之血,故见尿血、皮下出血。

2.病机

过敏性紫癜性肾炎发病之初,多有外感病邪,其病机多为内有血热蕴集,外有外感、饮食、虫毒、药物或化学毒素等触动,风热相搏,灼伤血络,以致迫血妄行,外溢肌肤,内伤肠胃,甚者及肾,故有皮肤紫癜,腹痛间作,甚则便血、尿血等。病久则伤及肾阴,致使阴虚火旺,火热之邪灼伤血络,伤及肾与膀胱血络,而见紫斑、尿血。综合病机分析,过敏性紫癜性肾炎病机中"阴虚火旺"既是温热病邪日久耗伤津液的病理产物,又是引起紫斑、血尿的病因病机。久病、失治或误治均可伤及脾肾,致使脾肾两虚,脾气不足,运化失调,水湿失运,肾气不足,气化失司,水湿蕴于肌表,可见水肿等证候。病机病位主要与肺、脾、肾三脏功能失常有关,尤以脾肾显著,如古语云"其标在肺,其本在肾,其制在脾"。风热内侵,血分伏热,淤血阻滞及脾肾气虚阴阳失衡是本病之根本病机。

(二)西医

1.病因

过敏性紫癜性肾炎的病因目前尚不能明确,主要考虑与感染和变态反应有关。

(1)感染:包括细菌、病毒及寄生虫或血吸虫感染。大约有1/3的患者在发病前有感染,以上呼吸道感染最常见。

(2)变态反应:约有1/4患者发病前有药物、食物、疫苗接种和花粉吸入等所引起的变态反应。①药物:抗生素(青霉素、红霉素、四环素等)、磺胺、异烟肼、水杨酸、奎宁、卡马西平、噻嗪类利尿剂、非那西汀、硫喷妥钠、链霉素、巴比妥,以及疫苗(麻疹疫苗、流行性脑脊髓膜炎疫苗等)、做结核菌素试验等。②食物:鱼、虾、蟹、蛋、牛奶等异性蛋白质多见;白酒、果仁、青豆、草莓、麦子和巧克力等。③其他:花粉过敏、昆虫叮咬和寒冷刺激等。

2.病理

(1)发病机制:其发病机制主要是变应原(食物、药物、细菌、病毒、毒素等)引起免疫复合物形成并沉积在肾脏,诱发免疫性损伤及血管炎症。本病有家族性好发倾向。

(2)病理改变:主要表现为系膜增生性肾小球肾炎,病变部位可常见到坏死。

世界卫生组织(WHO)病理分级如下。

Ⅰ级:包括微小病变,微小病变伴局灶节段性显著,局灶性增生性肾小球肾炎轻度。

Ⅱ级:包括弥漫性增生性肾小球肾炎轻度,弥漫性增生性肾小球肾炎轻度伴局灶节段性炎症。

Ⅲ级:包括局灶性增生性肾小球肾炎中等度,弥漫性增生性肾小球肾炎中度等。

Ⅳ级:包括弥漫性增生性肾小球肾炎重度,终末期肾衰竭。

3.免疫病理

过敏性紫癜性肾炎的发病多与自身免疫功能紊乱相关,包括细胞免疫和体液免疫两大系统。

二、临床表现

过敏性紫癜的经典四联症包括皮肤、胃肠道、关节与肾脏损伤,在临床上并不常见典型的四联症。一般多表现为肾外证候与肾损害证候及皮肤体征。

(一)肾外临床证候

半数患者于发病前1~3周有上呼吸道感染病史,查体均有对称性出血性皮疹,常见于双下肢与臀部,皮疹可反复在几个月内出现,约60%的患者有腹痛、便血,约30%的出现关节疼痛,部位以膝关节与踝关节多见。

(二)肾损害临床证候

肾脏受累率各家报道不一,从20%~100%。常规检测尿液,发现肾脏受累率多在40%~60%。患者多为镜下血尿和蛋白尿,肉眼血尿少见,近一半患者出现肾病综合征证候。

（三）皮疹分布特征

皮疹多为略高出皮面的出血性斑点,压之不褪色,皮疹可成批散在出现,也可融合成片。

三、辅助检查

（一）尿液

尿液检查可有轻重不一的血尿、蛋白尿与管型尿。

（二）血液

1.血常规

血小板、出血时间、凝血时间一般均在正常范围,出血严重者可见贫血。

2.免疫学

早期部分患者血中检测 IgA 水平升高,血清 IgG、IgM 正常,补体 C3、C4 多数正常或升高。

3.血沉

血沉一般增快。

4.肾功能

早期血中尿素氮与血肌酐一般未见异常,病理严重者可见肾功能异常,血尿素氮及血肌酐水平升高表现。

（三）皮肤活检

在皮疹区取活检,免疫荧光检查可见毛细血管壁有 IgA 沉积。

四、诊断及鉴别诊断

（一）诊断要点

1.病史

肾脏受累多发生于皮肤紫癜后 1 月内,一般紫癜常复发。

2.临床证候

轻重悬殊,除表现为皮肤、胃肠道、关节等证候外,早期患者多见镜下血尿与蛋白尿。

3.临床类型

临床证候表现较轻的多为血尿与蛋白尿,浮肿与高血压表现不明显;以急性肾炎综合征表现的多有浮肿、高血压表现;表现以肾病综合征的多有大量蛋白尿、明显浮肿等;表现为慢性肾炎综合征的多为紫癜反复发作、血尿和蛋白尿持久不消。

（二）鉴别诊断

1.西医

本病应与急性肾小球肾炎、肺出血-肾炎综合征、狼疮性肾炎、原发性小血管炎、IgA 肾病相鉴别。根据肾脏病理及免疫病理的改变很难与 IgA 肾病相区别,二者的区别主要是临床中是否有典型的皮疹。小血管炎的鉴别中除血清 ANCA 阳性外,临床中可有更多脏器受累如肺、眼、耳与鼻等。SLE 的诊断首先需满足临床诊断。

另外,在诊断本病时需注意:①对于皮疹不典型或皮肤紫癜持续时间短暂者。询问患者在发病前是否接触过可疑的过敏物品、食品等,皮肤有无出血点。②在发病过程中,约 1/3 的患者是以腹部证候为首发表现的,尤其儿童,易被误诊为急性阑尾炎、肠梗阻、肠套叠等外科急症。过敏性紫癜性肾炎的腹痛多表现为阵发性腹部绞痛,但腹部体征较轻,有腹部压痛,但无腹肌紧张及腹部反跳痛。

2.中医

主要与"出疹""温病发斑"相鉴别。

五、一般处置措施

（1）根据病情考虑休息,严重者应卧床休息,注意避免劳累、防治感冒,避免使用过敏性的药物及食用过敏性的食物、接触有过敏性的花粉、环境等。

（2）宜食用富含营养，易于消化的食物，多食新鲜蔬菜与水果，忌食海鲜、辛燥之品。

六、中医治疗

（一）辨证论治

在过敏性紫癜性肾炎的中医辨证论治中，应根据临床表现及中医病机分析，主要有外感风热之邪所致的热盛迫血证候、内伤气阴两虚所致的气不摄血证候及久病阴虚所致的阴虚火旺之证候，淤血多以兼证存在各证型中，多体现于临证药物加减之中，综上所述，现主要论述热盛迫血证、阴虚火旺证、气不摄血证的辨证论治。

1.辨证要点

（1）辨紫斑的数量及颜色：紫斑面积小、数量少者，出血较少，一般病情较轻；面积大、数量多，出血较多，一般病情较重。斑色红赤者，病情较轻；斑色紫黑者，病情较重。

（2）辨有无其他部位出血：病情较重者，除血溢肌肤而表现紫斑外，还常伴有齿衄、鼻衄。少数患者可见尿血或便血。

（3）辨火热的有无及证候之虚实：紫斑属血证之一，与其他血证有类似之处。《景岳全书·血证》说："血本阴精，不易动也，而动则为病；血主营气，不宜损也，而损为病。盖动者多由于火，火盛则逼血妄行；损者多由于气，气伤则血无以存。"归纳起来，热盛迫血及阴虚火旺均属火热熏灼，但前者为实火，后者为虚火；前者为实证，后者为虚证。气不摄血则为虚证，属于无火的类型。

2.分型论治

（1）外感风热、热盛迫血。

主症：皮肤出现紫红色的斑点、瘀斑，以下肢最为多见，紫斑形状不一，大小不等，有的甚至互相融合成片，发热，口渴，便秘，尿黄，常伴鼻衄、齿衄，或有腹痛，甚者尿血、便血，舌质红，苔薄黄，脉弦数或滑数。

治法：清热解毒，凉血消斑。

方药：犀角地黄汤合小蓟饮子加减。犀角 $1.5\sim3$ g（水磨冲服），生地黄 30 g，赤芍药、牡丹皮各 20 g，小蓟、滑石各 15 g，通草、蒲黄、藕节、淡竹叶各 10 g，当归、山栀子、甘草均 6 g。无犀角，可倍用水牛角代替；兼皮肤瘙痒者，可加防风、白鲜皮 10 g；兼腹痛者，可加芍药甘草汤以缓急止痛；兼便血者，可加地榆炭等凉血止血之品。方以犀角清心、凉血、解毒为法，配生地黄以凉血止血，养阴清热，再合芍药、牡丹皮凉血散瘀，诸药合用，共成清热解毒、凉血散瘀之方。后方以小蓟凉血止血为君药，辅以藕节、蒲黄凉血消瘀，滑石清热利水通淋，通草、淡竹叶、栀子清泄三焦之火从小便而去，生地黄养阴清热凉血止血，可防热而伤阴，当归养血和血而性温，能防方中寒凉太过，以上诸药，以甘草和之。

（2）阴虚火旺。

主症：皮肤瘀点、瘀斑色红或紫红，时轻时重，或有鼻衄、齿衄。常伴见头晕，乏力，心烦，肌肤灼热或手足心热，或有潮热、盗汗，舌质红，苔少，脉细数。

治法：滋阴降火，宁络止血。

方药：知柏地黄汤合二至丸加减。熟地黄、山药各 20 g，知母、黄檗、山茱萸、泽泻、茯苓、牡丹皮各 10 g，女贞子、旱莲草各 15 g。阴虚重者，可加龟甲、鳖甲各 20 g；血热甚者，可加紫草、赤芍各 10 g；方以六味地黄丸滋补肾阴为主方，配以知母、黄檗清虚热而养肾阴，后方取女贞子甘苦性凉以滋养肝肾，配旱莲草甘酸性寒，以养阴益精，诸药合用，共为滋阴清热之剂。

（3）气不摄血。

主症：紫斑色紫黯淡，多呈散在性出现，时起时消，反复发作，过劳则加重，神情倦怠，心悸，气短，头晕目眩，食欲不振，面色苍白或萎黄，舌质淡，苔白，脉弱。

治法：益气摄血，健脾养血。

方药：归脾汤或保元汤加减。炙黄芪 20 g，当归、茯苓、龙眼肉、木香、炙远志各 10 g，大枣 10 枚，酸枣仁、白术各15 g,炙甘草5 g。出血重者,可加仙鹤草、地榆炭、蒲黄炭各20 g;肾气不足,腰膝酸软者,可加山茱萸、菟丝子、续断各10 g;本方以四君子汤及当归补血汤为基础,配合龙眼肉、大枣益脾养血,酸枣仁、远志养心安神,木香理气健脾,使补而不滞。

以上方药,水煎服,每天1剂。

(二)特色专方

1.升降散加味

僵蚕、蝉蜕、大黄、姜黄、琥珀等分研末,每次4 g,每天两次,蜂蜜调制。本方具有清热透疹,活血化瘀之功效。

2.茜草消风汤

茜草30 g,紫草、阿胶、侧柏叶、生地黄、牡丹皮、芍药、防风、地肤子、益母草、苦参各10 g,红枣10 g,蝉蜕、甘草各5 g。水煎服,每天1剂,分两次服。本方具有疏风清热、凉血止血之功效。

3.解毒化瘀汤

连翘、藕节各10 g,玄参、赤芍、紫草、小蓟、蒲黄各10 g,益母草15 g。水煎服,每天1剂,分两次服。本方具有解毒化瘀之功效。

4.祛风饮子

荆芥、防风、蝉蜕、菊花、白芍各10 g,白茅根30 g,仙鹤草20 g。水煎服,每天1剂,分两次服。随证加减,血热加生地黄、牡丹皮;脾虚加党参、白术等。本方具有祛风消斑之功效。

5.益气活血汤

黄芪、茯苓、当归各15 g,白术、川芎、蒲黄、杜仲、葫芦巴各10 g,丹参20 g,白茅根30 g。水煎服,每天1剂,分两次服。随证加减:气虚明显者加党参、人参等;血虚明显者,加熟地黄、阿胶等。本方有益气健脾,摄血止血之功效。

6.凉血消斑汤

连翘30 g,生地黄、牡丹皮、丹参各20 g,生槐米、紫草、防风、乌梅各10 g,甘草5 g。水煎服,每天1剂,分两次服。随证加减:血热盛者,加茜草、败酱草等;尿血明显者,加小蓟炭、藕节炭等;咽痛者加射干、山豆根等。本方有凉血止血、祛风消斑之功效。

7.消斑益肾汤

生地黄、熟地黄、茜草根、牡丹皮、白花蛇舌草、赤芍各15 g,蝉蜕、紫草各10 g,黄芪20 g,白茅根30 g,甘草5 g。水煎服,每天1剂,分两次服。随证加减:肾气亏虚明显者,加大黄芪剂量,加党参;肾阳亏虚明显者,加肉苁蓉、制附子、杜仲、淫羊藿等;本方有补益脾肾,凉血消斑之功效。

8.参芪凉血汤

黄芪、白茅根各30 g,黄芩、生地黄各15 g,党参、赤芍、侧柏叶、茜草各20 g,甘草5 g。水煎服,每天1剂,分两次服。随证加减:脾气亏虚者,加白术、茯苓、陈皮等;湿热偏盛者,加大小蓟、白花蛇舌草等。本方有益气固肾,凉血止血之功效。

9.脱敏煎

银柴胡、乌梅、五味子各10 g,防风5 g。等分研末冲服。本方有脱敏、凉血消斑之功效。

10.止血滋肾汤

雷公藤、知母、生地黄、牡丹皮、大枣、益母草、赤芍、阿胶各10 g,黄芪、小蓟各15 g,黄檗、甘草各5 g。水煎服,每天1剂,分两次服。随证加减:脾虚便溏者,去知母、黄檗,加党参、白术等。本方有清热泻火,凉血止血,行血化瘀之功效。

(三)中药成药

1.肾炎康复片

主要成分为生地黄、杜仲、山药、丹参、白花蛇舌草等,具有增强免疫,补肾健脾,益气养阴,活血化瘀,凉血补血,改善微循环等功能。可修复肾小球足细胞、改善肾功能、调节机体免疫功能、增加肝脏合成白蛋白、拮抗皮质激素的不良反应等功效。主要适用于过敏性紫癜性肾炎蛋白尿明显者。用法：3岁以下1片，3～7岁2片，7～12岁3片，12～14岁4片，每天3次，口服。

2.丹芍颗粒

药物组成为赤芍药、牡丹皮、水牛角、丹参、鸡血藤、小蓟、蝉蜕、生地黄、甘草等，具有凉血活血、化瘀通络的作用。主要适用于过敏性紫癜性肾炎蛋白尿明显者。用法：成人剂量：每次1～2包，每天3次，口服。

3.昆仙胶囊

昆仙胶囊由昆明山海棠和淫羊藿等组成，具有免疫抑制、拮抗细胞因子等药理作用，临床应用中发现对过敏性紫癜性肾炎患者具有降尿蛋白作用。用法：成人剂量：每次2粒，每天3次，口服。

4.雷公藤多苷片

其有免疫抑制及抗炎作用，能抑制抗体生成，改善肾小球毛细血管的通透性，保护和修复基底膜负电荷屏障，减少蛋白尿，还可以减轻肾脏的组织病理改变。主要适用于过敏性紫癜性肾炎蛋白尿明显者。用法：成人剂量：20～30 mg每天3次，口服。

5.黄葵胶囊

黄葵胶囊为黄蜀葵花制剂，主要功效为清热利湿、解毒消肿，适用于湿、热、毒邪所致病证。黄蜀葵花含有5种黄酮类化合物单体，包括槲皮素、杨梅黄素、槲皮素-3-杨槐爽糖苷、槲皮素-3-葡萄糖苷及金丝桃苷。黄蜀葵花及其提取物具有抗炎和抑菌作用，能抗血小板聚集、抗氧化和消除氧自由基，抑制肾小球免疫炎症反应，清除循环系统免疫复合物，利尿和降低蛋白尿，保护肾小球和肾小管功能。主要适用于过敏性紫癜性肾炎蛋白尿明显者。用法：成人剂量：每次5粒，每天3次，口服。

6.裸花紫珠片

其主要成分为裸花紫珠干浸膏。裸花紫珠为马鞭草科小灌木植物，其全草包括叶、根、茎、花、皮均可入药，有止血、收敛、凉血、清热解毒之功效，主要通过收缩局部毛细血管，降低血管通透性从而缩短出血时间；增加血小板数量，并增强血小板功能，缩短出血和凝血时间，起到良好的止血作用。主要适用于过敏性紫癜性肾炎血尿明显者。用法：每次2粒，每天2次，口服。

7.黄芪注射液

用法用量：静脉滴注，黄芪注射液40 mL加入5％的葡萄糖注射液250 mL，每天1次，10天1个疗程。黄芪注射液具有益气摄血作用，提高过敏性紫癜性肾炎机体免疫力，缓解临床症状，控制紫癜病情发展。

8.丹参注射液

用法用量：静脉滴注，丹参注射液30 mL加入5％葡萄糖250 mL中静脉滴注，每天1次，10天1个疗程。丹参注射液具有活血化瘀作用，改善紫癜性肾炎患者肾脏血液循环，增加机体免疫力，缓解临床症状，延缓病情进展。

9.血栓通注射液

用法用量：静脉滴注，血栓通注射液250～300 mg加入5％的葡萄糖注射液250 mL，每天1次，10天1个疗程。血栓通注射液具有活血止血作用，具有疏通加强过敏性紫癜性肾炎患者肾脏血液循环能力，缓解临床症状，控制紫癜病情进程。

（四）单味中药

大量实验研究发现水蛭、川芎、丹参等单味中药在治疗过敏性紫癜性肾炎方面有肯定的疗效。

1.水蛭

水蛭含的水蛭素有组织胺样物质、肝素和抗血栓等成分，具有抗凝、促纤溶、抑制血小板聚集、扩张血管、降低血液黏度、促进血液循环和降血脂、抗炎等作用。主要适用于过敏性紫癜性肾炎凝血功能障碍者。用法：常规剂量每天5～10 g，入中药汤剂。

2.川芎

川芎有抗病毒和提高组织耐缺氧能力，保护血管内皮细胞，降低毛细血管通透性等作用。主要适用于过敏性紫癜性肾炎凝血功能障碍者。用法：常规剂量每天10～20 g，入中药汤剂。

3.丹参

丹参能改善肾微循环,减少血小板聚集,降低血黏度,减少肾脏的血栓形成,减轻肾小球基底膜的损伤,减轻蛋白尿,改善肾功能,扩张血管,增加肾血流量,降低血小板黏附,减少血栓形成。主要适用于过敏性紫癜性肾炎凝血功能障碍者。用法:常规剂量每天 10～20 g,入中药汤剂。

4.紫草

其苦,寒,归肝经,主要有凉血止血,化瘀,通经的作用。近代研究紫草具有加速机体的新陈代谢、一定的杀菌消炎作用。主要适用于过敏性紫癜性肾炎皮下早期出血及内生凝血功能障碍者。用法:常规剂量每天 15～30 g,入中药汤剂。

5.茜草

茜草主要有凉血止血,化瘀,通经的作用,研究提示茜草有轻度抗凝血效应,茜草提取物及人工合成的茜草双酯,均有升白细胞作用;对多种细菌及皮肤真菌有抑制作用。主要适用于过敏性紫癜性肾炎凝血功能障碍者。用法:常规剂量每天 10～15 g,入中药汤剂。

6.三七

三七主要有散瘀止血,消肿定痛之功效。《玉楸药解》云:"三七和营止血,通脉行瘀,行淤血而敛新血。"近代研究提示三七具有免疫调节、活血通脉、养生抗衰、消炎镇痛等作用,主要适用于过敏性紫癜性肾炎凝血功能障碍者。用法:常规剂量每天 10～15 g,打碎,入中药汤剂。

(五)专家经验

(1)张琪教授根据本病证候表现及病机演变特点,分三步进行辨证论治:第一步,毒热蕴结、迫血妄行为发病之关键,感受热毒之邪,或热蓄日久,蓄结成毒,毒热迫血妄行,损伤脉络,血溢于脉外,渗于肌肤,发为紫斑;毒热循经下侵于肾,损伤脉络则为溺血,故毒热迫血妄行是引起过敏性紫癜性肾炎的主要原因。临床上,凡正气未衰者,张老喜用大黄与桃仁配伍,大黄泻热毒、破积滞、行淤血、通利二便,《神农本草经》言其:"下淤血,血闭。"桃仁既有活血逐瘀之能,又有润燥之功,《神农本草经》谓其:"主治淤血,血闭,症瘕邪气。"第二步,血热内瘀为其主要病理机制,过敏性紫癜性肾炎几经治疗,往往毒邪渐去,而血热搏结,或用药不当致血热内瘀,舍于肾与膀胱,迫血妄行,损伤脉络而尿血。此时往往紫斑时隐时现,但血尿(或为肉眼血尿、或镜下血尿)持续不解,此时,治疗当以利湿清热、凉血止血法。常用白花蛇舌草、小蓟、白茅根、(焦)栀子、茜草、侧柏叶、蒲黄、生地黄、赤芍等药物。第三步,气血不足,脾肾亏虚为其病势之转归,过敏性紫癜性肾炎日久不愈,往往耗伤气血,损及脾肾,而成热邪未去,正气已伤之虚实夹杂之候,邪热滞留,脾肾亏虚,精微不固,而致尿中红细胞、蛋白日久不消,并伴有倦怠乏力、腰膝酸软,此时不应再次攻邪,免再伤正气,当采用健脾益肾、补气养血之法,或以扶正祛邪共施之剂,并酌加收涩止血之品,一般张老常以六味地黄丸、知柏地黄丸加龟甲、阿胶或圣愈汤等化裁。

(2)丁樱教授认为本病的内因主要为素体有热,血分伏热;外因多为感受风热、湿、毒等外邪,或进食鱼、虾、辛辣等燥热腥发动风之品。尤其重视内因在过敏性紫癜性肾炎发病中的作用,教授认为随着人们生活水平的提高,患儿过多的摄入高蛋白食物,体育锻炼少,积而化热,致热伏血分。内因与外因相合,风热相搏,热入血分,扰动血脉,迫血妄行,血液溢于肌肤而发为肌衄;损伤肾络,血溢脉外,则见尿血;邪扰于中焦或肠络,则发为腹痛、呕吐、便血;邪气阻滞于关节,则关节疼痛,反复发作,气阴耗伤,可见气不摄血或阴虚火旺,使病情缠绵难愈;伤及脾肾,致脾肾亏虚,脾不敛精,肾不固精,精微外泄,则发为尿浊。血液溢于脉外,留而为淤血,从而加重病情。故将本病病机概括为热、虚、瘀三个方面。治疗本病以滋阴清热,活血化瘀为主,拟订了经验方清热止血方。方由生地黄、牡丹皮、丹参、墨旱莲、赤芍、三七、小蓟、茜草组成。君药:生地黄。臣药:丹参、牡丹皮、墨旱莲。佐药:三七、小蓟、赤芍、茜草。在此基础上辨证加减用药。风热夹瘀型加用金银花、连翘;血热夹瘀型加用水牛角、紫草;阴虚夹瘀型加用知母、黄檗、黄精;气阴两虚夹瘀型加用黄芪、太子参、女贞子、黄精;紫癜反复者加用徐长卿、地肤子;伴风热感冒者与银翘散合方加减;伴风寒感冒者与荆防败毒散合方加减。

(3)杜金行教授认为成人过敏性紫癜性肾炎属中医学血证范畴。发病诱因多为外感或过敏,初起或急性期即多表现为实证、热证;治疗时应重视发病诱因及体质因素,早期重疏风清热、凉血止血;中后期即使无皮疹等出血表现,亦需兼顾原始病因,培补气阴、凉血活血止血,并将活血之法贯穿本病治疗的始终。常用基本方药组成:生地黄 30 g,牡丹皮 30 g,赤芍 30 g,连翘 15 g,茜草 30 g,藕节 30 g,川芎 20 g,续断 15 g。疾病初起,外感症状明显者,加大连翘用量,疏散风热,又可开气分之郁,也可加金银花、桔梗、生甘草等。毒热明显者,可加大金银花用量,并加紫草、白花蛇舌草、半枝莲等。尿中红细胞较多者,可加大藕节用量,并加小蓟、白茅根、芦根、侧柏叶等凉血活血止血。有蛋白尿且水肿明显者,可加生黄芪,并佐以泽兰、泽泻、车前草、益母草、蒲黄等益气活血利水。阴虚明显者合用六味地黄汤加减。怕冷、腰酸明显者,可加菟丝子、桑寄生、怀牛膝、补骨脂等。

(4)金洪元教授认为该病先天肾阴不足为本,外感热毒、湿毒之邪为标,湿毒郁于体内亦可化热,阴本不足,热邪又耗伤阴液,最终导致阴液更加亏损,阴愈亏则热愈重,热炽,则迫血妄行,导致出血的发生;阴愈亏则更伤肾,最终导致肾炎的发生。热、湿之毒留于体内,治疗上一方面要养阴清热,恢复机体的功能;另一方而则必须排毒、解毒,保持二便通畅,使毒从二便而出。临证强调热、湿、毒、淤血并重,治疗止血与行血并行,以养阴清热、化湿解毒、止血化瘀为治则。金师临证选药精当,多选用一药两效、一药多效的药物。如止血行血、解毒利湿的小蓟,活血、凉血、解毒的西红花,解毒止血行血之大蓟,解毒止血药地榆、槐花,解毒活血药益母草等。

(5)蓝华生教授指出在整个过敏性紫癜性肾炎发生、发展的过程中须不忘清热及活血化瘀,因热、瘀是贯穿在整个病程中。热邪分为实热、虚热。实热主要集中在初中期,初期外感风热之邪,风热入血,血络受损,紫癜发作;中期热盛动血,迫血妄行,血溢脉外,紫癜更甚。虚热主要在后期,耗伤气阴,阴虚火旺,虚火灼络,紫癜反复。在整个病程中始终存在血溢脉外,中医学有"离经之血即为瘀"之说,从这方面来看瘀亦是贯穿整个过程。淤血既是紫癜出现的病理产物,亦是加重紫癜的原因,易导致皮肤紫癜反复,血尿不止等,故在整个病程中需注重活血化瘀。整个过程中热邪致淤血,淤血日久郁热,热瘀胶着,"热附血而愈觉缠绵,血得热而愈形胶固",故清热、活血化瘀需贯穿整个治疗过程。故而其喜用清热及活血化瘀之品有:黄芩、黄连、金银花、连翘、蒲公英、水牛角、仙鹤草、丹参、赤芍、桃仁、牡丹皮、益母草、鬼箭羽、生蒲黄、马鞭草、七粉、茜草根、川牛膝。

(6)马晓燕教授认为过敏性紫癜性肾炎的主要致病因素为"热毒、瘀毒、湿毒",热毒多见于早期,瘀毒贯穿病程始终,湿毒使病程缠绵,热毒、湿毒、瘀毒常相兼并见,肾虚毒蕴为其病机关键,治疗当扶正解毒,虚实兼顾。

(7)杨霓芝教授临床中强调活血化瘀治疗贯穿于过敏性紫癜性肾炎的始终。急性期以凉血化瘀为法,选用牡丹皮、赤芍、丹参;稳定期气虚为主则采用益气活血,常选用黄芪、三七、桃仁、红花;阴虚为主则养阴活血,选用鸡血藤、当归、旱莲草等。同时在治疗慢性肾脏病的经验基础上,认为过敏性紫癜性肾炎病程缠绵,经常反复发作,强调益气活血同时兼顾。益气活血法不但可调整免疫功能,减少疾病的复发,而且益气活血法可以通过减少蛋白尿、改善血流动力学、降低血脂等机制,最终达到延缓肾脏纤维化进展的目的。

(8)远方教授认为过敏性紫癜性肾炎其病因病机多为正气虚损,外邪侵袭,内扰血分,蕴而生热,热迫血妄行,外溢肌肤而发紫癜,内渗伤及肾络则为尿血不止;或热邪灼伤津液,阴津耗伤而成阴虚发热,虚热扰动血分,而导致血液外渗而成瘀证;或由于患者素体虚弱,加上外邪侵扰,内外夹击,则正气更虚,气虚摄血无力,血液不循常道,外渗而致瘀。肾为阴阳之根本,脾为后天之源,病久必损伤脾肾阳气,脾失统血,肾失统摄,而出现蛋白尿、血尿;或淤血不能消除,淤血阻滞脉络,新血无法畅行,而成新的淤血;故本虚标实是本病的临床特点。其自制紫癜愈肾汤。方药组成:二花 15 g,连翘 15 g,丹皮 15 g,黄芪 15 g,丹参 15 g,赤芍 15 g,白术 15 g,生地黄 15 g。

(六)针灸疗法

针灸具有补肾益气、通经活络,消瘀散结等作用,对过敏性紫癜性肾炎患者有通阳益气,固肾摄血的重要作用。

取穴:第 1 组为神阙、中极、关元、命门;第 2 组为三焦俞、三阴交、百会、肾俞。

疗法:两组穴位交替使用,每天 1 次,每次 20 分钟左右,14 次为 1 个疗程,疗程间休息 3 天,共 6 个疗程。

另外,根据病情,酌情可选用中药外洗、耳穴压豆、中药熏蒸等中医特色治疗。

七、西医治疗

患者应当尽量避免接触可疑的变应原,避免感染。过敏性紫癜性肾炎患儿的临床表现与肾病理损伤程度并不完全一致,后者能更准确地反映病变程度。建议没有条件做肾活检不能明确肾病理类型者,应转诊至具有相应专科的医院诊治。

(一)孤立性血尿或病理Ⅰ级

仅对过敏性紫癜进行相应治疗。应密切监测患儿病情变化,建议至少随访 3～5 年。

(二)孤立性蛋白尿、血尿和蛋白尿或病理Ⅱa 级

血管紧张素转换酶抑制剂(ACEI)和(或)血管紧张素受体拮抗剂(ARB)类药物有降蛋白尿的作用,建议可使用。国内也有用雷公藤多苷进行治疗,雷公藤多苷 1 mg/(kg・d),分 3 次口服,每天剂量不超过 60 mg,疗程 3 个月,但应注意其胃肠道反应、肝功能损伤、骨髓抑制及可能的性腺损伤的不良反应。

(三)非肾病水平蛋白尿或病理Ⅱb、Ⅲa 级

国内报道用雷公藤多苷 1 mg/(kg・d),分 3 次口服,每天最大不超过 60 mg,疗程 3～6 个月。也有激素联合免疫抑制剂治疗的报道,如激素联合环磷酰胺治疗、联合环孢素 A 治疗;对该类患儿积极治疗的远期疗效尚有待研究。

(四)肾病水平蛋白尿、肾病综合征或病理Ⅲb、Ⅳ级

建议采用激素联合免疫抑制剂治疗,其中疗效最为肯定的是糖皮质激素联合环磷酰胺治疗。若临床症状较重、病理呈弥漫性病变伴有新月体形成者,可选用甲泼尼龙冲击治疗,15～30 mg(kg・d),每次最大量不超过 1 g,每天或隔天冲击,3 次为一疗程,当环磷酰胺治疗效果欠佳或患儿不能耐受环磷酰胺时,可以更换其他免疫抑制剂。

(五)急进性肾炎或病理Ⅳ、Ⅴ级

这类患儿临床症状严重、病情进展较快,现多采用三至四联疗法,常用方案:甲泼尼龙冲击治疗 1～2 个疗程后口服泼尼松＋环磷酰胺(或其他免疫抑制剂)＋肝素＋双嘧达莫。

除药物治疗外,近年来有报道显示,血浆置换治疗可有效去除患者血浆中抗体、补体及免疫反应介质等,从而缓解患儿病情进展,确切疗效仍有待进一步证实。

(六)辅助治疗

在以上分级治疗的同时,可加用抗凝剂和(或)抗血小板聚集药,多为双嘧达莫 5 mg/(kg・d),ACEI 和(或)ARB 类药物有降蛋白尿的作用,对于有蛋白尿的患儿,无论是否合并高血压,建议可以使用。ACEI 常用制剂为苯那普利,5～10 mg/d 口服;ARB 制剂为氯沙坦,25～50 mg/d 口服。

八、患者教育

避免再次接触可疑变应原,避免食入海鲜等异种蛋白,防止再次过敏,加重病情。饮食易于富于营养,易于消化,多食新鲜蔬菜和水果。注意预防感染。

(厉梦华)

第六节　狼疮性肾炎

系统性红斑狼疮(SLE)是一种自身免疫介导的损伤多系统器官的弥漫结缔组织疾病,狼疮性肾炎

(lupus nephritis,LN)是 SLE 累及肾脏所引起的一种免疫复合物性肾炎,是 SLE 最多见、最严重的脏器损伤,也是我国最常见的继发性肾小球疾病。肾脏病理显示几乎所有 SLE 均有不同程度的肾损伤。流行病学调查证实,美国、英国、澳大利亚、日本、瑞典人群患病率为 0.5%~0.7%,我国略高于欧美,约为 1%。女性多见,尤其是 20~40 岁的育龄女性,男女比例约为 1:9。

中医学中虽无狼疮性肾炎病名,但依据其临床症状和发病特点,可归于"痹证""阴阳毒""温毒发斑""水肿""虚劳"等病证范畴。狼疮性肾炎患者出现四肢关节、肌肉疼痛时可归为"痹病"。当本病以发热、皮肤红斑为主症时,多以"阴阳毒"命名。如出现全身浮肿、尿少时,则属"水肿"范畴。证见小便不通或伴见呕吐不止时则多属"癃闭"或"关格"。在晚期出现五脏受损、气血阴阳不足、久虚不复时,则归属于"虚劳"的范畴。

近年来,中医对于狼疮性肾炎认识逐渐深入,特别是在治疗方面具有独到的疗效,积累了丰富的经验。中西医结合治疗狼疮性肾炎既有利于在短时间内迅速控制病情,又有利于在长期治疗过程中巩固疗效,提高治疗缓解率,减少不良反应发生。

一、病因病机

(一)中医

中医认为狼疮性肾炎是人体正气不足,气血阴阳失调,热毒邪气乘虚而入,燔灼营阴,内侵及肾,阴精受损,瘀阻血脉肾络所致。本病的病机本虚标实,虚实错杂,以阴阳失调为本,热毒瘀结为标。其中,肾阴虚、血瘀、热毒是关键病机,贯穿始终。

1.肾阴虚

本病好发于青年女性,女子体阴而用阳,阳常有余,阴常不足。阴虚者则精血亏损,阳虚者则功能衰竭,二者可互相转化,导致阴阳俱虚。阴阳失调,则脏腑功能紊乱,病由始生。肾为先天之本,肝藏血,肾藏精,肝与肾同在下焦,关系最为密切,有"肝肾同源""精血同源"之称。如果肾精亏损,"水不涵木",可导致肝血不足;肝血不足也可引起肾精亏损。又"心肾相交""金水相生",肾脾先天后天相互滋生,故肾虚时可导致五脏六腑皆不足。狼疮性肾炎患者除了肾脏损害以外,也可出现心、肺、脑、肝、血液、皮肤、关节等病理损害。而五脏久伤,则又穷必归肾,如此反复恶性循环,导致病情复杂。

当然,也有部分患者病初就出现阳虚或因阴虚久病导致阳虚或阴阳两虚而证见水肿、尿少等症。

2.血瘀

阴虚日久,阴液不足,血液黏稠,则血流不畅而致瘀。阳虚无以温煦则寒凝,使血行不畅而出现血瘀。血瘀阻碍气血运行,则津液的运化转输与排泄发生障碍,致体内水湿停聚,蕴久又易生湿热。肾虚日久则司二便的功能失常,影响秽浊之物排泄而导致浊毒上升,从而形成肌酐、尿素氮水平升高等表现;肾虚不固,摄纳无权,则精微物质下泄而漏失蛋白。上述病邪可进一步耗气伤阴,使正气更虚,不断形成水、浊、瘀邪,从而使病情迁延难愈。

3.热毒

临床上,狼疮性肾炎常现毒瘀标实之象。由于患者多属肾精亏虚,阳火偏亢,则毒从阳化则为热毒。另外,六淫外邪易乘虚而入,也易邪从热化而成热毒。

(二)西医

狼疮性肾炎的病因至今仍尚未十分明了,一般认为与遗传、环境、内分泌、免疫等因素相关。近些年,关于细胞凋亡、自身抗体、免疫复合物及细胞因子的研究较多。

1.细胞凋亡

自身反应性 T、B 淋巴细胞的凋亡是维持机体自身免疫耐受的重要机制,而 Fas、Fas 配体($Fasl$)基因、$Bcl-2$ 基因在自身反应性淋巴细胞凋亡的信息传递中起着重要的作用,Fas 通过与其配体结合而诱导细胞发生凋亡,而 $Bcl-2$ 表达的增强能够防止和抑制多种因素或因子触发的细胞凋亡,延长细胞寿命,故被称为"细胞凋亡的抑制基因",因此 Fas、$Fasl$ 基因、$Bcl-2$ 基因的异常将导致自身反应性 T、B 淋巴细胞的凋亡异常,引起自身免疫性疾病。

2.自身抗体、免疫复合物

大量自身抗体的产生是系统性红斑狼疮的特征性表现,大部分自身抗体没有器官特异性,而是直接作用于细胞内的基本结构,其中核抗原是受攻击的重要细胞结构。95％以上的患者抗核抗体阳性,但是抗核抗体特异性差,不仅见于狼疮,也可见于老年人或有感染的患者。抗 ds-DNA 抗体或抗 Sm 抗体特异性强,但检出率低,抗 ds-DNA 抗体与疾病活动性相关,因此具有重要临床意义。目前,大量的数据表明在狼疮受累的器官和组织中沉积的免疫复合物是原位形成,而不是循环免疫复合物沉积,肾脏上的免疫复合物激活补体系统,一方面可以吸引激活炎症细胞;另一方面可以形成膜攻击复合物(C5b-9)直接损伤肾小球基底膜。浸润的炎症细胞、血小板及炎症状态的肾小球固有细胞可进一步产生多种细胞因子,调控自由基及蛋白酶的产生,从而进一步加重组织炎症的发生。

3.细胞因子和其他免疫异常

在系统性红斑狼疮中免疫反应和细胞因子网络存在各种各样的异常。与非狼疮患者或正常人比较,狼疮患者活化的 B 淋巴细胞数目增多,抗淋巴细胞或胸腺细胞抗体破坏了 T 细胞的抑制性,不仅降低了对抗体形成的抑制作用,其释放的淋巴因子减少了辅助性 T 细胞的灭活,增加了抗体的产生,最后导致机体的体液免疫过度增强。Th1/Th2 细胞活化产生的细胞因子与狼疮性肾炎的发病密切相关,其致炎性、抗炎性细胞因子间的平衡与疾病对脏器的损伤、主要临床表现和病情轻重程度紧密联系。

二、临床表现

狼疮性肾炎由于其病理改变的多样化,临床表现亦多种多样,早期可无明显症状或仅出现轻度尿异常,后期可发展至慢性肾衰竭,临床上肾脏受累表现可与肾外器官受累不一致。

(一)临床分型

1.轻型

无症状,血压正常,无水肿,仅有尿常规间断异常,尿蛋白＜1 g/d,常有镜下血尿,肾功能正常。病理改变多属系膜增生型或局灶节段型,预后大多良好。

2.肾病综合征型

患者起病呈肾病综合征表现,病理多属膜性或弥漫增殖性,前者病情较缓,全身狼疮表现亦不活跃,后者常同时伴肾炎综合征,全身性狼疮活动较显著,若未积极治疗,可发展至肾衰竭。

3.慢性肾炎型

患者有高血压,不同程度蛋白尿,尿沉渣中有大量红细胞及管型,可伴肾功能损害甚至肾衰竭。病理改变多属弥漫增生型,预后差。

4.急性肾衰竭型

患者于短时间内出现少尿性急性肾衰竭,常伴全身性系统性病变活动表现,通常由肾病综合征或轻型转化而来。病理呈新月体肾炎、弥漫性伴严重血管病变及肾小管间质炎症。

5.肾小管损伤型

狼疮性肾炎可有小管间质病变表现,以远端小管损伤多见,可出现完全性或不完全性肾小管酸中毒、尿浓缩功能不全及夜尿等。此型常与其他类型合并存在。

6.抗磷脂抗体型

抗磷脂抗体阳性,临床上主要表现为大、小动静脉血栓及栓塞、血小板计数减少及流产倾向,可合并较大肾血管血栓栓塞或肾毛细血管血栓性微血管病变而引起肾功能损伤,甚至出现肾衰竭。

7.临床"静止"型

临床症状及体征均无肾脏受累表现,尿常规检查阴性,但病理(电镜或免疫荧光检查)阳性。偶见临床"静止"型可出现于弥漫增生型病理改变基础上。此外,一些特殊类型的患者其肾脏受累特别轻,或不受累,如抗核抗体阴性且皮肤损害很轻者,Th/Ts 细胞比值特别高或特别低者。

我国狼疮性肾炎的皮肤黏膜损害发生率比西方人低,而内脏、关节和血管的损害更突出。

(二)病理分型

肾活检病理分型对狼疮性肾炎的治疗具有重要指导意义,因此,有必要对合适的患者进行肾活检。目前,国际肾脏病学会/肾脏病理学会修改制定的狼疮性肾炎分型方法在临床得到认可,分型如下。

Ⅰ型:系膜轻微病变型狼疮性肾炎。

Ⅱ型:系膜增生性狼疮性肾炎。

Ⅲ型:局灶性狼疮性肾炎。

Ⅳ型:弥漫性狼疮性肾炎。

Ⅴ型:膜性狼疮性肾炎。

Ⅵ型:终末期硬化性狼疮性肾炎。

三、辅助检查

(一)一般检查

80%患者出现中度贫血,偶见溶血性贫血,血小板计数减少,约1/4患者呈全血细胞数减少。90%以上患者血沉明显增快,患者血浆蛋白含量降低可能与蛋白尿丢失及肝脏合成能力下降有关。球蛋白含量显著,增高,电泳呈γ球蛋白含量明显增高,或呈混合性多株IgG/IgM冷球蛋白血症,均是免疫球蛋白水平增高的表现。部分患者后期会出现内生肌酐清除率下降,血肌酐、尿素氮水平上升。

(二)免疫学检查

抗核抗体、抗ds-DNA抗体、抗Sm抗体、抗心磷脂抗体及狼疮抗凝物阳性,补体C3、C1q、C4水平下降。此外,皮肤狼疮带、类风湿因子(RF)及冷球蛋白试验可于病变活动者呈阳性。IL-2受体水平下降可能与病情活动一致,也与病理改变的活动性一致。

(三)尿液检查

除Ⅰ型狼疮性肾炎,其他的病理类型均可有蛋白尿,大量蛋白尿常见于重度增生型和(或)膜性狼疮性肾炎。镜下血尿特异性不强,但是红细胞管型常见于严重的增生型狼疮性肾炎。

(四)其他

肾脏超声有助于了解肾脏解剖结构情况,同时可判断能否进行肾活检。疑似肾静脉血栓形成的患者可行肾血管彩超、磁共振、肾静脉造影等来确诊。对于缺乏典型的临床症状和体征的疑似患者,也需进行相关检查并持续追踪,以免漏诊。

四、诊断及鉴别诊断

(一)诊断标准

SLE的诊断可参照系统性红斑狼疮国际合作组(SLICC)修改的、美国风湿病协会(ACR)系统性红斑狼疮分类标准,狼疮性肾炎的诊断除符合SLE诊断标准外,尚应具有肾脏累及的表现。实验室检查特别是血清免疫学检查及肾脏病理检查,对诊断有重要参考价值。由于少数患者(特别是膜者)起病完全类似原发性肾病综合征,经过一段时间后才逐渐出现全身系统性受累,对此类患者应高度警惕,密切观察。当出现肾功能突然恶化时,不仅应当考虑病变的活动等因素,也应考虑本病的发展及治疗过程中引起的急进性肾炎、急性肾小管坏死、急性间质性肾炎的可能性,此时肾活检非常必要。

1.临床标准

(1)急性或亚急性皮肤狼疮。

(2)慢性皮肤狼疮。

(3)口腔/鼻疡。

(4)不留瘢痕的脱发。

(5)炎症性滑膜炎,内科医师观察到的两个或两个以上关节肿胀或伴晨僵的关节触痛。

（6）浆膜炎。

（7）肾脏：用尿蛋白/肌酐比值（或 24 小时尿蛋白）算，至少 500 mg 蛋白/24 小时，或有红细胞管型。

（8）神经系统：癫痫发作，精神病，多发性单神经炎，脊髓炎，外周或颅神经病变，脑炎（急性精神混乱状态）。

（9）溶血性贫血。

（10）白细胞计数减少（至少一次 <4 000/mm³）或淋巴细胞计数减少（至少一次 <1 000/mm³）。

（11）至少一次血小板计数减少（<100 000/mm³）。

2.免疫学标准

（1）抗核抗体（ANA）高于实验室参考值范围。

（2）抗 ds-DNA 高于实验室参考值范围（用此法检测，需两次高于实验室参考值范围）。

（3）抗 sm 阳性。

（4）抗磷脂抗体：①狼疮抗凝物阳性；②梅毒血清学试验假阳性；③抗心磷脂抗体至少两倍正常值或中高滴度；④抗 b2 糖蛋白 1 阳性。

（5）低补体：①低 C_3；②低 C_4；③低 $CH50$。

（6）在无溶血性贫血者，直接抗人球蛋白试验阳性。

患者如果满足下列条件至少一条，则归类于系统性红斑狼疮：①有活检证实的狼疮性肾炎，伴有 ANA 阳性或抗 ds-DNA 阳性；②患者满足分类标准中的 4 条，其中包括至少一条临床标准和一条免疫学标准。

在入选的患者中应用此标准，较 ACR 标准有更好的敏感性（94% vs.86%），并与 ACR 标准有大致相同的特异性（92% vs.93%），同时明显减少误分类。在临床上，出现肾炎、肾病综合征表现时，不要轻易诊断为原发性肾小球疾病，特别是对于年轻女性，应做全面和系统的相关检查，以排除狼疮性肾炎的可能性。少数患者需经过数月、数年的发展最终确诊为狼疮性肾炎。

（二）鉴别诊断

1.西医

本病当与原发性肾病综合征相鉴别：狼疮性肾炎光镜表现与原发性肾病综合征相似，但狼疮性肾炎在临床上伴多系统侵犯，有抗核抗体等多种自身抗体，活动期见血清 IgG 水平增高，补体 C_3 水平下降。病变具有多样性和不典型性的特点，病理有时可见白金耳样病变及苏木素小体，免疫病理检查呈"满堂亮"现象。

另外，还需与 IgA 肾病、过敏性紫癜性肾炎、药物性狼疮等鉴别，狼疮性肾炎活动期应与并发感染鉴别。

2.中医

本病主要与"尿血""尿浊""淋证""关格""癃闭""臌胀"等类证相鉴别。

五、一般处置措施

（1）日常作息规律，避风寒，预防外感；急性期应卧床休息，避免使用对肾功能有损伤的药物；户外活动时做好防晒，减少阳光照射，室内应有窗帘，以免皮损加重；做好口腔护理，预防霉菌感染；对于指、趾、鼻尖、耳垂等部位广泛小动脉炎合并雷诺现象者，应注意保暖，以免肢体末梢冻伤和坏死。

（2）饮食宜清淡、易消化、低磷、低盐、低脂，补充适量优质高蛋白，避免水钠潴留及其电解质、酸碱平衡紊乱，食用富含维生素的蔬菜和水果及其钙剂可防止糖皮质激素造成的骨质疏松。

六、中医治疗

（一）辨证论治

本病临床表现极其复杂，五脏六腑皆可受累，尤以肝、脾、肾三脏为多见，狼疮性肾炎的初、中期多见肝肾阴虚；邪热入营则见于中、后期；脾肾阳虚和血瘀内阻多见于后期。狼疮性肾炎出现热像应区分虚热还是实热；实热以热毒内燔营血为多，虚热则见于气阴虚或肝肾虚，阴虚则热；由于水湿滞留，本病每多湿浊或湿热内困之象。

1.热毒炽盛

症状:高热烦躁,面赤,或有周身皮疹、红斑或瘀斑,肢体浮肿,肌肉关节酸痛,心悸,甚则神昏谵语,或抽搐,或吐、衄、便(尿)血,口干便秘,舌红或绛,苔黄或光剥,脉弦(滑)数。

治法:清热解毒,凉血止血。

方药:犀角地黄汤合五味消毒饮加减。水牛角 30 g,生地黄、金银花、蒲公英、白花蛇舌草各 20 g,赤芍、野菊花、紫花地丁各 12 g,牡丹皮 6 g。小便短赤者加白茅根 30 g、小蓟 20 g;虚热者加青蒿、地骨皮各 15 g;抽搐者加羚羊角粉 3 g 冲服,钩藤 15 g;神昏谵语者加安宫牛黄丸或至宝丹 1～2 丸化服。

2.阴虚内热

症状:浮肿渐退,低热咽干,面部升火,手足心灼热,腰膝酸软无力,颧红盗汗,舌光红或光剥无苔,脉细数。

治法:养阴清热,补肾活血。

方药:参麦地黄汤加减。麦门冬、沙参、山药各 15 g,黄精、生地黄、丹参各 20 g,白术、牡丹皮、泽泻、玉竹各 10 g。兼湿热者加白花蛇舌草、半枝莲各 15 g;尿少水肿者加车前子、茯苓各 15 g;虚热甚者去黄芪,加青蒿、鳖甲、知母、地骨皮各 15 g;血尿者加白茅根、益母草各 20 g。

3.脾肾阳虚

症状:周身浮肿,面色苍白,腰膝酸软无力,足跟痛,耳鸣,腹泻,腹胀,纳呆,肢端冷,舌淡胖,边有齿痕,质黯,苔白腻,脉沉细。

治法:温补脾肾,化气行水。

方药:济生肾气丸加减。熟地黄 15 g,山萸肉、山药各 10 g,茯苓、泽泻、丹参各 15 g,牛膝、车前子各 10 g,制附子、肉桂各 5 g。若水肿明显,偏脾阳虚者,以实脾饮为主加减,偏肾阳虚者,以真武汤为主加减;若气虚则加黄芪 30 g 以补气健脾。

4.气虚血瘀

症状:眩晕神疲乏力,口燥咽干,面色晦暗,皮下瘀点,腰酸脱发,胃纳欠佳,舌偏红,有紫斑,苔薄白,脉细。

治法:益气养阴,活血化瘀。

方药:生脉饮合桃红四物汤加减。黄芪、当归、熟地黄、麦门冬、丹参、山萸肉各 15 g;川芎、芍药、麦门冬、五味子、桃仁、红花各 10 g。若阴阳两虚者,以地黄饮子为主加减;兼痰浊者,可加半夏、橘红、贝母、瓜蒌各 20 g;兼湿热者,可配合三妙丸或三仁汤;水湿停聚可加车前子、茯苓各 15 g;或有气郁,可用逍遥散加减。

(二)治疗并发症

1.发热

狼疮活动或合并感染均可引起发热,首先应明确发热病因,在中医辨证基础上,辨病用药。气分热盛,可用生石膏、知母、寒水石、黄芩、薏苡仁;气营热盛,上方加生地黄、玄参、麦门冬、牡丹皮。中药每天 2 剂,每 6～8 小时服 1 次。体温超过 40 ℃,配合羚羊角粉、紫雪丹、安宫牛黄丸等。

2.胸腔积液、腹水、心包积液、关节腔积液等

用葶苈子 30 g、白芥子 12 g,疗效很好。二者均为十字花科植物,均有含硫苷,能改善胸膜、腹膜、心包膜毛细血管通透性,抑制水液渗出,同时通过改善微循环而促进渗液的吸收,中医称化水蠲液。葶苈子甘寒,白芥子辛温,二者合用,发挥协同作用。也可与桂枝、桑白皮配合以增强疗效。

3.蛋白尿

对于蛋白尿,可选择使用雷公藤制剂(昆仙胶囊、雷公藤多苷片、火把花根片、昆明山海棠等)、柴胡、玉米须、土茯苓、槐花、猫须草、鹿含草等,可增强降蛋白尿作用,提高临床疗效。

（三）特色专方

1.芡实合剂

芡实、菟丝子各 30 g,白术、茯苓各 12 g,山药 15 g,金樱子、黄精各 24 g,百合 18 g,枇杷叶 9 g,研细末,每天 3 次,每次 9 g,开水送下。本方滋养肝肾,适用于肝肾阴虚型狼疮性肾炎。

2.健脾益肾调气活血方

黄芪、益母草、金樱子各 15 g,茯苓、丹参各 12 g,白术、桃仁、泽兰各 9 g,青皮、蒲黄各 6 g,酒大黄 3 g。水煎服,每天 1 剂。本方健脾益肾,调气活血,适用于脾肾阳虚型。

3.首乌地黄汤

制首乌、刺蒺藜、熟地黄、山药、枣皮、牡丹皮、泽泻、茯苓、丹参、紫草、地骨皮、秦艽、夏枯草、白鲜皮、酸枣仁、钩藤、豨莶草等加减。水煎服,每天 1 剂。本方滋肾养阴、清热解毒。

4.益气养阴活血方

黄芪、党参、生地黄、何首乌、当归各 15 g,川芎 8 g,益母草、丹参各 30 g。水煎,每天 1 剂,分早晚服。本方重在益气养阴活血。

5.磁石丸加减方

磁石 60 g,牛膝、川芎、赤芍、海桐皮、草薢、全蝎、秦艽、地龙、天麻、木瓜、白芷、白花蛇舌草、白僵蚕、白附子、石南叶、白蒺藜、苦参各 30 g。研成细末,蜜制为丸,每丸 10 g,每次 2 丸,每天 2 次,连服 60 天。本方具有活血消斑,滋阴凉血功效。

6.清透血毒基本方

生地黄、紫花地丁、金银花各 30 g,玳瑁屑、虎杖、栀子、赤芍各 15 g,青连翘、青蒿各 20 g,豆豉、雷公藤、生甘草各 10 g,红花 3 g,珍珠粉 0.9 g。水煎服,每天 1 剂。本方具有清热凉血,活血消斑功效。

7.红斑汤

生地黄、玄参、忍冬藤、生石膏、虎杖、羊蹄柏、薏苡仁各 30 g,麦门冬、黄芩、绿豆衣各 15 g,知母 12 g。水煎服,每天 1 剂。本方功效滋阴清热凉血。

8.犀角地黄汤

水牛角(先煎)、白花蛇舌草各 30 g,生地黄、鱼腥草各 15 g,牡丹皮、玄参各 12 g,紫草、金银花各 20 g,赤芍 10 g。水煎服,每天 1 剂。此方乃汤水福教授治疗狼疮性肾炎活动期时常用方,功可清热解毒、凉血养阴,对以湿热毒邪壅盛为主要矛盾的活动期狼疮性肾炎有较好效果。

9.狼疮性肾炎方

黄芪、生地黄、何首乌、党参各 15 g,当归 12 g,川芎 9 g,丹参、益母草各 30 g。水煎服,每天 1 剂。此方系陈以平教授治疗缓解期狼疮性肾炎的经验方,具有益气活血,滋阴解毒之效。热毒炽盛型,减党参、黄芪,加水牛角、牡丹皮、蒲公英、紫草、白花蛇舌草、龙骨、牡蛎、黄檗、玄参、麦门冬;脾肾两虚加白术、茯苓、大腹皮、制香附、薏苡仁;气阴两虚型加麦门冬、女贞子、黄精;阴虚火旺型加龟甲、鳖甲、龙骨、牡蛎、黄檗、玄参、麦门冬。

（四）中药成药

1.六味地黄丸

每次 6 g,每天 2 次。滋补肾阴,主治肾阴亏损,头晕耳鸣,腰膝酸软,盗汗遗精,骨蒸潮热。适用于狼疮性肾炎兼肾阴亏耗、阴虚火旺者。

2.知柏地黄丸

每次 3 g,每天 3 次。滋阴清热,补肾填精,适用于肝肾阴虚或气阴两虚而见阴虚火旺者。

3.黄葵胶囊

每天 4～5 粒,每天 3 次。清热解毒利湿,适用于热毒炽盛兼有湿热的狼疮性肾炎。

4.昆仙胶囊

每次 1～2 片,每天 3 次。本品具有较好消除蛋白尿的功效,可用于狼疮性肾炎蛋白尿较多或长期不消者。

5.百令胶囊或金水宝胶囊

两者均为虫草制剂。用法用量基本一致。每次 4～5 粒,每天 3 次。具有健脾益肾、扶正固本的功效,可用于狼疮性肾炎有正虚征象者。

6.复方丹参注射液

每支 2 mL,相当于生药 15 g,肌内注射,每次 2～4 mL,每天 1～2 次;或用复方丹参注射液 30～40 mL,加入 5％～10％葡萄糖注射液 250 mL 稀释后静脉注射,每天 1～2 次。本品活血化瘀,用于有血瘀证的狼疮性肾炎。

7.黄芪注射液

每次 30～40 mL 加入 5％～10％葡萄糖注射液 250 mL(或 0.9％氯化钠注射液)稀释后静脉注射,每天 1～2 次。本品益气健脾,扶正固本,适用于狼疮性肾炎见有气虚证者。

8.川芎嗪注射液

每次 120～240 mL,加入 5％～10％葡萄糖注射液(或 0.9％氯化钠注射液)250～500 mL 稀释后静脉注射,每天 1 次。本品具有活血通络的作用,适用于狼疮性肾炎见有血瘀证者。

9.醒脑静脉注射射液

每次 10～20 mL,加入 50％葡萄糖注射液(或 0.9％氯化钠注射液)20～40 mL 中静脉注射;或用本品 30～40 mL 加入 5％或 10％葡萄糖注射液(或 0.9％氯化钠注射液)250 mL 稀释后静脉注射,每天 1～2 次。本品清热解毒,开窍醒神,适用于狼疮性肾炎活动期高热、神志模糊者。

10.血栓通注射液

每次 3～6 mL,加入 50％葡萄糖注射液(或 0.9％氯化钠注射液)20～40 mL 中静脉注射;或用本品 6～12 mL 加入 5％或 10％葡萄糖注射液(或 0.9％氯化钠注射液)250 mL 稀释后静脉注射,每天 1～2 次。本品活血化瘀通络,适用于狼疮性肾炎兼有血瘀征象或伴有高凝状态者。

(五)单味药或中药提取物

1.雄黄

实验研究发现该药能使 NZW×NZB/F1 雌性小鼠的血肌酐水平显著下降,改善其肾功能,且小鼠的死亡率较低,提示其对远期病情可能有积极影响。

2.白芍总苷

研究认为可与激素联用治疗 LN,其机制可能与调节 T 淋巴细胞功能有关。

3.川芎嗪

该药能抑制活动期 LN 外周血单个核细胞(PBMC)的共同刺激分子 B7-1 和 B7-2 mRNA 表达,阻断共同刺激信号的传导,抑制 T 细胞对自身抗原的激活,合并使用地塞米松能更好地抑制 B7-2 mRNA 表达。

4.大黄素

该药可降低狼疮样 BXSB 小鼠尿蛋白水平,降低血清 ANA 滴度。

5.青蒿素及冬虫夏草

卢氏予 LN 患者长期服用该两味药,5 年内治疗组的显效率明显高于对照组(口服雷公藤多苷片和/或保肾康片),C3 水平明显升高,11 年未见复发。

6.青蒿琥酯

其能使狼疮样小鼠肾脏过度表达的 IL-6 及转化生长因子 β 水平明显降低,其作用与雷公藤多苷相似。

7.双氢青蒿素

其能抑制 BXSB 小鼠血清抗 ds-DNA 抗体的生成,对其血清中肿瘤坏死因子 α 的分泌有抑制作用,抑制肾组织中核转录因子(NF)-κB 的活化及其 p65 蛋白的表达,抑制多种免疫球蛋白及补体在肾组织的沉积,改善其 LN 的病理状态。

（六）其他特色疗法

1.针灸

取三焦俞、气海俞、气海、足三里、阴陵泉、肾俞、关元俞、天枢等。方法:每天选取 5～6 个穴位,轮换刺之,手法先予轻刺激,然后用药艾灸之。适用于狼疮性肾炎脾肾气虚证。

2.蜂针

在激素疗法基础上加用该法治疗狼疮性肾炎患者,每天 1 次,每次 15～20 只,疗程 3 个月,结果总有效率 84%,未观察到明显不良反应,证明以生物毒代替细胞毒治疗狼疮性肾炎是可行的。

3.外用药

用五倍子粉和密陀僧粉直接涂撒在狼疮性肾炎患者皮肤黏膜有溃疡糜烂处。可用盐水调敷。

4.灌肠

大黄 12 g,制附子 10 g,牡蛎 30 g,加水适当,煎取汁 200 mL,每天上下午各 1 次,保留灌肠 30～60 分钟。适用于狼疮性肾炎肾功能不全患者。

（七）专家经验

(1)叶任高教授认为在西药治疗的基础上,结合中医辨证治疗本病,不仅可提高西药疗效,而且可以降低激素、细胞毒性药物的毒副作用及减少其用量。认为狼疮性肾炎之本为肾虚,并以肝肾阴虚为多见。热毒炽盛只是本病发展过程中在诱因的作用下而出现的一种标证,与西医的急性活动期相似。由于正气亏虚,抗邪无力,使得血行不畅导致血瘀。因此,本病在肝肾不足的同时,自始至终都有淤血表现,这与狼疮性肾炎多处于高凝状态是吻合的。因此在治疗过程中,无论选择什么治法,都加用活血化瘀药。狼疮方功专活血化瘀、清热解毒、滋阴补肾,作为狼疮性肾炎的基本方,配合辨证论治常收到较好临床疗效。

(2)张镜人教授认为本病病因是由于热毒之邪侵袭,燔灼营血,导致体内阴阳气血失衡,脉络瘀滞。若火毒之邪羁留不去,则进一步损伤阴液,内舍脏腑,则逐渐出现本虚标实之象。因此治疗本病必须注意扶正与祛邪兼顾。在热毒炽盛期,以祛邪为要,但也要顾及正气,可酌加益气护阴之品,如选用孩儿参、生黄芪、灵芝等。在病情缓解后,大多出现气阴两虚之候,宜调整阴阳,补益气血,但也不应忽视祛邪,古人有"祛邪务尽""祛邪即可扶正"之训,常选用白茅根、芦根、土茯苓等。其次,"热邪不燥胃津,必耗肾液",热邪最易伤阴,处处以护阴为要。另外,祛邪重点在于清热解毒,可选用白花蛇舌草、紫草、鬼箭羽、土茯苓等。

(3)时振声教授认为本病病机多虚实夹杂,正虚邪实,急性活动期以清热解毒为主,兼顾气阴;缓解期重点调理脏腑阴阳气血,以扶正为主,兼顾祛邪。临床常用治法:①清热解毒法,用于急性活动期热毒炽盛者,如出现出血倾向者用清热地黄汤合五味消毒饮加减;如关节疼痛红肿,用宣痹汤加味或用四妙勇安汤加味。②滋养肝肾法,用于肝肾阴虚者,主方可用归芍地黄汤加减。③健脾益肾法:用于脾肾气虚者,脾气虚明显者用补中益气汤或异功散加菟丝子、金樱子、补骨脂;肾气虚明显者用五子衍宗丸加党参、黄芪。④益气养阴法,用于气阴两虚者,可选用参芪地黄汤、大补元煎。

(4)陈以平教授认为狼疮性肾炎急性活动期以西药治疗为主,配合清热解毒、活血化瘀中药,如清热地黄汤加味;缓解期则以中药为主。临床选用狼疮性肾炎方:黄芪、党参、生地黄、何首乌各 15 g,当归 12 g,川芎 9 g,丹参、益母草各 30 g。具有益气活血,滋阴解毒之效。热毒炽盛型,减党参、黄芪,加水牛角、牡丹皮、蒲公英、紫草、白花蛇舌草、龙骨、牡蛎、黄檗、玄参、麦门冬;脾肾两虚加白术、茯苓、大腹皮、制香附、生薏苡仁;气阴两虚型加麦门冬、女贞子、黄精;阴虚火旺型加龟甲、鳖甲、龙骨、牡蛎、黄檗、玄参、麦门冬。方中党参、黄芪、白术具有提高免疫力的作用;生地黄、麦门冬、玄参可使抗体生成期延长;白花蛇舌草可刺激网状内皮系统增加白细胞吞噬功能。以长期应用上述药物能逐渐改善机体免疫状态,以利于激素逐步减量。

(5)汤水福教授认为治疗本病宜"急者治标,缓者治本"为原则,LN 在活动期时是以湿热毒邪壅盛为主要矛盾,以治标为主,清热解毒法是其有效的治疗方法。方以犀角地黄汤加减:水牛角(先煎)、白花蛇舌草各 30 g,生地黄、鱼腥草各 15 g,牡丹皮、玄参各 12 g,赤芍药 10 g,金银花、紫草各 20 g。方中水牛角清营凉血,清热解毒;生地黄清热凉血,清解血分热毒,并滋养阴液,以顾护热盛所伤之阴液;赤芍药和营泄热;牡丹皮泄血中之伏热,凉血散瘀。现代医学研究证明:水牛角具有改善微循环障碍的作用;牡丹皮具有显著的抗菌消炎、调节免疫、改善凝血的作用;生地黄有一定的免疫抑制作用,且能扩张肾血管、利尿消肿。缓解期病情多表现以本虚为主,治疗以扶正为要。治以益气养阴,活血化瘀。另外,在本病各阶段均有淤血发生,活血化瘀的中药应贯穿始终。

七、西医治疗

活动性 LN 治疗,要区分为诱导治疗期及维持治疗期两个阶段,前者需积极控制疾病活动,后者要维持巩固疗效。一般认为 LN 的缓解标准:尿红细胞、白细胞和管型转阴,尿蛋白<0.3 g/d,血清补体水平正常,抗 dsDNA 抗体转阴或仅低滴度存在,无肾外 SLE 表现。LN 缓解后需要维持治疗的时间,目前尚无定论,不少学者认为需维持治疗 3 年以上。

（一）免疫抑制药物治疗

1.糖皮质激素

泼尼松口服以 1 mg/(kg·d)开始,逐渐减量,6 个月时减至 5～10 mg/d。大剂量糖皮质激素静脉冲击对快速控制急性、严重炎症是一种很有效的方法,一般用甲泼尼龙静脉注射,每次 0.5～1.0 g,每天或隔天 1 次,3 次为 1 个疗程,共 1～2 个疗程,并配合使用少量口服激素(10～20 mg/d)。

2.环磷酰胺(cyclophosphamide,CTX)

CTX 静脉冲击治疗,开始剂量每次 0.5～0.75 g/m²(如白细胞大于 4×10^9/L,可增量至 1 g/m²),以生理盐水稀释 30～60 分钟,静脉滴注,每月 1 次,共 6 次。6 个月后,根据病情给药,多数患者需每 3 个月再静脉滴注 1 次,再进行 6 次,总共治疗 24 个月。也可 CTX 口服,常用剂量为 2 mg/(kg·d)。由于口服与静脉注射一样有效,因此若不能静脉注射,口服 CTX 是治疗的另一种选择。CTX 静脉冲击与每天口服方法相比,前者累积毒性较小。

3.环孢素

环孢素是一种强力免疫抑制药,选择性作用于辅助性 T 淋巴细胞,主要用于器官移植。但近年用于治疗 LN 取得满意的疗效,特别对重症病例、应用激素及 CTX 疗效欠佳者、使用 CTX 出现白细胞计数减少而不能耐受的患者可试用环孢素。初始剂量为 4～5 mg/(kg·d),分 2～3 次口服,出现明显疗效后,缓慢减至 2～3 mg/(kg·d),疗程 3～6 个月以上。用药过程中注意其肝肾毒性、高血压和牙龈增生的不良反应。环孢素对已致敏的 T 细胞无效,并且具有肾毒性,能上调 TGF-β 的表达,长期应用可导致肾组织纤维化。目前作为 LN 的二线用药,特别是对于 V 型 LN,环孢素被认为是一个较好的选择。

4.硫唑嘌呤(azathioprine,AZA)

AZA 主要抑制非特异性炎症反应,在免疫抑制方面主要作用于细胞介导的免疫过程。有学者报道此药口服 2～3 mg/(kg·d)并与激素联合应用可收到一定效果,但疗效尚有争议,目前还缺乏大规模、多中心的系统评价。治疗过程中应注意白细胞计数减少的不良反应。相比之下,AZA 的肝功能损害较大,因此应密切监测肝功能,有异常及时停药。

5.吗替麦考酚酯(mycophenolate mofetil,MMF)

MMF 是一种新型的免疫抑制剂,口服吸收后在肠壁和肝脏转换成吗替麦考酚酸,后者是次黄嘌呤核苷酸脱氢酶抑制剂,能阻断鸟嘌呤核苷酸的从头合成,从而抑制 T、B 淋巴细胞增生,抑制细胞免疫及抗体生成;抑制细胞表面黏附分子表达及黏附分子与其配体结合;抑制内皮细胞增生及血管生成。因此 MMF 现已应用于狼疮性肾炎的治疗。对于应用激素及 CTX 治疗疗效欠佳的患者、使用 CTX 出现毒副作用而不能耐受的患者可应用,尤其适用于重症 Ⅳ 型 LN 等疾病活动者。

MMF 常和激素联合应用。起始剂量为 1.0～2.0 g/d,分 2 次空腹服用,诱导治疗常为 6 个月。然后逐渐改为维持治疗,剂量为 0.75～1.0 g/d,维持治疗可长达 2 年或更久。并用 MMF 治疗时,激素剂量可减少,起始剂量可为 0.5 mg/(kg·d),治疗 6 个月后逐渐减量,最后以 10～15 mg/d 维持。在 MMF 减量过程中可以加用雷公藤总苷(每次 20 mg,每天 3 次),以达到巩固疗效目的。相对来说,MMF 毒性较小,但价格昂贵。

MMF 的不良反应:①胃肠道反应,腹痛、腹胀、腹泻、呕吐和食欲不振,主要见于治疗初期。此时可以暂时将 MMF 减量,待症状缓解后再逐渐加到全量,患者多能耐受,不影响疗效。②感染是 MMF 治疗中最严重的不良反应。水痘-带状疱疹病毒、巨细胞病毒等病毒感染,细菌及真菌感染较常见,而且已有卡氏肺孢子虫病感染的报道,严重可以致死,这必须注意。③骨髓抑制,比较少见,但还是有个别患者出现白细胞计数减少、贫血和血小板计数减少。一般 MMF 减量或停药后骨髓抑制多可以恢复。④肝功能损害,可见血清转氨酶一过性升高。

6.来氟米特(leflunomide,LEF)

LEF 是异噁唑类化合物,口服吸收后在肠壁和肝脏内通过打开异噁唑环转化为活性代谢物 A771726,在体内发挥免疫调节作用。A771726 通过抑制二氢乳清酸脱氢酶的活性,阻断嘧啶核苷合成,抑制活化淋巴细胞增生,减少自身抗体产生。LEF 不影响粒细胞的吞噬作用。目前已有医师将 LEF30~50 mg/d 试用于 LN 的治疗,取得了一定疗效。

7.他克莫司

他克莫司是一种新型的免疫抑制药,与环孢素有类似的作用途径,即通过抑制钙调磷酸酶活性而选择性抑制 IL-2 的产生。此外,还可以通过非钙调磷酸酶途径抑制 T 细胞活化与增生。因此,他克莫司对于正在发生和已经发生的免疫炎症过程同样具有抑制作用,具有广阔的应用前景。临床上他克莫司的起始用量为 0.1 mg/(kg·d),分 2 次空腹服用。用药期间需每月监测他克莫司的血药浓度,如果超过 15 μg/L 或出现明显不良反应时应减量。6 个月后如病情缓解,他克莫司应逐步减量。初步观察显示他克莫司对难治性 LN 的治疗效果令人鼓舞,治疗后尿蛋白水平迅速下降,血浆白蛋白水平升高,血清 ANA 滴度显著下降,抗 dsDNA 抗体转阴,同时冷球蛋白水平恢复正常。他克莫司最常见的不良反应是一过性血肌酐水平升高,可能与他克莫司的血药浓度过高有关。他克莫司减量后血肌酐水平可恢复正常。另外可见的不良反应是血糖升高和感染。

尽管上述几种新型免疫抑制剂——吗替麦考酚酯、来氟米特和他克莫司都已被国外及我国医师试用于 LN 临床治疗,而且取得了一定疗效,但是至今上述药物还未被国家食品药品监督管理总局正式批准为 LN 治疗药物,所以必须注意。

(二)其他免疫抑制治疗

1.静脉输注大剂量丙种球蛋白

丙种球蛋白 400 mg/(kg·d)静脉输注,5 天为 1 个疗程。一些小型、非对照研究结果显示,此治疗对活动性 SLE 和 LN 有效,但是尚缺高质量的循证医学证据。目前临床主要用于重症 LN 合并感染,可作为过渡性治疗。

2.强化血浆置换治疗

本疗法可有效去除血浆中致病抗原、抗体及免疫复合物,并改善网状内皮系统的吞噬功能。当弥漫性增生性 LN 用激素治疗效果不佳,联合免疫抑制药物治疗仍不能取得疗效时可以试用。使用新鲜血浆 2~4 L 置换,每天或隔天 1 次,共 7~10 次至病情好转。做强化血浆置换治疗时,需同时给予泼尼松和 CTX 治疗。

3.免疫吸附治疗

免疫吸附疗法是近 15 年发展起来的一种新技术,它能选择性地清除患者血液中的内源性致病因子,从而达到净化血液和缓解病情的目的。免疫吸附目前已经广泛用于自身免疫性疾病的治疗。常用葡萄球菌 A 蛋白吸附柱,它能吸附 IgG 型抗体(如抗肾小球基底膜抗体、抗中性粒细胞胞质抗体等)及其免疫复合物。LN 的患者联合使用免疫吸附治疗和常规药物治疗,可以有效去除循环中的自身抗体,控制病情活动。

4.造血干细胞移植治疗

对于严重的顽固性 SLE 和 LN 可以进行造血细胞和免疫系统的深层清除,随后进行造血干细胞移植,有可能缓解甚至治愈 SLE 和 LN,具有一定的应用前景,目前还在研究和论证之中。

(三)对症治疗

1.抗凝血治疗

LN 常呈高凝状态,易发生血栓。可予双嘧达莫(300 mg/d)或阿司匹林(100 mg/d)等血小板抑制剂进行预防。若出现肾病综合征严重低蛋白血症(血浆白蛋白低于 20 g/L)还可以应用抗凝药物,如肝素钙 5 000 U,每 12 小时皮下注射 1 次,或低分子肝素那屈肝素钙 4 100 U 或达肝素 5 000 U,每天皮下注射 1 次,以预防血栓发生。

2.ACEI 或 ARB 治疗

在常规免疫抑制治疗的基础上加用 ACEI 或 ARB,可以减少 LN 患者的尿蛋白。ACEI 或 ARB 降低尿蛋白的治疗剂量应该是其降血压剂量的 2 倍甚至更多。有研究发现,ACEI 和 ARB 合用对于激素和 CTX 治疗无效的 LN 大量蛋白尿患者具有一定疗效。

(四)肾脏替代治疗

LN 所致的急、慢性肾衰竭,常需进行肾脏替代治疗。对于急性肾衰竭患者,达到透析指征即应及时给予透析治疗。对 LN 已进入慢性肾衰竭(尿毒症期)的患者需行维持性透析治疗。血液透析和腹膜透析均可选择。对 LN 所致的尿毒症患者若已经是稳定期,则可以行肾移植,但移植肾有再发可能。

(厉梦华)

第七节　急性肾损伤

急性肾损伤(acute kidney injure,AKI):是指多种原因引起突然发生的肾脏功能减退,溶质清除能力及肾小球滤过率急剧地持续下降,导致水电解质和酸碱平衡紊乱及氮质代谢产物在血液蓄积的一组临床综合征。急性肾损伤的患病率为 1%(社区)～7.1%(医院),人群发病率 486～630 pmp/y(per million people/year,每年每百万人),AKI 需要肾脏替代治疗(renal replacement therapy,RRT)发病率:22～203 pmp/y。大量临床研究表明,肾功能轻度损伤即可导致 AKI 发病率及病死率的增加,故早期诊治尤为重要。

急性肾损伤属于中医学"癃闭""关格""水肿"等疾病范畴,症状不典型者常以导致急性肾损伤的原发病为中医诊断。

一、疾病特征

急性肾损伤的疾病特征在不同患者之间有很大差异,典型患者以尿量减少为主要疾病特征,其余临床表现无特异性,常与原发疾病的临床表现混合存在,容易漏诊,临床需特别注意。

(一)尿量减少

典型急性肾损伤分为少尿期、多尿期及恢复期,初起表现为尿量骤减或逐渐减少,24 小时尿量少于 400 mL 者称少尿,少于 100 mL 者称无尿。由于致病原因不同,病情轻重不一,少尿持续时间不一致,一般为 7～14 天。对少尿期延长者应注意水潴留、充血性心力衰竭、高钾血症、高血压以及各种并发症的发生。也有部分患者在进行性氮质血症期内每天尿量维持在 400 mL 以上,甚至 1 000～2 000 mL,称为非少尿型急性肾损伤。

(二)血肌酐水平进行性升高

血肌酐 48 小时内升高,绝对值≥26.5 μmol/L,如每天上升 44.2～88.4 μmol/L 以上称为急性肾衰竭;在高分解状态(如广泛组织创伤、败血症等)患者,血肌酐每天升高可达 176.8 $\mu mol/L$ 以上。

(三)水、电解质紊乱和酸碱平衡失调

因水分摄入过多可表现为稀释性低钠血症、肢体水肿、体重增加、高血压、急性心力衰竭、肺水肿和脑水肿。电解质紊乱和酸碱平衡失调以高钾血症及代谢性酸中毒最常见,高分解代谢者表现更为突出,可出现乏力、恶心、呕吐、四肢麻木等,或出现呼吸急促、心率减慢。严重者出现神经系统症状,如烦躁、意识淡漠,直到后期出现窦室或房室传导阻滞、窦性静止、室内传导阻滞甚至心室颤动、心脏骤停,是少尿期患者常见的死因之一。

(四)各系统表现

由于代谢产物的蓄积,可出现心血管、消化、神经、血液、内分泌等各系统表现,常见疲倦、食欲缺乏、恶心、呕吐、腹胀、贫血等,严重者可出现心律失常、急性肺水肿、消化道出血、黄疸、意识不清甚至昏迷等。

二、诊疗常规

(一)诊断

出现肾功能突然减退(48 小时内),血肌酐水平升高,绝对值>26.5 $\mu mol/L$(0.3 mg/dL);或血肌酐较前升高>50%;或尿量减少(尿量小于 0.5 mL/(kg·h),时间超过 6 小时)。除明确急性肾损伤诊断外,尚需进一步明确病因诊断。

1.肾前性

常见病因有循环血量减少(见于大出血、大面积烧伤、严重吐泻、腹腔内炎症、糖尿病酮症酸中毒、利尿过度等),或有效循环血量减少(见于心源性休克等导致的心排血量减少、感染性休克等导致的全身血管扩张、肾病综合征等导致的体液在第三间隙急性潴留)。

2.肾性

根据肾实质病变部位及性质不同可分为急性肾小管坏死、急性肾小球肾炎或血管炎、急性间质性肾炎、急性肾实质坏死及肾血管病变等。其中,急性肾小管坏死占肾性 AKI 的 75% 以上,常因肾缺血或肾中毒所致,以脓毒症及药物性肾损害为最多见。

3.肾后性

其见于各种原因导致的急性尿路梗阻,如膀胱排出道受阻、尿道梗阻、输尿管梗阻或受压(双侧或单侧功能肾)。以结石梗阻者最常见,其他可见于前列腺增生、神经源性膀胱、肿瘤压迫等。

(二)实验室检查

除病史询问外,实验室检查是确定诊断及鉴别诊断的重要依据。

1.尿液检查

诊断为 AKI 后应马上留取尿液送检。尿液分析简单易行,尿比重大于 1.018 者常为肾前性 AKI 的诊断线索,尿比重低于 1.015 者提示肾小管或肾间质功能受损;尿蛋白++以上提示肾实质病变,尤其需考虑肾小球肾炎;尿中出现较多红、白细胞者则需首先排除肾后性梗阻或合并尿路感染。另可检查尿钠及尿渗透压,血容量不足者尿钠排出减少,尿钠大于 40 mmol/L 提示急性肾小管坏死。

2.血生化检查

密切观察电解质、二氧化碳结合力、血肌酐、尿素氮、血气分析的动态变化,为诊断及病情评估提供依据。病程较长者还需注意血钙、磷及内分泌检查指标的变化。

3.血常规检查

AKI 患者贫血多不明显或较轻,如出现中度以上贫血应考虑慢性肾衰竭可能性。

(三)辅助检查

1.B超检查

可提供是否存在肾后性梗阻的直接证据,另需注意双肾大小及肾皮质厚度,如双肾萎缩者为慢性肾衰竭。

2.X线检查

协助了解心功能,评估体液潴留情况(是否存在肺淤血)。

3.腹部CT

螺旋CT能够检出其他常规影像学检查中容易遗漏的小结石,并为泌尿系统器官与周围组织的关系(如肿瘤压迫情况)提供准确资料。注意AKI阶段应尽量避免造影剂的使用,防止进一步损伤肾功能。

4.肾穿刺活检

肾穿刺活检不作为急性肾损伤的常规检查,但如肾功能急剧进展,考虑为肾实质性AKI如急进性肾炎、急性间质性肾炎者,需及时请肾病专科会诊,必要时行肾穿刺活检明确病理诊断。

(四)治疗

1.治疗原则

(1)积极治疗原发病,去除病因。

(2)一般治疗:卧床休息、充分补充热量、营养饮食疗法。

(3)维持水、电解质及酸碱平衡。

(4)防控感染。

(5)慎用肾毒性药物。

2.RRT

RRT包括了所有间断性或连续性地清除溶质、对脏器功能起支持作用的各种血液净化技术,是目前ARF的主要治疗手段。其中,连续性肾替代治疗(CRRT)包括所有连续性地清除溶质、对脏器功能起支持作用的各种血液净化技术。

肾替代治疗的时机:重症患者,如出现对其他治疗效果不满意的代谢性酸中毒、容量超负荷及严重电解质紊乱,均为肾替代治疗的绝对适应证及开始治疗的时机。以下指标为RRT时机。

(1)紧急透析指征:①急性肺水肿或充血性心力衰竭;②严重高钾血症,血钾在 6.5 mmol/L 以上;③严重代谢性酸中毒(二氧化碳结合率在 10 mmol/L 以下),补碱难以纠正。

(2)一般透析指征:①少尿或无尿 2 天以上;②已出现尿毒症症状如呕吐、神志淡漠、烦躁或嗜睡;③高分解代谢状态;④出现体液潴留现象;⑤血 pH 在 7.25 以下,实际碳酸氢盐在 15 mmol/L 以下或二氧化碳总量(TCO$_2$)在 10 mmol/L 以下。

3.非替代治疗

(1)少尿期的治疗。

1)严格控制水、钠摄入量:每天输入量为前一日的尿量加上显性失水量和非显性失水量(约 400 mL)。发热者,体温每增加 1 ℃应增加入液量 100 mL。

2)利尿剂与脱水剂。①呋塞米:襻利尿剂,并具有轻度血管扩张作用,是 ARF 治疗中最常用的利尿剂。主要作用:降低髓襻升支粗段的代谢;冲刷肾小管;降低肾小管中血红蛋白、肌红蛋白的浓度;促进少尿型 ARF 转变为多尿型 ARF。初始剂量为 20 mg,1 小时后无效,可静脉推注呋塞米 40 mg。若尿量仍无增加,可改为呋塞米持续静脉泵入,剂量为每分钟 2～4 mg,可持续 2～3 天,一般每天总剂量<1 g。②甘露醇:不仅具有渗透性利尿作用,还具有清除细胞外氧自由基的作用。在挤压综合征引起的 ARF 中,早期应用甘露醇有治疗作用。其他病因引起的 ARF 中,甘露醇无治疗作用,甚至加重病情。因此,甘露醇在 ARF 的救治中不应常规应用。

3)心房利钠肽:扩张入球小动脉、收缩出球小动脉,使肾小球滤过率增加;抑制肾小管对钠的重吸收以增加尿量。使用方法:0.2 μg/(kg·min)持续泵入,至少连续使用 24 小时,并根据疗效进行调整。

4)营养支持:每天最少摄取碳水化合物100 g,可喂食或静脉补充,以减少糖异生和饥饿性酸中毒。每天给予蛋白质 0.5 g/kg 体重,选用优质蛋白。

5)电解质和酸碱平衡的管理:容量过负荷、肺水肿、脑水肿及高钾血症是少尿期死亡的主要原因,所以在此期应积极控制容量负荷,并防止电解质和酸碱平衡失调。

6)防治消化道出血:可选择 H_2 受体拮抗剂或质子泵抑制剂,预防严重急性肾衰竭患者的胃肠道出血。

(2)多尿期的治疗:多尿期开始,威胁生命的并发症依然存在。治疗重点仍为维持水、电解质和酸碱平衡,控制氮质血症,治疗原发病和防治各种并发症。部分急性肾小管坏死病例多尿期持续较长,每天尿量多在 4 L 以上,补充液体量应逐渐减少(为出量的 1/2～2/3),并尽可能经胃肠道补充,以缩短多尿期。

4.中医治疗

(1)治疗原则:急则治标,缓者治本。少尿期以邪实为主,多采用清热解毒、利水消肿、活血祛瘀的治法,进入多尿期后逐渐加强益气养阴、健脾补肾,兼清解余邪。

(2)辨证论治。

1)湿热壅盛:症见尿量急骤减少,甚至闭塞不通,或发热不退,头痛身痛,烦躁不安,或神昏嗜睡,恶心呕吐,口干欲饮,舌质绛红,舌苔厚腻,脉濡滑或细滑。

治法:清热祛湿,解毒泄浊。

选方:黄连解毒汤加减。

中成药可选用醒脑静脉注射液、紫雪丹、安宫牛黄丸等。

2)热毒瘀滞:症见尿点滴而出,或尿闭、尿血,或高热,神昏,谵语,吐血,衄血,斑疹紫黑或鲜红,舌质绛紫黯,苔黄焦或芒刺遍起,脉细数。

治法:清热解毒,活血化瘀。

选方:清瘟败毒饮加减。

中成药可选用血必净注射液、丹参注射液等。

3)瘀毒内阻:症见严重外伤及挤压伤之后出现血尿,尿少,尿闭,瘀斑累累,全身疼痛,恶心呕吐,舌质瘀紫,苔腻,脉涩。

治法:活血祛瘀,通腑泄毒。

选方:失笑散加减。

中成药可选用云南白药、三七制剂等。

4)阳气欲脱:症见大汗大泻,大失血后,血压下降,尿少或无尿,气微欲绝,或喘咳急促,唇黑甲青,进一步出现汗出肢冷,舌淡或淡白,脉微细欲绝。

治法:益气回阳,养阴固脱。

选方:参附汤合生脉饮加减。

中成药可选用参附注射液、参麦注射液等。

5)气阴两虚:症见全身疲乏,咽干思饮,尿多清长,腰膝酸软,舌淡红或嫩红,脉细。

治法:益气养阴。

选方:参芪地黄汤加减。

中成药可选用参麦注射液、生脉注射液、金水宝胶囊等。

(3)中药结肠透析:①邪实为主者,以生大黄 15～20 g、枳实 20 g、芒硝 20 g、厚朴 20 g、蒲公英 30 g,加水 500 mL 浓煎成 150 mL,调至适温,高位保留灌肠,保留至少 30 分钟,每天 2 次。②阳虚邪实者,以熟附子 20 g、生大黄 15～20 g、枳实 20 g、芒硝 20 g、厚朴 20 g,加水 500 mL 浓煎成 150 mL,调至适温,高位保留灌肠,保留至少 30 分钟,每天 1 次。

(厉梦华)

第八节　肾病综合征

肾病综合征是由多种原因引起的临床综合征,其临床有四大特征:大量蛋白尿(≥3.5 g/d)、血浆白蛋白水平低(≤30 g/L)、血脂水平升高和水肿。肾病综合征可分为原发性、继发性及先天性三种。原发性肾病综合征占90%以上,其次为各种继发性肾病综合征,先天性肾病综合征极为罕见。原发性肾病综合征在儿童中较为常见,国外报道16岁以下人口年发生率为2～4/10万,累积发生率为16/10万,中国各地区协作调查统计原发性肾病综合征约占儿科泌尿系统住院患者的21%和31%,其中病程1年内的初发者占58.9%,是最常见的肾脏疾病之一。

中医无"肾病综合征"病名,认为该病属于"水肿""腰痛""尿浊""虚劳"范畴。随着研究的深入,中医药治疗肾病综合征的优势与特色日益明显,一方面可以协同提高疗效,另一方面可以辅助撤减激素,减轻激素不良反应,改善临床症状,延缓肾衰竭,提高生活质量。

一、病因病机

(一)中医

本病的形成多因禀赋不足,饮食劳倦,或风邪外袭、湿毒浸淫、水湿浸渍、湿热内盛,而致肺、脾、肾三脏精气受损,功能失调。先天禀赋不足、肾元素亏,后天精气耗伤、肾失充养是发病的主要因素,热邪、湿邪、淤血是主要病理产物,本虚标实,虚实错杂。

1.脾肾亏虚

先天禀赋不足,劳倦内伤,或久病体虚,或年老体衰,均能耗气伤津,累及脾肾,致脾虚失运,摄取精微物质的功能障碍,水湿内生,肾不主水,水泛肌肤,发为水肿。

2.风邪外袭

肺为水之上源,主一身之表,外合皮毛,最易遭受外邪侵袭,一旦风寒外束或风热上受,则肺气失宣,不能通调水道,下输膀胱,以致风遏水阻,风水相搏,流溢肌肤,发为水肿。

3.风湿浸淫

风湿相搏,内浸致痹,若痹证不已,反复外感,与脏气相搏,损伤脾胃,运化失职,不能升清降浊、化气行水,水液泛于肌肤,而成水肿。

4.湿热疮毒

诸痛痒疮皆属于火,疮疖乳蛾、猩红斑疹、疱疹成脓等致津液气化失常,湿热毒邪弥漫三焦,水液停蓄,发为水肿。

5.气滞血瘀

水湿内停,阻滞气机,或久病不愈,由气及血,气滞血瘀,均可伤及肾络。肾络不通,水道瘀塞,开阖不利,可致水气停着,形成水肿。

(二)西医

成人约2/3和大部分儿童的肾病综合征为原发性肾病综合征,包括原发性肾小球肾病、急性肾小球肾炎、急进性肾小球肾炎、慢性肾小球肾炎等。继发于全身性疾病的肾病综合征,常见者有糖尿病肾病、肾淀粉样变、系统性红斑狼疮性肾炎、过敏性紫癜性肾炎、乙肝相关性肾炎等。

肾病综合征的发病机制尚不明了,目前较为公认的发病机制可归纳为如下几点。

1.细胞免疫机制

在肾病综合征的发生发展过程中,主要参与的细胞为T淋巴细胞和单核巨噬细胞系统。它们的致病作用主要体现在外周血淋巴细胞数量或功能的异常,淋巴细胞亚群间比例失调及这些淋巴细胞在肾间质内广泛浸润。免疫病理学和细胞生物学研究发现,肾小球内细胞增生、基膜通透性增强、间质纤维化及致肾小球硬化等病理过程均系细胞因子代谢异常的结果。

2.体液免疫机制

研究表明部分单克隆或多克隆抗体通过与肾小球固有抗原结合,引起肾脏固有成分的结构发生改变继而引起肾小球滤过膜的结构和(或)电荷屏障发生改变,使肾小球滤过膜的通透性增加,产生蛋白尿、血尿等病理生理改变。该类抗体的靶抗原主要位于肾小球基膜,导致肾小球基膜通透性增加,出现大量蛋白尿等原发性肾病综合征的临床表现。循环免疫复合物沉积于肾小球系膜区、内皮下,可通过经典途径、凝集素途径、旁路途径活化补体系统,三条补体活化途径通过共同的末端通路,在细胞膜表面形成主要组织相容性复合体(MHC),介导溶细胞效应,导致肾脏固有细胞溶解,同时在补体活化过程中可以产生多种具有炎性递质作用的活性片段(如 C3a、C4a、C5a),进而介导肾脏组织的损伤。

3.水肿机制

"充盈不足"学说指肾病综合征患者的水肿是由大量蛋白尿、低蛋白血症、血浆胶体渗透压下降、血浆外渗造成的。"充盈过度"学说包括肾小球滤过率(GFR)下降,远端小管和集合管钠重吸收增多;近端小管钠重吸收增多,毛细血管通透性改变;肾小管对心钠素(ANP)的利尿作用抵抗;肾脏的炎性浸润;血浆内皮素-1、降钙基因相关肽(CGRP)水平的变化,抗利尿激素(AVP)、水通道蛋白 2(AQP2)水平增高。

二、临床表现

(一)症状

其症状主要为水肿,首先出现于皮下组织比较疏松的部位,如眼睑、颜面等处,然后出现于下肢(常从踝部开始),严重的可发展至全身,乃至出现腹水、胸腔积液甚至心包积液。此外,患者还常感疲倦乏力、肢节酸重、食欲不振,甚至胸闷气喘、腹大腹胀等。

(二)体征

眼睑、颜面及双下肢不同程度的水肿,严重者可有胸腔积液、腹水;肾区叩击痛阳性。

三、辅助检查

(一)实验室检查

1.尿检及肾功能测定

尿常规中尿蛋白定性为阳性;24 小时定量超过 3.5 g。肾小球滤过功能检测,主要有血肌酐、血尿素氮、胱抑素 C、血 $\beta2$ 微球蛋白等指标。

2.血生化

表现为低蛋白血症(血浆白蛋白<30 g/L),高胆固醇血症和高脂血症。

3.血清补体

临床上血清 C3 测定有助于鉴别诊断。急性肾小球肾炎时血清 C3 水平在起病时即降低,在 6~8 周内恢复正常。膜增殖性肾炎 Ⅱ 型,血清 C3 持久降低而 C1q、C4 及 C2 正常。狼疮性肾炎时 C3、C1q、C4 及 C2 均降低。

4.血清蛋白电泳

原发性肾病综合征的血清蛋白电泳特点是白蛋白含量降低,$\alpha2$ 及 β-球蛋白含量可增高,γ-球蛋白含量在正常低限或降低;而继发性肾病综合征白蛋白含量降低,$\alpha2$ 及 β-球蛋白含量增高不明显,γ-球蛋白含量增高。

5.血清免疫学

检测抗核抗体、抗双链 DNA 抗体、抗 Sm 抗体、抗 RNP 抗体、抗组蛋白抗体,乙肝病毒标志物以及类风湿因子、循环免疫复合物等,有助于区别原发性与继发性肾病综合征。

6.凝血、纤溶有关蛋白

如血纤维蛋白原及第 Ⅴ、Ⅶ、Ⅷ 及 Ⅹ 因子,抗凝血酶Ⅲ,尿纤维蛋白降解产物(FDP)等的检测可反映机体的凝血状态,为是否采取抗凝治疗提供依据。

7.尿酶

测定尿溶菌酶、N-乙酰-β-氨基葡萄糖苷酶(NAG)等有助于判断是否同时存在肾小管-间质损害。

（二）其他检查

1.B超等影像学检查

其对肾脏先天异常、肾内囊性病变、结石、肿瘤、感染性疾病、肾脏弥漫性病变、肾静脉血栓等具有重要的诊断意义。

2.经皮肾穿刺活体组织检查

持续性肾病综合征范围的蛋白尿病因难以明确，或糖皮质激素治疗效果不好的患者应及时行肾穿刺活检，进一步明确病理类型，以指导治疗方案的制订。

四、诊断与鉴别诊断

（一）诊断标准

（1）大量蛋白尿（>3.5 g/24 h）。

（2）低蛋白血症（血浆白蛋白<30 g/L）。

（3）水肿。

（4）高脂血症。

其中前两项为必备条件。

（二）鉴别诊断

1.西医

原发性肾病综合征需与各种继发性肾病综合征，包括系统性红斑狼疮性肾炎、过敏性紫癜性肾炎、糖尿病肾病、乙肝相关性肾炎、遗传性肾病、肾淀粉样变以及感染、肿瘤、药物等引起的肾病综合征相鉴别。

2.中医

本病应与臌胀鉴别，当以水肿为主要表现时，需区分阴水与阳水。

五、一般处置措施

（一）劳逸结合

劳累常可使病发或加重。尿少而水肿甚者，应卧床休息，适度床上或床旁活动。水肿消退后可逐步增加活动，如户外活动至轻度劳动。

（二）注意个人卫生，避免受凉

增加抗病能力，减少感染的机会，一旦出现各种感染，应及时应用强有力的抗生素以及早控制感染。

（三）饮食

饮食以清淡为主，宜多吃水果、蔬菜及优质蛋白食物，禁辛辣、肥甘厚味，以及霉制品、腌制食品，忌酒。具体如下。

1.盐及水分的摄入

对于盐分的摄入，应以"肿甚忌盐，微肿限盐，肿退进盐"为原则。中医认为盐入肾，且能溢水，故水肿应忌盐；但也不宜过分忌盐，应以患者能耐受，不影响食欲，不影响对蛋白质、热量的摄入为前提。水肿明显而尿闭者，应适当限制进水量，一般微肿，不必过分限制。

2.蛋白质的摄入

多数学者主张给予肾病综合征患者正常量 0.8～1.0 g/(kg·d) 的优质蛋白饮食。

3.热量和微量元素的补充

肾病综合征患者多伴有胃肠道水肿，加上低盐饮食影响食欲，常可出现热量及微量元素摄入不足，所以在补充蛋白质的同时，应摄入足够的热量，以免加重负氮平衡。长期使用糖皮质激素患者应注意钙的补充，以免出现骨质疏松及股骨头坏死。若患者严重食欲减退，可配合健脾利湿，消食开胃的中药。

六、中医治疗

本病病位涉及肺、脾、肾、三焦，病程中正虚、水湿、湿热、血瘀交互搏击，正虚易留邪，邪留更伤正，以致临床表现虚实寒热交互相见,迁延难愈。现代中医多提倡温肾与利水法合用,塞流、澄源和复本,活血化瘀,祛风除痰化湿等为治疗原则。

(一)辨证论治

1.正虚

(1)脾肾阳虚。

主症:一身皆肿,小便不利,身瞤动,恶寒无汗,四肢清冷,甚则沉重疼痛,舌质淡,舌体胖大,苔薄白脉沉紧。

治法:温补脾肾,通阳利水。

方药:真武汤合五皮饮加减。药用茯苓 15 g,制附子、泽泻、白术、大腹皮、桑白皮、生姜皮、白芍各 10 g,肉桂、陈皮各 5 g。若水肿重者,喘促不能平卧,可合用己椒苈黄丸,辛宣苦泄,导水从小便而去,攻坚决壅,逐水从大便而去,前后分消,以除水湿。

(2)肝肾阴虚。

主症:素禀阳盛的患者,面部及下肢皆肿,伴见口渴欲饮,口苦纳呆,大便干结,手足心热,舌质偏红,苔薄白,脉见细数或弦细。

治法:滋补肝肾,育阴利水。

方药:知柏地黄汤加减。药用地黄 20 g,知母、黄檗、山萸肉、山药各 15 g,丹皮、茯苓、泽泻、车前子各 10 g。若湿热盛者,可合用五味消毒饮以清热解毒,夹瘀者合当归芍药散加减。

(3)气阴两虚。

主症:全身浮肿,下肢尤甚,伴神疲短气、腹胀食欲缺乏,手足心热,口咽干燥,腰酸腰痛,头晕头痛,口渴喜饮,舌质淡红有齿痕,苔薄,脉沉细或弦细。

治法:益气养阴。

方药:参芪麦味地黄汤或大补元煎加减,药用黄芪 30 g,党参(偏阴虚者用太子参)、地黄各 20 g,山药、山萸肉、牛膝各 15 g,牡丹皮、茯苓、泽泻各 10 g。若肾气虚极,中阳衰败,浊阴不降而见神倦欲睡,泛恶,甚至口有尿味,病情严重,宜制大黄 15 g,黄连 5 g,制附子、半夏各 10 g 以解毒降浊。

2.虚实夹杂

(1)气滞水停。

主症:全身浮肿较重,反复发作,腹胀明显,胸闷短气,恶心呕吐,尿少,尿黄,舌质红,苔薄黄,脉弦滑等。

治法:行气利水。

方药:导水茯苓汤加减。药用茯苓 20 g,白术、木瓜各 15 g,泽泻、麦门冬、桑白皮、大腹皮、槟榔、苏叶各 10 g,陈皮、广木香、砂仁各 5 g 等。若肿甚而喘,可加麻黄、杏仁、葶苈子各 9 g,宣泻肺而平喘。

(2)湿热壅滞。

主症:全身浮肿,面红气粗,口苦口黏,口干不欲饮水,或痤疮感染,或继发疮疖,小便短涩。大便不畅,舌尖边红,苔薄黄腻,或苔黄,脉滑数或弦数。

治法:清热解毒,祛湿利水。

方药:程氏萆薢分清饮加减。药用萆薢、石菖蒲、黄檗、益母草、白茅根各 15 g,茯苓、白术、滑石各 20 g,车前子、丹参各 10 g 等。若湿热之邪,下注膀胱,伤及血络,可见尿痛、尿血等症,酌加凉血止血药,如大小蓟等药。

(3)瘀血内阻。

主症:面目虚浮,四肢水肿,迁延日久,肌肤甲错,或现红丝赤缕,瘀点瘀斑,或腰痛尿赤,舌质淡或淡红,舌边有瘀点,舌下筋系瘀紫,苔薄黄或薄腻,脉细涩。

治法:益肾行瘀。

方药:桃红四物汤加味。药用地黄 30 g,桃仁、红花、当归、益母草各 15 g,丹参、淫羊藿 10 g。兼肾气不足者,加黄芪30 g,枸杞、淫羊藿各10 g;肝肾阴虚者加地黄、女贞子各15 g,知母10 g;热毒炽盛者加金银花20 g,紫花地丁、岗梅根各10 g。

(4)风热犯肺。

主症:一身悉肿,面目尤甚,或伴有恶寒发热,头痛身痛,脉浮苔薄,或多见反复感染性病灶。

治法:辛凉解表,宣肺利水。

方药:越婢加术汤合五皮饮加减。药用生石膏20 g,白术15 g,炙麻黄、茯苓皮、大腹皮、桑白皮、生姜皮、牛膝、车前子各10 g,陈皮5 g。若表热重者,可加菊花15 g,连翘、芥穗各10 g等以清热解表。

3.治疗并发症

肾病综合征的临床表现多样,或主症"三高一低"明显,或并发症突出,如并发急性肾衰竭,治疗宜急则治其标(并发症)、缓则治其本(主症),或标本同治。

(1)细菌感染:常见皮肤、呼吸道、尿路感染、原发性腹膜炎、甚至败血症。以皮肤感染为例:常见局部皮肤红肿热痛破溃,伴发热口干、舌质偏红苔黄,脉滑数。证属热毒内蕴,治宜清热解毒,药用野菊花、紫花地丁、蒲公英各15 g,金银花、黄芩、麦门冬各12 g,生甘草6 g,水煎服,外敷四黄膏(黄芩、黄连、黄檗、大黄)。

(2)病毒感染:成人患者易患带状疱疹,儿童易患水痘。以带状疱疹为例:症见胸背部出现水疱,灼痛难忍,口干而苦,舌红苔黄,脉弦数。证属肝胆湿热,气机郁滞,治宜清热利湿、解毒止痛,药用龙胆草10 g,黄芩、山栀、柴胡、泽泻、赤芍、延胡索、当归、地黄各12 g,板蓝根、车前子各15 g,白花蛇舌草30 g,甘草6 g,水煎服,另用雄黄500 g,冰片200 g研末调酒外敷。

(3)高凝倾向及血栓、栓塞性疾病:与凝血因子合成加快、抗凝血成分随蛋白排出增加、低蛋白血症及利尿剂、激素等的应用有关。临床常见有肾静脉血栓形成、肺栓塞、周围血管血栓形成等。以常见的肾静脉血栓形成为例:常症见腰痛或腹痛,痛有定处,伴肾区叩痛、尿血,舌黯紫或有瘀斑,脉涩。证属淤血阻滞,治宜活血化瘀通脉,药用当归、川芎、桃仁、红花、五灵脂、没药、蒲黄炭各12 g,香附9 g,牛膝15 g,三七粉3 g(冲服),水煎服。

(4)高血压:主因是水钠潴留,症见水肿头晕,腰酸乏力,神疲懒言,纳食减少,舌质淡黯,脉细涩。证属脾肾气虚,夹湿夹瘀,治宜健脾益肾,活血利湿。药用黄芪20 g,茯苓、车前子、泽泻各15 g,汉防己、当归、赤芍、白术各12 g,砂仁6 g,水煎服。

(5)动脉硬化性疾病:脂代谢异常是主要原因。症见胸闷刺痛,痰多,心悸不宁,身体沉重,舌淡黯苔腻,脉滑。证属痰浊壅塞,心血瘀阻,治宜豁痰开结,活血化瘀,药用桃仁、红花、当归、赤芍、川芎、柴胡、枳壳、瓜蒌、半夏、薤白各12 g,甘草3 g,水煎服。

(6)营养不良:主要因大量蛋白由小便丢失,加之胃肠黏膜水肿导致食欲减退、蛋白摄入不足、吸收不良引起。症见腰腹胀满,面色无华,神疲乏力,尿少,水肿,大便溏薄,舌淡胖、苔薄腻,脉细滑。证属脾虚湿阻,治宜健脾化湿。药用党参、大腹皮各15 g,茯苓、白术、山药、芡实、香附、砂仁各12 g,甘草3 g,水煎服。

(7)血容量不足:低蛋白血症、血浆胶体渗透压下降是导致本病低血容量的主要原因。症见面色苍白,头晕心悸,自汗肤冷,尿少尿闭,舌质淡,脉细微。证属气脱津伤,治宜益气固脱,药用黄芪、党参各20 g,麦门冬、五味子、当归、白芍、川芎各12 g,炙甘草6 g,水煎服。

(8)急性肾衰竭:肾外因素如血流动力学改变、肾血管血栓形成,肾内因素如肾间质水肿、蛋白管型堵塞肾小管等均可诱发急性肾衰竭。症见几天或几周内突然少尿或无尿,水肿加重,舌淡黯苔白,脉细涩。证属气虚血瘀,湿浊内蕴,治宜益气活血,利湿降浊,药用黄芪20 g,益母草30 g,当归、赤芍、桃仁、红花、泽兰各12 g,桂枝、大黄各9 g,甘草3 g,水煎服。另用大黄30 g,煅牡蛎、蒲公英各15 g,水煎保留灌肠。

(二)特色专方

1.益肾汤

黄芪、丹参、益母草、半边莲各30 g,蒲公英20 g,地黄、泽泻、苏叶各15 g,山萸肉、山药、茯苓、牡丹皮各10 g,陈皮5 g。每天1剂,水煎服。益肾汤是全国著名中医肾病专家骆继杰教授治疗蛋白尿的有效方剂,骆教授认为蛋白尿系由脾肾气(阳)虚所致,久病阳损及阴可致肝肾阴虚或阴阳两虚,或气阴两虚,长期蛋白尿使精微物质进一步减少又加重了肾阴不足,故治疗蛋白尿以滋养肾阴,兼益气健脾,活血利湿之益肾汤加减。

2.黄芪当归合剂

黄芪、当归各 30 g,本方功能补益气血。水煎服,每天 1 剂。黄芪当归合剂不仅有与普伐他汀类似的降低血清总胆固醇和甘油三酯作用,还能降低低密度脂蛋白和载脂蛋白 B 水平,由于黄芪当归合剂具有多环节的降脂作用,它较他汀类降脂药的降脂作用更强、更持久。在显示其降脂作用的同时,肾脏病理损伤明显减轻且肾功能有所改善。

3.加味猪苓汤

猪苓 12～15 g,茯苓 12～15 g,泽泻 6～9 g,滑石(包煎)10～15 g,阿胶(烊化)8～12 g,龟甲胶(烊化)15～30 g,知母 8～12 g,黄檗 8～12 g,竹叶 8～15 g,薏苡仁 20～30 g,芡实 6～9 g,山萸肉 6～9 g,每天 1 剂,水煎分 2 次服。本方具有利水渗湿,滋阴降火,固精收敛功效,临床可随证加减。

4.苏蝉六味地黄丸

地黄、山药各 18 g,茯苓 15 g,玉米须 12 g,泽泻、益母草各 10 g,山茱萸、牡丹皮各 9 g,蝉蜕 3 g,苏叶 6 g,桃仁 5 粒,用文火煎,空腹服,每天 1 剂。本方具有益肾健脾,消肿化浊,固精收敛功效,用治肾病综合征迁延日久,气血虚弱,面色不荣,脸浮跗肿,按之如泥,蛋白尿难消,易患感冒者。

5.培元利水汤

生黄芪、大腹皮各 30 g,益母草、丹参各 24 g,牛膝 18 g,川芎、当归、猪苓、白术、旱莲草各 15 g,枳壳、葫芦巴、木香各 12 g,川仙茅、淫羊藿各 10 g。水煎,每天 1 剂,分早晚服。血瘀明显加赤芍、红花各 10 g,气虚甚者重用黄芪,可用 60 g,甚至 120 g,肾阳衰微可加制附子、干姜各 10 g,本方功效行气利水,益气补血,治疗难治性肾性腹水效果良好。

(三)中药成药

1.雷公藤多苷

口服,每天每千克体重 1～1.5 mg,分 3 次饭后服。一般首次应给足量,控制症状后减量。雷公藤具有皮质激素样的治疗作用,但不存在激素的诸多副反应,其具有的免疫抑制作用是多样的,它能诱导 T 细胞凋亡,抑制细胞核因子、抑制 T 细胞增殖、抑制 IL-2 的产生,因此某些方面具有激素不具备的优势。

2.黄葵胶囊

口服,每次 5 粒,每天 3 次;8 周为一疗程。黄葵胶囊在降低尿蛋白排泄、降低血尿酸、改变肾功能等方面效果明显,同时对增加血浆白蛋白和降低甘油三酯水平有效。

3.金水宝胶囊、百令胶囊

金水宝胶囊,口服,每次 6 粒,每天 3 次;百令胶囊,口服,每次 5～8 粒,每天 3 次。这两个成药主要药物是发酵冬虫夏草菌粉。冬虫夏草内含有虫草菌素,多糖,麦角甾醇,多种氨基酸及微量元素,对网状内皮系统及腹腔巨噬细胞有明显的激活作用,能使淋巴细胞转化,使血清 IgG 升高,从而提高患者的免疫功能和预防感染的能力,并能改善肾病综合征患者乏力、腰酸痛、水肿等临床症状,降低肾病综合征的复发率。

4.火把花根片

口服,每次 3～5 片,每天 3 次,饭后服用;1～2 个月为一疗程,可连服 2～3 疗程。火把花根片具有激素、免疫抑制剂、非甾体抗炎药等作用,与糖皮质激素相比,它对垂体-肾上腺皮质系统无兴奋作用,故不良反应小,停药后不会有"反跳"现象,该药不会对中心免疫器官如胸腺、脾脏、肾上腺产生毒副作用。能改善毛细血管的通透性及肾小球微循环,进而改善血脂代谢,这有利于减少血栓及栓塞并发症的发生,同时延缓肾衰竭的发展。

5.黄芪注射液

用法用量:肌内注射,每次 2～4 mL,每天 1～2 次;静脉滴注,每次 10～20 mL,加 5%～10%葡萄糖液 150 mL 静脉滴注,每天 1 次。黄芪注射液改善患者神疲乏力、畏寒肢冷、气短自汗、大便清稀、尿频清长等症。

6.川芎嗪注射液

用法用量:每次 2~4 mL,加 5%~10%葡萄糖液 150 mL 静脉滴注。川芎能抑制血小板聚集,提高红细胞和血小板表面电荷,降低血液黏度,改善血流动力学及微循环,还具有抗氧自由基损伤及保护肾小管上皮细胞、拮抗钙离子浓度的功能;另外,可以改善肾病综合征患者血液黏稠度,减轻肾脏病变,缓减症状,防止血栓形成,改善肾功能,提高临床疗效。

7.灯盏细辛注射液

用法用量:静脉注射每次 20~40 mL,用 0.9%氯化钠注射液 250 mL 稀释后缓慢滴注。灯盏花素为活血化瘀类中药,具有抗血小板聚集、降低血浆黏度的作用,并能改变患者体内脂质的含量,能扩张微细血管,特别是毛细血管前后括约肌,从而改善肾小球灌注和滤过。

(四)单味中药

通过筛选治疗肾病综合征的方剂,以下 7 种中药应用最多,对它们药理的现代研究有助于解释中医治疗肾病的机制。

1.黄芪

对免疫系统作用很强,它能增强网状内皮系统功能,吞噬功能,促进 B 细胞增生抗体产生,促进淋巴母细胞分化;黄芪还具有利尿作用,促使尿蛋白转阴,抑制高胆固醇血症的发生,提高血红蛋白、总蛋白、白蛋白水平;它还能抑制血小板聚集,对抗激素造成的水钠潴留等不良反应。常用剂量 10~30 g,在诸多治疗肾病的方剂中常被重用,每剂黄芪多达 50~100 g,入中药汤剂。

2.柴胡

柴胡中的柴胡皂苷有明显的抗感染作用,其抗感染作用与促肾上腺皮质激素释放有关,增强肾上腺皮质功能。柴胡皂苷还具有抑制蛋白尿,降低血胆固醇等作用。常用剂量 3~10 g,入中药汤剂。

3.茯苓

茯苓中含有茯苓聚糖、多糖,能增强巨噬细胞吞噬能力,减轻激素的不良反应,促进体液免疫作用,增强 T 细胞功能。茯苓还具有明显的利尿排钠作用。常用剂量 10~15 g,入中药汤剂。

4.白术

白术具有明显而持久的利尿作用,其利尿作用以利水排钠为主。而且具有抑菌,抗凝血作用,能提高人体的细胞和体液免疫功能;还有增加白蛋白含量,增强垂体-肾上腺皮质功能。常用剂量 10~15 g,入中药汤剂。

5.山药

山药能增强人体免疫功能,其对细胞免疫功能和体液免疫有较强的促进作用。能有效降低血胆固醇水平,补充多种微量元素,消除蛋白尿,促使肾功能恢复。常用剂量 10~30 g,入中药汤剂。

6.泽泻

泽泻可使尿中钠、钾、氯的排出量增加,具有显著的利尿作用,同时具有抗感染、调节细胞免疫的作用,降低血清总胆固醇和甘油三酯,防止动脉粥样斑块形成。常用剂量 5~10 g,入中药汤剂。

7.当归

当归有一定的免疫抑制功能,升高白细胞和血小板计数,降低血液黏度,增加肾血流量,改善红细胞免疫功能,对抗激素的免疫抑制作用。常用剂量 5~15 g,入中药汤剂。

(五)专家经验

(1)叶任高教授主张"以辨证论治为精华"的中医药配合激素治疗肾病综合征。在激素运用初始阶段使用滋阴降火类方剂。叶教授惯用:生地黄 25 g,知母、牡丹皮、玄参各 15 g,黄檗 10 g 为主方,每天服 1 剂。激素减量阶段在滋阴降火类方中加入黄芪 20 g,党参 15 g,肉苁蓉、补骨脂各 12 g,淫羊藿 10 g,同时逐步减少滋阴降火类中药的剂量或数量。环磷酰胺有骨髓抑制作用,如患者出现血白细胞计数减少迹象时,在主方中加入鸡血藤 15 g,当归 10 g,以养血生血。维持阶段以补肾为主,健脾益肺为辅。药用黄芪 20 g,党参 15 g,山茱萸、枸杞、菟丝子、补骨脂、肉苁蓉、白术各 10 g,每周服 2~3 剂。活血化瘀法在肾病综合征的治疗中占有重要的地位,在本病的所有阶段,均在主方中加入活血化瘀之品,叶教授喜用丹参、桃仁、红花、牡丹皮、川芎、益母草、全蝎等味中药,择其二、三用之。

(2)高辉远教授主张"肾之阴阳为本,益肾健脾开阖有度,水邪有制而肿自消"的学术观点。若患者症见腰酸乏力,周身浮肿,气短自汗,小便不利,食欲缺乏,便溏,舌质淡胖,苔白,脉沉细弦。证属脾肾阳虚,气化不利,治宜益气温阳,补肾健脾,化气行水,药用太子参、黄芪、制附子、熟地黄、茯苓、猪苓、泽泻、白术、桂枝等,疗效显著。

(3)聂丽芳教授善于以调理脾胃法治疗难治性肾病综合征,适合于难治性肾病综合征水肿脾胃症状突出的患者,如呕吐、恶心、腹胀、食欲缺乏、腹泻等。根据长期的临床验证,总结提炼出以下几个调理脾胃的方剂,常用方剂有香砂六君子汤合五皮饮、参苓白术散合五皮饮,食疗方黄芪鲤鱼汤。其中香砂六君子汤合五皮饮宜于胃失和降以呕吐为主症的水肿;参苓白术散合五皮饮宜于脾不升清以腹泻为主症的水肿;黄芪鲤鱼汤多用于消退水肿及善后调理,临床观察表明疗效满意,部分病例还可见尿蛋白转阴。

(4)马光亚教授提出"肾亦为娇脏"理论。若患者症见心悸,腰酸痛,舌苔厚腻,脉弦,证属肺热留恋,肾失封藏,治宜清肺解毒。药用灯笼草、桑叶、玄参、栀子、丹参、赤芍、茯苓、淡豆豉、金银花、连翘、板蓝根、芦根、杏仁、红花、浙贝母、冬瓜子等。先贤有言:"肺为娇脏,"而马氏认为"肾亦为娇脏",然肾受六淫之邪,往往取道于肺罢了。因此,马氏认为:面目及全身发肿者,多为病生于外,在肺而亦在肾,治肺即治肾,故治其外即效。

(六)其他特色疗法

1.腧穴敷贴法

腧穴敷贴法是指在某些穴位上敷贴药物,通过药物和腧穴的共同作用以治疗疾病的一种方法。

(1)适应证:腧穴敷贴适用于多种肾脏疾病的治疗。如各型急、慢性肾小球肾炎、急、慢性肾盂肾炎、肾病综合征、急、慢性肾功能不全。

(2)注意事项:凡用溶剂调敷药物,需随调配随敷贴,以防蒸发。在应用腧穴敷贴法时,应注意选择活动度较小的部位。在敷贴过程中如出现皮肤过敏,应查清原因,如为药物所致,须改用其他药品;如系胶布所致,可改用纱布包扎。对于孕妇、幼儿,应避免敷贴刺激性强、毒性大的药物。

(3)药物组成:黄芪、白术、淫羊藿、制附子、川芎、三棱。

(4)剂型。丸剂:将药物研成细末,用水或蜜或药汁等拌和均匀,制成圆形大小不一的药丸,贮存备用。散剂:将药物研成细末,填放脐部进行治疗。糊剂:将药物研成细末,酌情使用水、醋、酒、鸡蛋清或姜汁等,调成糊状,摊敷腧穴,外盖纱布,胶布固定。膏剂:将所选药物制成外贴膏药或软膏。饼剂:将药物研成细末,加适量的水调拌均匀,制成大小不等的药饼,敷贴病变局部或腧穴,外用纱布覆盖,胶布固定。或将新鲜的植物的根茎、茎叶等捣碎,制成药饼,烘热后敷贴穴位。

(5)操作步骤。①选穴:腧穴敷贴选穴力求少而精。一般多选用肾经及膀胱经部分穴位。②敷贴方法:根据所选穴位,采取适当体位,使药物能敷贴稳妥。敷贴药物之前,定准穴位,用温水将局部洗净,或用乙醇棉球擦净,然后敷药。对于所敷之药,无论是糊剂、膏剂或捣烂的鲜品,均应将其很好地固定,以免移动或脱落,可直接用胶布固定,也可先将纱布或油纸覆盖其上,再用胶布固定。

2.穴位注射

穴位注射法是一种针刺与药物相结合的疗法。选用中西药物注入有关穴位、压痛点或体表触诊阳性反应点,通过针刺及药物的双重作用治疗疾病。

(1)适应证:适用于各种急慢性肾炎及肾病综合征。

(2)药物:黄芪注射液、鱼腥草注射液、当归注射液。注意事项:①严格执行无菌操作,防止感染。注意药物性能,对存在变态反应的药物需要经过皮试,才可以使用。②孕妇不宜做腰骶部注射。③一般情况下,药液不宜注入关节腔内,以免引起关节红肿、酸痛。高渗葡萄糖不可注入皮下,一定要注入肌肉深部。

(3)操作步骤:①一般可根据治疗需要,循经络分布走行寻找阳性反应明显的背俞穴、募穴为治疗点。②穴位:足三里、肾俞、脾俞,并根据不同症状进行辨证治疗,尿白细胞计数增高加用鱼腥草注射液中极穴位注射,尿红细胞计数增高加用当归注射液血海穴位注射。③在局部皮肤常规消毒后,用注射针具快速进针刺入穴位,然后慢慢推进或上下提插,待针下有得气感后,回抽一下,若回抽无血,即可将药推入。一般疾病用中等速度推药,每穴 1 mL,隔天 1 次,10 次为 1 个疗程。

3.电脑肾病治疗仪

患者取坐位,选穴:关元、水道(右)、左右肾俞、膀胱俞(右)、足三里(右)、阴陵泉(右)、三阴交(右)、涌泉(左)。每个穴位刺激 4 分钟,每天 1 次,每周 5 次,4 周为 1 个疗程。可做 1～2 个疗程,能起到运化气血,利尿消肿,温肾扶阳,益肾健脾,调补肝肾等作用。能改善肾小球的免疫反应,改善基底膜的通透性、增强肾小球基底膜的屏障作用,减少蛋白尿的漏出。

4.沐浴疗法

令患者坐在温水中浸至颈,每次 3 小时。此法能利水消肿,有助于肾病综合征顽固性水肿的消除。

5.耳穴疗法

将粘有王不留行籽的胶布贴于所选耳穴上,隔天换 1 次,左右交替,每天用同侧手按捏十余次,每次 3～5 分钟,3 次为 1 个疗程,一般治疗2～3 个疗程后,水肿可明显减轻,小便量增多。

七、西医治疗

(一)治疗原则

原发性肾病综合征的治疗原则主要有以下几条:①根据不同病理类型及病变程度制订治疗方案,肾病综合征主要的病理类型有微小病变肾病、系膜增生性肾小球肾炎、膜性肾病、局灶性节段性肾小球硬化和系膜毛细血管性肾小球肾炎,各种病理类型的治疗反应、肾功能损害进展及缓解后复发的差异甚大,以不同病理类型及病变程度为主要依据制订治疗方案,是现代肾脏病学肾小球疾病治疗领域中的重要进展。②肾病综合征治疗目前仍以激素或激素加细胞毒性药物为主线,原则上应在增强疗效的同时最大限度地减少不良反应。在激素存在禁忌证的情况下,必要时可考虑单独使用细胞毒性药物。总之,应结合患者的年龄、肾小球疾病的病理类型、肾功能情况、是否存在相对禁忌证等,有区别地制订个体化的治疗方案。③肾病综合征治疗不仅要减轻、消除患者的临床症状,并要努力防治和减少感染、血栓栓塞、蛋白质及脂肪代谢紊乱等严重并发症。④努力保护肾功能,防治或延缓肾功能的恶化是肾病综合征治疗的重要目标。

(二)免疫抑制治疗方案

我国在肾病综合征治疗中糖皮质激素(以下简称激素)的使用原则:①起始足量,常用药物为泼尼松 1 mg/(kg·d),口服 8 周,必要时可延长至 12 周。②缓慢减药,足量治疗后每 2～3 周减少原用量的 10%,当减至 20 mg/d 左右肾病综合征易反复,应更缓慢减量。③长期维持,最后以最小有效剂量(10 mg/d)再维持半年左右。应该讲这一传统、经验的治疗方案在长期临床实践中取得了良好的疗效,也为我国广大肾脏病学者所接受。近年来,一系列循证医学的结果对我国传统的治疗方法带来了极大的冲击、挑战和思考,针对不同的病理类型,目前循证医学提出的治疗方案,可简要归纳如下。

1.微小病变肾病

常对激素治疗敏感,初治者可单用此方法治疗;因感染、劳累而短期复发者,去除诱因后病情不缓解,可继续用激素治疗;疗效差或反复发作者应合用细胞毒性药物,力争达到完全缓解并减少复发的目的。足量应用激素 4～6 周后,剂量应减半,总疗程约为 6 个月。环磷酰胺疗效不佳时,环孢素可作为 A 级推荐的二线治疗药物进行替代治疗。

2.膜性肾病

对于本病的治疗,目前有较多争议。根据循证医学的结果,目前已有如下共识:①单用激素无效,必须应用激素联合细胞毒性药物(常用环磷酰胺、苯丁酸氮芥)的治疗方式。效果不佳的患者可试用环孢素,一般用药应在半年以上,也可与激素联合应用。②早期膜性肾病的治疗效果相对较好,若肾功能严重恶化,血肌酐>354 μmol/L 或肾活检显示严重间质纤维化,则不应给予上述治疗。③激素联合细胞毒性药物治疗的对象主要为有病变进展高危因素的患者,如严重、持续性肾病综合征,肾功能减退和肾小管间质存在较重的可逆性病变等。反之,则建议先密切观察 6 个月,控制血压并应用 ACEI 或 ARB 以降低尿蛋白,如病情无好转再接受激素联合细胞毒性药物治疗。另外,膜性肾病易发生血栓、栓塞等并发症,应给予积极防治。

3.局灶性节段性肾小球硬化

既往认为本病治疗效果不好,循证医学结果显示约 50% 患者应用激素治疗有效,但显效较慢,建议应用足量泼尼松治疗[1 mg/(kg·d)]3~4 个月。上述足量激素治疗 6 个月后无效,称之为激素抵抗。激素治疗效果不佳者可试用环孢素。多数顶端型局灶性节段性肾小球硬化激素治疗有效,预后良好。塌陷型局灶性节段性肾小球硬化应用激素治疗反应差,进展快,多于两年内进入终末期肾衰竭。其余各型局灶性节段性肾小球硬化的预后介于两者之间。肾病综合征能否缓解与预后密切相关,缓解者预后好,不缓解者 6~10 年内超过半数患者进入终末期肾衰竭。

4.系膜毛细血管性肾小球肾炎

本病疗效差,长期足量激素治疗可延缓部分儿童患者的肾功能恶化。对于成年患者,目前没有激素和细胞毒性药物治疗有效的证据。临床研究仅发现口服 6~12 个月的阿司匹林(325 mg/d)和(或)潘生丁(50~100 mg,每天 3 次)可以减少尿蛋白,但对延缓肾功能恶化无作用。

5.IgA 肾病

肾功能正常者单独给予激素治疗,肾病综合征常能缓解,肾功能可维持稳定。肾功能轻、中度受损(血肌酐每年升高 8%~10%,估计 10 年内发展为终末期肾病者)则需激素及细胞毒性药物联合应用,以减少尿蛋白,延缓肾功能恶化。依据提出的"不能折返点"的观点,血肌酐>265 μmol/L(3 mg/dL)、病理呈慢性病变时,应按慢性肾衰竭处理,不主张再积极应用激素或加细胞毒性药物,ACEI 或 ARB 治疗。

上述循证医学研究中,除对局灶性节段性肾小球硬化治疗提倡延长足量激素治疗时间外,其余如微小病变肾病、膜性肾病和 IgA 肾病所引起的肾病综合征的治疗,足量激素给药时间和(或)减量速度、维持时间均较我国肾病综合征的传统治疗方法明显缩短。此外,循证医学研究结果还显示,环孢素(多与激素联合使用)对微小病变肾病、膜性肾病、局灶性节段性肾小球硬化等具有良好的疗效,环磷酰胺等细胞毒性药物对上述疾病疗效不佳时,可选择环孢素作为较好的二线治疗药物替代治疗。

尽管上述循证医学研究结果绝大部分来自西方国家,但值得从中借鉴,应结合自己经验进一步实践,再进行科学总结分析。应该指出的是循证医学研究往往是面对群体、面对疾病的普遍性问题,对个体化问题、对特异性问题则较少分析和深入阐述。故循证医学并非包罗万象,应用中要避免生搬硬套,尽量依据患者的具体情况,实施个体化治疗。

(三)新型免疫抑制剂的治疗探索

近年来不少新型免疫抑制剂已经开始应用于临床,对于肾小球疾病,特别是原发性肾病综合征和狼疮性肾炎,已显示出良好的治疗前景。

1.环孢素

环孢素能选择性抑制 T 辅助细胞及 T 细胞毒效应细胞,已作为二线药物用于激素及细胞毒性药物治疗无效的难治性肾病综合征。常用量为每天每千克体重 4~5 mg,分 2 次空腹口服,服药期间需监测血药浓度并维持其血药浓度谷值为 100~200 ng/mL。服药 3~6 个月后缓慢减量,疗程为半年至一年。不良反应有肝肾毒性、高血压、高尿酸血症、多毛及牙龈增生等。由于环孢素价格较昂贵,不良反应较多且停药后易复发,其应用受到限制。近年的研究结果显示,在难治性肾病综合征中环孢素对微小病变肾病、膜性肾病的疗效优于局灶性节段性肾小球硬化,对系膜毛细血管性肾小球肾炎基本无效。

2.吗替麦考酚酯

吗替麦考酚酯在体内代谢为吗替麦考酚酸,后者为次黄嘌呤单核苷酸脱氢酶抑制剂,抑制鸟嘌呤核苷酸的经典合成途径,选择性抑制 T、B 淋巴细胞,通过抑制免疫反应而发挥治疗作用。起始期常用量为 1.5~2.0 g/d,分 2 次空腹口服,共用 3~6 个月;维持期常用量为 0.5~1.0 g/d,维持 6~12 个月。吗替麦考酚酯已广泛用于肾移植后排异反应。近年一些报道表明,该药对部分难治性肾病综合征有效,尽管尚缺乏大宗病例的前瞻对照研究,但已受到广泛重视。该药价格较昂贵。服药后常有轻度胃肠反应,尽管已有引起严重贫血和白细胞计数下降的个例报道,但是总体骨髓及肝脏的不良反应均较轻。值得注意的是,吗替麦考酚酯可引起严重感染,包括病毒、细菌、真菌及矢氏肺孢菌感染,严重时威胁生命。

3.他克莫司

他克莫司又称 FK-506,为具有大环内酯结构的免疫抑制剂。该药物和体内 FK-506 结合蛋白-12(FKBP-12)结合形成复合物,抑制钙调磷酸酶的活性,进而抑制 T 细胞钙离子依赖型信息传导,抑制主要起排异作用的细胞毒性淋巴细胞的生成。该药物抑制 T 细胞活化,及 Th 细胞依赖型 B 细胞增生,并抑制 IL-2、IL-3、干扰素 γ 等淋巴因子的活化和 IL-2 受体的表达。作为强抗排异药物,他克莫司已用于肝、肾等器官移植,国内已经将其试用于难治性肾病综合征的治疗。常用诱导剂量为 $4\sim6$ mg/d,分 2 次空腹口服,持续半年;常用维持剂量为 $2\sim4$ mg/d,维持时间为半年。血药浓度谷值应维持在 $5\sim10$ ng/mL。至今尚无大规模治疗肾病综合征的循证医学实验,初步治疗结果已经显示出良好的降低尿蛋白疗效。尽管其不良反应相对较轻,但可引起肾毒性、高血糖、高钾血症、高血压、神经毒性和原发性肥大性心肌病等不良反应,应予以重视。

4.来氟米特

来氟米特是一种有效的治疗类风湿关节炎的免疫抑制剂,其通过抑制二氢乳清酸脱氢酶活性,阻断嘧啶核苷酸的生物合成,从而达到抑制淋巴细胞增殖的目的。目前来氟米特也正在试用于狼疮性肾炎和难治性肾病综合征的治疗,对于难治性肾病综合征的治疗结果有待进一步总结。

上述新药已被试用于治疗原发性肾病综合征,而且已经取得了一定疗效,国内、外医学杂志已有报道。但是,至今吗替麦考酚酯、他克莫司及来氟米特还未被国家药品食品监督管理局批准作为原发性肾病综合征的治疗药物,故临床应用必须加以注意。

(四)ACEI 和(或)ARB 治疗

大量蛋白尿是肾病综合征的最核心的临床表现,可引发肾病综合征的其他临床表现和一系列并发症。此外,持续性大量蛋白尿本身可导致肾小球高滤过,加重肾小管-间质损伤、加速肾小球硬化,是影响肾小球病预后的重要因素。故减少尿蛋白是肾病综合征治疗中的关键,也是有效阻止或延缓肾功能恶化的关键。近年来,ACEI 和(或)ARB 常用作肾病综合征患者减少尿蛋白的辅助治疗。研究证实,ACEI 和(或)ARB 除具有降压作用外,还有确切地减少尿蛋白(可为 30%～50%)和延缓肾损害进展的肾脏保护作用。其肾脏保护作用的主要机制包括对肾小球血流动力学的特殊调节作用(扩张入球和出球小动脉,但对出球小动脉扩张作用强于入球小动脉)、降低肾小球内高压力、高灌注和高滤过,以及非血流动力学作用(抑制细胞因子,减少细胞外基质的蓄积),延缓肾小球硬化及肾间质纤维化发展。为减少肾病综合征患者尿蛋白并治疗高血压,它们常可配合激素应用或于缓解期单独使用。要达到减少尿蛋白的目的,应用剂量常需高于常规的降压剂量。肾病综合征患者应用强利尿剂后或在血容量显著不足的情况下,应避免应用或慎用 ACEI 和(或)ARB,以免引起急性肾衰竭。肾功能不全患者应用 ACEI 和(或)ARB 要防止高血钾,血肌酐＞264 μmol/L(3 mg/dL)时务必在严密观察下谨慎使用,掌握好适应证和应用方法,检测血肌酐及血钾水平,防止严重不良反应的发生。

(厉梦华)

第九节　肾小管性酸中毒

肾小管性酸中毒(RTA)是由于近端及(或)远端肾小管功能障碍所致的代谢性酸中毒,而肾小球功能正常或损害轻微。临床多见于 20～40 岁女性,一般依据病变部位及发病机制的不同,肾小管性酸中毒可分为Ⅰ型、Ⅱ型、Ⅲ型、Ⅳ型。

一、远端肾小管性酸中毒（Ⅰ型）

（一）概述

本型 RTA 是由远端肾小管酸化功能障碍引起，主要表现为管腔液与管周液间无法形成高 H^+ 梯度，因而不能正常地酸化尿液，尿铵及可滴定酸排出减少，产生代谢性酸中毒。

（二）临床表现

1. 高血氯性代谢性酸中毒

由于肾小管上皮细胞泌 H^+ 入管腔障碍中 H^+ 扩散返回管周，故患者尿中可滴定酸及铵离子（NH_4^+）减少，尿液不能酸化至 pH＜5.5，血 pH 下降，血清氯离子（Cl^-）增高。但是，阴离子间隙（AG）正常，此与其他代谢性酸中毒不同。

2. 低血钾症

管腔内 H^+ 减少，钾离子（K^+）代替 H^+ 与钠离子（Na^+）交换，使 K^+ 从尿中大量排出，导致低血钾症。重症可引起低钾性瘫痪、心律失常及低钾性肾病（呈现多尿及尿浓缩功能障碍）。

3. 钙磷代谢障碍

酸中毒能抑制肾小管对钙的重吸收，并使 $1,25-(OH)_2D_3$ 生成减少，因此患者出现高尿钙、低血钙，进而继发甲状旁腺功能亢进，导致高尿磷、低血磷。严重的钙磷代谢紊乱常引起骨病（骨痛、骨质疏松及骨畸形）、肾结石及肾钙化。

（三）诊断要点

（1）出现 AG：正常的高血氯性代谢性酸中毒、低钾血症，尿中可滴定酸或 NH_4^+ 减少，尿 pH＞6.0，远端肾小管酸中毒诊断即成立。

（2）对不完全性远端肾小管酸中毒患者可进行氯化铵负荷实验（有肝病者可用氯化钙代替），若尿 pH 不能降至 5.5 以下则本病诊断亦可成立。

（四）治疗

1. 一般治疗

如有代谢性酸中毒，应减少食物固定酸摄入量，低盐饮食减少氯离子。对继发性患者应控制或去除病因。

2. 药物治疗

（1）纠正代谢性酸中毒：碱性药物的剂量需个体化，可根据血 pH、二氧化碳结合力及尿钙排量加以调整，其中 24 小时尿钙排量（小于 2 mg/kg）是指导治疗的敏感指标。有高氯性代谢性酸中毒者，可用碳酸氢钠 2.0 g，3 次/天，口服；或用 5% 碳酸氢钠 125 mL，静脉滴注。

（2）纠正电解质紊乱：目前认为纠正酸中毒开始即应予补钾；重症低钾，在纠酸前就应补钾。一般补钾应从小剂量开始，尽量避免使用氯化钾，以免加重高氯血症。补钾时应监测血钾或行心电监护，以防止高血钾，可用 10% 枸橼酸钾 10 mL，3 次/天，口服；严重低钾时（血钾小于2.5 mmol/L），则可用 10% 氯化钾15 mL加入 10% 葡萄糖注射液 500 mL 中静脉滴注。存在骨病或缺钙严重的，可给钙剂与维生素 D_3（一般不使用维生素 D_2），可用维生素 D_3 滴丸 5 万～10 万 U，1 次/天，口服；或用骨化三醇 0.25 μg，1 次/天，口服；有肾结石、肾钙化时不宜使用维生素 D 和钙剂。当血磷、碱性磷酸酶水平降至正常时可减量或停用。

二、近端肾小管性酸中毒（Ⅱ型）

（一）概述

Ⅱ型肾小管性酸中毒是由近端肾小管酸化功能障碍引起的，主要表现为 HCO_3^- 重吸收障碍，常见于婴幼儿及儿童。

（二）临床表现

与远端 RTA 比较，它有如下特点。①虽均为 AG 正常的高血氯性代谢性酸中毒，但是化验尿液可滴

定酸及 NH_4^+ 正常，HCO_3^- 增多。而且，由于尿液仍能在远端肾小管酸化，故尿 pH 常在 5.5 以下。②低钾血症常较明显，但是，低钙血症及低磷血症远比远端 RTA 轻，极少出现肾结石及肾钙化。

（三）诊断要点

（1）患者有 AG 正常的高血氯性代谢性酸中毒、低钾血症。

（2）尿中 HCO_3^- 增加，近端肾小管酸中毒诊断成立。

（3）如疑诊本病，可做碳酸氢盐重吸收实验，患者口服或静脉滴注碳酸氢钠后，肾 HCO_3^- 排泄分数大于 15％即可确诊本病。

（四）治疗

1.一般治疗

有病因者应注意去除病因。

2.药物治疗

（1）纠正代谢性酸中毒：可用碳酸氢钠 2～4 g，3 次/天，口服；对不能耐受大剂量碳酸氢钠患者，可用氢氯噻嗪 25 mg，3 次/天，口服。一般酸中毒纠正后应减量，可用氢氯噻嗪 50 mg/d，口服。

（2）纠正电解质紊乱：对有低血钾者，应予 10％枸橼酸钾 10 mL，3 次/天，口服；严重低钾时（血钾小于 2.5 mmol/L），则用 10％氯化钾 15 mL 加入 10％葡萄糖注射液 500 mL 中静脉滴注，应注意监测血钾或心电监护，以防止高血钾。若血磷低，可用磷酸盐合剂 20 mL，3 次/天，口服，长期服用磷盐治疗者，应注意监测血清磷水平，并维持在 1～1.3 mmol/L。

三、混合肾小管性酸中毒(Ⅲ型)

此型患者远端和近端 RTA 表现均存在，尿中可滴酸及 NH_4^+ 减少，伴 HCO_3^- 增多，临床症状常较重，治疗与前两者相同。可视为Ⅱ型的一个亚型。

四、高血钾型肾小管性酸中毒(Ⅳ型)

（一）概述

此型 RTA 较少见，又称Ⅳ型 RTA。

病因及发病机制：本病发病机制尚未完全清楚。醛固酮分泌减少（部分患者可能与肾实质病变致肾素合成障碍有关）或远端肾小管对醛固酮反应减弱，可能起重要致病作用，为此肾小管 Na^+ 重吸收及 H^+、K^+ 排泌受损，而导致酸中毒及高血钾症。

本型 RTA 虽可见于先天遗传性肾小管功能缺陷，但是主要由后天获得性疾病导致，包括肾上腺皮质疾病和（或）肾小管-间质疾病。

（二）临床表现

本型 RTA 多见于某些轻、中度肾功能不全的肾脏患者（以糖尿病肾病、梗阻性肾病及慢性间质性肾炎最常见）。临床上本病以 AG 正常的高血氯性代谢性酸中毒及高钾血症为主要特征，其酸中毒及高血钾严重度与肾功能不全严重度不成比例。由于远端肾小管泌 H^+ 障碍，故尿 NH_4^+ 减少，尿 pH＞5.5。

（三）诊断要点

符合以下 3 点即可确诊本病。

（1）存在高血氯性代谢性酸中毒（AG 正常）。

（2）确诊有高钾血症。

（3）酸中毒、高血钾与肾功能不全程度不成比例。

（四）治疗

1.一般治疗

治疗上除病因治疗外，尚应纠正酸中毒、降低高血钾，以及予肾上腺盐皮质激素治疗。

2.药物治疗

(1)纠正酸中毒:有高氯性代谢性酸中毒,可用碳酸氢钠 2.0 g,3 次/天,口服;或用 5% 碳酸氢钠 125 mL,静脉滴注。

(2)糖皮质激素治疗:有低醛固酮血症者,可用氟氢可的松 0.1 mg,1 次/天,口服。

(3)纠正高血钾:有高血钾者,应限制钾摄入,并可用呋塞米 20 mg,3 次/天,口服;或用聚苯乙聚磺苯乙烯 15～30 g,3 次/天,口服。血钾大于 5.5 mmol/L 应紧急处理,可用 10% 葡萄糖酸钙 20 mL 加入 10% 葡萄糖注射液 20 mL 中,静脉缓慢推注,并用 5% 碳酸氢钠 125 mL,静脉滴注,以及普通胰岛素 6 U 加入 50% 葡萄糖注射液 50 mL 中静脉滴注;如经以上处理无效,血钾大于 6.5 mmol/L,则应住院行血液透析治疗。

（王雯瑾）

第十节　慢性肾衰竭

一、概说

慢性肾衰竭是由多种慢性疾病造成的肾单位严重损伤,基本功能丧失,使机体在排泄代谢废物和调节水、电解质、酸碱平衡等方面出现紊乱的临床综合征。临床上以慢性肾炎、肾盂肾炎、肾小动脉硬化、肾结核引起者最为常见,肾前性及肾后性疾病引起的较少见。根据肾小球滤过率(GFR)把肾功能受损的程度分为 3 期,即肾功能不全代偿期、氮质血症期和尿毒症期。临床表现轻重不一,前两期除原发病症状外,多无特异症,只有当进入尿毒症期时,才有贫血、胃肠道、呼吸道以及神经精神系统症状,但为时已晚,因此对本病要特别重视早期发现,及时治疗。根据慢性肾衰竭临床表现,中医常按"关格""癃闭""溺毒"等病证进行辨治。

二、病因病理

本病系在其他慢性病,特别是慢性肾病的基础上发展而成。病位在肾,且常累及心、肝、脾、胃等脏腑。脾肾亏虚、湿毒内停是其发病的基础病理,外感六淫、饮食失节、劳倦、房事等则是其常见的诱发因素,其病机演变不外虚实交错变化。初期多为脾肾气虚或气阴两虚,水湿不化,证情尚轻;继则气伤及阳,阴伤及血,导致阴阳气血俱虚,湿浊益甚,气滞血淤,气机逆乱升降失常,最后湿浊酿毒,夹淤堵塞三焦,夹痰蒙蔽心窍,化火伤阴劫液,深入营血;或引动肝风,或上凌心肺,阴竭阳亡,危象毕至。

三、诊断

由于慢性肾衰竭病情进展缓慢,加之肾脏具有较强的代偿能力,故早期不易诊断,易于忽略。对有慢性肾炎史者,应提高警惕,争取早期诊断。本病临床表现较为复杂,涉及各系统。如疲乏无力、食欲不振、恶心呕吐、表情淡漠、头晕头痛以及常见的高血压、贫血等,晚期可出现广泛性出血倾向、谵妄抽搐、严重电解质紊乱、少尿甚至无尿等危险征象。根据肾功能受损的程度,临床上将本病分为以下几期。

(一)肾功能代偿期

肌酐清除率(Ccr)50～80 mL/min,血肌酐(Scr)133～177 μmol/L,大致相当于 CKD2 期。

(二)肾功能失代偿期

肌酐清除率(Ccr)20～50 mL/min,血肌酐(Scr)186～442 μmol/L,大致相当于 CKD3 期。

(三)肾衰竭期

肌酐清除率(Ccr)10～20 mL/min,血肌酐(Scr)451～707 μmol/L,大致相当于 CKD4 期。

（四）尿毒症期

肌酐清除率(Ccr)<10 mL/min,血肌酐(Scr)≥707 μmol/L,大致相当于CKD5期。

其他实验室指标可出现:红细胞计数常在$2×10^{12}$/L($2×10^6$/mm^3)以下,为正常细胞正色素性贫血。尿比重降低并固定于1.010,酚红排泄率极度下降,B超双肾可见肾实质明显萎缩。

四、鉴别诊断

（一）高血压脑病

高血压脑病亦有呕吐、昏迷、抽搐等表现,但发生迅速,血压剧增,可伴有暂时性瘫痪、失语及失明等,而血尿素氮、肌酐、二氧化碳结合力等检查多正常。

（二）糖尿病酮症酸中毒

糖尿病酮症酸中毒可有食欲不振、恶心、嗜睡及昏迷等表现,可根据糖尿病史、血糖增高、尿酮体、尿糖阳性等与本病鉴别。

（三）再生障碍性贫血

再生障碍性贫血患者以贫血、鼻衄、皮肤瘀斑为主要表现者易与本病混淆。但慢性肾衰竭多有肾脏病史,血压高,血白细胞计数多不减少,进一步查尿及血液化学检查易鉴别。

五、并发症

（一）感染

慢性肾衰竭患者全身抵抗力下降,容易并发上呼吸道感染、肺炎、胸膜炎、腹膜炎等多种感染,但其感染症状不典型,往往容易漏诊。

（二）心血管系统疾病

慢性肾衰竭时,常并发心血管系统病变,其中以心包炎及心力衰竭为常见。心功能不全及心律失常亦是本病的重要致死原因。

1.高血压

60%～80%病例属于容量依赖型,10%属肾素依赖型。前者合并心、脑并发症少。后者对限制水钠、利尿和透析超滤的降压疗效不佳,易并发心、脑并发症。高血压的发生使肾功能进一步恶化。

2.心包炎

发生率为40%～50%,多为纤维素性心包炎,心包液含蛋白且白细胞计数增多,患者可有低热、胸痛,常可闻及心包摩擦音,胸片及超声心动图显示心包积液征象。

3.心力衰竭

水、钠潴留引起心力衰竭、肺水肿、高血压、贫血、动脉粥样硬化及血管钙化使心力衰竭加重。早期无明显症状,仅有体重增加、水肿、血压升高等水、钠潴留症状,进而肝大、压痛,颈静脉充盈,肝静脉回流征阳性,继而发展至明显的心力衰竭、肺水肿表现。

（三）消化系统疾病

由于氨和其他代谢产物的化学刺激,消化系统疾病出现较早而且普遍,患者常以恶心、呕吐、食欲不振等消化系统症状来就诊,经仔细询问检查始发现为慢性肾衰竭。常见的消化系统疾病有口腔炎、胃及十二指肠溃疡、消化道出血等。

（四）血液系统疾病

贫血与出血较常见。贫血的严重程度与肾功能损害的程度基本一致。出血表现多为皮下瘀斑、鼻衄、牙龈出血、黑便等,这是因为尿毒症时,血小板功能较差,加上酸中毒时毛细血管脆性增加等原因。

（五）神经系统疾病

神经系统常受累,约占65%。起病表现为周围神经传导速度减慢的症状,如双下肢不适感、麻木、烧灼、蚁行感、胀感等。后期可发生尿毒症脑病,不安、思维不集中、记忆力下降、易激动或抑郁、常失眠,重者嗜睡或呈木僵状态,晚期可出现惊厥、癫痫、扑翼样震颤或痉挛。

（六）肾性骨病

主要有肾性佝偻病、肾性软骨病、骨质疏松、纤维素性骨炎,以及骨硬化症等。其原因主要有活性维生素 D_3 合成减少,继发性甲状旁腺功能亢进,酸碱平衡失调等因素。

六、中医证治枢要

（一）扶正祛邪法是治疗肾衰竭的根本法则

慢性肾衰竭的基本病理为脾肾衰败,水湿、湿热、淤血内蕴是病机的关键;其演变过程是因实致虚,继而在虚的基础上产生实邪。治疗时应标本兼顾。因此,扶正祛邪法应是治疗肾衰竭的根本法则,具体应用时可根据情况,急则治其标,缓则治其本,或标本并重,扶正祛邪兼施。一般单纯扶正或祛邪则均不利于本病的治疗。

（二）扶正应根据实际情况有所侧重

慢性肾衰竭由久病迁延而来,往往正气衰败,其正虚以脾肾为主,后期涉及五脏俱虚。因此,扶助正气在本病治疗过程中必须贯彻始终。强调治疗时应维护肾气和其他内脏功能,以求增一分真阳,多一分真阴。至于正虚一般初期多为气阴两虚,继则气伤及阳,阴伤及血,导致阴阳两虚,营血亏虚,在具体治疗时须根据不同情况选用益气养阴、温补脾肾、补气养血等法。

（三）重视调理脾胃

疾病发展到慢性肾衰竭阶段,临床脾胃虚弱症状如食欲不振、恶心呕吐等出现得早而且普遍,况且脾胃为后天之本、气血生化之源,脾胃虚弱,更导致肾气不足。故此,调理脾胃为治疗本病重要的一环,所谓有胃气则生,无胃气则死,慢性肾衰竭也不例外。

（四）扶正与祛邪应把握轻重缓急

脏腑虚损导致水湿、湿热、淤血的产生,而这些病理产物又耗损正气、伤害脏腑,只有阻断这一恶性循环,才可防止疾病的进一步发展及恶化。因而在治疗慢性肾衰竭时,必须在扶正的同时注意祛邪,邪祛正始能安,祛湿泄浊、清热利湿解毒、活血化瘀之法最为常用。当表现为邪毒内盛,出现呕恶、尿闭、嗜睡、昏迷惊厥、出血等危重证候时,又当急则治标,采用泄浊开窍、息风止血等法,待病情缓解后再扶正祛邪兼顾。在应用祛邪法时,要注意衰其大半而止,不可一味攻伐,导致正气更衰。

七、辨证施治

（一）脾肾气（阳）虚

(1)主症:面色㿠白,倦怠乏力,气短,纳少,腹胀,腰膝酸痛,畏寒肢冷,便溏溲少,夜尿频多。舌质淡,边有齿痕,苔薄白或腻,脉沉细。

(2)治法:益气健脾补肾。

(3)处方:香砂六君子汤合仙茅、淫羊藿化裁。生黄芪 30 g,党参 20 g,云苓 15 g,白术 15 g,木香 10 g,陈皮 10 g,仙茅 10 g,淫羊藿 10 g,半夏 10 g,补骨脂 15 g,菟丝子 15 g。

(4)阐述:此型常见于慢性肾衰竭早期,临床以正虚为主,邪实之象不明显。治疗用药注重扶持正气,然而补气不可壅中留邪,温肾亦不可过用温燥,免伤阴血,更不可早投寒凉以攻下,以损伤阳气,加重病情。

若阳虚水气不化出现周身浮肿,腰以下肿甚,按之没指,当参以肾气丸之意,加入桂枝、车前子、牛膝、大腹皮;水气势甚,凌心射肺出现喘咳、心悸、端坐、胸闷痛者,可加入葶苈子、苏子、白芥子以泻肺逐饮;食少纳呆,加山楂、焦三仙以消食化滞;易感冒者,可合用玉屏风散益气固表;合并外感时,宜先治外感,可用参苏饮加减治疗,然后再图根本。

（二）脾肾气阴两虚

(1)主症:面色少华,气短乏力,腰膝酸软,手足心热,口干唇燥,大便稀或干,尿少色黄,夜尿清长。舌淡有齿痕,脉象沉细。

(2)治法:益气养阴。

(3)处方:参芪地黄汤加减。党参15 g,生芪30 g,熟地20 g,山药15 g,枸杞子15 g,山萸肉15 g,云苓15 g,泽泻10 g,白芍15 g,当归15 g,白花蛇舌草30 g,双花20 g,佛手10 g。

(4)阐述:此型在慢性肾衰竭中较常见,虽以气阴两虚为本,但多易招致风热外袭,故治疗用药时,除以益气养阴为主外,须合用清热解毒之品,防其热化,否则病邪更为缠绵。另外,熟地等滋腻壅滞之品用量不宜太大,方中可适当佐以行气宽中之品。

方中参芪合六味地黄汤益气养阴,有阳生阴长之妙;当归、白芍、枸杞助阴血;白花蛇舌草、双花清热解毒利湿;加入佛手一味,既可杜绝大队滋阴之壅滞,又可助脾胃以运化,以升清降浊。

若是脾虚为主者,见面色少华,纳呆腹满,大便溏薄等,可配用香砂六君子丸以益气健脾;以肾气虚为主,症见腰酸膝软,小便清长者,配以金匮肾气丸;若系肾阴不足,五心烦热或盗汗,小便黄赤者,合用知柏地黄丸以滋阴清热;外感风热者,见咽喉肿痛或发热,加入双花、连翘、玄参等清热解毒之品;气阴不足,心慌气短者,合用参脉饮以益心气,养心阴。

(三)肝肾阴虚

(1)主症:手足心热,头晕耳鸣,目涩咽干,腰膝酸软,便干,尿少色黄。舌质红苔少,脉细数。

(2)治法:滋阴补肾。

(3)处方:一贯煎加减。北沙参15 g,麦冬15 g,生地20 g,当归15 g,白芍15 g,枸杞子15 g,女贞子15 g,旱莲草15 g,丹皮10 g,丹参10 g,柴胡10 g,生牡蛎20 g(先煎)。

(4)阐述:此型患者常伴有高血压,治疗时必须及时控制高血压的发展,减轻高血压对肾脏的损伤。

方中用沙参、麦冬、生地、枸杞、女贞子、旱莲草滋补肝肾之阴液;当归、白芍养血以柔肝;柴胡、丹皮以疏肝气,清肝火;牡蛎潜阳。诸药合用,补中有泻,泻中寓补,相辅相成,补虚而不碍邪。临床若以头晕胀痛、心烦易怒等肝阳上亢为主症者,则以天麻钩藤饮加减。若以肝血不足为主者,则须用四物汤合逍遥散加减。

(四)阴阳两虚

(1)主症:神疲乏力,畏寒肢冷,腰膝酸软,手足心热,小便黄赤。舌质淡,体胖大有齿痕,脉象沉细。

(2)治法:阴阳并补。

(3)处方:金匮肾气丸加减。熟地20 g,山药15 g,山茱萸10 g,云苓10 g,泽泻10 g,丹皮10 g,附子10 g,桂枝10 g,菟丝子15 g,淫羊藿15 g。

(4)阐述:此型患者,阴阳俱伤,病情较重,变化多端,治疗用药必须慎重,防止过用峻猛及苦寒败胃之剂,且已有浊邪内生,变证蜂起,辛散燥烈之品竭阴伤阳,犯之则阴阳离决,生命危殆,故当慎之。

方中六味地黄汤补肾之阴,桂、附、淫羊藿、菟丝子温补肾阳。诸药合力,虽温而不燥,补而不腻,阳生阴长,平衡相济。

(五)脾胃虚弱,湿浊阻滞

(1)主症:面色淡黄,体倦无力,形体消瘦,腹胀食欲缺乏,泛恶呕吐,便秘或溏。舌质淡,苔薄腻,或厚腻,脉沉细无力。

(2)治法:健脾养血,化浊和胃。

(3)处方:归芍六君子汤合厚朴温中汤加减。当归15 g,白芍15 g,党参20 g,白术15 g,云苓15 g,陈皮15 g,砂仁6 g,厚朴15 g,草果仁10 g,川军6 g,冬瓜皮20 g,槟榔15 g。

(4)阐述:此证常见于慢性肾衰竭的氮质血症期。此时本虚标实,虚实夹杂,治疗必须虚实兼顾,应恰当地处理好正虚与邪实的关系。

方中以四君子汤益气健脾,滋气血生化之源;当归、白芍养营血;陈皮、砂仁、厚朴、草果仁化浊和胃理气;川军、槟榔泻浊通腑;冬瓜利水,使湿浊之邪从小便而去。大黄通导之力较强,此时正气虽不足,但方中有四君子汤扶助正气,故适量用之无妨。全方补泻兼施,补不碍邪,攻不伤正,共奏健脾养血,化浊和胃之功。若气血不足明显,表现为头晕体倦、心慌气短等症,应去川军、槟榔、草果仁、冬瓜皮,加熟地、枸杞、菟丝子补益精血。

（六）秽浊中阻，化热上逆

（1）主症：头昏，胃脘胀痛，纳呆腹胀，口干，恶心呕吐，心烦失眠，便秘，口臭，口有氨味，小便清白。舌胖色淡，质灰少津，苔厚腻，脉弦数或弦滑。

（2）治法：通腑化浊，祛湿清热。

（3）处方：燥湿化浊汤加减。草果仁 12 g，醋制大黄 10 g，半夏 10 g，藿香 15 g，槟榔 12 g，茵陈 20 g，黄芩 10 g，陈皮 10 g，苏梗 10 g。

（4）阐述：本方以草果仁、半夏、藿香燥湿化浊；大黄、槟榔通腑降浊；黄芩、茵陈苦寒泄热。若湿重于热，症见周身困重乏力，面色淡黄，纳呆腹满，恶心欲吐，可用三仁汤加减，宣畅气机，利湿清热。尿毒症出现精神症状，呈半昏迷或昏迷状态，牙龈溃破，舌淡等，可加入清热解毒之剂。若湿热痰浊，蒙蔽心包，症见神昏谵语，语无伦次，烦躁不安，或喉中痰鸣，大便不爽，小便短少黄赤，舌红，苔黄厚腻，少津，脉弦滑者，可用菖蒲郁金汤加僵蚕，清热解毒，豁痰开窍。

（七）邪热入血，血瘀络阻

（1）主症：面色晦暗，精神萎靡，皮肤瘙痒，恶心呕吐，头痛心烦，口干，口唇紫黯，尿少或清长，便秘，甚至烦躁不宁。舌质紫，有瘀斑，脉弦滑。

（2）治法：清热解毒，活血化瘀。

（3）处方：解毒活血汤加减。葛根 30 g，桃仁 15 g，红花 15 g，连翘 20 g，赤芍 15 g，丹参 15 g，生地 15 g，丹皮 15 g，大黄 10 g，川连 10 g，枳壳 15 g，佛手 10 g。

（4）阐述：本型常见于慢性肾衰竭的后期，邪浊壅盛，正气匮乏，若不急挫其势，危证立至，治疗用药更须小心，最好采用中西医结合治疗。方中用桃红、红花、当归、枳壳、赤芍、生地，取桃红四物汤之义，活血养血；易川芎为枳壳，取行气除胀消痞之功。益母草善活血祛瘀，既助桃红四物之力，又具利尿消肿之功。柴胡、葛根，清透邪热，升发阳气，鼓舞脾肾之气上升。连翘清透疏泄，使邪毒出；半枝莲、白花蛇舌草，清热解毒，利水消肿。综观全方，既可活血祛瘀，又有较强的清热宣透、利湿化浊之功，使湿浊瘀尽散。

若湿热瘀毒壅结，可加大黄；若出现恶心，食欲缺乏，苔厚腻，可加草果仁；若面色晦暗或黧黑，皮肤瘙痒，或舌有瘀斑，可加丹参。

八、西医治疗

（一）一般治疗

在肾功能不全或代偿期，应积极治疗原发病，防止发展成为尿毒症。在氮质血症期除应积极治疗原发病外，要减轻工作量，避免受凉、受湿和过劳，防止感冒，不使用损害肾脏的药物，并给予良好的医疗监护。已出现尿毒症症状的患者，应休息和治疗。

（二）饮食疗法

食物要易于消化，富含维生素，保证供给足够的热量，采用优质低蛋白饮食，每天蛋白质的摄入量应少于 35 g，以禽蛋及乳类为主，辅以肉类、鱼类。主食最好采用小麦淀粉，以减少非必需氨基酸的摄入。

（三）必需氨基酸疗法

慢性肾衰竭时，血浆必需氨基酸含量减少，非必需氨基酸含量增多，非蛋白浓度因而上升。可利用非蛋白氮合成蛋白质，降低血尿素氮，纠正负氮平衡。

（四）纠正酸中毒

轻度酸中毒二氧化碳结合力（CO_2CP）在 20～15.7 mmol/L 者可通过纠正水、电解质平衡失调来得到改善，亦可加用碳酸氢钠，每天 4～8 g，分 2～4 次口服。当 $CO_2CP<13.5$ mmol/L 时应静脉补碱，可按以下公式：5%$NaHCO_3$（mL）＝（正常 CO_2CP－测得之 CO_2CP）×0.5×体重（kg），首次给予 1/2 量，然后根据 CO_2CP 测定进行调整。应注意纠酸不宜过快，以免引起低钙抽搐。

（五）纠正水、电解质平衡失调

1.脱水和低钠血症

有明显失水者,应静脉滴注 5％葡萄糖盐水或 10％葡萄糖注射液,一般一次 1 000～2 000 mL,有严重高血压、显著水肿、心功能不全或少尿者,应适当限制水分。低钠血症时可给予生理盐水或乳酸钠。

2.低钾和高钾血症

低钾者口服氯化钾或枸橼酸钾,必要时可静脉滴注氯化钾。高钾者,11.2％乳酸钠溶液 60～100 mL,静脉推注;或 5％碳酸氢钠溶液 40～100 mL 静脉推注,或 25％葡萄糖注射液 250 mL 加普通胰岛素 20 单位静脉滴注,必要时进行透析治疗。

3.低钙和高磷血症

低钙者口服葡萄糖酸钙或乳酸钙,发生低钙抽搐时应静脉注射 10％葡萄糖酸钙溶液或 5％氯化钙溶液 10～20 mL。高磷血症者口服碳酸钙 0.5～1.0 g,每天 2 次,口服氢氧化铝凝胶 10 mL,每天 3 次。

（六）对症治疗

1.消化系统症状

恶心呕吐者,可用溴米那普鲁卡因、甲氧氯普胺、氯丙嗪。呃逆可用阿托品,腹泻较重者,可用小檗碱等。

2.神经系统症状

烦躁、失眠、惊厥等可用镇静剂如地西泮、氯氮、水合氯醛、氯丙嗪;昏迷、谵妄等可选用至宝丹、苏合香丸、安宫牛黄丸等。

3.循环系统症状

高血压者联合应用 2～3 种降压药,如甲基多巴、肼屈嗪、硝苯地平等。对于肾素型高血压可用巯甲丙脯酸。胍乙啶、美卡拉明、帕吉林等因能降低肾血流量,不宜使用。须注意不宜将血压降至正常水平或以下,以免肾血流量剧降而加重肾功能不全。若合并心力衰竭,可用洋地黄或毒毛花苷 K 纠正,但用量宜小,约为常用量的一半剂量或以上。

4.血液系统症状

优质蛋白饮食、必需氨基酸、铁剂、叶酸等,对长期摄入量不足所致之贫血治疗有效。近年来应用重组人红细胞生成素(EPO)治疗肾性贫血取得进展。当血红蛋白<50 g/L 时需输入新鲜血液,每次 200 mL。若有出血,应用止血剂,如卡巴克洛、酚磺乙胺、氨甲苯酸等有一定效果。消化道出血时可用去甲肾上腺素 8 mg 加入 100 mL 的 0.9％的氯化钠注射液中分次口服止血,或口服三七粉 3 g、云南白药 0.5 g。

5.肾性骨病

用氢氧化铝凝胶降磷,每次 15 mL,每天 3 次口服。以乳酸钙补钙,每次 2 g,每天 3 次口服。补充维生素 D_2 或维生素 D_3:40 万～60 万单位肌内注射,1～2 周 1 次。注射 1～2 次后,可以维生素 D 剂口服维持。

（七）透析疗法

尿毒症患者经保守治疗无效,血肌酐≥770 μmol/L 或内生肌酐清除率<10％;或血钾>6.5 mmol/L (6.5 mEq/L)时,即应进行透析治疗。

（八）肾移植

肾移植的适应证如下。

(1)慢性肾衰竭其内生肌酐清除率<10％。

(2)内生肌酐清除率>10％,但并发顽固的严重高血压、多发性神经病变以及继发性甲状旁腺功能亢进等。

(3)年龄<50 岁,无重要脏器如心、肺、肝、脑等以及下泌尿道的重要病变者。

(4)病变局限于肾脏本身者。

九、中西医优化选择

对慢性肾衰竭的治疗,国外由于透析与肾移植的开展,延长了患者存活期,但尚不能从根本上解决问题。国内目前仍以保守疗法为主要手段。目前中西医对此病均无特殊效果。综合起来看,中西医有机配合,疗效优于单纯的西药或中药。在慢性肾衰竭的早、中期,中医通过扶正祛邪,补益脾肾,调补气血阴阳,减少或祛除水湿、湿热、淤血,改善慢性肾衰竭的临床症状,提高了机体的免疫力,保护残存的肾单位,使受损的肾功能在某种程度上得到恢复,优于西医疗法。

中医治疗本病的长处主要表现如下。

(1)运用通腑降浊、清热利湿、补脾益肾等措施,使慢性肾衰竭患者体内尿素氮、肌酐等有毒物质得以排出体外,邪去正安,保护了残存的肾功能。

(2)合理运用活血化瘀药,可以改善肾脏的淤血状态,增加肾脏的血液供应,有利于受损肾的恢复,而且还可抑制血小板凝集,起到利尿、降尿素氮的作用。

(3)对贫血的治疗不是采用一味蛮补之法,而是通过调理脾胃、化湿行气、解毒降浊、补益脾肾等法综合调理。

(4)通过扶正祛邪,调整阴阳,纠正失衡,提高了机体免疫力,改善了全身状况,减少了感染机会和并发症。

但中医疗法的缺点在于治疗手段单一,如患者恶心呕吐,汤水难下时,则中医疗法很难开展。且在慢性肾衰竭的末期,出现重度酸中毒、高钾血症、心力衰竭时,中药尚难针对性地予以及时纠正,此时采用西医的对症治疗措施,则发挥了中西医结合的优势。

治疗慢性肾衰竭的最佳途径:在肾功能不全代偿期和氮质血症期,以中医辨证施治为主,结合西医之特长,弥补中医之不足,一般在中医治疗无效或病势危重时,应考虑合并使用西药,常用于下列情况。①继发感染时需配合抗生素治疗,及时控制感染,以防生变。②出现尿闭者,应及时运用利尿剂或其他措施,使尿素氮得以排泄,否则危及生命。③出现心力衰竭时,限制水、钠,应用利尿剂,减轻心脏负担,注射洋地黄制剂以纠正心力衰竭,必要时进行透析治疗。④严重的水、电解质紊乱,酸中毒时,应用西药予以纠正。⑤贫血或出血严重者,可输入少量新鲜血液。为防止肾性骨病的发生,应及时补充钙剂。

(厉梦华)

第五章

血液内科疾病

第一节　再生障碍性贫血

一、病因和发病机制

（一）病因

约半数以上患者无明确病因可寻,称为原发性再生障碍性贫血。以下所述为继发性再生障碍性贫血的可能病因。

1.化学因素

包括种类繁多的化学物质和药物。职业暴露是继发性再生障碍性贫血经常关联的病因。近年来苯及其相关制剂引起的再生障碍性贫血病例有所增多,且屡有职业群体发病的情况。其他危险暴露包括除草剂和杀虫剂以及长期染发(氧化染发剂和金属染发剂)等。化学物质引发的骨髓增生不良可呈剂量相关性和剂量非相关性(个体敏感性)。药物是另一类诱发再生障碍性贫血的可疑危险因素,但往往难以确定其因果关系。细胞毒性药物引起预期和可控的骨髓抑制,很少导致不可逆的骨髓衰竭和永久性再生障碍性贫血。

2.物理因素

γ射线和X射线等高能射线产生的离子辐射能造成组织细胞损伤,阻止DNA复制。骨髓是放射敏感组织,其后抑制程度与放射呈剂量依赖性效应。全身放射 $1\sim2.5$ Gy剂量可造成骨髓增生不良,4.5 Gy半数受照者死亡,10 Gy全部死亡。

3.生物因素

流行病学调查和研究表明,再生障碍性贫血发病可能与多种病毒感染有关,其中与肝炎病毒最为密切。肝炎相关性再生障碍性贫血(hepatitis associated aplastic anemia,HAAA)多继发于非甲非乙型肝炎,发病率<1.0%,约占再生障碍性贫血患者的3%。发病机制可能与病毒抑制造血细胞或免疫因素有关。HAAA患者多为青年男性,在肝炎恢复期发病,常表现为重型再生障碍性贫血,预后较差。其他可疑相关病毒尚有EB病毒、微小病毒B19、巨细胞病毒、登革热病毒及HIV病毒等。

（二）发病机制

再生障碍性贫血的发病机制尚未完全阐明。现有的证据表明,再生障碍性贫血的发病机制呈明显异质性和重叠性的特征。

1.造血干细胞缺陷

其包括造血干细胞质的异常和量的减少,以后者的证据更为充分。造血干细胞(hematopoietic stem cell,HSC)数量减少是各型再生障碍性贫血的恒定结果,CD34阳性细胞和长期培养原始细胞计数明显减少或缺如可资证明。

2.造血微环境缺陷和造血生长因子异常

再生障碍性贫血造血微环境缺陷的证据主要来源于动物模型,Sl/Sld 小鼠缺乏 kit 配基也称干细胞因子,出现再生障碍性贫血表型。然而,在人类再生障碍性贫血中并未发现 Sl/Sld 样的基因缺陷。由于造血微环境构成和功能的极端复杂性和体外不可模拟性,尽管一些支持再生障碍性贫血微环境异常的资料,但均不足以证实其在再生障碍性贫血发病中居重要地位。相反,不少证据表明,再生障碍性贫血造血微环境的功能并无明显受损。异基因干细胞移植后,患者造血重建可转换为供者型,但作为造血微环境基础的骨髓基质仍为受者型。另外,再生障碍性贫血骨髓基质细胞分泌的大多数造血生长因子呈现升高趋势,而非减低。

3.免疫功能紊乱

越来越多的证据表明,再生障碍性贫血患者 T 细胞异常活化,造成 Th1/Th2 平衡向 Th1 方向偏移,结果造成 Th1 产生的造血抑制因子或负调节因子增多,包括 γ-干扰素、α-肿瘤坏死因子和 IL-2 等,导致患者 CD34$^+$ 造血干/祖细胞 Fas 依赖性凋亡增加。临床上直接而有说服力的证据是免疫抑制治疗对大部分患者有效。因此,目前普遍认为获得性再生障碍性贫血是一种 T 细胞异常活化介导的自身免疫性疾病,免疫攻击的特定靶细胞是骨髓造血干/祖细胞,最终导致骨髓衰竭。目前对于再生障碍性贫血异常免疫攻击的始动阶段以及造血细胞的受击靶点仍所知甚少。

4.遗传学因素

再生障碍性贫血的发病可能与某些遗传学背景有关。部分再生障碍性贫血患者 *HLA-DR2* 过表达,可能造成抗原递呈异常,并呈现对环孢素的耐药性;患者的细胞因子基因多态性(TNF2 促进子、IFN-g 编码基因)可能与免疫反应亢进有关;多数患者有调节 Th$_1$ 偏移的转录调节因子-Tbet 的表达和穿孔素及 SAP 蛋白(抑制 IFN-γ 产生)水平降低,从而推测编码这些因子的基因是再生障碍性贫血发病的危险因素。范可尼贫血的遗传背景异常提示干细胞的内在质量缺陷也可能参与再生障碍性贫血的发病。

二、临床表现

非重型再生障碍性贫血多呈慢性发病(国内以往称为慢性再生障碍性贫血)。重型患者可呈急性发病(国内以往称为急性再生障碍性贫血)也可由非重型再生障碍性贫血进展而来。再生障碍性贫血的临床表现与受累细胞系的减少及其程度有关。贫血和出血是再生障碍性贫血就诊的常见原因。患者就诊时多呈中至重度贫血。患者的出血倾向主要因血小板计数减少所致。常见皮肤黏膜出血,如出血点、鼻出血、齿龈出血、血尿及月经过多等。严重者可发生颅内出血,是主要的死亡原因。患者如有发热,提示并发感染。感染的危险程度与粒细胞减少的程度相关,粒细胞$<1\times10^9$/L 时感染概率增加,严重者可发生系统感染如肺炎和败血症,以细菌感染为常见,也可发生侵袭性真菌感染。如无感染,再生障碍性贫血不出现淋巴结和肝大、脾大。

三、实验室和辅助检查

1.血常规

特点是全血细胞计数减少,多数患者就诊时呈三系细胞计数减少。少数患者表现为二系细胞计数减少,但无血小板计数减少时再生障碍性贫血的诊断宜慎重。网织红细胞计数降低。贫血一般为正细胞正色素性,但大细胞性者并非少见。淋巴细胞计数无明显变化,但因髓系细胞减少,其比例相对升高。血涂片人工镜检对诊断和鉴别诊断均有所帮助。

2.骨髓细胞学检查

其包括穿刺和活检。穿刺涂片的特点是脂肪滴增多,骨髓颗粒减少。多部位穿刺涂片增生不良,三系造血有核细胞均减少,早期细胞少见,非造血细胞成分如淋巴细胞、浆细胞、组织嗜酸性粒细胞和网状细胞增多。骨髓颗粒细胞构成分析也属重要内容。再生障碍性贫血一般无明显病态造血现象,偶见病态造血者,也仅见于红系且为轻度。非重型病例骨髓中仍可残存造血增生灶,该部位穿刺涂片可见有核细胞增生良好,但伴有巨核细胞减少。在判断造血功能上,骨髓活检的主要特点是骨髓脂肪变和有效造血面积减少(<25%),无纤维化表现。

3.其他检查

对疑难病例,为明确诊断和鉴别诊断,有时还需要以下检查。①细胞遗传学检查:包括染色体分析和荧光原位杂交(fluorescence in situ hybridization,FISH),有助于发现异常克隆。②骨髓核素扫描:选用不同放射性核素,可直接或间接判断骨髓的整体造血功能。③流式细胞术分析:计数 CD4+ 造血干/祖细胞,检测膜锚连蛋白。有助于区别骨髓增生异常综合征(MDS)和发现血细胞膜锚连蛋白阴性细胞群体。④体外造血祖细胞培养:细胞集落明显减少或缺如。⑤其他:T 细胞亚群分析(CD4+/CD8+ 倒置;Th1/Th2倒置)、粒细胞碱性磷酸酶(活性升高)以及血液红细胞生成素水平(升高)等。

四、诊断和分型

1.诊断

病史询问中应注意既往用药史及可疑化学和物理因素接触史。根据周围血全血细胞计数减少,骨髓增生不良,再生障碍性贫血的诊断不难确立,但应排除其他表现为周围血全血细胞计数减少的疾病。体检如发现淋巴结或脾肿大,再生障碍性贫血的诊断宜慎重。

2.分型

再生障碍性贫血是一组异质性疾病,不同类型的治疗原则及预后各异,故诊断确立后应根据病情进行分型。目前,主要依靠外周血细胞计数和骨髓形态学进行分型,其标准列于表 5-1。

表 5-1 获得性再生障碍性贫血的临床分型

特 征	非重型再生障碍性贫血	重型再生障碍性贫血*	极重型再生障碍性贫血
临床症状	较轻	重	重
血常规★			
网织红细胞(×10⁹/L)	≥15	<15	<15
中性粒细胞(×10⁹/L)	≥0.5	<0.5	<0.2
血小板(×10⁹/L)	≥20	<20	<20
骨髓细胞学检查	增生低下	重度低下	重度低下
预后	较好	不良	不良

*国内将重型再生障碍性贫血分为 2 型:急性发病者为 SAA Ⅰ型,由非重型再生障碍性贫血发展成重症者为 SAA Ⅱ型

★3 项指标中需有 2 项达到标准

五、鉴别诊断

主要与外周血血细胞计数减少尤其是全血细胞计数减少的疾病相鉴别。

(一)阵发性睡眠性血红蛋白尿症

阵发性睡眠性血红蛋白尿症(paroxysmal nocturnal hemoglobinuria,PNH)是一种获得性克隆性红细胞膜缺陷溶血病,与再生障碍性贫血关系密切,可相互转变。临床上可有血红蛋白尿(酱油色尿)发作,实验室检查酸溶血试验阳性。血细胞(粒细胞和红细胞)免疫表型分析出现补体调节蛋白(如 CD55 和 CD59)阴性表达细胞增多(>10%)有助于明确诊断。部分再生障碍性贫血患者有小的 PNH 克隆细胞群体(<5%)。

(二)MDS

MDS 是一种造血干细胞克隆性疾病。周围血象可呈全血细胞计数减少,也可为一系或二系减少。多数患者骨髓增生活跃,早期细胞增多,出现病态造血为其特点。少数 MDS 表现为外周血细胞计数减少伴

骨髓增生低下即所谓低增生 MDS,临床酷似再生障碍性贫血,仔细寻找病态造血和异常克隆证据有助于两者的鉴别。MDS 和再生障碍性贫血是两种本质不同的疾病,事关治疗和预后,故应尽可能地加以鉴别。

（三）非白血性白血病

典型急性白血病外周血和骨髓可见大量白血病细胞,不难区分。部分急性白血病(尤其是急性早幼粒细胞白血病)表现为外周血全血细胞计数减少,幼稚细胞少见,称为非白血性白血病（aleukemic leukemia）,可能与再生障碍性贫血混淆,但骨髓中仍可见多数原始细胞,可资鉴别。值得注意的是少数急性淋巴细胞白血病发病早期表现为类似再生障碍性贫血的骨髓衰竭,造成诊断上的困难,应予注意。患者在短期内会毫无例外地出现白血病的表现。

（四）急性造血停滞

急性造血停滞是一种骨髓突然停止造血的现象。发病因素包括感染(尤其是微小病毒 B19)和药物。急性造血停滞多见于慢性溶血性贫血的患者,称为再生障碍性贫血危象,但也可偶见于无溶血性贫血史的患者。发病较急,贫血迅速发生或加重。血常规检查以贫血为主,网织红细胞明显减少或缺如,少数也可有白细胞和(或)血小板计数的减少,类似急性再生障碍性贫血表现。骨髓增生度自活跃至减低不等,以红系减少为著,偶可伴有其他细胞系的降低,病程中可出现特征性的巨大原始红细胞。本病呈自限性经过,多数在1个月内恢复。

（五）范可尼贫血

范可尼贫血(Fanconi anemia,FA)又称为先天性再生障碍性贫血,系少见病,但为所有遗传性骨髓衰竭综合征(inherited bone marrow failure syndrome,IBMFS)中最常见者。FA 发病机制与范可尼基因突变有关,呈常染色体隐性遗传。FA 的主要临床特征:早发的进行性骨髓衰竭、发育异常或畸形(约 75%)及肿瘤易发倾向。骨髓衰竭多发生于儿童期(5~10 岁),并呈进行性加重。发生骨髓衰竭时与获得者相似,单纯形态学无法鉴别。发育异常表现形式多样,可累及各个系统,包括显性和隐性躯体畸形。患者的肿瘤发生率明显高于正常人群,包括血液系统肿瘤(MDS 和急性髓系白血病常见)和实体瘤(头颈部鳞癌、妇科肿瘤),且发病年龄较早。染色体断裂试验和流式细胞术 DNA 含量和细胞周期检测有助于确立诊断。FA 基本属于儿科范畴,其中位诊断年龄为7 岁。有躯体发育畸形者易于早期确立诊断。获得性再生障碍性贫血与 FA 鉴别的意义在于约 1/4FA 患者无躯体畸形且至成年才发病(约 10%),易误诊。鉴于两者的预后和处理原则均有所不同,故对年轻的再生障碍性贫血患者应仔细查找有无躯体畸形,必要时进行诊断性筛查实验,以免贻误诊断。

此外,还应与其他遗传性骨髓衰竭综合征如先天性角化不良症等迟发患者相鉴别,年轻再生障碍性贫血患者约 10%有遗传背景。

其他需要鉴别的疾病还有淋巴瘤伴骨髓纤维化、大颗粒淋巴细胞白血病、多毛细胞白血病、恶性肿瘤骨髓转移和分枝杆菌感染等。

六、治疗

对获得性再生障碍性贫血应仔细查找病因并加以去除,如避免与有害因素的进一步接触。再生障碍性贫血治疗宜采用综合措施,并应强调早期正规治疗。根据分型,按照下列治疗原则进行治疗。

（一）支持治疗

支持治疗适用于所有再生障碍性贫血患者。应强调保持个人和环境卫生,减少感染机会。对有发热(>38.5 ℃)和感染征象者,应及时经验性应用广谱抗生素治疗,然后再根据微生物学证据加以调整,同时应注意系统性真菌感染的预防和治疗。粒细胞缺乏患者的感染危险度明显增加,对粒细胞计数<0.5×10^9/L 者可预防性采用广谱抗生素和抗真菌药物。输血或成分输血是支持治疗的重要内容,严重贫血者给予红细胞输注。提倡采用去白细胞成分血,长期输血依赖者应注意铁过载,必要时进行祛铁治疗。血小板计数<20×10^9/L或有明显出血倾向者应预防性输注血小板浓缩制剂,以减少致命性出血(颅内出血)的危险。排卵型月经过多可试用雄激素或炔诺酮控制。如拟行干细胞移植,则应尽可能减少术前输血,以

提高植入成功率。

（二）非重型再生障碍性贫血的治疗

国内治疗非重型再生障碍性贫血仍以雄激素为首选，总有效率50％～60％。作用机制包括提高体内红细胞生成素的水平和直接促进红系造血。雄激素类药物种类繁多，多选用口服剂型，如司坦唑醇和十一酸睾酮等。司坦唑醇2 mg或十一酸睾酮40 mg，口服，每天3次。一般需用药6个月才能判断疗效。部分患者可产生药物依赖性，故病情缓解后不宜突然停药，需进行维持治疗，以减少复发。雄激素治疗的主要不良反应是雄性化和肝功能损害。雄激素联合免疫抑制剂可望提高疗效，常用者为环孢素，剂量5 mg/kg，分2～3次口服，应较长时间的用药（＞1年）并缓慢逐渐减量，以减少复发。部分患者对环孢素产生药物依赖性。长期应用环孢素可出现牙龈增生、手震颤和多毛症等特殊不良反应，停药后可消失。该药有肾毒性，用药期间应监测肾功能。造血细胞因子对非重型再生障碍性贫血可能有一定的疗效。目前，临床上应用的造血细胞因子有红细胞生成素、粒细胞集落刺激因子（granulocyte colony-stimulating factor，G-CSF）、粒-巨噬细胞集落刺激因子（granulocyte-macrophage colony-stimulating factor，GM-CSF）、血小板生成素（thrombopoietin，TPO）和IL-11，对相应细胞系有一定的刺激作用。因为再生障碍性贫血患者的造血干/祖细胞池显著萎缩，使上述造血生长因子的刺激作用大打折扣，疗效可疑或不持久，故不宜单独使用。

国内有不少应用中医药和某些改善微循环（造血微环境）的药物治疗慢性再生障碍性贫血的报道，可能有助于改善疗效，但常缺乏严格的前瞻性随机病例对照研究资料，且多与雄激素或环孢素合用，故对其确切价值仍有待进一步评估。

（三）重型再生障碍性贫血的治疗

重型再生障碍性贫血病情危重，应予以及时和积极的治疗，以求挽救患者生命。单用雄激素治疗重型再生障碍性贫血效果不佳。近年来，随着对再生障碍性贫血发病机制认识的深入，重型再生障碍性贫血的治疗已取得了显著进展，极大地改善了患者的预后，根据情况可采用下列治疗措施。

1.异基因造血干细胞移植

年轻（＜40岁）的重型或极重型初诊再生障碍性贫血患者如有人类白细胞抗原（HLA）完全相合同胞供者，可考虑将异基因造血干细胞移植（allogeneic hematopoietic stem cell transplantation，allo-HSCT）作为一线治疗。约80％的患者移植后可获长期生存。鉴于再生障碍性贫血是一种非恶性肿瘤性疾病和非亲缘供者移植的严重不良反应，对缺乏同胞供者的患者，考虑非亲缘供者移植作为首选治疗时宜持慎重态度。非清髓性移植毒副作用较小，已成功用于再生障碍性贫血的治疗。影响异基因干细胞移植疗效的主要因素是排斥和移植物抗宿主病（graft versus host disease，GVHD）。反复输血增加排斥概率，故拟行allo-HSCT的患者应尽量减少术前输血。

2.免疫抑制治疗

对不适用allo-HSCT的重型或极重型再生障碍性贫血患者可采用免疫抑制治疗（immuno-suppressive therapy，IST）。常用的免疫抑制剂有抗胸腺细胞球蛋白（antithymocyte globulin，ATG）或抗淋巴细胞球蛋白（antilymphocyte globulin，ALG）和环孢素。单独应用任一种免疫抑制剂的有效率约为50％。一种药物无效，换用另一种后，约半数患者仍可奏效。联合应用ATG或ALG和环孢素效果明显优于单一用药，有效率可达70％～80％，疗效多在治疗后3个月左右显现。ATG或ALG的剂量依不同制剂而异，缓慢静脉滴注，连用5天。ATG或ALG是异种蛋白，不良反应有变态反应和血清病等，故应在给予ATG或ALG的同时短期应用糖皮质激素，以减轻或控制血清病。应用ATG或ALG期间应给予强有力的支持，包括隔离措施、积极的成分输血（保持血小板＞20×10⁹/L）和及时处理感染等。环孢素可在应用ATG或ALG的同时给予，也可在血清病过后序贯应用，口服剂量5 mg/kg（治疗期间谷浓度维持在150～250 μg/L）。环孢素治疗宜维持1年以上，待达到最大疗效后再缓慢逐渐减量，直至停药。环孢素对肝肾有损害作用，应定期监测。ATG或ALG均是强力免疫抑制剂，因此，患者应在控制感染和病情相对稳定后再行治疗。IST的远期不良反应是获得性克隆性疾病，包括阵发性睡眠性血红蛋白尿症

(PNH)、MDS 和急性髓系白血病(acute myeloid leukemia,AML)。单独应用造血刺激因子治疗重型再生障碍性贫血效果不确切,联合免疫抑制治疗的效果有待验证,较常使用者为 G-CSF,短期应用认为对粒系造血恢复有加速作用。

其他免疫抑制剂如麦考酚吗乙酯和他克莫司等对再生障碍性贫血的疗效仍缺乏有意义的循证医学数据。

除重型或极重型再生障碍性贫血外,IST 也可应用于输血依赖性或明显粒细胞减少反复感染的非重型再生障碍性贫血患者。

七、预后

再生障碍性贫血的预后依其分型而不同。在有效治疗出现前,重型再生障碍性贫血的预后恶劣。主要死亡原因是颅内出血和严重感染。随着有效疗法的出现及临床应用,重型再生障碍性贫血的预后已获得明显改善。非重型再生障碍性贫血病情进展缓慢,经治疗后 70%～80% 患者病情可获不同程度改善,预后较好,只有部分患者的血小板难以完全恢复。再生障碍性贫血治疗时间长,病情可出现反复,且部分患者多方治疗效果不佳,故总体来说仍属于难治性血液病的范畴。

八、预防

有病因可寻的继发性再生障碍性贫血患者应避免对有害因素的继续接触。强化劳动保护法规,提高个人防护意识,减少或杜绝暴露于有害因素的机会。

（刘　娜）

第二节　缺铁性贫血

缺铁性贫血是指体内储存铁消耗殆尽、不能满足正常红细胞生成的需要而发生的贫血。在红细胞的产生受到限制之前,体内的铁储存已耗尽,此时称为缺铁。缺铁性贫血的特点是骨髓及其他组织中缺乏可染铁,血清铁蛋白及转铁蛋白饱和度均降低,呈现小细胞低色素性贫血。

一、流行病学

缺铁性贫血在生育年龄的妇女和婴幼儿中发病较多。据世界卫生组织（WHO）报告,全球约 30% 的人患有贫血,其中至少半数(即 5 亿～6 亿)为缺铁性贫血。在大多数发展中国家里约有 2/3 的儿童和育龄妇女缺铁,其中 1/3 为缺铁性贫血。在发达国家也有 20% 的育龄妇女及 40% 左右的妊娠妇女患缺铁性贫血。北京协和医院于 1986—1990 年对河北、陕西、广东三省 1 851 名 7 岁以下儿童的调查发现缺铁及缺铁性贫血的发生率分别为 49.0% 和 15.3%。

二、铁的代谢

铁是人体必需的微量元素,存在于所有细胞内。在体内除主要参与血红蛋白的合成与氧的输送外,还参加体内的一些生物化学过程,包括线粒体的电子传递、儿茶酚胺代谢及 DNA 的合成。此外,约半数参加三羧酸循环的酶和辅酶均含有铁或需铁的存在。如铁缺乏,将会影响细胞及组织的氧化还原功能,造成人体多方面的功能紊乱。

（一）铁的分布

人体内铁的分布如表 5-2。

表 5-2　正常人体内铁的分布

铁存在的部位	铁含量(mg)	占全部铁(%)
血红蛋白铁	2 000	67.0
储存铁(铁蛋白及含铁血黄素)	1 000(男)400(女)	27.0
肌红蛋白铁	130	3.5
易变池铁	80	2.2
组织铁	8	0.2
转运铁	3	0.1
	3 221(男)2 621(女)	100

正常人体内铁的总量为 3~5 g(男性约为 50 mg/kg,女性约为 40 mg/kg)。其中近 2/3 为血红蛋白铁,与肌红蛋白、各种酶和辅酶因子中含的铁和血浆中运输的铁均是执行生理功能的铁。

1.血红蛋白铁

血红蛋白的功能是将氧从肺运送到体内各组织中及将各组织中的二氧化碳运送到肺。血红蛋白铁约占体内全部铁的 67.0%。铁在血红蛋白中的重量约占 0.34%,每 2 mL 血约含 1 mg 铁。

2.肌红蛋白铁

肌红蛋白铁约占全部铁的 4%。肌红蛋白的结构类似血红蛋白,见于所有的骨骼肌和心肌。肌红蛋白作为氧的储存所,保护肌细胞免受缺氧的损伤。

3.转运铁

转运中的铁是全身量最少(总量为 4 mg)然而也是最活跃的部分。转铁蛋白(Tf)24 小时内至少转运 8 次。转铁蛋白是由肝细胞及单核-巨噬细胞合成的 β_1 球蛋白,其 678 个氨基酸序列已被阐明,基因位于 3 号染色体上。每个转铁蛋白可结合 2 个铁离子(Fe^{3+})。正常情况下,仅 1/3 转铁蛋白的铁结合点被占据。血浆中所有转铁蛋白结合点构成血浆总铁结合力(TIBC)。转铁蛋白的功能是将铁输送到全身各组织,将暂不用的铁送到储存铁处。

4.各种酶及辅酶因子中的铁

酶类包括细胞色素 C、细胞色素 C 氧化酶、过氧化氢酶、过氧化物酶、色氨酸吡咯酶、脂氧化酶等血红素蛋白类以及铁黄素蛋白类,包括细胞色素 C 还原酶、NADH 脱氢酶、黄嘌呤氧化酶、琥珀酸脱氢酶和酰基辅酶 A 脱氢酶等。这部分铁虽然含量仅 6~8 mg,但对每一个细胞的代谢至关重要。这些酶的功能大多是可逆的转运或接受电子,是维持生命所需的重要物质。

5.易变池铁

易变池铁指铁离开血浆进入组织或细胞间,短暂结合于细胞膜或细胞间蛋白的铁容量。正常人易变池中铁的含量为 80~90 mg,占全部铁的 2.2%。

6.储存铁

储存铁包括铁蛋白和含铁血黄素。其功能是储存体内多余的铁,当身体需要时,仍可动用为功能铁。

铁蛋白为水溶性的氢氧化铁磷酸化合物与去铁蛋白结合而成,呈球形结构共 6 条通道使铁原子能出入,其内部可容纳 2 000 个铁原子。当铁最大饱和时其重量约为 800 000。去铁蛋白单体分重(H)型(分子量为 21 000)和轻(L)型(相对分子质量为 19 000)两种,混合组成去铁蛋白壳。H 型单体的去铁蛋白摄取铁较 L 型为快,但保留较少。血浆中、心脏及胎盘的去铁蛋白是以 H 型为主。L 型单体的去铁蛋白则相反,摄取铁较慢而保留较久,在肝及脾内的去铁蛋白主要是由 L 型单体组成。目前,人类铁蛋白的 H 型单体和 L 型单体的氨基酸序列均已确定,其染色体位置分别在 11 号染色体及 19 号染色体上。铁蛋白的基因 DNA 位置也已阐明。

含铁血黄素是变性式聚合的铁蛋白,在显微镜下呈金黄色折光的颗粒或团块状,也可用瑞氏或普鲁氏蓝染色。含铁血黄素难溶于水,主要存在于单核-巨噬细胞中,其含铁量占其重量的 25%~30%,如果含铁血黄素大量堆积于体内其他的组织内,会损伤各系统组织的功能。

(二)铁的吸收

正常情况下,人体铁主要来源于食物。多数食物中都含有铁,以海带、木耳、香菇、肝、肉类、血制品及豆类中较丰富。成年人每天应从食物中摄取 $1\sim2$ mg 铁(食物铁的含量应为 $10\sim20$ mg)。铁的吸收部位主要在十二指肠和空肠上段的黏膜。当缺铁时,空肠远端也可以吸收。

铁经肠黏膜上皮的吸收是主动的细胞内运转。但当口服大量铁剂时,铁也可被动地弥散进入肠黏膜,故在误服大量铁剂时,肠道对铁的吸收会失去控制而发生急性铁中毒。极少量的肌红蛋白或血红蛋白铁可被直接吸收。大部分的血红蛋白须先经血红素加氧酶分解成铁及四吡咯后才被吸收。非血红素铁以二价的铁离子(Fe^{2+})形式或与铁螯合物结合(防止铁变成不易溶解的沉淀)而被吸收。这种与铁螯合物结合的铁在进入碱性环境中会重新解离出来而被吸收。

目前,对铁在肠道黏膜如何被吸收还不是十分清楚。一般认为食物进入肠道后,肠道黏膜细胞内的转铁蛋白分泌至肠腔内先与食物中的铁结合后,再与肠黏膜微绒毛上的转铁蛋白受体结合而进入肠黏膜细胞。在黏膜细胞内,Fe^{2+} 被铜蓝蛋白及其他亚铁氧化酶氧化为 Fe^{3+} 后,与细胞内的转铁蛋白结合,越过肠黏膜细胞胞膜进入毛细血管网,剩余部分铁与细胞内的去铁蛋白结合形成铁蛋白,存留于细胞中。$3\sim5$ 天后随肠黏膜细胞的更新脱落而排出体外(图 5-1)。最近的研究认为,铁的吸收可能通过 DMT1(十二指肠金属转移蛋白,或 DCT1,十二指肠阳离子转移蛋白,负责将铁及其他重金属从肠腔转移到肠黏膜细胞内)及 HFE(位于十二指肠隐窝细胞膜上的转铁蛋白,与转铁蛋白受体结合存在,负责将铁从肠黏膜细胞转移到血浆)来实现。

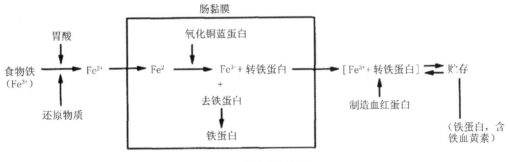

图 5-1 铁代谢示意图

影响铁吸收的因素有以下几点。

1.体内铁储存量

当铁的储存量多时,血浆铁的运转率降低,铁的吸收减少。当铁缺乏时则相反,铁的吸收量增加。当红细胞生成的速度加快时,铁吸收也增加。体内铁储存量对肠黏膜的调节机制尚不清楚。目前的研究资料证实,血清铁浓度、转铁蛋白饱和度、血浆铁清除率及血浆红细胞生成素(EPO)水平均可能是体液调节因素。每个单独的因素均不足解释如何影响肠黏膜细胞铁的吸收量和吸收速度。估计如此精确的铁吸收调节是由多个体液因素来完成的。这些因素通过什么机制来影响铁的吸收也尚未阐明。

2.胃肠道的分泌

铁在酸性环境中易于保持游离状态,利于被吸收。胃酸有利于食物中铁的游离。胃肠道分泌的黏蛋白及胆汁对铁有稳定和促进吸收的作用。碱性的胰腺分泌液中的碳酸氢盐可与铁形成不易溶解的复合物,不利于铁的吸收。但胰腺分泌的蛋白酶可使铁与蛋白分离,易被吸收。

3.食物的组成

肉类食物中的肌红蛋白、血红蛋白经蛋白酶消化后,游离出的血红素铁可以直接进入肠黏膜细胞。蛋白质类食物分解后的氨基酸、酰胺及胺类均可与铁形成易于溶解的亚铁(Fe^{2+})螯合物,使铁易被吸收,故在食谱中应有一定量的肉类,以利于铁的吸收。而蔬菜及谷类食物中的铁则多为高铁(Fe^{3+}),易与植物中的植酸、草酸、磷酸等结合形成不溶解的铁复合物,不易被吸收。

4.药物的影响

还原剂如维生素 C、枸橼酸、乳酸、丙酮酸及琥珀酸等均可使 Fe^{3+} 还原成 Fe^{2+} 以利于吸收。氧化剂、磷酸盐、碳酸盐及某些金属制剂(如铜、镓、镁)则延缓铁的吸收。

(三)铁的运转

进入血浆中的铁,与转铁蛋白结合后被带到骨髓及其他组织中去。血浆转铁蛋白是由肝细胞合成的 β_1 球蛋白,在血浆中的半衰期为 8~10.4 天。血中浓度为 2.5 g/L。转铁蛋白在氨基酸及碳酸盐的协同作用下,当 pH>7 时才能与铁结合。每个转铁蛋白有两个结合铁的位点,可结合1 个或 2 个铁离子(Fe^{3+})。带高铁的转铁蛋白在幼红细胞表面与转铁蛋白受体结合,通过胞饮作用进入细胞内。在环境改变成酸性(pH=5)时,再度还原成 Fe^{2+},与转铁蛋白分离。Fe^{2+} 在线粒体上与原卟啉、珠蛋白合成血红蛋白,多余的铁以铁蛋白形式存于细胞内,可用亚铁氰化钾染成蓝色,这类幼红细胞称为铁粒幼细胞。与铁分离后的转铁蛋白及转铁蛋白受体接着被排出细胞外(图 5-2)。转铁蛋白回到血浆后可再度行使转运铁的功能。转铁蛋白携带的是单铁或双铁,钙离子、细胞的磷酸化、细胞膜的胆固醇含量均可影响转铁蛋白与转铁蛋白受体的结合。

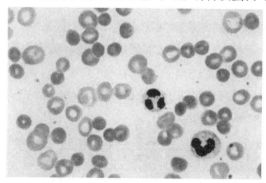

图 5-2　幼红细胞与铁结合及形成血红蛋白示意图

转铁蛋白受体(TfR)是一种细胞膜受体,在调节细胞铁的摄取中发挥着关键的作用,目前已可以用酶联法检测,是了解骨髓红系细胞增生的重要指标。正常人 80% 以上的 TfR 存在于骨髓红系细胞上,红系各阶段细胞所表达的 TfR 数各不相同。原红细胞上可有 800 000 个 TfR,到网织红细胞逐渐减少到每个细胞上只有 100 000 个,成熟红细胞上则无 TfR。TfR 是由二硫键联结的双链跨膜糖蛋白,相对分子质量约为18 000。其基因位于第 3 号染色体的长臂。TfR 与转铁蛋白的亲和力与转铁蛋白所结合的铁原子数量和 pH 有关。当 pH 为 7.0 时,转铁蛋白结合两个铁原子时,TfR 对转铁蛋白的亲和力最大。

目前已知参与对 TfR 调节的因素有以下几种。

1.细胞的分化状态

干细胞较少表达 TfR。红细胞系突变形成单位(BFU-E)和红细胞系集落形成单位(CFU-E)所表达的 TfR 均较少,而 CFU-E 表达 TfR 较 BFU-E 为多。在细胞内出现血红蛋白合成后,TfR 明显增多,到红细胞成熟后,就全部消失。

2.细胞内的血红素含量

在细胞内游离血红素含量增高时,可抑制 TfR 的表达;反之,则 TfR 的表达增加。

3.细胞内的铁代谢

细胞内的铁调节蛋白(包括铁反应元件结合蛋白 IRP-1、IRP-2、铁调节因子、铁抑制蛋白和 p90)为 mRNA 结合蛋白,能调节细胞内 TfR、铁蛋白和其他重要铁代谢蛋白。这些蛋白均已被离析、纯化和鉴定,氨基酸序列及基因定位已被确定。

当细胞内铁过多时,胞质内的铁调节因子(IRF)与 TfR mRNA 3' 译区的铁反应元件(IRE)亲和力下降,TfR mRNA 的降解增加,细胞内 TfR mRNA 减少,TfR 合成减少,使细胞摄取铁减少;当细胞处于铁缺乏时,IRF 与 IRE 结合增强,使 TfR mRNA 稳定,不被降解,TfR mRNA 数量增加,TfR 合成增多,细胞摄取铁增加。

铁蛋白的合成也受 IRF(铁调节因子)的协调,当体内铁减少时,IRF 与铁蛋白 mRNA 上的 IRE(铁反应元件)结合,使铁蛋白 mRNA 停止运转,铁蛋白的合成减少(铁储存减少),以扩大细胞内铁的利用。反之,当体内铁过多时,铁蛋白的合成增加(图 5-3)。

目前对 IRF 与 IRE 结合后如何稳定 TfR mRNA 免被降解以及细胞内铁如何调节 IRF 的机制尚不清楚。

红细胞衰老后,从红细胞中释放出来的铁 80% 以上可被重新再利用。

(四)铁的储存

铁以铁蛋白和含铁血黄素的形式储存在骨髓、肝和脾的单核巨噬细胞中。在铁代谢平衡的情况下,每天进入和离开储存池的铁量很少。铁蛋白的铁(Fe^{3+})当机体需要时,先还原成 Fe^{2+},与络合剂结合后,从铁蛋白中释放出来。当体内铁负荷过多时,则以含铁血黄素的形式存在。含铁血黄素内的铁是以缓慢而不规则的方式重新返回细胞内铁代谢循环。

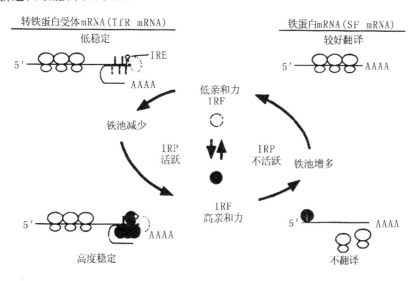

图 5-3 细胞内铁代谢的调节示意图

巨噬细胞有两型:一是肺泡型,它吞噬红细胞后即改变其中铁的储存形式,但不能把铁返回血液循环。这些铁永久储存或从肠道排出;另一种是网状内皮细胞型,多存在于肝、脾等器官中,这类吞噬细胞在吞噬红细胞后,红细胞中的铁很快又进入血浆中。

(五)铁的排泄

铁每天主要随胃肠道上皮细胞、胆汁等排出,泌尿生殖道及皮肤、汗液、脱落细胞也可丢失极少量的铁,总量约为 1 mg。生育年龄妇女每天排出的铁为 1.5～2 mg。当体内铁负荷过多时,每天可排出 4 mg 的铁。而在缺铁时,铁的排泄可减少 50%。

三、病因

人体内的铁是呈封闭式循环的。正常情况下,铁的吸收和排泄保持着动态的平衡,人体一般不会缺铁,只在需要增加、铁的摄入不足及慢性失血等情况下造成长期铁的负平衡才致缺铁。造成缺铁的病因可分为铁摄入减少和丢失过多两大类(表 5-3)。

(一)铁摄入不足

成年男人及绝经后妇女每天铁的需要量约为 1 mg,生育年龄的妇女(2～3 mg)及生长发育的青少年(1.5～2 mg)铁的需要增多。如膳食中铁含量丰富而体内储存铁量充足,一般极少会发生缺铁。铁摄入不足最常见的原因是食物中铁的含量不足、偏食或吸收不良。食物中的血红素铁容易被吸收,且不受食物组成及胃酸的影响。非血红素铁则需要先变成 Fe^{2+} 才能被吸收。蔬菜、谷类、茶叶中的磷酸盐、植酸、丹宁酸等可影响铁的吸收,如膳食中的结构不合理,容易造成铁摄入不足。

表 5-3　产生缺铁的原因

一、铁摄入减少

1.膳食不足

2.吸收减少

胃酸缺乏

胃部手术后

二、铁丢失增多

1.胃肠道失血

肿瘤

胃、十二指肠溃疡

膈疝

胃炎(药物及毒素引起)

憩室炎

溃疡性结肠炎、局限性回肠炎

钩虫感染

痔

动静脉畸形

2.月经过多

3.多次献血

4.多次妊娠

5.慢性血管内溶血引起血红蛋白尿(如 PNH)

6.遗传性毛细血管扩张症

7.原发性肺含铁血黄素沉着症

8.止血凝血障碍性疾病或服用抗凝剂

造成铁摄入不足的其他原因是药物或胃肠疾病影响了铁的吸收,某些金属如镓、镁的摄入,制酸剂中的碳酸钙和硫酸镁,溃疡病时服用的 H_2 受体抑制剂等,均可抑制铁的吸收。萎缩性胃炎、胃及十二指肠手术后胃酸减少影响铁的吸收等,均是造成铁摄入不足的原因。

(二)铁丢失过多

正常人每天从胃肠道、泌尿道及皮肤上皮细胞中丢失的铁约为 1 mg。妇女在月经期、分娩和哺乳时有较多的铁丢失。临床上铁丢失过多在男性常是由于胃肠道出血,而女性则常是由于月经过多。

胃肠道出血常见原因是膈疝、食管静脉曲张、胃炎(药物及毒素引起)、溃疡病、溃疡性结肠炎、痔、动静脉畸形、息肉、憩室炎、肿瘤及钩虫感染。酗酒、服用阿司匹林及甾体和非甾体抗炎药者以及少见的血管性紫癜、遗传性毛细血管扩张症及维生素 C 病等,也常会有胃肠道的小量慢性失血。

其他系统的出血,见于泌尿系统肿瘤、子宫肌瘤、反复发作的阵发性睡眠性血红蛋白尿症和咯血、止血凝血障碍性疾病或服用抗凝剂等。

此外,妊娠期平均失血 1 300 mL(约 680 mg 铁)需每天补铁 2.5 mg。在妊娠的后 6 个月,每天需要补铁 3～7 mg。哺乳期铁的需要量增加 0.5～1 mg/d。如补充不足均会导致铁的负平衡。如多次妊娠则铁的需要量更要增加。

献血员每次献血 400 mL 约相当于丢失铁 200 mg。约 8% 的男性献血员及 23% 女性献血员的血清铁蛋白含量降低。如在短期内多次献血,情况会加重。

四、发病机制

铁是人体必需的微量元素,存在于所有生存的细胞内。铁除参与血红蛋白合成外,还参加体内的一些生物化学过程,如缺乏,将影响细胞的氧化还原功能,造成多方面的功能紊乱。

含铁酶的活性下降,影响细胞线粒体的氧化酵解循环。使更新代谢快的上皮细胞角化变性,消化系统黏膜萎缩,胃酸分泌减少。缺铁时,骨骼肌中的 2,3-磷酸甘油脱氢酶减少,易引起运动后乳酸堆积增多,使肌肉功能及体力下降。含铁的单胺氧化酶对一些神经传导剂(如多巴胺、去甲肾上腺素及 5-羟色胺等)的合成、分解起着重要的作用。缺铁时,单胺氧化酶的活性降低,可使神经的发育及智力受到影响。缺铁时过氧化氢酶和谷胱甘肽过氧化物酶活性降低,易致细胞膜氧化损伤,红细胞的变形性差,寿命缩短。此外,缺铁时血小板的黏附功能降低,抗凝血酶Ⅲ和纤维蛋白裂解物增加,严重时可影响止血功能。

发育中的红细胞需要铁、原卟啉和珠蛋白以合成血红蛋白。血红蛋白合成不足造成低色素性贫血。

五、临床表现

缺铁性贫血的临床表现是由贫血、缺铁的特殊表现及造成缺铁的基础疾病所组成。

(一)贫血症状

贫血的发生是隐伏的。症状进展缓慢,轻症患者常能很好地适应,并能继续从事工作。贫血的常见症状是头晕、头痛、乏力、易倦、心悸、活动后气短、眼花、耳鸣等。

(二)非贫血症状

缺铁的非贫血症状表现:儿童生长发育迟缓或行为异常,表现为烦躁、易怒、上课注意力不集中及学习成绩下降。异食癖是缺铁的特殊表现,也可能是缺铁的原因,其发生的机制不清楚。患者常控制不住地仅进食一种"食物",如冰块、黏土、淀粉等。铁剂治疗后可消失。

(三)缺铁的特殊表现

缺铁的特殊表现:口角炎、舌乳突萎缩、舌炎,严重的缺铁可有匙状指甲(反甲),食欲减退、恶心及便秘。欧洲的患者常有吞咽困难、口角炎和舌异常,称为 Plummer-Vinson 或 Paterson-Kelly 综合征,这种综合征可能与环境及基因有关。吞咽困难是由于在下咽部和食管交界处有黏膜网形成,偶可围绕管腔形成袖口样的结构,束缚着食管的开口。常需要手术破除这些网或扩张狭窄,单靠铁剂的补充无济于事。

(四)体征

体征除皮肤黏膜苍白,毛发干枯,口唇角化,指甲扁平、失光泽、易碎裂外,约 18% 的患者有反甲,约 10% 缺铁性贫血患者脾脏轻度肿大,其原因不清楚,患者脾内未发现特殊的病理改变,在缺铁纠正后可消失。少数严重贫血患者可见视网膜出血及渗出。

六、实验室检查

(一)血常规

呈现典型的小细胞低色素性贫血(MCV<80 fl、MCH<27 pg、MCHC<30%)。红细胞指数改变的程度与贫血的时间和程度相关。红细胞宽度分布(RDW)在缺铁性贫血的诊断中意义很难定,正常为 13.4%±1.2%,缺铁性贫血为 16.3%(或>14.5%),特殊性仅为 50%~70%。血片中可见红细胞染色浅淡,中心淡染区扩大,大小不一。网织红细胞大多正常或轻度增多。白细胞计数正常或轻度减少,分类正常。血小板计数在有出血者常偏高,在婴儿及儿童中多偏低。

(二)骨髓细胞学检查

骨髓细胞学不一定需要,除非是需要与其他疾病的贫血相鉴别时。骨髓涂片表现增生活跃,幼红细胞明显增生。早幼红及中幼红细胞比例增高,染色质颗粒致密,胞质少,血红蛋白形成差。粒系和巨核细胞系正常。铁粒幼细胞极少或消失。细胞外铁缺如。

(三)生化检查

1.血清铁测定

血清铁降低[<8.95 μmol/L(50 μg/dL)],总铁结合力增高[>64.44 μmol/L(360 μg/dL)],故转铁蛋白饱和度降低。由于血清铁的测定波动大,影响因素较多,在判断结果时,应结合临床考虑。在妇女月经前 2~3 天、妊娠的后 3 个月,血清铁和总铁结合力均会降低,但不一定表示缺铁。

2.血清铁蛋白测定

血清铁蛋白低于 14 μg/L。但在伴有炎症、肿瘤及感染时可以增高,应结合临床或骨髓铁染色加以判断。缺铁性贫血患者骨髓红系细胞内及细胞外铁染色均减少或缺如。

3.红细胞游离原卟啉(FEP)测定

FEP 增高表示血红素合成有障碍,用它反映缺铁的存在,是较为敏感的方法。但在非缺铁的情况如铅中毒及铁粒幼细胞贫血时,FEP 也会增高。应结合临床及其他生化检查考虑。

4.红细胞铁蛋白测定

用放射免疫法或酶联免疫法可以测定红细胞碱性铁蛋白,反映体内铁储存的状况。此结果与血清铁蛋白相平行,受炎症、肿瘤及肝病的影响较小是其优点。但操作较复杂,尚不能作为常规使用。

(四)其他检查

为明确贫血的病因或原发病,尚需进行多次大便潜血、尿常规检查,必要时还应进一步做肝肾功能检查,胃肠 X 线检查、胃镜检查及相应的生化、免疫学检查等。

七、诊断及鉴别诊断

(一)诊断

仔细询问及分析病史,加上体格检查可以得到诊断缺铁性贫血的线索,确定诊断还须有实验室证实。临床上将缺铁及缺铁性贫血分为缺铁、缺铁性红细胞生成及缺铁性贫血 3 个阶段。其诊断标准分别如下。

1.缺铁或称潜在缺铁

此时仅有体内储存铁的消耗。符合下列(1)再加上(2)或(3)中任何一条即可诊断。

(1)有明确的缺铁病因和临床表现。

(2)血清铁蛋白<14 μg/L。

(3)骨髓铁染色显示铁粒幼细胞<15%,细胞外铁缺如。

2.缺铁性红细胞生成

其指红细胞摄入铁较正常时为少,但细胞内血红蛋白的减少尚不明显。符合缺铁的诊断标准,同时有以下任何一条者即可诊断。

(1)转铁蛋白饱和度<15%。

(2)红细胞游离原卟啉>0.9 μmol/L 或>4.5 μg/g Hb。

3.缺铁性贫血

红细胞内血红蛋白含量减少明显,呈现小细胞低色素性贫血。诊断依据包括以下几点。

(1)符合缺铁及缺铁性红细胞生成的诊断。

(2)小细胞低色素性贫血。

(3)铁剂治疗有效。

(二)鉴别诊断

主要与其他小细胞低色素性贫血相鉴别。

1.珠蛋白生成障碍性贫血(海洋性贫血)

常有家族史,血片中可见多数靶形红细胞,血红蛋白电泳中可见胎儿血红蛋白(HbF)或血红蛋白 A_2(HbA_2)增加。患者的血清铁及转铁蛋白饱和度、骨髓可染铁均增多。

2.慢性病性贫血

血清铁虽然降低,但总铁结合力不会增加或有降低,故转铁蛋白饱和度正常或稍增加。血清铁蛋白含量常有增高。骨髓中铁粒幼细胞数量减少,巨噬细胞内铁粒及含铁血黄素颗粒明显增多。转铁蛋白受体(TfB)正常或减少(缺铁性贫血时是增多的)。

3.铁粒幼细胞性贫血

本病临床上不多见,好发于老年人,主要是由于铁利用障碍,常为小细胞正色素性贫血。血清铁增高而总铁结合力正常,故转铁蛋白饱和度增高。骨髓中铁颗粒及铁粒幼细胞明显增多,可见到多数环状铁粒幼细胞。血清铁蛋白的水平也增高。

八、治疗

(一)病因治疗

应尽可能地去除导致缺铁的病因。单纯的铁剂补充只能使血象恢复。如对原发病忽视,贫血不能得到彻底的治疗。

(二)补充铁剂

铁剂的补充治疗以口服为宜,每天元素铁 150～200 mg 即可。常用的是亚铁制剂(琥珀酸亚铁或富马酸亚铁)。于进餐时或餐后服用,以减少药物对胃肠道的刺激。铁剂忌与茶同服,否则易与茶叶中的鞣酸结合成不溶解的沉淀,不易被吸收。钙盐及镁盐也可抑制铁的吸收,应避免同时服用。

患者服铁剂后,自觉症状可以很快地恢复。网织红细胞一般于服后 3～4 天上升,7 天左右达高峰。血红蛋白于 2 周后明显上升,1～2 月后达正常水平。在血红蛋白恢复正常后,铁剂治疗仍需继续服用,待血清铁蛋白恢复到 50 $\mu g/L$ 再停药。如果无法用血清铁蛋白监测,则应在血红蛋白恢复正常后,继续服用铁剂 3 个月,以补充体内应有的储存铁量。

如果患者对口服铁剂不能耐受,不能吸收或失血速度快须及时补充者,可改用胃肠外给药。常用的是右旋醣酐铁或山梨醇铁肌内注射。治疗总剂量的计算方法:所需补充铁数(mg)=[150-患者 Hb(g/L)]×3.4(按每 1 000 Hb 中含铁 3.4 g)×体重(kg)×0.065(正常人每 kg 体重的血量约为 65 mL)×1.5(包括补充储存铁)。上述公式可简化为所需补充铁的 mg=(150-患者 Hbg/L)×体重(kg)×0.33。首次给注射量应为 50 mg,如无不良反应,第 2 次可增加到 100 mg,以后每周注射 2～3 次,直到总剂量用完。有 5%～13%的患者于注射铁剂后可发生局部肌肉疼痛、淋巴结炎、头痛、头晕、发热、荨麻疹及关节痛等,多为轻度及暂时的。偶尔(约2.6%)可出现过敏性休克,会有生命危险,故给药时应有急救的设备(肾上腺素、氧气及复苏设备等)。

北京协和医院曾对各类铁剂(口服剂,缓释剂及肌内注射剂)治疗后血清铁蛋白恢复到正常所需的天数进行了比较,口服琥珀酸亚铁片,口服硫酸亚铁缓释片及肌内注射右旋醣酐铁的结果分别是(94.1±7.9)天、(99.9±12.6)天及(116.3±21.6)天,故认为治疗缺铁性贫血应首先选用口服铁剂,疗程应在3个月以上。

如果治疗一个月后血红蛋白上升不满意,应该检查原因。治疗失败的原因:①诊断错误,贫血不是由缺铁所致。②合并慢性疾病(如感染、炎症、肿瘤或尿毒症等)干扰了铁剂的治疗。③造成缺铁的病因未消除,铁剂的治疗未能补偿丢失的铁量。④同时合并有叶酸或维生素 B12 缺乏,影响血红蛋白的恢复。⑤铁剂治疗中的不恰当(包括每天剂量不足,疗程不够,未注意食物或其他药物对铁吸收的影响等)。

九、预后

缺铁性贫血的预后取决于原发病是否能治疗。治疗原发病、纠正饮食习惯及制止出血后,补充铁剂治疗可使血红蛋白较快地恢复正常。

十、预防

缺铁性贫血大多是可以预防的。主要是重视营养知识教育及妇幼保健工作,如改进婴儿的喂养,提倡母乳喂养和及时添加辅食,妊娠及哺乳期妇女适当补充铁剂等;在钩虫流行区应进行大规模的寄生虫防治工作;及时根治各种慢性消化道出血的疾病等。

(刘　娜)

第三节 白 血 病

一、概述

白血病是起源于造血干细胞的恶性克隆性疾病,受累细胞(白血病细胞)出现增殖失控、分化障碍、凋亡受阻,大量蓄积于骨髓和其他造血组织,从而抑制骨髓正常造血功能并浸润淋巴结、肝、脾等组织器官。

根据白血病细胞的分化程度和自然病程,一般分为急性和慢性两大类。急性白血病(acute leukemia,AL)细胞的分化停滞于早期阶段,多为原始细胞和早期幼稚细胞,病情发展迅速,自然病程仅数月。慢性白血病(chronic leukemia,CL)细胞的分化停滞于晚期阶段,多为较成熟细胞或成熟细胞,病情相对缓慢,自然病程可达数年。

根据受累细胞系,AL分为急性髓系白血病(acute myeloid leukemia,AML)和急性淋巴细胞白血病(acute lymphoblastic leukemia,ALL)两类;而CL则主要分为慢性髓性白血病(chronic myelogenous leu-kemia,CML)和慢性淋巴细胞白血病(chronic lymphocytic leukemia,CLL)等。

(一)发病情况

我国白血病发病率3/10万~4/10万。恶性肿瘤所致的死亡率中,白血病居第6位(男)和第8位(女);儿童及35岁以下成人中,居于第1位。

我国AL多于CL(5.5∶1),其中AML最多(1.62/10万),其次为ALL(0.69/10万)和CML(0.36/10万),CLL少见(0.05/10万)。男性多于女性(1.81∶1)。成人AL以AML多见,儿童以ALL多见。CML在所有白血病患者中约占15%,发病率随年龄增长而升高,中位发病年龄53岁。CLL多发于老年,约90%的患者在50岁以上发病,女性患者的预后通常好于男性。我国白血病的发病率与亚洲其他国家相近,低于欧美国家,尤其是CLL明显低于欧美国家。

(二)病因和发病机制

1.物理因素

X射线、γ射线等电离辐射都有致白血病作用。因强直性脊柱炎而接受放疗的患者、日本广岛和长崎原子弹爆炸的幸存者中,白血病发病率均明显增高。发病风险的高低取决于放射剂量、时间和年龄等。

2.化学因素

职业性接触苯以及含有苯的有机溶剂、接受烷化剂治疗如美法仑和亚硝基脲等患者发生白血病的危险性显著增高。部分急性早幼粒细胞白血病(APL)与乙双吗啉治疗银屑病有关。化学物质所致的白血病以AML为多。吸烟亦可能与白血病发病相关。

3.生物因素

人类T淋巴细胞病毒Ⅰ型(HTLV-1)是第一个被发现与成人T细胞白血病/淋巴瘤(ATL)有关的反转录病毒。可以由母亲向胎儿垂直传播,或通过性接触、血制品输注而横向传播。

4.遗传因素

同卵双胎中,如果一人发生白血病,另一人的发病率约1/5,比双卵孪生者高12倍。具有遗传倾向综合征的患者其白血病发病率增高,如唐氏综合征患者的白血病发病率比正常人高20倍;先天性再生障碍性贫血(范可尼贫血)、先天性血管扩张红斑病(面部红斑侏儒综合征)及先天性免疫球蛋白缺乏症等白血病发病率均较高。

5.其他血液病

某些血液病会进展成白血病,如骨髓增生异常综合征、淋巴瘤、多发性骨髓瘤、阵发性睡眠性血红蛋白尿症等。

白血病的发生可能是多步骤的,即所谓"二次打击"学说。一般来说,至少有两个阶段:各种原因所致的单个细胞内基因的决定性突变,激活某种信号通路,导致了克隆性异常造血细胞生成和强势增殖,凋亡受阻;进一步遗传学改变(如形成某种融合基因)可能会涉及某些转录因子,导致分化阻滞或分化紊乱,从而引起白血病。

二、AL

AL 是一组起源于造血干细胞的恶性克隆性疾病。不成熟的造血细胞大量增殖并蓄积于骨髓和外周血,导致正常造血受抑,同时可浸润肝、脾、淋巴结等组织器官,临床表现为一系列浸润征象。病情发展迅速,如不及时治疗,通常数月内死亡。

(一)分类

1.AL 法美英(FAB)分型

(1)AML 的 FAB 分型。

M_0(急性髓系白血病微分化型,minimally differentiated AML):骨髓原始细胞>30%,无嗜天青颗粒及 Auer 小体,核仁明显,髓过氧化物酶(MPO)及苏丹黑 B 阳性细胞<3%;电镜下 MPO 阳性;CD 33 或 CD 13 等髓系标志可呈阳性;淋巴系抗原常为阴性,血小板抗原阴性。

M_1(急性粒细胞白血病未分化型,AML without maturation):原粒细胞(Ⅰ型+Ⅱ型,原粒细胞质中无颗粒为Ⅰ型,出现少数颗粒为Ⅱ型)占骨髓非红系有核细胞(NEC,指不包括浆细胞、淋巴细胞、组织嗜碱性细胞、巨噬细胞及所有红系有核细胞的骨髓有核细胞计数)的 90% 以上,其中至少 3% 以上的细胞为 MPO 阳性。

M_2(急性粒细胞白血病部分分化型,AML with maturation):原粒细胞占骨髓 NEC 的 30%~89%,其他粒细胞>10%,单核细胞<20%。

我国将 M_2 又分为 M_{2a} 和 M_{2b},后者由我国学者提出,特点为骨髓中原始及早幼粒细胞增多,但以异常的中性中幼粒细胞为主,有明显的核浆发育不平衡,核仁常见,此类细胞>30%。

M_3(急性早幼粒细胞白血病,acute promyelocytic leukemia,APL):骨髓中以颗粒增多的早幼粒细胞为主,此类细胞在 NEC 中>30%。

M_4(急性粒-单核细胞白血病,acute myelomonocytic leukemia,AMML):骨髓中原始细胞占 NEC 的 30% 以上,各阶段粒细胞占 30%~80%,各阶段单核细胞≥20%。

M_4Eo(AML with eosinophilia):除上述 M_4 型的特点外,嗜酸性粒细胞在 NEC 中>5%。

M_5(急性单核细胞白血病,acute monocytic leukemia,AMoL):骨髓 NEC 中原单核、幼单核及单核细胞≥80%。原单核细胞≥80% 为 M_{5a},<80% 为 M_{5b}。

M_6(红白血病,erythroleukemia,EL):骨髓中幼红细胞≥50%,NEC 中原始细胞(Ⅰ型+Ⅱ型)≥30%。

M_7(急性巨核细胞白血病,acute megakaryoblastic leukemia,AMeL):骨髓中原始巨核细胞≥30%。血小板抗原阳性,血小板过氧化物酶阳性。

(2)ALL 的 FAB 分型。

L_1:原幼淋巴细胞以小细胞(直径≤12 μm)为主,胞质少,核型规则,核仁小而不清楚。

L_2:原幼淋巴细胞以大细胞(直径>12 μm)为主,胞质较多,核型不规则,常见凹陷或折叠,核仁明显。

L_3:原幼淋巴细胞以大细胞为主,大小一致,胞质多,内有明显空泡,胞质嗜碱性,染色深,核型规则,核仁清楚。

2.AL 的 WHO 分型

WHO 分型是基于 FAB 分型,结合形态学(morphology)、免疫学(immunology)、细胞遗传学(cytogenetics)和分子生物学(molecular biology)制订而成的,即所谓的 MICM 分型,其更能适合现代 AL治疗策略的制订。

(1)AML 的 WHO 分型。

1)伴重现性遗传学异常的 AML:①AML 伴 t(8;21)(q22;q22);RUNX1-RUNX1T1;②AML 伴 inv

(16)(p13.1q22)或 t(16;16)(p13.1;q22);CBFβ-MYH11;③APL 伴 t(15;17)(q22;q12);PML-RARα;④AML 伴 t(9;11)(p22;q23);MLL-MLLT3;⑤AML 伴 t(6;9)(p23;q34);DEK-NUP214;⑥AML 伴 inv(3)(q21q26.2)或 t(3;3)(q21;q26.2);RPN1-EVI1;⑦AML(原始巨核细胞性)伴 t(1;22)(p13;q13);RBM15-MKL1;⑧AML 伴 NPM1 突变(暂命名);⑨AML 伴 CEBPA 突变(暂命名)。

2)AML 伴骨髓增生异常相关改变。

3)治疗相关的 AML。

4)非特殊类型 AML(AML,NOS):①AML 微分化型;②AML 未分化型;③AML 部分分化型;④急性粒单核细胞白血病;⑤急性单核细胞白血病;⑥急性红白血病;⑦急性巨核细胞白血病;⑧急性嗜碱性粒细胞白血病;⑨急性全髓增生伴骨髓纤维化。

5)髓系肉瘤。

6)唐氏综合征相关的髓系增殖:①短暂性异常骨髓增殖(TAM);②唐氏综合征相关的髓系白血病。

7)母细胞性浆细胞样树突细胞肿瘤。

(2)ALL 的 WHO 分型。

1)前体 B 细胞 ALL(B-ALL)①非特殊类型的 B-ALL(B-ALL,NOS);②伴重现性遗传学异常的 B-ALL:B-ALL 伴 t(9;22)(q34;q11),BCR/ABL;B-ALL 伴 t(v;11q23),MLL 重排;B-ALL 伴 t(12;21)(p13;q22),TEL-AML1(ETV6-RUNX1);B-ALL 伴超二倍体;B-ALL 伴亚二倍体;B-ALL 伴 t(5;14)(q31;q32),IL3-IGH;B-ALL 伴 t(1;19)(q23;p13),E2A-PBX1(TCF3-PBX1)。

2)前体 T 细胞 ALL(T-ALL)。

3)Burkitt 型白血病。

(二)临床表现

起病急缓不一。临床表现主要与正常造血受抑和白血病细胞浸润有关,多无特异性。

1.正常骨髓造血功能受抑表现

白血病细胞大量增殖后,抑制了骨髓中正常白细胞(WBC)、血小板(PLT)和红细胞的生成,从而引起相关表现。

(1)发热:半数患者以发热为早期表现,主要与粒细胞缺乏所致的感染或白血病本身发热有关,但后种情况多≤38.5 ℃。热度从低热至高热不等,热型不定。常见感染部位有上呼吸道、肺部、口腔、肛周及全身(败血症)等。因正常 WBC 减少,局部炎症症状可以不典型。最常见的致病菌为革兰氏阴性杆菌,其次为革兰氏阳性球菌。因伴有免疫功能缺陷,还可能出现病毒、真菌及卡氏肺孢子菌感染等。

(2)出血:40%患者以出血为早期表现,主要与 PLT 减少和凝血功能异常有关。表现为皮肤瘀点瘀斑、鼻出血、牙龈出血、月经过多等。颅内出血可出现头痛、呕吐、双侧瞳孔不对称,甚至昏迷、死亡。约62%AL 患者死于出血,其中 87%为颅内出血。弥散性血管内凝血(DIC)常见于 APL,表现为全身广泛性出血;ALL 少见。

(3)贫血:半数患者就诊时已有重度贫血,尤其是继发于骨髓增生异常综合征(MDS)者。多呈正常细胞性贫血,进行性加重。表现为面色苍白、虚弱、头昏甚至呼吸困难等。年老体弱患者可诱发心血管症状。

2.白血病细胞增殖浸润表现

(1)淋巴结和肝脾肿大:淋巴结肿大多见于 ALL。以颈、腋下和腹股沟等处多见,一般无触痛和粘连,质地中等。可有轻至中度肝大、脾大,除非是继发于骨髓增殖性肿瘤(如慢性髓性白血病,CML),否则巨脾罕见。

(2)骨骼和关节:常有胸骨下端的局部压痛,提示骨髓腔内白血病细胞过度增殖,具有一定特异性。白血病细胞浸润至骨膜、骨和关节会造成骨骼和关节疼痛,儿童多见。骨髓坏死时可引起骨骼剧痛。

(3)粒细胞肉瘤:2%~14%AML 患者出现粒细胞肉瘤,又称绿色瘤,因原始细胞聚集于某一部位,富含的 MPO 使切面呈绿色而得名。常累及骨膜,尤其是眼眶部,引起眼球突出、复视或失明。

(4)口腔和皮肤:牙龈浸润时会出现牙龈增生和肿胀;皮肤浸润时呈蓝灰色斑丘疹或皮肤粒细胞肉瘤,

局部皮肤隆起变硬,多见于 M$_4$ 和 M$_5$。部分患者具有 Sweet 综合征表现:发热、肢端皮肤红色斑丘疹或结节,皮肤组织病理检查见皮层大量成熟中性粒细胞浸润。

(5)中枢神经系统白血病(central nervous system leukemia,CNSL):多见于儿童、高白血病细胞、ALL 和 M$_5$ 患者,常发生在缓解期,少数以 CNSL 为首发表现。临床无症状或出现头痛、恶心、呕吐、颈项强直、抽搐及昏迷等。脊髓浸润可发生截瘫,神经根浸润可产生各种麻痹症状。由于化疗药物难以透过血-脑屏障,隐藏于 CNS 的白血病细胞不能有效杀灭,从而导致髓外复发。

(6)胸腺:约 10% 的 ALL 患者有前纵隔(胸腺)肿块,多见于 T-ALL。巨大的前纵隔肿块压迫大血管和气管,还会引起上腔静脉压迫综合征或上纵隔综合征,出现咳嗽、呼吸困难、发绀、颜面水肿、颅内压增高等表现。

(7)睾丸:常为单侧、无痛性肿大,多见于 ALL 化疗缓解后的男性幼儿或青年,是除 CNSL 外又一重要的髓外复发的部位。

(8)其他:胸膜、肺、心、消化道、泌尿系统等均可受累,可无临床表现。儿童患者的扁桃体、阑尾或肠系膜淋巴结被浸润时,常误诊为外科疾病。

(三)实验室检查

1.血常规

大部分患者 WBC 计数增高。$>10\times10^9/L$ 者称为白细胞增多性白血病;$>100\times10^9/L$ 称高白细胞性白血病。也有不少患者 WBC 计数正常或减少,低者可$<1.0\times10^9/L$,称为白细胞不增多性白血病。血片分类检查常见原始和(或)幼稚细胞,但白细胞不增多性病例可能缺如。伴有不同程度的贫血,少数病例血片上红细胞大小不等,可找到幼红细胞。约 50% 患者 PLT$<60\times10^9/L$。

2.骨髓细胞学检查

骨髓细胞学检查是诊断 AL 的基础。骨髓增生多明显活跃或极度活跃,约 10% 的 AML 增生低下,称为低增生性 AL。原始细胞占全部骨髓有核细胞$\geqslant30\%$(FAB 分型标准)或$\geqslant20\%$(WHO 分型标准)。多数病例白血病性的原幼细胞显著增多,而较成熟的中间阶段细胞缺如,并残留少量成熟粒细胞,形成"裂孔"现象。正常的巨核细胞和幼红细胞计数减少。Auer 小体常见于急性髓系白血病,有时可见于 AML M$_4$ 和 M$_5$ 白血病细胞,但不见于 ALL。

3.细胞化学

将细胞学和化学相结合,在结构完整的白血病细胞中原位显示其化学成分和分布状况,为鉴别各类 AL 提供重要依据。常见反应见表 5-4。

表 5-4　常见 AL 类型鉴别

	急淋白血病	急粒白血病	急性单核细胞白血病
过氧化物酶(POX)	(−)	分化差的原始细胞(−)~(+)	
分化好的原始细胞(+)~(+++)	(−)~(+)		
糖原反应(PAS)	(+)成块或颗粒状	弥漫性淡红色(−)(+)	弥漫性淡红色或细颗粒状(−)/(+)
非特异性酯酶(NSE)	(−)	NaF 抑制不敏感(−)~(+)	能被 NaF 抑制(+)
碱性磷酸酶(AKP/NAP)	增加	减少或(−)	正常或增加

4.免疫学

根据白血病细胞表达的系列相关抗原确定其来源,如淋巴系 T/B、粒-单系、红系、巨核系,后三者统称为髓系。白血病免疫分型欧洲组(EGIL)提出了免疫学积分系统(表 5-5),将 AL 分为四型:①急性未分化型白血病(AUL),髓系和 T 或 B 系抗原积分均$\leqslant2$;②急性混合细胞白血病或急性双表型(白血病细胞同时表达髓系和淋巴系抗原)或双克隆(两群来源于各自干细胞的白血病细胞分别表达髓系和淋巴系抗原)或双系列(除白血病细胞来自同一干细胞外余同双克隆型)白血病,髓系和 B 或 T 淋巴系积分均>2;③伴有髓系抗原表达的 ALL(My+ALL),T 或 B 淋巴系积分>2 同时髓系抗原表达,但积分$\leqslant2$,和伴有淋巴系抗原表达的 AML(Ly＋AML)；髓系积分＞2 同时淋巴系抗原表达,但积分≤2；④单表型 AML,表达淋巴系(T 或 B)者髓系积分为 0,表达髓系者淋巴系积分为 0。

表 5-5　白血病免疫学积分系统(EGIL,1998)

分值	B 系	T 系	髓系
2	CD79a	CD3	MPO
	Cy CD22	TCR-αβ	
	Cy IgM	TCR-γδ	
1	CD19	CD2	CD117
	CD20	CD5	CD 13
	CD10	CD8	CD 33
		CD10	CD65
0.5	TdT	TdT	CD14
	CD24	CD7	CD15

注:Cy,胞质内;TCR,T 细胞受体

特定的免疫表型与细胞形态、染色体改变存在一定的相关性:如高表达 CD34 和 CD117 的白血病细胞往往分化较差;伴 t(8;21)的 AML 常伴有 B 细胞表面标志 CD19 和 CD79a;M3 细胞 CD 13 和 CD 33 强阳性,而 HLA-DR 表达缺失。

5.血液生化改变

血清乳酸脱氢酶水平可增高,AML 中 M_4 和 M_5 多见,但增高程度不如 ALL。血和尿中尿酸浓度增高,尤其是化疗期间。M_5 和 M_4 血清和尿溶菌酶活性增高,而 ALL 常降低。如发生 DIC 或纤溶亢进,则相应的凝血检测异常。合并中枢神经系统白血病(CNSL)时,脑脊液压力增高,WBC 增多($>0.01×10^9$/L),蛋白质增多(>450 mg/L),而糖定量减少,涂片中可找到白血病细胞。脑脊液清浊度随所含的细胞数而异。

(四)诊断和鉴别诊断

1.诊断

根据临床表现、血常规和骨髓细胞学检查特点诊断 AL 一般不难。但应尽可能完善初诊患者的分子生物学检查,综合判断患者预后并制订相应的治疗方案。

2.鉴别诊断

(1)类白血病反应:类白血病反应表现为外周血 WBC 增多,涂片可见中、晚幼粒细胞;骨髓粒系左移,有时原始细胞会增多。但类白血病有原发病,血液学异常指标随原发病的好转而恢复;NAP 活力显著增高;无 Auer 小体。

(2)MDS:MDS 的 RAEB 型外周血和骨髓中均可出现原始和(或)幼稚细胞,但常伴有病态造血,骨髓中原始细胞＜20％,易与 AL 鉴别。

(3)再生障碍性贫血(AA)及特发性血小板减少性紫癜(ITP):主要与 WBC 不增多性白血病相区别。根据 AL 的临床浸润征象和骨髓细胞学不难鉴别。

(4)传染性单核细胞增多症(infectious monocytosis,IM):临床表现类似,如发热、淋巴结和肝脾肿大等。外周血出现大量异形淋巴细胞,但形态不同于原始细胞;血清中嗜异性抗体效价逐步上升;可检测出 EB 病毒标志物;病程短,为自限性疾病。

(五)治疗

AL 确诊后根据分子生物学结果进行预后分层,结合患者基础状况、自身意愿和经济能力等,制订个体化治疗方案并及早治疗。治疗期间,建议留置深静脉导管。适合造血干细胞移植(HSCT)的患者尽早行 HLA 配型。

1.抗白血病治疗

(1)治疗策略。

1)诱导缓解治疗:抗白血病治疗的第一阶段,主要是联合化疗使患者迅速获得完全缓解(complete remission,CR)。CR 定义为白血病的症状和体征消失,外周血中性粒细胞绝对值$\geqslant 1.5 \times 10^9 / L$,PLT $\geqslant 100 \times 10^9 / L$,白细胞分类中无白血病细胞;骨髓原粒细胞(原单+幼单核细胞或原淋+幼淋巴细胞) $\leqslant 5\%$,M_3 则要求原粒+早幼粒细胞$\leqslant 5\%$且无 Auer 小体,红细胞及巨核细胞系正常,无髓外白血病。理想的 CR 状态,白血病免疫学、细胞遗传学和分子生物学异常均应消失。

2)缓解后治疗:争取患者的长期无病生存(DFS)和痊愈。初治时体内白血病细胞数量 $10^{10} / L \sim$ $10^{12} / L$,诱导缓解达 CR 时,体内仍残留白血病细胞,称为微小残留病(minimal residual disease,MRD),数量$10^8 / L \sim 10^9 / L$,所以必须进行 CR 后治疗,以防复发。包括巩固强化治疗和维持治疗。

(2)AML 的治疗。

1)诱导缓解(除 M_3):最常用的是阿糖胞苷(Ara-C)联合蒽环/蒽醌类药物组成的"3+7"方案:蒽环/蒽醌类药物,静脉注射,第 1~3 天;联合 Ara-C 100~200 mg/(m² · d),静脉滴注,第 1~7 天。蒽环/蒽醌类药物主要有柔红霉素(DNR)、米托蒽醌(MIT)和去甲氧柔红霉素(IDA),其中 DNR 最为常用。提高蒽环/蒽醌类药物剂量或采用高剂量 Ara-C(HD Ara-C)不能提高 CR 率,但对延长缓解期有利。国内采用生物酯碱-高三尖杉酯碱(HHT)联合 Ara-C 诱导治疗 AML,CR 率为 60%~65%(表 5-6)。诱导化疗后早期(+7 天)复查骨髓象,根据残留白血病水平和骨髓增生程度及时调整治疗强度,有利于提高诱导缓解率。

表 5-6　急性白血病常用联合化疗方案

方案	药物	剂量和用法
DA	柔红霉素	45 mg/(m² · d),静脉注射,第 1~3 天
	阿糖胞苷	Ara-C 100~200 mg/(m² · d),静脉滴注,第 1~7 天
MA	米托蒽醌	8~12 mg/(m² · d),静脉注射,第 1~3 天
	阿糖胞苷	Ara-C 100~200 mg/(m² · d),静脉滴注,第 1~7 天
IA	去甲氧柔红霉素	12 mg/(m² · d),静脉注射,第 1~3 天
	阿糖胞苷	Ara-C 100~200 mg/(m² · d),静脉滴注,第 1~7 天
HA	高三尖杉酯碱	3~4 mg/(m² · d),静脉注射,第 5~7 天
	阿糖胞苷	Ara-C 100~200 mg/(m² · d),静脉滴注,第 1~7 天
VP	长春新碱	2 mg,每周静脉注射 1 次
	泼尼松	1 mg/(kg · d),分次口服,连用 2~3 周
DVLP	柔红霉素	30 mg/(m² · d),静脉滴注,每 2 周第 1~3 天,共 4 周
	长春新碱	2 mg,每周第 1 天静脉注射,共 4 周
	左旋门冬酰胺酶	10 000 U/d,静脉滴注,第 19 天开始,连用 10 天
	泼尼松	1 mg/(kg · d),分次口服,连用 4 周
Hyper-CVAD		
A 方案	环磷酰胺	300 mg/(m² · 12 h),静脉注射 3 小时,第 1~3 天
	长春新碱	2 mg/d,静脉注射,第 4 天、11 天
	阿霉素	50 mg/(m² · d),静脉注射,第 4 天
	地塞米松	40 mg,口服或静脉滴注,第 1~4 天、第 11~14 天
B 方案	甲氨蝶呤	1 g/m²,静脉滴注,第 1 天
	阿糖胞苷	3 g/m²,每 12 小时 1 次,共 4 次,第 2~3 天

1 个疗程获 CR 者 DFS 高,而 2 个疗程诱导才达 CR 者 5 年 DFS 仅 10%。2 个标准疗程仍未 CR 者,提示患者存在原发耐药,需更换方案,是进行异基因 HSCT 的适应证。

M_3 诱导缓解治疗:全反式维 A 酸(ATRA)25~45 mg/(m² · d)口服直至缓解。治疗机制与 ATRA 诱导带有 PML-RARα 融合基因的早幼粒白血病细胞分化成熟有关。ATRA 联合化疗可提高 CR 率、降低维 A 酸综合征(retinoic acid syndrome,RAS)的发生率和死亡率。RAS 多见于 M_3 单用 ATRA 诱导过程中,发生率3%～30%,可能与细胞因子大量释放和黏附分子表达增加有关。临床表现为发热、体重增加、肌肉骨骼疼痛、呼吸窘迫、肺间质浸润、胸腔积液、心包积液、水肿、低血压、急性肾衰竭等。初诊时WBC较高或治疗后迅速上升者易发生RAS。治疗包括暂停ATRA、吸氧、利尿、高剂量地塞米松(10 mg,静脉注射,每天2次)和化疗等。M_3合并出血者可输注新鲜冰冻血浆和血小板。国内ATRA+砷剂±化疗也可作为M_3一线诱导治疗。

缓解后治疗:①初诊时白血病细胞高,伴髓外病变,M_4/M_5,存在t(8;21)或inv(16)、$CD7^+$和$CD56^+$,或有颅内出血者,应在CR后做脑脊液检查并鞘内预防性用药。②AML比ALL的治疗时段明显缩短。但M3用ATRA获得CR后,仍需化疗、ATRA以及砷剂等药物交替维持治疗2～3年。AML CR后可采用HD Ara-C方案($2～3 g/m^2$,每12小时1次,静脉滴注3小时)巩固强化,连用6～8个剂量,单用或与安吖啶、MIT、DNR、IDA等联用。伴有累及CBF融合基因的AML适用HD Ara-C巩固强化至少3～4个疗程,长期维持治疗已无必要。建议:①高危组首选异体HSCT;②低危组首选HD Ara-C为主的联合化疗;③中危组,HSCT和化疗均可采用。自体HSCT(auto-HSCT)适用于部分中低危组患者。

通过多色流式细胞术、定量PCR等技术监测患者体内MRD水平是预警白血病复发的重要方法。巩固治疗后MRD持续高水平或先降后升,往往提示复发高风险。

复发、难治性AML的治疗:约20%患者标准方案不能获得CR1,同时很多患者2年内会复发,此类患者仍缺乏有效的治疗方式。异基因HSCT(allo-HSCT)是唯一可能获得长期缓解的治疗措施,移植前通过挽救方案获得缓解有利于提高移植疗效。具体方案选择:①HD Ara-C联合化疗:年龄55岁以下、身体状况及支持条件较好者,可选用。②新型药物联合化疗:新型烷化剂-cloretazine、核苷酸类似物-氯法拉滨、髓系单克隆抗体以及靶向药物如FLT-3抑制剂等。③年龄偏大或继发性AML可采用预激方案化疗(如粒细胞集落刺激因子G-CSF+阿克拉霉素+Ara-C)。M_3复发者用砷剂治疗仍有效。allo-HSCT后复发患者可尝试供体淋巴细胞输注(DLI)、二次移植等。

(3)ALL的治疗。

诱导缓解:长春新碱(VCR)和泼尼松(P)组成的VP方案,仍是ALL诱导缓解的基本方案,能使50%成人ALL获得CR,但易复发,CR期3～8个月。DVLP方案现为ALL诱导的推荐标准方案[DNR+VCR+左旋门冬酰胺酶(L-ASP)+P],CR率75%～92%。DVLP加用环磷酰胺(CTX)或Ara-C,可提高T-ALL的CR率和DFS。CTX会致出血性膀胱炎,临床上常用美司钠预防。hyper-CVAD作为ALL的诱导治疗,CR率也可达90%以上。高剂量甲氨蝶呤(HD-MTX)+高剂量CHOP(COPADM方案)治疗成熟B-ALL,CR率70%～80%,DFS为50%。对于极高危的Ph+ALL患者,诱导化疗期间联合伊马替尼,不仅提高CR率,还可减少继发耐药的发生。青少年和年轻成人ALL按照儿童治疗方案,酌情增加化疗药物的剂量会疗效更好。

缓解后治疗:缓解后的巩固强化和维持治疗十分必要。高危或极高危组ALL应首选allo-HSCT。如未行allo-HSCT,ALL总疗程一般需3年。为克服耐药并在脑脊液中达到治疗药物浓度,HD Ara-C($1～3 g/m^2$)和HD MTX($2～3 g/m^2$)已广为应用。HD MTX可致严重的黏膜炎,故治疗的同时需加用亚叶酸钙解救。巯嘌呤(6-MP)和MTX联用是普遍采用的有效维持方案。30%～40%的成人ALL可生存5年以上。

CNSL的防治:ALL患者CNSL较常见,是最常见的髓外白血病。CNSL防治措施有头颅放疗、鞘内注射化疗药物和高剂量全身化疗。预防一般采用后两种,通常在ALL缓解后开始鞘内注射MTX。对未曾接受过照射的CNSL采用HD Ara-C(或HD MTX)化疗联合CNS照射(12～18 Gy),至少半数病例有效;或者可联合鞘内注射地塞米松、MTX或(和)Ara-C。不过先前有照射史的CNSL,鞘内给药的有效率仅30%。

睾丸白血病治疗:药物疗效不佳,必须进行放射治疗,即使仅有单侧睾丸肿大也要进行双侧照射和全身化疗。

HSCT:auto-HSCT复发率较高,对总体生存(OS)的影响并不优于高剂量巩固化疗,现正在被替代中。allo-HSCT 是目前唯一可能治愈 ALL 的手段,40%～65%患者长期存活。主要适应证:①复发难治性 ALL。②第二次缓解期(CR2)ALL:CR1 持续时间<30 个月或者 CR1 期 MRD 持续高水平。③CR1期高危或极高危 ALL:指伴有染色体畸变如 t(9;22)、t(4;11)、+8;初诊时 WBC>30×10⁹/L 的前B-ALL和>100×10⁹/L 的 T-ALL;达 CR 时间>4 周;诱导化疗 6 周后 MRD>10⁻²/L 且在巩固维持期持续存在或不断增高者。

ALL 复发治疗:骨髓复发最常见,髓外复发多见于 CNS 和睾丸。单纯髓外复发者多能同时检出骨髓 MRD,随之出现血液学复发;因此髓外局部治疗的同时,需进行全身化疗。ALL 一旦复发,不管采用何种化疗方案,CR2 期通常都较短暂(中位时间 2～3 个月),长期生存率<5%,应尽早考虑 allo-HSCT 或二次移植。

(4)老年 AL 的治疗:>60 岁的 AL 中,由 MDS 转化而来、继发于某些理化因素、耐药、重要器官功能不全、不良核型者多见,疗效近 30 年来未能取得明显进步,治疗更应强调个体化。多数患者化疗需减量用药,有条件的单位应鼓励患者加入临床研究。有 HLA 相合的同胞供体者可行降低强度预处理 HSCT(RIC-HSCT)。

2.一般治疗

(1)紧急处理高白细胞血症:循环血液中 WBC>200×10⁹/L 时,患者可产生白细胞淤滞症,表现为呼吸困难、低氧血症、言语不清、颅内出血、阴茎异常勃起等,病理学显示血栓梗死与出血并存。当血 WBC>100×10⁹/L 时可使用血细胞分离机(APL 除外),快速清除过高的 WBC,同时给以化疗药物及水化碱化处理,预防高尿酸血症、酸中毒、电解质紊乱、凝血异常等并发症,减少肿瘤溶解综合征的发生风险。化疗药物可选用所谓化疗前短期预处理方案:AML 用羟基脲 1.5～2.5 g/6 h(总量 6～10 g/d),约 36 小时;ALL 用地塞米松 10 mg/m²,静脉注射,联合或不联合其他化疗药物(如 CTX)。

(2)防治感染:AL 患者常伴有粒细胞减少,特别是在化、放疗后,可持续相当长时间,同时化疗常致黏膜损伤,故患者宜住消毒隔离病房或层流病房,所有医护人员和探访者在接触患者之前应洗手、消毒。G-CSF或粒-单核系集落刺激因子(GM-CSF)可缩短粒细胞缺乏期,适用于 ALL;对于老年、强化疗或伴感染的 AML 也可使用。如有发热,应积极寻找感染源并迅速经验性抗生素治疗,待病原学结果出来后调整抗感染药物。

(3)成分输血:严重贫血可吸氧、输浓缩红细胞,维持 Hb>80 g/L;但白细胞淤滞时不宜马上输注,以免增加血黏度。PLT 过低会引起出血,需输注单采血小板,维持 PLT≥10×10⁹/L;合并发热和感染者可适当放宽输注指征。为预防输血反应及输血后移植物抗宿主病(GVHD)的发生,建议成分血经白细胞过滤并经辐照(约 25 Gy)处理灭活淋巴细胞后再输注。

(4)代谢并发症:白血病细胞负荷较高者,尤其是在化疗期间,容易产生高尿酸血症、高磷血症和低钙血症等代谢紊乱,严重者会合并高钾血症和急性肾功能损害。因此临床上应充分水化(补液量>3 L/d,每小时尿量>150 mL/m²)、碱化尿液,同时给予别嘌醇(每次 100 mg,每天 3 次)降低尿酸。无尿和少尿患者按急性肾衰竭处理。

(六)预后

AL 若不经特殊治疗平均生存期仅 3 个月;经过现代治疗,不少患者可长期存活。对于 ALL,1～9 岁且 WBC<50×10⁹/L 者预后最好,CR 后经过巩固与维持治疗,50%～70%能够长期生存至治愈。成人 ALL 预后远不如儿童,3 年以上存活率仅 30%。年龄较大与白细胞计数较高的 AL 患者,预后不良。M₃若能避免早期死亡则预后良好多可治愈。AML 患者,基因突变情况可能更能提示疾病预后。正常染色体 AML 伴单独 NPM1 突变者预后较好;而伴单独 FLT3 突变者,预后较差。t(8;21)及 inv(16)患者预后虽然相对较好,但如同时伴有 KIT 基因突变则预后较差。此外,继发于放化疗或 MDS 的白血病、早期复发、多药耐药者、需较长时间化疗才能缓解、合并髓外白血病者预后均较差。

三、慢性髓性白血病

慢性髓性白血病(CML),惯称慢粒,起病缓慢,多表现为外周血粒细胞显著增多伴成熟障碍,嗜碱性粒细胞增多,伴有明显脾肿大,甚至巨脾。自然病程分为慢性期、加速期和急变期。Ph 染色体(Philadelphia 染色体)和 BCR/ABL 融合基因为其标记性改变。

(一)发病机制

CML 患者骨髓及有核血细胞中存在的 Ph 染色体,其实质为 9 号染色体上 C-ABL 原癌基因移位至 22 号染色体,与 22 号染色体断端的断裂点集中区(BCR)连接,即 t(9;22)(q34;q11),形成 BCR/ABL 融合基因。其编码的 p210BCR/ABL 蛋白具有极强的酪氨酸激酶活性,使一系列信号蛋白发生持续性磷酸化,影响细胞的增殖分化、凋亡及黏附,导致 CML 的发生。粒系、红系、巨核系及 B 淋巴细胞系均可发现 Ph 染色体。

(二)临床表现

各年龄组均可发病,中年居多,男女比例 3:2。起病缓慢,早期常无自觉症状,往往在偶然情况下或常规检查时发现外周血白细胞(WBC)升高或脾肿大,而进一步检查确诊。

1.一般症状

CML 症状缺乏特异性,常见有乏力、易疲劳、低热、食欲减退、腹部不适、多汗或盗汗、体重减轻等。

2.肝大、脾大

脾大见于 90% 的 CML 患者。部分患者就医时脾已达脐或脐下,甚至伸至盆腔,质地坚实,常无压痛;如发生脾周围炎可有触痛,脾梗死时出现剧烈腹痛并放射至左肩。脾大程度与病情、病程,特别是 WBC 数密切相关。肝大见于 40%～50% 患者。但近年来由于定时接受健康体检,以 WBC 升高为首发表现的患者增多,而此时肝大、脾大并不明显。

3.其他表现

包括贫血症状、胸骨中下段压痛等。WBC 过多可致"白细胞淤滞症"。少见有组胺释放所致的荨麻疹、加压素反应性糖尿病等。

4.加速期/急变期表现

如出现不明原因的发热、虚弱、骨痛、脾脏进行性肿大、其他髓外器官浸润表现、贫血加重或出血,以及对原来有效的药物失效,则提示进入加速期或急变期。急变期为 CML 终末期,约 10% 患者就诊时呈急变期表现,类似于急性白血病(AL)。多数呈急粒变,其次是急淋变,少数为其他类型的急变。

(三)实验室和辅助检查

1.血常规

慢性期,WBC 明显增高,多>50×10⁹/L,有时可达 500×10⁹/L,以中性粒细胞为主,可见各阶段粒细胞,晚幼和杆状核粒细胞居多,原始细胞<2%,嗜酸、嗜碱性粒细胞增多。疾病早期血小板(PLT)正常或增高,晚期减少,可出现贫血。中性粒细胞碱性磷酸酶(NAP)活性减低或呈阴性,治疗有效时活性恢复,疾病复发时复又下降。

2.骨髓细胞学检查

增生明显活跃或极度活跃,以髓系细胞为主,粒:红比例可增至(10～30):1,中性中幼、晚幼及杆状粒细胞明显增多。慢性期原始粒细胞<10%;嗜酸、嗜碱性粒细胞增多;红系细胞相对减少;巨核细胞正常或增多,晚期减少。进展到加速期时原始细胞≥10%;急变期≥20%,或原始细胞＋早幼细胞≥50%。骨髓活检可见不同程度的纤维化。

3.细胞遗传学及分子生物学改变

Ph 染色体是 CML 的重要标志。CML 加速及急变过程中,可出现额外染色体异常,例如＋8、双 Ph 染色体、i(17q)、＋21 等,往往早于骨髓形态的进展,对病情演变有警示作用。Ph 染色体阴性而临床怀疑 CML 者,行荧光原位杂交技术(FISH)或反转录-聚合酶链式反应(RT-PCR)可发现 BCR/ABL 融合基因。实时定量 PCR(RQ-PCR)定量分析 BCR/ABL 融合基因,对微小残留病灶(MRD)的动态监测及治疗有指导作用。

4.血液生化

血清及尿中尿酸浓度增高;血清维生素 B₁₂ 浓度及维生素 B₁₂ 结合力显著增加,与白血病细胞增多程度呈正比;血清乳酸脱氢酶增高。

（四）诊断和鉴别诊断

1.诊断

根据脾大,NAP 积分偏低或零分,特征性血常规和骨髓细胞学检查表现,Ph 染色体和(或)BCR/ABL 融合基因阳性可诊断。确诊后进行临床分期,WHO 标准如下。

(1)慢性期(chronic phase,CP):无临床症状或有低热、乏力、多汗、体重减轻和脾大等;外周血 WBC 增多,以中性粒细胞为主,可见各阶段粒细胞,以晚幼和杆状粒细胞为主,原始细胞<2%,嗜酸和嗜碱性粒细胞增多,可有少量幼红细胞;骨髓增生活跃,以粒系为主,中晚幼和杆状核增多,原始细胞<10%;Ph 染色体和(或)BCR/ABL 融合基因阳性。

(2)加速期(accelerated phase,AP):具有下列之一或以上者。①外周血 WBC 和(或)骨髓中原始细胞占有核细胞 10%～19%;②外周血嗜碱性粒细胞≥20%;③与治疗无关的持续性 PLT 减少($<100\times10^9$/L)或治疗无效的持续性 PLT 增高($>1\,000\times10^9$/L);④治疗无效的进行性 WBC 数增加和脾大;⑤细胞遗传学示有克隆性演变。

(3)急变期(blastic phase or blast crisis,BP/BC):具有下列之一或以上者。①外周血 WBC 或骨髓中原始细胞占有核细胞≥20%;②有髓外浸润;③骨髓活检示原始细胞大量聚集或成簇。

2.鉴别诊断

(1)类白血病反应:常并发于严重感染、恶性肿瘤、创伤等疾病。血 WBC 反应性增高,有时可见幼稚粒细胞,但该反应会随原发病的控制而消失。此外,脾大常不如 CML 显著,嗜酸和嗜碱性粒细胞不增多,NAP 反应强阳性,Ph 染色体及 BCR/ABL 融合基因阴性。

(2)骨髓纤维化(MF):原发性 MF 脾脏可显著肿大;外周血 WBC 增多,但多≤30×10^9/L;且幼红细胞持续存在,泪滴状红细胞易见。NAP 阳性。半数患者 *JAK2 V617F* 突变阳性。Ph 染色体及 *BCR/ABL* 融合基因阴性。

(3)慢性粒单核细胞白血病(CMML):临床特点和骨髓细胞学检查表现与 CML 类似,但具有单核细胞增多的特点,外周血单核细胞绝对值>1×10^9/L。Ph 染色体及 *BCR/ABL* 融合基因阴性。

(4)Ph 染色体阳性的其他白血病:2%急性髓系白血病(AML)、5%儿童急性淋巴细胞白血病(ALL)及 20%成人 ALL 中也可出现 Ph 染色体,注意鉴别。

(5)其他原因引起的脾大:血吸虫病肝病、慢性疟疾、黑热病、肝硬化、脾功能亢进等均有脾大,但同时存在原发病的临床特点,血常规及骨髓细胞学检查无 CML 改变,Ph 染色体及 *BCR/ABL* 融合基因阴性。

（五）治疗

治疗着重于 CP。初始目标为控制异常增高的 WBC,缓解相关症状及体征;而最终目标是力争达到血液学、细胞遗传学和分子生物学三个层次的缓解,避免疾病进展。

1.一般治疗

CP 时白细胞淤滞症并不多见,一般无需快速降低 WBC,因快速降低白细胞反而易致肿瘤溶解综合征。巨脾有明显压迫症状时可行局部放射治疗,但不能改变 CML 病程。

2.甲磺酸伊马替尼(IM)

IM 为低分子量 2-苯胺嘧啶复合物,是一种酪氨酸激酶抑制剂(tyrosine kinase inhibitor,TKI)。其通过阻断 ATP 结合位点选择性抑制 BCR/ABL 蛋白的酪氨酸激酶活性,抑制细胞增殖并诱导其凋亡,是第一个用于 CML 的靶向药物,也是目前 CML 首选治疗药物。此外,IM 还可以抑制其他两种酪氨酸激酶活性,即血小板衍生生长因子受体(PDGFR)和 C-KIT。IM 治疗的 7 年无事件生存率(EFS)81%,总生存率(OS)86%,而 MCyR 和 CCyR 分别为 89%和 82%。IM 主要不良反应为早期 WBC 和 PLT 减少,水肿、皮疹及肌肉挛痛等。CP、AP、BP 的治疗剂量分别为 400 mg/d、600 mg/d、600～800 mg/d。

随着临床开展的深入和时间的推移,IM 耐药逐步显现,其定义为:①3 个月后未获 CHR;②6 个月未获 MCyR 或 12 个月未获 CCyR;③先前获得的血液学或细胞遗传学缓解丧失。IM 耐药与激酶结构区基因点突变、BCR/ABL基因扩增和表达增加、P糖蛋白过度表达等有关。此时可予药物加量(最大剂量800 mg/d),或改用新型TKI,或接受异基因造血干细胞移植(allo-HSCT)。

3.化学治疗

(1)羟基脲(HU):为周期特异性抑制DNA合成的药物,起效快,持续时间短。常用剂量3 g/d,分2次口服,待WBC减至20×10^9/L左右剂量减半,降至10×10^9/L时改为0.5～1 g/d维持治疗。治疗期间监测血象以调节剂量。不良反应较少,较平稳地控制WBC,但不改变细胞遗传学异常。目前多用于早期控制血象或不能耐受IM的患者。

(2)白消安:烷化剂的一种,起效慢,后作用长。用药过量或敏感者小剂量应用会造成严重骨髓抑制,且恢复慢。现已少用。

(3)其他:阿糖胞苷、高三尖杉酯碱、靛玉红、砷剂等。

4.干扰素α(α-interferon,IFN-α)

IFN-α具有抗肿瘤细胞增殖、抗血管新生及细胞毒等作用。300万～900万单位/天,皮下或肌内注射,每周3～7次,持续数月至2年不等。起效慢,WBC过多者宜在第1～2周并用HU。CP患者用药后约70%获得血液学缓解,1/3患者Ph染色体细胞减少。与小剂量阿糖胞苷联用可提高疗效。如治疗9～12个月后仍无细胞遗传学缓解迹象,则需调整方案。

5.新型TKI

包括尼洛替尼、达沙替尼和博舒替尼等,特点如下:①较IM具有更强的细胞增殖、激酶活性的抑制作用;②对野生型和大部分突变型BCR/ABL细胞株均有作用,但对某些突变型细胞株无效;③常见不良反应有骨髓抑制、胃肠道反应、皮疹、水钠潴留、胆红素升高等。目前主要用于对IM耐药或IM不能耐受的CML患者,临床经验仍然在积累中。

6.allo-HSCT

allo-HSCT是目前唯一可能治愈CML的方法,但在TKI问世后地位已经下降。CP患者移植后5年生存率60%～80%。欧洲血液和骨髓移植组(EBMTG)认为患者年龄<20岁、疾病在12个月内、CP1期、非女供男受者及HLA全相合同胞供者是预后较好的因素。存在移植高风险的患者可先接受IM治疗,动态监测染色体和BCR/ABL融合基因,治疗无效时再行allo-HSCT;IM耐药且无HLA相合的同胞供体时,可予新型TKI短期试验(3个月),无效者再行allo-HSCT。

移植后密切监测BCR/ABL融合基因,若持续存在或水平上升,则高度提示复发可能。复发的主要治疗措施包括:①立即停用免疫抑制剂;②药物治疗,如加用IM;③供体淋巴细胞输注(DLI);④二次移植。

7.AP和BP治疗

推荐首选IM 600～800 mg/d,疾病控制后如有合适供体,应及早行allo-HSCT。如存在IM耐药或无合适供体可按AL治疗,但患者多对治疗耐受差,缓解率低且缓解期短。

(六)预后

CML自然病程3～5年,经历较平稳的CP后会进展至AP和BP。治疗后中位数生存39～47个月,个别可达10～20年,5年OS 25%～50%。预后相关因素有:①初诊时预后风险积分;②治疗方式;③病程演变。

(陈 骞)

第四节　骨髓增生异常综合征

骨髓增生异常综合征(MDS)是一种源于造血干/祖细胞水平的异质性克隆性疾病,常同时或先后累及红细胞、白细胞及巨核细胞系造血祖细胞,引起周围血红细胞、粒细胞及血小板计数减少。临床表现为贫血、感染和出血。以无效造血、凋亡增加,最终向白血病转化为特征。

一、病因与发病机制

MDS的发病病因可能并非单一的因素,而是由许多因素综合影响的结果,如染色体异常、基因突变、病毒感染、放射治疗与化学治疗的应用、电离辐射、遗传因素等。另外,本病多发生在老年人,也有人认为年龄的增长与发病之间有一定的关联。

二、分类

MDS为后天获得性疾病,大多数患者无明确发病原因,对这一类型患者称为原发性 MDS。少数患者有明显发病原因,如应用苯类化合物,或接受过放射治疗或化学治疗。这类患者发病称为继发性 MDS。

三、临床表现

(1)半数以上的患者起病隐匿,可无特殊症状,也可因贫血而仅感到乏力和虚弱、心脏病症状加重。原因不明的发热占 10%～15%,多数为低热。仅少数起病急骤,有高热。

(2)自发性瘀点、瘀斑、牙龈出血。

(3)食欲缺失、体重下降、发热盗汗,通常出现在进展期患者,与细胞因子释放有关。

(4)肝、脾、淋巴结肿大。

(5)个别患者有轻度肋骨痛或四肢关节痛。

四、实验室检查

(一)血细胞形态学

(1)红系:骨髓中红系过多或过少,或环形铁粒幼细胞大于 15%。原始红细胞以下阶段有核红细胞有巨幼变现象。有核红细胞胞质血红蛋白合成障碍。

(2)粒系:幼稚细胞比例增多,可见病态粒细胞。各阶段幼稚细胞均可有双核现象,核浆发育不平衡。

(3)巨核系:骨髓中出现淋巴样小巨核细胞、单圆核小巨核细胞、多圆核巨核细胞及大单圆核巨核细胞。淋巴样小巨核细胞最有诊断意义。

(二)骨髓活检

骨髓活检表现为多数病例骨髓造血组织过度增生。原始细胞及幼稚细胞分布异常。MDS 时,这些幼稚的体细胞 3～5 个以上聚集成簇,定位于小梁间区和旁区。Tricot 将此现象命名为幼稚前体细胞异常定位(ALIP)。

(三)细胞遗传学

MDS 患者常见的染色体异常为 +8、-5/5q⁻、-7/7q⁻、9q⁻、20q⁻、21q⁻。其中 -5/5q⁻、-7/7q⁻ 常在继发于化学治疗、放射治疗后的 MDS 患者中,预后较差。5q⁻ 综合征已作为 MDS 的一个独立类型予以提出。单一的 5q⁻、20q⁻ 和正常核型患者预后好。

(四)骨髓显像

大多数 MDS 患者骨髓显像与正常人相同,少数低增生型 MDS 患者显现中心和外周造血功能低下,呈局灶显影,此时易与再生障碍性贫血混淆,但 MDS 患者灶性造血部位一般比再生障碍性贫血患者多。

五、诊断

(1)临床表现:以贫血症状为主,可兼有发热或出血。

(2)血常规:全血细胞减少或一、两系细胞减少,可有巨大红细胞、巨大血小板、有核红细胞等病态造血表现。

(3)骨髓细胞学检查:有三系或两系或任一系血细胞的病态造血。

（4）除外其他伴有病态造血的疾病，如慢性粒细胞白血病、骨髓纤维化、红白血病、原发性血小板增多症、急性非淋巴细胞白血病（2bM型）、非造血组织肿瘤等；除外其他红系增生性疾病，如溶血性贫血、巨幼细胞贫血等。

六、鉴别诊断

MDS的典型特征是外周血三系血细胞减少，骨髓增生活跃，骨髓中有一系以上的病态造血表现。10％左右的MDS患者就诊时可表现为骨髓增生低下，约1/4的患者无明显病态造血表现，此时需与巨幼细胞性贫血、再生障碍性贫血、溶血性贫血及其他骨髓增生性疾病鉴别。

七、治疗

（一）对症治疗

对于部分仅有轻、中度贫血，能较好地耐受贫血的患者，可不予治疗，或仅在贫血伴有临床症状时输注红细胞，个体症状表现比血红蛋白水平更有意义。

1.补充叶酸、B族维生素

大剂量B族维生素可能有效。

2.去铁治疗

纯铁幼粒细胞贫血及5q⁻综合征需长期输血者，有必要进行去铁治疗。

3.血小板输注

严重血小板减少以及出血表现时应进行血小板输注，目标是维持血小板计数＞10×10^9/L。

4.抗感染治疗

对粒细胞缺乏的败血症患者应尽快经验性使用广谱抗生素和抗真菌药。

（二）刺激骨髓造血

（1）雄激素：①司坦唑醇；②达那唑。

（2）糖皮质激素：可能与提高机体新陈代谢率促进EPO分泌及免疫抑制有关。主要用法有常规量和大剂量冲击疗法。

（3）造血细胞生长因子：造血细胞生长因子适用于各型MDS患者，因可促进骨髓残余的正常造血祖细胞增殖分化；诱导MDS克隆分化；促进MDS细胞进入细胞周期；促进强化学治疗后患者造血功能恢复，故适用于各型MDS患者。①促红细胞生成素（EPO）：EPO是红细胞生成的强大的生理刺激剂，可使大约20％的MDS患者的贫血改善。②粒-单、粒系集落刺激因子（GM-CSF、G-CSF）。③白细胞介素-3（IL-3）。④白细胞介素-6（IL-6）。⑤血小板生成素（TPO）。

（三）诱导分化剂

诱导分化剂开始应用于临床，是近年来的研究热点。

（1）维生素A衍生物：包括顺式或反式维A酸。

（2）维生素D衍生物：可抑制白血病细胞增殖和促进分化。

（3）砷剂：砷剂可促进急性早幼粒细胞白血病细胞的分化及凋亡，对MDS患者正在试用。

（4）干扰素。

（5）嘧啶衍生物5-氮杂胞嘧啶核苷（5-Aza）。

（6）苯丁酸钠（PB）。

（7）氨磷汀。

（四）细胞毒性药物治疗

（1）非强烈化学治疗：已转化的或正在转化的老年MDS患者可能可以耐受非强烈化学治疗，主要用于RAEB或RAEB-T、CMML。

羟基脲可以用来控制CMML的单核细胞增多，调整剂量达最佳控制骨髓增殖而又最少引起全血细胞减少,间歇口服给药。

(2)高强度化学治疗。

(五)免疫抑制治疗

应用免疫抑制剂治疗 MDS 用于合并免疫学异常的病例。ATG 治疗 MDS 患者,主要为 RA 和 RAEB。

(六)造血干细胞移植

(1)异基因 HSCT:是唯一可能治愈 MDS 的方法,且有治愈的可能。与治疗满意度相关的因素有病程短、原发 MDS,原始细胞<10%,细胞遗传学低危。

(2)自体干细胞移植:可用于年龄低于 65 岁的患者,经 AML 预处理完全缓解的患者行自体 SCT 效果较差,治疗相关死亡率低,高复发率。

八、预后

本病预后较差,中位存活期各家报道不尽相同,大多数学者报道小于 30 个月。

(陈　骞)

内分泌科疾病

第一节 单纯性甲状腺肿

单纯性甲状腺肿又称非毒性甲状腺肿,是指非炎症或肿瘤原因导致的甲状腺代偿性肿大,可呈弥漫性或结节性肿大。本病因缺碘、致甲状腺肿物质或相关酶缺陷等原因所致,甲状腺功能一般在正常范围。可呈地方性分布,缺碘为其主要病因;当人群患病率>10%时称之为地方性甲状腺肿。也可呈散发分布,一般发病率在5%以下。

一、流行病学

地方性甲状腺肿广泛分布于世界各地,主要见于离海较远,海拔较高的山区。在我国主要见于西南、西北、华北等地区。1960年WHO首先提出地方性甲状腺肿是全球性疾病。1990年联合国儿童基金会报道全球15.72亿人口生活在碘缺乏地区,由于开展了全国范围地方性甲状腺肿的普查和防治,目前我国本病发病率已经有显著下降。

本病多见于女性,散发性甲状腺肿多发生于青春期、妊娠、哺乳期和绝经期。

二、病因和发病机制

传统的观念曾认为甲状腺肿病因是甲状腺素合成过程中因任何单个或多个因素受损时,甲状腺素合成和分泌的能力下降,导致促甲状腺激素(TSH)升高,诱导甲状腺组织代偿性增生,腺体肿大,属于机体的适应性反应。但近年来发现,单纯性甲状腺肿患者TSH多正常,甲状腺的代偿作用可能是通过增加对TSH的敏感性(TSH依赖)或其他途径(非TSH依赖),后者主要是指受到来自外周血液或者甲状腺局部自分泌和旁分泌的各种生长因子和血管活性物质的作用促进了甲状腺的增生和分化。因此目前不再将TSH作为单纯性甲状腺肿的主要病理介质。事实上,本病的发病可能还是遗传因素和环境因素共同作用的结果。例如,即使在严重缺碘地区也仍然有部分人发病,遗传因素的证据如本病有时可见家族聚集现象,单卵双胎发病率明显升高等。

(一)缺碘

缺碘是引起地方性甲状腺肿的主要原因,多见于内地和山区,这些地区土壤、水源、食物含碘量少。而碘是合成甲状腺素的重要原料之一。人体每天对碘的基础需要量为60 μg/d,每天摄入量应不低于150 μg。在生长发育期和怀孕、哺乳、寒冷、感染、创伤及精神刺激时,由于机体对甲状腺激素的需要量增多,会引起相对性碘不足,可加重或诱发甲状腺肿。

(二)致甲状腺肿物质

某些物质可致甲状腺肿:常见的食物如卷心菜、木薯可释放硫氰酸根能抑制甲状腺过氧化物酶而致甲状腺肿,尤其是碘缺乏时更易发生;土壤、饮水中钙、镁、锌等矿物质的含量,对甲状腺肿的发生也有关系,有的流行地区除碘外,也缺少上述各元素;另外工业废水中的化合物如酚、酞酸盐、吡啶和多芳香烃也有弱致甲状腺肿作用。蔬菜和污染物中致甲状腺肿的机制尚未完全明确。药物如硫氰化钾、过氯酸钾、对氨基水杨酸、硫脲嘧啶类、磺胺类、保泰松、秋水仙碱、锂盐、钴盐等,可抑制碘离子的浓缩或有机化,大量碘化物可抑制甲状腺激素合成和释放,从而引起甲状腺肿。

（三）高碘

虽较低碘少见,但也不能忽视高碘。可呈地方性或散在分布,长期饮用含高碘的水可导致甲状腺肿,1979—1997 年,我国已先后有河北、新疆、山东、山西、河南、内蒙古及江苏 7 个省和自治区发现了水源性高碘地方性甲状腺肿;长期使用含碘药物,碘油椎管造影,也可能引起甲状腺肿。其发生机制是碘摄入过多,占用了过多甲状腺过氧化物酶的功能,使酪氨酸碘化受损,碘的有机化过程受阻,甲状腺代偿性肿大。

（四）激素合成障碍

甲状腺素合成过程中的任何一个步骤异常,均可引起激素合成障碍。家族性甲状腺肿为隐性遗传病,病因是甲状腺素合成过程中酶功能的缺陷。如缺乏过氧化酶、脱碘酶,影响甲状腺激素合成;或缺乏水解酶,使甲状腺激素从甲状腺球蛋白分离和释放入血发生困难,均可导致甲状腺肿。

（五）基因突变

通过研究甲状腺肿的家族,已经发现有涉及甲状腺激素合成有关的蛋白质的基因异常,如甲状腺球蛋白(TG),钠/碘协同转运体(NIS),甲状腺过氧化物酶(TPO),pendrin 蛋白和 TSH 受体(TSHR)基因突变。此外,基因位点已经确定,为 14qXp22 和 3q26。虽然已在几个家族表现为常染色体显性遗传,但易感基因在大多数非毒性甲状腺肿患者中仍然不明确。

三、病理

病理改变取决于疾病的严重程度和病程的长短。在早期,甲状腺呈弥漫性轻度或中度增生肿大、血管增多、腺细胞肥大。当病程延长时,甲状腺因不规则增生或再生,逐渐出现结节,结节还可以进一步扩大融合。后期,部分腺体可发生坏死、出血、囊性变、纤维化或钙化和淋巴细胞浸润,甲状腺体积进一步增大,并呈多结节样改变。针对病因治疗,弥漫性甲状腺肿有可能逆转,而当结节形成之后,则不易逆转。

有的增生结节可以演变成腺瘤,个别的腺瘤样增生结节有可能进展为甲状腺癌。还有的结节由于反复增生,最终失去了对促甲状腺激素的依赖性而形成自主功能性结节,但一般无甲亢症状,极少数结节发展为毒性甲状腺结节而伴发甲亢症状。

四、临床表现

如在早期,肿大尚不严重,甲状腺功能正常,一般无症状,弥漫性甲状腺肿时质地较软,有柔韧感;久病且严重者可腺体肿大显著,如婴儿头,下垂于胸骨前,目前我国经普及碘盐后,如此严重的病例已明显减少。

肿大腺体可引起压迫症群:如气管受压,可有喉部紧缩感,慢性刺激性干咳,憋气,呼吸不畅;食管受压,可造成吞咽困难;喉返神经受压,早期可以出现声音嘶哑,痉挛性咳嗽,晚期可失声;颈交感神经受压,可出现同侧瞳孔扩大,严重者出现 Horner 综合征(眼球下限,瞳孔缩小,眼睑下垂);如甲状腺肿位于胸骨后或胸腔内,可引起上腔静脉压迫综合征,使单侧头面部或上肢水肿等。

散发性甲状腺肿常在青春期、妊娠期、哺乳期及绝经期发生。腺体通常轻度肿大,呈弥漫性,质较软,晚期可有结节。

五、诊断

所有存在甲状腺肿的患者均应进行甲状腺功能的评估,以便排除甲状腺功能亢进(甲亢)或甲状腺功能减退(甲减)。本病的特点是甲状腺肿大和甲状腺功能基本正常,甲状腺^{131}I 摄取率常高于正常,但高峰时间很少提前出现。当 TSH 偏低,尤其是在既往已诊断的患者,提示有甲状腺功能自主性改变或存在未被诊断的 Graves 病,引起了亚临床甲状腺毒症的可能。Tg 抗体和 TPO 抗体可用于鉴别是否存在自身免疫性甲状腺疾病。甲状腺超声检查可提供甲状腺的形态、大小及结构,是否有结节、液化和钙化的信息。必要时,采用核素扫描,以评价甲状腺结节或组织是否有自主功能,胸骨后甲状腺肿可用 CT 或 MRI 明确其与邻近组织的关系及颈部甲状腺的延续情况。

尿碘的排泄与碘摄入量密切相关,是反映碘摄入量的最佳指标,测定尿碘可作为人体是否缺碘的指标,WHO 推荐的成年人每天碘摄入量为 150 μg。尿碘中位数(MUI)100~200 μg/L 是最适当的碘营养状态。

六、预防

对于碘缺乏引起的地方性甲状腺肿,补充碘剂是预防和治疗本病的主要措施,理想的成人碘摄入量 150 μg/d。一般来说,弥漫性甲状腺肿经持续补碘后 6~12 个月,甲状腺肿可回缩至正常,少数需数年时间;妊娠期的碘摄入量务必保证在 250 μg/d 左右。妊娠期碘需求量的增加源于尿碘排泄量的增加和胎儿甲状腺对碘原料的需求。

七、治疗

青春期甲状腺肿大多可自行消退。轻度无症状的甲状腺肿可以暂时不予处理,密切观察临床症状和定期随访评估病情即可。事实上,有部分患者的肿大可能稳定多年不变。既往常用外源性甲状腺激素,补充内生甲状腺激素的不足,以抑制过多的内源性 TSH 分泌或对 TSH 的敏感性,达到缓解甲状腺增生的目的。但目前认为,这种治疗方法仅能使少数患者的甲状腺肿有所缩小,而长期服用甲状腺素可能带来甲状腺毒症的危害,如心房颤动、骨量丢失等。故已不建议用于本病的治疗。

(一)碘补充及病因治疗

对单纯缺碘者补碘是合理的,既是预防,也有治疗作用。补充后甲状腺即可见不同程度的回缩。食用碘盐是有效且相对安全的方法。一般来说,弥漫性甲状腺肿经持续补碘后 6~12 个月,甲状腺肿可回缩至正常,少数需数年时间,但结节一般不会因补碘而消失。

有可确认的致甲状腺肿因素者应尽量予以纠正。

(二)同位素治疗

部分腺体过大,内科治疗无效且不能耐受手术治疗的患者及术后复发患者可考虑[131]I 治疗。[131]I 治疗在缩小甲状腺体积方面疗效可靠,治疗后甲状腺体积逐渐缩小,绝大多数患者在 6~12 个月后可缩小 50% 左右。[131]I 治疗后有可能出现甲减、一过性甲状腺毒症等,故需密切随访甲状腺功能,必要时及时加用甲状腺素并根据随访的 TSH 水平逐步调整至合适剂量。

(三)手术治疗

指征:腺体过大,妨碍工作和生活;引起压迫症状,内科治疗无效;腺体内有结节,疑有发展为癌肿或甲状腺功能亢进症可能者。术后为防止再形成甲状腺肿及术后甲状腺功能偏低,宜长期服用甲状腺片制剂或 L-T$_4$。

(刘向前)

第二节　甲状腺功能亢进症

甲状腺功能亢进症简称"甲亢",指甲状腺呈现高功能状态,持续产生和释放过多的甲状腺激素所致的一组疾病,其共同特征为甲状腺激素分泌增加而导致的高代谢和交感神经系统的兴奋性增加,病因不同者各有其不同的临床表现。在概念上与甲状腺毒症有区别,甲状腺毒症指组织暴露于过量的甲状腺激素而引起的特殊的代谢变化和组织功能的病理生理改变。甲亢则指甲状腺组织产生和释放激素过多,而甲状腺毒症更强调其产生的后果。摄入过量的外源性甲状腺激素可以导致甲状腺毒症,但甲状腺功能无亢进。用甲状腺毒症来描述这种疾病状态比甲状腺功能亢进这种描述更恰当。

一、毒性弥漫性甲状腺肿

毒性弥漫性甲状腺肿又称 Graves 病,或称为 Basedow 病或 Parry 病,是一种自身免疫性疾病,由于多数患者同时有甲状腺毒症和甲状腺弥漫性肿大,故称为"毒性弥漫性甲状腺肿",可同时伴浸润性突眼和浸润性皮肤病变。

(一)病因和发病机制

本病为一自身免疫疾病,患者的 B 淋巴细胞产生抗体,其中一些可以与甲状腺滤泡细胞上的促甲状腺激素(TSH)受体结合并使受体活化,刺激甲状腺的增长并产生过多的甲状腺激素。此时,甲状腺滤泡细胞的 TSH 受体为抗体结合的位点,抗体与其结合后,能模拟 TSH 的功能,刺激甲状腺产生过多的甲状腺激素。

产生促甲状腺素受体抗体(TRAb)的机制尚未完全阐明。目前认为有易感基因(特异 HLA Ⅱ 类抗原基因)人群(尤其是女性)的甲状腺组织,在受到一些触发因子(如碘摄入过量、病毒或耶尔辛肠菌等感染、糖皮质激素治疗的撤药或应激、分娩、精神压力、辐射和干扰素 γ 应用等)的刺激下,甲状腺细胞表面特异的 HLA Ⅱ 类分子递呈 TSH 受体片段给 T 淋巴细胞,促使 B 淋巴细胞在免疫耐受缺陷时形成 TRAb。

(二)病理学

1.甲状腺

弥漫性肿大,血管丰富、扩张,腺滤泡上皮细胞增生,呈柱状,滤泡细胞壁皱褶增加呈乳头状突起伸向滤泡腔,高尔基体肥大,附近有许多囊泡,内质网增大增粗,核糖体丰富,线粒体数目增多。甲状腺组织中有弥漫性淋巴细胞浸润,甚至出现淋巴组织生发中心。

2.眼球后组织

组织增生,常有脂肪浸润、眼外肌水肿增粗,肌纤维变性,纤维组织增多,黏多糖沉积与透明质酸增多沉积,淋巴细胞及浆细胞浸润。

3.皮肤

黏液性水肿病变皮肤光镜下可见黏蛋白样透明质酸沉积,伴多数带有颗粒的肥大细胞、吞噬细胞和成纤维细胞浸润;电镜下见大量微管形成伴糖蛋白及酸性糖胺聚糖沉积。

4.其他

骨骼肌、心肌可有类似上述眼肌的改变,但较轻。久病者肝内可有脂肪浸润、灶状或弥漫性坏死、萎缩,门脉周围纤维化,乃至全肝硬化。少数病例可有骨质疏松。颈部、支气管及纵隔淋巴结增大较常见,尚有脾脏肿大等。

(三)临床表现

本病多见于女性,男女之比数为 1∶4～1∶6,各年龄组均可发病,以 20～40 岁最多见。多起病缓慢。患者有甲状腺毒症的症状和体征,同时又有其独特的临床表现。在表现典型时,甲状腺毒症、弥漫性甲状腺肿和浸润性突眼三方面的表现均较明显,偶伴有浸润性皮肤病变。如病情较轻可与神经症相混淆。有的患者可以某种(些)特殊症状如突眼、恶病质或肌病等为主要表现。老年和儿童患者的表现常不典型。由于诊断水平的提高,轻症和不典型患者的发现已日渐增多。

1.甲状腺肿

多数患者以甲状腺肿大为主诉。呈弥漫性对称性肿大、质软,吞咽时上下移动。少数患者的甲状腺肿大不对称或肿大不明显。由于甲状腺的血流量增多,故在上下叶外侧可闻及血管杂音和触及震颤,尤以甲状腺上极较明显。甲状腺弥漫对称性肿大伴杂音和震颤为本病一种特殊体征,在诊断上有重要意义。

2.浸润性突眼

浸润性突眼又称"内分泌性突眼""眼肌麻痹性突眼症"或"恶性突眼",较少见,病情较严重。也可见于甲状腺功能亢进症状不明显或无高代谢症的患者。

小部分患者有典型对称性黏液性水肿,与皮肤的自身免疫性损害有关。多见于小腿胫前下段,有时也可见于足背和膝部、面部、上肢,胸部甚而头部。初起时呈暗紫红色皮损。皮肤粗厚,以后呈片状或结节状叠起,最后呈树皮状,可伴继发感染和色素沉着。少数患者尚可见到指端软组织肿胀,呈杵状,掌指骨骨膜下新骨形成,以及指或趾甲的邻近游离边缘部分和甲床分离现象,称为指端粗厚。

(四)诊断和鉴别诊断

1.诊断

典型病例的诊断一般并不困难。轻症患者或年老和儿童病例的临床表现常不典型,常须借实验室检查以明确诊断。

(1)高代谢症群:交感神经系统兴奋性增高,特征性眼征与特征性甲状腺肿大具有诊断价值。

(2)甲状腺功能试验:表现不典型的疑似患者,可按下列次序选作各种检测,以助诊断。

甲状腺激素水平:患者血清中血清总甲状腺素(TT_4)、总三碘甲腺原氨酸(TT_3)、游离 T_4(FT_4)和游离 T_3(FT_3)均增高,FT_3、FT_4 增高比 TT_3 和 TT_4 增高更为明显。在伴有严重疾病时,T_4 向 T_3 转化受损,FT_3 正常而 FT_4 增高(T_4 型甲状腺毒症)。偶尔有患者 T_4 和 T_3 不一致显著,T_4 水平正常而 T_3 水平单独增高(T_3 型甲状腺毒症)。

血清反 T_3(rT_3)的测定:甲亢时明显增高。

血清超敏促甲状腺激素(S-TSH)TSH 是由腺垂体分泌的调节甲状腺的激素,以超敏法可测出 Graves 病患者的 TSH 水平低于正常。甲状腺激素水平正常,而 FT_3 和 FT_4 在正常水平者称为亚临床甲状腺毒症。

甲状腺摄[131]I 率:本病近距离法常 3 小时>25%,或 24 小时>45%。如峰值前移为 3 小时,测定值不仅高于正常,也高于 24 小时值更符合本病,但增高不显著或无高峰前移则宜做 T_3 抑制试验,以区别单纯性甲状腺肿。

T_3 抑制试验:试验前用三碘甲腺原氨酸片 20 μg 每 8 小时 1 次,1 周后,测甲状腺的摄[131]I 率。正常及单纯甲状腺肿时第二次摄[131]I 率明显下降 50% 以上。本病患者 TSH 在服用 T_3 后第二次摄[131]I 率不被抑制或下降率<50%。此法对老年有冠心病者不宜采用,以免引起心律失常或心绞痛。

促甲状腺激素释放激素(TRH)兴奋试验:正常者滴注 TRH 后血清 TSH 水平增高。如 TSH 降低,且不受 TRH 兴奋,提示甲亢(包括 T_3 型甲亢)。

甲状腺刺激球蛋白(TSI):又称为促甲状腺素受体抗体(TSHRAb 或 TRAb),本病患者阳性率80%~90%,经治疗病情缓解后其血清水平明显下降或转正常,有助于疗效随访和判断停药后复发可能,选择停药时间。

抗甲状腺球蛋白抗体(TGAb)和抗甲状腺过氧化酶抗体(TPOAb):在本病中 TGAb 和 TPOAb 均可阳性。

超声检查:采用彩色多普勒超声检查,可见患者甲状腺腺体呈弥漫性或局灶性回声减低,在回声减低处,血流信号明显增加,彩色多普勒血流显像(CDFI)呈"火海征"。甲状腺上动脉和腺体内动脉流速明显加快、阻力减低。

对于可闻及血管杂音的甲状腺对称性增大、新发或新近加重的突眼合并中到重度甲状腺功能亢进症的患者,Graves 病诊断依据充分。临床表现为甲状腺功能亢进症而诊断为 Graves 病依据不足时应进行[131]I 摄取检查,出现甲状腺结节时应行甲状腺发射型计算机断层成像(ECT)检查。如患者有放射碘检查的禁忌如妊娠或哺乳时,应做甲状腺超声检查。

2.鉴别诊断

(1)单纯性甲状腺肿,除甲状腺肿大外,并无上述症状和体征。虽然有时[131]I 摄取率增高,T_3 抑制试验大多显示可抑制性。血清 T_3、rT_3 均正常。

（2）神经症。

（3）自主性高功能性甲状腺结节,扫描时放射性集中于结节处,而结节外放射性降低。经 TSH 刺激后重复扫描,可见结节外放射性较前增高。

（4）其他:结核病和风湿病常有低热、多汗、心动过速等。以腹泻为主要表现者常被误诊为慢性结肠炎。老年甲亢的表现多不典型,常有淡漠、厌食、明显消瘦,容易被误诊为癌症。

单侧浸润性突眼症即使伴有甲状腺毒症,仍需与眶内和颅底肿瘤鉴别,如眶内肿瘤、颈动脉-海绵窦瘘、海绵窦血栓形成、眶内浸润性病变和眶内肿瘤等。

甲亢伴有肌病者,需与家族性周期瘫痪和重症肌无力鉴别。

（五）治疗

常用的治疗方法有三种:抗甲状腺药物、放射性核素碘和手术治疗。对治疗方法的选择取决于患病的不同时期和严重程度、患者所处的特殊时期和医师的经验。应该对患者进行全面评估,提供的治疗建议需充分考虑患者的意愿。

在治疗的初期,应注意休息和营养物质的补充。在代谢水平恢复正常以及之后的一段时间内,患者都需要较多的热卡、蛋白质及多种维生素,应予以适当补足。

下面对甲亢的各种治疗方法进行分述。

1.药物治疗

（1）抗甲状腺药物治疗:对于症状严重的患者,首先应该应用抗甲状腺药物抑制甲状腺激素的合成和释放,缓解症状。常用的抗甲状腺药物有硫脲类药物丙硫氧嘧啶（propylthiouracil,PTU）、甲巯咪唑和卡比马唑。

抗甲状腺药物的主要作用是抑制甲状腺的过氧化酶活性,抑制碘有机化和碘-酪氨酸耦联,从而抑制甲状腺激素的合成。两类药物对甲亢患者有一定的自身免疫抑制作用,包括降低甲状腺滤泡细胞 HLA Ⅱ 类抗原的表达,并且可以减少其前列腺素和细胞因子与氧自由基的释放继而减轻自身免疫反应;还对激活的 T 细胞有短暂的升高作用。但也有人认为这种轻度的自身免疫抑制作用主要是由于甲状腺激素合成减少而产生的。

丙硫氧嘧啶还有抑制周围组织 1 型脱碘酶（D1）活性,有抑制 T_4 转为 T_3 的作用,在体内可以使 T_3 下降 $10\%\sim20\%$。因此常用于 T_3 增高为主的严重甲亢或甲亢危象的患者。甲巯咪唑的作用较丙硫氧嘧啶强 10 倍并可以长时间存在于甲状腺中,前者可以单次给药,后者宜分次间隔给药,但是这两个药物都高度地聚集在甲状腺部位。丙硫氧嘧啶和甲巯咪唑虽都可以通过胎盘,但丙硫氧嘧啶有更好的水溶性,故较少进入胎儿体内。

适应证:①症状较轻,甲状腺轻、中度肿大的患者;②20 岁以下的青少年以及儿童患者;③妊娠妇女（选用 PTU）;④甲状腺次全切除后复发又不适合放射性治疗的患者;⑤手术前准备;⑥放射性 [131]I 治疗前后的辅助治疗。抗甲状腺药物不适合用于周围血白细胞持续 $<3\times10^9$/L 或对该类药物有变态反应及其他毒副作用的患者。

剂量和疗程:由于有丙硫氧嘧啶的肝细胞损害的原因致肝移植的报道,除了在妊娠前 3 个月、甲状腺危象、对甲巯咪唑治疗反应小且拒绝行放射碘或手术治疗的患者应考虑使用丙硫氧嘧啶外,对 Graves 病患者的药物治疗应选用甲巯咪唑。常用的丙硫氧嘧啶的初始剂量为每天 $300\sim400$ mg,常分 3 次使用;甲巯咪唑则为 $30\sim40$ mg,可以单次或分 $2\sim3$ 次服用。这样的剂量对绝大部分的患者而言是有效的,但是在某些特别严重、疗效较差、甲状腺增大明显的患者中,药物可能降解较快,可以增加剂量。

由于抗甲状腺药物主要是抑制甲状腺激素的合成而不是抑制其释放,因此只有在甲状腺储存的激素消耗完以后才能见到明显的临床效果。一般在服药 $2\sim3$ 周后患者的心悸、烦躁、乏力等症状可以有所缓解,$4\sim6$ 周后代谢状态可以恢复正常,此为用药的"初始阶段"。有些因素会影响治疗效果,如不规则的服药、服用碘剂或进食含碘较多的食物、精神压力或感染等应激状态等,应及时地帮助患者排除这些干扰因素对治疗的影响。

当患者症状显著减轻,高代谢症状消失,体重增加,T_4 和 T_3 尤其是 TSH 接近正常时可以根据病情逐渐减少药物用量(减量阶段)。在减量过程中,每 2~4 周随访一次,每次减少甲巯咪唑 5 mg 或者丙硫氧嘧啶 50 mg,不宜减量过快。每次随访时要监测患者的代谢状况以及检测 s-TSH 和 T_3、T_4 水平,尽量维持甲状腺功能的正常和稳定。剂量的递减应根据症状体征以及实验室检查的结果及时做出相应的调整,需 2~3 个月。如果减量后症状和 T_3、T_4 有所反跳,则需要重新增加剂量并维持一段时间。很多患者只需要治疗剂量的 1/3 或更少就能维持正常的甲状腺功能。也可以在使用抗甲状腺药物的同时使用甲状腺素来维持正常的甲状腺功能(维持阶段),为期 1~2 年,个别患者需要延长维持治疗疗程。

抗甲状腺药物治疗的疗程尚无定论,有效缓解所需的时间有明显的个体差异。文献报道显示,长程疗法(2~3 年)患者甲亢的复发率明显低于短程疗法(6 个月)的患者。长程治疗的患者约有 1/3 到半数的患者可以在治疗后获得长期缓解。大部分患者的复发出现在停止应用抗甲状腺药物后 3 个月至 1 年。提示复发的主要指标为需要较大剂量才可以控制的甲状腺激素水平、T_3 水平较 T_4 明显增高、甲状腺明显增大和升高的 TSH 水平。有认为大剂量的抗甲状腺药物结合甲状腺激素替代治疗(阻断-替代治疗方法)可以减少复发率,但未得到更多的临床研究支持。

药物不良反应:①粒细胞减少,这是最主要的毒性反应,相对于丙硫氧嘧啶而言,甲巯咪唑更多见,尤其在治疗剂量较大时。见于 0.2%~0.4% 的用药者。由于 Graves 病本身也可能引起白细胞计数减少,因此在治疗的开始前应该进行白细胞以及白细胞分类的仔细检测。如果在用药后白细胞出现逐步下降的趋势,一般在 $<3.0 \times 10^9$/L 应考虑停用抗甲状腺药物。但是更为重要的是,必须再三告知每位患者有关粒细胞减少的临床症状。粒细胞减少的发生常常很突然,国外的指南并不推荐常规的白细胞检测。许多国内医师一般还是进行常规的白细胞检测。一旦有发热与咽喉疼痛等症状出现,必须立即停药与就医,并做粒细胞检测。对此高度警惕性与及时的检测和处理比定期检测白细胞更为重要。一旦证实发生粒细胞缺乏症,应立即停用抗甲状腺药物,视病情应用广谱的抗生素,粒细胞集落刺激因子有助于白细胞的恢复。由于两种抗甲状腺药物之间有交叉反应,出现粒细胞减少后不要换用另一种药物治疗。应改用其他治疗方法,如放射性[131]I 治疗。②药疹:多为轻型,仅见于 2%~3% 的用药者,极少出现严重的剥脱性皮炎。一般的药疹可以加用抗组胺药物,或改用其他类型的抗甲状腺药物,并密切观察。药疹严重时应立即停药并积极抗过敏治疗。③药物性肝炎:部分患者在服用抗甲状腺药物后可以出现血清肝酶升高或胆汁淤积性黄疸,丙硫氧嘧啶有致肝坏死需移植的报道,而甲巯咪唑引起胆汁淤积更常见。轻者可以加用保肝药物,严密观察下减量用药;也可以换用其他抗甲状腺药物。肝酶升高趋势明显或出现黄疸时即应停药,以免导致肝功能衰竭。用药前与用药期间的肝功能检查以及密切临床随访是及早防治不良反应的重要手段。④其他:非常少见的不良反应有关节疼痛、肌肉疼痛、神经炎、血小板减少、再生不良性贫血、脱发或头发色素改变、味觉丧失、淋巴结和涎腺肿大、抗中性粒细胞胞质抗体(ANCA)阳性血管炎的狼疮样综合征等。某些反应可以在停药后消失。

(2)其他辅助治疗药物:小部分 Graves 病患者可因为无法耐受抗甲状腺药物的毒性反应而不适合用此类药物,或因为妊娠或先期摄碘过多而不适用[131]I 治疗,或者由于合并其他疾病而有手术高风险时,可以考虑用下列药物。

锂盐:碳酸锂可以阻抑 TRAbs 与配体的作用,从而抑制甲状腺激素的分泌,并不干扰放射性碘的聚集。对抗甲状腺药物和碘制剂过敏的患者可以每 8 小时 1 次用 300~400 mg 碳酸锂来暂时地控制甲亢症状。但因其不良反应较明显,可以导致肾性尿崩症、精神抑制等,故临床较少应用。

碘及含碘物:极少用于单独治疗,此类药物可以抑制过氧化物酶的活性,减少了酪氨酸的有机化,抑制甲状腺内激素的合成;超生理剂量的碘能抑制甲状腺滤泡内溶酶体的释放,抑制了甲状腺从甲状腺球蛋白上的水解和滤泡中甲状腺激素的释放,从而减低血液循环中甲状腺激素的水平(急性 Wolff-Chaikoff 效应)。这种短暂的减少甲状腺激素的作用对于长期的甲状腺毒症治疗并无裨益,只用于甲亢危象或危象前期、严重的甲亢性心脏病或外科的紧急需要时,与硫脲类药物联用。

(3)β受体阻滞药:β受体阻滞药可以迅速阻断儿茶酚胺的作用,改善甲亢患者的心悸、烦躁、多汗、手抖等交感系统兴奋的症状,普萘洛尔还能减少 T_4 向 T_3 转换。因此常常作为辅助治疗的药物或应用于术前准备,尤其是应用在较严重的甲亢或心悸等症状较重的患者中。常用普萘洛尔,每天 $30\sim60$ mg(分 $3\sim4$ 次),但哮喘或严重心力衰竭以及有低血糖倾向者禁用。

2.手术

甲亢的药物治疗保留了患者的甲状腺,而甲状腺次全手术是切除患者的部分甲状腺,因此其优缺点恰与药物治疗相反。甲状腺次全切除术治疗 Graves 病可以减少本病的复发。由于甲状腺次全切除术后仍然有 2% 左右的复发率,国外有行甲状腺全切除术的趋势。

(1)适应证和禁忌证。

手术治疗的适应证:①药物治疗疗效反应不好,或者有明显毒性反应,或者药物治疗后复发的,甲状腺较大且不适合放射性 ^{131}I 治疗的患者;②甲状腺显著肿大,对邻近器官有压迫症状者;③结节性甲状腺肿伴功能亢进者;④胸骨后甲状腺肿伴亢进;⑤伴有甲状腺结节不能除外恶性病变者。

手术禁忌证:①曾进行过甲状腺手术者;②伴有严重的心、肺等重要器官疾病不能耐受手术者;③妊娠期妇女尤其是妊娠中晚期的妇女,因麻醉和手术本身可能导致早产。

(2)术前准备:术前应先用抗甲状腺药物控制患者的代谢状态,手术前甲状腺功能应接近正常,静息心率控制在 90 次/分钟以下,这样可以显著地降低手术的死亡率。应用复方碘制剂可以减少甲状腺的过度充血状态,抑制滤泡细胞膨胀,减少术中和术后的出血。加用复方碘溶液,每天 3 次,每次 $3\sim5$ 滴,$4\sim5$ 天增至每次 10 滴,每天 3 次,连续 2 周。复方碘溶液必须在应用抗甲状腺药物、甲状腺功能正常的基础上使用,否则可能加重病情。与此同时,可以视具体情况使用普萘洛尔 $2\sim3$ 周,以进一步消除甲状腺激素的效应以及降低 T_3 水平,保证手术的安全性。

(3)手术并发症。手术并发症的发生率与术前准备是否得当以及手术的熟练程度有关,常见的并发症:①术后出血;②喉返神经受损;③甲状旁腺的损伤或切除;④甲状腺功能减退。

3.放射性碘治疗

放射性 ^{131}I 治疗在不少国家已作为 Graves 病的首选治疗,与甲亢的手术治疗一样,放射性 ^{131}I 治疗也破坏了部分的甲状腺。

(1)原理:甲状腺是唯一的具有高选择性聚 ^{131}I 功能的器官。^{131}I 衰变时产生的射线中,99% 为 β 射线。β 射线在组织内的射程仅约 2 mm,故其辐射效应仅限于局部而不影响邻近组织。^{131}I 在甲状腺组织内的半衰期平均为 $3\sim4$ 天,因而其辐射可使大部分甲状腺滤泡上皮细胞遭受破坏,甲状腺激素因此而减少,甲状腺高功能得到控制。

(2)适应证和禁忌证:有关适应证和禁忌证尚有争议。在近半个世纪的国内外放射性 ^{131}I 治疗经验已经证实 ^{131}I 治疗不会增加甲状腺肿瘤、白血病等恶性肿瘤的发生率。在接受过放射性 ^{131}I 治疗的患者的后代中,也没有发现基因缺陷的发生率增加。目前我国比较认同的适应证:①成人 Graves 甲亢伴甲状腺肿大 Ⅱ度以上;②ATD 治疗失败或过敏;③甲亢手术后复发;④甲亢性心脏病或甲亢伴其他病因的心脏病;⑤甲亢合并白细胞和(或)血小板减少或全血细胞减少;⑥老年甲亢;⑦甲亢并糖尿病;⑧毒性多结节性甲状腺肿;⑨自主功能性甲状腺结节合并甲亢。相对适应证:在某些特殊情况下 ^{131}I 可应用于青少年和儿童甲亢,用 ATD 治疗失败、拒绝手术或有手术禁忌证。^{131}I 治疗在很小的儿童(<5 岁)中应避免。^{131}I 剂量经计算所得<10 mCi 是可应用于 $5\sim10$ 岁儿童。在>10 岁儿童,若每克甲状腺接受的放射活度>150 μCi,可接受 ^{131}I 治疗。甲亢合并肝、肾等脏器功能损害。禁忌证:妊娠和哺乳期妇女。由于担心儿童甲状腺癌的潜在风险,对于儿童,还是尽可能避免 ^{131}I 治疗。

(3)治疗方法和剂量:可以根据甲状腺的大小、临床估测及其摄 ^{131}I 率等来计算放射性 ^{131}I 的剂量,但是由于个体差异,此种计算的方法并没有减少治疗后甲减或甲亢的发生率。因此,现在临床较多是根据触诊法以及甲状腺显像或超声测定来进行估测,给予 $5\sim15$ mCi 的固定剂量,称为适度剂量法。该法疗效确切,迟发性甲减易于处理,我国多数医院使用该方法,缺点是甲减的发生和进展隐匿,需长期随访。

(4)^{131}I治疗前后的用药:对轻中度的甲亢患者,足够长的抗甲状腺药物的停用期是必要的,必须在治疗前3~5天停药,停用碘剂和含碘药物及食物需达到7天。对于重度的甲亢患者,如静息心率达到120次/分钟,伴有T_3、T_4水平的显著升高,在放射性^{131}I治疗前,应以抗甲状腺药物及普萘洛尔治疗4~8周,待临床症状好转后再予以治疗,从而减少放射性^{131}I治疗后可能发生的甲亢危象。因服^{131}I后有一过性的甲状腺激素升高,故视情况可在用^{131}I治疗后一周继续予抗甲状腺药物治疗。

(5)疗效和并发症:^{131}I治疗甲亢的疗效可达90%以上。在服^{131}I后3~4周奏效,随后症状逐渐减轻。部分患者见效较缓慢,甚至在治疗后6个月症状才趋于好转。少数患者需要第二次治疗,其中又有极少患者需要多次治疗。重复治疗至少要间隔6个月以上。治疗后症状未完全消失者,需要延长观察期以确定其最终疗效。治疗后仅有轻度甲亢症状的患者,可辅以小剂量的抗甲状腺药物治疗,常有满意的疗效。

^{131}I治疗后的短期不良反应轻微,甲状腺部位可以有肿胀感。由于放射性甲状腺炎,血液循环中释放的甲状腺激素水平可以增加,因此在治疗的第一周可能出现甲亢症状加重的表现。远期并发症中最常见的是甲状腺功能减退。

女性患者应在治疗4~6个月明确甲状腺功能正常、平稳后才开始受孕(在甲状腺成功消融并充分的甲状腺激素替代治疗后),对于男性患者则3~4个月后经过精子产生的循环后才考虑生育。然而在患者(不分性别)甲状腺功能正常后,生育能力和其后代的先天异常与正常人群无明显差异。

上述三种治疗方法在不同的情况下均能有效地控制甲亢,在临床工作中,应根据患者的具体情况进行综合分析,选择个体化的最合适的治疗方案。

(六)毒性弥漫性甲状腺肿的几个特殊问题

1.甲状腺危象

甲状腺危象又称甲亢危象,多发生于毒性弥漫性甲状腺肿(Graves病),偶见于毒性多结节性甲状腺肿,为甲状腺毒症患者可危及生命的严重表现,通常见于严重的甲状腺功能亢进者在合并其他疾病时,如感染、创伤、精神应激和重大手术时。严重的甲亢同时合并其他疾病与甲状腺危象之间很难截然区分,因此严重甲亢同时合并感染、败血症等其他疾病的患者如不能区分是否为甲状腺危象,应按甲状腺危象处理。

危象前期时患者原有的症状加剧、伴中等发热、体重锐减、恶心、呕吐,危象期以与疾病程度不相称的高热或超高热为特征,体温常于40 ℃或更高,为区别重症甲亢和甲亢危象的重要鉴别点;同时伴显著的心动过速常在160次/分钟以上,大汗,患者常极度不安、兴奋和颤抖,甚而出现精神症状、谵妄甚至昏迷,患者还可以伴腹痛、腹泻,也可出现伴血压下降的充血性心力衰竭;此外,患者还可合并严重的电解质紊乱、白细胞增高、肝肾功能异常。患者多死于高热虚脱、心力衰竭、肺水肿、水电解质代谢紊乱。

大量甲状腺激素释放至循环血中,患者血中的甲状腺激素骤然升高,是引起甲亢危象的重要机制。实验室检查并不都伴有甲状腺激素水平显著增加,因此不能依据实验室检查判断是否为甲状腺危象,甲状腺危象的发生可能是全身疾病引起甲状腺结合球蛋白减少,使与蛋白质结合的激素过多转化为游离激素的缘故,另外可能同时合并的疾病引起细胞因子如肿瘤坏死因子α、IL-2增高有关。此外,还与肾上腺素能活力增加,机体对甲状腺激素的适应能力降低所致的失代偿有关。

(1)预防:防治方面,包括去除诱因和防治基础疾病是预防危象发生的关键,其中积极防治感染及术前充分准备极为重要。应强调预防措施:①避免精神刺激。②预防和尽快控制感染。③不任意停药。④手术或放射性核素碘治疗前,做好准备工作。

(2)治疗:包括尽快减轻甲状腺毒症并予支持疗法等。

迅速减少甲状腺激素释放和合成:①大剂量抗甲状腺药物,丙硫氧嘧啶(PTU)在周围组织中可减少T_4转化至T_3,故为首选药物,口服或胃管内注入200~400 mg,每6小时1次。甲巯咪唑或卡比马唑的剂量则为20~30 mg,每6小时1次。服药后1小时开始作用。②无机碘溶液:于抗甲状腺药物治疗1小时后开始使用,静脉或口服大量碘溶液,以阻断激素分泌。可在24小时内以碘化钠溶液1.0 g静脉滴注。也可口服复方碘溶液每天30滴左右,危象控制后即停用。理论上由于含碘药物会增加甲状腺激素合成,应在应用该类药物之前给予丙硫氧嘧啶。但该药物是唯一阻断甲状腺激素释放的药物,在甲状腺危象时,如果不能立即获得硫脲类药物,仍应立即给予,不应被推迟。③降低周围组织对甲状腺激素的反应:抗交感神经药物可减轻周围组织对儿茶酚胺的作用,常用的有 β 肾上腺素能阻断剂,最常用的为普萘洛尔。用药剂量须根据具体情况决定,在无心力衰竭情况下普萘洛尔 10～40 mg,每 4～6 小时口服 1 次或静脉滴注 2 mg。但对有心脏储备功能不全、心脏传导阻滞、心房扑动、支气管哮喘等患者,应慎用或禁用。如果有 β 肾上腺素能阻断剂使用禁忌,可用钙通道阻滞剂减慢心率。甲亢患者糖皮质激素代谢加速,肾上腺存在潜在的储备功能不足。甲亢危象时糖皮质激素的需要量增加,对有高热或休克者应加用糖皮质激素,糖皮质激素还有抑制甲状腺激素的释放,抑制 T_4 转换为 T_3。氢化可的松 200～300 mg/d 静脉滴注或静脉注射地塞米松 2 mg,每 6 小时 1 次,以后逐渐减少。

去除诱因:有感染者用抗生素,有诱发危象的其他疾病应同时给予治疗。

其他:①降温,可采用物理降温,严重者可用人工冬眠(哌替啶 100 mg,氯丙嗪及异丙嗪各 50 mg 混合后静脉持续泵入);②支持和对症处理:如给氧、补充能量及大量维生素尤其是 B 族、纠正水和电解质的紊乱及心力衰竭等。联合使用抗甲状腺制剂、碘和地塞米松,血清 T_3 浓度一般可于 24～48 小时内恢复至正常水平,并应注意在达到正常代谢状态之前必须继续使用。危象解除后逐渐减停用碘剂和糖皮质激素。

经上述治疗疗效不显著者,血清 T_3、T_4 仍呈显著高浓度,可考虑应用血浆置换及腹膜透析,以有效清除血中过多的甲状腺激素。

2.内分泌突眼症

内分泌突眼症又称甲状腺相关性眼病或 Graves 眼病,根据病情的轻重又分为非浸润性突眼和浸润性突眼。为弥漫性甲状腺肿伴甲状腺功能亢进症中的特殊表现之一。

本病起病可急可缓,可为双侧也可为单侧。起病时与甲状腺功能并无一定的相关关系,症状出现可先于高代谢症群,也可在其之后,还可出现在甲亢的治疗过程中。在甲亢的治疗过程中,抗甲状腺药物的用量过大,甲状腺激素水平下降过低,同时又未及时加用甲状腺激素制剂常是突眼加重的原因。同样手术行甲状腺次全切除合并甲减,也会加重突眼。在放射性碘治疗后部分患者出现突眼不同程度的加重,严重突眼患者应该避免选择该治疗方法。

根据临床表现分为非浸润性突眼和浸润性突眼。非浸润性突眼占本病的大多数,一般为双眼突出,有时为单侧突眼,患者无自觉症状。浸润性突眼相对少见,患者突眼度多在 19 mm 以上,伴有眼球胀痛、畏光、流泪、视力减退、眼肌麻痹、眼球转动受限,出现斜视、复视。严重时球结膜膨出、红肿而易感染;由于眼睑收缩、眼球突出,眼裂不能关闭,角膜暴露,引起角膜干燥,发生炎症,继之溃疡,并可继发感染,甚至角膜穿孔而失明。少数患者由于眶内压力增高,影响了视神经的血流供应,而引起一侧或双侧视盘水肿、视神经炎或球后视神经炎,甚至视神经萎缩,视力丧失。

(1)非浸润性突眼的治疗:一般不需特殊处理,随着甲亢的控制突眼会有所缓解。对浸润性突眼的甲亢治疗的过程中采用小剂量抗甲状腺药物缓慢控制甲亢症状,同时及时适量地加用甲状腺制剂(每天甲状腺片 20～40 mg,或甲状腺素片 25～50 μg)有助于改善突眼的症状。突眼严重者采用放射性[131]I治疗须慎重。突眼者还应注意避免吸烟,吸烟可导致突眼加重。

(2)浸润性突眼的治疗。

局部治疗:注意眼睛休息,戴深色眼镜避免强光及各种外来刺激。复视者用单侧眼罩减轻复视。眼裂不能闭合者睡眠时用抗菌眼膏并戴眼罩,严重者行眼睑缝合术,以免角膜暴露部分受刺激而发生炎症。突眼严重及视力受到威胁经局部和全身治疗无效时可采用眶内减压手术。

全身治疗:①甲状腺激素,用于甲亢治疗过程中及伴有明显突眼者,也有人认为甲状腺激素对于不合并甲减的患者不能改善眼病。②免疫抑制剂:如糖皮质激素、环磷酰胺、环孢素等的应用。糖皮质激素在突眼早期应用疗效较好,传统的方法为长期大剂量口服醋酸泼尼松,初始剂量 120～140 mg/d,显效后减量,疗程 6～12 个月;病情严重病例口服泼尼松最大剂量 120～140 mg/d。因不良反应大,后改进为隔天大剂量顿服(泼尼松 60 mg、80 mg 或 100 mg),显效后(通常 2～3 个月)减量(每次 5 mg),最小有效维持量为隔天一次顿服 20～40 mg。一般服用后 1～2 个月开始出现疗效,3～6 个月达最大疗效,病情严重者服用 6～10 个月后才出现最大疗效。视病情许可停药。文献报道总有效率 66%～90.63%不等。欧洲 Graves 眼病研究组(EUGOGO)共识推荐使用总剂量 4.5 g 泼尼松龙静脉滴注的疗法,即前 6 周每周 1 次 500 mg 甲泼尼龙静脉滴注,后 6 周每周 1 次 250 mg 甲泼尼龙静脉滴注治疗,认为该法较口服方法有效率更高而不良反应更少。糖皮质激素治疗的主要不良反应有类库欣综合征、骨质疏松、电解质紊乱、肾上腺皮质功能抑制以及上消化道出血、上腹不适等消化道反应。其他免疫抑制剂如环磷酰胺、环孢素、硫唑嘌呤、甲氨蝶呤等也用于浸润性突眼的治疗。环磷酰胺每天或隔天 200 mg 静脉注射和泼尼松每天或隔天 30～60 mg 口服隔周交替使用疗效较好,且可减少药物用量及不良反应。疗程 3～4 周,见效后泼尼松递减至撤除,环磷酰胺改每天口服 50～100 mg 维持较长时期,用药期间应随访血常规。有人认为环孢素与激素合并使用,疗效可提高,且又可减少激素用量,易被患者接受。但单用环孢素疗效不如糖皮质激素,与泼尼松联用疗效显著。环孢素剂量以<7.5 mg/(kg·d)为宜,初始剂量 5～7.5 mg/(kg·d),后逐渐减量。有报道剂量为 50 mg,每天 3 次,口服,2 个月后减量,3～6 个月后停用。对突眼、软组织炎症、眼肌病变、视力减退、复视、视神经损害疗效均可。硫唑嘌呤可 30～50 mg/d 或甲氨蝶呤 15～20 mg/d 与糖皮质激素联合用于浸润性突眼的治疗。③利妥昔单抗:有报道单次利妥昔单抗 500 mg 治疗活动性突眼有较好疗效。④球后放射治疗:球后照射对大剂量糖皮质激素治疗无效或因有禁忌证不能用糖皮质激素时有疗效。⑤血浆置换法:可迅速去除血浆中自身抗体,特别对病程较短,眼球突出急剧,有软组织、角膜病变及视力障碍者尤为有效。但此法的疗效为一过性,一般应继以糖皮质激素治疗。血浆置换量每次 2 L,计 3～4 次。

外科手术:严重突眼且视力受明显威胁者,可行眶内减压手术治疗。在突眼的急性过程稳定以后,由于肌肉的纤维化或挛缩,常遗留下复视或跟随的异常,可用手术进行矫正。

3.局限性黏液性水肿

局限性黏液性水肿是自身免疫性甲状腺疾病的甲状腺外症状之一,多见于 Graves 病患者。皮肤损害常和浸润性突眼并存或先后发生,可伴或不伴甲状腺功能亢进症。皮损好发于胫前,也可见于手足背及头面部,患处常呈对称性,大小不等,稍高出皮面,增厚、变粗,和正常皮肤分界清晰。一般无自觉症状,偶有瘙痒、微痛和色素沉着,时间较长者可因摩擦皮损处有毛发生长。

轻微的皮损一般不需特殊治疗。如皮损有加重的趋势可局部涂以糖皮质激素霜,病情严重者可给予糖皮质激素和免疫抑制剂治疗;如有继发感染应按软组织炎症给予局部湿敷和全身抗生素。有报道采用较大剂量的免疫球蛋白静脉注射可取得较好疗效。

4.亚临床甲状腺功能亢进症

其简称亚临床甲亢,是指血清 TSH 水平低于正常值下限,而血清游离三碘甲腺氨酸(FT_3)、血清游离甲状腺素(FT_4)在正常范围,不伴或伴有轻微的甲亢症状。持续性亚临床甲亢的原因包括外源性甲状腺激素替代、甲状腺自主功能腺瘤、结节性甲状腺肿、Graves 病等。某些健康的老年人可能会出现血清 TSH、游离 T_4 和 T_3 的水平正常低值的情况,排除了甲状腺或垂体疾病,考虑是由垂体-甲状腺轴的"调定点"发生改变所致。其他能引起 TSH 降低而游离 T_4 和 T_3 的水平正常的情况包括糖皮质激素治疗、中枢性甲减和非甲状腺疾病。

亚临床甲亢是甲状腺功能亢进症病情轻微的一种类型,在某些患者可出现心血管系统疾病和骨代谢异常,轻微的甲状腺功能亢进症状或认知改变。亚临床甲亢对死亡率的影响仍有争议。

根据 TSH 减低的程度,本症又分为 TSH 部分抑制,血清 TSH 0.1～0.5 mIU/L;TSH 完全抑制,血清 TSH<0.1 mIU/L。

患者检测 TSH 低于正常范围下限,三碘甲状腺原氨酸(TT_3)、血清总甲状腺素(TT_4)正常者,应考虑本病可能。但应首先要排除上述的引起 TSH 降低的因素。并且在 3～6 个月内再次复查,以确定 TSH 降低为持续性而非一过性。

5.妊娠及产后期 Graves 病

妊娠时伴甲状腺毒症并不少见,伴发的甲亢以 Graves 病最常见。妊娠时滋养层激素人绒毛膜促性腺激素(HCG)增高也可作用于 TSH 受体,使甲状腺激素合成增加,其他如毒性结节性甲状腺肿、功能自主性甲状腺腺瘤也可伴发。

妊娠本身对 Graves 病也有影响,由于母体在妊娠时免疫系统受抑制,一些 Graves 病患者在妊娠期,甲亢可能自然减轻或好转,而在产后,受抑制的免疫系统得以恢复,可有产后甲状腺炎而发生甲状腺毒症,或已经缓解的 Graves 病病情又会出现或加重。Graves 病患者血中的 TRAb 容易通过胎盘引起新生儿甲亢,还可发生早产及娩出低出生体重儿。行^{131}I 治疗后或手术后甲状腺功能替代正常的孕妇,其体内的 TRAb 并不总是减少,因此这类孕妇仍然有发生新生儿甲亢的风险。

妊娠时雌激素水平增高引起血中甲状腺激素结合球蛋白(TBG)也增高,故血清 T_3、T_4 也较正常增高,应测定不受 TBG 影响的游离 T_4 或 T_3 才能真实反映甲状腺功能状态,血清 TSH 在甲亢时也降低。

甲亢和妊娠可相互影响,对妊娠的不利影响为早产、流产、妊娠高血压综合征及死胎等,而妊娠时可加重甲亢患者心血管负担。

由于怀孕 12~14 周后胎儿甲状腺具有吸碘和合成激素的功能,也能对 TSH 起反应,故放射性核素碘治疗或诊断均属严禁之例。妊娠伴本病时一般不需人工流产,而治以抗甲状腺药物,若需外科治疗可在妊娠中期进行。因硫脲类药物较易通过胎盘,而甲状腺激素通过胎盘较少,因此应避免大剂量的硫脲类药物治疗,以免发生胎儿甲减。妊娠前 3 个月以丙硫氧嘧啶治疗,每天用量应<200 mg。妊娠 3 个月后可改为甲巯咪唑口服,剂量一般不超过 15 mg。放射碘治疗后 6 个月内应当避免怀孕。

产后接受硫脲类抗甲状腺药物治疗的哺乳期妇女,乳汁中可排出甲巯咪唑,对服抗甲状腺药物的妇女是否可以母乳喂养婴儿有疑虑。但临床研究发现在母亲服用抗甲状腺药物的婴儿中,并没有甲状腺功能或形态异常及智力受损的报道,但是在这些婴儿中定期检测甲状腺功能非常必要。

6.儿童甲状腺功能亢进症

(1)新生儿甲亢。有两种类型:第一型较为常见,患儿的母亲于妊娠时有 Graves 病,母体内的 TRAb 通过胎盘到达胎儿使之发生甲亢,故出生时已有甲亢表现,生后 1~3 个月内自行缓解,血中 TRAb 也随之消失。一般采用抗甲状腺药物辅以普萘洛尔治疗。第二型较少见,症状可在婴儿早期出现,母亲在妊娠时未必一定有 Graves 病,但常有阳性家族史,此型患儿甲亢表现不能自行缓解,患者常有颅骨缝早期融合,智力障碍等后遗症。治疗同上。

(2)儿童期甲亢:临床表现与成人相似。在后期均伴有发育障碍。一般 18 岁前采用较为安全的抗甲状腺药物治疗。如有复发,还可给予第二次药物治疗,然后再考虑手术治疗。因^{131}I 治疗在儿童有造成甲状腺癌的可能,应慎重选用。如果必须选择^{131}I 治疗,应选择较大剂量而不是小剂量多次的治疗,直接去除甲状腺,以减少甲状腺癌的发生。

7.老年性甲状腺功能亢进症

老年性甲亢症状常不典型,易被漏诊、误诊。

(1)临床表现。其特点:①发病较隐袭;②临床表现不典型,常突出某一系统的症状,尤其是心血管和胃肠道症状。由于年迈,伴有其他心脏病,但心动过速表现较少,不少患者合并心绞痛,有的甚而发生心肌梗死,发生心律失常和心力衰竭者较为常见,占半数以上。老年甲亢患者中食欲减退的发生率较多,且多腹泻,致消瘦更为突出,呈恶病质,常被误诊为癌症。③眼病和高代谢症群表现较少,甲状腺常不肿大,但甲状腺结节的发生率较高,尤其是女性患者。④血清总 T_4 测定可在正常范围内,但^{131}I 摄取率增高,T_3 抑制试验呈不抑制反应。测定 FT_3、FT_4 常见上升,血清 TSH 可为低值和测不出。⑤全身症状较重,羸弱,明显消瘦,全身衰竭,抑郁淡漠,有时神志迷糊,甚而昏迷。

(2)治疗:多采用抗甲状腺药物,也可用放射性碘治疗,此外,辅以利血平,并予以各种支持对症疗法。

8.甲状腺功能亢进性心脏病

甲亢性心脏病是甲亢最常见的并发症之一。甲状腺激素直接作用于心肌,并加强儿茶酚胺等作用,从而使心率增快、脉压增大、心脏收缩功能增强等。如果甲状腺功能亢进长期未能控制,增加的心房负荷引起心房增大,进一步出现房性心律失常;增加的心室前后负荷则引起心室肥大,同时长期的心动过速从而导致了心力衰竭的发生。部分甲亢患者由于过多的甲状腺激素可直接作用于窦房结改变其节律,亦可由于心房、心室肥大,心肌缺血从而导致心脏传导系统的异常,从而发生各种心律失常;心脏收缩功能的增加,氧耗增加,使冠脉供血相对不足,特别在合并其他器质性心脏病的患者,可引起心肌缺血,以心绞痛为表现。

(1)临床表现。①心律失常:甲亢患者不论原来有无心脏病,常可发生心律失常,以房性期前收缩和心房颤动多见,呈发作性或为持续性。也可表现为阵发性心动过速或心房扑动或心律失常,大多属可逆性。②心脏扩大:在病程较长而严重的甲亢患者中,由于甲状腺激素的作用和可能原先存在心脏病可引起心脏扩大,如单纯由甲亢所致者,待甲亢控制后,心脏多可恢复正常,但也有少数患者可以遗留永久性心脏扩大。由于左心室扩大,引起相对性二尖瓣关闭不全,此时需与风湿性心脏病鉴别。③心力衰竭:在原先有器质性心脏病的甲亢患者中,心力衰竭是常见的并发症。在老年性甲亢患者中,心脏症状更为突出,常掩盖甲亢的症状,故在顽固性心力衰竭的患者中,应排除本病的可能性。在原先没有器质性心脏病的甲亢患者中,也可发生心力衰竭,甲亢控制后,这种改变多数可恢复正常。

(2)诊断:甲亢患者同时有下述心脏异常至少一项者,可诊断为甲亢性心脏病。①心脏增大;②心律失常;③充血性心力衰竭;④心绞痛或心肌梗死。诊断时需排除同时存在其他原因引起的心脏改变,甲亢控制后上述心脏情况好转或明显改善。

(3)治疗:治疗的基本原则是控制增高的甲状腺激素水平和对心脏病的对症处理。控制甲亢可采用抗甲状腺药物治疗或放射性碘治疗。在行放射性碘治疗时应先以抗甲状腺药物治疗,耗竭腺体内贮存激素,可减少心脏病的恶化。病情控制后也可选择手术治疗。在严重病例需立即控制病情者,可采用放射性碘,也可抗甲状腺药物和碘剂联合治疗。甲亢性心脏病的处理和其他心脏病的处理并无不同,唯在前者更为困难。必须同时控制甲亢,抗心力衰竭措施方能奏效。

9.Graves病伴肌病变

(1)临床表现:①急性甲亢性肌病或甲亢伴急性延髓麻痹,罕见,发病机制不清,发病迅速,表现为进行性严重肌无力,患者在数周内可见说话、吞咽困难,发声障碍,复视及四肢无力,表情淡漠,抑郁,也可合并甲亢危象,发生呼吸肌麻痹时可见呼吸困难,甚或呼吸衰竭,病势凶险。②慢性甲亢性肌病:较多见,可发生于80%的Graves病患者,起病慢。近端肌肉群在本病中受累最早最重。患者诉进行性肌无力,登楼、蹲位起立困难,常有肌肉萎缩。③甲亢伴周期性瘫痪:以亚洲地区患者为多,且年轻男性占显著优势,发作时常伴血钾过低,葡萄糖和胰岛素静脉滴注可诱发本症,症状和家族性周期性瘫痪相似,主要为双上、下肢及躯干发作性软瘫,以下肢瘫痪更为常见,严重时可有呼吸肌麻痹,伴有腱反射的消失,发作可持续数小时至数天,发作频数个体差异很大,过多活动、糖类食物以及胰岛素及肾上腺素均能诱发瘫痪的发生。④甲亢伴重症肌无力:主要累及眼部肌群,可有眼睑下垂、眼球运动障碍和复视,朝轻暮重。对新斯的明有良好效应。甲亢和重症肌无力为自身免疫疾病,可检出抗乙酰胆碱受体自身抗体,但甲亢并不直接引起重症肌无力,可能两者先后或同时见于对自身免疫有遗传缺陷的同一患者中。⑤眼肌麻痹性突眼症:即浸润性突眼,见前述。

(2)治疗:①急性甲亢性肌病时病势急骤,需进行监护抢救。一般于甲亢控制后,肌病可以好转。②甲亢伴重症肌无力应分别进行甲亢和重症肌无力的治疗,对后者可应用溴吡斯的明,溴化新斯的明等乙酰胆碱酯酶抑制剂为主的治疗。③其他三种肌病变的治疗主要为迅速控制甲亢,则肌病可于2~3个月内得到良好的恢复,在甲亢伴周期性瘫痪的治疗中尚需补充钾盐可以减轻、终止或预防瘫痪的发生。

二、毒性甲状腺腺瘤和毒性多结节性甲状腺肿

毒性甲状腺腺瘤又称自主性功能亢进性甲状腺腺瘤和毒性多结节性甲状腺肿,是甲状腺激素水平增高的较少见原因。

与普通所见弥漫性甲状腺肿伴功能亢进症者不同,毒性甲状腺腺瘤并非促甲状腺素受体抗体的刺激引起,在 60% 的腺瘤患者有 TSH 受体基因的产生"功能获得"性突变,还有少数患者有 G 蛋白基因的"功能获得"性突变,其他患者的病因不明。毒性多结节性甲状腺肿常见于 50 岁以上的长期合并非毒性多结节性甲状腺肿的老年患者,非毒性甲状腺结节由于未知原因变得功能自主,其产生甲状腺激素的功能不受 TSH 调控。

结节可单个或多个,单个结节可有 2～3 cm 大小,质地较韧,有时可有压迫气管及喉返神经的症状及体征。显微镜下结节可呈腺瘤改变。结节周围的甲状腺组织由于 TSH 受反馈抑制而呈萎缩性改变,对侧甲状腺组织常萎缩。毒性多结节甲状腺肿患者甲状腺组织大小不等,严重肿大者可延伸至胸骨后。

实验室检查可见 TSH 被抑制,T_3 及 FT_3 水平显著升高,而 T_4 及 FT_4 水平升高程度较低,TRAb 及 TPOAb 阴性,与 Graves 病相鉴别。放射性碘甲状腺显像对这两种病因造成的甲状腺功能亢进最具鉴别诊断意义,一些患者表现为不规则的放射性碘浓聚,而另一些患者表现为一个或多个显著的碘浓聚的热结节,结节间的甲状腺组织几乎没有碘的摄入。此时宜慎与先天性一叶甲状腺的扫描图像相鉴别,给予基因重组人 TSH 10 IU 刺激后重复扫描,周围萎缩的甲状腺组织能重新显示,对确定本病诊断最具意义。

放射性碘治疗是毒性甲状腺腺瘤和毒性多结节甲状腺肿的治疗选择,适合大多数患者。患者若甲亢症状明显,治疗前应以抗甲状腺药物治疗数周,以防甲亢症状加重引起甲亢危象,或原有心脏病者引起心律失常。[131]I 治疗剂量应较大,一般在每克甲状腺组织 150 μCi 左右疗效满意。治疗后周围萎缩的正常甲状腺组织逐渐重新恢复功能,故较少发生甲减。如果患者为年轻患者并为孤立的甲状腺腺瘤,可以行手术治疗。

三、碘致甲状腺功能亢进

碘源性甲状腺功能亢进症(简称"碘甲亢")与长期大量摄碘或含碘药物有关(Job-Basedow 效应)。最常出现于伴毒性甲状腺结节的患者在摄入过量的碘之后,也见于合并 Graves 病的报道。患者常在碘摄入增加以前即有甲状腺激素合成碘调节异常,也有报道在纠正碘的摄入之后甲状腺功能完全恢复正常。碘甲亢最常出现于碘缺乏地区在给予碘补充时。

此外医疗中使用含碘的造影剂和含碘的药物(如应用含碘量达 37% 的胺碘酮)也是引起碘甲亢的重要原因。特别是服用胺碘酮后引起的甲亢临床最为多见。

胺碘酮所致的甲状腺毒症(amiodarone-induced thyrotoxicosis,AIT)分为两型,即Ⅰ型和Ⅱ型。Ⅰ型由甲状腺细胞增生、功能亢进引起,Ⅱ型由甲状腺细胞破坏导致激素释放过多所致。两者之间因为除缺碘地区以外均甲状腺摄碘率降低难以鉴别。多普勒超声检查显示合并甲状腺增大和血流增多者有利于Ⅰ型的诊断,而甲状腺大小正常,血流正常或减少的倾向于Ⅱ型的诊断。但多普勒形态检查仍有模糊之处。临床鉴别困难。

碘所致的甲状腺毒症的治疗有一定困难。因甲状腺摄碘率低,不能选择[131]I 治疗。由于碘水平增加所致及甲状腺毒症,对硫脲类抗甲状腺药效果也较差。发生碘甲亢后,轻中度甲亢患者可以抗甲状腺药物治疗。给予过氯酸钠 200 mg,一天四次可以阻止碘的摄入,抑制甲状腺激素的合成。胺碘酮所致的甲状腺毒症,可以联合使用硫脲类抗甲状腺药物(甲巯咪唑 20～40 mg/d)和泼尼松 20～40 mg/d 治疗,4～6 周后逐渐减量泼尼松。

四、少见原因的甲状腺功能亢进症

垂体产生 TSH 的肿瘤,葡萄胎和绒毛膜癌时产生的 HCG 都可以刺激甲状腺产生过多的甲状腺激

素,从而引起甲亢。垂体瘤和葡萄胎均可以用手术的方法治疗,绒毛膜癌可以通过化疗进行治疗,如患者伴持续的甲亢可以应用抗甲状腺药物治疗。卵巢畸胎瘤所致的异位甲状腺激素产生过多常可造成轻度的甲亢,做放射性碘全身显像可见碘在卵巢部位有浓聚,手术切除可以治愈。甲状腺功能性滤泡样癌也很少会引起甲亢,对其治疗见甲状腺肿瘤的章节。

甲状腺激素抵抗是因为甲状腺激素受体的 β 亚基基因突变,下丘脑-垂体甲状腺激素抵抗较外周明显时,可有甲状腺毒症的症状,与垂体瘤的鉴别主要在于患者的家族史。对这类患者的治疗以甲状腺激素或甲状腺激素类似物和 β 肾上腺素能受体阻断剂治疗,不可用抗甲状腺药物。

亚急性甲状腺炎可以在数周至数月引起甲状腺毒症,主要是由于炎症时甲状腺滤泡被破坏,滤泡内储存的甲状腺激素释放入血造成甲状腺激素水平增高。还有一些外源性的甲状腺毒症,患者常因无意或有意摄入过多的甲状腺激素制剂,或动物的甲状腺组织也可引起甲状腺毒症,此时患者有典型的高代谢症候群,T_3、T_4 水平升高,TSH 被抑制,甲状腺球蛋白的水平通常也是降低的。外源性甲状腺毒症的治疗通常在停止摄入后即明显好转,很少需要使用 β 受体阻滞药对症处理或胺碘苯丙酸抑制 T_4 向 T_3 的转化。

(刘向前)

第三节　甲状腺功能减退症

甲状腺功能减退症,简称甲减,是组织的甲状腺激素作用不足或缺如的一种病理状态,即甲状腺激素合成、分泌或生物效应不足所致的一组内分泌疾病。甲减的发病率有地区及种族的差异。碘缺乏地区的发病率明显较碘供给充分地区高。女性甲减较男性多见,且随年龄增加,其患病率上升。新生儿甲减发生率约为 1/4 000,青春期甲减发病率降低,其患病率随着年龄上升,在年龄>65 岁的人群中,显性甲减的患病率为 2%～5%。甲减为较常见的内分泌疾病,且常首先求治于非专科医师。

一、病因

99% 以上的甲减为原发性甲减,仅不足 1% 的病例为 TSH 缺乏引起。原发性甲减绝大多数系由自身免疫性(桥本)甲状腺炎、甲状腺放射性碘治疗或甲状腺手术导致。

二、分类

临床上,按甲减起病时年龄分类可分下列三型。
(1)功能减退始于胎儿期或出生不久的新生儿者,称呆小病(又称克汀病)。
(2)功能减退始于发育前儿童期者,称幼年甲状腺功能减退症,严重时称幼年黏液性水肿。
(3)功能减退始于成人期者,称甲状腺功能减退症,严重者称黏液性水肿。

三、发病机制

(一)呆小病(克汀病)
有地方性及散发性两种。
1.地方性呆小病
多见于地方性甲状腺肿流行区,因母体缺碘,供应胎儿的碘不足,以致甲状腺发育不全和激素合成不足。此型甲减对迅速生长中胎儿的神经系统特别是大脑发育危害极大,造成不可逆性的神经系统损害。
2.散发性呆小病
见于各地,病因不明。母亲既无缺碘又无甲状腺肿等异常,推测其原因有以下几方面。

(1)甲状腺发育不全或缺如:①患儿甲状腺本身生长发育缺陷;②母体在妊娠期患某种自身免疫性甲状腺病,血清中存在抗甲状腺抗体,经血行通过胎盘而入胎儿破坏胎儿部分或全部甲状腺;③母体妊娠期服用抗甲状腺药物或其他致甲状腺肿物质,阻碍了胎儿甲状腺发育和激素合成。

(2)甲状腺激素合成障碍:常有家族史,激素合成障碍主要有五型。①甲状腺摄碘功能障碍:可能由于参与碘进入细胞的"碘泵"发生障碍影响碘的浓集。②碘的有机化过程障碍,又可包括过氧化物酶缺陷,此型甲状腺摄碘力强,但碘化物不能被氧化为活性碘,致不能碘化酪氨酸和碘化酶缺陷。③碘化的酪氨酸不能形成单碘及双碘酪氨酸。碘化酪氨酸耦联缺陷:甲状腺已生成的单碘及双碘酪氨酸发生耦联障碍,以致 T_4 及 T_3 合成减少。④碘化酪氨酸脱碘缺陷:由于脱碘酶缺乏,游离的单碘及双碘酪氨酸不能脱碘而大量存在于血中不能再被腺体利用,并从尿中大量排出,间接引起碘的丢失过多。甲状腺球蛋白合成与分解异常:酪氨酸残基的碘化及由碘化酪氨酸残基形成 T_3、T_4 的过程,都是在完整的甲状腺球蛋白分子中进行。⑤甲状腺球蛋白异常,可致 T_3、T_4 合成减少,并可产生不溶于丁醇的球蛋白,影响 T_3、T_4 的生物效能。甲状腺球蛋白的分解异常可使周围血液中无活性的碘蛋白含量增高。

未经治疗的呆小病造成儿童期和青春期的生长迟滞、智力受损和代谢异常,显然,早期诊断和治疗是极为重要的。

(二)幼年甲状腺功能减退症

病因与成人患者相同。

(三)成年甲状腺功能减退症

病因可分为甲状腺激素缺乏、促甲状腺激素缺乏和末梢组织对甲状腺激素不应症三大类。

1.由于甲状腺本身病变致甲状腺激素缺乏

其即原发性甲减。其中部分病例病因不明,又称"特发性",较多发生甲状腺萎缩,约为甲减发病率的5%。大部分病例有以下比较明确的原因:①甲状腺的手术切除,或放射性碘或放射线治疗后。②甲状腺炎:与自身免疫有关的慢性淋巴细胞性甲状腺炎后期为多,亚急性甲状腺炎引起者罕见。③伴甲状腺肿或结节的功能减退:慢性淋巴细胞性甲状腺炎多见,偶见于侵袭性纤维性(Reidel)甲状腺炎,可伴有缺碘所致的结节性地方性甲状腺肿和散在性甲状腺肿。④腺内广泛病变:多见于晚期甲状腺癌和转移性肿瘤,较少见于甲状腺结核、淀粉样变、甲状腺淋巴瘤等。⑤药物:抗甲状腺药物治疗过量;摄入碘化物(有机碘或无机碘)过多;使用阻碍碘化物进入甲状腺的药物如过氯酸钾、硫氰酸盐、间苯二酚、对氨基水杨酸钠(PAS)、保泰松、碘胺类药物、硝酸钴、碳酸锂等,甲亢患者经外科手术或 ^{131}I 治疗后对碘化物的抑制甲状腺激素合成及释放作用常较敏感,故再服用含碘药物则易发生甲减。

2.由于促甲状腺激素不足

分为垂体性与下丘脑性两种。

(1)腺垂体功能减退使促甲状腺激素(TSH)分泌不足所致,又称为垂体性(或继发性)甲减。

(2)下丘脑疾病使促甲状腺激素释放激素(TRH)分泌不足所致,又称为下丘脑性(或三发性)甲减。

3.末梢性(周围性)甲减

系指末梢组织甲状腺激素不应症,即甲状腺激素抵抗。临床上常可见一些有明显的甲减的症状,但甲状腺功能检查结果则与之相矛盾。病因有二:①血中存在甲状腺激素结合抗体,从而导致甲状腺激素不能发挥正常的生物效应。②周围组织中的甲状腺激素受体数目减少、受体对甲状腺激素的敏感性减退导致周围组织对甲状腺激素的效应减少。

甲状腺激素抵抗的主要原因是外周组织对甲状腺激素的敏感性降低。正常情况下,T_3 和 T_4 可抑制性地反馈作用于垂体,具有活性的 T_3 抵达外周组织与甲状腺激素受体结合产生生物效应。甲状腺激素抵抗时由于垂体对甲状腺激素的敏感性降低,其负反馈受抑,导致 TSH 升高,结果甲状腺激素分泌增加,作用于外周不敏感的组织出现甲减症状,而抵抗不明显的组织则出现甲亢表现。

四、病理

(一)呆小病

散发性者除激素合成障碍一类甲状腺呈增生肿大外,多数在甲状腺部位或舌根仅有少许滤泡组织,甚至完全缺如。地方性甲状腺肿呈萎缩或肿大,腺体内呈局限性上皮增生及退行性变。腺垂体常较大,部分病例示蝶鞍扩大,切片中 TSH 细胞肥大,此外,可有大脑发育不全,脑萎缩,骨成熟障碍等。

(二)黏液性水肿

原发性者甲状腺呈显著萎缩,腺泡大部分被纤维组织所替代,兼有淋巴细胞浸润,残余腺泡上皮细胞矮小,泡内胶质含量极少。放射线治疗后甲状腺的改变与原发性者相似。慢性甲状腺炎者腺体大多有淋巴细胞、浆细胞浸润且增大,后期可纤维化而萎缩,服硫脲类药物者腺体增生肥大,胶质减少而充血。继发于垂体功能减退者垂体有囊性变或纤维化,甲状腺腺体缩小,腺泡上皮扁平,腔内充满胶质。

甲状腺外组织的病理变化包括皮肤角化,真皮层有黏液性水肿,细胞间液中积聚多量透明质酸、黏多糖、硫酸软骨素和水分,引起非凹陷性水肿。内脏细胞间液中有相似情况,称内脏黏液性水肿。浆膜腔内有黏液性积液。全身肌肉不论骨骼肌、平滑肌或心肌都可有肌细胞肿大、苍白,肌浆纤维断裂且有空泡变性和退行性病灶,心脏常扩大,间质水泡伴心包积液。肾脏可有基底膜增厚从而出现蛋白尿。

五、临床表现

甲减可影响全身各系统,其临床表现并不取决于甲减的病因而是与甲状腺激素缺乏的程度有关。

(一)呆小病

病因繁多,于出生时常无特异表现,出生后数周内出现症状。共同的表现有:皮肤苍白,增厚,多皱褶,多鳞屑。口唇厚,舌大且常外伸,口常张开多流涎,外貌丑陋,面色苍白或呈蜡黄,鼻短且上翘,鼻梁塌陷,前额多皱纹,身材矮小,四肢粗短,手常呈铲形,脐疝多见,心率缓慢,体温偏低,其生长发育均低于同年龄者,当成年后常身材矮小。各型呆小病可有的特殊表现如下。

1.先天性甲状腺发育不全

腺体发育异常的程度决定其症状出现的早晚及轻重。腺体完全缺如者,症状可出现于出生后 1~3 个月且较重,无甲状腺肿。如尚有残留或异位腺体时,多数在 6 个月~2 岁内出现典型症状,且可伴代偿性甲状腺肿大。

2.先天性甲状腺激素合成障碍

病情因各种酶缺乏的程度而异。一般在新生儿期症状不显,后逐渐出现代偿性甲状腺肿,且多为显著肿大。典型的甲状腺功能低下可出现较晚,可称为甲状腺肿性呆小病,可能为常染色体隐性遗传。在碘有机化障碍过程中除有甲状腺肿和甲状腺功能低下症状外,常伴有先天性神经性聋哑,称 Pendred 综合征。这两型多见于散发性呆小病者,其母体不缺碘且甲状腺功能正常,胎儿自身虽不能合成甲状腺激素但能从母体得到补偿。故不致造成神经系统严重损害,出生后 3 个月以上,母体赋予的甲状腺激素已耗竭殆尽,由于本身甲状腺发育不全或缺如或由于激素合成障碍,使体内甲状腺激素缺乏处于很低水平,出现显著的甲状腺功能低下症状,但智力影响却较轻。

3.先天性缺碘

多见于地方性呆小病。母体患地方性甲状腺肿,造成胎儿期缺碘,在胎儿及母体的甲状腺激素合成均不足的情况下,胎儿神经系统发育所必需的酶[如尿嘧啶核苷二磷酸(UDP)等]生成受阻或活性降低,造成胎儿神经系统严重且不可逆的损害和出生后永久性的智力缺陷和听力、语言障碍,但出生后患者的甲状腺在供碘好转的情况下,能加强甲状腺激素合成,故甲状腺功能低下症状不明显,这种类型又称为"神经型"呆小病。

4.母体怀孕期服用致甲状腺肿制剂或食物

如卷心菜、大豆、对氨基水杨酸、硫脲类、间苯二酚、保泰松及碘等,这些食物中致甲状腺肿物质或药物能通过胎盘,影响甲状腺功能,出生后引起一过性甲状腺肿大,甚至伴有甲状腺功能低下,此型临床表现轻微、短暂,常不被发现,如妊娠期口服大量碘剂且历时较长,碘化物通过胎盘可导致新生儿甲状腺肿,巨大者可产生初生儿窒息死亡,故妊娠妇女不可用大剂量碘化物。哺乳期中碘亦可通过乳汁进入婴儿体内引起甲状腺肿伴甲减。

(二)幼年黏液性水肿

临床表现随起病年龄而异,幼儿发病者除体格发育迟缓和面容改变不如呆小病显著外,其余均和呆小病相似。较大儿童及青春期发病者,大多似成人黏液性水肿,但伴有不同程度的生长阻滞,青春期延迟。

(三)成人甲状腺功能减退及黏液性水肿

临床表现取决于起病的缓急、激素缺乏的速度及程度,且与个体对甲状腺激素减少的反应差异性有一定关系,故严重的甲状腺激素缺乏有时临床症状也可轻微。轻型者症状较轻或不典型;重型者累及的系统广泛,称黏液性水肿。现今严重甲减患者较以往少见,该术语常用以描述甲减表现的皮肤和皮下组织黏液性水肿这一体征。临床型甲减的诊断标准应具备有不同程度的临床表现及血清 T_3、T_4 的降低,尤其是血清 T_4 和 FT_4 的降低为临床型甲减的一项客观实验室指标。临床上无或仅有少许甲减症状,血清 FT_3 及 FT_4 正常而 TSH 水平升高,此种情况称为"亚临床甲减",需根据 TSH 测定或/和促甲状腺激素(TRH)兴奋试验确诊,可进展至临床型甲减,伴有甲状腺抗体阳性或/和甲状腺肿者进展机会较大。

成人甲状腺功能减退最早症状是出汗减少、怕冷、动作缓慢、精神萎靡、疲乏、嗜睡、智力减退、胃口欠佳、体重增加、大便秘结等。当典型症状出现时有下列表现。

1.低基础代谢率症群

疲乏、行动迟缓、嗜睡、记忆力明显减退且注意力不集中,因周围血液循环差和能量产生降低以致异常怕冷、无汗及体温低于正常。

2.黏液性水肿面容

面部表情可描写为"淡漠""愚蠢""假面具样""呆板",甚至"白痴"。面颊及眼睑虚肿,垂体性黏液性水肿有时颜面胖圆,犹如满月。面色苍白,贫血或带黄色或陈旧性象牙色。有时可有颜面皮肤发绀。由于交感神经张力下降对 Müller 肌的作用减弱,故眼睑常下垂形或眼裂狭窄。部分患者有轻度突眼,可能与眼眶内球后组织有黏液性水肿有关,但对视力无威胁。鼻、唇增厚,舌大而发声不清,言语缓慢,音调低,头发干燥、稀疏、脆弱,睫毛和眉毛脱落(尤以眉梢为甚),男性胡须生长缓慢。

3.皮肤

皮肤苍白或因轻度贫血及甲状腺激素缺乏使皮下胡萝卜素变为维生素 A 及维生素 A 生成视黄醛的功能减弱,以致高胡萝卜素血症,加以贫血肤色苍白,因而常使皮肤呈现特殊的蜡黄色,且粗糙少光泽,干而厚、冷、多鳞屑和角化,尤以手、臂、大腿为明显,且可有角化过度的皮肤表现。有非凹陷性黏液性水肿,有时下肢可出现凹陷性水肿。皮下脂肪因水分的积聚而增厚,致体重增加,指甲生长缓慢、厚脆,表面常有裂纹。腋毛和阴毛脱落。

4.精神神经系统

精神迟钝,嗜睡,理解力和记忆力减退。视力、听觉、触觉、嗅觉均迟钝,伴有耳鸣,头晕。有时可呈神经质或可发生妄想、幻觉、抑郁或偏狂。严重者可有精神失常,呈木僵、痴呆,昏睡状。偶有小脑性共济失调。还可有手足麻木,痛觉异常,腱反射异常。脑电图可异常。脑脊液中蛋白质可增加。

5.肌肉和骨骼

肌肉松弛无力,主要累及肩、背部肌肉,也可有肌肉暂时性强直、痉挛、疼痛或出现齿轮样动作,腹背肌及腓肠肌可因痉挛而疼痛,关节也常疼痛,骨密度可增高。少数病例可有肌肉肥大。发育期间骨龄常延迟。

6.心血管系统

心率降低,心音低弱,心排血量减低,由于组织耗氧量和心排血量的减低相平行,故心肌耗氧量减少,很少发生心绞痛和心力衰竭。一旦发生心力衰竭,因洋地黄在体内的半衰期延长,且由于心肌纤维延长伴有黏液性水肿故疗效常不佳且易中毒。心电图可见 ST-T 改变等表现。严重甲减者全心扩大,常伴有心包积液。久病者易并发动脉粥样硬化及冠心病,发生心绞痛和心律不齐。如没有合并器质性心脏病,甲减本身的心脏表现可以在甲状腺激素治疗后得到纠正。

7.消化系统

厌食、腹胀、便秘、鼓肠,甚至发生巨结肠症及麻痹性肠梗阻。因有抗胃泌素抗体存在,患者可伴胃酸缺乏。

8.呼吸系统

肥胖、黏液性水肿、胸腔积液、贫血及循环系统功能差等综合因素可导致肺泡通气量不足及二氧化碳麻醉现象。阻塞性睡眠呼吸暂停常见,可以在甲状腺激素治疗后得到纠正。

9.内分泌系统

血皮质醇常正常、尿皮质醇可降低,促肾上腺皮质激素(ACTH)分泌正常或降低,ACTH 兴奋反应延迟,但无肾上腺皮质功能减退的临床表现。长期患本病且病情严重者,可能发生垂体和肾上腺功能降低,在应激或快速甲状腺激素替代治疗时加速产生。长期患原发性甲减者垂体常常增大,可同时出现泌乳素增高及溢乳。交感神经的活性降低,可能与血浆环腺苷酸对肾上腺素反应降低有关,肾上腺素的分泌率及血浆浓度正常,而去甲肾上腺素的相应功能增加,β-肾上腺素能的受体在甲减时可能会减少。胰岛素降解率下降且患者对胰岛素敏感性增强。LH 分泌量及频率峰值均可下降,血浆睾酮和雌二醇水平下降。严重时可致性欲减退和无排卵。

10.泌尿系统及水电解质代谢

肾血流量降低,肾小球基底膜增厚可出现少量蛋白尿,水利尿试验差,水利尿作用不能被可的松而能被甲状腺激素所纠正。肾脏排水功能受损,导致组织水潴留。Na^+ 交换增加,可出现低血钠,但 K^+ 的交换常属正常。血清 Mg^{2+} 可增高,但交换的 Mg^{2+} 和尿 Mg^{2+} 的排出率降低。血清钙、磷正常,尿钙排泄下降,粪钙排泄正常,粪尿磷排泄正常

11.血液系统

甲状腺激素缺乏使造血功能遭到抑制,红细胞生成素减少,胃酸缺乏使铁及维生素 B_{12} 吸收障碍,加之月经过多以致 2/3 患者可有轻、中度正常色素或低色素小红细胞型贫血,少数有恶性贫血(大红细胞型)。血沉可增快。Ⅷ和Ⅸ因子的缺乏导致机体凝血机制减弱,故易有出血倾向。

12.昏迷

昏迷为黏液性水肿最严重的表现,多见于年老长期未获治疗者。大多在冬季寒冷时发病,受寒及感染是最常见的诱因,其他如创伤、手术、麻醉、使用镇静剂等均可促发。昏迷前常有嗜睡病史,昏迷时四肢松弛,反射消失,体温很低(可在 33 ℃以下),呼吸浅慢,心动过缓,心音微弱,血压降低,休克,并可伴发心、肾衰竭,常威胁生命。

六、辅助检查

(一)间接依据

1.基础代谢率降低

常在 45%～35%,有时可达 70%。

2.血脂

常伴高胆固醇血症和高 LDL 血症。甘油三酯也可增高。

3.心电图检查

心电图检查示低电压、窦性心动过缓、T 波低平或倒置,偶有 PR 间期延长及 QRS 波时限增加。

4.X线检查

骨龄的检查有助于呆小病的早期诊断。X线片上骨骼的特征有:成骨中心出现和成长迟缓(骨龄延迟);骨骺与骨干的愈合延迟;成骨中心骨化不均匀呈斑点状(多发性骨化灶)。95％呆小病患者蝶鞍的形态异常。7岁以上患儿蝶鞍常呈圆形增大,经治疗后蝶鞍可缩小;7岁以下患儿蝶鞍表现为成熟延迟,呈半圆形,后床突变尖,鞍结节扁平。心影于胸片上常弥漫性为双侧增大,超声波检查示心包积液,治疗后可完全恢复。

5.脑电图检查

某些呆小病者脑电图有弥漫性异常,频率偏低,节律不齐,有阵发性双侧Q波,无α波,表现为脑中枢功能障碍。

(二)直接依据

1.血清TSH和T_3、T_4

血清TSH和T_3、T_4是最有用的检测项目,测定TSH对甲减有极重要意义,较T_4、T_3为大。甲状腺性甲减,TSH可升高;而垂体性或下丘脑性甲减常偏低,也可在正常范围或轻度升高,可伴有其他腺垂体激素分泌低下。除消耗性甲减及甲状腺激素抵抗外,不管何种类型甲减,血清总T_4和FT_4均低下。轻症患者血清T_3可在正常范围,重症患者可以降低。部分患者血清T_3正常而T_4降低,这可能是甲状腺在TSH刺激下或碘不足情况下合成生物活性较强的T_3相对增多,或周围组织中的T_4较多地转化为T_3的缘故。因此T_4降低而T_3正常可视为较早期诊断甲减的指标之一。亚临床型甲减患者血清T_3、T_4可均正常。此外,在患严重疾病且甲状腺功能正常的患者及老年正常人中,血清T_3可降低,故T_4浓度在诊断上比T_3浓度更为重要。由于总T_3、T_4可受TBG的影响,故可测定FT_3、FT_4协助诊断。

2.甲状腺吸^{131}I率

明显低于正常,常为低平曲线,而尿中^{131}I排泄量增加。

3.反T_3(rT_3)

在甲状腺性及中枢性甲减中降低,在周围性甲减中可能增高。

4.促甲状腺激素(TSH)兴奋试验

以了解甲状腺对TSH刺激的反应。如用TSH后摄碘率不升高,提示病变原发于甲状腺,故对TSH刺激不发生反应。

5.促甲状腺激素释放激素试验(TRH兴奋试验)

如TSH原来正常或偏低者,在TRH刺激后引起升高,并呈延迟反应,表明病变在下丘脑。如TSH为正常低值至降低,正常或略高而TRH刺激后血中TSH不升高或呈低(弱)反应,表明病变在垂体或为垂体TSH贮备功能降低。如TSH原属偏高,TSH刺激后更明显,表示病变在甲状腺。

6.抗体测定

怀疑甲减由自身免疫性甲状腺炎所引起时,可测定甲状腺球蛋白抗体(TGA)、甲状腺微粒体抗体(MCA)和甲状腺过氧化酶抗体(TPOAb),其中,以TPOAb的敏感性和特异性较高。

七、诊断

甲减的诊断包括确定功能减退、病变定位及查明病因3个步骤。

呆小病的早期诊断和治疗可避免或尽可能减轻永久性智力发育缺陷。婴儿期诊断本病较困难,应细微观察其生长、发育、面貌、皮肤、饮食、睡眠、大便等各方面情况,及时做有关实验室检查。尽可能行新生儿甲状腺功能筛查。黏液性水肿典型病例诊断不难,但早期轻症及不典型者常与贫血、肥胖、水肿、肾病综合征、月经紊乱等混淆,需做测定甲状腺功能以鉴别。一般来说,TSH增高伴FT_4低于正常即可诊断原发性甲减,T_3价值不大。下丘脑性和垂体性甲减则靠FT_4降低诊断。TRH兴奋试验有助于定位病变在下丘脑还是垂体。中枢性甲减的患者常可合并垂体其他激素分泌缺乏,如促性腺激素及促肾上腺皮质激素缺乏。明确ACTH缺乏继发的肾上腺皮质功能低下症尤其重要,甲状腺激素替代治疗不可先于可的松替代治疗。

对于末梢性甲减的诊断有时不易,患者有临床甲减征象而血清 T_4 浓度增高为主要实验室特点,甲状腺摄 ^{131}I 率可增高,用 T_4、T_3 治疗疗效不显著,提示受体不敏感。部分患者可伴有特征性面容、聋哑、点彩样骨骺,不伴有甲状腺肿大。

八、治疗

(一)呆小病

及时诊断,治疗愈早,疗效愈好。初生期呆小病最初口服三碘甲状腺原氨酸 5 μg 每 8 小时 1 次及左甲状腺素钠(LT_4)25 μg/d,3 天后,LT_4 增加至 37.5 μg/d,6 天后 T_3 改至 2.5 μg,每 8 小时 1 次。在治疗进程中 LT_4 逐渐增至每天 50 μg,而 T_3 逐渐减量至停用。或单用 LT_4 治疗,首量 25 μg/d 以后每周增加 25 μg/d,3～4 周后至 100 μg/d,以后进增缓慢,使血清 T_4 保持 9～12 μg/dL,如临床疗效不满意,可剂量略加大。年龄为 9 个月至 2 岁的婴幼儿每天需要 50～150 μg LT_4,如果其骨骼生长和成熟没有加快,甲状腺激素应增加。TSH 值有助于了解治疗是否适当,从临床症状改善来了解甲减治疗的情况比测定血清 T_4 更为有效。治疗应持续终身。儿童甲减完全替代 LT_4 剂量可达 4 μg/(kg·d)。

(二)幼年黏液性水肿

治疗与较大的呆小病患儿相同。

(三)成人黏液性水肿

用甲状腺激素替代治疗效果显著,并需终身服用。使用的药物制剂有合成甲状腺激素及从动物甲状腺中获得的含甲状腺激素的粗制剂。

1.左甲状腺素钠(LT_4)

LT_4 替代治疗的起始剂量及随访间期可因患者的年龄、体重、心脏情况以及甲减的病程及程度而不同。一般应从小剂量开始,常用的起始剂量为 LT_4 每天 1～2 次,每次口服 25 μg,之后逐步增加,每次剂量调整后一般应在 6～8 周后检查甲状腺功能以评价剂量是否适当,原发性甲减患者在 TSH 降至正常范围后 6 个月复查一次,之后随访间期可延长至每年一次。一般每天维持量为 100～150 μg,成人甲减完全替代 LT_4 剂量为 1.6～1.8 μg/(kg·d)。甲状腺激素替补尽可能应用 LT_4,LT_4 在外周脱碘持续产生 T_3,更接近生理状态。

2.甲状腺片

从每天 20～40 mg 开始,根据症状缓解情况和甲状腺功能检查结果逐渐增加。因其起效较 LT_4 快,调整剂量的间隔时间可为数天。已用至 240 mg 而不见效者,应考虑诊断是否正确或为周围型甲减。甲状腺片由于含量不甚稳定,故一般不首先推荐。

3.三碘甲状腺原氨酸(T_3)

T_3 20～25 μg 相当于甲状腺片 60 mg。T_3 每天剂量为 60～100 μg。T_3 的作用比 LT_4 和甲状腺片制剂快而强,但作用时间较短。不宜作为甲减的长期治疗,且易发生医源性甲亢,老年患者对 T_3 的有害作用较为敏感。

4.T_4 和 T_3 的混合制剂

T_4 和 T_3 按 4:1 的比例配成合剂或片剂,其优点是有近似内生性甲状腺激素的作用。年龄较轻不伴有心脏疾病患者,初次剂量可略偏大,剂量递增也可较快。

由于血清 T_3、T_4 浓度的正常范围较大,甲减患者病情轻重不一,对甲状腺激素的需求及敏感性也不一致,故治疗应个体化。甲状腺激素替补疗法的原则要强调"早""适量起始""正确维持"及"注意调整"等。

甲减应早期使用甲状腺激素治疗,包括绝大多数的亚临床期患者。甲状腺功能的纠正有助于改善血脂。对甲减伴有甲状腺肿大者还有助于抑制其肿大。甲状腺激素替补要力求做到"正确"维持剂量。轻度不足不利于症状完全消除和生化指标的改善;轻度过量可致心、肝、肾、骨骼等靶器官的功能改变。随着甲减病程的延长,甲状腺激素的替补量会有所变化,应及时评估,酌情调整剂量。

腺垂体功能减退且病情较重者,为防止发生肾上腺皮质功能不全,甲状腺激素的治疗应在皮质激素替代治疗后开始。

老年患者剂量应酌情减少。伴有冠心病或其他心脏病史以及有精神症状者,甲状腺激素更应从小剂量开始,并应更缓慢递增。如导致心绞痛发作,心律不齐或精神症状,应及时减量。周围型甲减治疗较困难可试用较大剂量 T_3。

甲减导致心脏症状者除非有充血性心力衰竭一般不必使用洋地黄,在应用甲状腺制剂后心脏体征及心电图改变等均可逐渐消失。

黏液性水肿患者对胰岛素、镇静剂、麻醉剂甚敏感,可诱发昏迷,故使用宜慎。

对于治疗效果不佳的患者以及 18 岁以下、妊娠、伴其他内分泌疾病、伴心血管疾病、伴甲状腺肿大或结节等情况的患者建议转至内分泌专科治疗。

(四)黏液性水肿昏迷的治疗

(1)甲状腺制剂:由于甲状腺片及 T_4 作用太慢,故必须选用作用快速的 T_3。开始阶段,最好用静脉注射制剂(D,L-三碘甲状腺原氨酸),首次 40～120 μg,T_3 每 6 小时静脉注射 5～15 μg,直至患者清醒改为口服。如无此剂型,可将三碘甲状腺原氨酸片剂研细加水鼻饲,每 4～6 小时 1 次,每次 20～30 μg。无快作用制剂时可采用 T_4,首次剂量 200～500 μg 静脉注射,以后静脉注射 25 μg,每 6 小时 1 次或每天口服 100 μg。也有人主张首次剂量 T_4 200 μg 及 T_3 50 μg 静脉注射,以后每天静脉注射 T_4 100 μg 及 T_3 25 μg。也可采用甲状腺片,每 4～6 小时 1 次,每次 40～60 mg,初生儿剂量可稍大,以后视病情好转递减,有心脏病者,起始宜用较小量,为一般用量的 1/5～1/4。

(2)给氧保持气道通畅:必要时可气管切开或插管,保证充分的气体交换。

(3)保暖:用增加被褥及提高室温等办法保暖,室内气温调节要逐渐递增,以免耗氧骤增对患者不利。

(4)肾上腺皮质激素:每 4～6 小时给氢化可的松 50～100 mg,清醒后递减或撤去。

(5)积极控制感染。

(6)升压药:经上述处理血压不升者,可用少量升压药,但升压药和甲状腺激素合用易发生心律失常。

(7)补给葡萄糖液及复合 B 族维生素:但补液量不能过多,以免诱发心力衰竭。

经以上治疗,24 小时左右病情有好转,则 1 周后可逐渐恢复。如 24 小时后不能逆转,多数不能挽救。

(五)特殊情况处理

1.老年患者

老年甲减患者可无特异性的症状和体征,且症状极轻微或不典型,包括声音嘶哑、耳聋、精神错乱、痴呆、运动失调、抑郁、皮肤干燥或脱发等。60 岁以上女性甲减发生率甚高,建议对可疑者常规测定 TSH。

2.妊娠

多数甲减患者在妊娠期需增加 LT_4 剂量。孕期应密切监测以确保 TSH 浓度适当,并根据 TSH 浓度调整 LT_4 用量。分娩后 LT_4 即应恢复妊娠前水平,并应对其血清 TSH 浓度进行随访。

3.亚临床甲减

对于 TSH>10 $\mu IU/mL$ 的患者宜使用小剂量 LT_4 使 TSH 控制在 0.3～3.0 $\mu IU/mL$,TSH 升高但不超过 10 $\mu IU/mL$ 患者的替代治疗尚存在不同意见,但一般认为对甲状腺自身抗体阳性或/和甲状腺肿大者也应当治疗。若不应用 LT_4,则应定期随访。

九、预防

预防极其重要。地方性甲状腺肿流行区,孕妇应供应足够碘化物。妊娠合并 Graves 病用硫脲类药物治疗者,应尽量避免剂量过大。妊娠合并甲亢禁用放射性[131]I 治疗,诊断用的示踪剂避免口服,但可做体外试验。目前在国内地方性甲状腺肿流行区,由于大力开展了碘化食盐及碘油等防治工作,呆小病已非常少见。

(纪文丽)

第四节　糖　尿　病

一、糖尿病几个主要类型的特点

(一)1型糖尿病

其特征:①起病较急;②典型病例见于小儿及青少年,但任何年龄均可发病;③血浆胰岛素及C肽水平低,服糖刺激后分泌仍呈低平曲线;④必须依赖胰岛素治疗,一旦骤停胰岛素则易发生酮症酸中毒,甚而威胁生命;⑤遗传为重要诱因,表现为第6对染色体上HLA某些抗原的阳性率增减;⑥胰岛β细胞自身抗体常呈阳性反应,包括胰岛细胞自身抗体(ICAs),胰岛素自身抗体(IAAs),谷氨酸脱羧酶(GAD 65)自身抗体和酪氨酸磷酸酶自身抗体(IA2和IA2β),其中以GAD抗体最具特征。85%～90%的1型患者空腹血糖开始升高时,可检测到一种或多种上述自身抗体。

胰岛素分泌极少,体形消瘦,必须注射外源胰岛素才能防治酮症酸中毒时,通过血清GAD抗体测定,始被发现是1型糖尿病。这类患者称为成人缓慢进展自身免疫性糖尿病(latent autoimmune diabetes in adults,LADA)。近年国内大样本LADA研究显示其患病率大约为6%,与2型糖尿病相比,LADA者年龄和体重均较低,且随增年或体重增加患病率下降。LADA患者C肽水平及并有高脂血症、高血压、肥胖的比例均较2型糖尿病低。LADA应尽早明确诊断,并尽早给予胰岛素治疗。

特发性1型糖尿病原因未明,为1型中的少数,多属非洲或亚洲人种,虽有永久胰岛素分泌缺乏和酮症酸中毒,但无自身免疫证据,也无HLA特点。

晚近日本学者提出了暴发性1型糖尿病的概念,目前国际上多采用日本学者Imagawa等提出的诊断指标:①出现高血糖症状1周内发生酮症或酮症酸中毒;②血清空腹C肽<0.1 nmol/L,而餐后2小时(胰高糖素释放试验)C肽<0.17 nmol/L;③初诊时血糖>16 mmol/L而HbA1c<8.5%。按照WHO的糖尿病分类标准,暴发性1型糖尿病属于特发性1型糖尿病的一种亚型。该病来势凶猛,进展迅速,预后极差。表现为起病更加急骤、病情更加凶险的一类糖尿病。如果在临床上见到患者血糖极高、进展迅速、病情危重,伴有胰酶升高,要考虑暴发性1型糖尿病。

(二)2型糖尿病

其特征为:①起病较慢;②典型病例见于中老年人,偶见于幼儿;③血浆胰岛素水平仅相对性不足,且在糖刺激后呈延迟释放,有时肥胖患者空腹血浆胰岛素基值可偏高,糖刺激后胰岛素亦高于正常人,但比相同体重的非糖尿病肥胖者为低;④遗传因素甚为重要,但HLA属阴性;⑤胰岛素细胞抗体(ICA)常呈阴性;⑥胰岛素效应往往甚差;⑦早期时单用口服抗糖尿病药物,一般可以控制血糖。

2型糖尿病患者主要是胰岛素抵抗合并有相对性胰岛素分泌不足所致。这类患者并不依赖外源胰岛素而生存,但有些需用胰岛素以控制高血糖症。在这类患者中可能有一些是特殊类型的糖尿病,明确后这类型比例可能会下降。该型大部分的患者伴肥胖,肥胖症本身可引起胰岛素抵抗。即使以传统体重指标鉴定并不肥胖的患者,仍可在内脏有体脂的积聚。由于高血糖症发展甚慢,早期症状很轻微而不典型或无症状,故常经过许多年始被确诊,然而,患者很容易发生大血管和微血管并发症。面对胰岛素抵抗和高血糖症,尽管β细胞分泌更多的胰岛素,血胰岛素水平常高于正常,仍不能使血糖正常化,说明β细胞分泌功能有一定缺陷,不足以代偿胰岛素抵抗。已观察到糖尿病患者胰腺组织中炎症因子高表达,但无β细胞自身免疫破坏,推测2型糖尿病是与多基因突变或多态性变化有关的疾病,确切的机制尚未阐明。

(三)妊娠期糖尿病

妊娠期糖尿病指在妊娠期发现糖尿病患者,在妊娠前已有糖尿病的患者不属于妊娠糖尿病而属于糖尿病伴妊娠。

二、临床表现

糖尿病是一慢性进行性疾病,除 1 型起病较急外,2 型一般起病徐缓,难于估计时日。后者早期轻症常无症状,但重症及有并发症者则症状明显且较典型。病程漫长,无症状期因难于估计,至症状出现或临床上确诊后常历时数年至数十年不等。有时可始终无症状,直至脑血管或心脏等严重并发症在临终前不久才被发现有糖尿病基础。兹将 2 型糖尿病各期临床表现分述如下。

（一）无症状期

约 90% 是中年以上 2 型糖尿病患者,食欲良好,体态肥胖,精神体力一如常人,往往因体检或检查其他疾病或妊娠检查时偶然发现食后有少量糖尿。当测定空腹尿糖时常阴性,空腹血糖正常或稍高,但饭后 2 小时血糖高峰超过正常,糖耐量试验往往显示糖尿病。不少病者可先发现常见的兼有病或并发症如高血压、动脉硬化、肥胖症及心血管症、高脂血症或高脂蛋白血症,或屡发化脓性皮肤感染及尿路感染等。1 型患者有时因生长迟缓、体力虚弱、消瘦或有酮症等明显症状而易被发现。

在 2 型糖尿病无症状期或仅处于 IGT 状态时,患者常常已有高胰岛素血症,而在 1 型糖尿病出现症状前往往已有 ICA 和 GAD 阳性。

无症状期之前实际上尚有一般试验包括糖耐量试验均阴性的阶段,但这些对象可能有糖尿病家族史、巨婴史,或伴有代谢综合征,如胰岛素抵抗,高胰岛素血症,高血压,高 LDL 血症和肥胖等,均属于糖尿病的高危对象。

无症状期糖尿病经饮食或（和）运动等治疗,可使病情较易得到控制,防止和减少慢性并发症。

（二）症状期

此期患者常有轻重不等的症状,且常伴有某些并发症、伴随症或兼有病。有时本病症状非常轻微,但兼有病或并发症的症状可非常严重,且有时先于糖尿病症状出现,或以主要症状的形式出现而将糖尿病本身症状掩蔽。如老年病者常先有冠心病症群(心绞痛、心肌梗死、心律不齐和心力衰竭等),或脑血管意外症候群,但糖尿病症群非常轻微,故临床上常被忽视或漏诊。中年病者可先有尿路感染、肺结核、皮肤疖痈或某些外科情况如胆囊炎、胰腺炎等症状出现。幼年病者有时可以酮症酸中毒为首发症状。如空腹及餐后血糖均明显升高者,一般有下列典型症状。

1.多尿、烦渴、多饮

由于糖尿,尿渗透压升高而肾小管回吸收水减少,尿量常增多。病者尿意频频,多者一日夜可二十余次,夜间多次起床,影响睡眠。不仅每次尿多与尿频,一日尿总量常在 2~3 L 以上,偶可达十余升。由于多尿失水,病者烦渴,喝水量及次数乃增多,可与血糖浓度及尿量和失糖量成正比;当胰岛素缺乏及酮症酸中毒时,钠、钾离子回吸收更困难,多尿加重;常使血浆浓缩,影响渗透压,可酿成高渗性昏迷等严重后果。

2.善饥多食

由于失糖,糖分未能充分利用,伴以高血糖刺激胰岛素分泌,食欲常亢进,易有饥饿感,主食有时达1~2 斤,菜肴比正常人多一倍以上,尚不能满足。但有时病者食欲忽然降低,则应注意有否感染、发热、酸中毒或已诱发酮症酸中毒等并发症。多尿、多饮及多食临床上常称"三多症"。

3.疲乏、体重减轻、虚弱

由于代谢失常,能量利用减少,负氮平衡,失水和电解质,酮症时更严重,患者感疲乏、虚弱无力。尤其是幼年(1 型)及重症(2 型)患者消瘦明显,体重下降可达数十斤,劳动力常减弱。久病幼儿生长发育受抑制,身材矮小、脸色萎黄、毛发少光泽、体力多虚弱。但中年以上 2 型轻症患者常因多食而肥胖。

4.皮肤瘙痒

多见于女性阴部,是尿糖刺激局部所致。有时并发白念珠菌等真菌性阴道炎,瘙痒更严重,常伴以白带等分泌。失水后皮肤干燥亦可发生全身瘙痒,但较少见。

5.其他症状

有四肢酸痛、麻木、腰痛、性欲减退、阳痿不育、月经失调、便秘、视力障碍等。有时有顽固性腹泻,每天大便 2～3 次至 5～6 次不等,呈稀糊状,一般属非炎症性而为功能性腹泻,可能与自主神经功能紊乱有关。有时有直立性低血压、大汗淋漓、大小便失禁等亦属严重神经系统表现,许多症状为并发症与兼有病所致。

早期轻症,大多无体征。久病者常可因失水、营养障碍、继发感染、心血管、神经、肾、眼部、肌肉、关节等并发症而出现各种体征。可肝大,尤多见于 1 型病者,适当治疗后可恢复。国内病例中呈皮肤黄色瘤及胡萝卜素血症者罕见。

1 型糖尿病虽各个年龄组均可发病,但多发生于儿童及青少年时期,"三多一少"症状往往比 2 型糖尿病明显。发病初期往往有较明显的体重下降,且起病迅速,常有酮症倾向,以至出现酮症酸中毒,临床表现为食欲减退、恶心、呕吐、头痛、烦躁、呼吸深快及尿量减少等症状,甚至出现昏迷。具有特征性的临床表现是呼气中有烂苹果味(丙酮气味)。据上述临床特点,尚可鉴别 1 型和 2 型糖尿病,若有困难时则需检测胰岛素和相关抗体。

三、实验室检查

(一)尿

1.尿糖测定

尿糖阳性是诊断糖尿病的重要线索,但是尿糖阴性不能排除糖尿病,尤其是在 2 型患者。决定有无糖尿及尿糖量的因素有三:①血糖浓度;②肾小球滤过率;③肾小管回吸收葡萄糖率(可能与 SGLT2 有关)。正常人肾糖阈为 1 600～1 800 mg/L;如菊糖清除率为 125 mL/min,肾小管能回吸收肾小球滤液中葡萄糖 250～300 mg/min,故血糖正常时尿中无糖。但不少晚期病者由于肾小动脉硬化、肾小球硬化症等病变,肾血流量减少,肾小球滤过率减低而肾小管回吸收糖的功能相对尚好时,则血糖浓度虽高而无糖尿,临床上称为肾糖阈增高。反之如肾小管再吸收糖的功能降至 120 mg/min 以下,则血糖浓度虽在 1 000 mg/L 左右仍可有糖尿,临床上称为肾糖阈降低,见于肾性糖尿,为本病重要鉴别诊断之一。

2.蛋白尿

一般无并发症病者阴性或偶有白蛋白尿,低于 30 mg/d 或 20 μg/min,白蛋白尿排泄率在 30～300 mg/d 时称微量白蛋白尿,表明患者已有早期糖尿病肾病;白蛋白尿排泄率＞300 mg/d 时,称临床或大量白蛋白尿,常规尿检可出现蛋白尿,此时病变已非早期,随病变发展尿蛋白量较多,可达 0.5 g%(相当于 4+),每天丢失蛋白质可在 3 g 以上(正常人＜30 mg/d),常引起严重低蛋白血症和肾病综合征。高血压、肾小动脉硬化症、心力衰竭者亦常有少量蛋白尿,有时于酮症酸中毒、高渗昏迷伴循环衰竭或休克失水严重影响肾循环时亦可出现蛋白尿。

3.酮尿

见于重症或饮食失调伴酮症酸中毒时,也可因感染、高热或进食很少(饥饿性酮症)导致。

4.管型尿

往往与大量蛋白尿同时发现,多见于弥漫型肾小球硬化症,大都属透明管型及颗粒管型。

5.镜下血尿及其他

偶见于伴高血压、肾小球硬化症、肾小动脉硬化症、肾盂肾炎、肾乳头炎伴坏死或心力衰竭等病例中。有大量白细胞者常提示有尿路感染或肾盂肾炎,往往比非糖尿病患者为多见。有肾乳头坏死者有时可排出肾乳头坏死组织,为诊断该病的有力佐证。

(二)血

无并发症者血常规大多正常,但有下列生化改变。

1.血糖

本病 2 型中轻症病例空腹血糖可正常,餐后常超过 11.1 mmol/L,重症及 1 型病例则显著增高,常在 11.1～22.0 mmol/L 范围内,有时可高达 33.0 mmol/L 以上。华山医院 1 例 2 型患者高达 66.0 mmol/L。但此类病者常伴高渗昏迷及糖尿病酮症而失水严重,经治疗后可迅速下降。

2.血脂

未经妥善控制者或未治患者常伴以高脂血症和高脂蛋白血症。典型的表现主要是甘油三酯(TG)升高、低密度脂蛋白(LDL)升高、高密度脂蛋白(HDL)降低。尤以 2 型肥胖患者为多,但有时消瘦的患者亦可发生。血浆可呈乳白色混浊液,其中脂肪成分均增高,特别是甘油三酯、胆固醇及游离脂肪酸。有时有乳白色奶油盖,其最上层为乳糜微粒。大都属高脂蛋白血症第 V 型。甘油三酯可自正常浓度上升 4～6 倍,游离脂肪酸自正常浓度上升 2 倍余,总胆固醇、磷脂、低密度脂蛋白(LDL)均明显增高。尤其是有动脉硬化性心血管病及肾病变的糖尿病患者,脂质上升更明显,而单纯性糖尿病患者则升高较少。游离脂肪酸上升更提示脂肪分解加速,反映糖尿病控制较差,与血糖升高有密切关系,较甘油三酯升高更敏感。高密度脂蛋白尤其是亚型 2(HDL2Ch)降低,ApoA1、ApoA2 亦降低。

3.抗体

抗体检查使用较多的有胰岛细胞抗体(ICA)、胰岛素抗体(IAA)、谷氨酸脱羧酶自身抗体(GADAb),其中以 GADAb 的价值最大,这些抗体对于鉴别糖尿病类型有很大帮助。

4.HbA1c 测定

其对空腹血糖正常而血糖波动较大者可反映近 2～3 个月中血糖情况,对糖代谢控制状况和与糖尿病慢性并发症的相关性优于血糖测定结果。HbA1c 正常值为 3.2%～6.4%,糖尿病患者常高于正常。

5.果糖胺和糖化血清白蛋白测定

可反映近 2～3 周中血糖情况,与 HbA1c 相平行,糖尿病患者不论 1 型、2 型均增高,尤以 1 型为高。注意测定结果受白蛋白浓度的影响。

6.其他

对部分患者需估计其胰岛素抵抗、β 细胞功能或血糖控制情况时,尚可以做下列测定。

(1)空腹血浆胰岛素测定。华山医院放射免疫法测定空腹血浆胰岛素正常范围为 5～20 μU/mL,1 型患者往往在 5 μU/mL 以下,甚至不能测出。2 型患者血浆胰岛素浓度一般正常,少数患者偏低,肥胖患者常高于正常,增高明显者呈高胰岛素血症,提示有胰岛素抵抗。后者为代谢综合征中的一个组成,可认为是冠心病的危险因素之一,近年来备受关注。胰岛素和胰岛素原有免疫交叉性,因此均能为一般放免测定法测出,而对心血管的不良影响,胰岛素原可能更甚于胰岛素。已有研究胰岛素原的测定应用于临床。

(2)胰岛素释放试验。进行口服葡萄糖耐量试验时可同时测定血浆胰岛素浓度,以反映胰岛 β 细胞储备功能。1 型病者除空腹水平很低外,糖刺激后胰岛素水平仍很低,呈低扁平曲线,尤其是计算同时的葡萄糖(G)与胰岛素(IRI)的比值(IRI/G),提示胰岛素分泌偏低(正常值为 25 μU/mL)。2 型病者空腹水平可正常或偏高,刺激后呈延迟释放。葡萄糖刺激后如胰岛素水平无明显上升或低平,提示 β 细胞功能低下。

(3)C 肽测定。从胰岛 β 细胞释放的胰岛素经肝、肾后受胰岛素酶等灭能,周围血中每次循环将有80% 被破坏,且其半衰期仅 4.8 分钟,故血浓度仅能代表其分泌总量的极小部分。C 肽是从胰岛素原分裂而成的与胰岛素等分子肽类物,不受肝酶的灭能,仅受肾作用而排泄,且其半衰期为 10～11 分钟,故血中浓度可更好地反映胰岛 β 细胞储备功能。测定 C 肽时不受胰岛素抗体所干扰,与测定胰岛素无交叉免疫反应,也不受外来胰岛素注射的影响,故近年来仍用测定 C 肽血浓度或 24 小时尿中排泄量以反映 β 细胞分泌功能。

血清 C 肽浓度测定:用放射免疫法测定空腹时正常人血清 C 肽为(1.0±0.23)ng/mL,当口服葡萄糖后峰值见于 60 分钟时,浓度为 3.1 ng/mL。据 Block 等测定,正常人口服 100 g 葡萄糖后血清 C 肽从(1.3±0.3)ng/mL 于 60 分钟后上升至(4.4±0.8)ng/mL,2 型糖尿病患者 2 小时后仅上升 2.3 ng/mL。另5 例 1 型病者曾治以胰岛素 5 年以上者 C 肽水平很低,无论空腹时及刺激后均未能测出。

24 小时尿 C 肽测定:正常人 24 小时尿 C 肽为(36±4)μg,1 型病者仅(1.1±0.5)μg,2 型病者为(24±7)μg,每天 C 肽的排出量约相当于胰岛素分泌量的 5%,而胰岛素排出量仅占 0.1%。但是临床应用较少。

（4）按患者临床征象估计胰岛素敏感性。高血压或心肌梗死、2 型糖尿病家族史各为 2 分,腰围/臀围（WHR）>0.85、高血压[>18.67/12.00 kPa(140/90 mmHg)]、高甘油三酯（>1.9 mmol/L）、高尿酸血症（>386.8 mmol/L）和脂肪肝（γ-GT>25 IU/L 或 B 超密度异常）各判为 1 分。若总分≥3 时疑为有胰岛素抵抗可做 OGTT,如证实为 IGT 或 DM 即可考虑胰岛素抵抗。如血糖正常可测定血胰岛素水平,如≥15 μU/mL 则也可认为胰岛素抵抗。如总分<3 时胰岛素抵抗的可能性不大。

（5）稳态模型的胰岛素抵抗指数（Homa-IR）及胰岛素作用指数。胰岛素抵抗的"金标准"是正常血糖高胰岛素钳夹试验,但体质指数（BMI）、腰围（W）、腰臀比（WHR）、空腹胰岛素（FINS）、空腹血糖/空腹胰岛素（FPG/FINS）、胰岛素作用指数（IAI）和 Homa-IR 因操作简单、价格便宜对患者几乎无损伤而受广泛欢迎。其中 Homa-IR 是基于血糖和胰岛素在不同器官的相互影响而建立的数学模型,该模型仅用空腹血糖和胰岛素值来评估机体的胰岛素抵抗（Homa-IR）和 β 细胞功能（胰岛素分泌指数 Homa-IS）:Homa-IR=(FINS×FPG)/22.5,并对结果行对数转换或 Homa-IR=FINS/22.5e−lnFPG,Homa-IS=20×FINS/(FPG−3.5),其中胰岛素单位为 μU/mL,葡萄糖为 mmol/L。Homa-IR、Homa-IS 仅涉及空腹状态下血糖和胰岛素值。普遍认为 Homa-IR 评价胰岛素抵抗适用于:对人群进行大规模流行病学的研究,描述 IR 的情况;纵向观察个体或者某个群体 IR 的变化情况,以便了解糖尿病的自然病程以及药物对 IR 的作用和影响;不同种族和不同糖耐量人群间 IR 的比较。罗格列酮治疗后能明显降低 Homa-IR。但在糖耐量异常和糖尿病患者运用 Homa-IR 时,应同时了解患者的病程、治疗情况,作综合分析。计算空腹血糖与胰岛素乘积的倒数[1/(FPG×FINS)],并取其自然对数即为胰岛素作用指数。计算公式:IAI=ln[1/(FINS×FPG)]。研究结果显示在糖耐量正常、糖耐量减低和 2 型糖尿病患者群 IAI 与 Clamp 测定的胰岛素敏感性的相关系数高度显著相关,分别为−0.78(n=150)、−0.71(n=62)和−0.71(n=29)。

四、诊断和鉴别诊断

美国糖尿病协会（ADA）于 1997 年发表了新的糖尿病诊断标准与分型。专家委员会将 FPG≥6.1 mmol/L但<7.0 mmol/L 称为空腹血糖受损（impaired fasting glucose,IFG）。将 OGTT 中 2 小时静脉血浆葡萄糖≥7.8 mmol/L 但<11.1 mmol/L 称为糖耐量异常（impaired glucose tolerance,IGT）。

目前标准与原有标准的主要不同:①空腹血糖诊断标准自原来的 FPG≥7.8 mmol/L 降至 FPG≥7.0 mmol/L;②提出空腹血糖受损这一类别。

WHO 广泛征求了世界各地糖尿病分型及诊断意见后,1999 年公布 WHO 糖尿病诊断及分型文件,文件中诊断标准与 1997 年 ADA 诊断标准相同,也就是目前使用的糖尿病诊断标准。

糖尿病诊断尚需查明有无各种并发症和伴随症,并估计其病情轻重、类型、发展阶段和主要脏器功能状态等,对本病的治疗和预后非常重要。

鉴别诊断方面需除外下列几种情况。

（一）非葡萄糖尿

如乳糖尿见于哺乳或孕妇及幼婴。果糖及戊糖尿偶见于进食大量水果后,为非常罕见的先天性疾病。发现尿糖阳性后,应联系临床情况分析判断,不宜立即肯定为糖尿病。鉴别方法有生化及发酵试验等。

（二）非糖尿病性葡萄糖尿

1.饥饿性糖尿

当饥饿相当时日后,忽进食大量糖类食物,胰岛素分泌一时不能适应,可产生糖尿及葡萄糖耐量异常,鉴别时注意分析病情,注意饮食史、进食总量,空腹血糖常正常甚可偏低,必要时可给糖类每天 250 g 以上,3 天后重复糖耐量试验。

2.食后糖尿

糖尿发生于摄食大量糖类食物后,或因吸收太快,血糖浓度升高暂时超过肾糖阈而发生糖尿,但空腹血糖及糖耐量试验正常。

3.肾性糖尿

由于肾小管再吸收糖的能力减低,肾糖阈低下,血糖虽正常而有糖尿,见于少数妊娠妇女有暂时性肾糖阈降低时,必须进行产后随访,以资鉴别。肾炎、肾病等也可因肾小管再吸收功能损伤而发生肾性糖尿,应与糖尿病性肾小球硬化症鉴别。真正的肾性糖尿如范克尼综合征为肾小管酶系缺乏,颇为罕见。空腹血糖及糖耐量试验完全正常,还可进行肾糖阈测定,肾小管最大葡萄糖吸收率测定等以资鉴别。

4.应激性糖尿

见于脑出血、大量消化道出血、脑瘤、颅骨骨折、窒息、麻醉时,有时血糖呈暂时性过高伴糖尿,可于病情随访中加以鉴别。

五、糖尿病治疗

(一)饮食治疗

饮食治疗是糖尿病的基本治疗方法,各种类型的糖尿病患者都应该坚持科学合理的饮食,使之配合运动和药物的作用,良好控制血糖、血脂。

1.饮食治疗的原则

(1)调控每天摄入的总热量。

(2)均衡饮食,合理安排各种营养成分。

(3)规律、定量饮食,少食多餐。与运动、药物治疗密切配合。

(4)戒烟、限酒。

(5)饮食治疗个体化,满足生长发育,妊娠、哺乳妇女的特殊需要。

(6)严格遵守,长期坚持。

2.每天总热量的估计

以成人为例:控制每天热量摄入,以维持成人理想体重,保证儿童正常的生长发育,对妊娠和哺乳的妇女要保证充足的营养,对合并其他慢性消耗性疾病的患者应有利于其康复。

(1)对每天总热量的限制以维持标准体重为原则,可按下列公式粗略计算。

$$桂法:[身高(cm)-100]\times 0.9$$
$$Broca 法:身高(cm)-110(身高在 165 cm 以上)$$
$$身高(cm)-105(身高在 165 cm 以下)$$

其中用桂法计算的结果比较接近我国承认的标准体重表。

(2)营养状况的评价:实际体重在标准体重上下 10% 范围内为正常体重,超过标准体重 20% 为肥胖,超过 10%～20% 为超重,低于标准体重 10%～20% 为体重不足,低于 20% 为消瘦。

也可以用体质指数 $BMI=[体重(kg)/身高^2(m^2)]$ 评价。按中国标准,正常范围是 18.5～22.6,<18.5 为体重过低,大于 23 为超重,大于 25 为肥胖。

3.各种营养物质的分配和摄入量

(1)碳水化合物:占总膳食热量的 50%～55%,多用米面和一定杂粮,女性以 200～250 g/d 大米,男性以 300～350 g/d 大米为宜。

(2)蛋白质:占 15%～20%。推荐每天摄入 0.8～1.2 g/kg 标准体重,处于生长发育阶段的儿童或糖尿病合并感染,妊娠、哺乳、营养不良以及慢性消耗性疾病患者可按体重每天 1.2～1.5 g/kg 计算;儿童每天 2 g/kg;糖尿病肾病患者减至 0.6～0.8 g/kg。其中动物蛋白占到 1/3 以上。

(3)脂类:脂类<30%。按体重每天 0.6～1.0 g/kg。单不饱和脂肪酸占 10%～15%,多不饱和脂肪酸<10%,避免反式不饱和脂肪酸,胆固醇<300 mg/d;若血清 LDL≥100 mmol/dL,则饱和脂肪酸<7%,胆固醇<200 mg/d。

(4)维生素、无机盐与微量元素:维生素和矿物质充足,尤其是 B 族维生素和钙。食盐<3～6 g/d。水不限量。

(5)膳食纤维:20~35 g/d。

(6)戒烟、限酒:红酒每天少于 150 mL,白酒每天不超过 30 mL。酒精可增加低血糖的危险性,应与食物同时摄入。

4.膳食设计

每克碳水化合物、蛋白质均产热 16.7 kJ(4 kcal),每克脂肪产热 37.7 kJ(9 kcal)。按照每天所需总热量和各营养素的比例,将热量换算为食物重量。膳食设计时先计算碳水化合物,然后计算蛋白质量,再计算脂肪需要量,最后用炒菜油补足脂肪的需要量。三餐能量一般按 1/5、2/5、2/5 或 1/7、2/7、2/7、2/7 或 1/3、1/3、1/3 分配。可根据个人饮食习惯,病情和配合药物治疗的需要适当调整。

2007 年国际糖尿病联盟(IDF)颁布的餐后血糖管理指南,详细阐述了血糖指数(glucose index,GI)和血糖负荷(glucoseload,GL)的概念及其在饮食治疗中的应用。GI 是指食入含 50 g 碳水化合物的食物后在一定时间(一般为 2 小时)体内血糖反应水平,与食入相当量的葡萄糖后血糖反应水平的百分比值,反映食物与葡萄糖相比升高血糖的速度和能力。通常将葡萄糖的 GI 值定为 100。一般 GI<55 为低 GI 食物,56~69 为中 GI 食物,>70 为高 GI 食物。食物摄入后血糖水平还与食物中碳水化合物的含量有关。将摄入碳水化合物的质量和含量结合起来,就产生了一个新的概念,即血糖负荷(GL)。GL 值的大小为食物 GI 值与其碳水化合物含量乘积的百分比。GL 值<10 为低 GL 食物,11~19 为中 GL 食物,GL>20 为高 GL 食物。

例如,西瓜有相对高的葡萄糖指数(72),但每个单位西瓜中含有相对低的碳水化合物(6),所以糖负荷相对较低,72×6/100=4.3,对血糖的影响也相应较低。而烤土豆的葡萄糖指数是 85,每个单位中包含 30 g 碳水化合物,对血糖的影响就高得多,85×30/100=25.5。GL 已是心肌梗死的一个独立危险因素。研究结果显示综合考虑血糖指数和血糖负荷有助于餐后血糖波动的控制,并能减少心血管病的危险因素。

(二)运动疗法

1.糖尿病运动疗法的作用和意义

(1)可增强组织对胰岛素的敏感性。

(2)调节糖代谢、降低血脂。

(3)有利于血糖的控制,加速脂肪分解,降低体脂和控制肥胖。

(4)改善心肺功能,降低血压。

(5)改善凝血功能,降低心血管危险。

(6)促进心理健康、改善睡眠,提高机体的适应性。

2.适应证和禁忌证

主要适用于轻中度 2 型糖尿病患者,尤其是肥胖者,1 型糖尿病患者接受胰岛素治疗病情稳定者亦可。

合并各种急性感染,伴有心功能不全或心律失常,患有严重糖尿病慢性并发症,新近发生的血管栓塞,空腹血糖大于 16.7 mmol/L,直立性低血压,糖尿病急性并发症等情况下不宜进行运动疗法。

3.实施

(1)运动项目:有氧代谢运动特点是强度低、有节奏、不中断和持续时间较长,简单易坚持,此类运动包括步行、慢跑、骑车、游泳、太极拳、徒手体操、羽毛球、扭秧歌、做健身操等。

(2)运动量:运动量=运动强度×运动时间,运动强度可以用运动后心率来衡量,如实际运动后心率(靶心率)=170－年龄(岁),则这样的运动量属于中等。一般以达到靶心率后持续 20~30 分钟为好。运动后精力充沛、不易疲劳,心率常在运动后十分钟内恢复至安静时心率数说明运动量比较适合。每周运动 3~5 次,累计时间 150 分钟。

(3)运动时间的选择:推荐餐后 30 分钟~1 小时后运动为宜。

(4)几种常用的运动方法如下。

1)步行:走平路速度在 80~100 m/min 比较适宜,每天走 3 000 m,如果体力不能耐受或时间不允许,可以走 10 分钟,休息 5 分钟再走,或者稍放慢速度,不急于求成,循序渐进。

2)慢跑:可自 10 分钟开始,逐步延长至 30~40 分钟,慢跑速度 100 m/min 比较合适,可以跑步和走路交替进行,也可穿插必要的间歇时间。运动时间和运动强度共同决定了运动量,两者可协调配合。

3)骑自行车:可用功率自行车在室内锻炼,运动强度为 450~700 kg/(m・min)。也可在室外,但应注意安全,最好在晨间或运动场内进行,速度以 8~15 km/h 为宜。

（三）口服抗糖尿病药

1.磺酰脲类

(1)作用机制:磺酰脲类药物是通过与胰岛 β 细胞膜上的磺酰脲受体结合,关闭 β 细胞 $ATP-K^+$ 通道,导致 β 细胞去极化,促进钙离子内流增加,促进胰岛素释放,发挥降糖作用。其降糖作用有赖于尚存的相当数量(30％以上)有功能的胰岛 β 细胞组织。此外,目前认为磺酰脲类药物不是单纯的胰岛素促分泌剂,有很强的胰外降糖作用,包括增强靶组织对胰岛素的敏感性,改善胰岛素受体和(或)受体后缺陷等作用。

(2)磺酰脲类适用于:①饮食治疗和体育锻炼不能获得良好控制的非肥胖 2 型糖尿病患者;②肥胖 2 型糖尿病患者应用双胍类降糖药血糖控制仍不满意,或因胃肠道反应不能耐受,可加用或改用磺酰脲类降糖药;③磺酰脲类继发性失效后可与胰岛素联合;④每天胰岛素需要量在每千克 0.3 单位体重以下者。

(3)下述情况禁用磺酰脲类药物而应予胰岛素治疗:①1 型糖尿病患者;②糖尿病急性并发症者;③2 型糖尿病合并严重慢性并发症;④急性严重感染、手术、创伤等应激情况;⑤严重肝、肾功能不全。

(4)磺酰脲类失效:糖尿病患者初用磺酰脲类药物,应用足量[如每天格列齐特(达美康)240 mg],1 个月后未见明显的降糖效应(>14 mmol/L),称为原发性失效。其发生率为 20％~30％,可能与缺乏饮食控制,严重的胰岛 β 细胞功能损害等有关,此时应加用或改用 α-葡萄糖苷酶抑制剂或胰岛素等治疗。使用磺酰脲类药物已取得良好疗效,但在使用过程(1 个月以上,多数在 1 年以上)中突然或逐渐疗效消失,虽使用至足量(次足量)仍不能达到良好的血糖控制(空腹血糖仍然高于 11.1 mmol/L,餐后 2 小时血糖高于 14 mmol/L),称继发性失效,发生率为 20％~30％,其发生率随使用时间的延长而增多。继发性失效与胰岛素 β 细胞功能下降和外周组织的胰岛素抵抗等密切相关,应重新审查适应证及可能存在的可消除性诱因。继发性失效者宜联合应用其他类型的抗糖尿病药物或改用胰岛素治疗。

(5)不良反应:主要的不良反应有低血糖反应、体重增加、高胰岛素血症,其中低血糖反应常在夜间、空腹或餐后 4~6 小时发生,通常与过量服用、饮食不配合、体力活动增加、酒精摄入或肾功能不全等有关,尤其在老年患者多见。体重增加是胰岛素水平增加及血糖控制好转所致。其他少见的不良反应有胃肠道反应、皮肤反应(皮肤瘙痒、红斑、剥脱性皮炎等)、血液系统反应(白细胞计数减少、粒细胞缺乏、贫血、血小板减少等)、中毒性肝炎等,一旦出现,应立即停药,并给予相应处理。

(6)注意事项:要酌情调整磺酰脲类药物用量,应从低剂量开始,每 4~7 天增减剂量一次,根据自我监测血糖结果调整药量。餐前半小时服用疗效最佳,因为服后 1.5 小时药效最强,而餐后 1 小时是血糖最高,故两个高峰重叠就可以取得更好疗效。但由于磺酰脲类药效时间较长,餐后服用药效相对温和,尤其对高龄患者,餐后服药可避免遗忘,故对预防发生低血糖更有意义。磺酰脲类药都在肝内代谢,建议定期评估肝功能。应用时还要注意与其他药物的相互作用,如水杨酸制剂、磺胺类药物、保泰松、氯霉素、胍乙啶、利舍平、β-肾上腺素与拮抗剂、单胺氧化酶抑制剂等药可减弱糖异生或降低磺酰脲类与血浆蛋白结合,或降低磺酰脲类(SU)在肝的代谢和肾的排泄等机制,增强 SU 的降糖效应;噻嗪类利尿药、呋塞米、依他尼酸、糖皮质激素、雌激素、钙通道阻滞剂、苯妥英钠、苯巴比妥等药物因抑制胰岛素,或拮抗胰岛素作用,或促进磺酰脲类药在肝降解等,可减低磺酰脲类药的降糖作用。

(7)选择:最大剂量时,第一代磺酰脲类药物的疗效与第二代磺酰脲类药物基本相似,但两者相比较而言前者半衰期较长、低血糖发生率较高、药物交互作用较常见,因此,一般情况下,不推荐使用第一代磺胺类药物,除非患者有良好的服药史。而且第二代磺酰脲类药物不良反应较小,可提供更佳的预期疗效。其次应根据患者的一般情况如年龄、并发症、患者的依从性、肝肾功能及药物的临床特点等选用不同的药物。如对老年、合并糖尿病并发症尤其是肾并发症或肝肾功能较差的患者,应选用短半衰期的速效药物,防止低血糖的发生;而依从性差的患者,则可选用使用方便的作用时间较长的药物,以达到良好的血糖控制;肾功能较差的患者可选用格列喹酮,以防止药物蓄积引起的低血糖反应。再次选择时还要考虑到药物的缺血预适应,对有心、脑等缺血性疾病的 2 型糖尿病患者,应选用对 β 细胞膜 ATP-K$^+$ 有高亲和力和高选择性的磺酰脲类。临床研究证实格列齐特、格列吡嗪缓释片等在治疗浓度下不阻断心、脑 ATP-K$^+$ 开放所激发的舒血管效应。

(8)常用药物:磺酰脲类第一代与第二代的不同在于其作用的强度、起效时间和作用时间方面的差异。第一代磺酰脲类有甲苯磺丁脲(D860)、氯磺丙脲和甲磺氮草脲。甲苯磺丁脲在肝、肾功能不全者禁用,在老年糖尿病患者中有引起持续性低血糖的危险,故应慎用。氯磺丙脲其作用时间长达 60 小时,处理不当,易引发甚为持久而危重的低血糖症,目前临床已很少选用。第二代磺酰脲类有格列本脲、格列吡嗪、格列齐特、格列波脲、格列喹酮及格列苯脲等药。格列本脲的降糖作用在口服降糖药中最强,最大不良反应是较容易引起低血糖,甚至导致严重或顽固性低血糖及低血糖昏迷。故老年糖尿病,肝、肾功能不全和有心脑血管并发症的患者,应慎用或禁用。格列吡嗪 24 小时内经肾排泄达 97%。一般不易发生体内蓄积,不会发生持续的低血糖。在肾功能减退者优先选用,剂量大于 15 mg 时,应分次服用。格列齐特 60%~70% 从肾排泄,10%~20% 自胃肠道排出,比较适用于老年糖尿病患者。大多数患者对此药耐受性好,偶有腹痛、恶心、头晕及皮疹,剂量过大者也可引起低血糖反应。Advance 研究证实以格列齐特为基础的降糖治疗可使 2 型糖尿病患者糖化血红蛋白长期稳定在 6.5% 以下,且显著降低新发和恶化肾病发生率及大量蛋白尿的发生率。格列波脲主要从肾排泄。格列喹酮 95% 从胆道经肠随粪便排泄,仅 5% 由肾排出。适用于老年糖尿病、糖尿病伴轻、中度肾功能减退及服用其他磺酰脲类药物反复发生低血糖的患者。格列苯脲具有胰岛磺酰脲类受体结合特异性,更快的起效时间,更短的作用时间,临床研究发现其对心血管作用及低血糖反应较少。适合与胰岛素联合治疗,显示有一定的胰岛素增敏作用。

2.格列奈类

(1)作用机制:格列奈类药物是一种非磺酰脲类的促胰岛素分泌剂,是苯甲酸或苯丙氨酸的衍生物,与胰岛 β 细胞膜 ATP 敏感钾离子通道上的受体结合后,关闭 β 细胞膜上的 ATP 依赖性钾通道,使细胞膜去极化,造成钙离子内流,细胞内钙离子浓度增加而引起胰岛素的释放,降低餐后血糖。但与磺酰脲类药物的结合位点完全不同,格列奈类药物结合于 ATP 依赖性钾通道 36 kD 的磺酰脲类受体,不影响 β 细胞的胞吐作用。此类药物可有效增强胰岛素基础分泌、第一相分泌,增强胰岛素脉冲分泌的振幅,对胰岛素第二相分泌无影响或影响很小。因其起效快,作用时间较短,通常应在进餐当时服用。格列奈类刺激胰岛 β 细胞释放胰岛素的作用是依赖于一定的血浆葡萄糖水平,在葡萄糖浓度较低的情况下,其对基础胰岛素分泌的刺激作用也微弱。此外,格列奈类还能保护 β 细胞数量,不诱导 β 细胞凋亡。

(2)临床应用:目前应用于临床的有瑞格列奈和那格列奈。适用于饮食控制、降低体重及运动治疗尚不能有效控制的 2 型糖尿病患者,其中新诊断的非肥胖者可作为首选,对餐后血糖增高者更适合。可单独使用,也可与双胍类、噻唑烷二酮类联合用药。瑞格列奈在新诊断的或 A1C<8% 的 2 型糖尿病时,剂量每餐 0.5 mg,A1C>8% 时每餐 1~2 mg。瑞格列奈 92% 经大小便、胆汁途径排出,不加重肾负担,无因肾功能不全引起的药物蓄积,是 2 型糖尿病并发肾功能不全患者的首选用药。那格列奈引起餐后胰岛素快速、短期分泌,起效比瑞格列奈快,持续作用时间为 2 小时,每次 60~120 mg,餐前即时服用。在妊娠期及哺乳期妇女、1 型糖尿病患者、糖尿病酮症酸中毒、严重肝功能不全及对本品产生变态反应者禁用。

(3)不良反应及注意事项:瑞格列奈的不良反应有低血糖反应、体重增加和高胰岛素血症,肝、肾功能减退者慎用。那格列奈发生低血糖的可能性小,无明显禁忌证,但中重度肝疾病应慎用,需定期评估肝功能。此外有轻度的胃肠道反应,暂时性视觉异常、皮肤变态反应等。格列奈类起效快(口服 30 分钟内起效)、达峰时间早(1 小时达峰),为减少餐后血糖漂移,峰群居高不降,也可在餐前 15~30 分钟给药。根据进餐时间灵活掌握,即进餐、服药,不进餐、不服药。

3.双胍类

双胍类主要改善胰岛素敏感性,减少肝葡萄糖的生成,抑制葡萄糖在肠道的吸收,轻度改善外周组织对葡萄糖的利用等多种作用,降低空腹和餐后血糖,减轻胰岛素抵抗,改善血脂谱及适当地减轻体重,但对胰岛素分泌并无刺激作用,故不引起高胰岛素血症,被公认为胰岛素增敏剂之一。如单用本剂,对正常人或患者不致引出低血糖症。现知双胍类改善胰岛素敏感性的机制主要通过抑制在2型糖尿病患者中过度表达的浆细胞膜糖蛋白1(PC-1),后者活性的增高,可引起胰岛素抵抗。

本类药临床应用的有苯乙双胍和二甲双胍,前者因严重的不良反应而被弃用。二甲双胍餐时服用,从小剂量开始,初始剂量为500 mg/d,每天1次或2次,每1～3周增加500 mg,2～3次/天,最有效的剂量是2 000 mg/d,最大剂量是2 550 mg/d。目前已有此类药物的缓释型及与格列本脲、格列吡嗪的复合制剂。

二甲双胍适用于经单纯饮食治疗和体育锻炼不能满意控制的2型糖尿病,尤其是肥胖患者疗效更佳;用磺酰脲类药物,效果不理想者,可联合此药物;胰岛素治疗的1、2型糖尿病患者,加服双胍类药物可减少胰岛素用量。研究提示,对2型糖尿病的高危人群应用二甲双胍可推迟或防止其发展成2型糖尿病。荟萃分析及UKPDS研究均显示,二甲双胍能更有效地改善大血管病变所致危险。二甲双胍是目前唯一一个既兼顾疗效,又兼顾费用及安全的降糖药物,几乎各个糖尿病指南均将二甲双胍推荐为2型糖尿病治疗的一线用药。

二甲双胍单药治疗不会导致低血糖的发生,但长期的剧烈运动后可发生低血糖。二甲双胍可增加乳酸酸中毒的危险,但非常罕见,其发生率低于1/100 000,故不应在肾功能不全、任何形式的酸中毒、充血性心力衰竭、肝病和严重缺氧患者中使用,男性血肌酐>15 mg/L或女性>14 mg/L者禁用,如肌酐清除率不正常亦禁用,定期检查肾功能。其最常见的胃肠道不良反应是腹泻、厌食、恶心、金属味等,通过调节剂量可以有效避免。危重、不能进食、接受放射显影造影剂的患者应停用,并使用胰岛素一直到再次服用二甲双胍。由于该类药在肝代谢,故不应在肝疾病或重度酒精摄入的患者中使用。

4.α-葡萄糖苷酶抑制剂

α-葡萄糖苷酶抑制剂抑制小肠绒毛中分解寡糖为单糖的葡萄糖苷酶活性,延缓复杂碳水化合物和双糖的分解和消化,延迟并减少肠腔对葡萄糖的吸收,主要有降低餐后血糖的作用,而不影响葡萄糖利用和胰岛素分泌。阿卡波糖主要抑制α-淀粉酶活性,伏格列波糖主要抑制麦芽糖酶和蔗糖酶活性。但长期应用可以降低空腹血糖,这是由于持续抑制餐后高血糖而减少了胰岛素的需要量和消除了高葡萄糖毒性,因此减轻了胰腺β细胞的负荷。该药还可以增加外周组织对胰岛素的敏感性、减轻对胰岛素抵抗的作用。

本类药物常用有阿卡波糖、伏格列波糖、米格列醇等。适用于单纯饮食治疗和体育锻炼不能满意控制的2型糖尿病,尤其是肥胖者更优,可单独使用,也可与双胍类、磺酰脲类、胰岛素联合用药;1型糖尿病患者的餐后高血糖,不能单独用α-葡萄糖苷酶抑制剂,应与胰岛素联合应用。该类药要和第一口糖类食物同时服用,饮食成分中有一定碳水化合物时才能发挥效果。因此,特别适合于传统中国饮食结构的人群。

单用此药一般不会引起低血糖,但若与磺酰脲类或胰岛素联合应用时,可能出现低血糖。此时应使用葡萄糖来纠正,而不能给蔗糖口服,因为复合糖的降解和吸收迟缓,且该类药可抑制蔗糖吸收。主要的不良反应有肠胃胀气、腹胀、腹泻,可能与寡糖排至大肠增加有关。采用小剂量开始,逐渐加量法,可减轻胃肠道反应,如需要,可以阿卡波糖25 mg,每天两次开始,每隔1～2周,每天增加25 mg至预定每天用量。如果同时存在胃肠道疾病,不宜应用本药,并且应避免与消化酶制剂、抗酸剂同时治疗。此类药物部分从肾排泄,故血肌酐大于20 mg/L应避免使用。阿卡波糖可引起肝损伤,因此服药第1年每3个月检查血清转氨酶。

(三)胰岛素的治疗方案及选择

胰岛素治疗方法可因所应用的制剂不同、每天注射的次数不同而产生显著的差异,最终的效果也有明显的区别。

1.1型糖尿病的胰岛素治疗

1型糖尿病患者需要胰岛素以控制血糖及维持生存。以往单剂注射方案使用较多,即早餐前每天1次

皮下注射低精蛋白胰岛素(中效胰岛素)或中效加短效胰岛素,但难获得满意控制,现已极少采用。目前常采用以下胰岛素治疗方案:

(1)分剂混合方案:即 R+N-R+N,早、晚餐前皮下注射短效加中效胰岛素。通常以普通胰岛素(RI)与低精蛋白锌胰岛素(NPH)或慢胰岛素锌悬液混合后注射。近年来,常直接使用预混的人胰岛素制剂,其中 RI 占 30%～50%,NPH 占 50%～70%。在国内亦常使用动物 RI 与长效制剂(精蛋白锌胰岛素,PZI)混合后注射,其中 RI 与 PZI 比例为(2～3):1。分剂方案比强化胰岛素治疗时所采用的方案简便易行,在部分患者可获得较好控制。但尚有如下缺点:①血糖较难达到严格控制目标;②晚餐前中效胰岛素作用常不能维持至次日凌晨,致黎明现象突出,增加中效剂量则常于夜间达高峰作用时引起低血糖;③早餐前人中效胰岛素常不能有效控制晚餐前的血糖,换用高峰作用时间出现较晚的动物 NPH,则往往不能提供中餐时所需的胰岛素高峰浓度。

(2)改进的分剂混合方案:为防止出现夜间低血糖,克服早晨空腹高血糖,本方案推迟晚餐前中效胰岛素至夜晚睡前注射,在许多患者可收到满意效果。如晚餐前血糖控制不佳,可于中餐前增加注射 1 次 RI。该两种改进方案的缺点是均需将胰岛素注射增至每天 3 次,并要求进餐时间和进餐量的相对恒定。如患者不愿注射 3 次,为克服黎明现象,可将传统分剂混合方案中的晚餐前中效换成长效制剂,如超慢胰岛素锌悬液;而对晚餐前血糖控制不佳者,可在早餐前 RI 加 NPH(或 Lente)基础上加入适量的超慢胰岛素锌悬液。这样均可使 2 次注射的效果接近于 3 次注射。

(3)多剂注射方案:亦称 1 天多次胰岛素方案(MDI),即三餐前皮下注射 RI,睡前注射中效胰岛素(NPH 或 lente)。餐前注射的 RI 可提供随进餐所需的胰岛素高峰浓度,睡前注射中效胰岛素旨在提供夜间及次晨基础状态下胰岛素血浓度,本方案在强化胰岛素治疗时较常采用。主要优点是:①较易使血糖达到严格控制的目标;②可允许进食量的变化,即可根据即将进餐的食量事先调整一下餐前 RI 的剂量。其缺点是仍需保持进餐时间的相对恒定,每天注射多达 4 次。

(4)改进的多剂注射方案:每天餐前仍注射 RI,但以长效制剂取代中效制剂进行注射而获基础状态下所需胰岛素浓度,长效胰岛素于睡前注射或晚餐前给予,亦可分早晚 2 次餐前注射。虽然 PZI 一次皮下注射后作用可持续 24～36 小时,但其高峰出现时机并不符合机体生理需求,且其过长的作用有可能导致清晨胰岛素需要量最少时出现低血糖症,故在北美等地已不再使用,而首选人超慢胰岛素锌悬液。优点是:①血糖较易达到严格控制的目标,而很少引起夜间或清晨低血糖;②早晚 2 次餐前与 RI 同时注射,这样每天仅需注射 3 次,比传统的 MDI 方案减少 1 次,但效果更优;③对生活方式影响小,允许进餐量和进餐时间的变动,即使省去 1 餐(同时省去餐前 RI)也不会出现低血糖。其缺点是:皮下始终保留较多量的胰岛素积存,吸收可能会有变动,存积胰岛素动员时有导致长时间低血糖的可能。

另一改进方案是用 Lispro 胰岛素取代 RI,其中早晚餐前与超慢胰岛素锌悬液(或 NPH)混合,中餐前单独注射 lispro。由于 lispro 吸收比 RI 更快,降糖高峰出现于 60～90 分钟,故较注射 RI 更符合生理需要,且可于餐前 5～10 分钟注射,更为方便,但目前价格较高。

(5)胰岛素泵治疗,目前投入临床使用的主要有两种。

持续性皮下胰岛素输注(CSII):该泵可模拟体内胰岛素基础分泌,持续向皮下输注微量 RI 或 lispro,使肝糖产生与外周组织的利用相适应,并于进餐时显著增加胰岛素释放量,模拟进餐相关的胰岛素分泌。优点是可允许进餐量和进餐时间的变化,可避免皮下大量胰岛素存积。但有如下缺点:①胰岛素补充途径与生理性分泌不同,可产生外周高胰岛素血症和体重增加;②因缺乏皮下胰岛素存积,在泵发生故障且未及时发现,有可能引起糖尿病性酮症酸中毒;③价格昂贵,有能力并愿意接受 CSII 治疗的患者较少。

腹腔内植入型胰岛素输注泵:此泵经手术植入于腹壁皮下脂肪与腹直肌鞘之间,泵的导管穿过肌鞘悬在腹腔中。与 CSII 比较,此型泵释放的胰岛素吸收与生理途径相似,进入腹腔的胰岛素大部分被吸收入门静脉,进入肝发挥效应,并约有 50% 被降解,可避免外周高胰岛素血症,也使血糖更易控制而低血糖发生较少。但该泵需手术植入,增加了患者痛苦和发生感染的机会。此外,治疗费用较高也是其难推广的一个原因。

强化胰岛素治疗:加强胰岛素治疗,使血糖严格控制可显著减少1型糖尿病慢性并发症发生率。强化治疗多采用 MDI 方案,改进的多剂注射方案或 CSII 治疗。但主要缺点是低血糖发生率显著增高和体重增加。故强化治疗主要用于新诊断的1型患者且无严重并发症、青少年、妊娠糖尿病或糖尿病合并妊娠,以及胰岛素泵治疗者。其他患者是否采用强化治疗,需根据患者各方面情况和条件全盘考虑后确定。

2.2型糖尿病的胰岛素治疗

(1)胰岛素联合口服药治疗方案。多个临床研究显示,2型糖尿病患者口服降糖药物失效后与胰岛素联合治疗是首选方案。因为只要患者仍有部分内生胰岛功能,内源胰岛素的作用方式更符合生理状况,而且口服降糖药联合胰岛素比单纯胰岛素治疗在长期血糖控制中效果更好,体重上升少,且低血糖发生也较少。在除外饮食不节制及生活不规律的基础上,糖尿病患者的 FPG 持续升高往往与内源胰岛素缺乏呈线性相关,即 FPG 越高,胰岛素缺乏越严重。FPG 升高的原因有3种情况:药物在夜间作用不足(无论是胰岛素缺乏或肝对胰岛素抵抗严重);黎明现象;somogyi 现象(低血糖后的高血糖反应)。如果能排除 Somogyi 现象,均应加强夜间药物作用的强度。因此,建议当 FPG>7 mmol/L,应在原治疗基础上联合治疗,FPG>10 mmol/L,应使用胰岛素进行强化治疗。

睡前联合 NPH 或长效胰岛素方案:优点是:①无须住院;②使用 NPH 剂量相对偏小,由于 NPH 睡前注射 6～8 U 后达峰时恰在黎明时分,降低 FPG 作用最强,前半夜很少发生低血糖;③血浆 INS 水平升高轻微;④体重增加少;⑤FPG 下降后,白天口服降糖药物作用加强。

使用方法:①睡前22:00左右使用 NPH 或长效胰岛素;起始剂量为 0.2 U/(kg·d),每3～5天调整1次胰岛素用量;监测 FPG,达标<6 mmol/L。若连续3次>8 mmol/L,上调 2～4U;若连续3次在7～8 mmol/L,上调 2 U;②若晚餐后2小时血糖>10 mmol/L,则可使用预混胰岛素,在晚餐前皮下注射,其中普通胰岛素帮助晚餐后血糖控制,NPH 在夜间到清晨控制 FPG。使用剂量估计:睡前 NPH 起始剂量一般为 4～6 U,肥胖者因 IR 明显或 FPG 很高时血糖毒性严重,起步量可酌情增加,一般使用剂量肥胖者 10～15 U,非肥胖者 5～10 U。

早餐前和睡前2次 NPH 注射方案:在睡前 NPH 方案治疗后,如果 FPG 达标,早餐后和午餐后血糖下降明显但晚餐后血糖仍高,可在早餐前加用 NPH 注射,改成 NPH 2次注射方案,如果患者需要2次胰岛素注射才能满意控制血糖,表明患者内生胰岛功能较差,可停用磺酰脲类或其他胰岛素促分泌剂。

(2)替代治疗:2型糖尿病在口服药物联合胰岛素治疗后,随病程延长,如果联合外源胰岛素的日剂量接近生理剂量时,口服促胰岛素分泌剂作用很差,可停用,是否继续使用加强胰岛素作用的药物(如双胍类、噻唑烷二酮类)可视患者使用的胰岛素日剂量和肥胖程度而定,如果胰岛素日剂量>40 U,肥胖者可联合上述药物。

2次预混胰岛素治疗方案:将胰岛素日剂量大约分为3份,2/3用在早餐前,1/3用在晚餐前,注射预混胰岛素,并因人而异地调整剂量。优点是简单,患者依从性好。缺点为:①如果患者内生胰岛功能较差,此方案不符合生理要求;②10:00～11:00易出现低血糖,尤其是早餐后2小时血糖<9 mmol/L 时;③午餐后血糖很难控制满意,一般需口服 α-糖苷酶抑制剂或双胍类药物帮助改善餐后血糖。此方案一般不适用于内生胰岛功能很差的患者。

3次胰岛素注射方案:即 R-R-R+N,3餐前注射。此方案较2次给予预混胰岛素注射更趋近生理需求,但须注意若晚餐前 NPH 用量大时,前半夜容易发生低血糖。

4次胰岛素注射方案:即 R-R-R-NPH,3餐前和睡前注射。此方案为目前推荐的强化治疗方案之一,在2型糖尿病或老年糖尿病需替代胰岛素治疗者使用普遍。优点:①3餐后血糖及 FPG 均能控制满意,剂量调整易行;②使用得当,不容易发生低血糖。缺点:胰岛素极度缺乏者需全天基础胰岛素补充时,睡前 NPH 不能覆盖24小时,故注射后16小时基础胰岛素浓度较低,需补充另一剂量 NPH 以便满足全天基础胰岛素需求。

　　5 次胰岛素注射方案：即 R＋NPH-R-R-NPH，早餐前和睡前 NPH 和 3 餐前 R 注射方案。2 次（早 8:00 左右，睡前 22:00 左右）NPH 注射覆盖 24 小时补充基础胰岛素，3 餐前 R 补充餐后胰岛素，是目前强化治疗模拟生理性胰岛素分泌模式的最理想方案。优点是：与生理性胰岛素分泌模式最接近，2 次 NPH 注射，24 小时内基础胰岛素控制餐前及过夜 FPG，3 餐前 R 控制进餐后血糖峰值。缺点为：注射次数较多。具体方法：①2 次 NPH 量作为全天基础量的补充，一般占全日胰岛素用量的 30％～50％；②其余胰岛素用量分配到 3 餐前，根据用餐及餐后血糖值适当调整。

（刘向前）

第七章

风湿免疫科疾病

第一节　类风湿关节炎

一、概说

类风湿关节炎是一种以多个关节肿痛变形,且严重影响功能活动为主要表现的慢性进行性疾病。本病的原始病因尚难确定,但与变态反应和自体免疫的关系较密切,其病理变化,早期以滑膜炎,关节囊及其附近的腱、腱鞘炎等急性炎变为著,关节呈游走性红、肿、热、痛,状如急性风湿热,故本病亦称风湿性关节炎;而后肉芽组织增生,逐渐覆盖并毁坏软骨,使上下关节面相互融合,或肉芽组织骨化而使关节僵硬,有的骨质疏松或骨骼脱钙,肌肉及皮肤萎缩而关节脱位或畸形,因而又名萎缩性关节炎。

类风湿关节炎西医归入结缔组织病范畴,中医归属于"痹病",因其病程阶段及临床表现的不同,而有风寒湿痹、风湿热痹、历节风、骨痹等多种称谓。

二、病因病理

中医认为类风湿关节炎这个多种证型交错的复合性痹病,其致病因素并非一端,病机演变也复杂多变。就致病因素而言,既有风、寒、湿、热等邪气外袭,又有痰、瘀等病理产物内生。这些病邪往往杂合而至,兼夹为患,在正气亏虚,尤其是卫气虚弱、肝肾不足的条件下滋扰发病。本病初起,多由汗出当风、劳累受寒、涉水淋雨、居处阴冷潮湿等原因,外邪乘机体卫外功能低下之机,从皮毛袭入肌肉、经脉、筋骨,阻遏气血运行,关节失于温煦而形成痹病。素体阳虚气弱者,风寒湿邪交阻关节,统称风寒湿痹。若其中风邪偏盛,率寒湿之气走窜,则关节呈游走性疼痛,名行痹;寒邪独胜,夹风湿凝滞关节,则关节剧痛难忍,甚则如锥刺,且固定不移,称痛痹;湿气特重,兼风寒黏滞肌肉、骨节,则关节重胀钝痛,四肢困倦,甚则麻木,是谓着痹。素质阳旺及阴虚内热者,外邪侵袭后易于化热,热携风湿,流注为患,则关节红肿热痛,屈伸受阻,这是风湿热痹。

上述痹病,病位较浅,以肢体皮肉经络为主,邪虽盛而正未虚,属实证。如迁延不愈,日久则外邪转化为患,如寒凝湿聚生痰,湿热交阻,酿毒酿浊,气血郁滞成瘀,这些痰、浊、瘀毒,或相互交结,或与复感之外邪相合,闭阻经脉,堵塞络脉,壅滞关节,甚则损坏骨骼,流注肌肤筋膜,是以关节肿胀变形,屈伸不利,甚则功能丧失,疼痛如掣如锥刺,关节隆起部位皮下结节坚硬,与此同时,病久耗气伤阳,劫夺阴津,深入内脏,肝肾受损尤为突出,筋骨失于濡养,以致筋肉萎缩,骨节僵硬,形体消瘦,面色无华,腰膝酸软,头晕耳鸣等虚象毕现。痹病至此,可称虚痹。因其植根较深,顽固难痊,又名顽痹。究其实质,并非纯虚之证,而是虚实并存之候。实邪一如上述,虚损不外阳气衰弱、阴血不足、肝肾亏虚等几个方面。

三、诊断

类风湿关节炎虽然是常见病,发病率也不低,但由于本病发病大多较缓,病后证情演变亦慢,开始时较长一段时间内,缺乏具有诊断价值的特异症状,及至关节疼痛明显或肿胀变形,影响功能活动后,才开始集中目标,搜索本病的诊断依据,为时非早。因此,必须熟悉其发病规律,把握其临床特点,并结合有关的理化检查,方有可能不延误诊断。

(一)发病规律

(1)本病多见于 30 岁以上,且女性多于男性。

(2)病前有遭受寒冷、潮湿史,或上呼吸道感染史。

(3)长达数周至数月时间的低热、疲乏、体重下降、食欲缺乏、肢节麻木或刺痛阵作。凡遇到上述情况者,应警惕类风湿关节炎的可能性。

(二)临床表现

(1)关节疼痛,初起多为手足部小关节,逐渐累及大关节,先一两个,后多个关节,先呈游走性窜痛,后发展为固定性剧痛,且两侧对称。

(2)关节肿胀、畸形随发作次数增多及病程迁延而日趋明显,最多见的是近侧指间关节,呈梭状肿大,其次为掌指、趾、腕、膝、肘、踝等关节,严重的关节附近的肌肉也僵硬或萎缩,乃至功能活动丧失殆尽。

(3)皮下结节小似芝麻、绿豆,大如花生米、蚕豆,质坚而韧似橡皮,10%~30%的患者有之,常见于肘、腕、踝关节的隆突部位。

(4)全身症状随着病程延长而明显,如面色苍白呈贫血貌,气短虚弱,病变活动时,可见不规则发热。

(三)理化检查可发现有助于确诊的客观依据

(1)血常规检查,红细胞及血红蛋白有程度不同的降低,多在病之后期。白细胞总数及中性粒细胞增高,血沉加快,提示病变活动。

(2)血清学检查,类风湿因子试验阳性(效价在 1:64 以上)者,占 50%~80%,对诊断与鉴别诊断甚有意义。

(3)免疫学检查,白蛋白降低,球蛋白升高,蛋白电泳 IgG、IgA、IgM 3 项中有程度不同的增高,C 反应蛋白活动期升高。

(4)关节肿大,尤其是大关节肿胀,按之有波动感者,穿刺其腔内可抽出不透明的草黄色液体,送检为渗出性,中性粒细胞占绝对优势,计数常达$(8\sim50)\times10^9$/L(8 000~50 000/mm^3),但细菌培养阴性。

(5)X 线检查:病变关节 X 线摄片,病程短者仅有周围软组织肿胀,病程长者有的关节间隙变窄,附近骨质疏松,严重的 2 个关节面融合变形。

(四)诊断标准

2009 年美国风湿病学会(ACR)/联合欧洲抗风湿病联盟(EULAR)/新的类风湿关节炎(RA)分类标准(简称 ACR/EULAR 2010 标准,表 7-1)。

新旧诊断标准的主要差别:①新的诊断标准首先以受累关节多寡作为主要指标,关节炎需经超声或磁共振成像(MRI)证实并排除了其他疾病所致为前提;②新增了抗瓜氨酸蛋白抗体(ACCP)检测,并重视其和类风湿因子(RF)在 RA 诊断中的作用;③把急性时相反应物 C 反应蛋白(CRP)和血沉(ESR)增高以及炎症持续 6 周作为参考条件之一;④结构性的破坏不再作为分类标准的一部分,废除了原标准中的晨僵、皮下结节、对称性关节炎和双手 X 线平片改变 4 项;⑤新标准可对 1 个以上的关节炎进行早期诊断,因此能及时应用改善病情的抗风湿药物(DMARDs)和生物制剂治疗,可提高疗效并改变 RA 的预后。

表 7-1 ACR/EULAR 2010 标准

受累关节情况	受累关节数	得分(0~5分)
中大关节	1	0
	2~10	1
小关节	1~3	2
	4~10	3
至少 1 个为小关节	>10	5
血清学		得分(1~3分)
类风湿因子(RF)或抗环瓜氨酸肽(CCP)抗体均阴性		0
RF 或抗 CCP 抗体至少 1 项低滴度阳性		2
RF 或抗 CCP 抗体至少 1 项高滴度(>正常上限 3 倍)阳性		3
滑膜炎持续时间		得分(0~1分)
<6 周		0
>6 周		1
急性时相反应物		得分(0~1分)
C 反应蛋白(CRP)或红细胞沉降率(ESR)均正常		0
CRP 或 ESR 增高		1

四、鉴别诊断

（一）系统性红斑狼疮

因其有不规则发热、四肢大小关节肿痛、血沉快、类风湿因子阳性、白蛋白降低、球蛋白升高等表现,与早期类风湿关节炎极易混淆,但抗"O"阳性、颜面蝶形或多形红斑、白细胞计数减少、心肾等多系统损害可资鉴别。

（二）风湿性关节炎

临床表现与类风湿关节炎酷似,急性期很难区分。可供鉴别诊断的要点:发病急骤,脉搏加快及大量出汗特别明显;关节反复疼痛而无强直、畸形;常并发心肌炎,日久每遗留永久性的心瓣膜损害;血清学检查有二阳出现,即抗"O"在 500 单位以上、抗链激酶在 80 单位以上、抗透明质酸酶(抗黏糖酶)在 128 单位以上。

（三）增生性骨关节炎及结核性关节炎

与类风湿关节炎鉴别相对容易,前者发病年龄以 40 岁以上的中老年居多,无发热等全身症状及血沉加快,关节疼痛以膝、髋、脊柱等部位为主,且局部不红肿,亦不向其他关节游移,日久一般不会引起肌肉萎缩及关节畸形,X 线摄片有钙质沉着及骨疣外生于关节周边部位。后者常有结核病史,或有其他结核病灶可查,多见于儿童和青少年,好发于脊柱、膝、髋、肘等关节,呈单发性,关节肿痛时可抽出渗出液,行结核菌培养或动物接种有阳性结果。病程长者,病变关节会畸形,或有寒性脓疡和瘘管,X 线检查可见关节间隙狭窄、干骺端骨质破坏。

五、中医证治枢要

（一）辨证时注意虚实兼夹

类风湿关节炎为杂痹,证型虽多,但不外虚实两类。实证多见于急性发作期,有行痹、痛痹、着痹、热痹之分;虚证每存于迁延期,有阳虚、阴虚、气血两虚之别。实证中风寒湿杂至,风湿热交结最为常见,虚证时夹瘀、夹痰者亦不少。寒证日久,可以转化为热证,实证久延,往往致虚而现虚象,虚证感邪又兼实象。这些动态变化,在辨证时尤需详加审察。

(二)治疗时以病因病机为原则,分清主次轻重

类风湿关节炎的治疗,针对病因时,以祛风、散寒、化湿、清热为大法。清除病理产物时,以活血化瘀、化痰泄浊为手段。目的在于驱除内外之实邪,疏通经络,活跃气血,舒展筋骨。调理内虚时,或温运阳气,或滋养阴津,或补益气血,总以扶助正气,增强内在的蠲痹功能为要旨。这些治法手段,在临床上单一使用者少,数法并用者多,总以针对证候的病因病机为原则,切忌随手拈来,把几种治法简单地相加凑合;必须分清主次轻重,做到有机组合,相得益彰。

(三)加味越婢汤对本病急性期及慢性期急性发作的诸多实证疗效显著

加味越婢汤是学者者参古酌今,又经临床实践探索而得的一张效方,以《金匮要略》越婢汤为雏形,或加祛风散寒之品,或配清利湿热之味,或入祛瘀化痰之药,能灵活地使用于本病急性期及慢性期急性发作的诸多实证,对风湿热证尤有佳效。

(四)辨证施治

1.风寒湿痹

主症:肢体关节疼痛,或轻或重,或游走不定,或固定不移,或局部肿胀,但皮色不红,触之不热,遭风受凉则疼痛加剧,或伴恶寒发热,或见关节功能活动轻度受阻。舌淡,苔薄腻,脉浮滑。

治法:祛风散寒,化湿通络。

处方:蠲痹汤加减。羌活6～10 g、独活6～10 g、桂枝8～10 g、秦艽10 g、当归10 g、川芎10 g、海风藤15 g、桑枝10～15 g、乳香6～10 g、木香6～10 g、炙甘草3～6 g。

阐述:风寒湿痹是行痹、痛痹、着痹的总称,系风、寒、湿邪杂至而成,常见于类风湿关节炎初期;患者全身状况尚佳,正气未虚,故以驱邪为主,方中羌活、独活、桂枝、秦艽能祛风寒,海风藤、桑枝可除风湿,当归、川芎、乳香、木香理气活血通经络,炙甘草调和诸药,共收祛风、散寒、化湿、活血和络除痹痛之效。临床上尚需根据病邪及病位之差异作适当加减,如寒邪偏胜,疼痛剧烈者,加细辛3～5 g、炙麻黄6～8 g,或制乌头3～5 g;风邪独盛,关节游走疼痛者,加防风6 g、豨莶草10～15 g、寻骨风10～15 g;湿邪尤重,关节肿胀,手足困重者,加生薏苡仁15～20 g、防己6～10 g、苍术10 g。上肢关节痛为主者,加片姜黄,并重用羌活;下肢关节痛明显者,加川牛膝、木瓜各15 g,并重用独活。

2.风湿热痹

主症:发热较高,汗出较多,微恶风寒,口渴烦闷,关节剧痛,皮肤潮红,局部肿胀,触之灼热,活动受阻。舌红,苔黄腻,脉滑数。

治法:清热化湿,疏风通络。

处方:加味越婢汤。炙麻黄10～15 g、生石膏30～60 g、生姜5 g、生甘草3 g、苍白术各10 g、蚕沙10 g、忍冬藤15 g、海桐皮15 g、萆薢15 g。

阐述:本证的全身症状和关节局部症状均重,常见于类风湿关节炎急性发作期,系热邪兼夹风湿,流注攻窜所致。故用越婢汤发散风湿,清泄热邪,并加忍冬藤、蚕沙清热,苍术、白术、萆薢胜湿,海桐皮祛风。如欲加强清热之力,再增用黄檗、知母各10 g;若要增进祛风化湿,可加防己6 g、桑枝15 g;病程较长者,还需参入凉血活血通络之品,如丹皮、赤芍、川芎等。

3.阳虚痰阻

主症:骨节肿胀且僵硬,活动功能受限乃至丧失,关节疼痛不著,但感冷重发木,肤色苍淡,皮下可见硬结,全身形寒肢冷,面色少华,腰酸腿软,嗜睡乏力,头昏,动则汗出,夜尿较多。舌淡,苔薄腻,脉沉细。

治法:温阳益气,化痰通络。

处方:阳和汤加减。熟地15～30 g、肉桂3～5 g、炙麻黄3～5 g、鹿角胶10 g、白芥子6～10 g、炮姜3～5 g、炙甘草3～5 g、黄芪10～15 g、党参10～15 g。

阐述:本证多由风寒湿痹迁延不愈,耗伤阳气,酿生痰浊,滞留筋骨,深入脉络而成,类风湿关节炎至后期阶段多见。此属本虚标实之候,治疗以扶正固本为主,祛邪治标为辅。方中肉桂、鹿角胶、炮姜温阳散寒,熟地补血和阳,党参、黄芪、甘草补气助阳,麻黄配白芥子搜痰透络通阳,共成阳气充盛则温运健全,痰

浊除净而筋骨脉络自和之功。如欲加强温通之力,熟附片、细辛等可参入;加强化痰之效,配合白附子、皂角刺、陈胆星;有瘀阻征象者,桃仁、红花、川芎等亦可选用,关节肿胀难消,疼痛较剧者,酌施松节、乳香、没药。

4.阴虚血瘀

主症:关节轻度红肿刺痛,夜间较著,局部皮肤潮红或黯紫,肌肉有不同程度的萎缩,关节拘挛,活动不利,形体消瘦,头晕目眩耳鸣,入夜虚烦,多梦,盗汗,手足心烘热,午后颧红,或有低热,腰腿酸软。舌体瘦嫩发紫,或见瘀斑、瘀点,脉细数而涩。

治法:滋阴益肾,活血蠲痹。

处方:六味地黄汤合桃红饮加减。生地 10 g、茯苓 10～15 g、山萸肉 10 g、丹皮 10 g、泽泻 10 g、山药 15 g、桃仁 10 g、红花 8～10 g、当归尾 10～15 g、川芎 10～15 g、威灵仙 10 g、泽兰 10 g、秦艽 8～10 g。

阐述:此证亦常见于类风湿关节炎的后期,多因风湿热痹日久,煎耗营血为瘀,灼伤肝肾阴津所致。故其临床表现,在关节症状自有特征的同时,并见肝肾阴虚,淤血阻滞等特点。治用六味地黄汤滋养肝肾之阴,并兼利湿清虚热;桃红饮活血化瘀力专,方中威灵仙有祛风除湿,通络镇痛之效;更增泽兰以助活血祛瘀,利湿消肿之力,秦艽以增强祛风湿,退虚热之功。总之,使用治疗本证的方药,以养阴而不腻,祛瘀而不破血伤阴,除风湿而不温燥为基本原则。与此同时,遇有湿热未清者,加炒黄檗 8～10 g、知母 10 g、苦参 6～10 g;并见血虚者,可增用熟地 10 g、白芍 10 g、当归身 10～15 g。

(五)特色经验探要

1.关于多法联用

由于类风湿关节炎的病因风、寒、湿、热每杂合而至,病机变化又往往虚实交错,因而对每一个证候的治疗,几乎都要数种方法联合应用,这种配套工程,并非失去章法的杂乱凑合,而是层次清楚主次分明的有机组合。初起阶段立足于祛邪。对风寒湿痹,以温经散寒为主,祛风、化湿为辅,这是因为寒邪散净,则风湿无所依附,再者不少辛温散寒药,兼有祛风或化湿的作用。在药物选择上,除寒邪特重而要使用川乌、草乌等辛热有毒药外,一般情况下,熟附片、桂枝、细辛等足以胜任,但剂量宜稍大,桂、附均需 10 g 以上,细辛亦不可囿于"辛不过钱"之戒律,常用 3～6 g。治风湿热痹,以清热为重点,其次才是化湿,清热法以清宣透达,祛邪外出为好,故常用甘寒的生石膏、知母配麻黄或桂枝等辛散发越之品。苦寒凉遏类甚少遣用。此外,诸凡实证,无论其有无瘀滞,酌情选用 1～2 味活血药,有助于通络蠲痹,如川芎、片姜黄、鸡血藤等。

后期阶段急性发作时,仍以祛邪为先,病情缓解后,再议扶正,或温阳,或养阴,重心均在于肾,温补肾阳无需燥烈,以恢复气阳温通之力为度,滋养肝肾不可蛮补呆滞,以筋骨得以濡养为宜。扶正的目的亦在于祛邪,类风湿关节炎即使在缓解期,亦非纯虚之候,这是与一般内伤杂病的基本区别。故扶正的同时,应不忘祛邪,或涤荡无形之痰浊,或化解有形之淤血,均不能操之过急,孟浪从事,而以徐缓图之为宜。至于扶正与祛邪具体治法的搭配及其比例轻重,因证而异,不必为上述证治所限制。

2.关于虫类药的应用

虫类药大多生性攻窜善动,有内走脏腑,外透筋、骨、肌、肤之长,具一般中药所不能的独到功效,因而常配用于类风湿关节炎的辨证施治诸多方剂中,可望增强治疗作用,从而提高疗效。虫类药品种较多,各有擅长,用来治疗类风湿关节炎宜有所选择。

关节肿胀疼痛,因风寒湿引起者,用白花蛇 3～10 g,或金钱白花蛇 3～5 g,或蜈蚣 1～2 条,全蝎 3～6 g。因风湿热而致局部肌肤发红,触之灼热者,用乌梢蛇 6～15 g,或干地龙 5～10 g,白僵蚕 6～12 g,或蜂房 6～10 g,关节畸形、僵硬、功能活动明显受限,且有瘀阻征象者,可用炮山甲 5～10 g,或地鳖虫 6～12 g,或虻虫 2～5 g,或蟛螂虫 2～5 g。

虫类药作用峻烈,除地龙、僵蚕外,大多有一定的毒性,临床使用时,宜从小剂量开始,逐步加量,且以持续 2～4 周后,间歇 1 周左右再用为妥。

3.关于单味药的应用

近年来,各地发现了一些对类风湿关节炎有较好疗效的单味中草药。如湖北、福建、桂林、南京等地报道,雷公藤的有效率高达90%以上。昆明地区报道,山海棠的有效率亦在80%左右。具体用法是:雷公藤10~20 g/d,水煎或泡酒分2~3次饭后服,或雷公藤总苷片1~2片,每天2~3次;昆明山海棠片(每片25 mg)2~3片,每天3次。应当承认,这些药物的出现,丰富了类风湿关节炎等免疫性疾病的治疗内容。但绝不是可以替代辨证治疗的唯一措施,因为这些单味药对类风湿关节炎的显效率在30%左右,且一旦停药,证情每多反复,长期使用毒副作用甚大,号称断肠草、山砒霜的雷公藤,超过一定剂量会致人死亡,有效剂量的安全范围不易掌握,已有报道其中毒死亡率高达41.8%,须引起警惕。故即使作为辨证治疗的补充,也以谨慎从事,入煎剂者以一日量不超过10 g为宜,中病即止,不可久用。

六、西医治疗

(一)一般治疗

急性期以卧床休息为主,并注意保暖,避免吹风受凉,预防感冒,有上呼吸道感染者,应及时治疗,予以控制。饮食以高蛋白、高维生素、低盐为宜。急性期过后,即可下床活动,或在医师指导下进行适当的医疗体育疗法,以防关节僵硬,影响功能活动。

(二)药物治疗

1.消炎镇痛药

(1)首选阿司匹林:3~4 g/d,或水杨酸钠4~8 g/d,分3~4次饭后服。与碳酸钙每次0.5~1.5 g同用,可减轻对胃的刺激,减少恶心、呕吐的发生;用药较久者,加维生素K以防止出血,常用维生素K_4 4 mg,每天2~3次口服。

(2)保泰松:每次0.1~0.2 g,每天3次,饭后服,一日量以不超过0.6 g为宜,1周内无效者,不必再坚持使用。超过1周者应定期检查血常规,有肝肾损害、高血压、消化道溃疡者一般不用本药。服药期间出现发热、皮疹、黄疸、水肿及柏油样大便时,一律停药。

(3)吲哚美辛:从小量开始,逐渐加大剂量,初起50~75 mg/d,必要时增至100~150 mg/d,分2~3次饭后服。用久毒性大,孕妇、肾病及溃疡患者禁用。

(4)氯芬那酸或甲氯芬那酸:前者用0.2~0.4 g,每天3次,后者用0.25 g,每天3~4次,均饭后口服。

(5)布洛芬:每次0.2 g,每天3次,于进餐时服用为宜,肝炎患者慎用。同类的萘普生、芬布芬等作用与之疗效相仿的可以选用。

2.肾上腺皮质激素

肾上腺皮质激素为治疗类风湿关节炎的二线药,每于使用上述非激素类的消炎镇痛及抗风湿药物乏效或出现毒副作用后,才考虑启用。

(1)泼尼松:首剂20~40 mg/d,分3~4次口服,症状控制后,逐步减量,至维持量5~10 mg/d。

(2)地塞米松:开始剂量3~6 mg/d,分3~4次口服,病情缓解后分次减量,维持量为0.75~1.5 mg/d。

(3)倍他米松:为地塞米松的同分异构体,在激素中抗炎作用最强,不良反应最小,首量2~4 mg/d,分3~4次口服,维持量0.5~1 mg/d。

(4)曲安西龙及氢化可的松悬液:用于关节腔内局部注射,凡大关节肿胀疼痛,已用他法治疗而乏效者,不妨一试。前者每次10~25 mg,每次后者25~50 mg,每周1~2次。

(5)金制剂:常用金诺芬口服6 mg,每天1次,需长期服用2~3个月后方可见效。

3.免疫抑制剂

免疫抑制剂只能作为备用药,非不得已,不轻易用来治疗类风湿关节炎。常用的有环磷酰胺、硫唑嘌呤,开始剂量50 mg,每天2~3次,连用4~6周获效者减量一半继续用。无效或出现白细胞计数下降(3×10^9/L)、血小板急剧下降、肝功能损害等不良反应者应立即停用。

(三)其他治疗

1.针灸

取穴以病变关节局部、邻近为主,循经为辅,如肩关节肿痛取肩贞或肩三针,肘关节病变取曲池、少海、外关,腕关节病变取阳池、大陵、阳溪,指关节肿痛取八邪。下肢关节病变亦按此原则,选定相应穴位。实证用泻法,虚证用补法,并加艾灸,每天或隔天 1 次,7 次为一疗程,间歇 3～5 天,继续进行。

2.理疗

以温热病变关节为主,借以温经通络、活血祛邪。热水袋、热浴简便易行,家庭即可做到,近年来推行的电热毯、电热场效仪等也可应用。有条件的还可到医院进行蜡浴、红外线、紫外线、超短波、药物离子透入等疗法。

3.手术

对关节已僵硬畸形,历经各种治疗,活动功能丧失而不能恢复者,可考虑进行矫形及关节形成术。

七、中西医优化选择

类风湿关节炎的真正病因未明,多呈慢性经过,常又反复发作,有 10%～20% 的患者因得不到及时而合理的治疗而致肢体残废。因而积极而有效地进行早期治疗,直接影响预后的好坏。

中西医疗法各有所长,均存不足之处。西医药物疗法中,消炎镇痛及抗风湿药对急性期症状有一定的疗效,但大多有伤肝、伤肾、抑制骨髓造血系统功能、皮疹、发热等毒副作用,有的患者因严重的胃肠道反应而难以接受治疗。肾上腺皮质激素,即时效应虽好,但久用不良反应更大,且不易撤停,有的因骨质疏松而加重病变关节的负担。免疫抑制剂疗程长而见效慢,容易削弱机体的免疫功能和抗病能力,利小弊大,亦非上策。

中医药物疗法,注重辨证论治,既着眼于局部的关节症状,又考虑机体的全身状况,选方用药能因人因证而异,尽力做到有的放矢;且无这样那样的毒副作用,便于长期使用。尽管即时效应有的不如西药那么迅捷,但远期疗效较稳定,故不失其主导地位。

中西医结合治疗可以扬长避短,相辅相成。具体来说,凡起病急骤,关节疼痛及全身症状均严重的,可先用消炎镇痛药,或激素短期冲击治疗,一旦有所缓解,即改用中药辨证治疗。对起病较缓,症状较轻者,不妨直接用中药疗法。病程虽久,但关节尚未畸形,功能活动尚好者,仍以中药治疗为主,缓以图治;功能活动受限,关节畸形者,则需配合使用针灸、理疗、中草药熏洗等法治疗;关节僵硬畸形者,必要时予以手术治疗。慢性阶段见有急性发作者,可用雷公藤片、山海棠片或西药控制。总之,急则治标,用作用快捷的中西成药抵挡之,缓则治本,功夫全在辨证清晰,选方用药精当,这样,不仅早期症状得以及时控制,即使迁延日久,绝大多数患者仍可望康复延年。

八、饮食调护

饮食、营养调养对类风湿关节炎患者的生活十分重要,适当、合理的类风湿关节炎饮食不仅可以增强体质,还有巩固治疗的作用。介绍如下。

(一)风热型和湿热型

出现这些症状的患者应该多选用寒凉的饮食,如米仁粥、绿豆、生梨、豆卷、菊花菜、芦根等,可以协助清除内热;而不应食用温热性的食物,如辣椒、芥末、姜、桂皮、酒等,因为吃这些会伤阴助火,加重症状。

(二)寒湿型

选用一些温热性的食物,如猪、牛、羊骨头煮汤,及姜、桂皮、木瓜、药酒等。

(三)肝肾两虚型

可以多食一些补益的食品,如甲鱼肉、鸡肉、鸭肉、鹅肉、猪肉、牛肉、羊骨髓、胡桃、桂圆、芝麻等。

另外,关于类风湿关节炎患者的饮酒问题,也应根据病情辨证对待。因为酒性辛热,助阳生火,能祛散寒邪,所以一般若患者伴有寒湿的表现时,可饮用一些药酒类的酒剂。而伴有湿热之象的患者,则不适宜饮酒,因为酒热伤肝,酒湿伤脾,如再浸入附子、肉桂、细辛一类的热药,会加重内热和肿痛。此类患者如欲服药酒,可选择清凉性的药物浸入酒中,使药酒性质偏凉。对于一些不会饮酒的患者,可以稀释或加入调料调味后饮用。

(任静静)

第二节 多发性肌炎和皮肌炎

多发性肌炎(polymyositis,PM)和皮肌炎(dermatomyositis,DM)均为累及横纹肌的特发性炎症性肌病。临床上以对称性近端肌无力为主要表现,DM尚有特征性皮疹;病理上以横纹肌肌纤维变性和间质炎症为特点。作为系统性疾病,PM/DM常累及多脏器,伴发肿瘤和其他结缔组织病。

PM/DM患病率为$0.5\sim8.4/10$万,成人男女之比为1∶2,发病高峰分布在$10\sim15$岁和$45\sim60$岁2个时期。伴发恶性肿瘤者的平均年龄约为60岁,合并其他结缔组织病的患者平均年龄为35岁。儿童期发病以DM为主,男女比例接近。

一、病因与发病机制

PM/DM的确切发病机制还不清楚,普遍认为PM/DM属于自身免疫病范畴,其证据如下。

(1)包括肌炎特异性自身抗体(myositis-specific autoantibodies,MSAs)在内的一系列自身抗体的检出。

(2)常与其他自身免疫病合并。

(3)骨骼肌抗原免疫动物可发生炎性肌病。

(4)PM/DM患者外周血淋巴细胞呈肌毒性,并呈现其他免疫学异常。

(5)激素等免疫抑制治疗有效。其中MSAs可分为3类:即抗合成酶抗体,抗非合成酶细胞质(SRP)抗体和抗核抗原(Mi2)的抗体。抗合成酶抗体中,抗组氨酰tRNA合成酶抗体,即抗Jo-1抗体,最具代表性。不同MSAs与PM/DM的临床表现类型密切相关,如抗合成酶抗体阳性的肌炎容易合并肺间质病变等,被称为抗合成酶综合征。

PM/DM的病因或诱因尚不清楚,但推测病毒感染可能是重要因素,其证据如下。

(1)不同MSAs的肌炎存在发病季节的不同,如抗合成酶综合征多于前半年发病,而抗信号识别颗粒(signal-recognition particles,SRP)抗体阳性的肌炎多于后半年发病,提示可能与感染因素相关。

(2)某些微小RNA病毒可作为底物与合成酶反应。

(3)大肠埃希菌的组氨酰tRNA合成酶、肌蛋白、脑心肌炎病毒(一种微小RNA病毒)的衣壳蛋白之间存在氨基酸序列的同源性;而后者可以诱发小鼠发生肌炎;尽管大肠埃希菌的组氨酰tRNA合成酶与人类(Jo-1)不完全一致,但病毒或病毒-酶复合体可能通过分子模拟机制,引起自身免疫反应。

(4)某些病毒,如柯萨奇病毒A9可引起肌炎症状;在儿童DM中,该病毒滴度较正常对照升高;柯萨奇病毒B1可引起新生Swiss小鼠发生肌炎,2周后,病毒滴度无法检出,但肌炎持续存在达70天以上;裸鼠或无胸腺小鼠感染柯萨奇病毒B1后,却可清除病毒,不发生肌炎,说明T细胞在本病中的特殊作用。

(5)脑心肌炎病毒诱导成年BALB/c小鼠的PM模型,呈病毒剂量依赖,且不同H_2表型有不同易感性。

总之,目前认为PM/DM是由免疫介导的,在特定的遗传易感性背景下,由环境因素触发而发病;是以横纹肌为主要的靶组织,可以多系统受累的自身免疫性弥漫性结缔组织病。

二、病理

PM/DM的组织病理学改变主要表现为3个方面:①肌肉炎性浸润为特征性表现。炎性细胞多为淋巴细胞、巨噬细胞和浆细胞;浸润位于间质、血管周围。②肌纤维变性、坏死、被吞噬。初期轻度改变可见个别肌纤维肿胀,呈灶性透明变性或颗粒变性。在进行性病变中肌纤维可呈玻璃样、颗粒状和空泡变性,甚至坏死。③可见肌细胞再生及胶原结缔组织增生。再生的肌细胞胞质嗜碱,核大呈空泡样,核仁明显。慢性患者可见纤维大小不等,间质纤维化。发生于肌束边缘的肌纤维直径变小的束周萎缩为DM特征性改变之一。

DM的病理改变为表皮角化增厚,真皮血管增生,淋巴细胞浸润,真皮浅层水肿,后期表皮萎缩变薄、胶原纤维沉积等。直接免疫荧光检查在皮损处的真皮表皮交界处可见不连续的灶性免疫球蛋白和补体沉积。上述皮肤病理改变为非特异性。

三、临床表现

(一)肌肉病变

骨骼肌受累为本病特征。起病多隐袭,受累肌群包括四肢近端肌肉、颈部屈肌、脊柱旁肌肉、咽部肌肉、呼吸肌等,面肌与眼外肌受累极少见。肌无力是主要表现,患者下蹲、起立、平卧位抬头、翻身、正坐,重症患者发音、吞咽以致呼吸均感困难。部分患者肢体远端肌肉也受累。体检见肌力减低,25%患者肌肉有压痛。晚期可出现肌萎缩。罕见的暴发型表现为横纹肌溶解,肌红蛋白尿,急性肾衰竭。

(二)皮肤改变

皮肌炎(DM)可出现特异性皮肤表现:①上眼睑和眶周可有特殊的水肿性淡紫色斑(又称"向阳性皮疹")。②四肢关节的伸侧面可见红斑性鳞屑性疹,称为Gottron征。其他表现还有肩背部、颈部、前胸领口"V"字区弥漫性红斑,分别称为"披肩"征和"V"字征,常伴光敏感。此外,甲周红斑、雷诺现象亦可见。

(三)肺部病变

5%~10%患者出现肺间质病变。表现为干咳、呼吸困难,易继发感染。体检可及肺底捻发音,血气分析示低氧血症,严重者出现呼吸衰竭,病情可呈进行性发展,预后很差。X线检查显示磨毛玻璃状、结节状和网格状改变。肺功能示限制性通气障碍。其他表现还有肺门影增大、肺不张、胸膜增厚、胸腔积液、肺动脉高压等。

(四)其他

严重患者有心肌受累,表现为心电图ST-T改变,充血性心力衰竭,严重心律失常者少见。因再生的骨骼肌纤维可释放肌酸酶同工酶MB(CK-MB),该同工酶的升高并不意味着心肌受累,可结合更为特异的心肌肌钙蛋白(TnT,TnI)以资鉴别。消化道亦可受累,钡餐可见食管扩张,蠕动差,钡剂通过缓慢以及梨状窝钡潴留。胃肠道血管炎多见于儿童DM。

发热、体重减轻、关节痛/关节炎并不少见,由于肌肉挛缩可引起关节畸形。

四、实验室和辅助检查

PM/DM的实验室改变有红细胞沉降率增快,有时有轻度贫血和白细胞升高,γ球蛋白和免疫球蛋白的增高等。此外还可有尿肌酸、肌红蛋白的异常,但临床应用不多。

(一)肌酶谱检查

95%~99%患者有肌肉来源的酶活性增高,包括肌酸激酶(CK)、天冬氨酸氨基转移酶(AST)、丙氨酸氨基转移酶(ALT)、乳酸脱氢酶(LDH)、缩醛酶(ALD)等。其中CK最为敏感。CK主要存在于骨骼肌、心肌、脑组织的细胞质中,相应的CK有3种同工酶,其中CK-MM主要存在于骨骼肌。CK的作用是催化肌酸向磷酸肌酸的转化,因后者含高能磷酸键,在肌肉收缩时可提供直接的能量来源。CK主要通过肾脏清除。临床上多以CK的高低推断肌炎的轻重、病情的进展和治疗的反应。但常有临床表现与CK水平不一致、不平行的情况,如①起病极早期与晚期肌肉萎缩明显者;②老年PM/DM;③存在CK活性的循环抑制物。上述3种情况可有临床显著的肌无力表现,而CK无明显升高。反之,患者肌力正常或接近正常,肌活检亦提示无明显肌纤维变性坏死表现,但可能由于存在肌细胞膜"渗漏"现象,可伴有CK明显升高。有研究提示,CK相对低水平升高的肌炎预后不良。

(二)肌电图(EMG)

EMG检查示肌源性损害。典型表现为低波幅,短程多相波(棘波);可有插入性激惹增强,出现正锐波,自发性纤颤波;以及自发性、杂乱、高频放电。但有10%~15%患者EMG无明显异常。本病晚期可出现神经源性损害,呈神经源性和肌源性的混合相。

（三）肌活检

部位多选肱二头肌、股四头肌。活检应注意避开 EMG 针刺部位,以免出现假阳性。

（四）自身抗体检查

MSAs 对肌炎特异性好,但敏感性不足。尚可出现类风湿因子、抗核抗体及抗肌肉成分的抗体,如肌红蛋白、肌球蛋白、肌钙蛋白、原肌球蛋白抗体等,但均不特异。

（五）肌肉磁共振成像（MRI）检查

在 T_2 加权像和脂肪抑制序列（STIR）可显示受累肌肉炎症/水肿导致的高信号改变,敏感性较高。并有助于引导肌活检,提高阳性率。

五、诊断和鉴别诊断

（一）诊断

1.PM/DM 诊断标准

（1）肢带肌（肩胛带、骨盆带、四肢近端肌肉）和颈前屈肌呈对称性无力,可伴有吞咽困难和呼吸肌无力。

（2）肌肉活检显示横纹肌纤维变性、坏死、被吞噬、再生以及单个核细胞浸润。

（3）血清肌酶谱增高。

（4）EMG 有肌源性损害。

符合 4 项标准可确诊 PM;符合前 4 项标准,且满足皮肤特征性皮疹,则可诊断 DM。

2.抗合成酶综合征和 MSAs 相关综合征

抗合成酶综合征是指 PM/DM 有抗 Jo-1 或其他抗合成酶抗体阳性,合并间质性肺病、发热、关节炎、雷诺现象"技工手"的临床综合征。其中"技工手"是指手指侧面或掌面粗糙、脱屑、"肮脏"的外观表现。该综合征及其他 MSAs 相关综合征与相应的肌炎特性自身抗体之间的内在联系尚有待进一步研究。

3.无肌炎的皮肌炎

DM 中有 10% 表现为无肌炎的皮肌炎,即有 Gottron 征等 DM 典型皮肤改变,而无肌炎的临床和（或）亚临床表现。其中部分患者始终无肌炎出现。"无肌炎的皮肌炎"究竟是不是 DM 的一个独立的临床表现型,或仅为 DM 过渡性表现尚有争议。

（二）鉴别诊断

PM/DM 的有关鉴别诊断,主要要求回答 3 个问题:①有无肌无力的客观证据?有助于与风湿性多肌痛、纤维肌痛综合征等有疲乏、肌痛症状的疾病相鉴别。②有无肌炎?有助于与神经源性疾病、神经肌肉接头疾病和非炎性的肌源性疾病等一大组疾病相鉴别。③是否为 PM/DM?这 3 个问题有助于和其他炎性肌病,如包涵体肌炎鉴别。

1.包涵体肌炎

包涵体肌炎（inclusion body myositis,IBM）属于炎性肌病,其病理特征为光镜下肌纤维内见线状空泡,肌质内和（或）核内可见包涵体;电镜下可见直径10～25 nm 的丝状包涵体,本病亦因此而得名。IBM 多发生于中年以上人群,男性多见。起病隐袭,进展缓慢。肌无力表现可累及近端和远端肌肉,可呈不对称性,无肌痛,CK 正常或呈低水平升高。少见肺脏、关节累及,ANA 偶可阳性,无 MSA 出现。EMG 表现为肌源性损害或合并神经源性损害。IBM 的临床表现,甚至早期组织病理学改变,常与 PM 无法区分。而对激素及免疫抑制治疗的低反应性是其特点之一。因此,出现治疗抵抗的肌炎应重新审视,进一步除外 IBM 的可能。

2.恶性肿瘤相关 DM/PM

40 岁以上 DM/PM 患者合并肿瘤的发生率为 10%～20%,DM 较 PM 更易与肿瘤相关。肿瘤可于 DM/PM 之前、同时或之后发生。当肌炎呈不典型性,如有肌无力等临床表现,但反复查肌酶正常,或

EMG正常,或肌活检不典型,或呈激素抵抗,需结合年龄性别,其他临床表现和危险因素,积极除外合并肿瘤之可能。

3.与其他结缔组织病伴发的PM/DM

炎性肌病的表现可以出现于硬皮病、系统性红斑狼疮、混合结缔组织病、干燥综合征。有时仅有肌无力的症状,无肌酶或EMG的异常。PM偶见于类风湿关节炎、成人Still病、Wegener肉芽肿和结节性多动脉炎。在系统性血管炎中,肌无力症状更多与动脉炎和周围神经受累相关,而不是肌肉本身的免疫性炎症。风湿科常用药物,如糖皮质激素、青霉胺、氯喹、秋水仙碱等亦可引起肌病,停药后可缓解,也应鉴别。

4.神经系统疾病

运动神经元病中的进行性脊肌萎缩症、肌萎缩侧索硬化症等因累及脊髓前角细胞可引起缓慢进展的肌肉无力、萎缩,但其受累肌肉的模式与PM不同,多从远端向近端延伸,常伴肌束颤动,肌萎缩较早出现;进行性延髓性瘫痪有后组脑神经运动核及皮质脑干束受累,可出现吞咽困难,但均有上运动神经元受累表现,肌电图呈明显的神经源性损害。

肌肉神经接头疾病中,重症肌无力为针对突触后膜乙酰胆碱受体的自身免疫病,最常有眼外肌累及,而PM几无眼外肌受累报道。其晨轻暮重的表现,疲劳试验、新斯的明或依酚氯铵试验,血清抗乙酰胆碱受体(AChR)抗体测定,以及EMG重复电刺激试验可资鉴别。肌无力综合征(Eaton-Lambert综合征)发病机制为神经末梢乙酰胆碱释放障碍,大多伴发肿瘤或自身免疫性疾病如系统性红斑狼疮、Graves病,亦有肢体近端肌无力,其EMG以高频重复电刺激波幅逆增为特征。

5.其他

非炎性肌病中,遗传性肌营养不良症常有阳性家族史。多于儿童发病,近端肌肉萎缩明显,多伴腓肠肌等假性肥大现象。甲状腺功能亢进和减退均可并发肌病,甲减性肌病尤可出现CK的明显增高,其具体机制不清楚,可能与CK清除障碍有关,应予鉴别。其他如线粒体肌病、糖原累积病等代谢性肌病亦须鉴别。

六、治疗

(一)一般性治疗

支持疗法、对症处理、功能锻炼等不容忽视。有呼吸肌、吞咽肌受累的PM/DM,呼吸道的护理,必要时机械通气,胃肠道或静脉营养支持,维持水电解质酸碱平衡,防治感染,抗生素合理使用等均至关重要。

(二)首选糖皮质激素治疗

一般认为开始剂量泼尼松1～2 mg/(kg·d),严重者可用甲泼尼龙200 mg以上静脉冲击治疗。病情控制后逐渐减量。自开始用药到病情最大限度改善需1～6个月,减药过快,常可出现病情复发。疗程一般不应少于2年。糖皮质激素除可改善肌无力外,对伴随的间质性肺病、关节炎、吞咽困难亦均有效。

(三)细胞毒性药物的使用

细胞毒性药物常与糖皮质激素联合治疗,有助于控制疾病,还能减少激素用量。常用药物为甲氨蝶呤(MTX,每周10～25 mg)和硫唑嘌呤[AZA,2 mg/(kg·d)]。两者均须定期观察血常规和肝功能情况。

PM/DM治疗中的激素抵抗,是指激素大剂量[>1～2 mg/(kg·d)]、长疗程使用(>1至数月),仍不能改善症状和使肌酶正常化的情况。临床多以联合使用细胞毒性药物强化治疗。对难治性PM/DM,即有激素抵抗且联用一种细胞毒性药物(MTX或AZA)仍无效,则可联合使用MTX＋AZA,或在前述一个细胞毒性药物基础上加用环孢素[CsA,3 mg/(kg·d)];对呈激素抵抗的合并肺间质病变的患者,还可考虑使用环磷酰胺冲击治疗。

(四)大剂量静脉丙种球蛋白(IVIG)

IVIG治疗DM/PM疗效肯定,尤其对改善重症DM/PM的呼吸肌、吞咽肌受累的症状有效。不良反应少见,偶有发热、头痛、呼吸急促、血管收缩症状、白细胞计数减少表现,但对有心功能、肾功能不全、高凝状态或有深静脉血栓形成应慎用。

（五）其他药物

羟氯喹(0.2~0.4 g/d)对 DM 皮损有一定疗效。须注意其视网膜毒性。

七、预后

在糖皮质激素、细胞毒性药物及其他治疗手段得到广泛应用后,本病的预后已得到明显改观。但 PM/DM 的 5 年与 10 年存活率仍为 70%~80% 和 60%。多数 PM/DM 患者呈慢性经过,2~3 年后逐渐趋向恢复,亦可缓解复发交替,一般认为病程超过 7 年者,很少死于本病。提示预后不良的主要因素:全身性肌无力,有呼吸肌受累、吞咽困难者;肺脏、心脏等重要脏器受累者;发病年龄大、合并恶性肿瘤者和激素抵抗者。

(纪文丽)

第三节　干燥综合征

干燥综合征(Sjögren syndrome,SS)是一种以侵犯泪腺和唾液腺等外分泌腺、具有高度淋巴细胞浸润为特征的弥漫性结缔组织病。最常见的表现是口、眼干燥症,且常伴有内脏损害而出现多种临床表现。本病分为原发性和继发性两类,后者指与某肯定的弥漫性结缔组织病(如类风湿关节炎、系统性红斑狼疮、系统性硬化症等)并存的干燥综合征。本节主要叙述原发性干燥综合征(primary SS,简称 pSS)。pSS 在我国的患病率为 0.29%~0.77%,以女性多发(男女比例约为 1:9),发病年龄集中于 30~60 岁,而老年人群的患病率可高达 4%。随着临床医师对 pSS 认识的不断提高,以及我国人口的老龄化,pSS 的发病率和患病率均呈上升趋势。

一、病因与发病机制

（一）病因

pSS 的病因至今不清,一般认为是感染因素、遗传背景、内分泌因素等多种病因相互作用的结果。某些病毒如 EB 病毒、丙型肝炎病毒、HIV 等可能与本病的发生和延续有一定关系。病毒通过分子模拟交叉,感染过程中使易感人群或其组织隐藏抗原暴露而成为自身抗原,诱发自身免疫病。而流行病学调查显示 pSS 具有明显的家族聚集倾向,该病患者的亲属易发生自身免疫性疾病,但在基因检测调查中尚未发现公认的 HLA 易感基因。

（二）发病机制

pSS 免疫功能紊乱为其发病及病变延续的主要基础。确切原因不明。由于唾液腺组织的导管上皮细胞起了抗原递呈细胞的作用,细胞识别后,通过细胞因子促使 T、B 细胞增殖,使后者分化为浆细胞,产生大量免疫球蛋白及自身抗体,同时 NK 细胞功能下降,导致机体细胞免疫和体液免疫的异常反应,进一步通过各种细胞因子和炎症介质造成组织损伤。

二、病理和病理生理

本病主要累及由柱状上皮细胞构成的外分泌腺体。以唾液腺和泪腺的病变为代表,表现为腺体间质有大量淋巴细胞浸润并形成淋巴滤泡样结构,腺体导管的上皮细胞增生和肥大,腺体导管管腔扩张和狭窄等,小唾液腺的上皮细胞则有破坏和萎缩,功能受到严重损害。类似病变涉及其他外分泌腺体,如皮肤、呼吸道黏膜、胃肠道黏膜、阴道黏膜以及内脏器官具外分泌腺体结构的组织,包括肾小管、胆小管、胰腺管等。血管受损也是本病的一个基本病变,如白细胞型或淋巴细胞型血管炎、急性坏死性血管炎和闭塞性血管炎等。上述 2 种病变尤其是外分泌腺体炎症是造成本病特殊临床表现的基础。

三、临床表现

pSS多起病缓慢、隐匿,临床表现多种多样,但最终均会出现外分泌腺损伤和功能障碍。

（一）局部表现

1.口干燥症

因唾液腺病变而引起下述症状:①有70％～80％患者诉有口干,严重者因口腔黏膜、牙齿和舌发黏以致在讲话时需频频饮水,进食固体食物时必须伴流质送下等。②猖獗性龋齿,即出现多个难以控制发展的龋齿,表现为牙齿逐渐变黑继而小片脱落,最终只留残根。见于约50％的患者,是本病的特征之一。③成人腮腺炎,40％的患者唾液腺对称性肿大且反复发作,累及单侧或双侧,10天左右可自行消退,少有持续性肿大。对部分有腮腺持续性肿大者,应警惕有恶性淋巴瘤的可能。④舌可表现为舌痛,舌面干、裂,舌乳头萎缩而光滑,口腔可出现溃疡或继发感染。

2.干燥性角结膜炎

因泪腺分泌的黏蛋白减少而出现眼干涩、异物感、少泪等症状,甚至哭时无泪,部分患者有眼睑反复化脓性感染、结膜炎、角膜炎等。严重者可致角膜溃疡,甚至穿孔、失明。

3.其他浅表部位

鼻、硬腭、气管及其分支、消化道黏膜、阴道黏膜的外分泌腺体均可受累,使其分泌减少而出现相应症状。

（二）系统表现

除口眼干燥表现外,患者还可出现全身症状,如乏力、低热等。约有2/3患者出现外分泌腺体外的系统损害。表现如下。

1.皮肤

约1/4患者有不同皮疹,病理基础为局部血管的受损。特征性表现为紫癜样皮疹,多见于下肢,为米粒大小边界清楚的红丘疹,压之不褪色,分批出现,每批持续时间约为10天,可自行消退而遗有褐色色素沉着。还可有荨麻疹样皮疹、结节红斑等。

2.骨骼肌肉

70％～80％的患者有关节痛,10％发生关节炎;但关节破坏非本病的特点。肌炎见于约5％的患者,可有肌无力、肌酶谱升高和肌电图的改变。

3.肾

据国内报道有30％～50％患者有肾损害,其中35％为远端肾小管受累,引起Ⅰ型肾小管酸中毒,表现为低血钾性周期性瘫痪、肾性软骨病、肾钙化、肾结石、肾性尿崩症。通过氯化铵负荷试验可见到约50％患者有亚临床型肾小管性酸中毒。近端肾小管损害较少见。部分患者的肾小球损害较明显,出现大量蛋白尿、低白蛋白血症甚至肾功能不全。

4.肺

呼吸系统损害主要为肺功能异常,约50％患者有肺泡炎症,部分患者发生肺间质纤维化。临床上,大部分无症状,重者出现干咳、气短,少数患者可因呼吸衰竭死亡。

5.消化系统

胃肠道可因其黏膜层的外分泌腺体病变而出现萎缩性胃炎、胃酸减少、慢性腹泻等非特异性症状。肝脏损害见约25％的患者,临床上可无相关症状或出现肝功能损害等不同表现。肝脏病理以肝内小胆管壁及其周围淋巴细胞浸润、界板破坏等慢性活动性肝炎的改变较为突出。另有部分患者可并发免疫性肝病,其中以原发性胆汁性肝硬化多见。慢性胰腺炎亦非罕见。

6.神经系统

10％患者可因血管炎累及神经系统。以周围神经损害为多见,主要损伤三叉神经及其他感觉纤维,也可累及运动神经。中枢神经发病率低,多为暂时性功能障碍。

7.血液系统

本病可出现白细胞计数减少和(或)血小板减少,严重者可有出血现象。本病出现淋巴瘤显著高于正常人群,发病率要比正常人高44倍,因此在SS患者出现淋巴组织增生时应警惕恶变的可能。

四、实验室和辅助检查

（一）血清学检查

1.自身抗体

本病患者血清中可检测到多种自身抗体。抗核抗体(ANA)的阳性率为50%～80%,以抗SSA和抗SSB抗体为主,两者阳性率分别为70%和40%,尤其是后者有较高的诊断特异性。70%～90%类风湿因子阳性,5%～10%分别出现抗RNP抗体和抗着丝点抗体。约20%的患者出现抗心磷脂抗体。

2.高球蛋白血症

90%以上的患者有高丙球蛋白血症,其特点是多克隆性且滴度高,可引起临床紫癜、红细胞沉降率快等症状。少数患者出现巨球蛋白血症或单克隆性高丙球蛋白血症,出现这些情况须警惕淋巴瘤的可能。

（二）口腔科检查

1.唾液流率

唾液流率作为评价口干燥症的敏感指标之一,是指非刺激情况下,在一定时间内受检者舌下口底唾液积聚的总量(un-stimulatory whole saliva,UWS)。SS的阳性标准为UWS≤1 mL/10 min。

2.腮腺造影或核素显像

腮腺造影是在腮腺导管内注入造影剂(40%碘油)后观察各级导管的影像。SS患者各级导管不规则、僵硬,有不同程度的狭窄和扩张,碘液可淤积于末端导管腺体呈点球状。腮腺核素显像是静脉注射放射性核素锝(^{99m}Tc)后,观察腮腺、颌下腺显影。SS患者存在唾液腺摄取及排泌的功能障碍,因而出现异常的显像。

3.唇腺活检

唾液腺病理用于诊断SS具有较高的敏感性和特异性,其灶性淋巴细胞浸润是目前诊断SS必备的指标之一。由于小唾液腺如唇、硬腭、鼻黏膜等处的腺体与腮腺、颌下腺相似,且操作简易、损伤性小,因此临床上通常以小唾液腺,尤其是唇腺活检来反映主要唾液腺的病理情况。SS患者可见成簇的淋巴细胞、浆细胞浸润,腺泡组织内淋巴细胞聚集数在50个以上记为一个病灶,若在4 mm²唇黏膜组织内能见到1个以上的病灶即为阳性。此外,病理还可见到腺泡萎缩、导管狭窄等。

（三）眼科检查

1.泪液流率

泪液流率即Schirmer检查,是指不使用眼部麻醉剂的情况下,在一定时间内泪液浸湿滤纸的长度,临床上通常以此来反映泪腺分泌泪液的能力。SS患者的阳性标准为Schirmer≤5 mm/5 min。

2.泪膜破碎时间

泪膜破碎时间即BUT(tear Break-up Time),指不眨眼情况下泪膜发生破裂的时间,临床上通常以此来反映泪膜的不稳定性。SS患者泪膜容易破裂,泪膜破碎时间明显缩短,阳性标准为BUT≤10秒。

3.角结膜染色

角结膜染色即眼表染色,是指由于泪液质或者量发生异常,角膜和结膜会发生损伤,而通过某些染色剂能够进行检测。目前观察角膜损伤用荧光素钠,观察结膜损伤用孟加拉红或丽丝胺绿。眼表染色达到一定严重程度时可提示SS的诊断。

（四）其他检查

目前对于唾液腺形态和功能的评价还有超声、计算机断层扫描(CT)、磁共振(MRI)等影像学检查。而心电图、超声心动图检查用于心脏评估,肺部高分辨CT检查用于肺脏评估,超声、CT检查乃至病理活检用于消化系统的评估等都已逐渐得到了临床医师的重视。

五、诊断和鉴别诊断

（一）诊断

SS的诊断需要风湿免疫科、眼科和口腔科的多科协作,因而较系统性红斑狼疮、类风湿关节炎更为困难。在临床工作中诊断SS,尤其早期SS有赖于口干燥症及干燥性角结膜炎的检测、抗SSA和(或)抗SSB抗体、外分泌腺(尤其是唇腺)的灶性淋巴细胞浸润。尤其是后两项的检查特异性强,主观因素影响较少,是目前诊断SS必不可少的依据。

（二）鉴别诊断

鉴于本病易于被误诊为类风湿关节炎、系统性红斑狼疮、混合性结缔组织病、慢性肝炎、肺纤维化、肾小管性酸中毒、过敏性紫癜等,因此对一些以系统损害为早期或重要表现者应考虑到有本病的可能性,应进行相关检查以期得到早期正确的诊断。继发性SS的症状往往不严重,且被另一结缔组织病临床症状所覆盖。

另外,本病还需要与口眼干燥症鉴别。临床上口干还可见于内分泌疾病(如糖尿病、甲减、尿崩症等)、特殊感染(如HIV、丙肝病毒等)、特殊药物(如糖皮质激素、抗焦虑药物、利尿药等)、特殊治疗(如头颈手术或放疗等)、吸烟、张口呼吸等情况;而眼干则可见于蒸发过快(如佩戴隐形眼镜、甲亢眼病、重症肌无力等),或其他导致泪液分泌减少的疾病(如病毒感染)。

（三）病情评估

SS的病情评估包括两方面:一是对外分泌腺的损伤评估,二是对系统损伤的评估(如血液、肾脏、肺脏、神经系统及淋巴增殖性病变等)。国际上对系统性红斑狼疮、类风湿关节炎均有非常成熟的疾病活动指数(disease activity index,DAI)的评分方法。但由于SS的自然病程相对缓和,且缺乏长期的观察性研究,因此尚无公认的评分系统。

六、治疗

目前本病尚无根治方法,主要是替代和对症治疗。治疗目的是预防因长期口、眼干燥造成局部损伤,密切随诊观察病情变化,防治本病的系统损害。

（一）一般治疗

1.人工唾液以及人工泪液

改善口丁和眼干症状相当困难,最基本的手段就是采用近似唾液和泪液的制剂进行替代治疗。

2.刺激唾液和泪腺的功能

近来新方法是口服乙酰胆碱类似物。①毛果芸香碱:每天剂量为10～20 mg,分4次,根据病情可酌情加量,其最常见的不良反应是出汗增加和胃肠不耐受,可以通过减少剂量来控制。②新药西维美林可特异性地刺激M3受体,促泪腺和唾液腺水流分泌增加,有效地解决口干和眼干,因此选择性刺激M3受体成为治疗SS的新选择。但是SS造成外分泌腺损伤严重者对此类治疗效果不佳。

3.其他

对症处理还包括用非甾体抗炎药减轻肌肉、关节症状。对于低血钾性周期性瘫痪者则应静脉补钾,有的患者需终身口服补钾,以防低血钾再次发生。

（二）免疫抑制治疗

对于出现系统损害的患者,应予糖皮质激素、免疫抑制剂等积极治疗。

1.糖皮质激素及免疫抑制剂

合并有神经系统损害、肾小球肾炎、间质性肺炎、肝损害、血细胞降低、球蛋白明显增高、肌炎等要考虑用糖皮质激素,根据情况决定激素的用量,泼尼松10～60 mg/d。同时也可联合用免疫抑制剂,用药原则与系统性红斑狼疮基本相同。常用的药物有甲氨蝶呤(每周7.5～15 mg)、羟基氯喹[5～7 mg(/kg·d)]、硫唑嘌呤、环磷酰胺、来氟米特等。

2.生物制剂

肿瘤坏死因子(TNF)α拮抗剂英夫利昔单抗和依那西普对 pSS 的疗效并不肯定,而 B 淋巴细胞靶向治疗,主要是抗 CD20 单克隆抗体——利妥昔单抗对 pSS 的治疗前景值得期待。

3.其他

高球蛋白血症和近期出现或加重的肾小管酸中毒可行血浆置换。干细胞移植也在试行之中,其疗效有待进一步观察。

七、预后

本病预后较好,有内脏损害者经恰当治疗后大多可以控制病情。如治疗不及时,亦可恶化甚至危及生命。病变仅局限于唾液腺、泪腺、皮肤黏膜外分泌腺体者预后好。内脏损害中出现进行性肺纤维化、中枢神经病变、肾功能不全、恶性淋巴瘤者预后较差;其余有系统损害者,经恰当治疗大部分都能使病情缓解,甚至康复恢复正常生活。

(纪文丽)

第四节　系统性硬化症

系统性硬化症(systemic sclerosis,SSc)是指结缔组织的异常增生,它不仅在皮肤真皮层内增生造成皮肤肿胀,继以变厚变硬,最终萎缩,还累及血管、肺、消化道、肾、心等器官造成内脏受损的表现。本病女性多见,发病率大概是男性的 4 倍,儿童相对少见。

本病以皮肤受累范围为主要指标分为以下 5 型。①弥漫性硬皮病,除面部、肢体远端和近端受累外,皮肤增厚还累及躯干。②局限性硬皮病,皮肤增厚仅限于肘(膝)的远端,但可累及面部和颈部。③无皮肤硬化的硬皮病,临床无皮肤硬化的表现,但有系统性硬化症特征性的内脏表现和血管、血清学异常。④重叠综合征,上述 3 种情况中的任意一种与诊断明确的类风湿关节炎、系统性红斑狼疮、多发性肌炎/皮肌炎同时出现时。⑤未分化结缔组织病,虽无系统性硬化症的皮肤增厚和内脏异常表现,但有雷诺现象伴系统性硬化症的临床和(或)血清学特点。

一、病因与发病机制

(一)病因

系统性硬化症的病因尚不明确,可能与多种致病因素有关,包括遗传和环境因素的共同作用。

1.遗传基础

(1)家族史:已有很多研究报道 SSc 的家族聚集现象,表明遗传因素导致疾病的易感性。有报道家族性的 SSc 发生率为 1.6%~7%。尽管 SSc 在一级亲属中的绝对危险因素很小,但阳性家族史的发病相对危险仍是最高的。

(2)种族因素:有研究证实,非洲裔美国女性每年的总发病率约为 22.5%,而在高加索地区女性的发病率约为 12.8%($P<0.001$),而且非洲裔美国人发病后的临床症状似乎更为严重。同样,种族性对疾病的影响是受多种因素的相互作用而决定的。

(3)性别:女性发病率高,尤其是育龄期妇女,因此雌激素可能对发病有作用。

2.环境因素

目前已明确某些化学物品和药品(如三氯乙烯等)可以引起硬皮病样皮肤改变,尤其是近年在西班牙出现的因服用掺假的菜籽油和在美国出现的因服用污染的 L-色氨酸食品而出现硬皮样皮肤改变。此外,SSc 的发病率在煤矿、金矿和与硅石尘埃相接触的人群中较高。

（二）发病机制

1.纤维化病变

本病的特异性改变是胶原产生过多以及细胞外基质成分如葡氨基多糖、纤维连接蛋白的沉积，提示本病可能与成纤维细胞的异常相关。细胞外基质成分蛋白在调节与免疫反应激活相关的细胞游走和各种基因的表达中起重要作用。SSc外周血单一核细胞可以在活体内被细胞外基质成分激活，导致促炎症细胞因子的生成，增强纤维化。

2.血管病变

血管损伤是SSc最早而且是很关键的病变。SSc血管的中心病变是内皮细胞，出现肿胀、增生，继以血栓形成造成管腔狭窄，组织缺血。此外，内皮细胞还分泌许多因子[如转化生长因子β（TGF-β）、血小板衍化生长因子（PDGF）等细胞因子，细胞外基质和黏附蛋白，抗凝固因子，血管活性蛋白等]来调节血管的稳定性和渗透性。由于内皮细胞活化，上述因子在SSc中出现异常，导致成纤维细胞增殖并加重内皮细胞本身的病变。同时，血管反应性也出现异常。

3.自身免疫性病变

近年来，在SSc的血清中发现大量特异性抗体，因此更明确地把SSc归类于自身免疫病。这些自身抗体在发病机制中的作用并不完全清楚，但其相应的靶抗原却都是细胞核代谢过程中的重要成分，有些自身抗原和反转录病毒的蛋白间有共同的成分，因此也有人提出本病的发病机制是分子模拟。免疫学检测示血清抗核抗体阳性率达90%以上，大部分自身抗体属于抗核抗体谱范围内，包括抗局部异构酶Ⅰ抗体，抗着丝点抗体、抗核仁抗体（包括对不同核仁成分：RNA多聚酶Ⅲ、U3RNA蛋白复合体等的抗体）、抗多发性肌炎-硬皮病抗体、抗组蛋白抗体等。其他还有抗Ⅰ型胶原、Ⅳ型胶原、抗板层抗体等。此外，多种细胞因子[TGF-β、结缔组织生长因子（CTGF）、肿瘤坏死因子（TNF）、白细胞介素（IL）家族]也在SSc的病程中起作用，并随病程的变化而变化。

二、病理

胶原的增殖、组织的纤维化是SSc受损组织中共同而突出的病理改变。如在皮肤的真皮层有增厚，胶原明显增加，附件萎缩，小动脉玻璃样化，而表皮层变薄。淋巴细胞和浆细胞的浸润仅见于疾病的早期。血管的变化明显，尤其是微血管，如通过电子微血管镜检查甲皱，可以看到增大的/巨毛细血管、毛细血管出血、毛细血管排列紊乱、无血管区以及分支毛细血管等表现。微小动脉和小动脉有内皮细胞增生，管腔变窄，在SSc肾损害者，主要表现为肾入球小动脉和叶间动脉内皮细胞增生以及血管壁的纤维性坏死，以致肾皮质缺血坏死。肾小球也可有病变。类似血管病变和纤维化也可见于其他脏器。

三、临床表现

本病起病缓慢。发病年龄在30～50岁。

（一）雷诺现象

雷诺现象是SSc最多见的初期表现，约70%的患者首发症状为雷诺现象，可先于SSc的其他表现（如关节炎、内脏受累）1～2年或与其他症状同时出现。临床特点为手指（足趾）端遇冷、情绪激动后出现麻木感和颜色的顺序变化，首先是颜色变白，继以紫，再变红。最初可仅有一个或少数指（趾）端受累，以后逐渐扩大到更多的手指（足趾）。其原理在早期为局部小动脉痉挛，以后可因为血管内皮细胞肿胀导致组织缺血而出现指端溃疡及瘢痕，手（足）末节坏死或软组织及指骨因缺血而被吸收变短。

（二）皮肤改变

皮肤改变是SSc标记性症状。皮损依次经历肿胀期、硬化期、萎缩期。几乎所有病例皮肤硬化首先出现在手指逐渐向近端扩展，皮肤发亮、紧绷，皱褶消失，汗毛稀疏，病变皮肤与正常皮肤界限不清。患者胸上部和肩部有紧绷感，颈前出现横向厚条纹，仰头时感颈部皮肤紧绷。面部皮肤受累可表现为面具样面容。口周出现放射性沟纹，口唇变薄，鼻端变尖。手指的皮肤紧绷可逐渐导致指间关节和掌指关节完全伸展受限和屈曲畸形。受累皮肤可有色素沉着或色素脱失,头发毛囊处没有色素,形成黑白相间改变称"椒盐征"。手指、面部、嘴唇、舌和颊黏膜可于数年后出现小的毛细血管扩张,常见于局限性硬皮病,也可见于病程长的弥漫性硬皮病患者。

早期肿胀期,手指呈腊肠样,手背非可凹性肿胀。数周或数月后进入硬化期,皮肤呈蜡样光泽,厚而硬,紧贴于皮下,不易捏起。5～10年后进入萎缩期,浅表真皮变薄变脆,表皮松弛。皮下软组织钙化是SSc晚期并发症,手指端、肘、膝等易受外伤的部位是钙化好发之处。

(三)骨关节和肌肉

多关节痛和肌肉疼痛常为早期症状,也可出现关节炎,约29%的患者可出现侵蚀性关节炎。晚期由于腱鞘纤维化,受累关节活动时,尤其是膝关节可触到皮革样摩擦感。腕关节腱鞘广泛纤维性增厚可导致腕管综合征。肌肉无力常见于严重皮肤病变者,多数因失用性萎缩造成。部分患者会出现肌酶的升高。骨质吸收可见于末端指骨、肋骨、锁骨和下颚角。

(四)消化系统

消化道受累是SSc的常见表现,约70%的患者出现,任何部位均可累及,其中食道受累最常见(90%),肛门、直肠次之(50%～70%),小肠和结肠较少(40%和10%～50%)。食管受累表现为上腹饱胀、胸骨后烧灼感,以及胃部反流。在平卧或弯腰时明显,是由于胃食管括约肌压力减低和远端食管扩张所致。消化性食管炎可导致食管下段狭窄。1/3的SSc患者可有Barrett食管化生,这些患者发展为腺癌等并发症的危险性增高。吞咽困难可单独出现,是神经肌肉功能失调性食管动力丧失所致。食管测压和食管造影显示下2/3食管蠕动幅度下降或消失。胃部和肠道可出现毛细血管扩张,引起消化道出血。胃部扩张的黏膜下毛细血管在内镜下呈宽条带,被称为"西瓜胃"。

小肠蠕动减弱可导致肠胀气和腹痛,偶可出现假性肠梗阻。吸收不良综合征伴体重下降、腹泻和贫血,是由于肠道无张力或纤维化导致淋巴管阻塞引起的细菌过度滋生所致。肠壁黏膜肌层变性,空气进入肠壁黏膜下面,可出现肠壁囊样积气征,表现为小肠壁的透X线囊肿或线性条带。

大肠受累导致慢性便秘,节段性肠道无力可导致肠套叠。大肠钡灌肠显示扩张和大口憩室。肛门括约肌松弛可导致大便失禁,偶有肛门脱垂。

(五)肺部

2/3以上的SSc患者有肺部受累,成为目前SSc最主要的致死原因。最常见的症状是运动时气短,活动耐力减低,常伴干咳。

肺间质纤维化和肺动脉血管病变常同时存在,但往往以一个病理过程占主导地位。在弥漫性硬皮病伴抗Scl-70阳性的患者中,肺间质纤维化常较重;在CREST综合征中,肺动脉高压常较明显。肺间质纤维化常以嗜酸性肺泡炎为先导。在肺泡炎期,高分辨CT扫描可显示肺部呈毛玻璃样改变,支气管肺泡灌洗可发现灌洗液中细胞数增多,大多是肺泡巨噬细胞,可见到中性粒细胞或嗜酸性粒细胞。胸片改变示肺间质纹理增粗,严重时呈网状结节样改变,主要累及肺部的下2/3。肺功能显示限制性通气障碍,肺活量降低,肺顺应性降低,气体弥散量降低。体检可闻及肺底细小爆裂音。肺间质纤维化患者肺泡细胞和支气管癌的发生率增高。

肺动脉高压是SSc的另一种严重肺部病变,是由于肺动脉和微动脉内膜纤维化和中膜肥厚导致狭窄和闭塞造成。肺动脉高压首先表现为劳力性呼吸困难,最终进展为右心功能衰竭。无创性超声心动图检查可发现早期肺动脉高压。心导管检查发现33%的患者有肺动脉高压。其预后非常差,平均生存期不到2年。

(六)心脏

主要表现为心包炎,伴或不伴有心包积液、心力衰竭和不同程度的传导阻滞或心律失常。病理检查80%的患者有片状心肌纤维化。临床表现为气短、胸闷、心悸和水肿。超声心动图检查显示约半数患者有心包肥厚或积液,但临床心肌炎和心脏压塞不多见。

（七）肾脏

硬皮病肾病变以叶间动脉、弓形动脉及小动脉为著，其中最主要为小叶间动脉。临床表现不一，部分患者有多年皮肤及其他内脏受累而无肾损害的临床表现；有些在病程中出现肾危象，即突然发生严重高血压、急进性肾衰竭。如不及时处理，常于数周内死于心力衰竭和尿毒症。患者可出现乏力加重，气促、严重头痛、视力模糊、抽搐、神志不清等症状。实验室检查发现肌酐正常或增高、蛋白尿和（或）镜下血尿，可有微血管溶血性贫血和血小板减少。少数患者可在没有高血压的情况下发生肾危象。肾危象的预测因素有：①系统性硬皮病；②病程小于4年；③疾病进展快；④抗RNA多聚酶Ⅲ抗体阳性；⑤服用大剂量激素或小剂量环孢素；⑥血清肾素水平突然升高。

（八）其他

SSc患者常伴眼干和（或）口干症状。部分患者可出现甲状腺功能减低，可见甲状腺纤维化。可有三叉神经痛，男性患者性功能降低。局限性SSc偶见胆汁性肝硬化。

四、实验室与辅助检查

（一）一般检查

红细胞沉降率可正常或轻度增快。偶有贫血，多为与慢性炎症有关的低增生性贫血，可有轻度血清白蛋白降低，球蛋白升高，主要是IgG。

（二）免疫学检查

血清ANA阳性率达90%以上，核型为斑点型和核仁型。在CREST综合征患者中，50%～90%抗着丝点抗体（ACA）阳性，在弥漫性硬皮病中仅10%阳性。ACA阳性患者常倾向于出现皮肤毛细血管扩张、皮下钙质沉积及肺动脉高压，较ACA阴性患者出现限制性肺部病变少，其滴度不随时间和病程变化。抗拓扑异构酶Ⅰ（Scl-70）抗体是SSc的特异性抗体，阳性率为15%～20%，该抗体阳性与弥漫性皮肤硬化、肺间质纤维化等相关，抗Scl-70抗体阳性患者死亡率增加。此外，抗核仁抗体对SSc相对特异，常见的有几种：抗RNA聚合酶Ⅰ/Ⅲ抗体常与肾危象、心脏受累相关；抗纤维蛋白Th/To抗体见于局限性硬皮病患者；抗PM-Scl抗体和抗Ku抗体见于局限性SSc重叠多发性肌炎的患者。抗U3RNP抗体与肌病、肠道受累和肺动脉高压相关。抗SS-A和（或）抗SS-B抗体存在于SSc与干燥综合征重叠的患者。约30%病例RF阳性。

（三）病理及甲皱检查

硬变皮肤活检见网状真皮致密胶原纤维增多，表皮变薄，表皮突消失，皮肤附属器萎缩。真皮和皮下组织内（也可在广泛纤维化部位）可见T淋巴细胞大量聚集。甲皱电子毛细血管镜（NVC）作为一种非创伤性的微血管检查方法已越来越广泛地用于SSc患者的微血管病变评估、病情监测和疗效评估。2000年，有学者将SSc患者的微血管病表现通过NVC分为3种形式，早期、活动期和晚期。其中，早期NVC表现为可见扩张/巨毛细血管，可见毛细血管出血，相对保留完好的毛细血管分布，以及没有毛细血管的缺失；活动期NVC表现为巨毛细血管常见，毛细血管出血常见，毛细血管中度缺失，轻度毛细血管结构紊乱，没有或轻度分支毛细血管，存在水肿；晚期NVC表现为不规则毛细血管扩张，少有或没有巨毛细血管和出血，严重的毛细血管缺失伴广泛的无血管区，正常毛细血管排列的紊乱，以及分支或灌木丛样毛细血管的存在。

（四）影像学及肺功能检查

胸部X线检查可有肺纹理增粗，严重时呈网状结节样改变，以肺底为著，或有小的囊状改变。高分辨CT和肺功能检查是检测和随访间质性肺病的主要手段。钡餐检查可显示食管、胃肠道蠕动减弱或消失，下端狭窄，近侧增宽，小肠蠕动亦减少，近侧小肠扩张，结肠袋可呈球形改变。双手X线检查可见双手指端骨质吸收，软组织内有钙盐沉积。

（五）超声心动图和右心漂浮导管检查

超声心动检查作为无创性的检查方法，是早期发现肺动脉高压的首选检查。但其敏感性和特异性较差。右心漂浮导管仍是诊断肺动脉高压的"金标准"。其可以测定肺血管阻力、心排血量,同时进行急性血管扩张试验和选择性肺动脉造影。

五、诊断和鉴别诊断

(一)诊断标准

1.主要条件

近端皮肤硬化,手指及掌指(跖趾)关节近端皮肤增厚、紧绷、肿胀。这种改变可累及整个肢体、面部、颈部和躯干(胸部、腹部)。

2.次要条件

(1)指硬化:上述皮肤改变仅限手指。

(2)指尖凹陷性瘢痕,或指垫消失:缺血导致指尖凹陷性瘢痕,或指垫消失。

(3)双肺基底部纤维化:在立位胸片上,可见条状或结节状致密影,以双肺底为著,也可呈弥漫斑点或蜂窝状肺。要除外原发性肺病所引起的这种改变。

判定:具有主要条件或两个以上次要条件者,可诊为系统性硬化症。此外,雷诺现象,多发性关节炎或关节痛,食管蠕动异常,皮肤活检示胶原纤维肿胀和纤维化,血清有 ANA、抗 Scl-70 抗体和抗着丝点抗体均有助于诊断。

(二)鉴别诊断

本病应与假性硬皮病如硬肿病、硬化性黏液水肿、嗜酸性筋膜炎及肾源性系统纤维化/肾源性纤维性皮病相鉴别。

六、治疗

本病尚无特效药物。早期治疗的目的在于阻止新的皮肤和脏器受累,而晚期治疗的目的在于改善已有的症状。

(一)一般治疗

戒烟,加强营养,注意手足保暖和避免精神刺激。

(二)SSc 相关指端血管病变(雷诺现象和指端溃疡)的治疗

二氢吡啶类钙离子拮抗剂,通常口服硝苯地平(每次 10～20 mg,每天 3 次)可以用于 SSc 相关的雷诺现象的一线治疗。静脉注射伊洛前列素或其他适合的前列环素类似物可用于治疗 SSc 相关的严重的雷诺现象和局部缺血。口服波生坦也对治疗指端溃疡有效。

(三)SSc 相关肺动脉高压的治疗

1.一般治疗

氧疗、使用利尿剂和强心剂以及抗凝治疗。

2.肺动脉血管扩张剂

目前临床上应用的血管扩张剂有钙离子拮抗剂,前列环素及其类似物,内皮素-1 受体拮抗剂及 5 型磷酸二酯酶抑制剂等。

(1)钙离子拮抗剂:仅有 10%～15% 的肺动脉高压患者对钙离子拮抗剂敏感,只有急性血管扩张药物试验结果阳性的患者才能应用钙离子拮抗剂治疗。多选用地尔硫䓬,从小剂量开始应用,逐渐递增,争取数周内达到最大耐受剂量,然后维持应用。应用 1 年还应再次进行急性血管扩张药物试验重新评价患者是否持续敏感,只有长期敏感者才能继续应用。

(2)前列环素类药物:前列环素类似物是人工合成制剂,前列环素缺乏可导致肺动脉高压。依前列醇、伊洛前列素、曲前列环素、贝前列环素等可用于治疗肺动脉高压。目前,在我国只有吸入性伊洛前列素,每天吸入治疗6～9 次,每次吸入剂量至少在 5～20 μg。长期应用该药,可降低肺动脉压力和肺血管阻力,提高运动耐量,改善生活质量。

(3)内皮素-1 受体拮抗剂:内皮素-1 主要由内皮细胞分泌,是一种强的内源性血管收缩剂,并可促血管平滑肌细胞增生,研究表明内皮素-1 表达增加与肺动脉高压严重度和预后密切相关。波生坦、西他生坦被推荐用于治疗 SSc 相关的肺动脉高压。波生坦初始剂量 62.5 mg,每天 2 次,连续 4 周,后续125 mg,每天 2 次维持治疗。其为治疗心功能Ⅲ级肺动脉高压首选治疗。不良反应主要表现为肝损害。

(4)5 型磷酸二酯酶抑制剂:西地那非是一种强效、高选择性 5 型磷酸二酯酶抑制剂,推荐初始口服剂量 20 mg,每天 3 次。常见不良反应包括头痛、面部潮红等,但均可耐受。

(5)其他:一氧化氮(NO)是血管内皮释放的血管舒张因子,具有调节血管张力、血流、炎症反应和神经传导等广泛的生物学作用。吸入 NO 已成为治疗肺动脉高压的新型方法,但仍需要进一步随机对照试验以评估其安全性和有效性。

3.侵入性治疗

房间隔造口术,肺心联合移植和肺移植,肺血栓动脉内膜切除术,右心室辅助装置等。

4.基因治疗

严重病例可考虑自体或异体干细胞移植。

(四)SSc 相关肾危象的治疗

肾危象可通过使用 ACEI 来治疗。即使患者已经开始透析治疗,仍应继续使用 ACEI。激素与 SSc 肾危象风险增加相关。使用激素的患者需要仔细的监测血压和肾功能。

(五)SSc 相关皮肤受累的治疗

甲氨蝶呤可改善早期弥漫性 SSc 的皮肤硬化。其他药物如青霉胺、环孢素、他克莫司、松弛素和静脉注射丙种球蛋白对改善皮肤硬化可能有效。

(六)SSc 的间质性肺病的治疗

环磷酰胺被推荐用于治疗 SSc 的间质性肺病。抗胸腺细胞抗体和霉酚酸酯对早期弥漫性病变包括间质性肺病可能有效。

(七)其他脏器的治疗

长效质子泵抑制剂对胃食管反流性疾病,食管溃疡和食管狭窄有效。促动力药物如甲氧氯普胺和多潘立酮可用于治疗 SSc 相关的功能性消化道动力失调如吞咽困难,胃食管反流性疾病,饱腹感等。皮下注射奥曲肽用于假性肠梗阻。胃胀气和腹泻提示小肠细菌过度生长,治疗可使用抗生素,但需经常变换抗生素种类,以避免耐药。

(纪文丽)

第八章

老年科疾病

第一节　老年慢性阻塞性肺疾病

慢性阻塞性肺疾病(chronic obstructive pulmonary disease,COPD)是一种以气流受限的不完全可逆为特征的慢性肺部疾病。它通常是指具有气流受限的慢性支气管炎(简称慢支)和(或)肺气肿。慢支或肺气肿可单独存在,但绝大多数情况下是合并存在,无论是单独或合并存在,发生气流受限时均可以成为COPD。慢性阻塞性肺疾病全球创议(the Global initiative for chronic Obstructive Lung Disease,GOLD)对其的定义为:COPD是一种可以预防和可以治疗的疾病,以不完全可逆的气流受限为特征。气流受限呈进行性加重,多与肺部对有害的颗粒和气体的异常炎症反应有关。COPD的自然病程是可变的,且每个患者的病程都不一样,特别是当患者持续暴露于有害环境时;COPD对患者的影响不仅取决于气流受限的程度,还取决于症状(特别是气促和活动能力的下降)的严重程度,全身效应以及有无合并症。

一、病因

COPD的确切病因尚不清楚,所有与慢支和肺气肿发生有关的因素都可能参与COPD的发病。已经发现的危险因素可以分为外因(即环境因素)与内因(即个体易患因素)两类。

（一）外因

1.吸烟

吸烟是目前公认的COPD已知危险因素中最重要者。国外较多流行病学研究结果表明,与不吸烟人群相比,吸烟人群肺功能异常的发生率明显升高,出现呼吸道症状的人数明显增多,肺功能检查中反映气道是否有阻塞的核心指标第一秒用力呼气容积(FEV_1)的年下降幅度明显增快;而且,经过长期观察,目前已经明确吸烟量与FEV_1的下降速率之间存在剂量-效应关系,即吸烟量越大,FEV_1下降越快。对于已经患有COPD者,吸烟的患者其病死率明显高于不吸烟的患者。在吸烟斗和吸雪茄的人群中COPD的发病率虽然比吸香烟的人群要低一些,但仍然显著高于不吸烟人群。国内研究结果与国外相似。一项十万人群的研究结果表明,COPD患者中,其发病与吸烟有关者占71.6%,虽然略低于国外80%左右的数据,但吸烟仍然是COPD发病最重要的危险因素。被动吸烟也可能导致呼吸道症状以及COPD的发生;孕妇吸烟可能会影响胎儿肺脏的生长。实验室研究结果表明,吸烟可以从多个环节上加快COPD的发病,如能使支气管上皮纤毛变短,排列不规则,使纤毛运动发生障碍,降低气道局部的抵抗力;可以削弱肺泡吞噬细胞的吞噬功能;还可以引起支气管痉挛,增加气道阻力。尽管吸烟是引起COPD的最重要的环境因素,但是,并不是所有吸烟这都会发生COPD,事实上,吸烟人群中只有一部分人最终发生COPD,提示个体易患性在COPD的发病中具有十分重要的作用。

2.吸入职业粉尘和化学物质

纵向研究资料证明,煤矿工人、开凿硬岩石的工人、隧道施工工人和水泥生产工人的 FEV_1 年下降率因其职业粉尘接触而增大,粉尘接触严重的工人,其对肺功能的影响超过吸烟者。吸入烟尘、刺激性气体、某些颗粒性物质、棉尘和其他有机粉尘等也可以促进 COPD 的发病。动物实验也已经证明,矿物质粉尘、二氧化硫、煤尘等都可以在动物模型上引起与人类 COPD 相类似的病变。

3.空气污染

长期生活在室外空气受到污染的区域可能是导致 COPD 发病的一个重要因素。对于已经患有 COPD 的患者,严重的城市空气污染可以使病情加重。室内空气污染在 COPD 发病中的作用颇受重视;国内已有流行病学研究资料表明,居室环境与 COPD 易患性之间存在联系。

4.生物燃料

近年来国内、外研究证明,在厨房通风条件不好的情况下,使用木柴、农作物秸秆以及煤等生物燃料作为生活燃料,可以增加 COPD 的患病风险。

5.呼吸道感染

对于已经罹患 COPD 者,呼吸道感染是导致疾病急性发作的一个重要因素,可以加聚病情进展。但是,感染是否可以直接导致 COPD 发病目前尚不清楚。

6.社会经济地位

社会经济地位与 COPD 的发病之间具有密切关系,社会经济地位较低的人群发生 COPD 的概率较大,可能与室内和室外空气污染、居室拥挤、营养较差以及其他与社会经济地位较低相关联的因素有关。

(二)内因

尽管吸烟是已知的最重要的 COPD 发病危险因素,但在吸烟人群中只有一部分人发生 COPD,说明吸烟人群中 COPD 的易患性存在着明显的个体差异。导致这种差异的原因还不清楚,但已明确下列内因(即个体易患性)具有重要意义。

1.遗传因素

流行病学研究结果提示 COPD 易患性与基因有关,但 COPD 肯定不是一种单基因疾病,其易患性涉及多个基因。目前唯一比较肯定的是不同程度的 α_1-抗胰蛋白酶缺乏可以增加 COPD 的发病风险。其他如谷胱甘肽 S 转移酶基因、基质金属蛋白酶组织抑制物-2 基因、血红素氧合酶-1 基因、肿瘤坏死因子-α 基因、白介素(IL)-13 基因、IL-10 基因等可能与 COPD 发病也有一定关系。

2.气道高反应性

国内和国外的流行病学研究结果均表明,气道反应性增高者其 COPD 的发病率也明显增高,二者关系密切。

3.肺脏发育、生长不良

在怀孕期、新生儿期、婴儿期或儿童期由各种原因导致肺脏发育或生长不良的个体在成人后容易罹患COPD。

二、发病机制

(一)已有认识

COPD 的发病机制尚未完全明了。目前普遍认为 COPD 以气道、肺实质和肺血管的慢性炎症为特征,在肺的不同部位有肺泡巨噬细胞、T 淋巴细胞(尤其是 CD8[+])和中性粒细胞增加,部分患者有嗜酸性粒细胞增多。激活的炎症细胞释放多种介质,包括白三烯 B4(LTB4)、IL-8、肿瘤坏死因子-α(TNF-α)和其他介质。这些介质能破坏肺的结构和(或)促进中性粒细胞炎症反应。除炎症外,肺部的蛋白酶和抗蛋白酶失衡、氧化与抗氧化失衡以及自主神经系统功能紊乱(如胆碱能神经受体分布异常)等也在 COPD 发病中起重要作用。吸入有害颗粒或气体可导致肺部炎症;吸烟能诱导炎症并直接损害肺脏;COPD 的各种危险因素都可产生类似的炎症过程,从而导致 COPD 的发生。

（二）发病机制新认识

T 细胞介导的炎症反应参与 COPD 和肺气肿的发生与发展过程，并与疾病的严重程度相关，提示免疫反应可能在其中起重要作用。

更有学者认为，COPD 是一种由吸烟引起的自身免疫性疾病。吸烟的 COPD 患者外周血中可检测到针对肺上皮细胞的 IgG 自身抗体。用弹力蛋白刺激吸烟的肺气肿患者外周血中 CD4$^+$ T 细胞，这些细胞分泌 γ-干扰素和 IL-10 的含量与肺气肿严重程度呈正相关，同时可检测到针对弹力蛋白的抗体，吸烟诱导的肺气肿可能是针对弹力蛋白片段的自身免疫反应。

这些均表明在 COPD 的发病中，自身免疫反应是重要机制。最新研究显示，COPD 患者有显著增高的抗内皮细胞抗体（AECA），COPD 患者中 AECA 的表达明显升高，这些发现提示 COPD 患者中存在自身免疫反应成分并伴有内皮细胞损害。

三、COPD 的病理生理特性

（一）病理特性

COPD 特征性的病理学改变存在于中央气道、外周气道、肺实质和肺的血管系统。在中央气道（气管、支气管以及内径＞2 mm 的细支气管），炎症细胞浸润表层上皮，黏液分泌腺增大和杯状细胞增多使黏液分泌增加。在外周气道（内径＜2 mm 的小支气管和细支气管）内，慢性炎症导致气道壁损伤和修复过程反复循环发生。修复过程导致气道壁结构重塑，胶原含量增加及瘢痕组织形成，这些病理改变造成气腔狭窄，引起固定性气流阻塞。

COPD 患者典型的肺实质破坏表现为小叶中央型肺气肿，涉及呼吸性细支气管的扩张和破坏。病情较轻时这些破坏常发生于肺的上部区域，但随着病情发展，可弥漫分布于全肺，并有肺毛细血管床的破坏。由于遗传因素或炎症细胞和介质的作用，肺内源性蛋白酶和抗蛋白酶失衡，为肺气肿性肺破坏的主要机制，氧化作用和其他炎症后果也起作用。

COPD 患者肺血管的改变以血管壁的增厚为特征，这种增厚始于疾病的早期。内膜增厚是最早的结构改变，接着出现平滑肌增加和血管壁炎症细胞浸润。COPD 加重时平滑肌、蛋白多糖和胶原的增多进一步使血管壁增厚。COPD 晚期继发肺心病时，部分患者可见多发性肺细小动脉原位血栓形成。

（二）病理生理特性

在 COPD 肺部病理学改变的基础上出现相应 COPD 特征性病理生理学改变，包括黏液高分泌、纤毛功能失调、气流受限、肺过度充气、气体交换异常、肺动脉高压和肺心病以及全身的不良效应。黏液高分泌和纤毛功能失调导致慢性咳嗽及多痰，这些症状可出现在其他症状和病理生理异常发生之前。小气道炎症、纤维化及管腔的渗出与 FEV_1、FEV_1/用力肺活量（FVC）下降有关。肺泡的破坏、使小气道维持开放的能力受损亦有作用，但这在气流受限中所起的作用较小。

随着 COPD 的进展，外周气道阻塞、肺实质破坏及肺血管的异常等减少了肺气体交换能力，产生低氧血症，以后可出现高碳酸血症。长期慢性缺氧可导致肺血管广泛收缩和肺动脉高压，常伴有血管内膜增生，某些血管发生纤维化和闭塞，造成肺循环的结构重组。COPD 晚期出现的肺动脉高压是其重要的心血管并发症，并进而产生慢性肺源性心脏病及右心衰竭，提示预后不良。

COPD 可以导致全身不良效应，包括全身炎症和骨骼肌功能不良等方面。全身炎症表现为全身氧化负荷异常增高、循环血液中细胞因子浓度异常增高以及炎症细胞异常活化等；骨骼肌功能不良表现为骨骼肌重量逐渐减轻等。COPD 的全身不良效应具有重要的临床意义，它可加剧患者的活动能力受限，使生活质量下降，预后变差。

四、流行病学资料

我国流行病学调查显示，40 岁以上人群的 COPD 患病率为 8.2%，已成为严重的公共卫生问题和沉重的社会经济负担，COPD 的临床研究受到呼吸病学术界的高度重视。一项对中国农村慢性阻塞性肺疾病

(COPD)患病及防治现况的调查显示,COPD患病率为8.8%,男、女患病率分别为12.8%、5.4%。在城市和农村中,COPD的发病率和死亡率总体呈现出逐年升高的趋势。从公共卫生的角度看,COPD的社会和经济负担在阶段Ⅰ还可承受,但随着疾病严重性增加负担随之增重,可见,COPD明显地增加了全球的社会负担。尽管年龄和抽烟对导致COPD起主要作用,但仍不足以解释此病的流行率变化——看来其他因素也相当重要;不过,戒烟已成为全球老龄化人群的迫切目标,对于其他导致COPD的因素更充分了解也是重要的,以辅助地区的公共卫生官员为当地发展更好的初级和次级预防政策。

五、临床表现

(一)病史特征

COPD患病过程应有以下特征。

1.吸烟史

多有长期较大量吸烟史。

2.职业性或环境有害物质接触史

如较长期粉尘、烟雾、有害颗粒或有害气体接触史。

3.家族史

COPD有家族聚集倾向。

4.发病年龄及好发季节

多于中年以后发病,症状好发于秋冬寒冷季节,常有反复呼吸道感染及急性加重史。随病情进展,急性加重愈渐频繁。

5.慢性肺源性心脏病史

COPD后期出现低氧血症和(或)高碳酸血症,可并发慢性肺源性心脏病和右心衰竭。

(二)症状

1.慢性咳嗽

通常为首发症状。初起咳嗽呈间歇性,早晨较重,以后早晚或整日均有咳嗽,但夜间咳嗽并不显著。少数病例咳嗽不伴咳痰。也有部分病例虽有明显气流受限但无咳嗽症状。

2.咳痰

咳嗽后通常咳少量黏液性痰,部分患者在清晨较多;合并感染时痰量增多,常有脓性痰。

3.气短或呼吸困难

这是COPD的标志性症状,是使患者焦虑不安的主要原因,早期仅于劳力时出现,后逐渐加重,以致日常活动甚至休息时也感气短。

4.喘息和胸闷

这不是COPD的特异性症状。部分患者特别是重度患者有喘息;胸部紧闷感通常于劳力后发生,与呼吸费力、肋间肌等容性收缩有关。

5.全身性症状

在疾病的临床过程中,特别在较重患者,可能会发生全身性症状,如体重下降、食欲减退、外周肌肉萎缩和功能障碍、精神抑郁和(或)焦虑等。合并感染时可咳血痰或咯血。

(三)体征

COPD早期体征可不明显。随疾病进展,常有以下体征。

1.视诊及触诊

胸廓形态异常,包括胸部过度膨胀、前后径增大、剑突下胸骨下角(腹上角)增宽及腹部膨凸等;常见呼吸变浅,频率增快,辅助呼吸肌如斜角肌及胸锁乳突肌参加呼吸运动,重症可见胸腹矛盾运动;患者不时采用缩唇呼吸以增加呼出气量;呼吸困难加重时常采取前倾坐位;低氧血症者可出现黏膜及皮肤发绀,伴右心衰竭者可见下肢水肿、肝脏增大。

2.叩诊

肺过度充气使心浊音界缩小,肺肝界降低,肺叩诊可呈过度清音。

3.听诊

两肺呼吸音可减低,呼气相延长,平静呼吸时可闻干性音,两肺底或其他肺野可闻湿音;心音遥远,剑突部心音较清晰响亮。

六、实验室和辅助检查

(一)肺功能检查

肺功能是判断气流受限的主要客观指标,对 COPD 的诊断、严重程度评价、疾病进展状况、预后及治疗反应判断等都有重要意义。气流受限是以第一秒用力呼气容积占预计值百分比(FEV_1%预计值)和第一秒用力呼气容积占用力肺活量百分比(FEV_1/FVC)的降低来确定的。FEV_1/FVC 是 COPD 的一项敏感指标,可检出轻度气流受限。FEV_1%预计值是中、重度气流受限的良好指标,它变异性小,易于操作,应作为 COPD 肺功能检查的基本项目。吸入支气管舒张剂后 FEV_1<80%预计值,且 FEV_1/FVC<70%者,可确定为不能完全可逆的气流受限。肺总量(TLC)、功能残气量(FRC)和残气容积(RV)增高,肺活量(VC)减低,RV/TLC 增高,均为阻塞性肺气肿的特征性变化。

(二)胸部 X 线检查

COPD 早期胸片可无异常变化。以后可出现慢支和肺气肿的影像学改变。虽然 X 线胸片改变对 COPD 诊断特异性不高,但作为确定肺部并发症及与其他肺疾病进行鉴别的一项重要检查,应该常规使用。CT 检查对有疑问病例的鉴别诊断有较高价值。

(三)血气分析

血气分析对确定发生低氧血症、高碳酸血症、酸碱平衡失调以及判断呼吸衰竭的类型有重要价值。

(四)其他

COPD 合并细菌感染时,血白细胞增高,核左移。痰培养可能检出病原菌,常见病原菌为肺炎链球菌、流感嗜血杆菌、卡他莫拉菌和肺炎克雷白杆菌等。

七、诊断及鉴别诊断

(一)全面采集病史进行评估

诊断 COPD 时,首先应全面采集病史,包括症状、既往史和系统回顾、接触史。症状包括慢性咳嗽、咳痰、气短。既往史和系统回顾应注意:出生时低体重,童年时期有无哮喘、变态反应性疾病、感染及其他呼吸道疾病史如结核病史;COPD 和呼吸系统疾病家族史;COPD 急性加重和住院治疗病史;有相同危险因素(吸烟)的其他疾病,如心脏、外周血管和神经系统疾病;不能解释的体重下降;其他非特异性症状,喘息、胸闷、胸痛和晨起头痛;要注意吸烟史及职业、环境有害物质接触史等。

(二)诊断

COPD 的诊断应根据临床表现、危险因素接触史、体征及实验室检查等资料综合分析确定。考虑 COPD 的主要症状为慢性咳嗽、咳痰和(或)呼吸困难及危险因素接触史;存在不完全可逆性气流受限是诊断 COPD 的必备条件。肺功能测定指标是诊断 COPD 的金标准。用支气管舒张剂后 FEV_1/FVC<70%可确定为不完全可逆性气流受限。凡具有吸烟史及(或)环境职业污染接触史及(或)咳嗽、咳痰或呼吸困难史者均应进行肺功能检查。COPD 早期轻度气流受限时可有或无临床症状。胸部 X 线检查有助于确定肺过度充气的程度及与其他肺部疾病鉴别。

(三)鉴别诊断

COPD 应与支气管哮喘、支气管扩张症、充血性心力衰竭、肺结核等鉴别。与支气管哮喘的鉴别有时存在一定困难。

(1)COPD 多于中年后起病,哮喘则多在儿童或青少年期起病。

(2)COPD 症状缓慢进展,逐渐加重,哮喘则症状起伏大。

(3)COPD 多有长期吸烟史和(或)有害气体、颗粒接触史,哮喘则常伴过敏体质、过敏性鼻炎和(或)湿疹等,部分患者有哮喘家族史。

(4)COPD 时气流受限基本为不可逆性,哮喘时则多为可逆性。

(5)部分病程长的哮喘患者已发生气道重塑,气流受限不能完全逆转;而少数 COPD 患者伴有气道高反应性,气流受限部分可逆。此时应根据临床及实验室所见全面分析,必要时做支气管舒张试验和(或)呼气峰值流速(PEF)昼夜变异率来进行鉴别。

在少部分患者中这两种疾病可以重叠存在。

(四)COPD 严重程度分级

COPD 严重程度评估需根据患者的症状、肺功能异常、是否存在合并症(呼吸衰竭、心力衰竭)等确定,其中反映气流受限程度的 FEV_1 下降有重要参考意义。根据肺功能有 COPD 严重性分为 4 级(表 8-1)。

Ⅰ级(轻度 COPD):其特征为轻度气流受限($FEV_1/FVC<70\%$ 但 $FEV_1 \geqslant 80\%$ 预计值),通常可伴有或不伴有咳嗽、咳痰。此时患者本人可能还没认识到自己的肺功能是异常的。

Ⅱ级(中度 COPD):其特征为气流受限进一步恶化($50\% \leqslant FEV_1 < 80\%$ 预计值)并有症状进展和气短,运动后气短更为明显。此时,由于呼吸困难或疾病的加重,患者常去医院就诊。

表 8-1 COPD 严重程度分级

级别	特征
Ⅰ级(轻度)	$FEV_1/FVC<70\%$,FEV_1 占预计值百分比 $\geqslant 80\%$
Ⅱ级(中度)	$FEV_1/FVC<70\%$,$50\% \leqslant FEV_1$ 占预计值百分比 $<80\%$
Ⅲ级(重度)	$FEV_1/FVC<70\%$,$30\% \leqslant FEV_1$ 占预计值百分比 $<50\%$
Ⅳ级(极重度)	$FEV_1/FVC<70\%$,FEV_1 占预计值百分比 $<30\%$ 或 FEV_1 占预计值百分比 $<50\%$,或伴有慢性呼吸衰竭

Ⅲ级(重度 COPD):其特征为气流受限进一步恶化($30\% \leqslant FEV_1 < 50\%$ 预计值),气短加剧,并且反复出现急性加重,影响患者的生活质量。

Ⅳ级(极重度 COPD):为严重的气流受限($FEV_1 < 30\%$ 预计值)或者合并有慢性呼吸衰竭。此时,患者的生活质量明显下降,如果出现急性加重则可能有生命危险。

虽然 $FEV_1\%$ 预计值对反映 COPD 严重程度、健康状况及病死率有用,但 FEV_1 并不能完全反映 COPD 复杂的严重情况,除 FEV_1 以外,已证明体质指数(BMI)和呼吸困难分级在预测 COPD 生存率等方面有意义。

BMI 等于体重(kg)除以身高(m)的平方,BMI <21 的 COPD 患者死亡率增加。

功能性呼吸困难分级:可用呼吸困难量表来评价。0 级:除非剧烈活动,无明显呼吸困难;1 级:当快走或上缓坡时有气短;2 级:由于呼吸困难比同龄人步行得慢,或者以自己的速度在平地上行走时需要停下来呼吸;3 级:在平地上步行 100 m 或数分钟后需要停下来呼吸;4 级:明显的呼吸困难而不能离开房屋或者当穿脱衣服时气短。

如果将 FEV_1 作为反映气流阻塞的指标,呼吸困难分级作为症状的指标,BMI 作为反映营养状况的指标,再加上 6 分钟步行距离作为运动耐力的指标,将这四方面综合起来建立一个多因素分级系统(BODE),被认为可比 FEV_1 更好地反映 COPD 的预后。

生活质量评估:广泛应用于评价 COPD 患者的病情严重程度、药物治疗的疗效、非药物治疗的疗效(如肺康复治疗、手术)和急性发作的影响等。

生活质量评估还可用于预测死亡风险,而与年龄、FEV_1 及体质指数无关。常用的生活质量评估方法有圣乔治呼吸问卷(SGRQ)和治疗结果研究(SF-36)等。

此外,COPD 急性加重次数也可作为 COPD 严重程度的一项监测指标。

COPD 病程可分为急性加重期与稳定期。COPD 急性加重期是指患者出现超越日常状况的持续恶化,并需改变基础 COPD 的常规用药者,通常在疾病过程中,患者短期内咳嗽、咳痰、气短和(或)喘息加重,痰量增多,呈脓性或黏脓性,可伴发热等炎症明显加重的表现。稳定期则指患者咳嗽、咳痰、气短等症状稳定或症状轻微。

八、治疗及注意事项

(一)COPD 稳定期的治疗

1.治疗目的

(1)减轻症状,阻止病情发展。缓解或阻止肺功能下降。

(2)改善活动能力,提高生活质量。降低病死率。

2.教育与管理

通过教育与管理可以提高患者及有关人员对 COPD 的认识和自身处理疾病的能力,更好地配合治疗和加强预防措施,减少反复加重,维持病情稳定,提高生活质量。主要内容包括以下几方面。

(1)教育与督促患者戒烟,迄今能证明有效延缓肺功能进行性下降的措施仅有戒烟。

(2)使患者了解 COPD 的病理生理与临床基础知识。

(3)掌握一般和某些特殊的治疗方法。

(4)学会自我控制病情的技巧,如腹式呼吸及缩唇呼吸锻炼等。

(5)了解赴医院就诊的时机。

(6)社区医师定期随访管理。

3.控制职业性或环境污染

避免或防止粉尘、烟雾及有害气体吸入。

4.药物治疗

药物治疗用于预防和控制症状,减少急性加重的频率和严重程度,提高运动耐力和生活质量。根据疾病的严重程度,逐步增加治疗,如果没有出现明显的药物不良反应或病情的恶化,应在同一水平维持长期的规律治疗。根据患者对治疗的反应及时调整治疗方案。

(1)支气管舒张剂:支气管舒张剂可松弛支气管平滑肌、扩张支气管、缓解气流受限,是控制 COPD 症状的主要治疗措施。短期按需应用可缓解症状,长期规则应用可预防和减轻症状,增加运动耐力,但不能使所有患者的 FEV_1 都得到改善。与口服药物相比,吸入剂不良反应小,因此多首选吸入治疗。主要的支气管舒张剂有 β_2-受体激动剂、抗胆碱药及甲基黄嘌呤类,根据药物的作用及患者的治疗反应选用。用短效支气管舒张剂较为便宜,但效果不如长效制剂。不同作用机制与作用时间的药物联合可增强支气管舒张作用、减少不良反应。β_2-受体激动剂、抗胆碱药物和(或)茶碱联合应用,肺功能与健康状况可获进一步改善。

(2)糖皮质激素:COPD 稳定期长期应用糖皮质激素吸入治疗并不能阻止其 FEV_1 的降低趋势。长期规律地吸入糖皮质激素较适用于 $FEV_1 < 50\%$ 预计值(Ⅲ级和Ⅳ级)并且有临床症状以及反复加重的 COPD 患者。这一治疗可减少急性加重频率,改善生活质量。联合吸入糖皮质激素和 β_2-受体激动剂,比各自单用效果好,目前已有布地奈德/福莫特罗、氟地卡松/沙美特罗两种联合制剂。对 COPD 患者不推荐长期口服糖皮质激素治疗。

(3)其他药物:①祛痰药(黏液溶解剂):COPD 气道内可产生大量黏液分泌物,可促使继发感染,并影响气道通畅,应用祛痰药似有利于气道引流通畅,改善通气,但除少数有黏痰患者获效外,总的来说效果并不十分确切。常用药物有盐酸氨溴索、乙酰半胱氨酸等。②抗氧化剂:COPD 气道炎症使氧化负荷加重,加重 COPD 的病理、生理变化。应用抗氧化剂如 N-乙酰半胱氨酸可降低疾病反复加重的频率。但目前尚缺乏长期、多中心临床研究结果,有待今后进行严格的临床研究考证。③免疫调节剂:对降低 COPD 急性加重严重程度可能具有一定的作用。但尚未得到确证,不推荐作常规使用。④疫苗:流感疫苗可减少 COPD 患者的严重程度和死亡,可每年给予 1 次(秋季)或 2 次(秋、冬)。它含有灭活的或活的、无活性病毒,应每年根据预测的病毒种类制备。肺炎球菌疫苗含有23种肺炎球菌荚膜多糖,已在COPD患者中应用,但尚缺乏有力的临床观察资料。⑤中医治疗:辨证施治是中医治疗的原则,对COPD的治疗亦应据此原则进行。实践中体验到某些中药具有祛痰、支气管舒张、免疫调节等作用,值得深入的研究。

5.氧疗

COPD稳定期进行长期家庭氧疗对具有慢性呼吸衰竭的患者可提高生存率。对血流动力学、血液学特征、运动能力、肺生理和精神状态都会产生有益的影响。长期家庭氧疗应在Ⅳ级即极重度COPD患者应用,具体指征是:①$PaO_2 \leqslant 7.33$ kPa(55 mmHg)或动脉血氧饱和度(SaO_2)≤88%,有或没有高碳酸血症;②PaO_2 7.33~8.00 kPa(55~60 mmHg),或SaO_2<89%,并有肺动脉高压、心力衰竭水肿或红细胞增多症(红细胞比积>55%)。长期家庭氧疗一般是经鼻导管吸入氧气,流量1.0~2.0 L/min,吸氧持续时间>15 h/d。长期氧疗的目的是使患者在海平面水平,静息状态下,达到$PaO_2 \geqslant 8.00$ kPa(60 mmHg)和(或)使SaO_2升至90%,这样才可维持重要器官的功能,保证周围组织的氧供。

6.康复治疗

康复治疗可以使进行性气流受限、严重呼吸困难而很少活动的患者改善活动能力、提高生活质量,是COPD患者一项重要的治疗措施。它包括呼吸生理治疗,肌肉训练,营养支持、精神治疗与教育等多方面措施。在呼吸生理治疗方面包括帮助患者咳嗽,用力呼气以促进分泌物清除;使患者放松,进行缩唇呼吸以及避免快速浅表的呼吸以帮助克服急性呼吸困难等措施。在肌肉训练方面有全身性运动与呼吸肌锻炼,前者包括步行、登楼梯、踏车等,后者有腹式呼吸锻炼等。在营养支持方面,应要求达到理想的体重;同时避免过高碳水化合物饮食和过高热量摄入,以免产生过多二氧化碳。

7.外科治疗

(1)肺大疱切除术:在有指征的患者,术后可减轻患者呼吸困难的程度并使肺功能得到改善。术前胸部CT检查、动脉血气分析及全面评价呼吸功能对于决定是否手术是非常重要的。

(2)肺减容术:通过切除部分肺组织,减少肺过度充气,改善呼吸肌做功,提高运动能力和健康状况,但不能延长患者的寿命。主要适用于上叶明显非均质肺气肿,康复训练后运动能力仍低的一部分患者,但其费用高,属于实验性姑息性外科的一种手术。不建议广泛应用。

(3)肺移植术:对于选择合适的COPD晚期患者,肺移植术可改善生活质量,改善肺功能,但技术要求高,花费大,很难推广应用。

总之,稳定期COPD的处理原则根据病情的严重程度不同,选择的治疗方法也有所不同。

(二)COPD急性加重期的治疗

1.确定COPD急性加重的原因

引起COPD加重的最常见原因是气管-支气管感染,主要是病毒、细菌的感染。部分病例加重的原因难以确定,环境理化因素改变可能有作用。肺炎、充血性心力衰竭、心律失常、气胸、胸腔积液、肺血栓栓塞症等可引起酷似COPD急性发作的症状,需要仔细加以鉴别。

2.COPD急性加重的诊断和严重性评价

COPD加重的主要症状是气促加重,常伴有喘息、胸闷、咳嗽加剧、痰量增加、痰液颜色和(或)黏度改变以及发热等,此外亦可出现全身不适、失眠、嗜睡、疲乏抑郁和精神紊乱等症状。当患者出现运动耐力下降、发热和(或)胸部影像异常时可能为COPD加重的征兆。气促加重,咳嗽痰量增多及出现脓性痰常提示细菌感染。

与加重前的病史、症状、体征、肺功能测定、动脉血气检测和其他实验室检查指标进行比较,对判断COPD加重的严重程度甚为重要。应特别注意了解本次病情加重或新症状出现的时间,气促、咳嗽的严重程度和频度,痰量和痰液颜色,日常活动的受限程度,是否曾出现过水肿及其持续时间,既往加重时的情况和有无住院治疗,以及目前的治疗方案等。本次加重期肺功能和动脉血气结果与既往对比可提供极为重要的信息,这些指标的急性改变较其绝对值更为重要。对于严重COPD患者,神志变化是病情恶化和危重的指标,一旦出现需及时送医院救治。是否出现辅助呼吸肌参与呼吸运动,胸腹矛盾呼吸、发绀、外周水肿、右心衰竭,血流动力学不稳定等征象亦有助于判定 COPD 加重的严重程度。

肺功能测定:加重期患者,常难以满意地完成肺功能检查。

动脉血气分析:静息状态下在海平面呼吸空气条件下,$PaO_2 < 8.00$ kPa(60 mmHg)和(或)$SaO_2 < 90\%$,提示呼吸衰竭。如 $PaO_2 < 6.67$ kPa(50 mmHg),$PaCO_2 > 9.33$ kPa(70 mmHg),pH<7.30 提示病情危重,需进行严密监护或入住 ICU 行无创或有创机械通气治疗。

胸部 X 线检查、心电图(ECG)检查:胸部 X 线检查有助于 COPD 加重与其他具有类似症状的疾病相鉴别。ECG 对心律失常、心肌缺血及右心室肥厚的诊断有帮助。螺旋 CT、血管造影和血浆 D-二聚体检测在诊断 COPD 加重患者发生肺栓塞时有重要作用,但核素通气灌注扫描在此诊断价值不大。低血压或高流量吸氧后 PaO_2 不能升至 8.00 kPa(60 mmHg)以上可能提示肺栓塞的存在,如果临床上高度怀疑合并肺栓塞,则应同时处理 COPD 和肺栓塞。

其他实验室检查:血红细胞计数及血细胞比容有助于了解有无红细胞增多症或出血。部分患者血白细胞计数增高及中性粒细胞核左移可为气道感染提供佐证。但通常白细胞计数并无明显改变。

当 COPD 加重,有脓性痰者,应给予抗生素治疗。肺炎链球菌、流感嗜血杆菌及卡他莫拉菌是 COPD 加重患者最普通的病原菌。若患者对初始抗生素治疗反应不佳时,应进行痰培养及细菌药物敏感试验。此外,血液生化检查有助于确定引起 COPD 加重的其他因素,如电解质紊乱(低钠、低钾和低氯血症等)、糖尿病危象或营养不良等,也可发现合并存在的代谢性酸碱失衡。

3.院外治疗

对于 COPD 加重早期,病情较轻的患者可以在院外治疗,但需注意病情变化,及时决定送医院治疗的时机。

COPD 加重期的院外治疗包括适当增加以往所用支气管舒张剂的剂量及频率。若未曾使用抗胆碱药物,可以用异丙托溴铵或噻托溴铵吸入治疗,直至病情缓解。对更严重的病例,可给予数天较大剂量的雾化治疗。如沙丁胺醇 2 500 μg,异丙托溴铵 500 μg,或沙丁胺醇 1 000 μg 加异丙托溴铵 250~500 μg 雾化吸入,每天 2~4 次。

全身使用糖皮质激素对加重期治疗有益,可促进病情缓解和肺功能的恢复。如患者的基础 FEV_1 <50%预计值,除支气管舒张剂外可考虑口服糖皮质激素,泼尼松龙每天 30~40 mg,连用 7~10 天。也可糖皮质激素联合长效 β_2-受体激动剂雾化吸入治疗。

COPD 症状加重,特别是咳嗽痰量增多并呈脓性时应积极给予抗生素治疗。抗生素选择应依据患者肺功能及常见的致病菌,结合患者所在地区致病菌及耐药流行情况,选择敏感抗生素。

4.住院治疗

COPD 急性加重病情严重者需住院治疗。COPD 急性加重到医院就诊或住院治疗的指征:①症状显著加剧,如突然出现的静息状况下呼吸困难;②出现新的体征或原有体征加重(如发绀、外周水肿);③新近发生的心律失常;④有严重的伴随疾病;⑤初始治疗方案失败;⑥高龄 COPD 患者的急性加重;⑦诊断不明确;⑧院外治疗条件欠佳或治疗不力。

COPD 急性加重收入重症监护治疗病房(ICU)的指征:①严重呼吸困难且对初始治疗反应不佳;②精神障碍,嗜睡,昏迷;③经氧疗和无创性正压通气(NIPPV)后,低氧血症[$PaO_2 < 6.67$ kPa(50 mmHg)]仍持续或呈进行性恶化,和(或)高碳酸血症[$PaCO_2 > 9.33$ kPa(70 mmHg)]无缓解甚至有恶化,和(或)严重呼吸性酸中毒(pH<7.30)无缓解,甚至恶化。

COPD 加重期主要的治疗方案如下:

(1)根据症状、血气、胸部 X 线片等评估病情的严重程度。

(2)控制性氧疗:氧疗是 COPD 加重期住院患者的基础治疗。无严重合并症的 COPD 加重期患者氧疗后易达到满意的氧合水平[$PaO_2 > 8.00$ kPa(60 mmHg)或 $SaO_2 > 90\%$]。但吸入氧浓度不宜过高,需注意可能发生潜在的 CO_2 潴留及呼吸性酸中毒,给氧途径包括鼻导管或 Venturi 面罩,其中 Venturi 面罩更能精确地调节吸入氧浓度。氧疗 30 分钟后应复查动脉血气,以确认氧合满意,且未引起 CO_2 潴留及

(或)呼吸性酸中毒。

（3）抗生素：COPD 急性加重多由细菌感染诱发，故抗生素治疗在 COPD 加重期治疗中具有重要地位。当患者呼吸困难加重，咳嗽伴有痰量增多及脓性痰时，应根据 COPD 严重程度及相应的细菌分层情况，结合当地区常见致病菌类型及耐药流行趋势和药物过敏情况尽早选择敏感抗生素。如对初始治疗方案反应欠佳，应及时根据细菌培养及药敏试验结果调整抗生素。通常 COPD Ⅰ 级轻度或 Ⅱ 级中度患者加重时，主要致病菌多为肺炎链球菌、流感嗜血杆菌及卡他莫拉菌。属于 Ⅲ 级（重度）及 Ⅳ 级（极重度）COPD 急性加重时，除以上常见细菌外，尚可有肠杆菌科细菌、铜绿假单胞菌及耐甲氧西林金黄色葡萄球菌。发生铜绿假单胞菌的危险因素有近期住院、频繁应用抗菌药物、以往有铜绿假单胞菌分离或寄植的历史等。要根据细菌可能的分布采用适当的抗菌药物治疗。抗菌治疗应尽可能将细菌负荷降低到最低水平，以延长 COPD 急性加重的间隔时间。长期应用广谱抗生素和糖皮质激素易继发深部真菌感染，应密切观察真菌感染的临床征象并采用防治真菌感染措施。

（4）支气管舒张剂：短效 β_2-受体激动剂较适用于 COPD 急性加重期的治疗。若效果不显著，建议加用抗胆碱能药物（异丙托溴铵，噻托溴铵等）。对于较为严重的 COPD 加重者，可考虑静脉滴注茶碱类药物。由于茶碱类药物血药浓度个体差异较大，治疗窗较窄，故监测血清茶碱浓度对于评估疗效和避免不良反应的发生都有一定意义。β_2-受体激动剂、抗胆碱能药物及茶碱类药物由于作用机制不同，药代及药动学特点不同，且分别作用于不同大小的气道，所以联合应用可获得更大的支气管舒张作用，但最好不要联合应用 β_2-受体激动剂和茶碱类。不良反应的报道亦不多。

（5）糖皮质激素：COPD 加重期住院患者宜在应用支气管舒张剂基础上，口服或静脉滴注糖皮质激素，激素的剂量要权衡疗效及安全性，建议口服泼尼松 30～40 mg/d，连续 7～10 天后逐渐减量停药。也可以静脉给予甲泼尼龙 40 mg，每天 1 次，3～5 天后改为口服。延长给药时间不能增加疗效，反而会使不良反应增加。

（6）机械通气：可通过无创或有创方式给予机械通气，根据病情需要，可首选无创性机械通气。机械通气，无论是无创或有创方式都只是一种生命支持方式，在此条件下，通过药物治疗消除 COPD 加重的原因使急性呼吸衰竭得到逆转。进行机械通气患者应有动脉血气监测。①无创性机械通气：COPD 急性加重期患者应用 NIPPV 可降低 $PaCO_2$，减轻呼吸困难，从而降低气管插管和有创呼吸机的使用，缩短住院天数，降低患者病死率。使用 NIPPV 要注意掌握合理的操作方法，提高患者依从性，避免漏气，从低压力开始逐渐增加辅助吸气压和采用有利于降低 $PaCO_2$ 的方法，从而提高 NIPPV 的效果。②有创性机械通气：在积极药物和 NIPPV 治疗后，患者呼吸衰竭仍进行性恶化，出现危及生命的酸碱失衡和（或）神志改变时宜用有创性机械通气治疗。病情好转后，根据情况可采用无创机械通气进行序贯治疗。

在决定终末期 COPD 患者是否使用机械通气时还需充分考虑到病情好转的可能性，患者自身及家属的意愿以及强化治疗的条件是否允许。使用最广泛的三种通气模式包括辅助控制通气（A-CMV），压力支持通气（PSV）或同步间歇强制通气（SIMV）与 PSV 联合模式（SIMV＋PSV）。因 COPD 患者广泛存在内源性呼气末正压（PEEPi），为减少因 PEEPi 所致吸气功耗增加和人机不协调，可常规加用一适度水平（约为 PEEPi 的 70％～80％）的外源性呼气末正压（PEEP）。COPD 的撤机可能会遇到困难，需设计和实施周密方案。NIPPV 已被用于帮助早期脱机并初步取得了良好的效果。

（7）合并心功能不全的治疗：COPD 合并心功能不全在老年人中并不少见，由于两者临床症状重叠，鉴别诊断困难。在临床实践中心脏超声检查（ultrasound cardiogram，UCG）被广泛用于心功能不全的诊断。不过 UCG 会因客观和人为的因素而影响诊断的准确性。

（8）其他治疗措施：在出入量和血电解质监测下适当补充液体和电解质；注意维持液体和电解质平衡；注意补充营养，对不能进食者需经胃肠补充要素饮食或予静脉高营养；对卧床、红细胞增多症或脱水的患者，无论是否有血栓栓塞性疾病史，均需考虑使用肝素或低分子肝素；注意痰液引流，积极排痰治疗（如刺激咳嗽，叩击胸部，体位引流等方法）；识别并治疗伴随疾病（冠心病、糖尿病、高血压等）及并发症（休克、弥散性血管内凝血、上消化道出血、胃功能不全等）。

九、预防与保健

COPD是老年人中发病率较高的疾病,针对这一特点应更加注意预防保健工作的开展。

1.必须戒烟

吸烟是引起慢阻肺的主要原因,烟雾中的有害物质可直接损伤呼吸道黏膜,使气道分泌和渗出物增多,吸烟刺激气管平滑肌使之收缩,血液循环受阻而导致气道黏膜下的静脉丛淤血,加重病情。所以,戒烟是慢阻肺患者防范发作的必然选择。

2.防范上呼吸道感染

上呼吸道感染易引起COPD急性发作。因COPD患者多体弱抵抗力低,稍受寒冷刺激,上呼吸道黏膜血管产生反射性收缩,气道缺血,抵抗力下降,存在于上呼吸道黏膜的细菌或病毒便会乘机侵入黏膜上皮细胞而生长繁殖,产生毒素,引起上呼吸道感染症状,重者可引发肺部感染,使病情恶化。因此,COPD患者一年四季,特别是冬天和早春,要注意防止受凉,寒冷天气更要防寒保暖。在雨雪或多雾的天气,不要外出,可在室内活动。在冬春呼吸道传染病流行时,不要到人多拥挤的公共场所去,减少感染机会。室内要保持一定温湿度,这样有利于保持。

3.要有良好的心情

医护人员和家属要倾注一片爱心,针对患者病情、体质、家庭状况、外界因素、精神状态以及最大的顾虑和牵挂等问题,进行分析,排忧解难;对如何用药、使用氧疗、怎样加强营养支持和康复锻炼等方面,给予具体指导,这样可使患者保持良好的心境,树立战胜疾病的信心和勇气,积极配合治疗。患者更要注意自己的情绪,莫为鸡毛蒜皮之事去劳心费神,做到遇事乐观达观,宠辱不惊,淡泊超脱,对早日摆脱病魔威胁,可起到事半功倍的效果。

（李　宁）

第二节　老年冠状动脉粥样硬化性心脏病

冠心病指冠状动脉粥样硬化使病变血管腔阻塞导致心肌缺血缺氧而引起的心脏病,它和冠状动脉功能性病改变(痉挛)一起,通称冠状动脉性心脏病,简称冠心病,亦称缺血性心脏病。

冠心病为许多工业发达国家老年人多发病及死亡的主要原因之一。流行病学研究表明,我国冠心病的患病率有增高的趋势。近年来诊断技术的进展如冠脉造影、核素检查等,提高了冠心病例的检出率,患者人数高于上述统计。冠心病患者中老年人所占的比例较大。

一、老年冠心病概述

(一)老年发病危险因素

1.老龄为冠心病患病重要危险因素之一

有报道提出,男性不小于45岁、女性不小于55岁可作为冠心病的危险因子。1974—1980年北京首都钢铁公司自然人群登记资料表明,急性心肌梗死患病率为27.9/10万,大于60岁者男性为212.7/10万,女性为302.7/10万。冠心病猝死年患病率男、女性分别为10.5/10万与3.6/10万,而大于65岁者分别为65.4/10万与50.4/10万。老龄人口增多,冠心病诊断与治疗的改善是老年冠心病患者增多的重要原因。美国国家健康研究报告,20世纪80年代冠心病患病率增高最高的是75～84岁男性,1980—1989年间不小于65岁年龄组冠脉造影增加了4倍,45～64岁者仅增加2倍。同时间不小于65岁冠状动脉旁路移植术增加4倍,45～64岁者仅增加1.7倍。老年冠心病患者的增多与一些冠心病发病危险因素随年龄增高而增加有关。

2.高血压为冠心病的重要的独立危险因素

北京地区防治冠心病协作组 1972－1991 年收治的急性心肌梗死患者中,有高血压病史者占57.7％(49.9％～70.2％)。高血压的患病率随年龄增高而增加,尤其是收缩期高血压。老年收缩期高血压患者冠心病事件发生较多。血压升高通常伴有高脂血症、高血糖及纤维蛋白原的增高。这些都增加了冠心病的发病危险。

3.糖尿病是另一种随着年龄增长而患病率增高的冠心病危险因素

北京地区防治冠心病协作组收治的急性心肌梗死病例有糖尿病史者为 8％(3.9％～13.3％),亦呈上升趋势。

4.妇女冠心病的发病危险因素和临床过程与男性有所不同

妇女更年期后患病率上升,绝经后妇女患冠心病者为未绝经者的 3 倍。西方长期以来注意雌激素与妇女冠心病危险的关系,1995 年美国心脏病学会报道,雌激素能防止妇女病变的心脏冠脉收缩,但对男性无此作用。老年妇女冠心病增多与寿命延长以及雌激素分泌变化有关。

(二)发病机制

1.冠状动脉粥样硬化性狭窄加重

90％以上的冠心病患者均有严重的冠状动脉硬化性狭窄,这是由于斑块的不断进展及逐渐增大,至少有一支主要的冠状动脉有一处或多处超过 75％的管腔狭窄区域。老年冠状动脉病变程度严重,多支血管病变,复杂病变、弥漫病变、钙化病变多。在这些情况下,冠状动脉代偿性扩张能力下降,心肌需求增加,血供便难以保证,出现各种临床表现。严重的斑块可以位于冠状动脉三条主干的任何部位,但以前降支、左旋支起始部的前 2 cm 以及右冠状动脉近端 1/3 和远端 1/3 最多见。

2.斑块的出血、破裂及溃疡

有些斑块尽管狭窄不重(只有 50％～70％),但由于斑块偏心,纤维帽薄,含有大量的脂质及坏死组织核心,特别容易发生继发改变,如内膜下出血,斑块裂开或脱落形成溃疡。溃疡基础上还可发生血栓形成。这些患者平时可无症状或症状轻微,一旦发病,后果很重,常可造成不稳定型心绞痛、心肌梗死,甚至猝死等心脏事件。斑块内出血主要发生于斑块基部机化的小血管,由于坏死组织的侵蚀以及血管搏动的影响,这些小血管常发生破裂出血。血液积聚于斑块内,使斑块表面的纤维膜隆起,造成管腔狭窄。斑块内出血还可以导致斑块破裂。另一些情况下,即使没有斑块内出血,一些其他的因素,如斑块钙化、高脂血症、血管痉挛、血流动力学因素等也可引起斑块自发裂伤,多在斑块表面薄弱处或偏心性斑块的基部与正常动脉壁交界处发生。斑块裂伤后,易于在损伤处形成血栓,裂伤较大可以发生脱落形成溃疡。溃疡基础上更易形成血栓。

3.冠状动脉血栓形成

在粗糙的粥样斑块及溃疡基础上,极易形成血栓。血栓可以是附壁的,它可以导致不同程度的管腔狭窄,引起不稳定型心绞痛,并进一步导致梗死、猝死。研究表明,不稳定型心绞痛患者胸痛发作时,其心脏中的 TAX_2 和其他的血小板成分也相应增加,表明了血小板的活化、分泌和聚集。斑块破裂处 TAX_2 及其他调节因子的增加可以进一步引起血小板的聚集以及血管痉挛。此外,血小板可以释放促增殖因子,促进斑块的发展。用血管内镜可以直接看到冠状动脉内的血栓,有时候在心肌内的小冠状动脉分支内,还可以见到血栓物质的碎片形成的栓塞,并伴有相应的微小梗死灶。总而言之,血栓形成可以阻塞管腔,阻碍血流,可以部分或全部脱落造成栓塞,可以诱发进一步的血栓形成及血管痉挛,可以促进斑块的进一步发展。因此在冠心病的发展演变过程中血栓形成起着重要的作用,从而说明临床上抗凝治疗的重要性。

4.冠状动脉痉挛

在斑块破裂及血栓形成的基础上,常有短暂的血管痉挛发生。血管痉挛一般发生在无斑块一侧的动脉壁上,常常是血管收缩物质过多以及内皮受损后血管舒张因子减少所致。严重的血管痉挛也可造成心肌的明显缺血,甚至心肌梗死。

（三）临床特点及分类

老年冠心病患者有长期的冠状动脉粥样硬化病史；病变多、严重且累及多支；有长期的心肌缺血或陈旧性心肌梗死，心肌病变广泛并可伴有不同程度的心功能不全。患者可表现为慢性稳定型心绞痛，或以急性冠心病症候群为第一个临床表现，其中包括不稳定型心绞痛、急性心肌梗死及冠心病猝死。急性冠心病症候群的特点是发病急，事先无预兆，病程不稳定，有相当大的死亡危险。老年患者常伴有其他慢性疾病如高血压、糖尿病及阻塞性肺气肿等。老年患者存在多器官功能退行性变亦很普遍，如心脏瓣膜退行性变，心、肾、肝功能减退等。在原有严重冠脉病变的基础上，体内任何微小变化均可导致处于边缘状态心肌氧供需平衡的失衡，有可能促使急性冠心病症候群的发生。目前我国按1980年全国第一届内科会议标准冠心病分五类：心绞痛、心肌梗死、无症状性冠心病、猝死型冠心病和缺血性心肌病（心力衰竭型和心律失常型冠心病）。

二、老年心绞痛

心绞痛是指冠状动脉（冠脉）供血不足和（或）心肌耗氧增加而导致心肌暂时性缺血所致的发作性症候群。心绞痛是冠心病的一个最常见类型，约占症状性冠心病的80%。老年心绞痛表现不典型，往往难以及时识别与治疗；老年人由于体力活动少，劳累性心绞痛较中青年少，而不稳定型心绞痛较中青年多。因此，老年心绞痛预后较中青年差。

（一）病因与诱因

老年人心绞痛病因：①冠脉粥样硬化和冠脉痉挛是最常见的。②冠脉其他病变，如炎症、畸形等，而细小冠脉痉挛所致的心绞痛（微血管性心绞痛、X综合征）在老年人中罕见，多见于青年女性。③非冠脉病变所致的心肌缺血，如主动脉瓣狭窄和（或）关闭不全、二尖瓣脱垂、肥厚性心肌病。④其他疾病，如甲亢、重度贫血、血黏度增加等。

劳累、激动、饱餐、受寒、急性循环衰竭仍然是老年心绞痛的诱因。

（二）发病机制

心脏仅占体重的0.5%，但供给心脏的血液却占心排血量的5%，心肌耗氧量[9 mL/(100 g·min)]占全身总耗氧量的11%，故心脏是体内最大的耗氧器官。心肌耗氧量主要取决于心率、心室壁张力及心肌收缩力。临床常以心率×收缩压的二乘积估计心肌耗氧量，以出现心绞痛时的二乘积值作为"心绞痛阈"。正常状态下，心肌从血中摄取氧量已达最大限度（70%），而其他组织仅为25%。当心肌耗氧增加时，难以再从血中摄取更多的氧，只能通过扩张冠脉增加血流量（可增加5~7倍）来代偿。在心肌耗氧量增加时，二磷酸腺苷来不及转化为三磷酸腺苷，直接释放高能磷酸根而降解为腺苷或腺苷样物质，通过其强大的扩冠作用来增加冠脉灌注量，以满足心肌耗氧的需求。冠脉之间有丰富的交通支（<40 μm），正常时处于关闭状态，若心肌供血不足，可于数周后建立侧支循环，以增加缺血心肌的供血。但在冠脉狭窄超过50%时，冠脉血流储备功能降低，上述调节也不能满足心肌氧需时，产生心肌缺血，相继引起一系列病理生理变化。①生化：钾丢失，乳酸堆积。②机械：先出现左室舒张功能减退，后表现为收缩功能减退。③电生理：先有T波改变后出现ST段改变，由于缺血心肌复极时间与正常心肌有差异，可产生各种心律失常。④临床：心绞痛等症状。

（三）分类

1979年国际心脏病学会及世界卫生组织（WHO）主要根据发病机制将心绞痛分为劳力性及自发性心绞痛两大类。劳力性又可分为三类：初发劳力性、稳定型劳力性及恶化性劳力性心绞痛。其中初发劳力型、恶化性劳力性及自发性心绞痛常统称为"不稳定型心绞痛"。

上述分型并未在国际上被普遍采用。目前临床上仍习惯于将心绞痛分为慢性稳定型心绞痛、不稳定型心绞痛及变异型心绞痛3型。

1.稳定型心绞痛

比较常见，临床上很典型，由于左心室内膜下区域灌注不足，心电图上常表现为ST段下移。其病理学基础一般是稳定性斑块造成管腔狭窄,常达 75％以上,冠脉血流储备降低,心肌氧供需不平衡时发病,血管痉挛有时也参与作用。由于斑块无继发改变,当减少心肌需氧量时(休息、硝酸甘油)症状可以缓解。若狭窄超过 80％时,静息状态也发生心绞痛。冠脉造影可发现 2 支以上的多支病变乃至左冠脉主干病变。

2.不稳定型心绞痛

此类心绞痛症状越来越频,越来越重,可以在轻微活动或静息状态下发生,持续时间也较长,其缺血已接近达到梗死的程度,所以有人称之为梗死前心绞痛或急性冠状动脉功能不全。不稳定型心绞痛的病变很广泛,包括斑块裂开、破碎、溃疡形成,其上有附壁血栓附着,使原来已狭窄的管腔更加狭窄,冠脉供血显著减少,导致心绞痛;也可能有小的栓塞或者有血管痉挛的因素。尽管缺血通常是短暂的和不完全的,而且累及的范围也不大,但是心肌内可以见到一些微小的梗死灶。不稳定心绞痛是位于心绞痛和心肌梗死之间的病变,它的出现提示患者有可能发生心肌梗死。在心绞痛病例的冠脉旋切标本中,22％的不稳定型心绞痛患者发现血栓形成,而稳定型心绞痛仅占 2.2％。

在不稳定型心绞痛发作时或发作后 24 小时进行冠脉造影,血栓检出率为 57％～85％,提示冠脉内血栓形成在不稳定型心绞痛发病中起重要作用。急性心肌梗死(AMI)的冠脉血栓导致冠脉完全闭塞,而心绞痛则是冠脉内附壁血栓形成,使 85％～90％的患者冠脉狭窄加重而并发非完全闭塞;只有 10％～15％的患者出现完全闭塞,但其远端有侧支循环开放,从而避免了心肌梗死。斑块裂开-血栓形成为冠脉不稳定性病变的主要表现,由此产生 AMI、猝死等不稳定的临床表现。

3.变异型心绞痛

此种心绞痛往往在休息时发生,常被解释为血管痉挛,心电图上 ST 段抬高,而不是像稳定型心绞痛那样降低,表明其心肌缺血是全层弥漫性的。患者常有严重的冠状动脉粥样硬化,而且是多支病变并累及小血管,其心绞痛的发生与体力活动、心率、血压有关。血管舒张剂可以很快缓解症状。冠脉痉挛作为心肌缺血的重要诱因,在心绞痛发生中起着重要作用。冠脉痉挛不仅可发生于狭窄的冠脉,也可发生于完全正常的冠脉(8％～26.3％)。当缺血相关的血管狭窄 75％～90％时,血管痉挛发生率最高,但狭窄超过90％时则血管痉挛的发生率反而降低,表明冠脉痉挛确与其狭窄程度有关。

(四)临床特点

1.疼痛部位不典型

典型心绞痛部位常位于胸骨及其附近区域。老年患者疼痛部位不典型发生率(35.4％)明显高于中青年(11％)。疼痛部位可以在牙部与上腹部之间的任何部位,如牙部、咽喉部、下颌、下颈椎、上胸椎、肩(尤其是左肩)、背部、上腹部及上肢等部位疼痛,易误为其他疾病。

2.疼痛程度较轻

老年人由于痛觉减退,其心绞痛程度常比中青年人轻,有时难以区别是真正心绞痛还是给其他原因所致的胸痛。

3.非疼痛症状多

近来强调心绞痛并不完全表现为痛。患者对心肌缺血的感觉可以是胸痛,也可以是疼痛以外的症状,如气促、呼吸困难、疲倦、胸闷、咽喉部发紧、颈部紧缩感、左上肢酸胀、呃逆、胃灼热、出汗等症状。这些非疼痛症状在老年患者发生率明显高于中青年人,多与心力衰竭和糖尿病自主神经病变有关。心肌缺血可引起左室舒张、收缩功能减退,表现为呼吸困难和疲倦,称为绞痛等同症状,如同心绞痛一样,也是提示心肌缺血的征象,而由缺血所致的心律失常、晕厥和猝死则不能视为绞痛等同症状。因此,诊断心绞痛时,不能只注意胸部症状,对于反复出现一过性非痛症状均应考虑本病的可能,并仔细观察发作时心电图和对硝酸甘油的反应。

4.冠心病病史长,并存疾病多

老年患者有 5 年以上冠心病史明显多于中青年人,同时常伴有糖尿病、慢性阻塞性肺疾病、高血压病等慢性疾病,往往导致表现不典型和诊断困难。需与以下疾病鉴别:食管疾病、胆绞痛、肋软骨炎、颈椎骨关节病、急性心肌梗死、急性心包炎、肺梗死。

（五）诊断要点

1.病史

心绞痛诊断不仅依赖于自觉症状，而且还要有心肌缺血的客观证据。多数心绞痛无特殊体征，临床容易疏忽体查。少数心绞痛发作时有一过性奔马律、心动过缓、肺部啰音、心尖区收缩期杂音（乳头肌缺血所致）及血压升高等体征，心绞痛缓解后消失，这不仅有助于诊断，同时也说明病情严重和容易发生意外，应积极治疗。体格检查有无甲亢、贫血、主动脉瓣狭窄及肥厚性心肌病等，也有助于心绞痛的病因诊断。

2.心电图

发作时的心电图对诊断很有帮助（ST段下移为心内膜下心肌缺血，ST段抬高提示透壁性心肌缺血），但难以及时查到。运动试验是心肌耗氧与冠脉供血两者关系的动力学检查，对疑有冠心病和评价患者运动耐量很有帮助。老年人因有高龄、肺心病、高血压、心肺等重要器官功能不全，虽不适合做运动试验，但特别适应做多巴酚丁胺等药物负荷试验和动态心电图检查。

3.心脏超声

检查有室壁节段性运动减弱。

4.放射性核素

能显示心肌缺血的部位和范围。

5.冠脉造影

能显示冠脉病变部位、严重程度及侧支循环建立情况。

（六）治疗要点

1.控制心绞痛发作，提高运动耐量，改善生活质量

（1）发作期治疗：硝酸甘油因扩张血管降低前后负荷使心肌耗氧减少，同时扩张冠脉增加心肌供血，对各种类型心绞痛均有显著疗效。发作时立即舌下含服硝酸甘油0.5 mg，通常在含化后1～2分钟起效，维持30～40分钟，若5分钟无效再含0.5 mg，仍无效时应考虑冠脉血栓致心绞痛、AMI或非缺血性胸痛。如排除后者应收入冠心病监护病房（CCU），硝酸甘油5～10 μg/min静脉滴注，然后每10～15分钟增加5～10 μg，直至缺血性症状消失。老年患者常出现减压反射和血容量降低，故首次用药宜平卧，以降低由直立性低血压而导致低灌注的危险。硝酸甘油口腔喷雾剂无药物溶化过程，起效更快，特别适用于老年人。

（2）间歇期治疗：包括硝酸盐类、β受体阻滞剂、钙通道阻滞剂治疗及抗凝、抗血小板、溶栓治疗。

1）硝酸盐类：可用二硝酸异山梨醇（10 mg，3次/天）或5-单硝酸异山梨醇（40 mg，1次/天）。

2）β受体阻滞剂：β受体阻滞剂因抑制心肌收缩力，减慢心率，降压而降低心肌耗氧量，同时能促进血氧释放，改善缺血心肌的代谢。

3）钙通道阻滞剂：用硫氮唑酮（15～30 mg，3次/天）或氨氯地平（5 mg，1次/天）。钙通道阻滞剂能阻止钙离子进入平滑肌而具有显著的扩冠作用，为变异性心绞痛的首选药物。由于冠脉痉挛性心绞痛多发生于夜间至清晨，临睡前必须用药。

4）抗凝、抗血小板及溶栓：含服硝酸甘油、钙通道阻滞剂和口受体阻滞剂疗效差的不稳定型心绞痛必须在上述药物治疗的基础上，加用抗凝抗血小板药物，目的是防止血栓蔓延成为完全闭塞。①抗凝：肝素能有效地控制心绞痛发作及预防AMI和猝死。肝素5 000～7 500 U静脉注射，随后以1 000 U/h静脉滴注，使活化部分凝血活酶时间（APTT）保持为正常值的1.5～2倍。肝素应用常需5～7天，否则停用肝素后心绞痛易再发，与阿司匹林合用能减少其复发。低分子肝素具有半衰期长、更好地预测抗凝效应、出血少、不需要实验室监测等优点，若经济条件允许用低分子肝素（0.4 mL，2次/天，皮下注射）替代肝素。水蛭素是一种凝血酶特异性抑制剂，发挥作用不需要辅因子而直接作用于血块，其抗凝作用较肝素强，目前正处于临床试验阶段，仅用于肝素和阿司匹林无效的顽固性病例。②抗血小板：阿司匹林使血小板环氧化酶乙酸化，小剂量（50～100 mg/d）不影响前列环素合成而只抑制血栓素A2生成，起到抗血小板作用。噻氯匹定通过阻断纤维蛋白与血小板结合，而不抑制环氧化酶，其抗血小板作用明显强于阿司匹林，老年人

一般用 0.125～0.25 g,1 次/天。这两种药物一般在停用肝素时选用一种。血小板糖蛋白 Ⅱ b/Ⅲ a 受体阻滞剂能减少包括阿司匹林和肝素治疗无效的缺血性胸痛发作并能减少并发症,出血少,是一类治疗难治性不稳定型心绞痛颇有前途的药物,其代表性药物有 abciximab 和依替非巴肽。③溶栓:从血栓在不稳定型心绞痛发病作用来看,溶栓治疗是有效的。但大量的临床观察未能证实其疗效,故不作为常规治疗措施。可能的原因是缺血时相关冠脉通畅而未完全闭塞,溶栓对狭窄程度改善很小;新近完全闭塞病变对溶栓反应好,但检出率仅为10%～20%;不稳定型心绞痛冠脉血栓多为浅表的白色血栓(血小板多、纤维蛋白少),溶栓疗效差,而 AMI 为红色血栓(纤维蛋白多),溶栓有效。有学者建议对常规治疗无效的顽固性不稳定型心绞痛患者可试用溶栓治疗。

2.限制冠脉粥样硬化的进展,防止斑块破裂,预防 AMI 和猝死

(1)去除易患因素:有效地控制高血压、糖尿病和高胆固醇血症,戒烟和适度的运动能减慢动脉硬化的进展。

(2)药物疗法:3-羟基-3-甲基戊二酸单酯辅酶 A(HMG-CoA)还原酶抑制剂不仅有效地降低血浆 LDL,而且能清除斑块内的胆固醇,稳定富含脂质的斑块,使之不易破裂,从而降低不稳定型心绞痛、AMI 和猝死等急性冠脉综合征的发生。无论血清胆固醇是否升高,都是使用此类药物的适应证。阿司匹林、噻氯匹定和肝素对防止冠脉血栓形成起重要作用,能明显降低急性冠脉综合征的发生率,只要无禁忌证,应选择其中的一种药物长期治疗。

(3)介入手术疗法:临床研究表明,经过最大限度地使用硝酸盐类、β 受体阻滞剂、钙通道阻滞剂及抗凝抗血小板药物治疗无效的顽固性心绞痛患者不到 10%,但这类患者具有高度危险性,应立即进行冠脉造影,以便介入和手术治疗。左冠脉主干病变、三支病变伴左心功能不全者,应考虑冠脉搭桥术。

三、老年急性心肌梗死

急性心肌梗死(AMI)是在冠脉病变的基础上发生冠脉供血急剧减少或中断而导致心肌缺血性坏死,是冠心病的一种严重类型。

(一)病因特点

1.冠脉内血栓形成是本病最重要的原因

AMI 依心电图有无 Q 波而分为 Q 波性心肌梗死(QMI)和非 Q 波性心肌梗死(NQMI)。73%～90% QMI 患者可发现冠脉内血栓形成,说明冠脉血栓形成在 QMI 中起重要作用。血栓多发生于Ⅲ～Ⅳ级狭窄的冠脉,其检出率随发病时间推移而降低,短于 6 小时占 80%,6～12 小时为 59%,12～24 小时占 53%。心源性休克血栓检出率比无心源性休克高 3～4 倍,心力衰竭和大面积心肌梗死血栓检出率也很高,而 NQMI 血栓的检出率较低,为 10%～32%。

2.危险因素对老年人的影响与中青年人不完全相同

(1)在老年人中相对危险性降低的危险因素:①吸烟:通过损伤血管内皮,升高纤维蛋白原和血管性血友病因子浓度来增加冠心病的危险性,但这种危险性随增龄而减弱。研究表明,超过 70 岁的老年人吸烟组与不吸烟组之间冠心病发生率无差异,同时也无证据说明老年人戒烟后能降低冠心病的危险性。②血脂:在弗雷明汉研究中,以血清胆固醇 7～8 mmol/L 作为冠心病的一个相对危险因素,45～54 岁组相对危险性为 1.3～1.6,55～64 岁组为 1.2～1.3,65～74 岁组为 1.1～1.2,提示高胆固醇血症的危险性随增龄而降低。另一组 59～82 岁的人群的低密度脂蛋白(LDL)与 18 年前(41～64 岁)测定值比较,LDL 仍然是一个重要的预测指标。但与 6 年前(53～76 岁)测定值比较,LDL 水平与冠心病患病率的关系不明显。但 4S(Scandinavian Simvastatin Surviral Study)研究表明,辛伐他汀治疗老年高胆固醇血症能明显降低冠心病的死亡率和患病率。另有资料表明,老年冠心病的严重程度与血清胆固醇水平并不平行,其降脂治疗似乎无重要意义,也指出血脂异常不是影响 70 岁以上老年人死亡率的重要因素。以往认为甘油三酯(TG)在冠心病发病学中的作用未确定,但最近研究提示 TG 在冠心病发生与发展中亦具有重要作用,而且 TG 明显升高可影响氧在组织中的释放,加速脑动脉硬化的发生与发展,应予重视。③高血压:无论是收缩压

和舒张压升高都能增加患冠心病的危险性,至少在70岁前高血压仍然是冠心病的危险因素。④超重与肥胖:肥胖者常伴有高血压、高脂血症、高胰岛素血症,使其冠心病患病率比正常体重高1倍。调查表明70岁以上超重女性比消瘦者寿命延长,超重在老年期并非是危险因素。

(2)在老年人中相对危险性增加的危险因素:①缺乏体力活动:脑力劳动者冠心病患病率较体力劳动者高2.6~3.8倍,提示缺乏体力活动是本病的危险因素。定期进行体育锻炼能降低冠心病的危险性,活动量愈大,冠心病的危险性愈小。定期而适度的体力锻炼比间断而剧烈运动的效果要好。②社交活动:冠心病是一种心身性疾病,易受社会心理因素的影响。老年人因各方面原因使社交活动减少,易产生孤僻感、抑郁等,已成为老年人特有的危险因素。因此,增加老年人社交活动和培养老年人的个人爱好(种花、锻炼等)将有益于健康。

3.诱因少

老年AMI发作前有诱因者仅占53.3%,明显少于中青年患者(70%~83%)。无诱因的老年人多在休息或睡眠中发病。老年人常见诱因依次为劳累、激动、饱餐、感染、饮酒、寒冷、消化道出血及排便用力等。少数老年人同时有2种以上的诱因。虽然老年人发病前的诱因较中青年少,但去除或避免诱因在预防AMI中的重要性不能忽视。

(二)病理特点

1.冠脉粥样硬化严重

冠脉粥样硬化起始于早年,且随着增龄而加重。AMI尸检表明冠脉Ⅳ级病变超过90%,老年人复合病变(斑块破裂、出血、血栓形成、钙化)多,而且冠脉延长、扭曲较中青年人明显,说明老年人冠脉病变较中青年严重。

2.多支病变常见

冠脉狭窄与闭塞以左前降支多见,右冠脉及左旋支次之,左冠脉主干较少见。老年人多支病变检出率为34.1%~57.0%,明显高于中青年的9.5%~25%,从而使老年人病变血管数明显多于中青年。老年人由于多支病变、狭窄严重等病理改变,AMI后易发生心梗后心绞痛、再梗及心源性猝死。

3.侧支循环多

老年人由于病程长和多支病变,常常导致长期慢性心肌缺血,有助于侧支循环建立。因此,老年患者侧支循环较中青年多(分别为75.6%和47.7%),这可能与老年人易发生非透壁性心肌梗死和无痛性心肌梗死有关。

(三)临床特点

1.临床表现不典型

老年AMI可在临床症状、心电图或心肌酶学等三方面表现不典型,老年女性较老年男性明显,高龄比低龄老年人多见。表现不典型是本病误(漏)诊的重要原因。

(1)临床症状不典型:临床症状不典型是指没有心前区痛、胸骨后痛或疼痛轻微而以其他症状(心力衰竭、休克、胃肠症状、精神症状等)为主要表现而就诊者。依表现不同而分为以下几类,有助于对老年AMI不典型临床表现的认识。

无痛性心肌梗死:胸痛是中青年AMI的重要特征,但老年患者这一症状并不突出,无胸痛发生率随增龄而升高,中青年患者无胸痛仅占8%,超过60岁占18.6%~30%,超过80岁高达60%~80%。因此,无胸痛是老年人特别是高龄患者的重要特征之一。无痛多见于老年糖尿病、吸烟、脑循环障碍、心脏并发症(心力衰竭、休克、严重心律失常)及右冠状动脉阻塞等患者。老年AMI虽无胸痛,但可有其他部位疼痛(腹痛、牙痛、肩痛等)或其他症状(胸闷、憋气、恶心、呕吐、休克等)。老年人如出现上述症状应警惕AMI的可能,但也可以完全无任何疼痛或症状。

心力衰竭型心肌梗死:在老年患者中很常见,以心力衰竭作为AMI的首发症状者占20%,超过70岁的老年人在病程中以心力衰竭作为主要表现者占74%,老年患者心力衰竭发生率是中青年的2~5倍,而且其程度比中青年严重。这可能是原有冠心病和增龄性心肌改变使心肌舒张和收缩功能减退,一旦发生

AMI,心力衰竭则成为主要临床表现。老年人若出现胸闷、气憋、心悸、呼吸困难等心力衰竭表现时,尤其是心脏不大而无明显诱因者,应想到心力衰竭型心肌梗死的可能。

休克型心肌梗死:此型占无痛性心肌梗死的17%,往往是大面积心肌梗死(左室心肌坏死超过40%)或乳头肌断裂(老年人占10.7%,中青年人1.5%)、室间隔穿孔(老年人占6.5%)及心室游离壁破裂所致。其临床特征是收缩压低于10.67 kPa(80 mmHg),高血压者收缩压较原来血压水平下降10.67 kPa(80 mmHg)以上,同时伴有高乳酸血症和(或)器官灌注不足的临床表现(皮肤发冷、苍白或发绀、出汗、脉弱、意识障碍和尿少等)。若遇到上述表现,应做心电图和心肌酶学检查。

腹型心肌梗死:在AMI中以消化道症状作为主要表现者占30%。表现为突然上腹痛、恶心、呕吐,少数出现肠麻痹、消化道出血,甚至上腹部压痛及饥饿感,容易误为急腹症。其发生机制可能是心脏隔面心肌梗死后刺激隔神经而出现牵涉痛。由于心脏隔面、窦房结、房室结大部分由右冠脉供血,若上述症状伴有窦性心动过缓等缓慢性心律失常时,应警惕AMI的可能。

脑型心肌梗死:以脑循环障碍为首发症状者占无痛性心肌梗死的13.2%～23%。老年人AMI的意识障碍、晕厥等症状发生率(40%)明显高于中青年人(16.7%),脑卒中发生率(24%)也显著高于中青年人(2.3%)。脑卒中以脑梗死多见,脑出血和蛛网膜下腔出血较少。脑部症状与心脏症状可同时或先后出现,但多以脑部症状掩盖心脏症状。多见于脑动脉硬化明显的老年人,一旦发生AMI,可因血压波动、休克、严重心律失常、左室附壁血栓脱落等原因,导致脑供血不足或脑卒中。脑卒中也可引起血管运动中枢障碍(低血压)而导致AMI。AMI与脑卒中并存的病死率(23.8%)明显高于单纯AMI组(7.9%),说明两者并存者预后差,值得重视。临床上对有神经精神症状的老年人应密切观察心电图和心肌酶学。

(2)心电图不典型:心电图是诊断AMI重要依据,对估计病情和判断预后颇有价值。但在AMI心电图中,图形典型者占60%,图形不典型但可诊断占20%,完全不能诊断者占20%。①类型不典型:NQMI因无病理性Q波,心电图只有ST-T改变,如同一般缺血,若临床症状不典型极易漏诊误诊。②部位不典型:由于心电图常规导联不易发现右室、正后壁心肌梗死,故下、后壁心肌梗死均应常规加做V7～9和V3～5R。③不出现AMI图形:由于心室壁内梗死,梗死灶既不靠心内膜也不靠心外膜,或小梗死引起QRS起始向量变化太小,不能被常规心电图所反映。

(3)心肌酶学不典型:①肌酸磷酸激酶(CKP)峰值低、出现迟、持续时间长,与中青年比较,老年患者CPK峰值较低,如青年组CPK峰值为(1 064±876)U/L,中年组为(826±655)U/L,老年组(666±533)U/L。CPK峰值高于5倍正常值的人数,年龄小于55岁组占67%,56～64岁组为65%,65～74岁为56%,超过74岁为47%。老年人不仅峰值低,而且峰值出现较迟和持续时间长。中青年AMI后12～24小时达峰值,72小时恢复正常,老年人则在25～48小时达峰值,且持续时间长,144小时才恢复正常,提示老年人心肌梗死后心肌供血较差,坏死心肌恢复慢。②乳酸脱氢酶(LDH)峰值出现迟,中青年AMI后25～48小时LDH达高峰,而老年人73～96小时才达峰值,比中青年推迟2天出现,但两者恢复正常的时间大致相似。③谷草转氨酶(GOT)峰值出现迟、持续时间长,中青年AMI后GOT在12～24小时达峰值,96小时恢复正常,而老年人在49～72小时达高峰,168小时才恢复正常,说明老年患者GOT峰值较中青年出现迟、持续时间长。

2.并发症多

(1)心力衰竭和心源性休克:心力衰竭和心源性休克是AMI最重要的并发症,老年人发生率明显高于中青年人。既可作为本病的首发表现,又可在病程中发生。

(2)心律失常:AMI心律失常的检出率极高(>95%),本病住院病死率为30.1%,其中心律失常占22.6%,是本病的重要死因之一。与中青年比较,老年患者有以下特点。①心动过缓和各种传导阻滞的发生率较高,这是因为窦房结及其邻近组织纤维化及硬化,窦房结起搏细胞逐渐减少,易致窦房结病变和缺血,有时可涉及房室交界处,可伴有各类房室传导阻滞。梗死不同部位,引起房室传导阻滞的类型和预后也不同,下壁梗死因房室结及周围组织缺血、水肿而引起房室结或房室束内传导阻滞,但常随病情好转即可消除;而前壁心梗常因室间隔心肌缺血坏死波及束支,造成不可逆的双侧束支阻滞,其发生率虽低但性质严重,尤应引起注意。②各种房性心律失常发生率高,这与老年人心房内心肌的退行性纤维化与脂肪浸润有关。

(3)心脏破裂:老年 AMI 常为多支病变引起,梗死灶分布广泛,心肌梗死范围较大,加上老年人心肌硬度增加而弹性降低,心梗后较易发生心脏破裂。年龄超过 70 岁的 AMI 发生心脏破裂较中青年人高 3 倍,现已成为老年 AMI 的第二大死因。此并发症常发生于冠脉急性闭塞尚没有充分时间形成侧支循环的情况下,故首次心肌梗死尤其是梗死前无心绞痛史老年患者更易发生。破裂口以左室游离壁梗死区多见。通常发生于 AMI 头 1~2 周内,突然用力和血压升高是其重要诱因,心梗后使用洋地黄药物治疗也可促使发生。若有持续或反复发作的剧烈心前区痛,烦躁不安及突然呼吸困难,要警惕心脏破裂的可能。应密切观察有无颈静脉充盈、静脉压升高、血压下降及心电机械分离,必要时行诊断性心包穿刺,如见到新鲜血液即可诊断。

(4)室壁瘤:室壁瘤是 QMI 后常见并发症之一。老年 AMI 发生室壁瘤是中青年患者 2 倍。首次大面积梗死或多次、多部位再梗者发生率高,高血压、糖尿病、过度体力活动是其促发因素。前壁梗死明显高于下后壁梗死,而前壁梗死尤以广泛前壁梗死常见。室壁瘤多见于心尖部,其次是前间壁、前壁、侧壁、下后壁少见。临床表现为反复心力衰竭、心律失常、心绞痛及栓塞等现象。室壁瘤预后差,AMI 后 2 年病死率为 50%,5 年为 80%,10 年为 95%。

(5)上消化道出血:AMI 因应激可导致应激性溃疡,出现上消化道出血。老年患者发生率明显高于中青年人。以下壁心肌梗死多见。

(6)水、电解质、酸碱失衡:老年 AMI 水、电解质、酸碱失衡发生率为 56.7%,明显高于中青年患者的 31.3%。这可诱发或加重心律失常,应给予及时纠正。

(7)院内感染:老年 AMI 院内感染率为 20.4%,明显高于中青年人的 5.7%。以肺部和尿路感染多见。

3.梗死后心绞痛(PIA)发生率高

AMI 24 小时后,当 AMI 引起的胸痛消失后又出现一过性胸痛,伴有缺血性 ST-T 改变而无心肌酶升高,称为梗死后心绞痛。其发生率 16%~60%,但老年 AMI 患者明显高于中青年患者。PIA 多发生于严重多支病变、前壁梗死、多发性梗死、梗死前有心绞痛、侧支循环建立、溶栓成功、应用冠脉窃血药物(硝普钠、硝苯地平及双嘧达莫)等患者。PIA 是一组高危病例,易发生再梗(18%~86%)和猝死,近期死亡率为 17%~50%,1 年和 3 年死亡率分别为 15% 和 30%,其中半数为猝死。

4.易发生心肌梗死扩展

心肌梗死扩展是指 AMI 发病 24 小时后至 28 天(急性住院期间)内发生的围绕原梗死区出现新的坏死灶(梗死区扩大)。实际上是一种早期再梗,但在发病时间上有别于再梗(出院后发生的再次心肌梗死),亦不同于心肌梗死伸展,即指早期 AMI 梗死区心肌持续的、不成比例的变薄和拉长,心室呈弧形膨胀扩张,不伴有坏死心肌数量的增加,整个心肌梗死的范围大小并未增加。它是一项独立并发症。尽管它没有新的心肌坏死,但可因心室局部形态异常导致功能性梗死面扩大,对心室重构和心功能产生不良影响。据统计,老年 AMI 扩展发生率(21.7%)明显高于中青年(8.6%),多部位梗死发生率最高,以 AMI 后头 3 周多见。心肌梗死扩展的易患因素主要有心力衰竭、低血压、心源性休克、NQMI、长期胸痛、肥胖和女性。病理表现为缺血-再灌注交替出现,导致新旧坏死和愈合并存。临床表现实际上是再梗表现,梗死后心绞痛是一个临床信号,预示着心肌梗死扩展。心力衰竭、心源性休克、严重心律失常再发或加重时,提示扩展的可能。心电图出现新的 Q 波或 R 波消失及 ST 段再次抬高,CPK 再次升高,即可确诊。

5.再梗率高

老年患者因有严重、多支病变,其再梗率(12.8%~26.1%)明显高于中青年患者(6.3%~6.9%)。老年人再梗多发生于初次梗死后 2 年内,3 年后再梗率和病死率明显降低;而中青年患者在初次心梗 3 年后发生多见。再梗可发生于原来部位和原来部位扩展,也可发生于不同部位。老年人再梗常以前壁和广泛前壁多见,与左前降支受累较多有关。老年人由于多支病变,其复合性(多部位)再梗比中青年人多见。老年人再梗的临床表现不典型,同一部位再梗心电图可出现原有 Q 波加深加宽、R 波变矮小或仅有 ST-T 改变,故诊断再梗时须仔细比较心电图和检测酶学。

6.NQMI 检出率高

老年 NQMI 发生率明显高于中青年人,占 AMI 的 1/4～1/3,NQMI 常为多支病变所致,但病变血管数目与狭窄程度与 QMI 无显著差异,所不同之处在于 NQMI 具有较多通畅的血管和侧支循环,从而保护了梗死周围残余的心肌,因而其临床表现轻,急性并发症(心力衰竭、休克、严重心律失常)少。一部分 NQMI 患者在出现症状时冠脉完全闭塞,但闭塞时间较短,且血管很快自行开放,恢复再灌注,留下一个严重狭窄性病变。另一部分患者(20%～40%)则有一个新的持续性冠脉完全闭塞,因其侧支循环及时开通,从而限制了梗死范围。因此,老年 NQMI 具有自限性特点,早期预后较好。由于 NQMI 临床表现轻微,容易被忽视,往往得不到及时治疗,使其远期预后较 QMI 差。

7.基础疾病多

在患 AMI 之前,老年人所患的各种慢性病明显多于中青年人。以高血压病、糖尿病、脑卒中、慢性阻塞性肺疾病等最多见。这些基础疾病使 AMI 表现不典型或复杂化、并发症多、病死率高,给诊断和治疗带来困难。

(四)诊断要点

随着诊断技术的进步,近 10 年来老年 AMI,临床确诊率已达 71%,但仍有一定程度的误诊漏诊。主要原因是梗死范围小(心肌坏死组织超过 1 g 才有心肌酶学升高)、NQMI、症状表现不典型、并发严重疾病而忽视心脏的检查、心外疾病发作诱发 AMI 而漏诊。老年 AMI 表现不典型,必须重视以下几点。

1.临床症状、心电图及心肌酶学三者综合判断

症状不典型者应密切观察心电图和心肌酶学的动态变化,心电图不典型应重视心肌酶学和临床表现。

2.重观 AMI 的早期心电图改变

AMI 后最早期改变为 T 波变化,面向损伤区导联的 T 波电压升高,随后发生对称性倒置。面向损伤区导联的 ST 段上抬,对应导联 ST 段下移。有学者强调 V1 和 V2 导联 R 波为 0.04 秒时强烈提示后壁心肌梗死,应加做 V7～V9 导联。

3.强调 CPK-MB(CPK 同工酶)的改变

老年 AMI 的 CPK 峰值低,甚至 CPK 在正常范围,应重视 CPK-MB 在 CPK 中的所占比例。正常时 CPK-MB 在 CPK 中低于 5%。若 CPK 正常时,CPK-MB 超过 8%应结合临床症候和心电图考虑 AMI 的诊断;CPK-MB 在 AMI 后数小时升高,12 小时达高峰,48 小时消失,故应注意取样时间。

4.其他

诊断 AMI 时,应与心绞痛、急性肺栓塞、主动脉夹层分离、急腹症及食管裂孔疝等老年人常见疾病相区别。

(五)老年人心肌梗死的治疗

1.一般处理和对症治疗

(1)心电和血流动力学监测:老年 AMI 患者监护与中青年人相同,但老年人由于各种并发症发生率高,从 CCU 中获益较中青年患者要大。

(2)建立静脉通道:AMI 前 3 天必须建立静脉通道,以保证必要时可由静脉注入急救药物和调节血容量。为了不增加心脏负荷,关键在于控制输液速度和总量。老年患者前 3 天静脉补液量应控制在1 000～1 500 mL/d,总入水量少于 2 000 mL/d,但有明显失水者静脉补液量和总入水量可在短期内适当放宽。伴心力衰竭者更应严格控制静脉补液量和总入水量。右室梗死无并发症按左心室梗死处理,但合并低血压而肺野清晰者应扩容治疗,被动性增加肺血流以维持左心室充盈压。

(3)镇痛镇静:疼痛和焦虑可引起儿茶酚胺升高,加重心肌缺血。充分镇痛和有效镇静是稳定患者情绪的基础。吗啡因有抑制呼吸、降低血压和心率等不良反应,不是老年患者的首选镇痛药物。老年患者宜用哌替啶 25～50 mg 静脉注射,必要时 1～2 小时再重复一次。烦躁不安、焦虑者可用地西泮 2.5 mg,3 次/天,临睡前服 5 mg,以达到镇静之目的。

（4）给氧：老年 AMI 患者常有低氧血症，即使早期无并发症也可因通气/血流比例失调而诱发低氧血症。因此，在 AMI 早期均应吸氧，使氧饱和度超过 90%，加速氧向缺血心肌弥散。

（5）加强护理：AMI 头一周应绝对卧床休息，定时翻身，如无并发症，第 2 周可在床上做四肢活动，自己翻身，第 3～4 周下床进食和床旁大小便，以后逐步进行室内活动等。饮食应清淡（低盐低脂）、富纤维素，少食多餐。保持大便通畅，以免排便用力而导致心脏破裂，诱发心律失常和心力衰竭。

2.限制和缩小心肌梗死面积

AMI 治疗新的概念包括两个方面：一方面是减少心肌耗氧量，保护受损心肌；另一方面是对缺血心肌进行再灌注，使血运重建，以恢复缺血心肌氧的供应，挽救濒于坏死的心肌，缩小梗死范围，改善血流动力学状况，恢复心肌收缩功能。

（1）溶栓疗法：尽管溶栓疗法能降低老年 AMI 近期病死率，但老年患者接受溶栓治疗较中青年人少，年龄小于 50 岁患者接受溶栓治疗占 74%，超过 65 岁老年人占 33%，超过 75 岁为 19%，超过 85% 占 7%，其原因是老年人出血危险性增加，低危梗死（较少导联 ST 段抬高、ST 段抬高值较小），诊断不肯定（无 ST 段抬高而出现左束支阻滞、无胸痛），疗效不肯定（发病超过 6 小时来就诊、Q 波出现）以及精神状态改变等。老年人溶栓最大的危险是颅内出血，可导致严重后遗症、终身残疾和死亡。颅内出血与年龄有一定关系，超过 70 岁颅内出血是小于 60 岁的 4 倍，超过 75 岁是小于 75 岁的 2 倍，但控制各种临床和治疗参数后并未发现患者年龄是一个独立预测因子。因此，高龄只是影响颅内出血的因素之一，并不是主要因素。以往考虑老年 AMI 合并症多、病情重、表现不典型、就诊时间晚、溶栓致颅内出血的危险性等原因，把溶栓年龄限制在小于 65 岁（中国）或小于 75 岁（美国）。但欧洲几大组研究对年龄未加限制，发现溶栓疗效随增龄而降低，颅内出血的危险却随增龄而增加。尽管老年人溶栓疗效不如中青年好，但用溶栓疗法降低病死率的绝对值来衡量，年龄愈大溶栓获益愈多。老年 AMI 病死率高，溶栓疗法虽有颅内出血的危险性，但其降低病死率已明显超过颅内出血。从危险和获益等方面考虑，老年 AMI 使用溶栓疗法仍然是一种有效的措施。早期研究规定发病 6 小时内进行溶栓疗法。由于就诊较晚，30% 患者得不到溶栓治疗。后来研究表明，发病 7～24 小时内溶栓（晚期溶栓）同样能降低 AMI 病死率，因而提出发病 24 小时内只要无禁忌证一律给予溶栓治疗。但晚期溶栓的主要危险是梗死区内出血，从而增加心脏破裂的危险性，晚期溶栓心脏破裂比早期溶栓高 3 倍。尿激酶 100 万单位溶于生理盐水 60 mL 中，静脉滴注 30 分钟；链激酶 150 万单位溶于生理盐水 100 mL 中，静脉滴注 60 分钟；rt-PA 7.5 mg/kg 溶于生理盐水中，120 分钟滴完。用药后出现胸痛迅速缓解，抬高的 ST 段迅速回降或 30 分钟回降 50% 以上。左束支传导阻滞消失，再灌注性心律失常，CPK-MB 峰值前移，提示闭塞血管再通。溶栓后立即用肝素 7.5～15 U/min 静脉滴注，依凝血时间（维持在 20～30 分钟）调节用量，连用 2～3 天后改噻氯匹定 0.125～0.25 g，1 次/天，或肠溶阿司匹林 100 mg，1 次/天，长期使用。

（2）经皮穿刺冠状动脉介入（percutaneous coronary intervention，PCI）治疗：老年 AMI 患者溶栓治疗发生脑出血的危险较大，而且心电图上多以 ST 段低压为主要表现，因此老年患者可能不是溶栓疗法的主要对象，则很可能成为急诊经皮冠状动脉腔内成形术（PTCA）的主要对象，因为用急诊 PTCA 打通冠脉似乎更为合理。急诊 PTCA 比溶栓疗法效果好，发生脑出血危险小。老年人应用急诊 PTCA 和植入支架术更加安全。因此，AMI 发病 6 小时内有左心衰竭、低血压、心源性休克、对溶栓有禁忌证者应首选急诊 PTCA。

3.抗心肌缺血药物应用

（1）硝酸甘油：早期静脉滴注硝酸甘油可通过扩张冠脉，控制和预防冠脉痉挛和收缩，再分布心肌血流到缺血区，在冠脉总血流量不变的情况下，可明显增加缺血区侧支血管的血流量，并可扩张周围血管，降低心脏前后负荷以减少心室做功，降低心肌氧耗，增加心室舒张期顺应性，有助于缩小梗死面积，改善左心功能，防止梗死延展和伸展的发生。老年 AMI 多伴有血压偏低和脱水，而且老年人对硝酸甘油较中青年敏感，静脉给药易引起低血压而加重心肌缺血，故老年人用量宜小。通常以 5 μg/min 开始，每 5～10 分钟增加 5～10 μg，直到胸痛缓解、无高血压者血压降低 10%［但收缩压不应低于 12.00 kPa（90 mmHg）］、高血压者血压降低 30%[但不应低于18.67/12.00 kPa(140/90 mmHg)]、心率增加 10 次/分钟以下(但用药后心率不应超过110 次/分钟)。然后按此量(通常 40～60 μg/min)维持 3～4 天,再改为中、长效制剂口服。

(2)β受体阻滞剂:β受体阻滞剂通过其减慢心率、降低血压和心肌收缩力,有效地降低心肌耗氧量而达到限制和缩小梗死范围的作用,同时可对抗儿茶酚胺的过度释放,降低室颤阈而降低心肌梗死的病死率。通常老年人对β受体阻滞剂的反应性有所降低,但动物实验发现缺血却又使之逆转,出现较敏感的应答反应,增加了心脏的不稳定性,β受体阻滞剂则能控制心率稳定在较小范围内。研究表明 70% 老年AMI 患者适合用β受体阻滞剂,而且多数老年人能较好地耐受,但实际上只有 21% 老年患者用该药治疗,这与过分强调高龄、心力衰竭和心梗后钙通道阻滞剂的广泛应用有关。老年 AMI 存活者未用β受体阻滞剂可使 2 年死亡率增加 47%,因心血管病所致的再入院率增加 22%。老年 AMI 用钙通道阻滞剂替代β受体阻滞剂可使死亡的危险增加 2 倍,这是钙通道阻滞剂替代β受体阻滞剂所致,而非钙通道阻滞剂的不良反应。老年患者用β受体阻滞剂后死亡率由 14.9% 降至 8.9%,降低幅度为 40.1%,而中青年人从 7.6% 下降到 5.5%,降低幅度为28.3%,说明老年患者从β受体阻滞剂治疗中获益明显大于中青年人,尤其是高危患者。因此,只要老年患者心率高于 60 次/分钟,收缩压高于 13.33 kPa(100 mmHg),无心力衰竭、房室传导阻滞和肺心病等疾病,尤其是梗死后心绞痛、高动力状态(血压高、心率快)、抗心律失常药无效的室性心律失常,就可给予小剂量β受体阻滞剂。通常选用无拟交感活性的选择性β受体阻滞剂,阿替洛尔 6.25 mg 或美托洛尔12.5 mg,1～2 次/天,然后根据心率和血压调节用量,通常将心率维持在60 次/分钟左右或以静息心率降低 15% 为宜。AMI 后无症状者至少用 1～2 年,有梗死后心绞痛或高血压者用药时间更长。用药中如心率低于50 次/分钟,收缩压低于 12.00 kPa(90 mmHg)、P-R 超过 0.26 秒、利尿剂不能控制的心力衰竭等情况时,应减量或停药。下壁梗死早期常并发房室传导阻滞,使用β受体阻滞剂应十分小心。总之,只要严格掌握适应证,用药中密切观察,及时调节剂量,β受体阻滞剂仍不失为治疗老年 AMI 的一种有效药物。

(3)血管紧张素转换酶抑制剂(ACEI):AMI 后 72 小时之内由于梗死区的伸延,特别是急性前壁梗死常伴有左心室进行性扩张,导致心室大小和形态改变(即心室重构)。早期给予 ACEI 能抑制心肌梗死扩展和伸展,晚期给药则能阻止非梗死区的扩张。最近老年 AMI 患者应用 ACEI 研究表明,对伴有左室收缩功能不全或心力衰竭、糖尿病、室颤及服用利尿剂者是长期使用 ACEI 的适应证。

(4)钙通道阻滞剂:钙通道阻滞剂有抗心绞痛、扩张血管和抗高血压的特性。临床研究表明钙通道阻滞剂对缩小梗死范围、降低病死率和再梗率等方面并无更多的益处。最近报道一组心功能正常的 NQMI 老年患者于发病 48～72 小时内用地尔硫䓬治疗 1 年,其病死率由 15% 降至 9%。因此,老年 AMI 除 NQ-MI 可用地尔硫䓬外,不主张常规使用钙通道阻滞剂。

(5)透明质酸酶:是一种去聚合黏多糖物质。不少资料提示它能提高毛细血管的通透性,增加缺血心肌的侧支血流,减轻细胞水肿,清除梗死区的有害物质,缩小梗死范围。梗死初期 6 小时内开始使用,过敏性低,不良反应少。一般先用 150 U 皮试,若为阴性可首剂静脉注射 500 U/kg,1/6 小时,共 48 小时。

4.抗凝治疗和抗血小板治疗

(1)抗凝疗法:抗凝治疗不能完全防止冠脉血栓的形成,其重要作用近年来有人认为是可防止梗死面积的扩大,或减少下肢静脉血栓与心腔内附壁血栓的形成,因而也减少了动脉梗死的并发症。但由于早期活动的倡导和住院时间的缩短,下肢静脉血栓形成导致肺梗死的发生率已大为减少。因此,抗凝治疗在我国并不列为常规,尤其在老年经常伴有多种内科和神经科严重疾病,更应采取慎重态度。

注射抗凝剂:常用的为肝素,可阻断凝血机制,它与抗凝血酶原结合,加强抗凝血酶的效率来中和某些激活的凝血因子。一般采用静脉注射 50～75 mg,1 次/(6～8 小时);或 75～100 mg 注射于腹壁、大腿外侧皮下注射,1 次/(8～12 小时);或在上述静脉使用肝素的第 2 天改为 50 mg 皮下注射,2 次/天,连续 7～10 天。在使用肝素时应以凝血时间保持在应用前对照的 2～2.5 倍为宜。

(2)抗血小板治疗:血小板激活是冠脉血栓形成的主要原因之一。通过抑制血小板聚集和活化,能阻止血小板参与血栓的形成过程,可降低 AMI 患病率和死亡率。ISIS-2 试验中应用阿司匹林者病死率下降

21%,非致死性再梗死下降44%。70岁以上患者接受阿司匹林5周治疗,其病死率为17.6%,而未用药者为22.3%。病死率下降21.2%。

强有力地抑制血小板聚集的药物包括有血小板的糖蛋白Ⅱb/Ⅲa受体单克隆抗体和血栓素A_2的受体拮抗剂。这些抑制剂阻断了血小板聚集的最后一步,即血小板的活化必须通过纤维蛋白与血小板的糖蛋白Ⅱb/Ⅲa受体结合介导。7E3是血小板糖蛋白Ⅱb/Ⅲa受体的单克隆抗体。依替非巴肽是另一种多肽类血小板糖蛋白Ⅱb/Ⅲa受体阻滞剂。噻氯匹定的化学性质与其他抗血小板抑制剂不同。其作用机制也未完全阐明。它可能作用于血小板膜Ⅱb/Ⅲa受体,改变其反应性,或者阻断Ⅷ因子和纤维蛋白原和血小板之间的反应。它可抑制ADP诱导的血小板聚集,延长出血时间和血小板生存时间。

5.心律失常的防治

(1)利多卡因:利多卡因是处理室早、室速和室颤的首选药物,有报道预防性用药可减少33%室颤发生,但未见可减少死亡率的报道。对是否需要预防性使用利多卡因目前仍有争论。

(2)临时起搏器的应用:虽然安装临时起搏器在统计学上难以证明能明显改善AMI患者的生存率,但有的资料显示有效。临时起搏器的安装指征:①心脏静止。②完全性房室传导阻滞。③AMI发生右束支阻滞合并有左前半或左后半阻滞。④AMI发生左束支传导阻滞。⑤正度正型房室传导阻滞。⑥有症状性窦性心动过缓且对阿托品无反应。

(六)预后特点

死于AMI的患者中,60%~80%是老年人。老年患者病死率明显高于中青年,而且随年龄而上升。AMI 3周病死率,小于65岁为7.7%,超过65岁为18.1%,超过75岁为33.1%;6周病死率,中青年9.1%,老年人28.6%,小于50岁为8.8%,超过50岁为12.2%,超过60岁为24.9%,超过70岁30.3%,超过80岁为45.7%,年龄愈大,病死率愈高;中青年10年病死率为10.5%,老年人为30%~40%。老年AMI死因以泵衰竭多见(54%),心脏破裂次之(21%)。

四、老年无症状性心肌缺血

无症状性心肌缺血(SMI)是指有心肌缺血的客观证据而无心绞痛及其有关症状。SMI相当多见,普通人群发生率为2.5%~10%,冠心病患者中高达80%,其中心绞痛患者中75%有SMI发生,不稳定型心绞痛患者中90%有SMI发生,急性心肌梗死患者中29%~30%有SMI发生,陈旧性心肌梗死患者中SMI发生率是有症状的4.7倍,冠心病猝死者死前多有SMI,糖尿病SMI发生率很高,冠脉正常的高血压病患者SMI占4.5%。老年人SMI的发生率比中青年人高,发病机制可能部分与高龄、心肌梗死、糖尿病等原因损害疼痛警报系统有关。美国约有数百万人患SMI,由此而导致每年数十万人的心肌梗死和冠心病猝死。因此,掌握本病的基本知识具有重要的临床意义。

(一)发病机制

1.缺血机制

心绞痛是心肌缺血的一种主观感觉,由心肌供氧与需氧失衡所致。同样,SMI也是心肌供氧与需氧失衡的结果。在SMI中,52%的患者发生于日常生活中,33.5%发生于睡眠时,14.5%发生于剧烈运动中。因此,单纯用冠脉供血减少或心肌耗氧增加均难以解释。在静息状态下,只有冠脉狭窄90%以上才会引起冠脉供血减少。在运动和紧张情况下,冠脉狭窄50%以上就有冠脉血流减少,而且狭窄的长度对冠脉血流减少具有非常重要的作用。SMI和有症状性心肌缺血发作时心率比发作前分别增加13次/分钟和22次/分钟,其增加幅度均小于次极量运动试验的心率水平,提示日常生活中轻微的体力活动和休息时发生的心肌缺血与运动诱发心肌缺血的机制存在某些差异。运动诱发的心肌缺血是心肌耗氧明显增加而冠脉固定狭窄不能相应增加心肌供血所致。日常生活中发生的心肌缺血除了心肌耗氧量轻度增加外,主要是冠脉供血减少。SMI发作有时间节律性,因发作前心率和血压升高而午前发病,可能是心肌耗氧增加起重要作用,而傍晚至夜间发病则冠脉痉挛比心肌耗氧增加更重要。

2.无痛机制

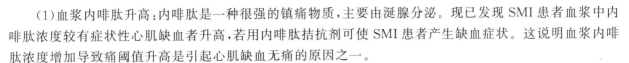

（1）血浆内啡肽升高：内啡肽是一种很强的镇痛物质，主要由涎腺分泌。现已发现 SMI 患者血浆中内啡肽浓度较有症状性心肌缺血者升高，若用内啡肽拮抗剂可使 SMI 患者产生缺血症状。这说明血浆内啡肽浓度增加导致痛阈值升高是引起心肌缺血无痛的原因之一。

（2）缺血程度较轻：心肌缺血后相继出现生化（钾丢失、乳酸堆积）、机械（先舒张功能减退，后收缩功能减退）、心电图（ST 段降低）和临床（心绞痛）等一系列改变，心绞痛则是心肌缺血出现最晚的表现。若心肌缺血的范围小、程度轻及持续时间短，缺血心肌所释放的缓激肽、前列腺素及 5-羟色胺等致痛物质未达到痛阈值而表现无症状。

（3）疼痛警报系统损害：机体存在保护性疼痛警报系统，心肌缺血时产生疼痛，提醒患者减少或停止活动，并及时就诊服药，从而保护心脏免于发生进一步的缺血损害。老年人、大面积心肌梗死、广泛的冠脉病变、糖尿病等，容易引起疼痛警报系统的损害，降低对致痛物质的敏感性，使心肌缺血病变不知不觉地发展，直至致命的发作。

3.心肌缺血的代偿调节

（1）心肌挫抑：心肌挫抑是指心肌短时间缺血而未发生坏死，但所引起的结构、代谢和功能改变在再灌注后数小时至数天才能恢复。心肌挫抑可以是心肌缺血的结果，也可能是一种代偿保护机制。它的产生主要与氧自由基及钙负荷过重有关。

（2）冬眠心肌：这是一种心肌保护或代偿机制。慢性心肌缺血的血流减少不严重，而有持续较长时间的供氧减少，心肌耗氧也相应减少，在低水平上维持心肌代谢平衡，继之缓慢引起心肌功能减退，但冠脉再灌注后可完全恢复。通过上述心肌缺血的代偿调节反应，使心肌的代谢和功能明显降低，结果就会使缺血的频率和程度降低，心绞痛减少，而表现为以 SMI 为主。研究表明心绞痛缺血发作时，心肌血供减少，心脏做功（心率、收缩压）明显增加；而 SMI 发作时，只表现为局部心肌灌注降低，心率血压乘积无明显增加。总之，心肌缺血的代偿调节也可能是 SMI 发生的原因之一。

（二）临床特点

1.发作时间的节律性

一般认为 SMI 在上午多发，午夜少发。老年人与中青年人一样，高发时间仍然在上午 6～10 时，可能与晨起后交感神经兴奋、儿茶酚胺和肾上腺皮质激素升高、血小板聚集增强及纤溶活性低下等因素有关。因为 SMI 发作前有心率增快和血压升高，而且 β 受体阻滞剂能降低这一时区 SMI 发作频率，提示心肌耗氧增加在这一时间 SMI 发作起一定的作用。但夜间 2～6 时出现 SMI 发作，老年人（18.1%）明显高于中青年人（8.1%），这可能与老年人心功能差，平卧时回心血量增加、心室充盈压升高及左室扩张有关。因此，治疗老年人 SMI 时，应考虑到夜间的药物浓度。

2.ST 段低压程度相同而持续时间长、发作次数多

老年人 SMI 发作时 ST 段低压程度与中青年人无明显差异，分别为（1.8±0.6）分钟和（1.7±0.6）分钟，但每次发作持续时间［（10.3±8.4）分钟］明显长于中青年人［（7.5±6.1）分钟］，人均次数也明显高于中青年人。这可能与老年人冠脉病变较重、痛阈值升高及心肌退行性变有关。随着 ST 段低压程度加重、持续时间延长及发作频率增加，SMI 检出率降低，而有症状回性心肌缺血的检出率升高。

3.并发严重心律失常多

老年人 SMI 发作时，出现 LownⅢ级以上的室性心律失常、心房颤动、Ⅱ度以上的房室传导阻滞等严重心律失常显著高于中青年人（分别为 52.4% 和 32.7%）。心肌缺血可诱发心律失常，较重的心律失常也可诱发或加重心肌缺血。约有半数患者的心律失常是心肌缺血所致。严重心律失常与猝死有关，SMI 与急性心肌梗死有关，故 SMI 伴严重心律失常者应积极的治疗。

4.血清 CPK-MB 和 CPK-MB/CPK 值升高

研究表明，SMI 的老年患者血清 CPK-MB 升高，CPK 正常，CPK-MB/CPK 比值明显升高。缺血缺氧能引起心肌细胞膜的理化性质和通透性改变，使心肌中特有 CPK-MB 释放入血，导致血清 CPK-MB 升高。因后者仅占 CPK 的 15%，若 CPK-MB 轻中度升高，对 CPK 值影响不大（正常），但 CPK-MB/CPK 比

值明显升高。

（三）诊断

本病虽无症状，但可有冠心病的易患因素，部分患者分别有心肌梗死和心绞痛史，诊断主要依靠下述检查。①动态心电图：不仅能检出 SMI，而且还能观察 SMI 发作频率、严重程度及持续时间，可用心肌缺血总负荷（24 小时内每次 ST 段下降程度的毫米数×持续时间的总和）作为缺血的定量指标来观察疗效。诊断标准为 ST 段水平型或下斜型≥1 mm 并延至 J 点后 80 毫秒，且持续时间≥1 分钟，两次发作之间至少间隔1 分钟。日常生活中发生的 SMI 称为自发性 SMI，较大运动中发生的 SMI 称为诱发性 SMI。②超声心动图负荷试验：老年人由于年龄大、骨关节病及心肺功能不全等原因，常难以进行心电图运动试验，而特别适合做超声心动图负荷试验，而且后者较前者更为敏感可靠。③放射性核素检查：[201]Tl（铊）心肌灌注显像法对诊断本病有较高的敏感性和特异性。

（四）治疗

对冠心病的治疗要树立心肌缺血总负荷的概念，只要有心肌缺血，无论有无症状，均应积极治疗，目的在于消除心肌缺血而不是限于缓解症状。治疗措施可从减少心肌耗氧和解除冠脉痉挛两方面加以考虑。

1.控制易患因素

有效的控制糖尿病、高血压病、高血凝状态及高脂血症，戒烟酒，合理饮食，对防治是至关重要的。

2.抗心肌缺血药物

治疗心绞痛的各种药物对 SMI 都有效。β受体阻滞剂对心肌耗氧增加（发作前心率增快和血压升高）所致的 SMI 最有效，尤其是控制午前发病者疗效更突出。扩血管剂对冠脉痉挛所致者有较好的效果。在钙通道阻滞剂中，硝苯地平因作用时间短和增加心率，疗效较差，多用比尔硫䓬和氨氯地平。硝酸盐类对 SMI 很有效，但易发生耐受性，主张用硝酸盐类不过夜，以保证数小时的无硝酸盐类的间歇期。由于老年人 SMI 在夜间发作也有一定的频数，可以白天用硝酸盐类，晚间用钙通道阻滞剂。若由心肌耗氧增加和冠脉痉挛所致的混合性心肌缺血者应联合用药，如氨氯地平和阿替洛尔合用的疗效明显优于单独用药。SMI 高峰多发生于晨后数小时内，短效制剂应在患者晨醒后立即服用，长效制剂应在晚上临睡前使用，有利于控制 SMI 的发作。

3.介入手术治疗

药物疗效欠佳者应行冠脉造影，了解病变程度和范围，以便选择冠脉搭桥术、冠脉成形术或其他介入方法治疗。

（五）预后

1.SMI 预后比无 SMI 的预后差

SMI 预后与心绞痛相似，SMI 由于无自觉症状，不能得到及时识别和治疗，往往导致严重的后果。随访研究表明，普通人群患 SMI 后，急性心肌梗死发生率为 15.7%～22.8%、心性死亡 5.8%～8.1%，而无 SMI 组分别为 2.7%～2.9%和 0.8%～2%，SMI 发生急性心肌梗死和心性死亡的相对危险度分别是 5.7 和 4.1。心肌梗死后发生 SMI 的 1 年病死率为 27%，而心肌梗死后无 SMI 者仅占 2.1%。不稳定型心绞痛伴 SMI 者心肌梗死发生率为 16%，须行冠脉搭桥者占 27%，而无 SMI 者分别为 3%和 9%。这些事实说明，无论何种人群的 SMI 预后都比无 SMI 者差，应及时诊断和积极治疗。

2.SMI 预后的影响因素

心肌缺血的预后与有无症状无关，而主要取决于下述因素。

（1）心肌缺血持续时间：24 小时心肌缺血持续时间不短于 60 分钟者心肌梗死发生率为24.1%、心性死亡为 9.3%，而短于 60 分钟者分别为 7.4%和 1.9%。以无 SMI 人群发生心肌梗死和心性死亡相对危险度为 1，SMI 则分别为 5.5 和 6.6，其中短于 60 分钟者分别为 2.6 和 2.4，超过60 分钟者分别为 8.3 和 4.6，说明心肌缺血超过 60 分钟是影响 SMI 预后的重要指标。

（2）左心功能：在 SMI 中，左心功能不全者比心功能正常者差。SMI 伴左心功能不全者年病死率为5%～6%。

（3）冠脉病变：左冠脉主干病变、三支病变、低运动量诱发心肌缺血者易发生心肌梗死和猝死。

五、老年猝死型冠心病

猝死是指患者平素看来健康或病情基本稳定而突然发生意想不到的自然死亡。从发病至死亡时间尚无一致的意见，世界卫生组织曾规定 24 小时、6 小时、1 小时及数分钟内死亡者定为猝死。目前多数学者主张发病后 1 小时内死亡者称为猝死。猝死是人类死亡的表现形式之一，占人类死亡的 15％～32％。猝死分心性猝死（60％～70％）和非心性猝死（30％～40％）两类。在心性猝死中，冠心病及其并发症引起者占 75％；由心肌炎、心肌病、主动脉瓣狭窄、主动脉夹层动脉瘤、肺梗死等其他心血管病占 20％；5％为无心脏器质性病变，往往是一过性高儿茶酚胺血症所致。冠心病患者以猝死的形式死亡称为猝死型冠心病，其发生率为 30％～65％，是一种最凶险的临床类型，以 60 岁左右为高发人群，以后随年龄增长而呈下降趋势。据统计，美国每年约有 30 万人死于冠心病，其中猝死占 50％；芬兰赫尔辛基男性冠心病年猝死率为159/10 万，女性为 21/10 万；荷兰尼梅根男性为 89/10 万，女性为 19/10 万；英国伦敦男性为 76/10 万，女性为 35/10 万；我国北京地区男性为 32/10 万，女性为 17/10 万。总之，冠心病猝死率国外高于国内，男性高于女性。冠心病猝死是一个流行广泛和难于对付的公共卫生课题。

（一）病因

冠心病猝死的原因是电衰竭而非泵衰竭。电衰竭表现为原发性心脏骤停（指无任何原因的情况下，发生意想不到的心脏骤停），包括原发性室颤（80％～90％）、窦性停搏和电机械分离（各占 5％～10％）等三种形式。本病是在冠状动脉粥样硬化的基础上，发生冠状动脉痉挛或微循环堵塞，引起心肌急性缺血，造成局部电生理紊乱而导致严重心律失常特别是室颤。冠心病发生心力衰竭后，因伴有严重的冠脉病变和心肌病变，猝死发生率很高，但在心脏骤停前，36％～46％的患者表现为心动过缓或电-机械分离。另一部分患者则为持续性室速，并未见心力衰竭的恶化征象，故心力衰竭不是冠心病猝死的直接原因。冠心病猝死的另一原因是广泛心肌梗死、心脏破裂、神经反射等所致的休克。

1/3～1/2 患者有下述诱因。①精神因素：情绪异常激动、精神紧张可引起交感神经系统过度兴奋，儿茶酚胺明显增加，使心肌室颤阈值降低而导致猝死。如一场剧烈的拳击、赛马及球赛后，可发生不少例数的猝死。②剧烈运动：老年冠心病患者过度的体力活动（尤其在饱餐和寒冷时），不仅增加心肌耗氧量，而且还降低重度冠心病患者的心排血量和血压，使已缺血的心肌更加供血不足而诱发猝死。③饮食因素：老年人饮食过量（尤其是高脂饮食）、大量饮酒和吸烟等可诱发急性心肌梗死和猝死。④电解质紊乱：血钾血镁过低或过高，均可诱发猝死。⑤药物：各种抗心律失常药都有不同程度的致心律失常作用而诱发猝死。Ⅰa 类抗心律失常药引起扭转性室速，Ⅰc 类抗心律失常药易产生单纯性室速，β 受体阻滞剂和钙通道阻滞剂可导致房室传导阻滞和窦房结功能不全，洋地黄中毒产生房速伴房室传导阻滞等。

（二）病理

冠心病猝死者的尸检表明，陈旧性心肌梗死占 75％，而新近心肌梗死仅占 20％。慢性冠脉病变往往表现为多支严重病变，尤其是老年人，而单支病变少见。由新鲜血栓堵塞所致的急性冠脉病变占 10％，猝死多发生于心肌坏死之前。在一组 64 例冠心病猝死患者中，27 例 30 秒内猝死者均无急性心肌梗死的组织学改变，37 例 1～24 小时内猝死者有急性心肌梗死证据者仅占 18％。因此，冠心病猝死愈迅速，心肌组织的急性损伤愈少。由心脏破裂所致的猝死多见于老年高血压患者。猝死与冠脉病变范围与程度并无一定关系，有些冠脉病变严重而侧支循环好，不一定发生猝死；另一些冠脉病变较轻，却在一定的诱因作用下，发生猝死。因此，在很大程度上，冠心病猝死取决于各种原因所致的心肌缺血和心电不稳定状态。

（三）临床表现

猝死型冠心病是冠心病最凶险的一种临床类型，发病后即刻或数分钟内死亡（瞬间死亡）者占30％～35％，1 小时内占 60％～75％。死亡愈快，冠心病可能性愈大。男性发病后 1 小时内死亡者几乎全是冠心病所致。猝死多发生于夜间和清晨，可能与以下因素有关：①夜间睡眠时，机体内发生三低（血容量自动减少 500～800 mL、血压自动下降、血液循环自行减慢）一高（血黏度升高），可导致冠脉闭塞不通。

②冠脉痉挛,一方面是由于冠脉 α 受体兴奋性在夜间及清晨最高,另一方面是夜间血小板自行黏附和聚集释放血栓素 A_2 所致。③冠脉血栓,一是夜间血黏度升高和血小板黏附、聚集等功能增强;二是清醒后血压升高,使粥样斑块崩破而形成创面,易形成冠脉血栓。④清醒后交感神经兴奋,儿茶酚胺增多,血压升高,心率增快,导致心肌耗氧量增加。傍晚猝死可能与进食、饮酒、活动期向不活动期移行有关。

据统计,1/5 的冠心病患者以猝死作为首发或唯一表现,而以往无明确的冠心病史。猝死的临床表现如下。

1.先兆

猝死前可以无任何先兆症状,也可以在猝死前数分钟至数天出现心前区痛、胸闷、气促、心冲、室性早搏或急性心肌梗死的表现。在夜间发生者,死前可有异常鼾声或惊叫声。

2.体征

心脏丧失有效收缩 10～15 秒,即表现为神志不清、抽搐、呼吸减慢、变浅或停止、发绀、脉搏消失、血压为零。心脏停搏 30～40 秒后,出现瞳孔散大,对光反应及神经反射消失。

3.心电图

原发性室颤表现为室颤波粗大,易被药物和电复律;而继发性室颤是各种器质性心脏病的终末表现,室颤波细小,难以除颤复律。窦性静止在心电图上表现为一条直线,可有缓慢的室性自搏心律。电-机械分离在心电图上有规则的 P、QRS、T 波群,但无心脏有效收缩。窦性静止和电-机械分离常见于老年心肌梗死,常常伴有梗死范围大,冠脉血栓形成或心脏破裂。

(四)诊断

诊断猝死型冠心病的主要依据是原有冠心病史和此次骤然死亡。对于过去未被诊断为冠心病,则诊断猝死型冠心病属臆测性的,应做尸检才能证实。病理检查可见冠状动脉粥样硬化性改变,但多数冠脉内无血栓形成,管腔未完全闭塞,也见不到急性心肌坏死的病理变化。通常将突然死亡经复苏成功者诊断为原发性心脏骤停,若复苏失败或未做复苏者则诊断为猝死。诊断本型冠心病须与下述情况相区别。

1.心肌梗死型冠心病

死者若迅速死于严重的心律失常、心力衰竭、休克及心脏破裂,应诊断为心肌梗死型冠心病,而不宜诊断为猝死型冠心病。对于未住院而迅速死亡的急性心肌梗死不少见,因死亡时无人在场,无法提供死前的症状,也缺乏心电图及酶学资料,鉴别诊断十分困难,只能依靠尸检来判断。

2.其他心性猝死

只需解患者原来所患心脏病的病因由此诊断。与中青年相比,老年人猝死由肥厚性心肌病所致者较少见,而由主动脉瘤破裂、主动脉夹层动脉瘤所致者较多见。

3.非心脏猝死

神经系统(脑出血、蛛网膜下腔出血、脑炎、脑膜炎),呼吸系统(肺炎、窒息、睡眠、呼吸暂停综合征、哮喘持续状态),消化系统(急性胰腺炎、急性腹膜炎、上消化道大出血)及内分泌等疾病均可引起猝死,须与之区别。老年人非心性猝死较中青年人多见。肺炎和急性胰腺炎不一定引起青年人猝死,但可以是老年人猝死的原因。窒息在老年人猝死中多见。老年人猝死的临床诊断正确率相对低,如不做尸检就不清楚死因,有的猝死者尸检也难以肯定死因。

(五)治疗

原发性心脏骤停是心肺复苏的指征,心肺复苏成功率取决于是否能及时、正确地施行现场抢救。若抢救及时,方法正确,半数患者可救活。

1.心肺复苏

(1)立即进行胸部拳击,一次无效者可重复 2～3 次,然后做胸部心脏按压术和口对口人工呼吸,但老年人因骨质疏松而应避免胸骨及肋骨骨折及其并发症。

(2)尽快电击除颤。由于多数患者是原发性室颤所致,不须用心电图来证实而直接用200～300 J电击,无效者重复使用数次。心脏骤停后 4 分钟内进行电击除颤者成功率为 52%,超过 4 分钟使用者存活者仅占 4.8%,因此尽快电击除颤是抢救成功的关键。

(3)尽早建立上肢静脉通道,有利于药物治疗。肾上腺素是复苏中关键性药物,其主要作用是兴奋α受体,收缩血管,升高主动脉内舒张压。因心内注射须停止心脏按压并可能将药物注入心肌及冠脉,故宜采用静脉注射。只有无法静脉给药时才心内注射。窦性静止和电-机械分离者还应加阿托品静脉注射。异丙肾上腺素是β受体激动剂对复苏无效,去甲肾上腺可引起心肌坏死,现已放弃不用。利多卡因有利于心电稳定和提高室颤阈值,现已常规使用。

(4)气管插管给药是近来抢救治疗的一大进展。若重复给药最好通过导管给药,长度与气管内插管长度相等。此途径用药吸收完全,起效迅速,作用时间持续长,如肾上腺素给药后15秒内浓度达高峰,作用持久。阿托品、利多卡因、阿尼利定等药物均可稀释后经气管给药(每次少于10 mL),而氯化钙、去甲肾上腺素及碳酸氢钠则不能经此途径给药。

2.复苏后处理

(1)维持循环功能:复苏后可因血容量不足、心肌收缩无力、酸中毒、电解质紊乱及微循环障碍等原因,导致低血压。如血压在10.67~12.00 kPa(80~90 mmHg)以内时,在纠正上述异常的基础上使用升压药物。必要时,测定肺楔压以指导治疗。

(2)防治脑损害:脑组织对缺氧的耐受性最差,必须重视脑组织的保护。降温疗法(使用冰帽和冬眠疗法3~5天,使肛温降至32 ℃左右)可降低脑组织代谢率,提高对缺氧的耐受性,减少脑组织损害和脑水肿(2~3天达高峰)。同时,使用地塞米松(20~40 mg/d)、适量的甘露醇及促进细胞代谢的药物。

(3)预防急性肾衰竭:心脏停搏或低血压持续时间长,可引起急性肾衰竭。复苏后如尿少应先静脉扩容,无效再静脉注射呋塞米。若尿量增加不到40 mL/h或肺楔压上升,应按急性肾衰竭处理。

(六)预测与预防

冠心病猝死是老年内科最严重的急症。正确识别和治疗高危人群,是老年病学医务工作者亟待解决的课题。

1.预测

根据临床观察和对复苏成功者的调查,猝死的预测很困难,但下述情况可作为大体预测。

(1)冠心病患者出现异乎寻常的症状:如初发型心绞痛并发恶性或潜在恶性心律失常,心绞痛变为恶化型或不稳定型,疼痛持续时间长,药物治疗无效,血压及心率改变,电解质及心电图改变时,提示有猝死的危险性。

(2)急性心肌梗死:急性心肌梗死后第一年病死率为10%,其中一半为猝死。

(3)陈旧性心肌梗死:陈旧性心肌梗死伴有室壁瘤、再次或多次梗死、射血分数低于40%、心律失常、晚电位阳性者易发生猝死。

(4)不稳定型心绞痛:这是介于稳定型心绞痛与急性心肌梗死之间的病理改变,如不及时治疗,44%~70%患者发展成为急性心肌梗死,16%的患者发生猝死。

(5)无症状性心肌缺血:因无症状而未能及时治疗,但心肌缺血依然存在,容易发生猝死。

(6)运动后血压下降:冠心病患者体力运动后收缩压上升至4.00 kPa(30 mmHg)以上者1年病死率为3%,低于4.00 kPa(30 mmHg)者1年病死率为16%。体力运动耐力下降者再梗率及猝死率为23%,而运动耐力不低者仅为2%。冠心病患者体力活动耐力下降及血压下降为心功能不良表现,3年内病死率达30%~50%。

(7)复苏成功者:心肺复苏成功,抢救存活者在1年内复发率达30%~40%,故应全面检查,重点监测。

(8)左室射血分数(LVEF):冠心病患者左室射血分数0.4的猝死率比大于0.5者增加5~10倍,LVFE小于0.3者3年内死亡30%~50%。

(9)血压变异性:血压变异性大,猝死率愈高。新问世的长效缓释或控释降压药物不仅能降低平均血压,还能缩小血压变异性。

(10)心率变异性(HRV):这是一种预测猝死的主要方法,比LVEF和心室晚电位更敏感和更特异。心电稳定性依赖于自主神经系统张力的平衡。冠心病患者长期因心肌缺血,必然损伤心脏自主神经系统,常表现为交感神经活动相对增强而迷走神经活动减弱,HRV 下降导致心电不稳定性增加和室颤阈值降低,容易发生室颤而猝死。冠心病患者 HRV 下降,24 小时 R-R 间期的标准差(SDNN)小于 50 毫秒比超过 50 毫秒者猝死率高 15～18 倍。

(11)心电图:有下列改变,易发生猝死。①ST 段缺血性下移越明显越提示心内膜下缺血严重,越易发生猝死。②ST 明显抬高及 T 波直立高耸是冠脉主干痉挛性闭塞,其远端无血液充盈,为梗死前期表现。③ST 段弓背向上抬高超过同导联 R 波,R 波波幅甚低和时限很短等墓碑性(Tombstoning)ST 段改变,为 AMI 早期表现,猝死率较高。④超急性心肌梗死有 6%～10%发生猝死。

(12)Q-T 离散度(Q-Td):这是近年来用于预测猝死的主要方法。Q-Td 检查即在 9～12 导联心电图上检测 Q-T 间期,示出最长与最短之差。Q-Td 在 60 毫秒以上时,极易发生猝死。

(13)心室晚电位:冠心患者心室晚电位阳性可发生猝死,由于正常人也可阳性,其结果应与其他检查综合判断。

2.预防

(1)防治冠心病:及时诊断和治疗心脏器质性疾病,是防止猝死的首要措施。积极开展冠心病的防治工作,对于预防猝死是至关重要的。

(2)避免诱因:设法避免激动行为和心理应激因素诱发冠脉固定狭窄并冠脉痉挛。

(3)药物预防。①β 受体阻滞剂:通过提高室颤阈值,降低猝死率。②胺碘酮:能有效地降低心肌梗死后的病死率,特别适应于不能应用 β 受体阻滞剂的高危患者。③抗凝抗血小板药:防止血栓形成。④他汀类:如辛伐他汀通过降低血脂来稳定脂质斑块,减少冠脉血栓形成,从而降低猝死率。⑤血管紧张素转换酶抑制剂:不仅能防止心脏扩大和室壁瘤的发生,而且能防止心脏破裂和猝死。⑥长效钙通道阻滞剂:有效地控制血压,有助于减少高血压患者的猝死。基于冠心病猝死多发生于夜间和清晨,预防的重点应放在夜间和清晨起床前后。可在临睡前服二硝酸异山梨酯 10 mg、阿替洛尔 6.25～12.5 mg 及肠溶阿司匹林 50 mg 三种药物(有人称为防猝死合剂),以预防猝死和急性心肌梗死的发生。

(4)器械植入。①程控起搏器:植入后通过快速、短促起搏,消除室性心律失常。②自动除颤器:植入后能识别和自动放电矫正室速和室颤。

(5)普及心肺复苏技术:美国西雅图市经过 10 年间的培训,使 20 万医务人员、消防人员及电气工人等掌握了心肺复苏技术,猝死的现场抢救成功率达到 60%,其中 80%的患者有较长期的生存。因此,普及心肺复苏技术是预防和抢救猝死的重要措施之一。

(李　宁)

第九章

传染性肝病

第一节　甲型病毒性肝炎

　　甲型病毒性肝炎(简称甲型肝炎)是经由肠道传播的甲型肝炎病毒(HAV)感染引起的一种急性自限性肝脏炎症性疾病。发病以儿童和青少年为主,临床特征为食欲下降、恶心呕吐、疲乏无力、肝大及肝功能异常。部分病例有发热并出现黄疸,无症状感染者较为常见。本病呈世界性分布,虽然发病率在近十年内呈下降趋势,但随着旅游业的发展,交通运输的便利,甲型肝炎的发病呈现出多样化特点,如易感年龄的增加,有临床表现者增加,发达国家潜在流行的概率增加等。我国仍然是甲型肝炎高发区,其发病在各型肝炎中仍占重要地位。

　　早在17、18世纪欧洲就有肝炎暴发流行的记载,直到1940年第二次世界大战期间,流行病学工作者根据肝炎的特征将当时部队中流行的肝炎分为"感染性肝炎"(甲型肝炎)和"血清性肝炎"(乙型肝炎),其中甲型肝炎怀疑由一种可被滤过的病毒类因子所引起。1969年学者们成功地将这种可能的病毒因子传播给小狨猴,继之发现黑猩猩亦为易感动物。1973年,Feinstone用免疫电镜发现感染恢复期患者的粪便中有直径27nm病毒样颗粒,命名为甲型肝炎病毒抗原(HAAg)。该发现为随后血清学检测的问世、动物模型的建立、HAV体外细胞培养以及HAV的基因测序和克隆等奠定了坚实的基础。

一、甲型肝炎的流行病学

(一)传染源

　　主要传染源是急性期甲型肝炎患者和隐性感染者。在急性患者中不典型的无黄疸型肝炎患者和儿童患者尤为重要。甲型肝炎的传染期主要在潜伏期的后期及发病后的1周内,此时患者粪便中排出HAV量最多。隐性感染者也是一个重要的传染源。甲肝患者病毒血症最早始于黄疸出现前25天,持续至黄疸出现为止,在此期间患者血液有传染性。亦有接触黑猩猩后发生甲型肝炎的报道。传统的观点认为HAV感染者为无慢性长期带病毒者,但1983年Frosner报道,在北极寒带地区,如阿拉斯加及格陵兰的流行区,有的患者23年甚至长达26年粪便中的HAV才消失。

　　HAV在人群中的传播方式可能与水痘带状疱疹病毒一样,经历潜伏期转为短暂的活动期。曾经感染过HAV但无抗体存在的人,再次被感染会重新出现粪便排毒,从而增加了HAV在人群中的感染比例,再次被感染现象可能是地方性流行的原因。

(二)传播途径

　　甲型肝炎系粪-口途径传播,可通过食物、饮水及人与人密切接触而传染。日常生活的密切接触多为散发性发病,食物和饮水传播往往呈暴发流行。我国华东沿海地区常因生食或半生食水产品(如蛤蜊、牡蛎、毛蚶)引起流行。尽管性传播的作用不太清楚,但男性同性恋之间感染HAV的概率增加,可能与肛交有关。静脉注射毒品者也是高危人群,这不是由污染针头注射引起,而是与不良卫生习惯有关。母婴传播及输血引起的 HAV 感染较为罕见,但偶有报道。

（三）易感性和免疫力

人类对 HAV 普遍易感,在甲型肝炎流行地区,绝大多数成人血清中都有抗 HAV 抗体,故婴儿在出生后 6 个月内,由于血清中含有来自母体的抗 HAV 抗体可以防止 HAV 感染。6 月龄后血抗 HAV 抗体逐渐消失而成为易感者。患过或感染过甲型肝炎的人,可获得比较持久的免疫力,以防止 HAV 再感染,但无交叉免疫力,不能防止其他类型肝炎病毒的侵袭。

（四）流行特点

甲型肝炎呈全球性分布,在许多热带和亚热带地区常呈地方性流行,农村多于城市。在集体单位中,如学校、兵营、工地、托儿机构、监狱等人群密度高、居住拥挤的场所发病率较高。在温带地区的一些国家,甲型肝炎的流行有周期性,每隔 5～10 年有一次流行或 6～7 年出现一次流行高峰。原因是在一次流行后,人群的免疫力普遍提高,再经过一段时期,易感性逐渐增加,又出现另一次流行。

本病无严格季节性,一般以晚秋早冬发病较多。北半球国家以 2～4 月份、11～12 月份为发病高峰,南半球如澳大利亚及新西兰以夏季为发病高峰。战争、灾荒常促发本病流行,第二次世界大战中美军、德军均有甲型肝炎流行的报道。在我国甲型肝炎的流行仍是一个重要的公共卫生问题,国内曾发生多起甲型肝炎的暴发流行,1988 年春季上海甲型肝炎暴发流行发病数达 31 万余人,平均罹患率为 4082.6/10 万,是有记录以来最大的一次流行。这次流行的特点:流行主要在 12 个市区,病情波及面广,11% 的家庭有 2 个或 2 个以上的人同时发病;流行时间持续较长,自 1 月中旬始至 3 月中旬,3 月下旬明显减少,以 1 月下旬至 2 月中旬为高峰,持续近 20 天左右,高峰期间每天发病数达 1 万以上。发病年龄以青壮年为主,20～39 岁占病例总数的 83.5%。由于旅游业的快速发展及现代交通的便利,导致甲型肝炎从卫生条件差的落后地区向卫生条件好的发达地区转移的潜在危险性明显增加,2003 年美国宾夕法尼亚州的一次甲型肝炎暴发流行就是一例。当时的一个餐馆从邻国墨西哥购进一批污染了 HAV 的洋葱,导致至少 7 653 人感染,这是近年来在发达国家发生的最大的一次 HAV 暴发流行。

目前在急性病毒型肝炎中,甲型肝炎占 30%～50%。世界卫生组织资料显示,高度流行区是在卫生条件差、个人卫生习惯不良的发展中国家,10 岁前儿童感染的可能性达 90%。大部分感染发生在年幼的儿童,但发病有症状者比例不高。因为年长的儿童及成人一般都有免疫力。中度流行区多在经济转型的国家及卫生条件差异较大的地区,年幼儿童多无感染。事实上,这种经济及卫生条件的差异常会导致高发病率,因为感染常发生在年龄偏大的群体,以致发生暴发流行,如欧洲南部及东部、某些中东部国家。低流行区是在发达国家,卫生条件及个人卫生习惯良好的地区。疾病常发生在青少年及成人,高危人群有静脉药瘾者、男性同性恋者、到高度流行区旅行者及某些封闭的社区,如西欧、北欧、美国、澳大利亚、日本、新西兰及加拿大等。

二、发病机制

当 HAV 经口摄入后,通过肠道黏膜吸收进入血流,随血流进入其靶器官内,在肝细胞及库普弗细胞内繁殖,在肝外其他地方如肠道内也发现有复制。在非洲猕猴的动物模型中发现,静脉注射 HAV 后第 1 周血清转氨酶升高不明显,而在第三周时达到最高值,此时血清中抗 HAV 转为阳性,提示第 1 周转氨酶升高与病毒复制有关,而第三周则是免疫反应所引起。因此目前认为,甲型肝炎的发病机制主要以免疫介导为主,而由病毒直接杀伤肝细胞引起病变的证据不明显。

（一）免疫反应作用

HAV 感染后,动物或人体肝脏穿刺超薄切片电镜观察结果显示,与 HAV 在体外组织培养中所见形态学改变相一致,HAV 可引起持续感染而不出现细胞裂解,血液出现循环免疫复合物和补体水平下降现象,因此推想 HAV 诱导的免疫反应在甲型肝炎发病中起重要作用。在患者和动物实验中都观察到,HAV 感染后可出现早期和晚期两次肝功能异常,与丙氨酸氨基转移酶(alanine aminotransferase,ALT)

升高相同的时期内,血清中抗体活性升高,而且 HAV 感染黑猩猩后,黑猩猩肝组织所产生的特征性病变是明显的汇管区炎性细胞浸润伴汇管区周围肝实质坏死性损伤,汇管区周围肝细胞被炎性细胞浸润,以淋巴细胞为主,故多认为肝细胞损害与免疫病理有关。免疫反应机制包括细胞免疫和体液免疫两方面的作用。

1.细胞免疫

甲型肝炎特征的肝细胞损伤主要与细胞免疫反应有关,包括特异性 T 细胞免疫反应及非特异性先天性免疫反应。Vallbrancht 等对患者外周血淋巴细胞功能的研究表明,急性甲型肝炎患者外周血淋巴细胞,特异性杀伤 HAV 感染的自身皮肤成纤维细胞的细胞毒活性升高,并且在黄疸出现后 2～3 周时,细胞毒活性达高峰。从 2 例发病数周的甲肝患者肝活检获取的淋巴细胞克隆,检测出以 CD8$^+$ T 细胞为主,并证明其具有特异性杀伤 HAV 感染肝细胞的功能,这种特异性 T 细胞介导的针对 HAV 感染肝细胞的免疫应答,很可能与急性甲型肝炎的肝损伤有关。HAV 抗原与肝细胞表面宿主组织相容性抗原形成复合物,CD8$^+$ T 细胞识别这种复合物,并攻击破坏 HAV 感染的肝细胞,从而引进免疫病理变化。

外周血抗 HAV CD8$^+$ T 细胞水平在症状出现后 2～3 周才达高峰,因此认为先天性免疫系统的细胞在早期疾病中发挥了更为重要的作用,如自然杀伤淋巴细胞(NK 细胞)。研究显示,NK 细胞表面有TIM-1(HAV 受体分子)表达,原代 NK 细胞能杀伤 HAV 感染的肝癌细胞株,但不能杀伤未感染的细胞;用 TIM-1 单克隆抗体处理 NK 细胞和 HAV 感染的肝癌细胞可阻断 NK 细胞的杀伤作用;HAV 感染可诱导 NK 细胞产生多种细胞因子如白介素-4(IL-4)、干扰素-γ(IFN-γ)及颗粒酶 B,后者被认为参与了HAV 感染细胞的杀伤效应,但这种效应也被抗 TIM-1 抗体所阻断。总之,HAV 感染细胞通过 TIM-1分子激活 NK 细胞,后者一方面直接杀伤感染细胞,另一方面又产生大量的细胞因子而间接放大了这种杀伤效应。NK 细胞还可阻止 HAV 感染后慢性炎症的发生,这可能与 NK 细胞诱导的 Treg 细胞有关,具体机制有待进一步研究。

有研究发现,急性 HAV 感染患者在出现黄疸后,外周血淋巴细胞与皮肤成纤维细胞均能产生干扰素,γ-干扰素可能是由 HAV 特异性细胞毒性 T 细胞所产生,可能有助于诱导增强肝细胞表面 HLA-1 决定簇的表达。这种增强肝细胞 HLA 表达的作用,可能是促进 T 细胞所介导的清除 HAV 感染细胞的关键。

2.体液免疫

HAV 急性感染动物在疾病早期及恢复期血清中同时存在病毒中和抗体,血清抗 HAV IgM 和 HAVIgG 均有中和 HAV 的作用。其保护作用表现在急性感染后多年抗 HAV IgG 仍维持较高水平。Margolis 等检测了 9 例黑猩猩 HAV 感染期间血清中的免疫复合物,其中 8 例为阳性,免疫复合物中的抗体主要是 IgM,IgM 型免疫复合物通常在转氨酶升高前出现,且与抗 HAV IgM 的存在相关。在 8 只黑猩猩中 6 只体内 C3 补体浓度明显下降,下降最明显时与免疫复合物介导的反应有关。但用免疫组化方法未发现肝细胞表面免疫复合物沉淀。故复合物是否引起肝内炎症尚未明了,其可能对肝外表现如皮疹、关节炎等发生起一定作用。

3.病毒的免疫逃逸

HAV 的病毒因子在后天性免疫出现前于体内存在数周,说明 HAV 可能有逃避先天性免疫的能力。有研究表明,HAV 的 3ABC 中间体可破坏线粒体抗病毒信号蛋白(mitochondrial antiviral signaling protein,MAVS)。MAVS 是重要的信号衔接蛋白,连接着视黄酸可诱导基因 I(retinoic acid inducible geneI,RIG-1),而 RIG-1 是模式识别受体(pattern recognition receptors,PRR)之一,能识别病毒 dsRNA 并激活下游信号分子干扰素调节因子 3(IFN regulatory factor,IRF-3)和核因子 κB(NF-κB),并从胞质中转移到核内,从而诱导 IFN 的产生。因此,HAV 3ABC 可通过破坏 MAVS 来降低体内干扰素的产生。

(二)病毒直接作用

HAV 经口进入消化道黏膜后,可能先在肠道中繁殖,经过短暂的病毒血症,然后在肝细胞内增殖,HAV 在肝内复制的同时,亦进入血循环引起低浓度的病毒血症。病毒血症一般持续 7～10 天。在黑猩猩感染 HAV 早期,用免疫荧光法可在 5%~10% 的肝细胞质中检测到病毒颗粒存在。静脉接种狨猴,其大部分肝细胞中含有病毒抗原,电镜显示在肝细胞质中有病毒颗粒存在。粪便排毒前可在肝脏中发现抗原,并在整个酶活性升高期间持续存在。感染后期,抗原仅局限于少数肝细胞和库普弗细胞中。研究结果表明 HAV 主要在肝细胞内增殖。但这种增殖是否会引起肝细胞的变性坏死或功能改变需要进一步研究。

HAV 从肝内分泌到肠道经粪便排出体外,传统观点认为是肝细胞将 HAV 分泌到间接胆汁所致。但最近对肝细胞极性研究发现,肝细胞可能先将 HAV 分泌到血液中,被肠道细胞吸收后,再间接分泌到粪便中。因为肝细胞的顶面朝向胆管,基底面朝向肝窦,HAV 进入细胞和分泌都是经过肝基底面,而不是经过顶面,因此不大可能经肝细胞直接分泌到胆汁。在感染肠道细胞时,由于存在多聚免疫球蛋白受体及 IgA,通过穿胞运输,HAV 可从血管面进入肠道细胞,从肠腔面分泌到粪便中。

关于甲型肝炎的发病机制目前认为,早期可能是由于 HAV 的增殖作用、先天性免疫反应(主要是 NK 细胞反应及病毒特异性 CD8$^+$ 毒性 T 细胞的特异性杀伤作用)共同导致肝细胞损伤。γ-干扰素的产生诱导 HLA 抗原表达,也是早期肝细胞受损原因之一。晚期则主要是免疫病理作用,即肝组织中浸润的 CD8$^+$ T 细胞的特异性杀伤作用及 γ-干扰素对肝细胞膜 HLA 抗原的表达和调控而致肝细胞受损。

影响甲型肝炎病情的因素目前并不十分明确。病毒亚型与病情的关系不明确,感染的病毒量大可缩短病毒感染的潜伏期,并加重病情;感染的年龄在临床上是一个重要的参考指标,年龄愈大,病情就会愈重;合并其他肝炎病毒感染可致病情复杂化。据报道,TIM-1 的多态性与 HAV 感染的病情有一定关系。

三、病理与临床表现

甲型肝炎潜伏期最短 15 天,最长 45 天,平均 30 天。人类感染 HAV 后大多为隐性感染。临床上可为无症状或进展为不同程度的急性肝炎,很少有慢性肝炎发生,几乎无 HAV 携带者存在。急性肝炎根据有无黄疸又分为急性黄疸型肝炎和急性无黄疸型肝炎。急性重症肝炎的发生率较低。但两种变异型甲型肝炎即胆汁淤积性甲型肝炎和复发性甲型肝炎不容忽视。

(一)急性甲型肝炎

1.病理

急性甲型肝炎早期最常见的肝细胞病变为气球样变,肝细胞高度肿胀,形似气球样,胞质染色变浅,胞核浓缩。其次为肝细胞嗜酸性变,胞体缩小,胞质嗜酸性染色增强,最后胞核染色消失,成为红染的圆形小体,即嗜酸性小体。再次为肝细胞胞核空泡变性,继续发展为核溶解,最后为肝细胞灶性坏死与再生。汇管区可见炎性细胞浸润,主要为大单核细胞与淋巴细胞,肝血窦壁库普弗细胞增生。病变在黄疸消退 1~2 个月才恢复。无黄疸型肝炎病变与黄疸型相似,仅程度较轻。

2.临床表现

人类感染 HAV 后大多为隐性感染,仅少数有典型症状。根据临床症状轻重不同,急性甲型肝炎可分为:急性黄疸型与急性无黄疸型。

(1)急性黄疸型甲型肝炎:临床过程可分为黄疸前期、黄疸期和恢复期 3 个阶段,一般总病程约 2~4 个月。

黄疸前期患者经过潜伏期后,开始出现临床症状,但尚未出现黄疸,即黄疸前期。此时患者大多急性起病,有畏寒发热、全身乏力、肌肉酸痛、食欲缺乏、恶心呕吐、腹痛、腹泻及腹胀。约半数以上患者以胃肠道症状为主要表现。少数患者有头痛、发热、咽喉炎、支气管炎等呼吸道的一些非特异症状。尚有少数患者并无明显黄疸前期症状而进入黄疸期。此期短者 2~3 天,长者 2~3 周,平均 5~7 天。初次感染时症状的出现与年龄有关。儿童,特别是两岁以下感染 HAV 后很少出现明显的肝炎症状,而成年人症状明显。

在黄疸前期部分患者已有肝区压痛及触痛,少数病例可出现皮疹,尿胆红素阳性,白细胞总数正常或略低,分类淋巴细胞计数增高,可见异常淋巴细胞,肝功能检查 ALT 升高,抗 HAV IgM 阳性。

黄疸前期过后即转入黄疸期,此期各种典型症状和体征先后出现,发热减退后尿色逐渐加深,似浓茶样。随着尿色加深,患者相继出现巩膜黄染,黏膜黄染常发生于皮肤黄染之前,以软腭黏膜黄染发生较早,继之皮肤逐渐变黄,约于 1～2 周内达高峰,此时可有短期大便颜色变浅、皮肤瘙痒、心动过缓等胆汁淤积的表现。约在 2～3 周内恢复正常。65％的患者肝大至肋缘下 1～3 cm,有充实感,有压痛及叩击痛。部分病例有轻度脾大。慢性肝炎特征性表现如蜘蛛痣极少出现,但可一过性存在。整个黄疸期持续 2～6 周,也有短者 2 天,长至 95 天或更长。黄疸消退时患者症状减轻,食欲及精神好转。

恢复期黄疸消退而临床症状减轻以至消失。食欲增加,体力恢复,肝脾大逐渐恢复即为恢复期。此期持续时间 2 周至 4 个月不等,平均 1 个月左右。90％以上的患者在起病后半年内完全恢复。

(2)急性无黄疸型甲型肝炎:为临床最常见的类型,在流行病学上此型尤为重要。在甲型肝炎流行区无黄疸型肝炎比黄疸型更为多见,占急性肝炎病例的 90％以上。从临床经过及病理变化的程度看,无黄疸型肝炎可以认为是急性甲型肝炎的一种轻型,其临床症状较轻,整个病程不出现黄疸,仅表现为乏力、食欲缺乏、腹胀和肝区疼痛等症状,少数病例有发热、恶心、腹泻等症状。临床表现类似急性黄疸型肝炎的黄疸前期。体征以肝大为主,脾大少见。相当多的一部分病例症状不明显而仅有体征和肝功能改变,在普查时才被发现。一般在 3 个月之内恢复正常。由于其发生率远高于黄疸型,因此成为更重要的传染源。

(二)急性重症肝炎

重症肝炎的发生率极低,大约 1‰。病死率小于 0.5％。50 岁以上的患者病死率略高,约 1.8％。临床特征为急性起病,短期内出现意识障碍、出血、黄疸及肝脏缩小。由于肝细胞急性大量坏死导致急性肝功能衰竭及各种并发症。

1.病理

主要特征为大量肝细胞坏死融合成片,病变多自肝小叶中央开始,向四周扩延,溶解坏死的肝细胞迅速消除,仅残留网状纤维支架,残余肝细胞淤胆呈黄色,肝脏体积缩小,故名急性黄色肝萎缩。镜下可见两种病理组织学改变。①急性水肿型:以严重的弥漫性肝细胞迅速肿胀为主,胞膜明显,胞质淡染或近似透明,细胞相互挤压成多边形,类似植物细胞;小叶结构紊乱,内有多数大小不等的坏死灶,肿胀的肝细胞间有明显毛细胆管淤胆。②急性坏死性重症型:有广泛的肝细胞坏死,该处肝细胞消失,遗留网状支架,肝窦充血,有中性粒细胞、单核细胞、淋巴细胞及大量吞噬细胞浸润,部分残存的网状结构中可见小胆管淤胆。

2.临床表现

急性重症肝炎发病早期临床表现与急性黄疸型相似,但病情进展迅速,患者极度乏力,消化道症状严重,黄疸进行性加深,伴有严重神经精神症状,病死率高。1981 年我院统计 155 例重症肝炎中,急性重症型 31 例,死亡 24 例,病死率为 85％。由于起病类似急性肝炎,在病情急剧发展中出现一系列重症肝炎的表现,故当急性甲型肝炎患者,出现以下征象时,应考虑重型的诊断。①明显的全身中毒症状,随着黄疸进行性加深,患者极度乏力、精神萎靡、嗜睡或失眠、性格改变、精神异常、计算及定向力障碍、扑翼性震颤、意识障碍。②严重消化道症状,食欲明显减退,甚至厌食、频繁恶心、呃逆呕吐、高度腹胀、鼓肠。③黄疸进行性加深,数天内血清胆红素升高达 171 μmol/L 以上,而血清 ALT 下降甚至正常,出现胆酶分离现象。亦有少数患者,病情进展迅速,黄疸尚不明显便出现意识障碍。④肝脏或肝浊音区进行性缩小,并在发病几天内迅速出现腹水。肝脏 CT 或 B 超检查提示有肝萎缩。⑤有明显出血倾向(皮肤瘀点瘀斑、呕血、便血),凝血酶原时间明显延长。⑥血清前清蛋白、胆固醇、胆碱酯酶活力及 C3 明显降低。

3.并发症

急性重症肝炎常见并发症有肝性脑病、脑水肿、低血糖、水电解质酸碱平衡紊乱、内毒素血症、出血、感染、肝肾综合征等。

(三)淤胆型肝炎

淤胆型甲型肝炎以持续性黄疸和瘙痒为特征,伴有胆红素水平显著升高,发病率低,易被误诊为肝外胆道阻塞或慢性胆汁淤积性肝病。尽管症状和异常的生化变化可持续数月乃至 1 年,但最终都会完全治愈。肝活检通常不是常规选项,但一旦获得肝组织,可发现中央胆管胆汁淤积和典型的门脉区炎症。

（四）复发型肝炎

复发性甲型肝炎可发生于 5%～10% 的急性甲型肝炎患者，表现在生化指标明显恢复正常后的数周及数月内，患者再度出现无症状性转氨酶升高。但有一部分患者，在复发期也出现症状和黄疸。复发期间粪便中可再次检出 HAV。这种异型肝炎也是最终完全恢复而不留下后遗症。

（五）其他

其他并发症更为稀少，个别报道 HAV 感染与吉兰-巴雷（Guillain-Barré）综合征、急性胰腺炎、胆囊炎、再生障碍性贫血、肾衰竭、脑炎及噬血吞噬细胞综合征有关。偶有报道急性甲型肝炎之后出现自身免疫性肝炎。

四、诊断与鉴别诊断

（一）诊断

1.流行病学

（1）发病前曾与确诊甲型肝炎患者有过密切接触史，如共同进餐或生活。

（2）曾在甲型肝炎暴发流行地区逗留，并饮用污染的水或食物。

（3）发病前 2～6 周内曾吃过生的或半生不熟的蛤蜊、牡蛎、毛蚶等被 HAV 污染的水产品。

（4）在有甲型肝炎流行的集体单位工作或生活者。

2.临床诊断

急性起病，有畏冷发热的前驱症状后出现无其他原因可解释的食欲缺乏、厌油、乏力、肝大、黄疸等前述各型肝炎所具有的表现。

3.实验室诊断

起病初即出现血清转氨酶升高，ALT 在发病第 1 周内升达高峰，是发生肝炎的最早信号。若同时血清胆红素在 17.1 $\mu mol/L$ 以下，拟诊为急性无黄疸型肝炎。若同时血清胆红素超过 17.1 $\mu mol/L$ 以上者，可拟诊为急性黄疸型肝炎。

（1）特异性病原学及免疫学检查：①检测 HAV 或 HAV 抗原，取发病前 2 周及发病后 8～10 天内患者的粪便，采用免疫电镜技术检测 HAV 或 HAV 抗原颗粒，阳性可作为急性感染的证据。此方法因设备和技术条件要求高，尚不能作为常规应用。②用免疫荧光、免疫电镜或放射免疫法检测患者肝组织内的 HAV 或 HAV 抗原，阳性者表明为 HAV 急性感染，此方法亦仅用于某些特殊的研究。③分子杂交技术，利用核酸探针检查粪便或感染细胞中 HAV RNA。如 HAV cDNA 亚基因转录子的 cDNA 分子杂交法和 Shiel 报道的用 ssRNA 探针检测 HAV。用此法检测出的病毒血症平均存在时间为 95 天（36～391 天），在症状出现前 30 天就出现。④病毒分离，用组织培养或动物接种方法检测患者粪便中的 HAV，分离 HAV 技术已成功，但由于实验动物狨猴价格昂贵，尚不能应用于临床。

特异性抗体及血清学检查：①血清抗 HAV IgM 在发病早期即明显增高，其特异性高，持续时间短，急性甲型肝炎起病后 12 周内血清抗 HAV IgM 阳性可作为急性 HAV 感染的标志。此项检查已被公认为甲型肝炎病原标志的最可靠依据。可采用放射免疫法（radioimmunoassay，RIA）或酶联免疫吸附试验（enzyme linked immunosorbent assay，ELISA）、免疫荧光法（immunofluorescence assay，IFA）及免疫电镜等技术检测。②采用 RIA/ELISA 或固相放射免疫法检测血清抗 HAV IgG。抗 HAV IgG 是保护性抗体，在病后 1 个月左右可自血清中检出，2～3 个月后达高峰，以后缓慢下降，持续多年甚至终生。单份血清抗 HAV IgG 阳性，表明机体有免疫力，适用于流行病学调查。双份血清（相隔 2～3 个月）抗 HAV IgG 滴度增高 4 倍以上有诊断意义，但不能作为早期诊断。③检测患者粪便中 HAV 特异性 IgA。感染 HAV 后粪便中特异性 IgA 可持续 4～6 个月左右，故用 ELISA 测定患者血清特异性 IgA 可代替血清抗 HAV 检测来诊断甲型肝炎。

目前有学者发明一种联合 ELISA-RT-PCR 法用于检测粪便中 HAV 和 HEV。该法是将特异性探针结合到 RT-PCR 产物上，再通过 ELISA 进行检测，该法灵敏度高，可检出 0.1ng/μL 的病毒量；特异性强，与其他病毒如肠道病毒、轮状病毒等之间无交叉反应性,可望于不久的将来应用于临床。

(2)血清酶学检查:以ALT为最常用。此酶在肝细胞质内含量最丰富,肝细胞损伤时即释出细胞外,因此是一种非特异性肝损害指标。当其他引起肝损害的原因被排除后,ALT比正常值升高2倍以上时,结合临床表现和血清免疫学检查才有诊断意义。急性肝炎在黄疸出现前3周,ALT即升高,通常在几百个单位,但也有超过1 000～2 000单位,有时成为肝损害的唯一表现。ALT升高先于胆红素升高,后者将会持续上升到ALT下降。重型肝炎患者若黄疸迅速加深而ALT反而下降,表明肝细胞大量坏死。天门冬氨酸氨基转移酶(AST)意义与ALT相同,但特异性较ALT为低。血清碱性磷酸酶(alkaline phosphatase,ALP)的显著升高有利于肝外梗阻性黄疸的鉴别诊断,在急性甲型肝炎时一般正常或轻度升高。

(3)血清蛋白的检测:肝损害时合成血清蛋白的功能下降,导致血清蛋白浓度下降。急性甲型肝炎时清蛋白下降不多见。

(4)血清和尿胆色素检测:急性肝炎早期尿中尿胆原增加,黄疸期尿胆红素及尿胆原无增加,淤胆型肝炎时尿胆红素强阳性而尿胆原可阴性。黄疸型肝炎时血清结合和非结合胆红素均升高。血清胆红素升高常与肝细胞坏死程度相关。

(5)凝血酶原时间检测:凝血酶原主要由肝脏合成,肝病时凝血酶原时间长短与肝损害程度成正比。凝血酶原活动度<40%或凝血酶原时间比正常对照延长一倍以上时提示肝损害严重。但在急性甲型肝炎时很少异常。

(6)血常规检查:急性肝炎初期白细胞总数正常或略高,一般不超过10×10^9/L,黄疸期白细胞总数减少,分类淋巴细胞及大单核细胞计数升高,可见异型淋巴细胞。有报道认为,血小板数量多少与急性肝炎的严重程度呈正相关。

(7)尿常规检查:深度黄疸或发热患者,尿中除胆红素阳性外,还可出现蛋白质、红、白细胞或管型。

(8)肝活体组织检查(肝活检):急性肝炎患者不是首选及常规检查项目。急性甲型肝炎的组织学变化与其他急性病毒性肝炎一样即肝细胞的气球样变、凝固性坏死、局灶性坏死、单核细胞在门管区广泛浸润及库普弗细胞增生。

(9)超声检查:B型超声检查能动态地观察肝脾的大小、形态、包膜情况、实质回声结构、血管分布及其走向等,对监测重症肝炎病情发展、估计预后有重要意义。

(二)鉴别诊断

甲型肝炎在许多方面有别于其他病毒性肝炎,而各型肝炎的临床表现基本相似,须结合实验室检查发现各自的特征予以鉴别。

1.中毒性及药物性肝炎

误食毒蕈或四氯化碳、黄磷、氯仿、利福平、异烟肼、对氨基水杨酸、保泰松、吲哚美辛、甲基多巴、氟烷、四环素等均可致大块或亚大块肝坏死,其临床表现与重症肝炎相似。主要依据:①病前服用毒物或药物史。②有不同程度的肝功能改变,但一般没有重症肝炎严重。③无黄疸前期的肝炎症状而有某种原发病史。④常伴有心、脑、肾等脏器损害。

2.妊娠急性脂肪肝

患者多为初产妇,发生于妊娠后期出现深度黄疸、出血、肝肾综合征、昏迷等。病情发展迅速,与急性重症肝炎相似。以下几点有助于鉴别:①起病多有急腹痛。②黄疸深度、肝脏进行性缩小的程度均没有急性重型肝炎严重。③常出现严重低血糖,某些病例可出现低蛋白血症。④尿中胆红素始终阴性。⑤超声波呈典型的脂肪波形。⑥病理呈严重的脂肪变性,无肝坏死改变。

3.重症黄疸出血型钩端螺旋体病

有疫水接触史,急性起病,畏寒高热,伴头痛、腰痛、腓肠肌疼痛、眼结膜充血、局部淋巴结肿痛。4～8天后体温下降出现黄疸加深、出血和肾功能损害。肾损害出现较早。钩端螺旋体病一般无中毒性鼓肠、腹水、肝脏缩小。实验室检查白细胞增加,血沉增快,病原体检查及凝溶试验阳性可助鉴别。

五、治疗与预防

（一）治疗

甲型肝炎为自限性疾病，除少数急性重症型肝炎外，绝大多数病例预后良好。急性甲型肝炎治疗原则以适当休息、合理营养为主，辅以药物。避免饮酒、过度劳累和使用损害肝脏的药物。急性重症肝炎需加强重症监护，针对病情发展各阶段的主要矛盾，应用对症与支持的综合基础治疗，以维持患者生命，促进肝细胞再生。

1.休息

急性黄疸型肝炎患者应强调早期卧床休息至症状基本正常，黄疸消退可逐渐起床活动。一般轻症无黄疸患者不必卧床休息，可轻度活动和自理生活。急性重症肝炎必须绝对卧床休息，严格消毒隔离，防止医源性感染。

2.饮食

应根据食欲、病情、病期适当把握，病初因食欲缺乏、厌油，宜进清淡适合患者口味的低脂半流质食物。病情好转后，给予充分热量、蛋白质及维生素，食物品种可多样化，以促进食欲。急性重症肝炎患者应低盐、低脂、低蛋白、高糖饮食。并发肝性脑病时，应严格限制蛋白摄入，以控制肠道内氨的来源。进食不足者，可静脉滴注 $10\%\sim25\%$ 葡萄糖溶液 $1\,000\sim1\,500$ mL，补充足量维生素 B、维生素 C 及维生素 K。

3.药物

对病毒性肝炎的治疗目前尚无特效药物，可根据药源适当选用中西药联合治疗。

4.护肝药物

主要包括维生素类如 B 族维生素、维生素 C、维生素 E、维生素 K、叶酸等。促进解毒功能药物：葡醛内酯、维丙胺、硫辛酸。促进能量代谢药物均为非特异性护肝药，或根据病情及药源情况适当选用。

5.中医中药

按中医辨证施治，急性黄疸型肝炎多属阳黄，可用茵陈蒿汤、栀子柏皮汤加减，湿偏重者用茵陈四苓散、五仁汤加减；湿热并重者用茵陈蒿汤与四苓散合方加减。黄疸较重者用茵栀黄（茵陈、山栀、黄芩）注射液静脉滴注。淤胆者重用赤芍。单味中成药如垂盆草、黄芩苷、板蓝根、丹参、五味子、田基黄等亦有较好疗效。联苯双脂、齐墩果酸片、甘草酸、强力宁、肝炎灵等均获较好的效果。

6.对症治疗

食欲锐减且伴呕吐者，静脉滴注 $10\%\sim25\%$ 葡萄糖液。恶心呕吐者可用甲氧氯普胺、维生素 B_6 等。食欲缺乏可服多酶片、胰酶、山楂丸。肝区痛可服维生素 K、逍遥丸、舒肝片等。

总之，病毒性肝炎的治疗尚无特效药物，以上药物主要为辅助性治疗，我们认为在临床药物的选择中必须避免滥用或过多使用药物，以免增加肝脏的负担，不利于病情的恢复。

7.急性重症肝炎的处理

重症监护。急性重症肝炎病情凶险，进展迅速、变化多，必须及时发现问题才能在治疗上争取主动。根据病情发展及条件应定时进行动态观察。

8.肝性脑病（HE）的治疗

HE 治疗的重点是支持疗法、识别及治疗诱因、减少或清除肠源性含氮毒物及鉴定需长期治疗患者。

（1）严密监护与监测：轻症 HE 患者不能自行随意活动或执行危险性工作（如驾驶、高空作业等），以免发生意外。重症 HE 患者，宜定时监测血压、脉搏、呼吸、尿量、血化学分析（血氨、血清肌酐、尿素氮、血糖、血清胆红素、清蛋白、球蛋白、凝血酶原时间、凝血因子 V 及 Ⅷ 等）及血气分析。对于深度昏迷患者，必要时应考虑预防性气管插管、导尿管、鼻胃管、中心静脉压测定以及硬膜外测压装置（测定颅内压及脑灌流压）。

（2）识别和消除诱因：应及时识别各种可能的诱因，对可疑的诱因应及时进行相关检查，并针对不同的诱因进行相应处理。

感染：疑有潜在感染者，行各种体液（腹水、血液等）培养及胸片等检查，所有腹水患者应行诊断性腹腔穿刺术;明确感染如自发性腹膜炎、肺炎、败血症等应及时联合应用强效抗生素;培养结果未决时应给予短期经验性抗生素治疗,尤其是无其他明显诱因时。

消化道出血:要求及时治疗上或下消化道出血。

脱水、电解质紊乱及酸碱失衡:脱水所致的急性肾衰竭,大量利尿引起的低钾、低氯血症及代谢性碱中毒诱发 HE,应及时纠正。营养不良尤其在酒精性肝病患者,应立即静脉补充维生素 B_1。

便秘:近期排便习惯的评估极为重要,应及早采取措施确保适当排便。

医源性诱因:强烈排钠、排钾利尿剂,大量放腹水,输注库血,或应用含氮药物等引起者,一经发现立即停用,如用止痛、安眠、镇静药物引起者,除停用外,可用苯二氮䓬拮抗剂。

氮质血症:因负氮平衡引起者,应采取维持正氮平衡措施或针对相关原因进行处理。

对于无明显诱因但反复发作的 HE 患者,宜考虑有无大的自发性门体分流存在,如脾肾或胃肾的门体侧支循环开放,可形成大的分流,在此种情况下,可进行内脏血管造影术,经确证后可进行栓塞治疗。

(3)支持疗法:旨在维持内环境稳定,消除 HE 发病的影响因素。

饮食:过去严格限制 HE 患者饮食中蛋白质的摄入以减少肠道氨的产生,但最近明确过量限制蛋白质易引起负氮平衡、营养不良及减少肌肉氨代谢而增加血氨水平,并不能改善 HE 的预后。而供给能耐受的适量蛋白质,可维持其正氮平衡,促进肝细胞再生,增加肌肉对氨的代谢作用,有利于病情恢复。对于已确定的肝硬化患者,维持正氮平衡要求每天饮食蛋白质摄入最小量是 0.8~1.0 g/kg,因此,现推荐 HE 患者摄入正常蛋白质饮食。对于已有精神/意识障碍的 HE 患者,首日可禁食蛋白质,次日开始摄入蛋白质量为 0.5 g/(kg·d),每 3~5 天增加量 1 次,每次约 10 g/d,最大耐受量为 1.0~1.5 g/(kg·d),平均 1.2 g/(kg·d)。植物蛋白优于动物蛋白,前者能提供较高的热量,含硫氨基酸少,且含有丰富的不吸收纤维素,能保持大便通畅,且纤维素为肠道菌群的底物,可使结肠酸化,减少毒物氨的吸收。在以植物蛋白质摄入为主时,可配合应用适量奶制品,两者在蛋白质组分上有互补性。

补充热量、液量及维持电解质平衡:补充足够的热量,以维持正氮平衡。每天热量约 5 020~6 700 kJ(1 200~1 600 kcal),包括高渗糖液,富含支链氨基酸(BCAA)的氨基酸注射液及新型脂肪乳剂。单纯依赖输注葡萄糖液,往往不能满足上述热量的需求,可加用支链氨基酸注射液,仍不能满足者,可应用适量的新型中长链脂肪乳剂如力保肪宁或中/长链脂肪乳。

在无额外液体丧失的情况下,每天的补液量为前一日尿量加 500~700 mL,伴有少尿(<500 mL/d)的患者,则适当限制液量的摄入。尿量在 700 mL 以上且进食甚少者,宜常规补充氯化钾 3~4 g/d,门冬氨酸钾镁 20 mL,以预防低钾、低氯性碱中毒,有低钾、低氯血症时,还应酌情增加剂量。对于稀释性低血钠者(Na^+<125 mmol/L),首先限制水摄入量,加用排水多于排钠的渗透性利尿剂如 20% 甘露醇,酌情适量输注高渗钠(3%)或生理盐水。有低镁血症、低钙血症者,可补充门冬氨酸钾镁、氯化钙或葡萄糖酸钙。

维持酸碱平衡:①代谢性碱中毒,除补充氯化钾以纠正低钾、低氯碱中毒外,还可应用盐酸精氨酸溶液 40~80 mL,加入葡萄糖液中静脉滴注,亦可加用维生素 C 溶液静脉滴注。血 pH 宜矫正至正常偏酸。②呼吸性碱中毒,多由通气过度所致,针对原发病因进行处理,同时用 5% 氧间断吸入,改善低氧血症,提高 $PaCO_2$ 水平。③代谢性酸中毒,多见于晚期并发功能性肾衰竭患者,可用适量谷氨酸钠溶液静脉滴注,碳酸氢钠溶液宜慎用。

补充胶体溶液:适量、适时地应用新鲜冰冻血浆制剂,可改善严重肝功能障碍的低清蛋白血症及其所致的低胶体渗透压,同时改善有效动脉血容量相对不足,提高肝、肾、脑等重要器官的灌流量,维持血压稳定,预防低血压引起的脑灌流压降低;并可补充多种凝血因子及调理素,有利于预防出血及提高免疫功能。有消化道大出血和(或)血细胞比容<30%者,宜输注新鲜血液,既可补充血容量,又可预防低血黏度所致的出血。

氧气吸入:严重肝功能障碍时,舒血管物质泛溢至循环系统,引起动静脉短路,特别是肺动静脉短路,导致动脉血血红蛋白氧合饱和度不足及氧分压(PaO_2)下降,临床上出现低氧血症[PaO_2<8.00 kPa(60 mmHg)],它是 HE 患者血脑屏障受损及脑水肿的重要因素之一。轻症低氧血症的 HE 患者,应用普

通鼻塞或鼻导管间歇给氧,严重者可用高压氧,它可补偿任何类型的缺氧,消除低氧血症及组织缺氧,改善全身代谢紊乱,促进氨的清除,并减少中枢神经系统(CNS)的损害及脑水肿的发生率。

维护其他重要器官的功能:急性 HE 容易并发多脏器功能衰竭,在维护肝功能基础上,宜同时重视维护其他脏器功能,特别是肾功能。出现肝肾综合征(HRS)时,可应用特利加压素。注意防治脑水肿、保护脑细胞功能,保持呼吸道通畅,避免缺氧。

(4)改善肝功能障碍:肝功能障碍是 HE 发生的基础,只有改善肝功能障碍,才能促进 HE 的恢复,根据肝功能不全的情况,分别或组合采取以下措施。

促肝细胞生长素:从哺乳动物肝脏或再生肝脏分离出的小分子多肽,能促进肝细胞 DNA 合成及其再生,并可抑制肿瘤坏死因子(TNF-α)的生物活性,减轻肝细胞的损害。

还原型谷胱甘肽(GSH):是含有巯基(—SH)的制剂,可清除肝脏内及其他重要器官内的炎性反应性代谢物如自由基,以阻断肝细胞的脂质过氧化及其过氧化物的生成,维持肝细胞的稳定性与完整性,减轻其破坏。

前列腺素(PGE_1/PGE_2):早期报道该制剂具有改善/逆转肝微循环障碍、稳定肝细胞结构的作用,其后 O'Grady 等未能证实其疗效,近来报道持肯定者多,尚属试验性治疗。用法:200 μg 加于 10%葡萄糖液内缓慢静脉滴注,每天 1 次,10～20 天为一个疗程。但有腹痛、恶心、呕吐、腹泻、发热等不良反应,从而限制其应用。新制剂脂质微球 PGE_2(凯时)不良反应少,可供选择。

(5)减少肠源性毒物的来源、生成与吸收:肠源性毒物主要为含氮物质,它是氨的生成之源,其次为肠道菌群紊乱与内毒素。减少它们在肠道的负荷、生成与吸收,被称为 HE 的标准治疗。

洁净肠道:消化道积食与积血宜及时清除,便秘者予以通便。洁净肠道可口服轻泻剂,如山梨醇、乳果糖、大黄等,剂量因个体耐受情况而异,以每天 2～3 次软便为适量。

不吸收性双糖(non-absorbable disaccharides):一种为乳果糖(lactulose),化学名为 β-乳果糖(βgalactoside fructose);另一种为乳山梨醇(lactitol),化学名为 β-半乳糖苷山梨醇(β-galactoside sorbitol)。其中乳果糖为 HE 治疗的一线药物。乳果糖通过两种方式减少结肠腔内含氮物质的浓度,首先,口服乳果糖在小肠内不被其双糖酶分解而直达结肠,在细菌乳糖酶(lactulases)作用下,代谢为乙酸与乳酸,从而降低结肠 pH,使结肠酸化,可减少氨的生成与吸收,并促进氨转化,从粪便中排泄;其次,乳果糖通过其渗透性作用直接导泻,促进毒物的排泄。此外,乳果糖还通过改变结肠内菌群的代谢降低血氨,它被结肠内细菌摄取,并作为细菌的能源代谢,肠腔内的氨及氨基酸氮则结合于细菌的能量代谢之中,因此细菌对氨的摄取、利用增加,结肠内氨的形成减少,从而降低外周血氨水平。结肠细菌对乳果糖代谢能力有一定限度,最大的代谢能力为 90 g/d,每天口服 45 g 时,粪便中即开始出现未被代谢的原形物,每天口服 90 g/d 以上剂量时,可引起渗透性腹泻,并发高张性脱水,剂量以每天 2～3 次软的酸性大便(pH<6)为适宜,一般 45～90 g/d,分 3～4 次口服。其疗效与新霉素相似,但起效快,不良反应较少。主要不良反应为恶心、腹痛、腹胀及不良气味,其口感甜腻,使少数患者不能接受。

乳山梨醇作用机制与乳果糖相同,为结晶粉末,无乳果糖的不良反应与气味,疗效与乳果糖相似,疗效出现快,24 小时的改善率较乳果糖高,主要用于对乳果糖不容忍的部分国家的患者。剂量:0.3～0.5 g/(kg·d)。

有意识障碍不能口服者,可通过鼻胃管或灌肠给药。一般用 30%的乳果糖(300 mL 加水或弱酸性溶液至 1 000 mL),保留灌肠 1 小时,灌肠时宜变更体位,以灌肠液抵达右半结肠的效果较佳,乳果糖灌肠对 HE 是有效的,甚至优于口服给药。磷酸盐灌肠常用于Ⅳ期 HE,然而,如果多次使用应注意肾脏功能。

抗生素:抑制肠道产生尿素酶及氨基酸氧化酶的细菌,阻断肠道内氨及其他毒物的生成,疗效与非吸收双糖相同。下列药物可选择交替使用,以避免其不良反应与耐药性。

新霉素:1～2 g/d,分次口服,昏迷患者用 1%(1 g 加于 100 mL 生理盐水中)溶液保留灌肠。因为该药仍有少量(1%～3%)自肠道吸收进入全身循环,可致肾毒性及耳毒性(前庭神经损害),现已不再推荐使用。

甲硝唑或替硝唑:能抑制含有尿素酶的厌氧菌,减少肠道氨的生成,其疗效与新霉素相似,但因为胃肠道反应及可能的神经毒性,使其长期使用受到限制。另外,近来报道它并不能降低轻微性 HE 患者的高血氨水平及根除幽门螺杆菌,故不推荐作为 HE 的常规用药。用法:0.6～0.8 g/d,分次服用,不能口服者可静脉滴注,一般用药 1 周。

利福昔明:为利福霉素的衍生物,不从肠道吸收,耐受性良好,安全有效,疗效较乳果糖更稳定。用法:1 200 mg/d,分 3 次口服,2 周为 1 个疗程。

不吸收性双糖联合抗生素:用于对两者单用难治的患者,联合用药的效果取决于抗生素改变的肠道菌群代谢乳果糖的能力。现有资料显示,乳果糖联合新霉素治疗较两者任一单用更有效,利福昔明和乳果糖连用效果至少与利福昔明相同,部分病例优于单用。

中药:小檗碱片 0.9～1.2 g/d,分 3 次口服;生大黄 15～30 g/d,开水冲泡代饮;或三黄片(黄连、黄芩、大黄)适量。上述中药亦能抑制肠道含尿素酶的菌群,减少肠氨的生成,其耐受性好,不良反应少,可作为交替用药的选择。

调整肠道菌群药:促进肠道益生菌共生,抑制有害菌生长。粪肠球菌(enterococcus faecalis,SF)制剂 SF-68,是一种不含尿素酶的菌属,能产生乳酸,减少腐败,抑制其他分解尿素及分解蛋白质细菌的生长,减少肠内氨的生成,其逆转 HE 的效果与乳果糖相似,无后者的不良反应,可长期应用。也可使用一些益生菌制剂,如双歧杆菌三联活菌胶囊等。迄今益生菌依旧是 HE 的二三线治疗药物。

(6)促进血氨的代谢清除。

L-鸟氨酸-门冬氨酸盐(L-ornithine-aspartate,OA):提供脱氨关键途径谷氨酰胺和尿素合成所必需的底物。鸟氨酸是尿素循环启动的底物,又能刺激启动尿素循环的酶系统氨甲酰磷酸合成酶(CPS)与鸟氨酸氨甲酰基转移酶(OCT),促进氨的利用与尿素合成;门冬氨酸也是尿素循环的底物,它与瓜氨酸结合形成琥珀酰精氨酸,亦有助于氨的利用与尿素合成。此外,OA 为双羧酸盐,它是 α-酮戊二酸的底物,可被肝脏中心静脉周围的肝细胞摄取,并与氨结合,合成谷氨酰胺。口服或静脉途径给药,可降低 HE 患者血氨水平,缩短数字链实验(NCT)的时间,改善临床症状、精神现状检查(PSE)有效指数及 HE 分期,并改善脑电图(EEG)活动,其疗效不亚于乳果糖,耐受性好,无明显不良反应。用法:9～18 g/d,分 3 次口服或 10～20 g/d 加入生理盐水或葡萄糖液中静脉滴注。

谷氨酸盐:是传统的代谢清除血氨的药物,目前对其疗效评价不一,认为弊多利少,应掌握应用时机与用量。该类制剂属碱性溶液,适用于有代谢性酸中毒时。28.75%谷氨酸钠溶液每 40 mL 含钠量相当于生理盐水 450 mL 的含量,大量使用时,可加重钠潴留、腹水或脑水肿,目前多主张 28.75%谷氨酸钠 60～80mL,31.5%谷氨酸钾 10～20 mL(每 20 mL 含钾当量相当于 10%氯化钾 25 mL 的含量),11.4%谷氨酸钙 10～20 mL,配合用药,这样可减少单纯用谷氨酸钠盐的钠负荷。

精氨酸盐:亦属传统用药,该药是尿素循环的底物,通过促进鸟氨酸循环以清除血氨,但它不具有像 OA 刺激 OCT 及 CPS 的作用,因而其临床疗效远不及 OA,该制剂属酸性溶液,适用于有碱中毒倾向者。用量 10～20 g/d,加入葡萄糖液中静脉滴注。

醋酸锌:锌是参与尿素循环酶的一种辅因子,肝硬化营养不良者常见锌缺乏,有报道锌缺乏可诱发 HE,实验性肝硬化模型研究证明:补充锌能促进尿素循环的活力。临床研究提示:短期(7 天)补锌,HE 改善不明显,长期(3 个月)补锌则效果较好,补锌还能减少其他二价阳离子(铜)的吸收。用法:醋酸锌 220 mg,每天 2 次。

BCAA 酮类似物:是氨基酸脱氨基后生成的酮酸,它能与氨结合,重新生成母体氨基酸,故具有清除血氨的作用,适用于轻症 HE 患者。

阿卡波糖:是一种新的降血糖药,已在肝硬化合并 2 型糖尿病及Ⅰ、Ⅱ期 HE 患者应用,结果显示可改善智能、血氨水平和 NCT 时间,但 HE 程度改善是否部分由于改善了血糖控制及这种药物对非糖尿病患者是否安全仍不清楚。

（7）促进 CNS 神经传导恢复正常。

补充 BCAA：氨基酸代谢改变是进展期肝病的标志之一，表现为 BCAA 减低和芳香族氨基酸（AAA）增高，普遍认为氨基酸代谢改变介导包括 PSE 及所有营养状态减低的 HE 的并发症中的许多。BCAA 补充可以纠正血浆 BCAA/AAA 摩尔比值，BCAA 竞争血-脑屏障进入 CNS 的含量增加，而 AAA 进入的含量则减少，假性神经递质及 5-羟色胺（5-HT）抑制性递质的形成相应减少，从而降低 HE 的级别。但目前对 BCAA 改善 HE 的结论尚有争议，有待进一步确证。最近两项包括 820 例患者的随机对照试验证明长期维持 BCAA 补充可减少肝衰竭及肝硬化并发症的发生率，同时观察到全身营养状况的显著改善。因此 BCAA 可作为肝硬化合并 HE 患者支持疗法的一部分，作为能源供应，纠正负氮平衡，促进蛋白质合成，改善 HE 患者对蛋白质的耐受及其营养状况。

苯二氮䓬（BZ）拮抗剂：以氟马西尼（flumazenil）为代表，它竞争性地拮抗内源性 BZ 与 γ-氨基丁酸（GABA）超分子受体复合物结合，阻断其神经抑制作用，从而恢复神志。560 例大宗临床治疗试验结果表明：一次静脉注射后，约 15% HE 患者精神状态有改善，对照组为 3%，有摄入 BZ 制剂诱因的 HE 患者，用之最为适宜。此药无口服制剂，不能长期给药，且作用时间短，从而限制其临床应用。

多巴胺能激动剂：左旋多巴与溴隐亭，用于持续性 HE 有锥体外系症状者，与 BCAA 一样，其疗效仍有争议，不推荐常规使用。左旋多巴通过血-脑屏障进入 CNS 后，转变为多巴胺，进而形成真性递质去甲肾上腺素，以替代假性递质，恢复 CNS 的正常功能。溴隐亭为多巴胺受体激动剂，通过刺激突触后神经元多巴胺受体，竞争性地排挤假性递质，其作用与左旋多巴相似。其临床效应亦不理想，且不良反应较多，可使血清催乳素水平升高。剂量：30 mg，每天 2 次。

纳洛酮：为阿片样受体拮抗剂，能阻断内源性阿片肽对 CNS 的作用，有非特异性催醒作用，易通过血脑屏障，作用时间约 45～90 分钟。临床观察表明能恢复 HE 患者的神志。用法：开始 0.4 mg，静脉注射，以后每 2 小时 1 次，神志清醒后逐渐延长用药间歇时间，维持 2 天。

（8）人工肝支持系统。一般认为人工肝支持系统可清除患者血液中部分有毒物质、降低血胆红素浓度及改善凝血酶原时间（PT），具有暂时疗效，如有严重肝功能不全或在等待肝移植期间，可选择或组合应用人工肝支持系统，作为肝移植的过渡治疗措施，为肝移植赢取时间。分子吸附再循环系统（molecular absorbent recirculating system，MARS）是基于清蛋白透析的人工肝支持系统，在 HE 中的应用已有较多研究。在急性 HE，它减轻脑水肿，在慢性 HE，其改善 HE 的程度。最近荟萃分析报告人工和生物人工肝支持系统可改善慢加急性肝功能不全患者的预后。

（9）肝移植：肝移植是治疗各种终末期肝病的有效手段，严重和顽固性的 HE 可行肝移植手术。慢性肝病第 1 次发作明显 HE 后，随访 1 年的生存率为 42%，随访 3 年者为 23%，施行肝移植后，1 年生存率为 80%，5 年生存率为 70%。为此，慢性肝病第 1 次发生明显 HE 者，肝移植是最佳的治疗选择。

（二）预防

甲型肝炎的预防应强调改善居住生活条件及卫生设施，养成良好的个人卫生习惯是预防的关键。在甲型肝炎流行地区应采取以切断粪-口途径为主的防治措施，力争早发现、早诊断、早隔离、早报告、早治疗及早处理疫点以防止流行。在发病率极低地区则应以控制传染源为主。甲型肝炎疫苗的研制、普及自动免疫，保护易感人群是消灭本病的重要措施。

1.管理传染源

患者应按肠道传染病隔离至起病后 3 周，托幼机构的患者需隔离 40 天，疑似患者及密切接触者接受医学观察 4～6 周。在家疗养的患者应严格遵守个人卫生制度。患者的排泄物及用物应严格消毒。

2.切断传播途径

重点要搞好卫生措施，做好"两管"（管水、管粪）、"五改"（改水井、厕所、畜圈、炉灶、环境），养成良好的个人卫生习惯。饭前便后要洗手，生吃蔬菜瓜果要洗烫，不吃未经充分加热处理的水产品和食物。食具应煮沸或蒸汽消毒。注意医疗器械消毒，加强粪便管理。

3.保护易感人群

在高或中度 HAV 流行地区旅行者或工作者、男性同性恋、静脉药瘾者、凝血功能障碍者、日托中心儿童及工作人员,食物处理者等可以接种甲肝疫苗;接触甲型肝炎患者的易感儿童还可以注射丙种球蛋白进行被动免疫。

(李　刚)

第二节　乙型病毒性肝炎

一、乙型病毒性肝炎的流行病学

乙型病毒性肝炎是威胁人类健康的重大疾病之一。乙肝病毒感染在世界范围内很广泛。全世界 HBV 感染者约有 3.5 亿人,亚洲、非洲等有色人种感染率高。我国 HBV 感染者高达 0.93 亿,约占人口的 7% 左右。其中部分患者发展成慢性肝炎。亦有少部分可发展成肝硬化或肝癌,成为致死的原因。

(一)传染源

主要是 HBV 无症状携带者(asymptomatic carriers,AsC)和急、慢性乙型肝炎患者。AsC 因其数量多、分布广、携带时间长、病毒载量高,是重要的传染源。其传染性的强弱主要与血清病毒复制水平有关。急性乙型肝炎患者在潜伏后期即有传染性。慢性乙型肝炎患者病情反复发作或迁延不愈,传染性与病变的活动性无关,而与血清病毒水平相关。

(二)传播途径

HBV 主要经血和血制品、母婴、破损的皮肤和黏膜及性接触传播。

1.母婴传播

乙肝表面抗原(HBsAg)(＋)母亲的子女出生后若未经乙肝免疫接种,则 30%~40% 将表现 HBsAg (＋)。乙型肝炎 e 抗原(HBeAg)(＋)母亲的婴儿 70% 以上将在 1 年内 HBsAg 转阳,其中 80% 将成为 AsC。

母婴传播最重要的是发生在围生(产)期。HBsAg(＋)母亲的新生儿,按要求出生后接受乙型肝炎免疫球蛋白(hepatitis B immunoglobulin,HBIG)及乙肝疫苗的预防后,可有 90%~95% 的保护率;新生儿在分娩过程中接触大量的母血和羊水,新生儿胃液中绝大多数 HBsAg 阳性,可能与 HBV 感染密切相关。宫内传播的发生率和传播机制尚不一致,估计其发生率约为 5%~10%。水平传播指未经系统乙肝免疫接种的围生(产)期后小儿发生 HBV 感染。主要来自母亲或家人的亲密接触,也可来自社会。

2.医源性传播

(1)经血传播:输入 HBsAg 阳性血液可使 50% 受血者发生输血后乙型肝炎。对供血员进行 HBsAg 及 ALT 的筛查已经大大减少了输血后乙型肝炎的发生,但筛查的方法必须灵敏。供血员中可能有 2% 的 HBsAg 阴性的隐匿性 AsC,受血者可能引起 HBV 感染。接受抗乙肝核心抗体(HBc)阳性的血液,也可发生 HBV 感染,而目前我国尚不可能将抗 HBc 列入筛查项目。输入被 HBV 污染的凝血Ⅷ因子、Ⅸ因子、凝血酶原复合物等可以传染 HBV。成分输血如血小板、白细胞、压积红细胞也可传播。由于对献血员实施严格筛查,经输血及血制品而引起的 HBV 感染已较少发生。

(2)经污染的医疗器械传播:不遵循消毒要求的操作、使用未经严格消毒的医疗器械、注射器、侵入性诊疗操作和手术,均是感染 HBV 的重要途径。静脉内滥用毒品是当前急需防范的传播途径。

(3)其他如修足、文身、扎耳环孔,共用剃须刀、牙刷和餐具等也可以经破损的皮肤黏膜感染 HBV。医务人员特别是经常接触血液者,HBV 感染率高于一般人群。血液透析患者的 HBV 感染率高于一般人群。对于高危人群应加强乙肝免疫接种。

3.性接触传播

HBV可经性接触传播,西方国家将慢性乙型肝炎列入性接触传播疾病。精液和阴道分泌物中含有HBsAg和HBV DNA。性滥交者感染HBV的机会较正常人明显升高,相对危险度(RR)为3.7。观察一组性滥交女性HBsAg携带率为10.40%,正常对照组为2.8%。性病史者、多性伴、肛交等人群是HBV感染的重要危险人群。应重视防范性接触传播。

日常工作或生活接触,如同一办公室工作、共用办公用品、握手、拥抱、同住一宿舍,同一餐厅用餐和共用厕所等无血液唾液暴露的接触,一般不会传染HBV。经吸血昆虫(蚊、臭虫等)传播未被证实。

总之,由于对新生儿乙肝疫苗计划免疫的实施,母婴传播率已明显下降,医源性传播、性接触传播及静脉毒瘾者中的传播明显上升,这些方面需加强防范。

(三)人群易感性

凡未感染过乙型肝炎也未进行过乙肝免疫接种者对HBV均易感。吸毒者、性传播疾病患者、性滥交者为高危人群。免疫功能低下者、血液透析患者、部分医护人员感染HBV的机会和可能性亦较大。

(四)流行特征

1.地区分布

乙肝呈世界性分布,按照流行率不同大致可分为高、中、低度3类流行区。西欧、北美和澳大利亚为低流行区(人群HBsAg阳性率为0.2%~0.5%);东欧、日本、南美和地中海国家为中流行区(HBsAg阳性率为2%~7%);东南亚和热带非洲为高流行区(HBsAg阳性率为8%~20%)。

据2008年卫生部(现卫健委)公布的2006年全国流行病调查结果,我国人群乙肝表面抗原携带率从1992年的9.75%降至7.18%。1~4岁人群乙肝表面抗原携带率最低为0.96%;5~14岁人群为2.42%;15~59岁人群达8.57%。抗-HBs阳性率为50.09%。1~4岁人群抗-HBs阳性率最高,为71.24%;5~14岁人群为56.58%;15~59岁人群为47.38%。按此次调查乙肝表面抗原携带率7.18%推算,我国仍有乙肝表面抗原携带者约9300万人。目前我国已实现了世界卫生组织亚太地区提出的5岁以下儿童乙肝表面抗原携带率小于2%的目标,实现了国家2006~2010年乙肝防治规划提出的5岁以下儿童乙肝表面抗原携带率小于1%的目标。

2.季节性

无一定的流行周期和明显的季节性。

3.性别与年龄分布

乙肝的感染率、发病率和HBsAg阳性率均显示出男性高于女性。我国在1992年把乙肝疫苗纳入儿童免疫规划管理,2002年乙肝疫苗纳入儿童免疫规划,因此既往10岁以前呈现的乙肝感染率、发病率和HBsAg阳性率的高峰现已不再存在。

二、乙型病毒性肝炎的发病机制

HBV进入人体造成组织损害的机制尚未完全阐明。HBV由皮肤、黏膜进入人体内,可到达肝、胆、胰、肾、骨髓等脏器,主要在肝内繁殖复制,但对肝细胞无明显的损伤作用。这从一些HBV携带者的肝脏病理学检查无病理改变可以得到证明。只有人体对侵入的HBV发生免疫反应才出现肝脏病变。细胞免疫、体液免疫及可能出现的自身免疫相互关联参与才能引起疾病。不同的临床疾病类型以不同的免疫反应为主。

(一)急性肝炎

HBV在体内引起病变的类型取决于宿主的免疫应答,急性肝炎的免疫功能正常,HBV在肝细胞内复制,在肝细胞膜上表现为特异性抗原。HBsAg与HBcAg可能是主要的靶抗原。靶抗原与致敏的T细胞结合,通过淋巴活素杀死肝细胞。同时,特异性体液免疫应答产生抗体(如抗-HBs)释放入血中和病毒,将病毒清除,感染停止,疾病痊愈。

（二）慢性肝炎

慢性肝炎的病变主要由细胞免疫异常所致。细胞免疫的效应是 3 种淋巴细胞,即自然杀伤细胞(NK)、细胞毒性 T 细胞(TC)及抗体依赖淋巴细胞。免疫效应所攻击的靶抗原为肝细胞膜上的抗原,如 HBsAg、HBcAg、肝特异性脂蛋白(LSP)及肝膜抗原(LMAg)等。

(1)NK 细胞为不经致敏具有杀伤能力的细胞。NK 细胞的活性在慢性活动性肝炎及 HBsAg 携带者中均有增加。故认为其为肝损伤的发病机制中的重要细胞。

(2)TC 细胞致敏后对有抗原表达的肝细胞具有细胞毒性作用而致肝细胞溶解破坏。肝细胞膜表面有 HBcAg 表达时可为 TC 细胞损伤,如无 HBcAg 靶抗原表达则不能被 TC 细胞损伤。如 HBcAg 只在细胞核内,则不受 T 细胞的攻击,病变轻微。肝细胞损伤还有其他的因素,如靶细胞的特征、免疫调控功能改变等。

(3)抗体依赖细胞介导的细胞毒性作用(ADCC):肝细胞膜上有两种抗原,一为肝特异性脂蛋白(LSP),目前在血清中已可测出。抗 LSP 在 HBsAg 阳性及阴性的肝炎患者血清中均可测到。肝细胞膜上另一种抗原为肝膜抗原(LMAg)在患者血清中可以测定抗肝膜抗体(LMA)。主要见于自身免疫性慢性活动性肝炎,但亦可见于 HBV 所致慢性活动性肝炎。抗 LSP 等自身抗体可以介导抗体依赖性细胞毒作用(ADCC)成为肝细胞损伤的原因。

免疫调控细胞即辅助性 T 细胞(Th)与抑制性 T 细胞(Ts),其功能是调控免疫反应,其功能低下或亢进均引起免疫紊乱。根据多数学者检测的结果,在肝炎急性期及慢性肝炎活动期存在着抑制性 T 细胞功能低下或缺陷。慢性肝炎稳定期多无变化。

慢性 HBV 感染患者血清免疫球蛋白水平多为正常,说明 B 细胞功能正常。HBV 在体内激发多种抗体,抗原抗体发生免疫反应形成免疫复合物引起肝细胞损伤,清除病毒。抗原抗体的量不平衡决定病变程度。免疫反应低下者所产生的抗-HBs 不足以清除体内的 HBV,病毒大量复制,持续不断地导致肝细胞病变,即形成慢性肝炎。如宿主为免疫耐受状态,大量病毒复制,主要表达为 HBsAg,不引起宿主的免疫反应,肝细胞不受累,即为慢性 HBsAg 携带状态。

有学者提出病毒通过 3 方面的机制得以在宿主体内持续存在:①通过逃避宿主的免疫监视,细胞表面人白细胞 ABC 抗原(HLA-ABC)表达少或抗-HBc 滴度高掩盖了 HBcAg 在肝细胞膜上的表达,T 细胞不能识别并接触病毒抗原。②淋巴细胞或巨噬细胞本身感染了病毒,产生了可溶性抑制因子,不能发挥免疫反应去清除病毒。同时也抑制了干扰素的产生。③病毒自身在复制过程中发生突变,产生有缺陷的变异株不被通常的免疫机制清除。

（三）重型肝炎

宿主的免疫反应亢进,产生抗-HBs 过早过多,与 HBsAg 形成过多的复合物,导致局部过敏坏死反应,肝细胞大块或亚大块坏死。或过多的 HBsAg-抗-HBs 复合物在肝窦内沉积,造成微循环障碍,导致缺血坏死,波及全肝。除强烈的体液免疫反应外也发生相应强烈的细胞免疫反应。T 细胞介导细胞毒作用也发挥效应,促进肝细胞坏死,引起急性或亚急性重型肝炎。

内毒素的作用在重型肝炎的发展上也起一定作用。正常情况下肠道细菌所产生的内毒素运送至肝脏后由肝脏清除。肝受损时不能有效清除内毒素,内毒素进入体循环,引起血管通透性增加,血小板激活因子(platelet activating factor,PAF)增加,能促进弥散性血管内凝血(DIC)形成。同时,内毒素刺激单核/巨噬细胞系统,使后者分泌两种因子。一为 PAF,一为肿瘤坏死因子(tumor necrosis factor,TNF),TNF 又引起一系列介质如白细胞介素 1、白细胞介素 6,白三烯及 PAF 的分泌。白三烯收缩平滑肌和增加血管通透性的作用比组胺强 100 倍,从而引起各器官强烈的血管反应,可导致多器官衰竭。

近年来发现丁型肝炎病毒感染与乙型重型肝炎的发病也有密切关系。重型肝炎血清中丁型肝炎病毒标志物>30%阳性,而普通型肝炎则<5%阳性。

三、乙型肝炎的病理学特征及临床表现

病毒性肝炎的病变主要在肝脏,累及全肝。肝细胞的变性坏死为原发性病变。

（一）急性乙型病毒性肝炎

临床上分黄疸型及无黄疸型。基本病变相同,病变程度有轻重不同,85%可恢复正常,10%～15%可转变为慢性肝炎,1%可转变为急性重型肝炎。

病变高峰时肝细胞的形态变化为肝细胞水肿变性、点状坏死、嗜酸性变性、嗜酸性小体形成,气球样细胞变性,肝小叶内和汇管区出现以淋巴细胞为主的炎性细胞浸润。库普弗细胞增生活跃并游离成巨噬细胞。汇管区的炎性细胞浸润可伸向邻近肝小叶,有碎片坏死但不破坏肝小叶界板,故小叶轮廓清楚。肝内淤胆,毛细胆管扩张并含有小胆栓,肝细胞亦可有胆色素颗粒沉着。急性病毒性肝炎后期肝细胞肿胀,肝索排列紊乱,含有胆色素颗粒的库普弗细胞以及汇管区的淋巴细胞浸润等可继续存在达数月之久。

临床上,急性黄疸型肝炎总病程约2～4个月,可分为3期。

黄疸前期持续5～7天,大多数患者起病缓慢,可有发热、乏力、食欲缺乏或恶心、呕吐等消化道症状。有些患者出现荨麻疹、关节痛或上呼吸道症状。尿色发黄。肝区胀痛,肝轻度肿大。肝功能检查ALT升高。

黄疸期持续2～6周,约1～3周内黄疸达到高峰。患者巩膜皮肤黄染,尿色更深。此时发热消退,乏力、胃肠道症状逐渐好转。肝大有压痛及叩击痛,少数患者脾轻度肿大。肝功能检查血清胆红素含量升高,ALT显著升高。

恢复期持续1～2个月,黄疸渐退,食欲恢复,体力逐渐恢复,肝功能恢复正常。

急性无黄疸型肝炎病程多在3个月内,除无黄疸外,其他临床表现与黄疸型相似。无黄疸型发病率远高于黄疸型,通常起病较缓慢,症状较轻,主要表现为全身乏力、食欲缺乏、恶心、腹胀、肝区痛,肝大、有轻压痛及叩痛等。恢复较快,有些病例无明显症状,易被忽视。

（二）慢性乙型病毒性肝炎(chronic hepatitis B,CHB)

病程超过半年,由急性乙型肝炎迁延不愈而发展成慢性肝炎,或因乙型肝炎起病隐袭,待临床发现疾病时已成慢性。

病理变化轻重多样化,慢性肝炎多非全小叶性病变,小叶内有不同程度的肝细胞变性、坏死、汇管区及汇管区周围炎症较明显,主要病变除炎症坏死外还有不同程度的纤维化。

1.轻度慢性肝炎

肝细胞气球样变性,有点状坏死、灶状坏死或出现凋亡小体,汇管区有炎性细胞浸润或可见碎屑坏死。肝小叶结构完整,轮廓清楚,不见肝细胞结节形成,不发展成肝硬化。

临床上症状、体征轻微或缺如,肝功能正常或轻度异常,ALT和AST轻度升高,蛋白质代谢正常,血清胆红素可有轻度升高($\leqslant$34.2 μmol/L)。

2.中度慢性肝炎

肝细胞有中度碎屑坏死,汇管区炎症明显,小叶内炎症明显,肝内坏死灶融合或伴有少数桥接坏死,有纤维间隔形成,小叶结构大部分保存完整。

临床上症状体征都比轻度慢性肝炎重,有较明显的乏力、厌食、腹胀,中等度黄疸,肝脾大,肝区触痛。实验室检查ALT及AST明显升高(>正常3倍),血胆红素定量34.4～85.5 μmol/L,蛋白质代谢不正常,白/球比例降低(<1.4～1.0),凝血酶原活动度降低(<71%～60%)。

3.重度慢性肝炎

汇管区严重炎症性变化,桥接坏死累及多个小叶,小叶结构紊乱,小叶间的界板呈锯齿状,肝小叶被瓜分成假小叶,形成早期肝硬化的病理特征。

临床上有明显的肝炎症状。乏力、食欲缺乏、腹胀、黄疸更明显。有肝病面容、蜘蛛痣、肝掌、脾大。实验室检查ALT及AST持续或明显升高(>正常3倍),血胆红素升高(>85.5 μmol/L),蛋白质代谢异常,白/球比例降低($\leqslant$1.0),凝血酶原活动度降低(60%～40%)。B型超声波检查可发现门静脉增宽($\geqslant$14 mm),脾静脉增宽(>8 mm)及脾脏肿大等门静脉高压现象。

（三）重症乙型病毒性型肝炎

分急性、亚急性及慢性重型 3 类。

1.急性重型肝炎

急性重型肝炎又称暴发型病毒性肝炎，病死率极高。致病原因多为 HBV 感染。由于强烈的免疫反应，导致肝细胞广泛坏死，肝脏萎缩，表面光滑。早期死亡者的肝脏未见明显的胆色素积聚。切面见各个肝小叶中央区塌陷，色深红，称为红色肝萎缩。大多数重型肝炎尸检时呈所谓急性黄色肝萎缩，肝显著缩小，胆色素沉积呈黄色，重量可减到 600～800 g，异常柔软，被膜皱缩，边薄。显微镜下见肝小叶内肝实质细胞大都溶解坏死，病灶内肝细胞消失，可见到一些核已消失的肝细胞质或残屑，在这些碎屑之间散布着较多的炎性细胞，包括组织细胞、淋巴细胞及少数中性粒细胞。肝窦充血，库普弗细胞增生肿大，游离并吞噬破碎物质和色素颗粒，遗留有网状纤维支架。黄疸超过 10 天者小叶周边的细胆管往往增生，且有淤胆。

急性重型肝炎的临床特点是在起病 2 周以内出现肝性脑病，且凝血酶原活动度低于 40%。昏迷往往与黄疸同时发生，极少数病例可先于黄疸发生。有许多致昏迷因素（如氨、短链脂肪酸等）及促进昏迷的因素（如低血糖、缺氧等）导致昏迷、脑水肿、脑疝而死亡。全病程不超过 3 周。

2.亚急性重型肝炎

亚急性重型肝炎亦称亚暴发性肝衰竭。起病类似急性黄疸型肝炎，病情经过较急性重型肝炎缓慢，此型病理改变肝实质坏死范围较小（亚广泛坏死），坏死区有单核细胞浸润，炎症病变弥散。除肝小叶有较广泛的坏死外，同时兼有明显的肝细胞再生现象，这是与急性重型肝炎病变的主要区别点。肉眼观察肝体积普遍缩小。表面皱缩塌陷，部分隆起较硬，粗大结节状即肝细胞再生区域。显微镜下在塌陷区多数肝细胞坏死，网状纤维支架萎缩，肝小叶轮廓缩小，汇管区炎性细胞浸润，新生的小胆管内淤胆。此型肝炎病变多样化（坏死、萎缩、再生、早期肝硬化等），主要是病变不同期发展所致。

临床上多于起病 15 天至 24 周出现病情逐渐加重，黄疸迅速加深，血清胆红素每天上升≥17.1 μmol/L 或大于正常值 10 倍，极度疲乏、恶心、呕吐不能进食，腹胀，可出现腹水，同时凝血酶原时间明显延长，凝血酶原活动度低于 40%。易并发自发性腹膜炎、肝性脑病、肝肾综合征或大出血而致死亡。部分患者经积极治疗可好转，但以后易发展为坏死后性肝硬化。

3.慢性重型肝炎

慢性重型肝炎是在慢性肝炎或肝硬化的基础上发生的。病理改变除亚急性重型肝炎的变化外尚有慢性肝炎或肝硬化的典型表现。本型患者临床表现与亚急性重型肝炎相似，预后更差，病死率极高。

（四）淤胆型肝炎（胆汁淤积型乙型病毒性肝炎）

淤胆型肝炎（胆汁淤积型乙型病毒性肝炎）即以往称的毛细胆管炎型肝炎，主要表现为肝内"阻塞性"黄疸。病变主要位于小叶中心部，毛细胆管内有胆栓。肝细胞病变较轻，可见肝细胞大小不等，呈多染性，很少看到肝细胞坏死及嗜酸性小体。汇管区有炎性细胞浸润。其病变程度与黄疸的深度不平行。临床上黄疸持续时间较长，为胆汁淤积性黄疸，皮肤瘙痒，大便颜色变浅或灰白。中毒病状较轻。实验室检查血胆固醇升高，血胆红素升高以结合胆红素为主要成分。蛋白质代谢基本正常，碱性磷酸酶升高，ALT 轻到中度升高，病程虽长，预后良好。

四、乙型病毒性肝炎的自然病程

（一）乙型病毒性肝炎的 4 个时期

根据临床病程、乙肝病毒的血清学、病毒复制及血清转氨酶的水平，慢性 HBV 感染的自然病程一般可人为地划分为 4 个阶段，即免疫耐受期、免疫清除期、非活动或低（非）复制期和再活动期。

1.免疫耐受期

其特点是 HBV 复制活跃，血清 HBsAg 和 HBeAg 阳性，乙肝病毒脱氧核糖核酸（HBV DNA）载量高（常常＞$2×10^6$ IU/mL，相当于 10^7/mL），但血清 ALT 水平正常或轻度升高，肝组织学无明显异常并可维持数年甚至数十年，或轻度炎症坏死、无或仅有缓慢肝纤维化的进展。

2.免疫清除期(HBeAg 阳性慢性乙型肝炎)

患者免疫耐受消失进入免疫活跃阶段,表现为血清 HBV DNA 下降(常常 $>2\,000$ IU/mL,相当于 10^4/mL),伴有 ALT 持续或间歇升高,肝组织学中度或严重炎症坏死、肝纤维化可快速进展,部分患者可发展为肝硬化和肝衰竭。

3.非活动或低(非)复制期

表现为 HBeAg 阴性、抗-HBe 阳性,HBV DNA 持续低于最低检测限,ALT/AST 水平正常,肝组织学无炎症或仅有轻度炎症,这一阶段也称为非活动性 HBsAg 携带状态,是 HBV 感染获得免疫控制的结果。大部分此期患者发生肝硬化和原发性肝细胞癌(hepatic cell carcinoma,HCC)的风险大大减少,在一些持续 HBV DNA 转阴数年的患者,自发性 HBsAg 血清学转换率为每年 $1\%\sim3\%$。

4.再活动期(HBeAg 阴性慢性乙型肝炎)

部分处于非活动期的患者可能出现 1 次或数次的肝炎发作,多数表现为 HBeAg 阴性,抗-HBe 阳性[部分是由于前 C 区和(或)C 基因基本核心区启动子变异导致 HBeAg 表达水平低下或不表达],HBV DNA 活动性复制、ALT 持续或反复异常,成为 HBeAg 阴性慢性乙型肝炎,这些患者可进展为肝纤维化、肝硬化、失代偿期肝硬化和 HCC。也有部分患者可出现自发性 HBsAg 消失(伴或不伴抗-HBs)和 HBV DNA 降低或检测不到,因而预后常良好。少部分此期患者可恢复到 HBeAg 阳性状态(特别是在免疫抑制状态如接受化学治疗时)。

(二)与慢性乙型病毒性肝炎进展相关的因素

HBV 感染期的自然病程是复杂和多变的,同时受到很多因素的影响,包括感染的年龄、病毒因素(HBV 基因型、病毒变异和病毒复制的水平)、宿主因素(性别、年龄和免疫状态)和其他外源性因素,如同时感染其他嗜肝病毒和嗜酒等。临床上,HBV 感染包括从症状不明显的肝炎到急性有症状的肝炎,甚至急性重症肝炎,从非活动性 HBsAg 携带状态到慢性肝炎、肝硬化等各种状况,$15\%\sim40\%$ 的慢性 HBV 感染者会发展为肝硬化和晚期肝病。

HBV 感染时的年龄是影响慢性化的最主要因素。感染的年龄越轻,慢性化的可能性越高。在围生期和婴幼儿时期感染 HBV 者中,分别有 90% 和 $25\%\sim30\%$ 将发展成慢性感染,而 5 岁以后感染者仅有 $5\%\sim10\%$ 发展为慢性,一般无免疫耐受期。在 6 岁以前感染 HBV 的人群,约 25% 在成年时发展成肝硬化和 HCC,但有少部分与 HBV 感染相关的 HCC 患者无肝硬化证据。病死率与肝硬化和 HCC 的发生发展有关。慢性乙型肝炎、代偿期和失代偿期肝硬化的 5 年病死率分别为 $0\sim2\%$、$14\%\sim20\%$ 和 $70\%\sim86\%$。

肝细胞病变主要取决于机体的免疫应答,尤其是细胞免疫应答。免疫应答既可清除病毒,亦可导致肝细胞损伤,甚至诱导病毒变异。机体免疫反应不同,导致临床表现各异。当机体处于免疫耐受状态,不发生免疫应答,多成为无症状携带者;当机体免疫功能正常时,多表现为急性肝炎,成年感染 HBV 者常属于这种情况,大部分患者可彻底清除病毒;在机体免疫功能低下、不完全免疫耐受、自身免疫反应产生、HBV 基因突变逃避免疫清除等情况下,可导致慢性肝炎;当机体处于超敏反应,大量抗原-抗体复合物产生并激活补体系统,以及在 TNF、白细胞介素-1(interleukin-1,IL-1)、白细胞介素-6(IL-6)、内毒素等参与下,导致大片肝细胞坏死,发生重型肝炎。

血清 HBV DNA 含量的变化与大部分慢性乙型肝炎的急性发作有着密切的关系,乙型肝炎病毒的复制启动和激发的机体免疫反应,导致肝细胞损伤。

乙型肝炎慢性化的发生机制尚未充分阐明了,有证据表明,免疫耐受是关键因素之一。由于 HBeAg 是一种可溶性抗原,HBeAg 的大量产生可能导致免疫耐受。免疫抑制亦与慢性化有明显关系。慢性化还可能与遗传因素有关。

(三)慢性乙型病毒性肝炎与肝硬化及肝癌

慢性乙型肝炎患者中,肝硬化失代偿的年发生率约为 3%,5 年累计发生率约为 16%。发展为肝硬化的患者一般大于 30 岁,通常伴有炎症活动和病毒再激活,往往有早期肝功能失代偿的表现,乙肝病毒前

C区和C区变异相当常见,其特点尚待进一步认识。

慢性HBV感染者的肝硬化发生率与感染状态有关。免疫耐受期患者只有很轻或无肝纤维化进展,而免疫清除期是肝硬化的高发时期。肝硬化的累计发生率与持续高病毒载量呈正相关,HBV DNA是独立于HBeAg和ALT以外能够独立预测肝硬化发生的危险因素。发生肝硬化的高危因素还包括嗜酒、合并丙型肝炎病毒(HCV)、丁型肝炎病毒(HDV)或人类免疫缺陷病毒(HIV)感染等。

HBV与HCC的关系密切。其发生机制现在认为首先由于HBV在肝细胞内与人体染色体整合,这是癌变的启动因素。整合后的肝细胞易于受到一系列的刺激而发生转化。HBV的X蛋白和截断的前S2/S多肽作为增强子可反式激活各种细胞促进因子,后者在各种生长因子的共同作用下,促进已整合的肝细胞转化。此外,某些原癌基因如N-ras基因可被激活,某些抑癌基因如$P53$基因可能产生突变,均可促进癌变的发生。

非肝硬化患者较少发生HCC。肝硬化患者中HCC的年发生率为3%~6%。HBeAg阳性和(或)HBV DNA>2 000 IU/mL(相当于10^4/mL)是肝硬化和HCC发生的显著危险因素。大样本研究结果显示,年龄大、男性、ALT水平高也是肝硬化和HCC发生的危险因素,HCC家族史也是相关因素,但在同样的遗传背景下,HBV病毒载量更为重要。

五、HBV标志物的检测及其意义

(一)乙型肝炎表面抗原(HBsAg)

HBV感染后2~6个月出现,相当于临床潜伏期,ALT升高前2~8周。出现于肝细胞质、血液及其他体液(胆汁、唾液、乳汁、汗液、鼻涕、泪水、精液、阴道分泌物)。急性自限性肝炎6个月内可消失。慢性肝炎或慢性携带者可持续存在。HBsAg有抗原性无传染性。HBsAg是病毒的外壳物质(表面蛋白)并不是完整的病毒颗粒,血清HBsAg阴性而HBV DNA阳性可能有3种情况:①HBsAg滴度低或正在消失,用现行通用的ELISA方法测不出。②可能为不同亚型感染。③S基因变异,以致血中出现有缺陷的HBsAg,用常规方法测不出。故检查乙肝病毒感染时,只测HBsAg是不够的。

(二)抗-HBs

出现在血清中,在急性HBV感染后期或HBsAg消失之后,经过一段时间的窗口期出现抗-HBs,表示为HBV感染的恢复期。一般而言,抗-HBs可数年保留在血中。正常情况HBsAg与抗-HBs不同时在血中出现。人体在感染期虽持续产生抗-HBs,因有过多的HBsAg与之形成HBsAg-抗-HBs复合物,抗-HBs不易被测出来,只有HBsAg消失后才能测出。抗-HBs为保护性抗体,能抵抗同型病毒的侵入,但如抗-HBs滴度低,侵入病毒的量过大时,仍可发生感染。不同亚型病毒亦可感染。乙肝疫苗注射后血中可出现抗-HBs。

(三)HBeAg

HBeAg的出现迟于HBsAg,消失早于HBsAg,急性自限性感染在血中存在的时间不超过10周。在慢性感染及病毒携带者可持续存在。HBeAg阳性多与病毒高复制相关,但HBV前C区基因突变时,可发生HBeAg阴性的慢性乙型肝炎,病毒感染可能更重。单独HBeAg阳性时必须除外类风湿因子所致的假阳性。

(四)抗-HBe

抗-HBe出现在HBeAg消失的血清,此时血HBV DNA及DNA多聚酶多数已转阴性。HBsAg未消失就出现抗-HBe,也早于抗-HBs。HBeAg消失而抗-HBe产生称为血清转换。抗-HBe转阳后,病毒复制多处于静止状态,传染性降低。长期抗-HBe阳性者并不代表病毒复制停止或无传染性,研究显示20%~50%仍可检测到HBV DNA。少数病例抗-HBe阳性,始终未出现过HBeAg,是因HBV基因存在变异,无法分泌HBeAg。虽然血清无HBeAg,但病毒仍在复制,可出现疾病加剧现象。有人观察到从HBeAg向抗-HBe转换过程中,临床上有两种不同的过程,一种为隐性转换,一种为急性发作伴有ALT升高,肝组织坏死甚至有桥接坏死。后者属HBV清除的免疫反应。

HBeAg 转换为抗-HBe 的时间长短不一,急性自限性感染一般在 10 周内转换。慢性感染者可多年不变,少数抗-HBe 阳性 HBV DNA 也阳性的患者,HBeAg 又可能重新阳性。

(五)抗-HBc

IgM 出现在 HBV 感染早期的血清中,稍后于 HBsAg,为急性感染期指标,在发病第 1 周即可出现,持续时间差异较大,多数在 6 个月内消失。慢性活动性肝炎患者可多年持续存在,但滴度低。

(六)抗-HBc

IgG HBsAg 与 HBeAg 出现后才在血清中出现。抗-HBcIgG 在血清中可长期存在,高滴度的抗-HBc IgG 表示现症感染,常与 HBsAg 并存;低滴度的抗-HBc IgG 表示过去感染,常与抗-HBs 并存。

(七)HBcAg

Dane 颗粒的核心结构存在于细胞核。通常在血中不易检测,要用去垢剂处理才能分离出 HBcAg,然后用放免法测定在血清中的含量。HBcAg 阳性表示 HBV 处于复制状态,有传染性。

(八)HBV DNA

血清 HBV DNA 阳性及含量反映病毒复制,代表传染性的强弱,是 HBV 感染最直接、特异且灵敏的指标。急性 HBV 感染时,潜伏期即可阳性,于感染后第 8 周达高峰,至血清转氨酶升高时,90% 以上已被清除。慢性 HBV 感染者,HBV DNA 可长期阳性,斑点杂交法检测 HBV DNA 特异性高但灵敏度较低,PCR 法的应用大大提高了灵敏度,现广泛用于治疗过程中疗效评估。

六、慢性乙型病毒性肝炎的治疗

慢性乙型病毒性肝炎的治疗原则以充足的休息、营养为主,辅以适当的药物,避免饮酒、过度劳累和使用肝脏药物。根据患者具体情况采用综合性治疗方案,包括合理的休息和营养、心理辅导、改善和恢复肝功能、调节机体免疫、抗病毒、抗纤维化等治疗。

慢性乙型肝炎治疗的总体目标是:最大限度地长期抑制 HBV 复制,以减轻肝细胞炎性坏死及肝纤维化,延缓和减少肝脏失代偿、肝硬化、HCC 及其并发症的发生,从而改善生活质量和延长存活时间。

慢性乙型肝炎治疗主要包括抗病毒、免疫调节、抗炎和抗氧化、抗纤维化和对症治疗,其中抗病毒治疗是关键,只要有适应证,且条件允许,就应进行规范的抗病毒治疗。

目前应用的抗 HBV 的药物主要有普通干扰素或聚乙二醇化干扰素和核苷(酸)类似物两类。世界主要的肝病协会,包括美国肝病协会(AASLD),欧洲肝病协会(EASL),及亚太肝病协会(APASL)均已发表其慢性乙型肝炎防治指南。中华医学会肝病学分会、中华医学会感染病学分会也于 2011 年初更新其慢性乙型肝炎防治指南。

抗病毒治疗的一般适应证包括:①HBeAg 阳性者,HBV DNA≥105/mL(相当于 20 000 IU/mL);HBeAg 阴性者,HBV DNA≥10^4/mL(相当于 2 000 IU/mL)。②ALT≥2×正常值的上限(upper limits of normal,ULN);如用 IFN 治疗,ALT 应≤10×ULN,血清总胆红素应<2×ULN。③ALT<2×ULN,但肝组织学显示 Knodell 组织学活性指数(histology activity index,HAI)≥4,或炎性坏死程度≥二级(grade2,G2),或纤维化分级≥二级(stage 2,S2)。需要指出的是这些已发表的指南在 HBV DNA 和 ALT 标准上可能有所不同。

对持续 HBV DNA 阳性、达不到上述治疗标准,但有以下情形之一者,亦应考虑给予抗病毒治疗:①对 ALT 大于 ULN 且年龄>40 岁者,也应考虑抗病毒治疗。②对 ALT 持续正常但年龄较大者(>40 岁),应密切随访,最好进行肝组织活检;如果肝组织学显示 Knodell HAI≥4,或炎性坏死≥G2,或纤维化≥S2,应积极给予抗病毒治疗。③动态观察发现有疾病进展的证据(如脾脏增大)者,建议行肝组织学检查,必要时给予抗病毒治疗。

在开始治疗前应排除由药物、酒精或其他因素所致的 ALT 升高,也应排除应用降酶药物后 ALT 暂时性正常。在一些特殊病例如肝硬化或服用联苯结构衍生物类药物者,其 AST 水平可高于 ALT,此时可将 AST 水平作为主要指标。

（一）干扰素 α(interferon-α,IFN-α)治疗

普通 IFN-α 为最早用于抗 HBV 的药物,于 1994 年被美国 FDA 批准使用,该药半衰期短,具有直接抗病毒、抗增殖及免疫调节活性。聚乙二醇化干扰素 α(Peg IFN-α)通过延长半衰期,增强疗效,只需每周给药一次,Peg IFN-α 于 2005 年批准用于 CHB 的治疗。我国已批准普通 IFN-α(2a、2b 和 1b)和 Peg IFN-α(2a 和 2b)用于治疗慢性乙型肝炎。研究表明,普通 IFN 治疗慢性乙型肝炎患者,HBeAg 血清学转换率、HBsAg 消失率、肝硬化发生率、HCC 发生率均优于未经 IFN 治疗者。

国际多中心随机对照临床试验结果显示,Peg IFN-α-2a 或 Peg IFN-α-2b 在治疗 HBeAg 阳性或阴性的慢性乙型肝炎中,HBV DNA 抑制率、HBeAg 血清学转换率、HBsAg 消失率及持久应答率均可达到较高的水平,其对 HBV 的抑制更持久,疗效较普通 IFN-α 高。在有抗病毒指征的患者中,对年龄较轻的患者(包括青少年患者)、近年内希望生育的患者、期望短时间内完成治疗的患者和机体免疫清除反应较强的患者(如病毒载量较低、ALT 水平较高、肝脏炎症程度较重),应首先考虑追求更高的目标,优先推荐选择持续应答率较高的干扰素治疗,对有条件者可优先推荐选择 Peg IFN-α。

有下列因素者常可取得较好的疗效:①治疗前 ALT 水平较高。②HBV DNA$<2\times10^8$/mL(相当于 4×10^7 IU/mL)。③女性。④病程短。⑤非母婴传播。⑥肝组织炎性坏死较重,纤维化程度轻。⑦对治疗的依从性好。⑧无 HCV、HDV 或 HIV 合并感染。⑨HBV 基因 A 型。⑩治疗 12 周或 24 周时,血清 HBV DNA 不能检出,其中治疗前 ALT、HBV DNA 水平和 HBV 基因型,是预测疗效的重要因素。在 Peg IFN-α-2a 治疗过程中,定量检测 HBsAg 水平或 HBeAg 水平对治疗应答有较好的预测价值。

在用干扰素进行治疗的过程中,应密切注意患者血清学的监测和随访。治疗前应检查:①生物化学指标,包括 ALT、AST、胆红素、清蛋白及肾功能。②血常规、尿常规、血糖及甲状腺功能。③病毒学标志物,包括 HBsAg、HBeAg、抗-HBe 和 HBV DNA 的基线状态或水平。④对于中年以上患者,应作心电图检查和测血压。⑤排除自身免疫性疾病。⑥尿人绒毛膜促性腺激素检测以排除妊娠。

治疗过程中应检查:①血常规,开始治疗后的第 1 个月,应每 1～2 周检测 1 次血常规,以后每个月检测 1 次,直至治疗结束。②生物化学指标,包括 ALT 和 AST 等,治疗开始后每月检测 1 次,连续 3 次,以后随病情改善可每 3 个月检测 1 次。③病毒学标志物,治疗开始后每 3 个月检测 1 次 HBsAg、HBeAg、抗-HBe 和 HBV DNA。④其他,每 3 个月检测 1 次甲状腺功能、血糖和尿常规等指标;如治疗前就已存在甲状腺功能异常或已患糖尿病者,应先用药物控制甲状腺功能异常或糖尿病,然后再开始 IFN 治疗,同时应每月检查甲状腺功能和血糖水平。⑤应定期评估精神状态,对出现明显抑郁症和有自杀倾向的患者,应立即停药并密切监护。

IFN 的不良反应及其处理:①最为普遍的是流感样综合征,表现为发热、寒战、头痛、肌肉酸痛和乏力等,可在睡前注射 IFN-α,或在注射 IFN 的同时服用解热镇痛药。②骨髓抑制,一过性外周血细胞减少。主要表现为外周血白细胞(中性粒细胞)和血小板减少。如中性粒细胞绝对计数$\leq0.75\times10^9$/L 和(或)血小板$<50\times10^9$/L,应降低 IFN-α 剂量;1～2 周后复查,如恢复,则逐渐增加至原量。如中性粒细胞绝对计数$\leq0.5\times10^9$/L 和(或)血小板$<30\times10^9$/L,则应停药。对中性粒细胞明显降低者,可试用粒细胞集落刺激因子(G-CSF)或粒细胞巨噬细胞集落刺激因子(GM-CSF)治疗。③精神异常,可表现为抑郁、妄想、重度焦虑等精神疾病症状。对症状严重者,应及时停用 IFN-α,必要时会同神经精神科医师进一步诊治。④自身免疫性疾病。一些患者可出现自身抗体,仅少部分患者出现甲状腺疾病(甲状腺功能减退或亢进)、糖尿病、血小板减少、银屑病、白斑、类风湿关节炎和系统性红斑狼疮样综合征等,严重者应停药。⑤失眠、轻度皮疹、脱发,根据具体情况可不用停药。出现少见的不良反应如癫痫、肾病综合征、间质性肺炎和心律失常等时,应停药观察。

IFN 治疗的绝对禁忌证包括:妊娠、精神病史(如严重抑郁症)、未能控制的癫痫、未戒掉的嗜酒或吸毒者、未经控制的自身免疫性疾病、失代偿期肝硬化、有症状的心脏病。IFN 治疗的相对禁忌证包括:甲状腺疾病、视网膜病、银屑病、既往抑郁症史,未控制的糖尿病、高血压,治疗前中性粒细胞计数$<1.0\times10^9$/L 和(或)血小板计数$<50\times10^9$/L,总胆红素>51 μmol/L(特别是以结合胆红素为主者)。

（二）核苷（酸）类药物治疗

核苷（酸）类似物抗 HBV 作用的主要机制之一就是抑制 HBV DNA 聚合酶的活性。具有高效、低毒、使用方便等优点，在临床应用范围广泛。但是核苷类似物不能消除肝细胞内的 HBV 共价闭环 DNA（cccDNA），不能根除 HBV 感染，因此停药后可复发。

目前在美国和欧洲已批准上市用于治疗 CHB 的核苷（酸）类似物有 5 种，即拉米夫定（lamivudine，LAM）、阿德福韦酯（adefovir dipivoxil，ADV）、ETV（entecavir，ETV）、替比夫定（telbivudine，LdT）和替诺福韦酯（tenofovir disoproxil fumarate，TDF），TDF 尚未获得我国国家食品药品监督管理局（SFDA）的批准，预计 1～2 年后也会在我国上市。其他正在进行临床或临床前期研究的核苷（酸）类似物还有恩曲他滨（emtricitabine，FTC）、克拉夫定（clevudine）、elvucitabine、LB-80380、amdoxovir、racivir、MIV-210 等。其中，克拉夫定已在韩国完成Ⅲ期临床研究后上市，但由于其在临床应用中可引起肌肉损害，前景不甚明了。

核苷（酸）类药物大致可分为两类：即核苷类似物和核苷酸类似物，前者包括拉米夫定、ETV、替比夫定，后者包括阿德福韦酯、替诺福韦酯。也可根据化学结构不同将这些药物归为 3 类：①左旋核苷类：拉米夫定是原型，其衍生物替比夫定，也属于胞嘧啶核苷类似物。②无环磷酸盐类：阿德福韦酯是原型，还包括其衍生物替诺福韦酯等。③环戊烷类：ETV 是原型，属于鸟嘌呤核苷类。结构相似的药物可能有相同或相近的耐药基因突变位点，存在一定程度的交叉耐药性；结构不同的药物可能无交叉耐药或耐药基因突变位点相差较远。

1.拉米夫定（LAM）

LAM 是 $2'-3'$-双脱氧-$3'$-硫代胞嘧啶核苷的异构体。其有活性的三磷酸盐（3TC-TP）掺入延伸中的 DNA 链可导致 DNA 合成的提前终止，从而抑制 HBV DNA 的合成。1998 年美国食品及药品管理局批准拉米夫定为治疗乙型肝炎的药物。国内外随机对照临床试验结果表明：每天 1 次口服 100 mgLAM 可明显抑制 HBV DNA 水平；HBeAg 血清学转换率随治疗时间延长而提高。随机双盲临床试验结果表明，慢性乙型肝炎伴明显肝纤维化和代偿期肝硬化患者经 LAM 治疗 3 年可延缓疾病进展、降低肝功能失代偿及 HCC 的发生率。失代偿期肝硬化患者经 LAM 治疗后也能改善肝功能，延长生存期。国外研究结果显示，LAM 治疗儿童慢性乙型肝炎的疗效与成人相似，安全性良好。我国临床研究也显示了相似的临床疗效和安全性。LAM 不良反应发生率低，安全性类似安慰剂。

随着治疗时间的延长，病毒耐药突变的发生率增高（第 1、2、3、4 年分别为 14%、38%、49% 和 66%）。长期服用 LAM 的乙肝患者可诱发体内 HBV DNA 多聚酶 C 区发生 YMDD 突变。这种 YMDD 突变可产生 HBV 对 LAM 的耐药性，显著降低 LAM 的疗效。临床上，YMDD 突变发生后，患者的病情可加重，出现停药前转氨酶（ALT）的反跳及 HBV DNA 转为阳性。用药时需考虑其影响。我国 CHB 防治指南建议对于接受 LAM 治疗的患者，一旦检出基因型耐药或 HBV DNA 开始升高时就加用 ADV 联合治疗，《欧洲肝脏病学会乙肝防治指南》（《EASL 指南》）对 LAM 耐药建议加用 TDF（如果没有 TDF，加用 ADV）。由于核苷（酸）类似物之间存在交叉耐药，LAM 引发的 YMDD 变异病毒株对上述所有左旋核苷类的敏感度均明显降低，因此，LAM 耐药患者应避免选用左旋核苷类药物如 LdT。研究结果还提示，LAM 治疗失败患者使用 ETV 每天 1.0 mg 亦能抑制 HBV DNA、改善生物化学指标，但疗效较初治者降低，且病毒学突破发生率明显增高，从第 1 年到第 5 年 ETV 治疗 LAM 失效患者累计基因型耐药发生率分别为 6%、15%、36%、46% 和 51%。因此，我国最新指南及欧美指南均不推荐 ETV 作为 LAM 失效患者的挽救治疗。

2.阿德福韦酯（ADV）

ADV 是一种腺嘌呤核苷单磷酸类似物，既可抑制反转录酶也可抑制 DNA 聚合酶的活性，也可掺入 HBV DNA 而导致其合成终止。2002 年被美国 FDA 批准用于 CHB 的治疗，2005 年在我国上市。该药起效较慢，抗 HBV DNA 活性较低，易发生变异，长期使用可发生肾损害。

国内外随机双盲临床试验结果表明，HBeAg 阳性慢性乙型肝炎患者和 HBeAg 阴性患者口服 ADV

可明显抑制 HBV DNA 复制、促进 ALT 复常、改善肝组织炎性坏死和纤维化。随着治疗时间延长,病毒耐药突变的发生率增高,肾脏损害发生率增高。ADV 联合 LAM,对于 LAM 耐药的慢性乙型肝炎能有效抑制 HBV DNA、促进 ALT 复常,且联合用药者对 ADV 的耐药发生率更低。多项研究结果显示,对发生 LAM 耐药的代偿期和失代偿期肝硬化患者,联合 ADV 治疗均有效。对 LAM 耐药患者目前不推荐直接单用 ADV。近年有研究显示,LAM 耐药患者单用 ADV 较加用 ADV 者发生 ADV 耐药率高。对于儿童患者 ADV 的疗效和安全性尚不确定。

与 LAM 相比,ADV 的耐药率较低,约有 30% 的初始抗病毒治疗患者会出现原发性无应答。随着治疗时间的延长,其耐药率也是逐年升高的(第 1、2、3、4、5 年分别为 0%、3%、11%、18% 和 29%)。虽然体外和临床研究证实 LAM 和 ETV 对 ADV 耐药患者仍然具有较好的疗效,但是 LAM 耐药患者对 ADV 的耐药率较初始抗病毒治疗患者是增加的。

《2009 年 EASL 指南》对 ADV 耐药者建议换用 TDF,或加用另一种没有交叉耐药的药物。我国 2010 版《指南》对于 ADV 耐药者,建议可加 LAM、LdT 或 ETV 联合治疗。亦可考虑改用或加用 IFN 类联合治疗。

三期临床试验证实 10 mg/d 的 ADV 具有良好的耐受性,与安慰剂相比没有明显的不良反应。但是使用 ADV 治疗 4～5 年的代偿性肝病、等待肾移植的患者和肝移植患者,分别有 3%、6%、47% 会出现肾脏毒性,因此在 ADV 治疗过程中每 3 个月复查肌酐是很有必要的。

3.ETV

ETV 是 2′-脱氧鸟嘌呤核苷的碳环类似物,可在 3 个不同的环节抑制 HBV 复制:HBV DNA 聚合酶的启动阶段,以 HBV 前基因组 RNA 为模板合成 HBV DNA 负链的反转录阶段,以及 HBV DNA 正链的合成阶段。体外研究显示 ETV 是较 LAM 和 ADV 更强效的抗乙肝病毒药物,被国外指南推荐为一线药物。一项随机双盲对照临床试验结果表明,对于 HBeAg 阳性慢性乙型肝炎患者,ETV 治疗 48 周时 HBV DNA 下降、ALT 复常者,有肝组织学改善者均优于接受 LAM 治疗者;但两组 HBeAg 血清学转换率相似。长期随访研究结果表明,对达到病毒学应答者,继续治疗可保持较高的持续 HBV DNA 抑制效果。

未曾使用过核苷类药物患者应用 ETV 抗病毒治疗的耐药发生率较低,初步研究显示,ETV 治疗 5 年时其耐药率仍然维持在 1.2%,而在 LAM 难治患者则可达到 51%。体外研究显示,ETV 耐药可使用 ADV 和替诺福韦酯治疗。

临床试验显示,ETV 与 LAM 相比具有相似的安全性。在动物实验中 3～40 倍人体剂量的 ETV 会导致肺癌、脑肿瘤、肝癌的发生率增高,然而在人体研究中未发现肝癌和其他肿瘤的发生率增高,其安全性需要进一步的临床研究证实。失代偿性肝病患者是否可以使用 ETV 目前还有争议。

4.替比夫定(LdT)

LdT 是 L-脱氧胸腺嘧啶核苷(L-deoxythymidine)的缩写,是一种 L-核苷类似物,有强大的抗 HBV 活性。2006 年美国 FDA 批准该药用于治疗 CHB,2007 年在我国上市,现已在临床上广泛应用。一项为期 2 年的全球多中心临床试验结果表明,HBeAg 阳性患者治疗 52 周时,LdT 组 HBV DNA 下降至 PCR 法检测水平以下者,ALT 复常率、耐药发生率、肝组织学应答率优于 LAM 治疗组,但其 HBeAg 血清学转换率(22.5%)与后者相似。HBeAg 阴性患者治疗 52 周时,其 HBV DNA 抑制率、ALT 复常率及耐药发生率亦优于 LAM 组。治疗 2 年时,其总体疗效(除 HBeAg 消失及血清学转换率外)和耐药发生率亦优于 LAM 组。基线 HBV DNA<10⁹/mL 及 ALT≥2×ULN 的 HBeAg 阳性患者,或 HBV DNA<10⁷/mL 的 HBeAg 阴性患者,经 LdT 治疗 24 周时如达到 HBV DNA<300/mL,治疗到 1 年及 2 年时有更好的疗效和较低的耐药发生率。

Ⅲ期临床研究发现,治疗 1 年和 2 年的基因耐药发生率在 HBeAg 阳性患者中分别为 4.4% 和 21.6%,在 HBeAg 阴性患者中分别为 2.7% 和 8.6%。由于 LdT 耐药位点 rtM204Ⅰ与 LAM 相同,不适合用于 LAM 变异患者。《EASL 指南》对 LdT 耐药建议加用 TDF(如果没有 TDF,加用 ADV)。我国指南也建议加用 ADV 联合治疗。

LdT 的总体不良事件发生率和 LAM 相似,但治疗 52 周和 10^4 周时发生 3～4 级肌酸激酶(CK)升高者分别为 7.5% 和 12.9%,明显高于 LAM 组的 3.1% 和 4.1%,使用 LdT 后导致肌酸激酶(CK)升高这一现象也增加了临床医师的担忧。2008 年美国 FDA 网站报道,应用 LdT 联合 Peg IFN-α-2a 治疗的 HBV 感染者中有 17% 的患者出现外周神经病变,提示 LdT 还可以引起以外周神经病变为首要症状的线粒体毒副作用,因此应用 LdT 的患者应系统检查肌肉骨骼,定期检测 CK 水平,且避免和 Peg IFN-α 联合应用。

5.替诺福韦酯(TDF)

TDF 与 ADV 结构相似,是无环的核苷酸类 HBV 聚合酶和人类免疫缺陷病毒(HIV)反转录酶的抑制剂,在体外有极好的抗 HIV 和 HBV 的双重活性,化学结构与 ADV 相似,体外试验显示 TDF 与 ADV 是等效的。由于 TDF 的肾毒性似乎比 ADV 小,因此批准使用的治疗剂量为 300 mg/d,远远高于 ADV 的 10 mg/d,这可能是 TDF 在临床上抗病毒效应更强的原因。TDF 于 2001 年首次在美国上市,临床主要用于治疗 HIV 感染,2008 年被批准用于 CHB 的治疗。TDF 目前被认为是治疗 CHB 的一线药物之一。本药在我国尚未被批准上市。

TDF 是近年来研究较热的新型抗 HBV 的核苷酸类似物,在 HBV 感染的相关慢性肝病中显示出很强的抗 HBV 效果及较少的不良反应,是目前较理想的现有核苷(酸)类似物治疗过程中出现耐药变异的挽救用药,随着 TDF 不断推向临床,将使更多患者获益。在一项随机双盲对照临床试验中,TDF 或 ADV 治疗 48 周时 HBeAg 阳性患者,HBV DNA<400/mL 者分别为 76% 和 13%,ALT 复常率分别为 68% 和 54%;HBeAg 阴性 CHB 48 周时 HBV DNA<400/mL 者分别为 93% 和 63%;该研究结果显示其抑制 HBV 的作用优于 ADV。持续应用 TDF 治疗 3 年时,72% 的 HBeAg 阳性患者和 87% 的 HBeAg 阴性患者血清 HBV DNA<400/mL,亦未发现耐药变异。最近的报道证实,持续应用 TDF 治疗 5 年,未发现与 TDF 有关的耐药突变。

还有研究报道 TDF 在体外可以抑制野生型的 HBV 和 LAM 耐药突变 HBV 的复制,并且在 HBV 联合 HIV 感染的患者中可以抑制 LAM 耐药的 HBV。与 ADV 相比,TDF 对 HBV 野生株、LAM 耐药株、ADV 耐药株均有较好的抑制作用,给 LAM 或 ADV 耐药的患者提供了一个重要选择。在 HIV/HBV 合并感染的患者中以及体外试验均显示了 rtA194T 氨基酸替换与替诺福韦耐药相关。体外研究中显示 TDF 和 FTC 联用有一定的协同作用,与 LAM、ETV、LDT 联用也有一定的累加效应。

核苷(酸)类药物治疗的相关指标及临床随访。

基线检测:①生物化学指标:主要有 ALT、AST、胆红素和清蛋白等。②病毒学标志物,主要有 HBV DNA 和 HBeAg、抗-HBe。③根据病情需要,检测血常规、血清肌酐和 CK 等。如条件允许,治疗前后最好行肝组织病理学检查。

治疗过程中相关指标定期监测:①生化学指标,治疗开始后每个月 1 次、连续 3 次,以后随病情改善可每 3 个月 1 次。②病毒学标志物,主要包括 HBV DNA 和 HBeAg、抗-HBe,一般治疗开始后 1～3 个月检测 1 次,以后每 3～6 个月检测 1 次。③根据病情需要,定期检测血常规、血清肌酐和 CK 等指标。

预测疗效和优化治疗:有研究结果表明,除基线因素外,早期病毒学应答情况可预测其长期疗效和耐药发生率。国外据此提出了核苷(酸)类药物治疗慢性乙型肝炎的路线图概念,强调治疗早期病毒学应答的重要性,并提倡根据 HBV DNA 监测结果给予优化治疗。但是,各个药物的最佳监测时间点和判断界值可能有所不同。而且,对于应答不充分者,采用何种治疗策略和方法更有效,尚需前瞻性临床研究来验证。

核苷(酸)类药物耐药性的预防:目前已上市的口服核苷(酸)类似物的抗病毒作用靶点均位于 P 基因的反转录酶区,药物可有效抑制病毒的复制,同时也可诱发 P 基因区的突变及耐药变异株的形成。由核苷(酸)类似物诱发的耐药变异株的出现影响了药物的长期有效性。因此,HBV 耐药性的形成是核苷(酸)类药物治疗慢性乙型肝炎时应注意的重要议题。耐药性的发生与所选用的药物、疗程及其他因素有关。

已报道的突变位点很多,归纳为以下几类:①rtM204V/I 变异,与左旋核苷(酸)类似物(如 LAM、LdT

和克拉夫定等)耐药相关,突变位点在 HBV RT 区 YMDD 基序的 204 位,变异类型多为 rtM204V/I。此种变异可使 HBV 对 LAM 的敏感性降低 1 000 倍以上。在此基础上若伴随 rtI169T、rtS202I、rtM250V 位点置换,可引起对 ETV 的耐药。LAM 耐药时常伴有 rtL180M、rtV173L 和 rtL80I/V 等位点的变异。②rtN236T 变异,可使 HBV 对 ADV 的敏感性下降。ADV 耐药时还可伴有 rtI233V、rtA181V/T 等位点的变异。③交叉耐药,如出现 rtA181T/V 变异,可引起 ADV 耐药,也会使 LAM 的敏感性降低。④多重耐药,如 rtL180M、rtM204V、rtN236T 等多个位点变异同时出现于同株病毒的基因组中,则该病毒对多种药物耐药。随着核苷类似物的广泛应用,这种情况应引起高度重视。

应用同一种药物,可出现多个变异位点,这些位点可分为两类:主要位点和代偿性位点。主要变异位点出现使病毒对药物的敏感性下降,同时也可能降低病毒的复制能力。代偿性变异位点的出现能够重建病毒的复制能力。例如 204 位点是 LAM 耐药的主要位点,单一 rtM204V/I 变异的毒株其复制能力仅为野毒株的 37% 左右,如伴随 rtL180M 变异后,复制能力增加,为野毒株的 67%,若再伴有 rtV173L 的变异,则病毒的复制能力强于野毒株。

遵循如下原则可帮助减少核苷(酸)类药物耐药性的形成:①严格掌握治疗适应证,对于肝脏炎症病变轻微、难以取得持续应答的患者,尤其是年轻患者,治疗适应证不确切时,不用核苷(酸)类药物治疗。②如治疗适应证确切,应选用抗病毒作用强和耐药发生率低的核苷(酸)类药物治疗。③如必须应用联合治疗时,宜选用强效低耐药的药物,或尽早采用无交叉耐药位点的核苷(酸)类药物联合治疗。④核苷(酸)类药治疗开始后应定期随访,定期检测血清 HBV DNA,一旦发现耐药,尽早给予救援治疗。

与核苷(酸)类药物治疗相关的少见、罕见不良反应的预防和处理:核苷(酸)类药物总体安全性和耐受性良好,但在临床应用中确有少见、罕见严重不良反应的发生,如肾功能不全、肌炎、横纹肌溶解、乳酸酸中毒等,应引起关注。建议治疗前仔细询问相关病史,以减少风险。对治疗中出现血清肌酐、CK 或乳酸脱氢酶明显升高,并伴相应临床表现如全身情况变差、明显肌痛、肌无力等症状的患者,应密切观察,一旦确诊为尿毒症、肌炎、横纹肌溶解或乳酸酸中毒等,应及时停药或改用其他药物,并给予积极的相应治疗干预。

在使用 IFN 和 NA 治疗的过程中,均应该密切关注患者治疗依从性问题,包括用药剂量、使用方法、是否有漏用药物或自行停药等情况,确保患者已经了解随意停药可能导致的风险,提高患者依从性。

(三)慢性乙型病毒性肝炎的治疗方案及停药标准

1.HBeAg 阳性慢性乙型肝炎患者

普通 IFN-α3~5MU,每周 3 次或隔天 1 次,皮下注射,一般疗程为 6 个月。如有应答为提高疗效亦可延长疗程至 1 年或更长。可根据患者的应答和耐受情况适当调整剂量及疗程;如治疗 6 个月仍无应答,可改用或联合其他抗病毒药物。

Peg IFN-α-2a 180 μg,每周 1 次,皮下注射,疗程 1 年。具体剂量和疗程可根据患者的应答及耐受性等因素进行调整。

Peg IFN-α-2b 1.0~1.5 μg/kg,每周 1 次,皮下注射,疗程 1 年。具体剂量和疗程可根据患者的应答及耐受性等因素进行调整。

LAM100 mg,每天 1 次口服。在达到 HBV DNA 低于检测下限、ALT 复常、HBeAg 血清学转换后,再巩固至少 1 年(经过至少 2 次复查,每次间隔 6 个月)仍保持不变、且总疗程至少已达 2 年者,可考虑停药,但延长疗程可减少复发。

ADV10 mg,每天 1 次口服。在达到 HBV DNA 低于检测下限、ALT 复常、HBeAg 血清学转换后,再巩固至少 1 年(经过至少 2 次复查,每次间隔 6 个月)仍保持不变、且总疗程至少已达 2 年者,可考虑停药,但延长疗程可减少复发。

ETV0.5 mg,每天 1 次口服。在达到 HBV DNA 低于检测下限、ALT 复常、HBeAg 血清学转换后,再巩固至少 1 年(经过至少 2 次复查,每次间隔 6 个月)仍保持不变、且总疗程至少已达 2 年者,可考虑停药,但延长疗程可减少复发。

LdT600 mg,每天1次口服。在达到 HBV DNA 低于检测下限、ALT 复常、HBeAg 血清学转换后,再巩固至少1年(经过至少2次复查,每次间隔6个月)仍保持不变、且总疗程至少已达2年者,可考虑停药,但延长疗程可减少复发。

2.HBeAg 阴性慢性乙型肝炎患者

此类患者复发率高,疗程宜长。最好选用 IFN 类或耐药发生率低的核苷(酸)类药物治疗。

普通 IFN-α3~5MU,每周3次或隔天1次,皮下注射,一般疗程至少1年。如有应答为提高疗效亦可延长疗程。可根据患者的应答和耐受情况适当调整剂量及疗程;如治疗1年仍无应答,可改用或联合其他抗病毒药物。

Peg IFN-α-2a 180 μg,每周1次,皮下注射,疗程至少1年。具体剂量和疗程可根据患者的应答及耐受性等因素进行调整。

LAM、ADV、ETV 和 LdT,剂量用法同 HBeAg 阳性慢性乙型肝炎患者,但疗程应更长。在达到 HBV DNA 低于检测下限、ALT 正常后,至少再巩固1年半(经过至少3次复查,每次间隔6个月)。复查仍保持不变、且总疗程至少已达到2年半者,可考虑停药。由于停药后复发率较高,建议适当延长疗程,尤其乙型肝炎肝硬化患者。

(四)特殊类型患者的抗病毒治疗

1.慢性 HBV 携带者和非活动性 HBsAg 携带者

慢性 HBV 携带者暂时不需抗病毒治疗,但应每3~6个月进行生物化学、病毒学、AFP 和影像学检查,若符合抗病毒治疗适应证,可用 IFN-α 或核苷(酸)类药物治疗。对年龄>40岁,特别是男性或有 HCC 家族史者,即使 ALT 正常或轻度升高,也强烈建议做肝组织学检查以确定其是否需要抗病毒治疗。

非活动性 HBsAg 携带者一般不需抗病毒治疗,但应每6个月进行1次生物化学、HBV DNA、甲胎蛋白(AFP)及肝脏超声显像检查。

2.代偿期乙型肝炎肝硬化患者

治疗指征为:不论 ALT 是否升高,HBeAg 阳性者 HBV DNA $\geq 10^4$/mL,HBeAg 阴性者 HBV DNA$\geq 10^3$/mL;对于 HBV DNA 可检测到但未达到上述水平者,如有疾病活动或进展的证据,且无其他原因可解释,在知情同意的情况下,亦可开始抗病毒治疗。治疗目标是延缓或降低肝功能失代偿和 HCC 的发生,因需要较长期治疗,最好选用耐药发生率低的核苷(酸)类药物治疗,其停药标准尚不明确。

因 IFN 有导致肝功能失代偿等并发症的可能,使用时应十分慎重。如认为有必要,宜从小剂量开始,根据患者的耐受情况逐渐增加到预定的治疗剂量。

3.失代偿期乙型肝炎肝硬化患者

对于失代偿期肝硬化患者,只要能检出血清 HBV DNA,不论 ALT 或 AST 是否升高,建议在知情同意的基础上,及时应用核苷(酸)类药物抗病毒治疗,以改善肝功能并延缓或减少肝移植的需求。因需要长期治疗,最好选用耐药发生率低的核苷(酸)类药物治疗,不能随意停药,一旦发生耐药变异,应及时加用其他已批准的能治疗耐药变异的核苷(酸)类药物。IFN 治疗可导致肝衰竭,因此,对失代偿期肝硬化患者属禁忌药物。

4.应用化学治疗和免疫抑制剂治疗的患者

对于因其他疾病而接受化学治疗、免疫抑制剂治疗的患者,应常规筛查 HBsAg。若为阳性,即使 HBV DNA 阴性和 ALT 正常,也应在治疗前1周开始服用 LAM 或其他核苷(酸)类药物。

对 HBsAg 阴性、抗-HBc 阳性患者,在给予长期或大剂量免疫抑制剂或细胞毒性药物(特别是针对 B 或 T 细胞单克隆抗体)治疗时,应密切监测 HBV DNA 和 HBsAg,若出现阳转则应及时抗病毒治疗。

在化学治疗和免疫抑制剂治疗停止后,应根据患者病情决定停药时间。对于基线 HBV DNA <2 000 IU/mL的患者,在完成化学治疗或免疫抑制剂治疗后,应当继续治疗6个月。在基线 HBV DNA 水平较高(>2 000 IU/mL)的患者,停药标准与免疫功能正常慢性乙型肝炎患者相同。对于预期疗程≤12个月的患者,可以选用 LAM 或 LdT。对于预期疗程更长的患者,应优先选用 ETV 或 ADV。核苷

(酸)类药物停用后可出现复发,甚至病情恶化,应予以高度重视。IFN有骨髓抑制作用,应当避免选用。

5.HBV和HCV合并感染患者的治疗

对此类患者应先确定是哪种病毒占优势,然后决定如何治疗。如患者HBV DNA≥10⁴/mL,而HCV RNA检测不到,则应先治疗HBV感染。对HBV DNA水平高且可检测到HCV RNA者,应先用标准剂量Peg IFN和利巴韦林治疗3个月,如HBV DNA无应答或升高,则加用LAM或ETV或ADV治疗。对于可以检测到HCV RNA,而HBV DNA检测不到者,先用标准剂量Peg IFN和利巴韦林进行治疗,每3~6个月复查,注意HCV RNA和HBV DNA的水平,一旦HCV得到控制,HBV DNA的复制活性,即血清HBV DNA含量可能出现反弹,此时要加用抗乙肝病毒药物。

6.HBV和HIV合并感染患者的治疗

对于符合慢性乙型肝炎抗病毒治疗标准的患者应当治疗。对一过性或轻微ALT升高(1~2倍ULN)的患者,应当考虑肝组织活检。对于未进行高效抗反转录病毒治疗(HAART)和近期不需要进行HAART的患者(CD4⁺ T细胞>500/μL),应选用无抗HIV活性的药物进行抗HBV治疗,例如Peg IFN-α或ADV。

对于需同时进行抗HBV和抗HIV治疗的患者,应优先选用LAM加TDF,或ETV加TDF。对于正在接受有效HAART的患者,若HAART方案中无抗HBV药物,则可选用Peg IFN-α或ADV治疗。对于LAM耐药患者,应当加用TDF或ADV治疗。当需要改变HAART方案时,除非患者已经获得HBeAg血清学转换、并完成了足够的巩固治疗时间,不应当在无有效药物替代前就中断抗HBV的有效药。

7.乙型肝炎导致的肝衰竭

由于大部分急性乙型肝炎呈自限性经过,因此不需要常规抗病毒治疗。但对部分重度或迁延、有重症倾向者,应该给予抗病毒治疗。HBV感染所致的肝衰竭,包括急性、亚急性、慢加急性和慢性肝衰竭,只要HBV DNA可检出,均应使用核苷(酸)类药物抗病毒治疗。IFN可诱导肝衰竭,加重其进程,故禁止使用。

8.乙型肝炎导致的原发性HCC

初步研究结果显示,HCC肝切除术时的HBV DNA水平是预测术后复发的独立危险因素之一,且抗病毒治疗可显著延长HCC患者的生存期,因此,对HBV DNA阳性的非终末期HCC患者建议应用核苷(酸)类药物抗病毒治疗。

9.肝移植患者

对于拟接受肝移植手术的HBV相关疾病患者,如HBV DNA可检测到,最好于肝移植术前1~3个月开始,并长期服用LAM,每天口服100 mg;术中无肝期给予乙型肝炎免疫球蛋白(HBIG);术后长期使用LAM和小剂量HBIG(第1周每天800 IU,以后每周800 IU至每月应用800 IU),并根据抗-HBs水平调整HBIG剂量和用药间隔(一般抗-HBs谷值浓度应大于100~150 IU/L,术后半年内最好大于500 IU/L),但理想的疗程有待进一步确定。对于发生LAM耐药者,可选用其他已批准的能治疗耐药变异的核苷(酸)类药物。另外,对于低复发风险者(如肝移植术前HBV DNA阴性且移植后2年内HBV未复发者),可考虑停用HBIG,只采用LAM加ADV联合预防。

10.妊娠相关情况处理

育龄期女性慢性乙型肝炎患者,若有治疗适应证,未妊娠者可应用IFN或核苷(酸)类药物治疗,并且在治疗期间应采取可靠措施避孕。在口服抗病毒药物治疗过程中发生妊娠的患者,若应用的是LAM或其他妊娠B级药物(LdT或TDF),在充分告知风险、权衡利弊、患者签署知情同意书的情况下,可继续治疗。妊娠中出现乙型肝炎者,视病情程度决定是否给予抗病毒治疗,在充分告知风险、权衡利弊,患者签署知情同意书的情况下,可以使用LAM、LdT或TDF治疗。

慢性乙型肝炎妊娠的患者,尤其HBeAg阳性者,在血清HBV DNA很高时(HBV DNA>106/mL),HBV垂直传播的风险增加。初步研究结果显示,这类患者如在妊娠的第三期开始服用LAM或LdT,似乎是安全的。这类抗病毒治疗结合新生儿乙型肝炎疫苗及乙型肝炎免疫球蛋白接种,可进一步降低 HBV 垂直传播的风险。

11.儿童患者

对于 12 岁以上(体重≥35 kg)的慢性乙型肝炎患儿,其应用普通 IFN-α 治疗的适应证、疗效及安全性与成人相似,剂量为 3～6MU/m²,最大剂量不超过 10MU/m²。在知情同意的基础上,也可按成人的剂量和疗程用 LAM 或 ADV 治疗。

(五)慢性乙型病毒性肝炎治疗的随访及疗效的评估

1.慢性乙型病毒性肝炎治疗的随访

治疗结束后,不论有无治疗应答,停药后半年内至少每 2 个月检测 1 次 ALT、AST、血清胆红素、HBV 血清学标志物和 HBV DNA,以后每 3～6 个月检测 1 次,至少随访 12 个月。随访中如有病情变化,应缩短随访间隔。

对于持续 ALT 正常且 HBV DNA 阴性者,建议至少每 6 个月进行 HBV DNA、ALT、AFP 和超声显像检查。对于 ALT 正常但 HBV DNA 阳性者,建议每 3 个月检测 1 次 HBV DNA 和 ALT,每 6 个月进行 AFP 和超声显像检查;必要时应做肝组织学检查。

对于慢性乙型肝炎、肝硬化患者,特别是 HCC 高危患者(>40 岁、男性、嗜酒、肝功能不全或已有 AFP 增高者),应每 3～6 个月检测 AFP 和腹部超声显像(必要时做 CT 或 MRI 显像检查),以早期发现 HCC。对肝硬化患者还应每 1～2 年进行胃镜检查或上消化道 X 线造影,以观察有无食管胃底静脉曲张及其进展情况。

2.慢性乙型病毒性肝炎疗效的评估

乙型病毒性肝炎在治疗的过程中和停药后,根据以下指征来判断患者的应答,调整患者的后续治疗方案。

(1)病毒学应答:指血清 HBV DNA 检测不到(PCR 法)或低于检测下限,或较基线下降≥2log10 IU/mL (部分病毒学应答,partial virological response)。

(2)血清学应答:指血清 HBeAg 低于检测下限或 HBeAg 血清学转换,或 HBsAg 低于检测下限或 HBsAg 血清学转换。

(3)生物化学应答:指血清 ALT 和 AST 恢复正常。

(4)组织学应答:指肝脏组织学炎性坏死或纤维化程度改善达到某一规定值。

(5)原发性治疗失败:在依从性良好的情况下,用核苷(酸)类药物治疗 6 个月时 HBV DNA 下降小于 2log10 IU/mL。

(6)病毒学突破:在未更改治疗方案的情况下,HBV DNA 水平比治疗中最低点上升 1log10 值,或一度低于检测下限后又转为阳性,可有或无 ALT 升高。

(7)生物化学突破:常发生在病毒学突破后,表现为 ALT 和(或)AST 复常后,在未更改治疗方案的情况下再度升高,但应排除由其他因素引起的 ALT 和 AST 升高。

(8)维持应答:在抗病毒治疗期间 HBV DNA 检测不到(PCR 法)或低于检测下限,或 ALT 正常。

(9)治疗结束时应答:治疗结束时的病毒学、血清学、生物化学或组织学应答。

(10)持续应答:治疗结束后随访 6 个月或 12 个月以上,疗效维持不变,无复发。

(11)复发:治疗结束时出现病毒学应答,但停药后 HBV DNA 重新升高或阳转,伴有 ALT 和 AST 升高,但应排除由其他因素引起的 ALT 和 AST 升高。

(12)耐药:在抗病毒治疗过程中,检测到和 HBV 耐药相关的基因突变,称为基因型耐药。体外实验显示,抗病毒药物敏感性降低并与基因耐药相关,称为表型耐药。针对一种抗病毒药物出现的耐药突变对另外一种或几种抗病毒药物也出现耐药,称为交叉耐药。

(六)调节免疫功能的治疗

免疫调节治疗有望成为治疗慢性乙型肝炎的重要手段,但目前尚缺乏疗效确切的乙型肝炎特异性免疫疗法。胸腺素-α_1可增强机体非特异性免疫功能,对于有抗病毒适应证,但不能耐受或不愿接受 IFN 或核苷(酸)类药物治疗的患者,如有条件,可用胸腺素-α_1 1.6 mg,每周 2 次,皮下注射,疗程 6 个月。胸腺素-α_1联合其他抗 HBV 药物的疗效尚需大样本随机对照临床研究验证。

（七）中医药制剂治疗及抗纤维化治疗

虽然研究报道许多中医药制剂对于抑制 HBV DNA,改善肝功能,降低黄疸,改善纤维化方面有一定效果,但这些疗效尚需设计严谨、执行严格的大样本随机对照临床研究予以证实。

已有研究报道,长期接受核苷(酸)类药物抗病毒治疗的慢性乙型肝炎患者,在取得长期有效的抑制 HBV DNA 复制后,肝组织病理学可见纤维化程度减轻,甚至肝硬化的逆转。因此,在慢性乙型肝炎患者,早期有效的抗病毒治疗是抗纤维化治疗的最佳办法。

（八）乙型肝炎治疗的展望

随着我们对乙肝发病机制的认识加深,以及对于抗 HBV 药物的发掘,对于乙肝的治疗方法与疗效在过去的十年里取得了巨大的进展。干扰素作为首先应用的抗 HBV 药物使我们至少治愈了一些乙肝患者。核苷(酸)类似物具有经济、方便、安全及有效等多种优点,使更多的患者能接受抗 HBV 治疗。然而,开发更有效且耐药性及不良反应均很少的新型抗 HBV 药物或疗法仍有待解决。鉴于用联合药物治疗艾滋病及丙型病毒性肝炎的经验,联合药物治疗乙型肝炎似乎是改善疗效的根本途径之一。HBV 为反转录 DNA 病毒,其转录体 HBV cccDNA 半衰期长,对许多药物有一定的抵抗力。另外,HBV 突变率高,容易产生耐药突变。HBV 的这些病毒学特点也支持联合药物治疗。目前对 HBV 感染的联合治疗的研究仍然有限。有报道干扰素与 LAM 联用并未增加乙型肝炎治疗效果。但最近的报道提示联合用药有可能改善疗效。显然,正确的结论有待更进一步的临床研究。

国际上对治疗丙型肝炎的药物开发进展十分迅速,而对乙型肝炎的研究进展缓慢,未来 5～10 年慢性乙型肝炎的治疗将主要依赖已上市的这些抗病毒药物,包括对现在药物的联合方案及治疗优化,国内外在治疗乙肝的策略上有以下几个发展趋势:

1.联合治疗

针对不同靶点的抗 HBV 药物联合治疗。如干扰素和 LAM 联合治疗,可以采取序贯、交替应用等形式,减少病毒耐药的发生,降低费用,提高疗效,值得深入研究。此外,抗病毒药与免疫调节剂联合应用,具有很好的前景,目前免疫调节剂或免疫增强剂尚有待开发。

2.抗病毒药物的肝脏靶向治疗

将能够特异性被肝脏摄取的物质与抗病毒药物结合(螯合剂),使最小剂量的药物在肝脏达到治疗浓度,减少药物用量,降低全身反应及费用。

3.治疗性疫苗

治疗性疫苗被认为是抗病毒治疗的一个重要方向,已有研究者进行了探索。研究较多的是抗原抗体复合物、DNA 疫苗和多肽疫苗,在动物实验中均显示能够改善细胞和体液免疫应答,但人体研究结果值得关注。

七、乙型病毒性肝炎的预防

（一）乙型肝炎疫苗预防

主要对象是新生儿,其次为婴幼儿和高危人群(如医务人员、经常接触血液的人员、托幼机构工作人员、器官移植患者、经常接受输血或血液制品者、免疫功能低下者、易发生外伤者、HBsAg 阳性者的家庭成员、男性同性恋或有多个性伴侣和静脉内注射毒品者等)。通常采用 0、1、6 个月 3 针免疫程序,即接种第 1 针疫苗后,间隔 1 及 6 个月注射第 2 及第 3 针疫苗。新生儿应在出生后 24 小时内尽早接种,对 HBsAg 阳性母亲的新生儿还应注射 HBIG。

（二）传播途径预防

大力推广安全注射(包括针刺的针具),对牙科器械、内镜等医疗器具应严格消毒。医务人员应按照医院感染管理中标准预防的原则,在接触患者的血液、体液及分泌物时,均应戴手套,严格防止医源性传播。服务行业中的理发、刮脸、修脚、穿刺和文身等用具也应严格消毒。注意个人卫生,不共用剃须刀和牙具等用品。进行正确的性教育,若性伴侣为 HBsAg 阳性者,应接种乙型肝炎疫苗;对有多个性伴侣者应定期检查,加强管理,性交时应用安全套。对 HBsAg 阳性的孕妇,应避免羊膜腔穿刺,并缩短分娩时间,保证胎盘的完整性,尽量减少新生儿暴露于母血的机会。

(三)意外暴露后 HBV 预防

在意外接触 HBV 感染者的血液和体液后,可按照以下方法处理。

1.血清学检测

应立即检测 HBV DNA、HBsAg、抗-HBs、HBeAg、抗-HBe、ALT 和 AST,并在 3 个月和 6 个月内复查。

2.主动和被动免疫

如已接种过乙型肝炎疫苗,且已知抗-HBs>10 mU/mL 者,可不进行特殊处理。如未接种过乙型肝炎疫苗,或虽接种过乙型肝炎疫苗,但抗-HBs<10 mU/mL 或抗-HBs 水平不详,应立即注射 HBIG 200~400 U,并同时在不同部位接种一针乙型肝炎疫苗(20 μg),于 1 个月和 6 个月后分别接种第 2 针和第 3 针乙型肝炎疫苗(各 20 μg)。

(四)对患者和携带者的管理

各级医务人员诊断急性或慢性乙型肝炎患者时,应按照中华人民共和国传染病防治法,及时向当地疾病预防控制中心(CDC)报告,并应注明是急性乙型肝炎或慢性乙型肝炎。建议对患者的家庭成员及其他密切接触者进行血清 HBsAg、抗-HBc 和抗-HBs 检测,并对其中的易感者(该 3 种标志物均阴性者)接种乙型肝炎疫苗。

对急性或慢性乙型肝炎患者,可根据其病情,确定是否住院或在家治疗。患者用过的医疗器械及用具(如采血针、针灸针、手术器械、划痕针、探针、各种内镜及口腔科钻头等)应严格消毒,尤其应加强对带血污染物的消毒处理。对慢性 HBV 携带者及 HBsAg 携带者,除不能献血及国家规定的工种外,可照常工作和学习,但要加强随访。乙型肝炎患者和携带者的传染性高低,主要取决于血液中 HBV DNA 水平,而与血清 ALT、AST 或胆红素水平无关。

(李　刚)

第三节　丙型病毒性肝炎

丙型病毒性肝炎(hepatitis C)是一种由丙型肝炎病毒(hepatitis C virus,HCV)感染引起、主要经血液传播的疾病。根据世界卫生组织估计,全球约 1.85 亿人感染 HCV,其中约 1.5 亿为慢性感染,每年有 35 万~50 万人死于丙型肝炎并发症。1992 年全国病毒性肝炎血清流行病学调查显示,我国 HCV 感染率为 3.2%,约为 3700 万人。50%~85% 的 HCV 感染者将进展为慢性状态,慢性 HCV 感染可导致肝脏慢性炎症坏死及纤维化,20%~50% 可发展为肝硬化甚至肝细胞癌(hepatocellular carcinoma HCC)。由于大多起病隐匿,对患者的健康和生命危害极大,已成为严重的社会和公共卫生问题。

一、诊断与鉴别诊断

(一)诊断要点

1.流行病学资料

有输血史、应用血液制品史和手术史、长期血液透析者、文身、静脉吸毒、不洁性行为史等,均视为高危人群。应定期进行血清 HCV 的筛查:首先检测抗-HCV 抗体,如结果为阳性,应进一步检测丙型肝炎病毒核糖核酸(HCV RNA)以明确有无 HCV 的现症感染。

2.临床表现

HCV 感染>6 个月,或发病日期不明、无肝炎史,有或无乏力、食欲缺乏、腹胀等症状,有或无慢性病体征。

3.实验室检查

血清 ALT 升高或正常,抗 HCV 和 HCV RNA 持续阳性,肝脏组织病理学检查符合慢性肝炎即可诊断。

(二)鉴别诊断

慢性丙型肝炎需与慢性乙型肝炎、非酒精性脂肪肝、酒精性肝病、自身免疫性肝病、药物性肝炎等相鉴别,依据血清抗-HCV 及 HCV RNA 结果不难鉴别。但需要注意的是慢性丙型肝炎与上述疾病可同时存在。

二、实验室检查

(一)血清生物化学检测

血清 ALT、AST 水平变化可反映肝细胞损害程度,但 ALT、AST 水平与 HCV 感染引起的肝组织炎症分度和病情的严重程度不一定平行。慢性丙型肝炎患者中,约 30% ALT 水平正常,约 40% 低于 2 倍正常值上限。虽然大多数此类患者只有轻度肝损伤,但有部分患者可发展为肝硬化。ALT 水平下降是抗病毒治疗中出现应答的重要指标之一。凝血酶原时间可作为慢性丙型肝炎患者肝纤维化进展的监测指标,但迄今尚无一个或一组血清学标志可对肝纤维化进行准确分期。血清白蛋白、凝血酶原活动度和胆碱酯酶活性降低,其降低程度与疾病的严重程度成正比。

(二)抗-HCV 的血清学检测

目前抗-HCV 检测采用的酶联免疫(enzymeimmunoassays,EIAs)法的特异性超过 99%,可以帮助诊断,但抗-HCV 阴转与否不能作为抗病毒疗效的考核指标。

(三)核酸的分子学检测

目前 HCV RNA 检测的所有试剂均有很好的特异性,达 98%~99%。目前各种指南均建议使用高灵敏定量检测方法,如 Cobas TaqMan。

HCV 病毒载量的高低与疾病的严重程度和疾病的进展并无绝对相关性,但可作为抗病毒疗效评估的观察指标。在 HCV RNA 检测中,应注意可能存在假阳性和假阴性结果。

(四)HCV 基因型

目前国内外在抗病毒疗效考核研究中,应用 Simmonds 等 1~6 型分型法最为广泛。HCV RNA 基因分型结果有助于判定治疗的难易程度及制定抗病毒治疗的个体化方案。基因 1.4 型为难治性病例,我国大部分为基因 1b 和 2a 型。

(五)HCV 耐药相关突变位点

目前确认的主要突变位点有①NS3/4A 靶点相关:V36M、T54A、Q80K、R155K、A156T 和 D168V。②NS5A 靶点相关:M28T、Q30E/H/R、L31M、H58D 和 Y93H/N。③ NS5B 靶点相关:S282T、C316N/H/F、M414T、A421V、P495L/S 和 S556 G 等。1a 型 HCV 感染患者如果在基线时存在 Q80K 耐药突变株,对 Simeprevir 联合 Peg IFN-α 与利巴韦林(PR)治疗应答不佳。因此,对于 1a 型 HCV 感染者采用上述联合治疗时建议在治疗前检测耐药突变是否存在;但对于未采用 Simeprevir 联合 PR 治疗 1a 型 HCV 感染者,及其他基因型感染者,目前认为没有必要在抗病毒治疗前进行病毒的耐药检测,因为目前的研究结果显示,即使预存耐药株的存在也不会对直接抗病毒药物(DDAs)治疗疗效有显著影响。

(六)IL-28B 基因多态性的检测

IL-28B 基因型对于疗效的预测价值好于治疗前 HCV RNA 的载量、肝纤维化分期、性别等参数,并且预测价值对于基因 1 型患者高于基因 2 型和 3 型患者。IL-28B 基因附件的其他单核苷酸多态性也能预测持续病毒学应答(SVR)。IL-28B 基因型 CC 型患者比基因型 CT、TT 型患者更容易获得快速病毒学应答(RVR)、早期病毒学应答(EVR)和 SVR。尤其在 1 型 HCV 感染者,IL-28B 基因的多态性是聚乙二醇干扰素(PEG-IFN)联合利巴韦林(ribavirin,RBV)治疗,以及联合蛋白酶抑制剂(protease inhibitor,PI)的三联治疗获得持续病毒学应答的强有力的预测因素。

（七）肝活组织检查

可行肝活组织检查,主要原因:①肝组织炎症的程度分级、纤维化的程度分期是判断肝脏损伤程度的标准;②对于治疗的决策提供了有用的信息;③如果提示了进展期肝纤维化或者肝硬化,则患者必须进行 HCC 的监测和(或)静脉曲张的筛查。

三、治疗

（一）慢性丙型肝炎的治疗目的与目标

HCV 的治疗目标是根除体内 HCV 以预防肝硬化(liver cirrhosis,LC)、肝硬化失代偿、HCC 和死亡。治疗终点是治疗结束后 12 周及 24 周时敏感检测方法无法检出 HCV RNA(<15 IU/mL),即:SVR。对于肝硬化患者,清除 HCV 可降低肝硬化患者失代偿率,即使不能杜绝也可降低 HCC 风险。对此类患者应继续监测 HCC。对于失代偿的肝硬化患者,清除 HCV 可降低肝移植的风险,然而对于患者的中期及长期生存率的影响还不确定。

（二）抗病毒药物

1.α-干扰素(IFN-α)与利巴韦林

IFN-α 是抗 HCV 的有效药物,包括普通 IFN-α、复合 IFN 和聚乙二醇干扰素 α(Peg IFN-α)。Peg IFN-α 与利巴韦林联合应用(PR)是目前较好抗病毒治疗方案,其次是普通 IFN-α 与利巴韦林联合疗法,均优于单用 IFN-α。国外临床研究结果显示,Peg IFN-α-2a(180 μg)或 Peg IFN-α-2b(1.5 μg/kg)每周 1 次皮下注射联合利巴韦林(15 mg/kg)口服,疗程 48 周,SVR 率可达 54%～56%。普通 IFN-α(3MU)肌内注射每周 3 次联合利巴韦林治疗 48 周的 SVR 率稍低,为 44%～47%;单用 Peg IFN-α-2a 或普通 IFN-α 治疗 48 周的 SVR 率分别仅为 25%～39% 和 12%～19%。我国的临床试验结果表明,Peg IFN-α-2a(180 μg)24 周单药治疗慢性丙型肝炎的总 SVR 率为 41.5%,其中基因 1 型患者 35.4%,非 1 型患者为 66.7%。单用利巴韦林治疗慢性丙型肝炎无效。因此,如无利巴韦林的禁忌证,均应采用联合疗法。

2.直接抗病毒药物(DDAs)

蛋白酶抑制剂、NS5A 抑制剂和 NS5B 聚合酶抑制剂是新近用于临床的抗-HCV 三大类药物。蛋白酶抑制剂以 NS3-4A 蛋白酶为靶点,NS3-4A 可将病毒多功能蛋白裂解为其组成部分,主要是该病毒的非结构蛋白。如果阻断该作用,也就阻断了病毒的复制和内部传播。

NS5A 是参与病毒的复制以及病毒体装配的蛋白质,但该蛋白的作用机制尚不明确。NS5A 蛋白由病毒编码,但它不是一种酶,无任何酶的功能,如果以 NS5A 蛋白为靶点,可中断病毒复制和组装重要的部分生命周期。NS5A 蛋白通过改变细胞膜帮助建立复制工厂,我们称之为"细胞膜网络"(病毒复制在细胞膜网内进行)。NS5A 蛋白还可转运病毒基因组到组装点,如果阻止该功能,即可阻断病毒的组装和复制。

NS5B 聚合酶抑制剂包括核苷抑制剂和非核苷抑制剂。核苷抑制剂通过抑制 NS5BRNA 聚合酶(负责细胞内病毒 RNA 的复制)发挥作用。该类药物中,核苷抑制剂直接针对聚合酶的活性位点,而非核苷抑制剂靶向活性部位外位点,改变 NS5B 聚合酶的构象,使其丧失功能。

（三）聚乙二醇干扰素(PEG-IFN)联合利巴韦林(PR)治疗

在 DAAs 上市之前,PEG-IFN 联合利巴韦林(PR)方案仍是我国现阶段 HCV 感染者接受抗病毒治疗的主要方案,可应用于所有基因型 HCV 现症感染,同时无治疗禁忌证的患者。如患者具有绝对禁忌证,应考虑使用以 DAAs 为基础的方案。如患者具有相对禁忌证,而 DAAs 药物获取困难,则应充分考虑患者的年龄、对药物的耐受性、伴随的非 HCV 感染相关的其他疾病的严重程度、患者的治疗意愿及 HCV 相关肝病进展情况等综合因素,全面衡量后再考虑是否应用 PR 方案。

1.适应证

(1)慢性丙型肝炎:只要检测到 HCV RNA,无论肝功正常与否,应积极抗病毒治疗。

(2)丙型肝炎肝硬化:代偿期肝硬化(Child-Pugh A 级)患者,尽管对 PR 治疗的耐受性和效果有所降低,但为使病情稳定、延缓或阻止肝衰竭和 HCC 等并发症的发生,建议在严密观察下给予抗病毒治疗。可采用 DDAs 治疗。

失代偿期肝硬化患者,多难以耐受 IFN-α 治疗的不良反应,有条件者应行肝脏移植术。

(3)肝移植后丙型肝炎复发:HCV 相关的肝硬化或 HCC 经肝移植后,HCV 感染复发率很高。IFN-α 治疗对此类患者有一定效果,但有促进对移植肝排斥反应的可能,可在有经验的专科医师指导和严密观察下进行抗病毒治疗。目前有文献报道 DDAs 治疗此类患者安全、有效。

2.禁忌证

主要包括:未控制好的抑郁症、精神病、癫痫,未控制好的自身免疫性疾病,ChildPugh 评分 B7 或以上,妊娠期妇女,不打算避孕的夫妻,合并其他脏器严重疾病如不能很好控制的高血压、心力衰竭、糖尿病及慢性梗阻性肺疾病。

3.PR 方案抗病毒治疗应答的类型及影响因素

(1)病毒学应答类型意义。①快速病毒学应答(rapid virolo gical response,RVR):治疗第 4 周时,高灵敏度 PCR 定量试剂检测 HCVRNA 阴性,基因 2 型和 3 型或者可考虑缩短疗程,基因 1 型低病毒载量也可考虑缩短疗程。②延长快速病毒学应答(extended rapid virological response,eRVR):治疗第 4 周及第 12 周时 HCVRNA 均检测不到。③早期病毒学应答(early virological response,EVR):治疗第 12 周 HCVRNA 比基线至少下降 2log10 IU/mL(部分 EVR),或治疗第 12 周 HCVRNA 检测不到(完全 EVR)。④治疗结束时病毒学应答(end of treatment response,ETR):24 周或 48 周治疗结束时灵敏试剂检测 HCVRNA 为阴性。⑤持续病毒学应答(sustained virolo gical response,SVR):治疗结束 24 周后,HCVRNA 仍然检测不到,是治疗长期应答的最好预测因子。⑥突破:治疗期间 HCVRNA 曾阴转,但尚未停药即出现阳转。⑦复发:治疗结束时 HCVRNA 转阴,但随后又转阳。⑧无应答(nonresponder):治疗第 24 周仍能检测到 HCVRNA。⑨无效应答:治疗第 12 周 HCVRNA 下降小于 2log10 IU/mL。⑩部分应答(partial responder):治疗第 12 周 HCVRNA 下降至少 2log10 IU/mL,但第 24 周时 HCVRNA 仍能检测到。

(2)组织学应答:是指肝组织病理学炎症坏死和纤维化的改善情况,可采用国内外通用的肝组织分级(炎症坏死程度)、分期(纤维化程度)或半定量计分系统来评价。

(3)抗病毒治疗应答的影响因素:慢性丙型肝炎抗病毒治疗疗效应答受多种因素的影响,下列因素有利于 PR 疗法取得 SVR:①HCV 基因型 2、3 型;②病毒水平<2×10⁶ 拷贝/mL;③年龄<40 岁;④女性;⑤感染 HCV 时间短;⑥肝脏纤维化程度轻;⑦对治疗的依从性好;⑧无明显肥胖者;⑨无合并 HBV 及 HIV 感染者;⑩治疗方法:以 Peg IFN-α 与利巴韦林联合治疗为最佳。⑪IL-28B 基因型 CC 型患者比基因型 CT、TT 型患者更容易获得 RVR、EVR 和 SVR。

4.PR 治疗方案

(1)初治患者:我国目前仍以 PR 方案作为一线治疗方案:①Peg IFN-α 联合利巴韦林:两种类型的 Peg IFN,即 Peg IFN-α2a(180 μg/w)和 PEG IFN-α2b[1.5 μg/(kg·w)]。均可用于联合利巴韦林治疗慢性丙型肝炎。②利巴韦林的推荐剂量应参考患者体质量选择,对基因 1.4~6 型 HCV 感染者,可选用每天 15 mg/(kg·d),疗程 48 周;对基因 2.3 型 HCV 感染者,推荐选择 800 mg/d,疗程 24 周。③对基因 2.3 型 HCV 感染,基线特征提示低应答患者可选择每天应用利巴韦林 15 mg/(kg·d)进行治疗。

鉴于目前国情,如果不能使用 Peg IFN-α 可进行普通 IFN-α 联合利巴韦林治疗。普通干扰素联合利巴韦林治疗方案:IFN-α 3~5 MU,隔天 1 次肌肉或皮下注射,联合口服利巴韦林 1 000 mg/d,建议治疗 24~48 周。

另外,开始抗病毒治疗后第 4 周、12 周、24 周的病毒应答情况可以决定治疗的疗程,SVR 获得的概率与 HCV RNA 阴转的相关。任何基因型的患者,如果治疗 12 周 HCV RNA 下降小于 2log10 IU/mL,或

24 周仍可检测到 HCV RNA(检测灵敏度为 50 IU/mL),则应该停止治疗。获得快速病毒学应答(RVR)并且基线为低病毒载量(<40 万~80 万 IU/mL)的患者,可以考虑将治疗的疗程缩短为 24 周(基因 1 型或 4 型),12~16 周(基因 2 型或 3 型)。如果存在应答的阴性预测因素(如进展期肝纤维化/肝硬化、代谢综合征、胰岛素抵抗、肝脂肪变性等),则短疗程与长疗程等效的证据不足。无论患者的基因型和基线病毒载量如何,如果患者仅有早期病毒学应答(EVR),即患者治疗后第 4 周时 HCV RNA 阳性,第 12 周时 HCV RNA 阴性,则应治疗 48 周。基因 1 型患者如果仅获得延迟病毒学应答(DVR),治疗 24 周时检测不到 HCV RNA,则应该治疗至 72 周。这可能也适用于其他基因型患者。

(2)PR 方案治疗未获 SVR 者:应该首先考虑 DAAs 治疗方案。在 DAAs 不可及的情况下,既往单用普通 IFN-α 或 Peg IFN-α 治疗复发的患者,再次给予 Peg IFN-α-2a 联合 RBV 治疗 48 周,其 SVR 为 93%;既往使用普通 IFN-α 联合 RBV 治疗复发的患者,再次给予 Peg IFN-α 联合 RBV 治疗 48 周,其 SVR 率为 85%。既往经过规范 Peg IFN-α 联合 RBV 治疗复发的患者,再次给予 Peg IFN-α 联合 RBV 治疗 48 周,SVR 率为 71%。cEVR 是 SVR 的重要预测因子,获得 cEVR 的患者,86.4% 获得 SVR。

(3)无应答患者的再治疗:既往 PR 治疗复发或无应答的患者应首先考虑 DAAs 治疗。无法获得 DAAs 者可采用以下方案:①既往治疗未采用 Peg IFN-α 联合 RBV,或者治疗的剂量不够、疗程不足而导致复发的患者,可给予 Peg IFN-α 联合 RBV 再次治疗,疗程 48 周,治疗监测及停药原则同初治患者。②既往治疗复发的患者,如果不存在迫切治疗的需求,例如没有以下情况:显著肝纤维化或肝硬化(F3-F4)、HIV 或 HBV 合并感染等、等待肝移植、肝移植后 HCV 复发、明显肝外表现、传播 HCV 的高危个体等,可以选择等待,获得适合的可及药物再治疗。③既往治疗未采用 Peg IFN-α 联合 RBV,或者治疗的剂量不够、疗程不足无应答的患者,可给予 Peg IFN-α 联合 RBV 再次治疗,疗程延长至 72 周,治疗监测及停药原则同初治患者。④既往规范 PR 治疗无应答患者,可等待获得适合的可及药物再治疗,但是有迫切治疗需求的患者应尽早进行 DAAs 治疗。

(姜 雷)

第四节 丁型病毒性肝炎

丁型肝炎(hepatitis D)的病原体丁型肝炎病毒(hepatitis D virus,HDV)为意大利 Rizzetto 在 1977 年发现。它是一种缺陷 RNA 病毒,必须在有 HBV 感染存在时才能感染宿主。乙型肝炎合并丁型肝炎病毒感染时常使病情加重、慢性化,甚至发展为急性重症肝炎,是肝炎防治中的一个重要问题。

一、丁型肝炎病毒的流行病学

(一)HDV 感染是一种世界流行性疾病

丁型肝炎病毒在地中海国家、中东、中非和南美北部高度流行。在西方国家 HBV 感染的静脉药瘾者 HDV 感染也高度流行。全球超过 3.5 亿人有慢性 HBV 感染,其中 1 500 万~2 000 万合并 HDV 感染(同时感染或重叠感染)。20 世纪 80 年代和 20 世纪 90 年代所完成的许多研究都指出,超过 20% 的 HBsAg 阳性者合并感染 HDV;然而,20 世纪 80 年代乙肝疫苗接种计划的实施使其患病率明显下降,降至 5%~10%。在土耳其中西部地区有 <5% 的 HBsAg 阳性者感染 HDV,而东南部 >27%。HDV 感染高度流行的另一个国家是蒙古,有三分之一的慢性肝炎感染者归因于 HDV。

即使丁型肝炎在南欧低流行,但它仍然是中欧主要的健康负担,该流行主要归因于来自高流行区域的移民。在德国转诊中心的肝脏疾病中有大约 8%~10% HBsAg 阳性者检测到抗-HDV 抗体阳性,这些丁型肝炎患者中超过 3/4 不是出生在德国。直到 20 世纪 90 年代中期该中心的大多数 HDV 阳性患者出生在土耳其;然而,从 20 世纪 90 年末开始在东欧和独联体地区出生的 HDV 感染者比例明显增加。另一个德国肝脏病学中心也报道,在东欧和中亚出生的丁型肝炎患者数量增加。HDV 感染在伦敦南部也越来越流行。伦敦英皇学院医院在 2000 年到 2006 年,大概 1 000 名慢性乙型肝炎患者中有 82 名检测出抗-HDV 抗体阳性,该研究中的 HDV 感染者主要出生在非洲或东欧。尽管有这些调查结果,但是急性 HDV 感染者很少发生在非移民人群。

研究发现美国 1985 年到 1993 年男同性恋者 HDV 感染患病率为 2%,血友病患者和妓女大约为 20%,HBV 感染者超过 30%。然而,从那以后没有大样本的流行病学研究发表。特别是高危人群如静脉药瘾者 HDV 感染的患病率在美国还不清楚。

在巴西西部的亚马孙流域、委内瑞拉山区和太平洋西部的 HBsAg 阳性者中,丁型肝炎也流行。巴西西部的亚马孙流域 HDV 感染率很高,且患病率和病死率也高。

(二)我国 HDV 感染的流行状况

我国 HDV 感染的流行情况过去不太清楚。因为我国是 HBV 感染流行高发地区,因此,HDV 感染在各地的流行状况及其在慢性肝病中的地位,是值得关注的问题。1984 年,许健音报道北方 HBsAg 阳性患者血清中抗-HD 的检出率为 2%(5/224)。同年,郝连杰等在来自武汉地区的 111 例 HBsAg 阳性肝组织中,应用直接酶免疫法发现 10 例 HDAg 阳性(8.9%)。1986 年,Roggendorf 与买凯等在国内 12 个地区 1502 例 HBsAg 携带者进行抗-HD 的检查中,总检出率为 1.8%,并认为 HDV 感染主要在边疆少数民族地区。施惠萍等对北京、四川等地的 HDV 感染进行了调查,认为 HDV 感染在我国具有地方性发病倾向。为明确 HDV 感染在我国的存在情况,1987 年,张永源先后在意大利巴维亚及都灵,对我国的 67 例和 79 例 HBsAg 阳性慢性肝炎患者肝组织进行免疫组化检查 HDAg,发现其检出率分别为 8.95% 和 7.6%,证实 HDV 感染在我国乙肝所致的慢性肝病中确实存在。此后,同济医学院附属同济医院临床免疫研究室应用由 Rizzetto 教授所提供的特异性抗-HD 血清,对来自全国包括湖北、广东、江苏、山东、河北、甘肃、陕西、四川、云南、辽宁、吉林和新疆等 18 个地区,2 513 份肝组织进行了肝内 HDAg 检查。在受检的 2513 份肝组织中,血清或肝组织 HBsAg 阳性者 1887 例(75.08%),HDAg 阳性 205 例,HDAg 仅在 HBsAg 阳性者中检出,其检出率为 5.26%～22.75%,平均为 10.86%。由于各地区所检测的肝组织数量有差异,为便于比较,将 18 个地区合并为中南、西南、西北、华东、华北及东北六个大地区,各大地区 HDAg 的检出率为 6.73%～16.51%,经统计学处理,各地区的检出率并无显著性差异。同一病理类型如肝活检标本中的 HDAg 各地的检出率亦无显著性差异。2006 年,刘成桂等对四川地区 216 例 HBsAg 携带者进行血清 HDAg 和抗-HD 检测,检出 HDAg 阳性 8 例,抗-HD 阳性 15 例,HDV 感染率为 10.6%。我国台湾亦为 HBV 感染的高发地区,早期报道 HDV 的感染率为 5%～7.5%,有资料表明,15.6% 的 HBsAg 阳性慢性活动性肝炎患者血清抗-HD 阳性,慢性 HBsAg 携带者 2.5% 急性肝炎样发作实为 HDV 的二重感染所致。

以上资料表明:①我国确实存在 HDV 感染。②HDV 感染不仅存在于边疆少数民族地区,也存在于中原、东南及我国的北方地区。③各地区的 HDV 感染率报告不一,可能与检查方法及对象有关。如在武汉地区,曾对作血脂普查的 698 份"健康"血清进行检查,其中 HBsAg 携带率高达 22.4%(RIA),但均未检出抗-HD。但在慢性肝病患者的肝脏组织中却多次证实有 HDAg 的存在。

(三)HDV 感染的传播方式

HDV 的传播方式与 HBV 相同,主要为肠道外途径传播。HDV 感染的发生与注射、针刺、输血或血液制品的使用等有关。静脉药瘾者、同性恋者、血友病患者以及血液透析患者为高危人群。人口拥挤、居住条件不良、开放性皮肤损伤以及蚊虫叮咬等均可促进 HDV 的传播。

1973 年以前瑞典的静脉药瘾者几乎无抗-HD 阳性者,但此后 HBsAg 阳性药瘾者的抗-HD 的检出率从 0 上升到 75%。这说明 HDV 输入到 HBV 的高发人群可以引起局部的流行。又如在委内瑞拉的 Yucpa,3 年中出现了 149 例肝炎,其中 34 例死亡,22 例发展为慢性。86% 的 HBsAg 阳性患者可检出抗-HD。9 例尸检中有 7 例的肝内可检出 HDAg,多数患者为儿童和青年 HBsAg 携带重叠感染 HDV。患者居住拥挤,据认为其传播途径为与开放性皮肤伤口的接触有关。针刺和性接触可能是成人中传播的原因。在巴西亚马孙河谷的 Labrea 与北哥伦比亚的 Siewa Nevada de Santa Marta,肝炎曾反复流行数十年,现在认为,这些肝炎也就是 HDV 感染。虽然在发达国家,由于采用了敏感方法筛选献血员,因输血而感染 HDV 的机会,在美国已下降至 1/3 000 以下,单次输血 HDV 感染的危险性更低,但反复应用由大量血浆制备的血液制品(如Ⅷ因子)感染 HDV 的危险性仍然存在。例如在欧洲和美国,HBsAg 阳性的血友病患者抗-HD 阳性率达 27%~100%。此外,免疫血清球蛋白(ISG)传播 HDV 的可能性也不容忽视。在 1970 年以前生产的 ISG 中,75% 以上可以检出抗-HD。经筛选 HBsAg 后 1972 年的产品中下降到 45%,但在 1981 年和 1982 年的批号产品中抗-HD 检出率仍有 38%。由于 HDV 的感染滴度在某些血清中可明显高于 HBsAg 的感染滴度,因此,不能检出 HBsAg 的 ISG,并不能完全排除传播 HDV 的可能性。母婴传播 HDV 仅见于 HBeAg 阳性和抗-HD 阳性母亲所生的婴儿。这表明围生期传播仅在 HBV 可以传播的条件下才会发生。对 HBV 携带者的家庭研究提示,HDV 主要经水平传播。在同一家庭中,HDV 感染在其配偶及同胞之间占优势,而并非其子女。与这种传播模式一致的是 HDV 感染在婴儿中少见,11~20 岁时显著升高,21~40 岁达到高峰。

二、HDV 感染的发病机制

目前所知关于 HDV 感染的发病机制是有限的。临床观察发现丁型肝炎主要是免疫介导的疾病过程。然而,特殊的临床病例提示 HDV 感染可出现细胞病变。例如,南美北部严重丁型肝炎的暴发与肝脏疾病罕见的组织学特征有关,该特征能代表细胞病变的病毒本质。这些急性重症肝炎病例大部分是 HDV 基因 3 型引起的。

关于 HDV 的细胞免疫应答已有几项研究,这些研究指出,宿主 T 细胞应答的数量和质量可能与感染控制的程度有关。2006 年我们发现 HDV 感染患者细胞毒性 $CD4^+$ T 细胞水平高于 HBV 或 HCV 感染者。值得注意的是,一般情况下肝脏中 $CD4^+$ T 细胞水平高于外周血,且随年龄增长而累积,这一特点可能是年龄较大的患者丁型肝炎进展更快的一种解释。

总的来说,至少在 HDV 基因 1 型和 2 型感染患者中,丁型肝炎主要是一种免疫介导疾病。因此,抗病毒治疗的目标应该是增强抗-HDV 免疫及减少病毒血症而使感染得到长期控制。有趣的是,国际丁型肝炎干预研究 1(HIDIT-1)试验报道,最早的证据是 HDV 感染者 HDV 特异性 T 细胞应答的质量能预测 Peg IFN-α-2a 治疗的效果。需要注意的是,2009 年发表的另一项研究显示,HDV 可通过阻断 Tyk2 激活而干扰 IFN-α 信号通路,从而阻止 STAT1 和 STAT2 的活化及易位到细胞核,从而降低抗病毒治疗疗效。

多种肝炎病毒的同时感染与病毒复制交互抑制的不同模式有关。HDV 经常抑制 HBV 复制。70%~90% 丁型肝炎患者乙型肝炎早期抗原(HBeAg)阴性,且血清 HBV DNA 低水平。早期共转染实验显示 delta 蛋白能减少 3.5 kb HBV RNA 和 2.1 kb HBV RNA 的细胞内水平。这一现象可能的解释是 HDV p24 和 HDV p27 蛋白抑制 HBV 增强子 pⅡE1 和 pⅡE2,并抑制 HBV 复制。另外,Williams 等发现 HDV p27 可反式激活 IFN-α 诱导的 Mx1 基因(也称为 MxA),从而抑制 HBV 复制。

尽管 HDV 对 HBV 有影响,但仍有 15%~30% 丁型肝炎患者 HBeAg 和(或)HBV DNA 阳性。然而,对 HBeAg 阳性的丁型肝炎患者的病程没有很好的研究。重要的是,在 HDV 同时感染的情况下,甚至 HBeAg 阳性患者可能出现 HBV DNA 阴性。另一方面,HBV 前核心终止密码子能在丁型肝炎患者中产生。因此,HBeAg 阴性患者能有显著的 HBV DNA 水平,并需要对乙型肝炎行抗病毒治疗。HBV 病毒血症水平是 HBV 单一感染者疾病进展的一个最重要的预测指标。同样地,HBV 和 HDV 同时感染者应该监测 HBV 病毒血症且必要时进行治疗,HBV 病毒血症也能促进丁型肝炎患者向临床终点的发展。

1/3 以上的丁型肝炎欧洲患者与 HCV 同时感染。在这种情况下,需要重点指出在三重感染患者中,HDV 不仅能抑制 HBV 复制还能抑制 HCV 复制。在 HBV 和 HDV 重叠感染者中慢性 HCV 感染甚至能被清除。少于 1/5 的抗-HCV 抗体阳性,HBsAg 阳性和抗-HDV 抗体阳性患者 HCV RNA 阳性。然而,抗-HCV 抗体阳性和 HCV RNA 阴性患者真正从 HCV 感染恢复的数量,或在病毒同时感染的情况下 HCV 复制是否正好被抑制是不清楚的。病毒优势能随时间而改变,因此三重肝炎病毒感染的患者应该密切随访,且应考虑对主导病毒进行治疗。

三、HDV 感染的特异性检测

HDV 感染的检测对于确定 HDV 感染为现在感染,还是既往感染,区别 HDV 与 HBV 同时感染(co-infection)还是重叠感染(superinfection),估计预后等均具有重要的意义。但 HDV 感染的检测当前还存在一些问题:①HDV 感染的抗体应答较差,而且多变。急性丁型肝炎仅出现低水平的抗-HD,甚至常在急性病变开始后数周才出现抗体应答。②可用于检测血清中丁型肝炎抗原及抗体的试剂还很不普及,亦不够稳定。③许多敏感的检测方法,技术上很复杂,目前仅限于研究单位应用。

（一）丁型肝炎病毒抗原的检测

肝组织内的 HDAg 检测由 Rizzetto 于 1977 年首先进行,他用 HDV 感染患者的高滴度抗-HD 血清作直接免疫荧光或免疫酶法检出肝组织内存在 HDAg。迄今仍认为肝内抗原检测是"金标准检测方法"。肝内 HDAg 可用免疫荧光染色在肝冰冻切片上检出,也可用直接免疫酶法在甲醛溶液固定的石蜡包埋组织切片上,用常规方法在光镜下检出。HDAg 可见于细胞核内,也可见于胞质内。本方法较简便,不仅可以明确病因及了解病理改变;而且对估计预后,指导治疗有重要的价值。由于免疫酶染色的抗体来自受感染患者的血清,虽然容易获得,但并不理想,难以标准化,且具有感染性,现已有人研制抗-HD 的单克隆抗体及人工合成 HDAg(Bermann,1989),用以免疫家兔,获得抗-HD 化学多肽,可望用于 HDV 抗原的检测。

在受感染者的血清中,也可用酶免疫试验(enzyme immunoassay,EIA)、放射免疫试验(radioimmunoassay,RIA)以及蛋白质印迹(Western)印迹技术检测;美国最近一项研究表明:在急性 HDVHBV 同时感染的病例,RIA 法仅能在 26% 的患者中检出 HDAg。与之相反,爱尔兰 Shattock 等报道,用 EIA 检测,发现 100% 的患者有 HDV 抗原血症。西班牙的研究报告,89% 的急性丁型肝炎患者在发病的第 2 周可检出 HDAg。出现这种差异的原因可能是所用的检测方法敏感性不同,也可能与标本采集的时间有关。由于 HDAg 在血中出现早,而且仅持续 1～2 周。因此,多数临床疑诊为急性丁型肝炎的患者检测时已为时过晚,不能检出 HDAg。

慢性丁型肝炎病毒感染的患者中,用 RIA 或 EIA 很少能检出 HDAg,推测可能是因为血清中的 HDAg 与抗-HD 形成了免疫复合物,因而用这些方法不能检出。Western 印迹法可以解决这个问题,因为用本法可通过蔗糖将血清中的病毒颗粒与抗-HD 分离开来。Western 印迹分析在变性后进行聚丙烯酰胺凝胶电泳,可使标本中剩余的抗体与抗原离解。用 Western 印迹法可见到 HDAg 呈相对分子质量大小为 24 000 及 26 000 的 2 种抗原特异性蛋白。Buti 等认为这是一种敏感而有用的检测 HDAg 的方法。然而,本方法技术上较困难,而且费时,又需用核素,从而限制了它的推广应用。

（二）丁型肝炎病毒抗体的检测

血清中检测丁型肝炎病毒抗体是一种非常有用的诊断方法,抗-HD 可用 RIA 和 EIA 法检测,现已有商品试剂盒供应,一般检测 IgG 和 IgM 抗体(总抗-HD)。

急性丁型肝炎感染 3～8 周时约 90% 可检出现抗-HD,一般为低滴度(<1/100),但在急性期后仍持续存在。由于抗-HD 的出现在时间和程度上往往有差异。因此,若疑为急性 HDV 感染,必须在数周内作多次重复检测。最近已建立了检测 IgM 型抗-HD 的方法,本法有助于诊断急性 HDV 感染。在急性 HBV/HDV 同时感染时,约 93% 的病例出现一过性 IgM 型抗-HD 阳性。如果同时有总抗-HD 滴度的升高,更可证实诊断。丁型肝炎重叠感染时,HDV 的抗体应答更为可靠且稳定。早期很容易检出高滴度的 IgM 和总抗-HD(>1/1 000 000)。抗 HD 滴度超过 1/1000 即可认为具有诊断价值。但对免疫缺陷患者,抗-HD 检测并不可靠。如果血清出现持续性高滴度的抗-HD,即可确诊为慢性丁型肝炎感染。

（三）丁型肝炎病毒 RNA 的检测

在血清中能通过分子杂交或逆转录聚合酶链反应(RT-PCR)的方法检测 HDV RNA。杂交检测有大约 $10^4 \sim 10^6$ 基因组/mL 的检出下限。这个技术已经被更敏感的 RTPCR 代替,它的检出限为 10 基因组/mL。在肝脏标本中,HDV RNA 能通过原位杂交进行检测。然而,这一方法不常规使用,因为非常难做且耗时间。现在新的自动化检测方法使动态随访治疗期间感染患者血清中的病毒 RNA 成为可能。

四、HDV 感染的临床表现

HDV 感染有两种类型,HDV 与 HBV 同时感染(co-infection)和在慢性 HBV 感染的基础上再感染 HDV,称为重叠感染(superinfection)。

（一）HBV 与 HDV 同时感染

多数 HBV/HDV 同时感染的 HDV 复制现象并不显著(HDAg 仅一过性在肝内检出,而在血清中不能检出)。这些病例肝脏的病变轻微,血清中常一过性检出 HBsAg,仅见血清抗-HD IgM 阳性反应,呈一过性、自限性经过,故 HDV 感染常被漏诊。急性 HBV 和 HDV 同时感染导致 90% 以上患者病毒完全清除,但由于 HBV 复制活跃,HDV 的复制表现可非常明显,在一段较长的时间内血液及肝脏中均可检出 HDAg,这类患者常为重症或急性重症肝炎。HDV 只在少数慢性 HBsAg 携带者和 HDV 重叠感染中自发清除。HD 抗原血症的出现一般与肝脏损伤程度有关,提示有严重的肝脏炎症。同时感染大多可自行缓解,不发展为慢性,这类急性肝炎很难与 HBV 单独感染相区别,常见转氨酶升高为双相性经过,这可能是 HBV 与 HDV 相继感染的表现。根据黑猩猩实验感染的研究,HBV/HDV 同时感染的潜伏期为 4～20 周。这类急性肝炎常见于输血、用血液制品后及静脉药瘾者。HBV 和 HDV 同时感染患者的组织病理学比单独 HBV 感染患者的更严重,这在黑猩猩实验中也已证实。在世界不同地区已出现一些急性丁型肝炎的暴发。然而,幸运的是,由于 HBV 疫苗接种计划的实施,过去二十年急性丁型肝炎在西方国家已相当罕见。

（二）慢性 HBV 携带者重叠感染 HDV

慢性 HBV 携带者重叠感染 HDV 较 HBV/HDV 同时感染更为常见。HDV 重叠感染可呈无症状经过,由于已有 HBV 感染,常见 HDV 明显的复制,其肝炎症状较同时感染为重,表现为慢性肝炎急性发作或恶化形成慢性 HDV 感染,或甚至成为急性重症肝炎。在重叠感染时,血清及肝脏中可检出 HDAg,抗-HD IgM 与 IgG 阳性反应。无症状性 HBV 携带者重叠感染 HDV,如果过去未曾检查过乙肝指标,常会误诊为急性乙型肝炎。但血清学检查抗-HD IgM 与 IgG 阳性,而抗-HBc IgM 阴性或抗-HBc IgG 阳性,说明是慢性 HBV 携带者与 HDV 的重叠感染。HBV 携带者 HDV 重叠感染过去往往被误认为由于休息、饮食及药物治疗不当所致肝炎恶化,而实际上是因为 HDV 重叠感染所致。

（三）HDV 与暴发性乙肝

急性暴发性乙肝伴有 HDV 感染(由于 HBV/HDV 同时感染或 HBV 携带者 HDV 重叠感染所致)的发病率与形成因素尚不完全清楚。在 HDV 高发地区,据报告 HBV/HDV 同时感染形成急性重症肝炎的概率较高。例如在意大利为 30%(25/82),在洛杉矶的静脉药瘾者达 41%(14/34)。而在 HDV 感染低发区,如美国与爱尔兰,HDV 感染在乙型肝炎所致急性重症肝炎中并不占重要地位,百分率极低。

（四）慢性 HDV 感染

HBV 携带者重叠 HDV 感染,虽也可自限或缓解,但多数形成慢性肝炎,病情出现进行性发展。例如,意大利报道 24 例 HBsAg 携带者重叠 HDV 感染中,20 例发展为慢性活动性肝炎。过去认为 HBsAg 携带者重叠感染 HDV 应用 RIA 在血清中不易检出 HDAg,这可能是因为血清中的抗原与抗-HD 形成了免疫复合物而不能检出。但应用免疫转印技术却可证实有持续性抗原血症存在。在慢性肝炎也可应用 HDV cDNA 探针作杂交,在血清中检出 HDV RNA。在慢性 HDV 感染的肝脏内常可检出 HDAg 及 HDV RNA。区别持续性 HDV 感染与既往 HDV 感染可作血清抗-HD IgM 和抗-HD IgG 检查。但应注意,慢性 HDV 感染时抗-HD IgG 常为高滴度阳性反应,可与既往感染相鉴别。如抗-HD IgM 与抗-HD IgG 两者在 HBV 携带者均为高滴度阳性反应时,提示为进行性慢性 HDV 感染。慢性 HBV 感染者为 HDV 最主要的宿主,是 HDV 感染的重要来源。

一些研究表明,慢性 HDV 感染导致的肝病比单独慢性 HBV 感染更加严重,且与纤维化进展加速、

HCC 风险增加和早期肝硬化失代偿有关。在土耳其东南部,几乎一半的肝硬化和肝细胞癌系 HDV 感染所致。一项意大利丁型肝炎患者随访 28 年的研究表明,25%肝硬化患者发展为 HCC,肝衰竭是 59%患者死亡的原因。这些数据与来自台湾的一项研究一致,该研究报道,基因 1 型的 HDV 感染者的累计存活率低,15 年后只有 50%患者存活。HDV 和 HIV 同时感染患者,HDV 感染也与发展为肝硬化风险的增加有关。一个西班牙研究小组发现,HIV、HBV、HCV 和 HDV 同时感染的患者有 66%发展为肝硬化,但 HBV、HCV 和 HIV 同时感染的患者只有 6%。

（五）HDV 与慢性肝病

慢性 HDV 感染多有活跃的肝脏病变。例如意大利报告 HBsAg 携带者 32%的 CAH、52%的肝硬化肝内均可检出 HDAg。另一报告在伴有慢性活动性肝炎(CAH)与肝硬化的 HBsAg 阳性儿童中,几乎全部伴有 HDV 感染,说明 HDV 感染是发展成慢性肝病的一个重要因素。但在美国,仅在静脉药瘾者的慢性肝病中有特别高的 HDV 检出率。伴慢性 HDV 感染的肝病患者,多数有明显症状,但明显严重的肝病也可见于无症状携带者。一组无症状但肝功能异常的 HBsAg 携带者的肝活检表明,61%抗-HD 阳性者病理改变为 CAH 或肝硬化,或两者并存。因此,建议对抗-HD 阳性的无症状 HBsAg 携带者,作肝活检检查以确定慢性肝脏病变的性质。

（六）HDV 感染的临床经过特征

根据 111 例慢性 HBV 患者肝组织中发现 10 例 HDAg 阳性的回顾性分析,其临床特点如下

1.反复发作

10 例患者中有 9 例有反复肝炎发作的病史,病程分别为 2～8 年。在此期间,肝功能反复异常,肝炎症状不能缓解。其中有的患者在 2 年内因 ALT 升高、黄疸而住院 5～6 次。

2.急性肝炎样表现

10 例患者中有 1 例为 HBsAg 无症状携带者,肝功能和临床表现无异常,突然出现发热、恶心、呕吐及 ALT 升高等急性肝炎样表现。

3.病情重

HDAg 阳性患者病情多较严重。其中 5 例有肝硬化(2 例死于肝功能衰竭,有 2 例反复出现食管静脉曲张破裂出血、便血及腹水等肝功能失代偿现象,并转外科行门腔静脉分流术治疗);另 4 例有明显炎症,仅 1 例炎症较轻。本组病例的临床经过特征说明:乙肝重叠感染 HDV 者,临床表现多为病情反复发作,迁延不愈,病情呈进行性,发展为肝硬化、肝功能衰竭或食管静脉曲张破裂出血,有的病例出现急性肝炎症状,如果过去乙肝病史不明,往往误诊为急性肝炎。因此,临床上对慢性乙肝患者突然急性发作或反复发作,病情进行性进展者,应考虑重叠 HDV 感染的可能,应及时检查血清中的抗-HD IgM 或肝组织内的 HDAg,以明确诊断。

五、肝脏病理改变与免疫病理

（一）HDV 感染的肝脏病理改变

Verme(1986)曾观察 HBsAg 携带者伴有慢性 HDV 感染、急性 HDV 感染发展为慢性的系列肝活检的组织病理学改变。认为 HDV 感染者的肝脏组织学改变,与其他类型病毒所引起的肝炎并无明显的组织学差异。在慢性肝炎患者的肝活检标本中,见汇管区及其周围炎症及碎屑样坏死等明显炎症病变,且常伴有肝硬化。肝小叶内见明显的单个核细胞浸润,肝细胞嗜酸性变及嗜酸性小体形成;肝细胞内有时可见微小滴状脂肪变。HDV 感染者的肝活检标本常见灶性、融合性与桥接坏死。肝细胞内 HDAg 在急性肝炎较少,而随着肝脏病变的慢性化而增加,在其晚期肝硬化时,HDV 抗原表达常较低。

我们曾对肝组织内不同病毒复制状态的慢性肝病组织学变化进行比较,其中肝组织内存在两种病毒复制（HDAg⁺/HBcAg⁺)33 例,仅有 HDV 复制者（HDAg⁺/HBcAg⁻)33 例,仅有 HBV 复制者（HDAg⁻/HBcAg⁺)25 例。同样亦发现,HDAg 阳性与 HDAg 阴性者的病理表现基本一致,各病变指标并无质的差异,而仅是量的不同。

（二）HDAg 在肝组织内表达的形式

应用抗-HD 血清作直接酶免疫或直接免疫荧光检查,可显示肝组织内的 HDV 抗原表达。HDAg 在肝细胞核内表现为均匀分布的细颗粒,在胞质中的表达可为局限于胞质内里包涵体状,或弥散性分布在胞质内。在 144 份 HDAg 阳性标本中,53 份为单纯胞核型,82 份为单纯胞质型,9 份为混合型(既有胞核型也有胞质型)。

HDAg 阳性细胞在肝组织内的分布形式多为散在分布,HDAg 阳性肝细胞散在于阴性肝细胞之间,或成簇分布,较少为弥漫分布。

Kojima(1986)曾对肝细胞内 HDAg 进行免疫电镜研究。证实 HDAg 主要定位于肝细胞核内,也可见于肝细胞质内。肝细胞核的染色体区可检出 HDAg,表现为弥散性或片状分布。HDAg 表现为不规则的颗粒样结构,直径 20～30nm。这些 HDAg 阳性颗粒表现为单个颗粒分布,或成簇状分布。在肝细胞质内 HDAg 见于细胞质基质内,也可见游离的或与内质网膜相连接的核糖体中,在核糖体内显示阳性的 HDAg 免疫染色。提示核糖体可能是 HAD RNA 翻译 HDAg 的场所。HDAg 再从核糖体进入胞质的基质中,而后再聚集在细胞核内。细胞质与核内抗原代表着 HDAg 扩散的不同阶段。

（三）HDAg 在不同类型 HBsAg 阳性肝病肝组织内的检出率

HDAg 在肝组织内的检出率不仅与不同地区的感染率有关,而且也与不同类型肝病有关。虽然有报告认为 HDAg 在无症状携带者、急性肝炎、慢性肝炎、重症肝炎及肝硬化均可检出,但一般认为以慢性肝炎、重症肝炎和肝硬化的检出率较高。

根据对 2346 例不同病理类型肝病肝组织内 HDAg 直接酶免疫染色检查的结果分析,HDAg 在急性肝炎中的检出率最低,为 3.28%;慢性肝病次之(8.60%～10.59%),肝炎后肝硬化高达 14.32%。此外,HDAg 的检出率与临床病情有一定的关系,如在一组临床诊断为无症状 HBsAg 携带者中,均未检出 HDAg,而另一组 50 例 HBsAg 阳性重症肝炎的肝组织中,HDAg 的检出率却高达 16%。

HDV 重叠感染与肝病的活动性和慢性化有关。HDV 感染对部分患者肝硬化的发病以及重症肝炎的形成起着不可忽视的作用。

（四）HDAg 表达与肝脏病变的关系

表达胞质型 HDAg 的肝细胞形态可为正常,也可为明显萎缩的肝细胞。HDAg 可见于疏松改变或气球样变性的肝细胞,或者坏死区残留的肝细胞内。胞核型 HDAg 阳性肝细胞形态大多为光镜下正常的肝细胞,偶尔也可见少数核型 HDAg 表达的肝细胞呈高度疏松化。Kojima 在免疫电镜下见到存在 HDAg 的肝细胞,特别是胞质内有 HDAg 的肝细胞与无 HDAg 的肝细胞相比,有较严重的变性改变。这些改变包括内质网扩大、核糖体与内质网膜分解和线粒体异常等改变。在浆膜型 HBsAg 与 HBcAg 表达部位常有淋巴细胞浸润现象,但在 HDAg 阳性肝细胞周围则常不见淋巴细胞浸润。

上述观察结果表明,HDAg 表达的肝细胞多有变性改变,其周围很少见到炎性细胞浸润,间接地支持 HDV 可通过直接致细胞毒作用而造成肝细胞损伤。但是必须注意到,乙肝合并丁肝病毒感染的肝脏病变是复杂的,有的 HDAg 阳性肝细胞并无变性改变;HDAg 阳性肝细胞周围也有时出现如 Kojima 所见的炎性细胞浸润,肝细胞病变与 HDV 感染的细胞数之间并无平行关系。这些现象可能是同时存在着 HBV 感染以及机体免疫状态共同相互作用的结果,不能肯定病变是 HDV 直接的细胞毒性作用,还是免疫及炎症改变,或者两者共同作用导致肝脏损伤的结果。

（五）HDV 感染与 HCC

HDV 感染与肝癌之间的关系尚不清楚。过去认为在肝癌中,肝内 HDAg 或血清中抗-HD 的检出率很低,甚至有人认为并发 HDV 感染者多在发展成肝癌以前已死亡。以往有动物实验表明,携带 WHV 的土拨鼠在重叠感染 HDV 之后 2 年,10 只中有 7 只发生了肝癌。Hadziyannis(1985)曾随访一组 HDV 感染患者 3.6 年,33% 好转,另 33% 无改变,8% 明显恶化,25% 出现肝硬化或肝细胞肝癌,并估计约 10% 的 HDV 感染可发展成为肝细胞肝癌。在我们所观察的 10^4 例肝癌肝组织中,HBsAg 的检出率为 75%,其中检出 HDAg 者 10 例(12.82%),均为胞质型。8 例 HDAg 在癌周肝细胞中,另 2 例有少数 HDAg 阳性肝细胞为癌前细胞,在典型的癌细胞内未发现 HDAg。

我国是肝癌的高发区,已证实癌周肝组织内 HBsAg 和 HBcAg 的检出率分别为 76% 和 30%,在癌组织内的检出率分别为 14% 和 6%,表明肝癌与 HBV 感染有密切的关系。HDV 感染在肝癌发病中的意义尚不清楚,推测 HDV 在癌变中由于引起肝细胞坏死、炎症及肝硬化可能对致癌起着促进作用(Verme,1991)。

(六)HDV 感染与 HBV 复制的关系

HDV 与 HBV 复制的关系目前认识尚不一致,多数认为 HDV 感染对 HBV 的复制有抑制作用。血清学研究表明:重叠 HDV 感染的慢性 HBV 感染者,血清中 HBsAg、HBeAg、HBV DNA 及 HBV 聚合酶等指标的滴度降低。但 Genesca(1987)认为,有 HBV/HDV 同时感染者与单独 HBV 感染者的血清中 HBV DNA 并无差异。我们在 167 例 HDV 抗原阳性的标本中,同时检出了 86 份 HBcAg 阳性。通过双染色发现,HDAg 与 HBcAg 定位于不同的肝细胞内,在同一肝细胞内偶见 HDAg 与 HBcAg 同时存在。提示 HDV 对 HBV 复制的抑制并不完全,HBV 与 HDV 也可在同一肝细胞内复制。此两者的协同感染在致病中的生物学意义,尚待进行深入研究。

六、丁型肝炎的诊断

HBsAg 阳性者至少应该检测一次抗-HDV IgG 抗体。没有证据提示在缺乏抗-HDV 抗体时能直接检测到 HDV RNA,因为 HDV 感染者都会产生抗-HDV 抗体。据我们所知,缺乏抗-HDV 抗体的免疫低下患者,存在 HDV 病毒血症的病例仍然没有报道。然而,抗-HDV 抗体存在不一定表明活动性丁型肝炎,HDV 感染恢复 HDV RNA 可以消失。长期如此,感染恢复后抗-HDV 抗体可以消失。但是,抗-HDV 抗体也能持续很多年,甚至经历 HBsAg 血清学转换或肝移植。

HDV 感染应该以检测到血清 HDV RNA 来证实。如果血清 HDV RNA 阳性,应该评估肝脏疾病的分级和分期,监测 HCC 并考虑抗病毒治疗。可以进行 HDV RNA 定量检测。然而,没有证据表明血清 HDV RNA 水平与任何临床标志物活性或肝脏疾病阶段有关,同样与 HCV 感染无关。这说明 HDV RNA 定量只对抗病毒治疗有用。多项研究正在评估关于根据 HDV RNA 下降水平决定抗病毒治疗的停药规则。Erhardt 等提出对 Peg IFN-α-2b 治疗 24 周后血清 HDV RNA 水平下降少于 3 个 log 的患者继续治疗没有意义。Yurdaydin 等认为使用常规重组 IFN-α 获得 SVR 的 HDV 感染患者与不能清除 HDV 感染的患者相比,通常在治疗开始的 3~6 个月内血清 HDV RNA 水平下降。

20 世纪 80 年代和 20 世纪 90 年代活动性丁型肝炎的诊断依赖于抗-HDV 抗体 IgM 检测。抗-HDV 抗体 IgM 检测现在可能仍然有用,尤其是对 HDV RNA 检测为阴性的患者。由于 HDV 基因组的变异和 HDV RNA 检测标准化的缺乏,HDV RNA 检测可能产生假阴性的结果,或在疾病波动下 HDV RNA 水平检测可能低于检出限。在这些病例中,HDV RNA 应该重复检测,如果条件允许应进行抗-HDV IgM 抗体检测。

丁型肝炎只发生在与 HBV 同时感染或重叠感染情况下,要保证 HBV 感染一定成立,包括 HBV DNA 定量和 HBeAg、抗-HBe 抗体检测。同样地,必须检测抗-HCV 抗体和抗-HIV 抗体。以我们的经验,检测出抗-HDV 抗体阳性的患者中有 1/3 以上抗-HCV 抗体也检测出阳性,这一发现与其他研究小组是一致的。病毒性肝炎患者诊断应当包括肝病分级和分期,因为丁型肝炎能快速进展且疾病本身严重。由于治疗方案的选择有限,故开始评估 IFN 治疗的风险和益处时应该考虑肝纤维化的程度。针对丙型肝炎和乙型肝炎,纤维化的非侵袭性血清学标志和弹性扫描已被广泛地研究。然而,对丁型肝炎有用的信息非常有限。肝病分期定量评估,如 AST 与血小板比率指数(APRI)或 AST 与 ALT 比值,在有或无纤维化或肝硬化的丁型肝炎患者之间显著不同。目前,尚无有关 HDV 感染者瞬时弹性扫描方面的研究,因此肝活检仍是 HDV 感染诊断的关键。

总而言之,确立诊断的第一步是检测抗-HDV 抗体,然后通过肝脏中 HDAg 免疫组织化学染色或血清 HDV RNA 检测明确诊断。如果 HDV 感染被确诊,下一步是评估肝脏分级和分期以明确患者接受

IFN 治疗是否有益。

七、HDV 感染的治疗

实验与临床观察均已证明,HDV 感染是乙型肝炎慢性化及进行性发展的重要因素。HDV 感染在我国 HBV 患者的并发率已初步确定为 6%～10%。我国 HBsAg 携带率高达 10%～15%,尽管 HDV 感染率相对较低,但可累及成千上万的 HBsAg 携带者及慢性 HBV 感染患者。HDV 感染在 HBsAg 携带人群中的传播可造成病情的进展、加重及恶化等严重后果。因此,HDV 的防治在肝炎的防治中具有重要意义。

丁型肝炎是病毒性肝炎中唯一没有确定治疗方法的。然而,一些治疗策略可以采用。对于 HDV 感染的监测应被强制执行。不同病毒占主导地位的形式与不同的临床转归有关,且需要采取不同的治疗策略。然而,随着时间的推移病毒水平不一定稳定,因此,患者随访期间需要进行合适的治疗。

(1)类固醇、左旋咪唑、利巴韦林、胸腺素等已多次试用,但均未获得显著疗效。

(2)核苷及核苷类似物:一些用于 HBV 感染治疗的核苷及核苷类似物对 HDV 是无效的。泛昔洛韦在 20 世纪 90 年代临床用于乙型肝炎的治疗,但土耳其研究表明其对 HDV 无显著抗病毒活性。同样地,试验中 LAM 对丁型肝炎的治疗也是无效的。单独利巴韦林或与 IFN 联合也不能增加 HDV RNA 清除率。然而,一项 HIV、HBV 和 HDV 同时感染者的长期观察研究发现,抗反转录病毒包括替诺福韦治疗显示了出有希望的结果。该研究中抗反转录病毒治疗持续 6 年,在这期间作者观察到血清 HDV RNA 水平平均值下降,从 7log10 降到 5.8log10,16 位患者有 3 位 HDV RNA 变成阴性。丁型肝炎患者对 HBV 聚合酶抑制剂延长治疗或许有效,可能归因于血清 HBsAg 水平下降。该数据需要在以后的三重感染者治疗试验中加以证实。

克来夫定是乙型肝炎治疗发展中的一种核苷类似物,已被指出在土拨鼠中可抑制 HDV 病毒血症。然而,没有克拉夫定对丁型肝炎患者治疗有用的数据。此外,2009 年证实以线粒体 DNA 缺失为特征的严重肌病与克拉夫定治疗慢性乙型肝炎有关。因此,这种化合物的进一步临床发展尚不确定。

如果 HBV 聚合酶抑制剂用于丁型肝炎的治疗,则必须考虑变异的选择,包括 HBV 聚合酶抑制剂的耐药和 HBsAg 结构可能发生的变化,还有 HBV 聚合酶和 HBsAg 重叠的开放阅读框。尤其是 HBV 感染用 LAM 治疗期间经常出现 rtM204V HBV 聚合酶变异,它与编码在 s195 和 s196 位置上的 HBV 小包膜蛋白的基因改变有关。HDV 通过 HBV 包膜蛋白壳体化。Vieether 等证明,LAM 诱导的 sW196L 或 sW 196SHBsAg 变异抑制 HDV 颗粒的分泌。一个法国小组也证实上述结果,并指出 sW196SHBsAg 变异导致 HDV 颗粒装配受损。这些研究的临床结局不清,因为 HDV 颗粒不分泌的意思是细胞将由 HDV 抗原填充,这可能会引起细胞病变。这些数据表明,如果 HBsAg 变异被诱导,HDV 的致病性可能改变,丁型肝炎则应该避免不必要的核苷或核苷类似物治疗。

(3)重组 IFN-α:自 20 世纪 80 年代中期以来 IFN-α 用于丁型肝炎的治疗。随后大量试验研究 HDV 感染者 IFN-α 不同的治疗持续时间和剂量。然而,由于试验之间终点不同,故数据难以比较。随着时间的推移,仅少数研究对 HDV RNA 的血清水平进行了检测。

意大利一项随机研究发现,使用高剂量 IFN-α 是重要的,因为这种治疗与丁型肝炎患者获得长期有效的结局有关。一些试验已经延长了 IFN-α 治疗,从 HDV RNA 清除的方面来说似乎治疗 2 年优于较短的治疗持续时间。来自美国国立卫生研究院的一个病例报道,IFN-α 治疗 12 年最终导致 HDV 感染和 HBsAg 都消失。然而,IFN-α 高剂量和延长治疗只有少数患者能耐受,因此对大多数患者来说治疗的选择仍非常有限。

(4)Peg IFN-α:2006 年的 3 个小规模试验,评价了 Peg IFN-α 用于丁型肝炎的治疗效果,这些研究观察使用 Peg IFN-α-2b 治疗 48 周或 72 周。法国 Castelnau 等的研究包括 14 名完成 1 年治疗的患者,发现 6 名患者(43%)获得 SVR(定义为治疗结束后 6 个月未检测到血清 HDV RNA)。值得注意的是,接着 Andreas Erhardt 和同事的研究发现,12 名患者采用相似的治疗方案,但只有 2 名患者获得 SVR。这项研究中治疗的前 6 个月期间 HDV RNA 血清水平下降似乎能预测 SVR。规模最大的研究包括 38 名接受 Peg IFN-α-2b 治疗 72 周的患者,有 22 名还在前 48 周接受利巴韦林治疗。有 8 名患者(21%)在治疗结束后 24 周 HDV RNA 阴性。重要的是,利巴韦林没有明显效果,这与更早更小规模的试验一致,无法证明利巴韦林的抗-HDV 活性。

HIDIT-1 试验包括 90 名来自德国、土耳其和希腊的患者。患者随机分配到接受每周 180 μg Peg IFN-α-2a 加每天 10 mgADV,每周 180 μg Peg IFN-α-2a 加每天安慰剂,或每天 10 mgADV 三组中,且均治疗 48 周。两个 Peg IFN-α-2a 组显示经过 48 周治疗,血清 HDV RNA 水平平均值比单用 ADV 组显著下降。治疗后,HDV RNA 在接受包括 Peg IFN-α-2a 治疗的患者中未被检出。Peg IFN-α-2a 联合 ADV 组显示,经过 48 周治疗,血清 HBsAg 水平下降 1.1log10IU/mL。这些数据与来自希腊的报道一致,同时还发现接受 IFN-α 长期治疗的丁型肝炎患者血清 HBsAg 水平显著下降。

(5)肝移植:肝移植是丁型肝炎肝硬化末期患者治疗的唯一选择。由于在被动免疫接种抗-HBsAg 抗体和给予 HBV 聚合酶抑制剂的大多数人中,肝移植后 HBV 再感染可被预防,HDV 再感染在移植后不会发生。因此,丁型肝炎患者移植后的效果很好,5 年存活率显著高于因慢性肝衰竭等其他原因而行肝移植的患者。值得注意的是,肝移植后 HDV RNA 从血中快速消失,并与血清 HBsAg 水平同步下降。

总的来说,HIDIT-1 试验说明:首先,超过 40% 患者 Peg IFN-α-2a 对 HDV 有显著的抗病毒疗效,25% 患者在治疗 48 周后获得 SVR。其次,ADV 在 HDV RNA 血清水平下降方面很少有效,但对 HBV 复制水平显著的患者可以考虑使用。第三,Peg IFN-α-2a 加 ADV 联合治疗对血清 HBV DNA 水平或血清 HDV RNA 水平的下降没有作用。最后,为使 HDV 感染者 HBsAg 血清水平下降,Peg IFN 加核苷类似物联合治疗优于任何一种单药治疗。

八、HDV 感染的预防

业已肯定,乙肝疫苗不但可预防 HBV 的感染,对 HBV 免疫者亦不再感染 HDV,故也可预防 HDV 的感染。但在 HBsAg 携带者或 HBsAg 慢性肝炎,如何预防 HDV 重叠感染仍是一个问题。Papper 设想未来的 HDV 疫苗不仅可预防 HBsAg 携带者的 HDV 重叠感染,亦可防止 HDV 重叠感染所出现的严重后果,如严重慢性肝炎与急性重症肝炎。因而 HDV 疫苗的研制仍然是一个不容忽视的问题。

HDV 病毒的传播方式与途径和 HBV 相同,预防 HBV 传播的措施,均适用于 HDV,特别是控制医源性感染(如注射、输血、血液制品、针刺、化验采血等),对防止 HBV 及 HDV 的传播具有重要的意义。

(李　刚)

第十章

ICU患者相关处置

第一节 ICU 患者镇静、镇痛治疗

一、镇静治疗

重症监护室(ICU)的危重患者经常会出现焦虑、不适和疼痛等症状。在意识丧失、无知觉或无感觉情况下,患者也可能发生躁动,存在自我伤害或伤害他人的危险。镇静措施是重症监护室医护人员对危重患者实施关心和同情的组成部分。监护室医师实施镇静的目的,就是要减少患者的不良感觉和经历,使患者保持在理想的舒适程度和安全水平,增加患者的舒适感,从而改善患者的预后。

在 ICU,危重患者使用镇静药物的意义包括:①保证危重患者能够耐受各种必要的有创监测及治疗过程;②通过降低患者清醒度和减少活动来降低氧的消耗;③使患者遗忘某些床旁操作和特殊情况,如:气管插管、经皮气管造口术、气管切开术或心脏电复律术等。使用镇静药维持患者安全和舒适,对 ICU 治疗计划的实施常常是必要的,因此,接受机械通气的危重患者处于理想的舒适状态是 ICU 加强医疗最基本、也是最重要的目标之一。

(一)焦虑

焦虑患者经常描述一种不确定的强烈感觉和恐惧,以及伴随或不伴明显刺激的焦虑不安,频繁主诉诸如出汗、心动过速、口干等症状。持续焦虑可能引起躁动、神经症、谵妄或精神病。焦虑是一种刺激或是某种对抗反应或逃避反应的前兆,主要是个体的注意力集中在避免损伤或避免进一步受到损伤的反应。在ICU,使用镇静药能帮助患者降低和更好地适应这种应激反应。

1.病因学

危重患者焦虑的原因有很多,包括住院或入住 ICU,患者担心他的个人幸福、家庭、工作;患者缺乏自主性、无助和(或)压抑感,以及担心生存问题等,都是引起焦虑的原因。其他情况也可增加患者的焦虑:①丧失能力;②失眠;③仪器;④搬动;⑤噪音;⑥疼痛;⑦物理治疗;⑧室内温度;⑨气管吸痰。

患者对陌生的环境和病床感到不舒适都可能会增加患者的焦虑。术后或某些基础疾病(如心肌梗死或胰腺炎)造成的疼痛过程,也会增加患者的焦虑。焦虑和疼痛经常相互伴随,疼痛可以加重焦虑,焦虑也会增加疼痛。焦虑常导致失眠,失眠又会加重焦虑。疼痛、焦虑、监护室噪音、室内温度过高或过低以及周围光线过强等因素可造成失眠。此外,ICU 的其他因素也可加重患者焦虑、疼痛、不适及失眠等症状,机器报警、介入治疗和对患者缺乏体谅的医务人员都是造成噪音增加的因素。噪音的增加往往又促进了患者的焦虑和疼痛,ICU 有 50％患者受到影响。内外科 ICU 病房有 71％患者至少发生过一次躁动。

除了上述因素外,某些心理学特性也易使患者发生焦虑。Galetly 等发现:住院前属于紧张类型的患者,住院期间更容易出现焦虑,常需要更频繁和更大剂量的使用镇静药和阿片类药。

2.病理生理学

研究发现:产生焦虑的解剖学基础可能位于大脑的边缘系统。在焦虑发作时,研究者采用PET检测急性焦虑症(相对常见的焦虑症)患者的海马部位,发现其血流增加。且在发作时,焦虑患者的血清儿茶酚胺水平增高,极有可能是这些介质导致了焦虑过程中伴随的生理变化。也就是说,海马部位的活动刺激了儿茶酚胺释放,而后者又引起了诸多的生理改变,例如焦虑常伴随的心动过速、出汗、呼吸困难等。

此外,最近证据显示,在下丘脑和脑干的神经元也可能是应激的解剖基础。发生对抗或逃避反应时,下丘脑和脑干神经元被激活,它们又刺激和促进交感神经系统的传出活动。

γ-氨基丁酸(GABA)被认为是引起焦虑的另一种内源性生物化学介质,由中枢神经系统的上1/3突触释放。激活突触后GABA$_A$受体增加氯离子的传导,从而引起细胞内氯离子浓度增加,快速抑制突触后电位。激活的GABA$_B$受体开放钾离子通道,钾离子通道产生慢抑制作用。因此,任何增加GABA活性的药物(例如:苯二氮䓬类)或反应都会导致突触后抑制,降低其兴奋性。相反,任何抑制GABA活性的药物或反应将增加神经元的兴奋性,引起焦虑加重。

未经治疗的焦虑都可能是病理性的。焦虑的程度与高血压的程度呈正相关,常伴心肌冠脉灌注血流减少。焦虑将影响睡眠,加重疼痛感觉。焦虑如不缓解,可能会出现精神病表现,发展成为ICU妄想或ICU综合征。焦虑会引起躁动,躁动又可能会导致损伤。这种损伤源自:①患者自行拔除监护和治疗仪器设施,例如患者自己拔掉气管插管或动脉导管和中心静脉导管;②患者企图下床,增加了摔伤的发生率;③手术吻合口的损伤;④患者对治疗措施的依从性降低,例如胸部物理治疗;⑤患者氧的消耗增加。

氧的消耗增加可以导致心肌缺血伴随心源性疾病发作,例如:心律失常和心肌缺血或心肌梗死等。氧的供应和消耗不平衡会引起严重的后果。如果抗焦虑、镇痛或其他方法都不能达到减少氧需求,可以采用神经肌肉阻滞药使肌肉松弛的方法。

3.治疗

(1)非药物治疗:尽可能改善ICU环境,减少压抑程度。监护室工作人员要有意识和注意患者对护理环境的需求,给予更多的同情心。首先是要尽可能减少不良环境的刺激,为患者提供舒适条件,以利于增加患者睡眠和休息时间。将ICU的噪音程度减到最低,夜间干预(如常规胸片、抽血、胸部物理治疗)应尽量减少。夜间应尽可能为患者关上房门,以保证患者的正常夜间睡眠模式。白天,当患者睡了或正休息时,要尽可能限制医护人员的干预操作。为使患者舒适,减少焦虑,监护人员要掌握放松技术。注意倾听患者的主诉,确保焦虑症状是短暂的,这点是极其重要的。

(2)药物治疗:尽管医护人员在护理上尽了最大的努力减轻患者的焦虑和痛苦,ICU中仍然有很多患者存在焦虑和痛苦。因此,大部分ICU患者还是需要药物抗焦虑和镇痛。

1)镇静的程度:需要镇静的程度依适应证不同而异。例如控制癫痫持续状态需要较深的镇静,而气管插管则需要较浅的镇静。为使患者感觉舒适,现代模式的机械通气不需要深度镇静。治疗团队应当明确镇静的目的,确定想要达到的镇静程度,并有所记录。一旦确立镇静的方案,就要定期评估镇静的程度。要以制订的方案为基础,争取减少药品费用,提高镇静和镇痛质量。制订镇静方案时,应注意以下问题:①"过度镇静"可能增加医院获得性肺炎的风险。②需要频繁地定期神经系统评估,包括CT扫描。③可能延长ICU住院时间。④可能增加心理疾病的发病率,例如外伤后应激性疾病和抑郁。

镇静程度可以通过以下方法进行评估。①Ramsay评分标准:根据对标准化刺激反应作出判断,评分分为6个等级,范围从焦虑和躁动到无反应。该评分系统可信度较好,操作简单,数字评分适合于在ICU观察表上记录和说明。②脑电图能够提供一种脑活动的测量方法,更适合评估麻醉深度,不适合于解释脑病的患者。已经有了新的易使用的整合脑电图设备,但在ICU的应用尚在探索中。③诱发电位。

镇静程度也可以通过监测痛苦体征的生理学参数来进行评估。在每天镇静药完全撤离的非用药期间,记录患者的清醒时间或所达到Ramsay评分的预定程度,是评估的最佳方式。

2)理想镇静药物:目前尚无理想的镇静药物。理想的镇静药物可用于某些特定方面的镇静,例如:催眠、抗焦虑或遗忘,通常没必要为每个患者提供全面镇静。理想镇静药物的作用效果包括如下方面。①催眠/睡眠;②抗焦虑;③遗忘;④抗惊厥药;⑤非蓄积性的;⑥非经肝脏或肾脏代谢途径的;⑦无呼吸或心血管功能抑制;⑧费用合理;⑨起效快和作用时间短;⑩无长期影响记忆力的不良反应;⑪无长期影响心理的不良反应。

（二）镇静的监测

到目前为止,监测镇静的几种主观和客观技术都不理想。ICU 医师应该至少熟悉一种或两种监测镇静的技术,并能应用其中一种方法管理需要抗焦虑治疗的患者。选择的监测方法应当简单易于使用和记录,并能准确地描述焦虑或躁动的程度以及要达到镇静程度。Ramsay 评分已经应用了几十年,具有合理的可信度,但它对镇静分级能力有限。临床证明 Riker 镇静-躁动评分（Riker sedation-agitation scale,SAS）对 ICU 患者来说是可靠的(表 10-1)。运动活力评分(motor activity assessment scale,MAAS)标准由 Riker SAS 衍生而来,也在 ICU 患者中应用。COMFORT 评分广泛用于儿童的评估。

表 10-1　Riker 镇静和躁动评分(SAS)

分值	描述	定义
7	危险躁动	试图拔除各种导管,翻越床栏,攻击医护人员,辗转挣扎
6	非常躁动	需要保护性束缚并反复语言提示劝阻,咬气管插管
5	躁动	焦虑或身体躁动,言语提示劝阻可安静
4	安静	合作安静,容易唤醒,服从指令
3	镇静	嗜睡,可唤醒并能服从简单指令,但又迅速入睡
2	非常镇静	对躯体刺激有反应,不能交流及服从指令,有自主运动
1	不能唤醒	对恶性刺激无或仅有轻微反应,不能交流及服从指令

注:恶性刺激:指吸痰或用力按压眼眶、胸骨或甲床 5 秒

上述评估工具都是主观的,多数 ICU 医师更喜欢使用客观的镇静测量方法。心率和血压是镇静程度的非特异或不敏感指标,不建议使用。脑电图(EEG)受镇静影响,且费用高,也难以解释。已经进行了许多尝试用计算机运算来操作脑电图,使监测和解释简单化。脑电双频指数(bispectral index,BIS)在手术室应用广泛,却罕有研究评估其在 ICU 的应用。其在 ICU 应用存在局限性,患者的 BIS 变化多端,且有研究表明其主观评分的重复性差,尤其是在镇静水平较低的情况。或许 BIS 可以用于接受神经肌肉阻滞药的患者,却未经证实。

（三）ICU 常用的镇静药

1.苯二氮䓬类药

苯二氮䓬类药是 ICU 最常用的镇静催眠药。具有镇静、催眠、抗焦虑作用,也有良好的抗惊厥作用,还有一定程度的肌肉松弛作用。可导致顺行和逆行遗忘,其逆行遗忘是可以恢复的。无镇痛效果,但可通过阻断预期的疼痛反应和鸦片类药有协同作用。不良反应少,很少发生与其他药物的相互作用。作用机制是通过大脑边缘系统的苯二氮䓬受体起作用,该受体使 GABA 的剂量依赖性增强。因此,通过逐步提高剂量,苯二氮䓬类药物可产生从轻微镇静到昏迷的效果。呼吸抑制也存在剂量依赖关系,老年、慢性阻塞性肺疾病(COPD)以及接受鸦片类的患者更易发生呼吸抑制。

大部分苯二氮䓬类药物是在肝脏代谢,其代谢产物经肾脏排出。危重患者尤其老年人、肝功能或肾衰竭者,该类药半衰期延长,药物和其代谢产物蓄积,且透析不能将其有效清除。如果药物过量将导致治疗效果扩大,引起镇静、机械通气以及 ICU 停留时间的延长,更严重的后果在监护室不常见。苯二氮䓬类和鸦片类药物协同作用产生的镇静和抑制心肺功能作用,比单纯的两个药物作用相加更强。

（1）地西泮是了解最多、使用最多的苯二氮䓬类药。可以口服或静脉给药。广泛地用于管理机械通气患者,以及控制各种原因引起的惊厥。具有遗忘和轻微肌肉松弛作用,大剂量会产生心脏和呼吸抑制。可引起注射血管外周血栓性静脉炎,严重者可以发生反常的意识错乱和精神激动,长期使用会出现戒断症状。地西泮清除半衰期长达 20～50 小时,在肝脏降解产生活性代谢产物去甲地西泮和奥沙西泮,具有长

效镇静作用。

静脉给药后,地西泮的血药浓度水平由于快速地组织分布而迅速下降,因此,初始的镇静作用很快就减退。若持续输注,达到组织饱和时,药物的清除就依赖肝脏代谢。一旦饱和,即使肝功能正常患者也会造成镇静效果延长。地西泮属非水溶性的,其稀释剂中含乙醇、丙烯二醇和苯酸钠,其 pH 为 6.6 的黏稠制剂对静脉有刺激作用,频繁用药可以引起局部疼痛。常规用量是每 1～4 小时 2～5 mg 缓慢静脉注射,最好采用剂量逐渐增加的方式以达到理想效果。酗酒,尤其是同时滥用苯二氮䓬类药物的患者常需要大剂量地西泮来镇静。控制震颤性谵妄的患者可能需要累计剂量达到 1～2 g。

(2)咪达唑仑:咪达唑仑属短效苯二氮䓬类药物,静脉途径给药不会引起疼痛和静脉血栓形成。药效是地西泮的 2～4 倍。咪达唑仑易再分布至组织中,快速经肝脏和肾脏清除。临床疗效较短,半衰期为1.5～3.5 小时。起效快,静脉或肌肉给药后 1～2 分钟起效,效果好,通常在停止给药后迅速苏醒,适合于持续输注。在合并低蛋白血症、肾功能减退或肥胖的危重患者,咪达唑仑的清除会减慢,从而导致镇静时间延长。其活性代谢产物 α-羟基-咪达唑仑也起到延长疗效作用。持续输注对于危重患者的短期镇静、抗焦虑和遗忘作用效果理想。初始剂量为 0.1～2.5 mg/kg,随后每 2～3 小时给 2.5～5 mg/h,也可 1～20 mg/h 或 0.5～10 μg/(kg·min)持续静脉给药。某些患者需要加大剂量,曾有机械通气患者安全使用过 20 mg/h 的剂量。

(3)劳拉西泮:与其他苯二氮䓬类药物比较,劳拉西泮对心血管和呼吸中枢的影响弱,且因为其通过葡糖醛酸糖苷酶代谢,与其他药物相互作用较小。需要镇静超过 24 小时的 ICU 患者建议使用劳拉西泮。使用方法为,初始间断地快速静脉注射以达到理想的镇静水平,然后,以 0.5～2 mg/h 输注维持。过高浓度的劳拉西泮会发生沉淀,必须用葡萄糖或生理盐水配成 1 mg/mL 浓度输注。因为 2 mg/dL 制剂的溶剂中含聚乙二醇 400 和丙二醇,使用时可能会引起急性肾小管坏死、乳酸性酸中毒和高渗状态等不良反应。口服的劳拉西泮可引起腹泻。

(4)氟马西尼:是苯二氮䓬类药物的高特异性拮抗药,可以逆转其所有的已知中枢神经系统作用。静脉给药后 5～10 分钟,颅内可达到最高浓度。平均半衰期约 1 小时。其代谢产物为游离的无活性羧基酸和葡糖苷酸,经肾脏排泄。氟马西尼对大剂量苯二氮䓬类药物导致的呼吸中枢抑制有逆转作用,甚至可逆转因过量导致的昏迷,但必须小心调整剂量使用。许多药物过量的患者往往服用了多种药物,包括如三环类抗抑郁药。如果应用氟马西尼,患者将会失去苯二氮䓬类药物的保护性抗惊厥作用,从而出现癫痫发作。有报道,大剂量使用苯二氮䓬类药物的患者再给予氟马西尼,由于拮抗了苯二氮䓬类药物作用而诱发持续癫痫发作。通常静脉给予 0.1～1 mg 氟马西尼,即可达到逆转治疗剂量苯二氮䓬类药物的作用。过大剂量氟马西尼所产生的拮抗作用,将造成再次的立即镇静困难。

2.异丙酚

其又名二异丙基酚,是一种静脉注射的麻醉药,化学结构与其他麻醉药不同,低剂量具有镇静和催眠的特性。它是由美国 FDA 批准在 ICU 使用的镇静药。起效快、效果好。静脉给药,30 秒内可致意识丧失。由于体内的再分布和在肝脏迅速代谢成无活性的代谢产物,血浆半衰期为 0.5～1.5 小时,故其作用消除也快。即使持续给药达到深度镇静剂量,一旦停止给药,30～60 分钟内患者又可完全恢复清醒。这些特性使它非常适合 ICU 患者短期镇静或简单麻醉操作,如心脏电复律、内镜检查、气管插管以及烦躁和焦虑患者的镇静;尤其适合那些希望快速从呼吸衰竭中恢复的患者,例如有生命危险需要机械通气的哮喘患者。

异丙酚用于镇静时,开始剂量 0.5～1 mg/kg,随后以 25～70 μg/(kg·min)的速度输注,逐渐增加速度以达到理想的镇静水平,通常 ICU 的镇静剂量远低于麻醉所需的 6～12 mg/(kg·h)剂量。一般停止给药后 15～20 分钟苏醒。

联合使用中、小剂量的芬太尼或吗啡镇痛,可以减少异丙酚的需求量。异丙酚具有高脂溶性,在静脉给药后,将从血浆再分布到脂肪组织储存。由于再分布的速率较慢,持续输注以保持镇静的速率要低于初始镇静速率,因此,建议每天以维持镇静最小的速率输注,否则,停止使用异丙酚后,将造成镇静时间延长。

前瞻性临床研究表明,短期应用异丙酚和咪达唑仑的苏醒时间相似。一旦持续镇静时间超过72小时,异丙酚的苏醒更快、更可靠。

注意事项:异丙酚可以引起平均动脉压降低,其原因可能是导致外周血管扩张,而不是直接抑制心肌作用效果。低血容量或因严重低血压而导致心肌损害者慎用异丙酚。有报道,使用异丙酚的患者突然因代谢性酸中毒死亡,大部分病例是儿童,也有成人停止使用异丙酚后发生肌阵挛。异丙酚也可用于治疗癫痫状态和颅内高压。异丙酚制剂中含大量脂肪乳,在大量使用异丙酚期间,胃肠外营养的总脂肪含量必须重新调整,适当减少。长时间大量使用可能导致严重的高甘油三酯血症,因此,使用期间必须每2~3天监测血清中甘油三酯水平。如果甘油三酯水平增高过多,应减少异丙酚用量,或停止用药。脂肪乳剂非常适合细菌生长,有报道,细菌经表面侵入异丙酚的脂肪乳中繁殖,然后当患者接受污染的异丙酚时,发展成为败血症。因此,配制药剂时严格无菌操作非常关键,打开消毒瓶12小时的药品应当丢弃。

3.丁酰苯类

在丁酰苯类中,氟哌啶醇(haloperidol)是在ICU患者中治疗谵妄最有用的药。丁酰苯类安全性高,几乎对心率、血压无影响,也不影响通气。其作用机制不清楚,可能与拮抗多巴胺的活动有关。静脉注射或肌内注射后5~20分钟起效,15~45分钟达到作用峰值,而持续时间变化较大,为4~12小时。在肝脏代谢,经肾脏排泄。在血浆中的半衰期是20小时。较少影响血流动力学或呼吸变化。控制烦躁不安患者,开始给予1~2 mg静脉注射或肌内注射。以后,每8小时可增加到2~5 mg。也可以每半小时增加一倍剂量直到患者安静。维持剂量有赖于个体对药物的反应。有报道,1~2小时用量高达50 mg。

氟哌啶醇可以引起锥体外系反应,帕金森病患者是其绝对禁忌证。其他并发症包括:抗精神病药的恶性综合征、低血压、癫痫发作和心律失常等。氟哌啶醇具有拮抗多巴胺对肾的利尿作用。

4.巴比妥类药

巴比妥类药是最古老的镇静催眠药之一。具有明显的心血管和呼吸抑制作用。在ICU,大部分被苯二氮䓬类药、异丙酚、丁酰苯类药以及其他较新的药代替。偶尔用于深度镇静或癫痫状态、机械通气患者的麻醉和患有高颅内压的患者。

二、镇痛治疗

(一)病因学

重症监护室患者常因基础疾病、有创操作或创伤引起疼痛和不舒服,此外,监护、治疗(如导管、引流、无创通气设备和气管插管)、常规护理(如吸痰、换衣服和翻身)和长期卧床等均会造成疼痛。

(二)解剖路径和生理

对疼痛解剖学的物质基础认识,要比对焦虑多。疼痛最常发生于外周,通常继发于组织损伤,组织损伤又可引起如组胺、5-羟色胺和前列腺素等炎性介质水平增高,从而刺激神经末梢,导致C类和A类δ神经纤维产生神经电活动传导至脊髓背角的轴索。Ⅰ层的边缘层细胞和Ⅴ层的大多角运动神经元被激活,并投射至丘脑的疼痛感知区。脊髓丘脑束是主要的传导路径。其他冲动投射至网状结构、中脑、下丘脑和前脑边缘结构。冲动最终到达脑皮质,形成痛觉。位于脊髓胶状质的细胞调节节段和下行传入,并对脊髓背角的丘脑投射细胞发挥抑制作用。一些内脏疼痛可通过内脏传入神经传导。PET扫描证明大脑前扣带皮质区活动与不愉快的痛觉有关,提示大脑该区域起着连接焦虑和疼痛的桥梁作用。焦虑和失眠的患者感受的疼痛往往更严重,所需要的止痛药比无焦虑、休息好的患者更多。

(三)病理生理学

与焦虑一样,疼痛不加控制将导致许多不良后果。一方面,疼痛起到避免进一步损伤和保存有生能量促进愈合的有利作用;另一方面,由于儿茶酚胺水平增高引起交感神经兴奋,促使心排血量、血压和心脏做功增加,使得心脏以及全身代谢的氧耗量提高,所有这些反应都是危重患者难以承受的负担。其相应的不良后果将是代谢亢进,发生过度分解代谢、免疫功能减退以及伤口愈合延迟。疼痛使患者起床活动受限,导致深静脉血栓和肺栓塞发生率增加。伤害刺激本身可引起恶心、呕吐,甚至肠梗阻。这些将造成不舒服和并发症发生率提高,使得住院时间延长,病死率增加。控制焦虑和疼痛是患者良好医疗护理的组成部分。

疼痛受很多因素的影响,包括:个性、疼痛经历、恐惧、事件的理解、定向力障碍、人格缺失、年龄、组织损伤程度、慢性疾病和虚弱等。

（四）疼痛的评估

对疼痛程度和意识状态的评估是进行镇痛镇静的基础,是合理、恰当镇痛镇静治疗的保证。疼痛评估应包括疼痛的部位、特点、加重及减轻因素和强度。最可靠有效的评估指标是患者的自我描述。使用各种评分方法来评估疼痛程度和治疗反应,应该定期进行、完整记录。临床上,有以下几种疼痛评估方法:语言评分法(verbal rating scale,VRS)、视觉模拟评分(visual analogue scale,VAS)、数字评分法(numeric rating scale,NRS)、面部表情评分法(faces pain scale,FPS)、术后疼痛评分法(prince-Henry scale)(表 10-2)。语言评分法(VRS)按从疼痛最轻到最重的顺序以 0 分(不痛)至 10 分(疼痛难忍)的分值来代表不同的疼痛程度,由患者自己选择不同分值来量化疼痛程度。视觉模拟评分(VAS)用一条 100 mm 的水平直线,两端分别定为不痛到最痛。由被测试者在最接近自己疼痛程度的地方画垂线标记,以此量化其疼痛强度。VAS 已被证实是一种评价老年患者急、慢性疼痛的有效和可靠方法。数字评分法(NRS)是一个从 0～10 的点状标尺,0 代表不疼,10 代表疼痛难忍,由患者从上面选一个数字描述疼痛。其在评价老年患者急、慢性疼痛的有效性及可靠性上已获得证实。面部表情评分法(FPS)由六种面部表情及 0～10 分(或 0～5 分)构成,程度从不痛到疼痛难忍。由患者选择图像或数字来反映最接近其疼痛的程度。FPS 与 VAS、NRS 有很好的相关性,可重复性也较好。术后疼痛评分法:主要用于胸腹部手术后疼痛的测量,从 0 分到 4 分共分为 5 级。对于术后因气管切开或保留气管导管不能说话的患者,可在术前训练患者用 5 个手指来表达自己从 0～4 的选择。也可以通过下列指标:①患者反应,如果患者意识清楚,可以通过文字描述主观感觉疼痛程度。②应激状态生理学指标,例如心动过速、高血压、出汗、不安。上述指标应当结合临床进行评估,例如:该病理生理学过程是否对疼痛有反应;针对某指标予以镇痛,能否达到预期效果。

表 10-2 术后疼痛评分法

分值	描述
0	咳嗽时无疼痛
1	咳嗽时有疼痛
2	安静时无疼痛,深呼吸时有疼痛
3	安静状态下有较轻疼痛,可以忍受
4	安静状态下有剧烈疼痛,难以忍受

（五）治疗

疼痛治疗是危重患者医疗护理中的一项重要措施。许多患者在入住 ICU 时就有疼痛,或住 ICU 期间经历了疼痛过程。疼痛将产生许多不良后果,如:焦虑、失眠、谵妄恶化、促进应激反应、增加循环中儿茶酚胺水平和氧消耗量;当肺不张和痰潴留时,引起呼吸窘迫、活动受阻、静脉和消化道淤滞。

1.非药物治疗

疼痛的非药物治疗包括:让患者信任医护人员;温暖舒适的环境;注意减轻受压部位(例如规律地翻身);热水袋外敷;恰当的肠道和膀胱护理;适当补充水分改善口渴(例如湿润嘴唇);气管插管让患者难以耐受时,尽早行气管切开;骨折时,夹板固定治疗;多种治疗方式补充治疗,如:针灸、指压疗法、推拿、经表皮电神经刺激(TENS)。

2.药物治疗

药物治疗缓解疼痛,常用药物如下:鸦片类止痛药、简单止痛药、非甾体抗炎药,新药如:右旋美托咪啶和曲马多,局麻药,吸入药(易挥发的麻药),氯胺酮。

（1）鸦片类药物：鸦片类药物仍然是 ICU 中的主要止痛药，包括吗啡及其衍生药物（如：二醋吗啡、可卡因），半合成和合成的制剂包含苯基哌啶衍生物（如：哌替啶、芬太尼）、美沙酮衍生物（如：美沙酮、右丙氧芬）、苯并吗啡烷衍生物（如：喷他佐辛）、二甲氢吗啡衍生物（如：丁丙诺啡）。

鸦片类药物的作用效果是通过三个属于 G 蛋白耦联受体和具有抑制磷酸腺苷环化酶作用的主要鸦片亚型受体——μ、κ 和 σ 介导的，其作用包括：镇痛（棘上、脊髓和外周）、镇静、瞳孔缩小、抑制呼吸、镇咳、欣快感、烦躁不安、抑制胃肠动力以及药物的依赖等。理想的阿片类药物应具有以下优点：起效快、易调控、用量少、较少的代谢产物蓄积及费用低廉。阿片类药物的不良反应主要是引起呼吸抑制、血压下降和胃肠蠕动减弱，在老年人尤其明显。阿片类药诱导的意识抑制可干扰对重症患者的病情观察，在一些患者还可引起幻觉、加重烦躁。

鸦片类药物的治疗剂量要个体化，在 ICU 病房，通常鸦片类药物是采取间歇静脉注射或持续静脉输注，逐渐增高剂量直到起效，这种给药方式可以由护士控制（nurse-control ed analgesia，NCA）或由患者自己控制（PCA）。正确的给药方法是将吗啡稀释成 1 mg/mL 持续静脉输注，逐渐增高剂量直到患者不适感消失。原则上应以小剂量逐渐增加，以防止血浆药物浓度波动过大，从而以较少的药物剂量达到理想的镇痛、镇静效果而产生较少不良反应。吗啡类药物常和苯二氮䓬类药联合使用，例如：机械通气危重患者联合咪达唑仑以产生镇静/镇痛的作用。鸦片类药物也可通过蛛网膜下腔、硬膜外、经皮和鼻内等多个途径给药。

危重患者应用鸦片类药物需要注意如下情况：①滴注镇痛，尤其虚弱和老年患者，同样剂量个体间反应差别较大。②快速给药可以引起严重低血压，尤其在低血容量的患者。芬太尼和舒芬太尼在心血管稳定性方面优于吗啡。③在老年和肝肾功能不全的患者，由于药物及其代谢产物（如吗啡和它的主要代谢产物：吗啡 3-葡糖苷酸和吗啡 6-葡糖苷酸）的储积，导致药物作用时间延长。应用半衰期较短的药物（如阿芬他尼）或者较少依赖肝肾代谢和排泄的药物会减少这些问题。④便秘时，要注意细节和慎用促胃肠蠕动药（如甲氧氯普胺、西沙比利）。⑤耐药，必须增加剂量才能达到相同的效果。⑥停止用药或减量时发生的戒断症状。

戒断综合征的特点：易怒、震颤、具攻击性、发热、出汗、立毛、瞳孔扩大、腹泻、失眠等。

对于 ICU 患者，以上戒断症状要早期被清楚认识也不是轻而易举的，可能被误诊为脓毒血症或谵妄表现。治疗措施就是重新给鸦片类药物，然后缓慢撤药，尤其长期用药者。联合使用长效鸦片类药物（如美沙酮）、苯二氮䓬类药物和 α_2 激动药（如可乐定）可以控制戒断症状。

当使用其他鸦片类药物时，要注意药物相关的不良反应，如：哌替啶和传统的单胺氧化酶抑制药间存在相互作用，大剂量或长期使用哌替啶可引起癫痫发作；大剂量芬太尼偶尔可以引起胸壁强直。

纳洛酮作为鸦片的特异拮抗药，可以拮抗鸦片类药物所致的严重低血压、呼吸抑制以及不必要的镇静，而几乎不拮抗鸦片类药物的其他作用。它可以通过快速拮抗鸦片类药物作用来帮助评估神经系统状况。

常用的鸦片类药物的作用及其用法如下。

1）吗啡：吗啡作为鸦片受体激动药，通过作用于中枢神经系统产生镇痛作用。也会诱导镇静和欣快感。在成人，它容量分布是 3.2～3.4 L/kg，分布半衰期是 1.5 分钟，消除半衰期是 1.5 小时。在老年人，消除时间延长到 4～5 小时。1～2 分钟内起效，30 分钟达作用高峰，持续 2～3 小时。吗啡主要是在肝脏通过与葡糖醛酸结合来代谢，通过肾小球滤过排泄。只有 10%～50% 在尿液中以原型排泄或以结合形式在粪便中排泄。

吗啡广泛适用于中到重度疼痛治疗，可以通过硬膜外、鞘膜内、肌内和静脉注射等多种给药途径。也可用于镇静，尤其伴疼痛患者的镇静，还用于心肌梗死和肺水肿。由于其肌内或皮下注射的吸收难以预料，在危重患者首选静脉注射。初始静脉注射剂量 3～5 mg，必要时，每 2～3 小时重复给药一次，直至有效剂量，维持剂量可以 1～10 mg/h 速度持续输注。

吗啡通过直接作用于脑桥和延髓的呼吸中枢而引起呼吸抑制，降低了呼吸中枢对 CO_2 刺激的反应。

剂量依赖的呼吸抑制在静脉注射后迅速出现,而在肌内或皮下注射时出现的时间延迟。除了偶尔心动过缓和轻微静脉扩张外,治疗剂量的吗啡很少影响心血管系统。吗啡可以引起恶心、呕吐、支气管痉挛、Oddi 括约肌痉挛、便秘、尿急和尿潴留等。有肝肾功能不全或心力衰竭的患者,使用的剂量要少些,间隔时间要长些。肌内或静脉注射 0.4～2 mg 的纳洛酮能够治疗吗啡引起的呼吸抑制。

2)哌替啶:苯基哌啶衍生物的鸦片受体激动药,药效是吗啡的 1/10,起效较快,作用时间较短。在肝脏,通过脱甲基作用生成一种有活性的代谢产物/去甲哌替啶。其分布半衰期 5～15 分钟,消除半衰期 3～4 小时,作用持续 2～4 小时。哌替啶可直接引起心肌抑制和组胺释放,并通过迷走神经作用增加心率,过量可抑制呼吸。和吗啡相比,哌替啶较少引起胆道痉挛、尿潴留和便秘。哌替啶镇痛适用于造成中、重度疼痛的短时间操作,也用于诱导镇静。

静脉注射的初始剂量是 25～50 mg,必要时每 2～3 小时重复一次。肌内注射的初始剂量为 50～200 mg,必要时每 2～3 小时重复。纳洛酮可以拮抗其呼吸抑制作用。不良反应有组胺释放、低血压、恶心、呕吐、幻觉、精神异常和癫痫发作。

3)芬太尼:属于高脂溶性的合成鸦片受体激动药,易于通过血脑屏障,镇痛效果比吗啡高 75～125 倍。起效快(<30 秒),作用持续时间较短,血浆半衰期 90 分钟,消除半衰期 180～220 分钟。芬太尼先重新分布到非活性的组织如脂肪和肌肉组织中,最后,大量在肝脏代谢,经肾脏排泄。

反复给药或持续静脉输注时,芬太尼将逐渐饱和,结果会延长镇痛和呼吸抑制作用的时间。芬太尼引起低血压和心肌抑制的发生率相对较低,与其不引起组胺释放有关。它广泛用于心脏病患者的平衡麻醉。芬太尼适用于短时间疼痛的手术操作,如矫形外科的复位术、撕裂伤修复术等。初始静脉给药剂量是 2～3 μg/kg,镇痛时,给药时间应超过 3～5 分钟,间隔时间 1～2 小时。肝肾疾病患者应减少用量,延长给药时间。

芬太尼的不良反应包括呼吸抑制、肌肉强直、呼吸困难和呼吸衰竭,其不良反应可用纳洛酮拮抗。

4)舒芬太尼:属芬太尼的噻吩基衍生物,对鸦片受体具有很强的亲和力,其镇痛效果是芬太尼的 5～10 倍。其脂溶性质,决定了在迅速镇痛起效的同时,可快速通过血脑屏障。作用效果因在非活跃性组织部位的快速再分配而很快停止。重复给药可以产生储积作用。舒芬太尼的中间消除半衰期为 150 分钟,且分布容积较小,在肝脏通过脱烷基作用快速代谢,代谢产物从尿和粪便中排泄。

静脉给 0.1～0.4 μg/kg 剂量的舒芬太尼,比同量芬太尼的镇痛时间长,而呼吸抑制作用却少。舒芬太尼可以引起心动过缓、心排血量减少以及呼吸抑制延长。

5)阿芬太尼:属于高脂溶性麻醉药,比芬太尼起效快、作用时间更短。静脉给药后 1～2 分钟起效。由于药物的 pH 低,更多的非解离型药物可以有效地通过血脑屏障。阿芬太尼进入体内后再分布到非活跃性组织,其血浆半衰期大约 30 分钟,在肝脏代谢,经肾脏排泄。

持续静脉输注不引起储积效果,也不引起组胺释放,因此不产生低血压和心肌抑制。适用于 COPD 或哮喘患者。大剂量可以导致呼吸抑制。

静脉注射初始剂量是 10～15 μg/kg,给药时间应超过 3～5 分钟,必要时每 30 分钟重复一次。维持剂量需要以 25～150 μg/(kg·h)速率持续输注。肝肾功能不全者应减少剂量和延长用药时间。阿芬太尼可以引起肌肉强直和呼吸抑制的不良反应。

(2)普通镇痛药:影响镇痛药和镇静药的药物代谢动力学的因素包含:①患者的液体容量状态;②毛细血管渗漏(导致分布容积改变);③血白蛋白水平;④肾功能;⑤肝功能;⑥肝血流;⑦药物对携带分子结合的竞争力,代谢和排泄途径。由于以上因素影响,使危重患者选择适当药物、合适剂量变得困难。普通镇痛药一般包括对乙酰氨基酚、水杨酸盐和非甾体抗炎药物,应用普通镇痛药来镇痛可以减少鸦片类药物的需要量。

普通镇痛药(如对乙酰氨基酚、水杨酸盐)尤其适用于:骨关节疼痛;软组织疼痛;手术期间疼痛;炎性疾病。

以上药物可以经口、鼻胃管或肛门途径给予危重患者,以起镇痛作用。由于必须肠内途径给药,使得上述药物的应用存在局限性,且长期或大剂量使用具有导致肝功能不全的危险。

(3)非甾体抗炎药(nonsteroi-dal anti-inflammatory drugs,NSAIDS)是一组具有解热、镇痛和减轻炎症反应作用的异构化合物。常用的非甾体抗炎药包括羧基酸类(如吲哚美辛、布洛芬、甲芬那酸)或烯醇酸类(如吡罗昔康)。适用于上述普通镇痛药物的适应证。疼痛和发热时,可经口、鼻胃管、肛门或肌内注射等途径给药。不良反应:肾功能不全;胃肠道出血;由于抑制血小板功能引起出血倾向。

新的环氧合酶 2 特异抑制药(如伐地考昔及其可供肌内注射的前体帕瑞考昔)比传统 NSAIDS 不良反应少得多。

(4)曲马多:曲马多是最近被归到镇痛药范围的药物。其作用机制,一是通过 μ 受体途径起作用,另一途径是通过抑制 5-羟色胺和去甲肾上腺素吸收(去甲肾上腺素具有突触前刺激 5-羟色胺释放的作用),从而促进了镇痛,降低了疼痛系统的感觉。适用于术后中、重度疼痛。成人每次 50～100 mg,可以静脉注射、口服或肌内注射,每 4～6 小时 1 次,最大剂量 600 mg/d。

(李 娜)

第二节 ICU 患者相关腹泻

腹泻是指由于某种原因使肠蠕动过快、肠黏膜的分泌与吸收功能异常,导致每天排便次数超过 3 次,粪便量＞200 g/d,其水分超过粪便总量的 85%。ICU 危重患者腹泻的发生比例较高,既加重了患者原有的病情,又增加了患者的经济负担。因此,临床上需通过早发现、早预防来降低 ICU 患者相关腹泻的发生率。

一、腹泻发病机制及分类

正常人每天有大量液体进入小肠,主要由小肠吸收,其次被结肠吸收,少量随粪便排出体外,这是水在胃肠道分泌和吸收过程中动态平衡的结果。如平衡失调,就会引起腹泻。

(一)高渗性腹泻

在正常人,食糜经过十二指肠进入空肠后,空回肠内容物呈等渗状态。如果摄入的食物或药物是浓缩、高渗而又难消化和吸收的,则血浆和肠腔之间的渗透压差增大,血浆中的水分很快透过肠黏膜进入肠腔,直到肠内容物被稀释成等渗为止,大量液体存留刺激肠运动而致腹泻。高渗性药物有泻药如硫酸镁、硫酸钠;脱水剂如甘露醇、山梨醇;降氨药如乳果糖等。

(二)吸收不良性腹泻

许多疾病造成弥漫性肠黏膜损伤和功能改变,可导致吸收不良腹泻。肠黏膜吸收功能减损、肠黏膜面积减少、肠黏膜梗阻性充血、先天性选择吸收障碍等导致小肠吸收功能不良,引起腹泻。

(三)分泌性腹泻

当肠道黏膜细胞的分泌量超过上皮细胞的吸收能力时可致腹泻。刺激肠黏膜分泌的因子可分为四类:细菌的肠毒素、神经体液因子、免疫炎性介质和去污剂。刺激因子引起大量肠液、电解质和水分分泌而导致腹泻。

(四)渗出性腹泻

肠黏膜炎症时渗出大量黏液、脓、血,可致腹泻。炎性渗出物可增高肠内渗透压;肠黏膜有损伤,电解质、溶质和水的吸收可发生障碍;黏膜炎症可刺激分泌,增加肠的动力。

(五)运动性腹泻

药物、疾病和胃肠道手术可改变肠道的正常运动功能,促使肠蠕动加速,以致肠内容物过快通过肠腔,与黏膜接触时间过短,因而影响消化与吸收,发生腹泻。

二、ICU 相关腹泻的原因

（一）引起腹泻的内源性原因

1.消化道疾病

急性胃肠炎、上消化道出血、消化腺疾病、肠结核、结肠炎、肠息肉、肠道肿瘤、胰腺炎、胆囊炎、肝炎等消化系统疾病均可引起不同程度的腹泻,影响水分和营养的消化与吸收。

2.全身性疾病

中毒、休克、脓毒血症等引起胃肠道黏膜缺血缺氧致腹泻发生。

（二）引起腹泻的外源性原因

1.胃肠道手术

胃肠道手术常须洗胃、灌肠及预防性使用肠道抑菌药物,pH 改变,造成黏膜屏障功能受损,免疫力下降;术中牵拉、钳夹等刺激、手术时暴露时间长,加重黏膜水肿淤血;术后禁食、胃肠减压、肠麻痹等引起胃黏膜通透性增加,功能障碍。胃肠部分或大部分切除术后,胃肠容量减少,腺体分泌不足,吸收障碍及细菌生长过度,引起肠道内代谢紊乱和吸收障碍。

2.感染

各种细菌、病毒、真菌、原虫等通过食物、水经口进入,引起胃肠道感染而导致腹泻;无菌技术处理不当,延迟肠内营养等导致菌群移位、菌群失调引起感染性腹泻。

3.抗生素

抗生素的联合应用扩大了抗菌谱范围,容易导致肠道菌群失调继发抗生素相关性腹泻（AAD）。AAD是抗感染药物的一种常见的不良反应,其与抗生素使用时间过长（≥10 天）相关。AAD 的发生还与气管插管、留置尿管、鼻饲饮食等侵袭性操作及自身所患疾病等有关。临床表现为腹泻和假膜性肠炎。前者病情较轻,后者严重甚至致死。AAD 重症患者腹泻易并发脱水、电解质紊乱、代谢性酸中毒、休克、弥散性血管内凝血（DIC）以及肠出血、肠穿孔、中毒性肠麻痹等。

4.肠内营养

腹泻是肠内营养过程中最常见的并发症,原因与下列因素有关:营养液温度低于正常温度;营养液高渗透压或输注速度过快;危重患者低蛋白血症、胃肠道水肿,吸收障碍。输注太快是引起腹泻症状的主要原因。

5.机械通气

机械通气时使用抗酸剂预防应激性溃疡,致胃液酸度降低,菌群过度繁殖引起腹泻;正压机械通气阻碍胃肠道血液回流和胆汁排泄,使胃肠功能降低而引起腹泻。

6.假性腹泻

老年人、手术后患者或者重病后,粪便停滞嵌塞在直肠内不能排出,粪块可刺激直肠黏膜和肛门,使大便次数增多,不时有血性黏液或少量粪便从肛门排出,实际上是严重的便秘。这类便秘有时灌肠却不易排出,需要用手指挖出粪块,这种类似腹泻的症状称为假性腹泻。

7.其他原因

高热患者使用冰袋物理降温及使用降温毯也会发生腹泻。

三、诊断

腹泻的病因诊断须从病史、症状、体征、实验室检查特别是粪便性状及粪便检验中获得依据。许多患者通过仔细分析病史和上述检查的初步结果,往往可以得出正确诊断。如诊断仍不清楚,为明确原发病病因,可进一步做 X 线钡灌肠和钡餐检查,直、结肠镜检查、超声、CT、内镜逆行胆胰管造影（ERCP）等影像学方法明确诊断。

四、治疗

(一)一般治疗

治疗时首先要及时采取标本送检,根据检查结果和病因及时选用药物。积极治疗原发病密切观察病情变化,维持有效循环血量,缓解消化道的缺血缺氧状态。及时补充水分及电解质,纠正低蛋白血症状态,对低蛋白血症、禁食时间较长或胃肠道暂不可使用的患者,可先行肠外营养,待无肠道禁忌证时应尽早行肠内营养。必要时加以隔离治疗,如需手术治疗者采取及时手术治疗。

(二)合理应用肠内营养

应用肠内营养应遵循浓度由低到高,容量由少到多,速度由慢到快的原则。肠内营养开始前给等渗盐水 250～500 mL,肠道能耐受次日给予营养液,逐日增加至需要量和浓度。采用输液恒温器保持营养液温度 37 ℃,经营养泵控制灌注速度,抬高床头 30°～45°,定时检查胃潴留情况,并用温开水或无菌生理盐水有效冲洗管道。肠内可予谷氨酰胺强化肠黏膜屏障功能,改善肠道微生态。营养液的配制及输送过程严格无菌操作,现配现用,防止污染。

(三)合理使用抗生素

严格掌握抗生素的适应证,早期的降阶梯治疗和停用广谱抗菌药物是预防腹泻的关键。根据抗菌药的作用特点及患者的生理、病理及免疫状态用药,严格控制抗菌药的预防应用和联合用药,对于大量长期应用抗菌药物的患者,有针对性的监测肠道菌群,及时调整抗菌药物,采用微生态制剂维护肠道正常菌群。

(四)及时去除不利因素

合理使用压力支持模式和呼气末正压(PEEP),尽可能趋于或达到正常的胸压和腹压。必要时停用抑酸剂,使用呼吸机期间,建议取半卧位,强化口腔护理、使用鼻空肠管喂养,可有效预防呼吸机相关性肺炎的发生。

(五)其他

1.适当应用胃肠动力药

应用胃肠动力药物时根据病情及个体差异,排便后立即停药,避免过度导泻;对便秘患者尽量采用物理疗法,多食粗纤维的蔬菜和水果。

2.粪液引流

有研究表明,双腔气囊尿管末端接负压吸引器持续引流,可有效吸出肠内稀便,方便直肠用药治疗腹泻。

3.严格无菌操作

避免侵袭性操作如鼻饲、灌肠术等造成的感染;坚持每餐做好食物、食具消毒;对感染性腹泻患者采取严格的床边隔离措施,避免发生交叉感染。

4.微生态制剂

微生态制剂中含有人体肠道中共生菌,可以在肠道中定植,与致病菌竞争受体结合部位或营养物质,抑制致病菌的生长;可刺激宿主的免疫应答,增强体液免疫和细胞免疫。

(李　娜)

第三节　ICU 医院获得性感染

一、导管相关性血流感染

在现代日常医疗实践中,尤其是在重症监护病房(ICU),血管内置管术是不可或缺的。留置血管内导管是救治危重患者、实施特殊用药和治疗的医疗操作技术。

导管相关性血流感染(catheter related blood stream infection,CRBSI)是指带有血管内导管或者拔除血管内导管 48 小时内的患者出现菌血症或真菌血症,并伴有发热(>38 ℃)、寒战或低血压等感染表现,除血管导管外没有其他明确的感染源。实验室微生物学检查显示:外周静脉血培养细菌或真菌阳性;或者从导管段和外周血培养出相同种类、相同药敏结果的致病菌。

（一）流行病学与易感因素

CRBSI 特别常见于重症患者,CRBSI 常难以诊断与处理,是导致死亡的重要原因,临床上应予关注。

1.流行病学

(1)各种导管类型与感染:外周静脉置管导管相关感染发生率很低为 0.1%;中线导管的感染率为 0.4%;中心静脉导管(central venous catheters,CVC):普通中心静脉导管感染率为 4.4%;住院患者经外周中心静脉导管(PICC)感染率 2.4%;外科植入的隧道式长期留置导管感染率为 22.5%;植入泵式中央静脉导管(central venous port)相关血流感染发生率为 3.6%。在血液透析时,临时透析的双腔导管相关感染率为 21.4%;外周动脉置管菌血症发生率在 0.8%。应用 SWAN-GANZ 肺动脉导管进行血流动力学监测的血行感染发生率为 1%～3%。主动脉球囊反搏菌血症发生率为 15%。

(2)病原学:CRBSI 的微生物谱在过去的 30 年中变化较大。目前,革兰氏阳性菌是最主要的病原体。常见的致病菌有凝固酶阴性的葡萄球菌、金黄色葡萄球菌、肠球菌和白念珠菌,少见的致病菌有铜绿假单胞菌、嗜麦芽窄食单胞菌、鲍曼不动杆菌等,放射性土壤杆菌也有报道,近年来真菌感染有增加趋势。表皮葡萄球菌感染约占 CRBSI 的 30%。金黄色葡萄球菌曾是 CRBSI 最常见的病原菌,目前约占院内血行感染的 13.4%。金黄色葡萄球菌引起的导管相关血行感染的死亡率最高,达 8.2%;凝固酶阴性的葡萄球菌所致的 CRBSI 的死亡率最低,约为 0.7%。

近年来,随着广谱抗生素应用日趋广泛,真菌(以白念珠菌为主)在院内血源性感染中的比例越来越高。

2.易感因素

(1)患者因素:年龄、基础疾病、免疫状态、是否使用激素、大手术以及患者的个人卫生。

(2)穿刺相关因素:穿刺困难、通过导丝替换原有置管、置管部位(股静脉较锁骨下静脉及颈内静脉容易发生感染)、皮肤消毒、置管部位抗生素软膏的使用、敷料的种类、穿刺部位细菌定植数量等。

(3)导管特征:导管材质、单腔与多腔导管、是否为抗感染导管、是否为抗污染接头、导管内是否有血栓形成。

(4)置管前、后护理:是否采用最大无菌防护措施、不适当使用导管、导管留置是否大于 7 天等因素。

(5)致病微生物的附着作用:某些凝固酶阴性葡萄球菌通常能生成一种生物膜,使葡萄球菌细胞紧贴导管表面,并保护葡萄球菌免受宿主巨噬细胞、抗体及抗生素的攻击,常使得传统的治疗方法失败。金黄色葡萄球菌通过与宿主蛋白的特殊相互作用的表面受体与导管表面相黏附,因而导管插入后,使葡萄球菌与导管表面宿主蛋白黏附。白念珠菌对宿主组织及生物医疗装置的黏附能力可能是导管细菌增殖及脓毒症的重要因素。

（二）病因与发病机制

血管内导管相关血流感染的危险因素主要包括:导管留置的时间、置管部位及其细菌定植情况、无菌操作技术、置管技术、患者免疫功能和健康状态等因素。

微生物可以通过以下几个途径进入血管内留置装置(通常是留置导管)及血管输注装置,从而导致导管相关菌血症。

(1)皮肤插管部位的细菌定植:皮肤表面的细菌通过穿刺沿导管外表面向患者体内迁移,形成导管皮内段及至导管远端的细菌定植,随后引起局部或全身感染,为最常见的感染途径。

(2)接头操作污染:对于长期留置的导管而言,接头、导管的污染会导致管腔内细菌繁殖。

(3)输液污染:分内源性(制作过程的污染)和外源性(通过输液设备、延长管、使用过期液体或包装破损)。

（4）另一感染灶的血行播散到导管,细菌在导管上黏附定植。

（三）诊断

1.临床诊断

依靠临床表现来诊断不可靠且缺少特异性和敏感性。留置导管的患者伴有发热或其他全身感染的表现时,均应警惕 CRBSI。不能依靠局部有无炎症表现判断有无 CRBSI。

2.快速诊断

革兰氏染色,吖啶橙白细胞(acridine-orange leucocyte cytospin,AOLC)试验。使用腔内刷洗来释放定植于导管上的较大量细菌,当导管腔被刷洗以后,许多纤维及细菌从它们定植的导管壁上释放出来,紧接着抽血用 AOLC 试验来鉴定。

3.导管培养诊断

仅在怀疑 CRBSI 时进行导管培养,是诊断 CRBSI 的金标准。定量及半定量培养,认为是最可靠的方法。

4.血培养诊断

外周静脉血与导管内取血定量培养的比较:取两份血样本,一份来自外周,一份来自中性静脉导管,若中心静脉导管血样本菌落数大于外周静脉血培养的菌落数的 5～10 倍,可确诊 CRBSI。

中心静脉血与外周静脉血培养出现的阳性结果比较(阳性时间差)特别适用于病情稳定,无严重局部感染(化脓或蜂窝织炎)或全身征象(严重的败血症或感染性休克)的患者。CRBSI 者中心静脉阳性时间比外周至少早 2 小时。若输注液体和外周静脉血两者培养为同一微生物,且没有其他感染源,可确诊是与输液相关的血行感染。

革兰氏染色加 AOLC 试验可在 30 分钟内建立或者排除 CRBSI 的诊断。对于病情不稳定的脓毒血症患者,我们应该特别关注这种可用于指导早期有针对性使用抗生素的技术,不要去刻意保留有潜在严重细菌定植的导管。

（四）治疗原则

1.导管的处理

临床疑诊导管相关性感染的时候,应当考虑多种因素后再做出是否拔除或者更换导管的决定。这些因素主要包括:导管的种类、感染的程度和性质、导管对于患者的意义以及再次插管可能带来的并发症。无论导管的类型属于何种,一旦出现下列情况都必须拔除导管。

（1）严重的败血症、脓毒性静脉炎、感染性休克。

（2）出现下列情况时也应及时拔除导管:①菌血症持续＞48～72 小时;②局部皮肤或软组织感染(如导管通过的皮下隧道感染、穿刺点化脓);③出现并发症(如心内膜炎、骨髓炎、脓毒性菌栓等);④抗生素治疗后再次感染。而且,当存在皮下脓肿或广泛隧道炎症时还应进行局部清创术。如果分离到的病原菌为金黄色葡萄球菌、铜绿假单胞菌或其他非发酵菌、分枝杆菌、或酵母菌等难以清除的高毒力致病菌时,也应拔除导管。

2.抗生素治疗

（1）拔除导管并不总是可行、易行、无风险和有效的,而且有时病情并不允许拔出导管,特别是长期或永久留置的导管(如 Hickman 导管或内置式 Port-a-Cath 导管)。治疗一般采用抗生素全身用药。当确定 CRBSI 并培养分离到特定病原菌时,如需挽救导管应考虑"抗生素锁"(Antibiotic-Lock),即封存治疗。

（2）抗生素的经验性治疗:中心静脉导管相关感染和外科静脉通道感染由于出现并发症风险高,无论是否拔除导管,都应该静脉使用抗生素,并且是大剂量、短疗程(7～10 天)。导管源性感染的抗生素应用通常起始于经验性治疗,而初始抗生素的选择则需要参照患者个体的临床疾病表现、感染的危险因素以及最有可能造成感染的致病微生物、地区性细菌流行病学及药敏资料。一旦取得细菌药物敏感性试验(简称药敏试验)结果,应尽可能降级换用敏感的窄谱抗生素。

万古霉素还是经常被专家推荐作为导管相关性感染的一线用药;但对于那些没有流行 MRSA 的地区

和医院,耐酶青霉素和新青霉素也可以作为经验性用药。当危重患者或者免疫缺陷患者怀疑存在导管源性感染的时候,为了覆盖革兰氏阴性肠杆菌以及铜绿假单胞菌,应该联合应用3代或4代的头孢菌素如头孢他啶或者头孢吡肟。当患者怀疑存在真菌性导管感染时,可以选用两性霉素B或者氟康唑。

(3)各类型病原微生物的针对性治疗。①凝固酶阴性葡萄球菌:在确认感染并拔除导管后,应该进行全身性抗生素治疗5~7天,在初始经验性治疗阶段可以选用万古霉素,但后期根据药敏结果可以转为半合成青霉素治疗。但如果由于特殊原因不能去除非隧道式CVC,一般抗生素治疗进行10~14天,并采用抗生素封闭处理导管。隧道式CVC发生凝固酶阴性葡萄球菌感染,但无明显并发症,如有必要可以选择保留导管,并采用7天的全身抗生素治疗和14天的抗生素封闭治疗,若出现发热症状持续或者血培养持续阳性以及在停用抗生素后感染复发,则明确提示应该拔除导管。②金黄色葡萄球菌:对β内酰胺类抗生素敏感的金黄色葡萄球菌所致的导管源性感染,首选β内酰胺类静脉途径给予;对青霉素过敏,但不表现为血管性水肿或其他严重变态反应的患者可以选用一代头孢菌素如头孢唑啉;如对于β内酰胺类药物严重过敏,或者感染MRSA的患者,可选择万古霉素进行治疗。目前更加趋向于采用较短的疗程(10~14天)。对于明确有感染性心内膜炎时才考虑长疗程(大于4周)治疗。③革兰氏阴性杆菌:有证据表明革兰氏阴性杆菌在导管相关性感染所占的比例正在增加,此类细菌的感染往往出现于具有免疫缺陷的患者或者并发于注射时的污染。此类细菌的感染应根据药敏选用敏感抗生素治疗。④念珠菌:可以考虑使用氟康唑进行治疗。

3.相关并发症的处理

(1)脓毒性血栓症:脓毒性血栓症是中心静脉或动脉长期置管的严重并发症,是一种血管内的感染,患者表现为大量和持续的细菌或真菌血症,导管拔除后持续出现血培养阳性提示脓毒性血栓症或心内膜炎的诊断,并且可能进一步并发脓毒性肺栓子和转移性感染灶形成。通常脓毒性血栓主要由金黄色葡萄球菌引起,其他的病原微生物还包括念珠菌和革兰氏阴性杆菌。治疗主要包括:拔除导管、抗凝剂如低分子肝素和外科切除病变部位并进行引流处理等。

(2)持续性血行性感染和感染性心内膜炎:拔除导管后出现反复的血培养阳性或者3天以上的持续临床表现都提示可能出现导管相关性感染导致严重的并发症如脓毒性血栓症、心内膜炎、转移性脓肿等。这些情况下都应该进行积极的追踪诊断,并且进行大于4周的抗生素治疗,必要时采用外科方法干预。

(3)发生骨髓炎的患者,在移除植入物后还应该继续抗生素治疗6~8周。

二、重症侵袭性真菌感染

侵袭性真菌感染(invasive fungal infections,IFI)是指真菌穿透无菌状态的人体浅表组织侵犯至人体深部组织器官、血液并在其中生长繁殖引致组织脏器损害、功能障碍和炎症反应的病理及病理生理过程。

(一)流行病学

1.ICU患者侵袭性真菌感染的发病率

在过去的几十年中ICU患者IFI的发病率不断增加,占医院获得性感染的8%~15%。以念珠菌为主的酵母样真菌和以曲霉为主的丝状真菌是IFI最常见的病原菌,分别占91.4%和5.9%。

2.ICU患者侵袭性真菌感染的病死率

ICU患者IFI的病死率很高,仅次于血液病和肿瘤患者。侵袭性念珠菌感染的病死率达30%~60%,而念珠菌血症的病死率甚至高达40%~75%,其中光滑念珠菌和热带念珠菌感染的病死率明显高于白念珠菌等其他念珠菌。

侵袭性曲霉感染病死率高达58%~90%,是血液系统肿瘤和骨髓移植受者等免疫抑制患者死亡的主要原因。

3.ICU患者侵袭性真菌感染的高危因素

ICU患者IFI的高危因素主要包括:①ICU患者病情危重且复杂;②侵入性监测和治疗手段的广泛应用;③应用广谱抗生素;④常合并糖尿病、COPD、肿瘤等基础疾病;⑤糖皮质激素和免疫抑制剂在临床上的广泛应用;⑥器官移植的广泛开展;⑦肿瘤化疗/放疗、HIV 感染等导致患者免疫功能低下;⑧ICU 诊治手段不断提高,使重症患者 ICU 住院时间延长,也是 IFI 感染率增加的重要原因之一。

（二）病原学特点

引起 IFI 的病原体可分为两类:真性致病菌和条件致病菌。

（1）真性致病菌仅由少数致病菌组成,主要包括组织胞浆菌和粗孢子菌,它们可侵入正常宿主,也常在免疫功能低下患者中引起疾病。在免疫功能受损的患者中,由真性致病菌所致的感染常为致命性的。

（2）条件致病菌主要包括念珠菌和曲霉,多侵犯免疫功能受损的宿主。念珠菌、曲霉、隐球菌和毛霉菌是最常见引起 IFI 的病原菌。

（三）诊断

IFI 的诊断一般由危险(宿主)因素、临床特征、微生物学检查、组织病理学四部分组成。组织病理学仍是诊断的"金标准"。重症患者 IFI 的诊断分 3 个级别,即确诊、临床诊断、拟诊。

1.确诊

（1）深部组织感染:正常本应无菌的深部组织经活检或尸检证实有真菌侵入性感染的组织学证据。

（2）真菌血症:血液真菌培养阳性,并排除污染。

（3）导管相关性真菌血症:对于深静脉留置的导管行体外培养,菌落与外周血培养为同一致病菌,并除外其他部位的感染可确诊。

2.临床诊断

至少具有 1 项危险(宿主)因素,具有可能感染部位的 1 项主要临床特征或 2 项次要临床特征,并同时具备至少 1 项微生物学检查结果阳性。

3.拟诊

至少具有 1 项危险(宿主)因素,具备 1 项微生物学检查结果阳性,或者具有可能感染部位的 1 项主要临床特征或 2 项次要临床特征。

（1）主要特征:存在相应部位感染的特殊影像学改变的证据,如早期胸膜下高密度结节实变;光晕征;新月形空气征;实变区空腔等。

（2）次要特征:满足下述可疑感染部位的相应症状、体征、至少 1 项支持感染的实验室证据(常规或生化检查)3 项中的 2 项。

1)临床证据。①呼吸系统:近期有呼吸道感染症状或体征加重的表现(咳嗽、咳痰、胸痛、咯血、呼吸困难等);②腹腔:具有弥漫性/局灶性腹膜炎的症状或体征;③泌尿系统:具有尿频、尿急或尿痛等尿路刺激症状;④中枢神经系统:具有中枢神经系统局灶性症状或体征(如精神异常、癫痫、偏瘫、脑膜刺激征等),脑脊液检查示生化或细胞数异常;⑤血源性:眼底异常,心脏瓣膜赘生物。

2)实验室检查:所有标本应为新鲜、合格标本。其检测手段包括传统的真菌涂片、培养技术以及新近的基于非培养的诊断技术。包括:血液、胸腔积液、腹水、气道分泌物等检测连续 2 次阳性。

4.诊断 IFI 的参照标准

（1）无免疫功能抑制的患者,经抗生素治疗 72～96 小时仍有发热等感染征象,并满足下列条件之一的为高危人群。

1)患者因素:①老年(年龄＞65 岁)、营养不良、肝硬化、胰腺炎、糖尿病、肺部疾病、肾功能不全、严重烧伤/创伤伴皮肤缺损、肠功能减退或肠麻痹等;②存在念珠菌定植,尤其是多部位定植(指同时在 2 个或 2 个以上部位分离出真菌)或某一部位持续定植。

2)治疗相关性因素。①各种侵入性操作:机械通气＞48 小时、留置血管内导管、留置尿管、气管插管、血液净化治疗等;②药物治疗:长时间使用抗菌药物(尤其是广谱抗生素)、多成分输血、全胃肠外营养、激素治疗等;③高危腹部外科手术:消化道穿孔＞24 小时、存在消化道瘘、腹壁切口裂开、有可能导致肠壁完整性发生破坏的手术及急诊再次腹腔手术等。

（2）存在免疫功能抑制的患者,当出现体温＞38 ℃或＜36 ℃,满足下述条件之一的为高危人群。

①存在免疫功能抑制的证据。②高危的实体器官移植受者。③满足上述无免疫功能抑制的有基础疾病患者中所述的任意一条危险因素。

（四）预防

1.一般预防

积极进行原发病治疗,尽可能保护生理屏障,减少不必要的侵入性操作。加强对于 ICU 环境的监控,进行分区管理,建设隔离病房。严格执行消毒隔离制度、无菌技术操作规程、探视制度及洗手制度等,减少交叉感染的概率。

2.靶向预防

对于存在免疫功能抑制的患者,预防用药可以减少其尿路真菌感染的发生,同时呼吸道真菌感染和真菌血症的发生率也表现出下降趋势。

在 ICU 中,具有免疫功能抑制的患者需要进行预防治疗,包括有高危因素的粒细胞减少症患者;接受免疫抑制治疗的高危肿瘤患者;具有高危因素的肝移植和胰腺移植患者;高危的 HIV 感染患者等。

（五）治疗

1.经验性治疗

拟诊 IFI 的患者,在未获得病原学结果之前,可考虑进行经验性治疗。药物的选择应综合考虑可能的感染部位、病原真菌、患者预防用药的种类及药物的广谱、有效、安全性和效价比等因素。

经验性治疗主要集中在持续发热的中性粒细胞减少症患者。对于这类患者应用两性霉素 B 脂质体、氟康唑、伊曲康唑、伏立康唑、卡泊芬净等药物,临床症状改善明显。

2.抢先治疗

抢先治疗针对的是临床诊断 IFI 的患者。对有高危因素的患者开展连续监测,包括每周 2 次胸部拍片、CT 扫描、真菌培养及真菌抗原检测等。如发现阳性结果,立即开始抗真菌治疗,即抢先治疗。抢先治疗有赖于临床医师的警觉性及实验室诊断技术的进步。抢先治疗药物选择可参考所检测到的真菌种类而定。治疗应足量、足疗程,以免复发。

对于微生物学证实的侵袭性念珠菌感染,主要应结合药敏结果进行用药。白念珠菌、热带念珠菌、近平滑念珠菌对氟康唑敏感,同时也可以选择其他唑类、棘白菌素类等药物;光滑念珠菌和克柔念珠菌因为对氟康唑有不同程度的耐药,治疗时则不应选择氟康唑,而应选择两性霉素 B 脂质体,伊曲康唑、伏立康唑和卡泊芬净等。

大部分侵袭性曲霉感染的患者多为拟诊或临床诊断,少数患者能确诊。有关治疗药物研究多集中在初始治疗和对难治性患者的治疗方面,还有联合治疗。

ICU 患者是 IFI 的高危人群,且往往都存在多器官功能障碍或衰竭,而临床常用的抗真菌药几乎都有肝肾毒性及其他毒副作用。在抗真菌治疗过程中,如何正确选择和合理使用抗真菌药物,尽可能避免或减少器官损害,是 ICU 医师必须面对的难题。

3.免疫调节治疗

对于 IFI 的治疗还包括免疫调节治疗。包括胸腺素 α_1、白细胞介素、粒细胞集落刺激因子(G-CSF)等。免疫调节治疗的目的是增加中性粒细胞、吞噬细胞的数量,激活中性粒细胞、吞噬细胞和树突状细胞的杀真菌活性,增强细胞免疫,缩短中性粒细胞减少症的持续时间等。

三、重症感染的抗生素治疗

安全有效使用抗生素,即在安全的前提下确保有效,这就是合理使用抗生素的基本原则。正确合理应用抗菌药物是提高疗效、降低不良反应发生率以及减少或减缓细菌耐药性发生的关键。合理使用抗生素需具体患者具体分析,制订出个体化治疗方案。

（一）抗生素的临床选择

1.根据抗菌药物的药效学特点选择抗生素

（1）掌握抗菌谱：各种抗生素都有不同的作用特点。因此所选的药物的抗菌谱务必使其与所感染的微生物相适应。例如青霉素的抗菌谱，主要包括一些革兰氏阳性球菌和革兰氏阳性杆菌。链球菌是引起上呼吸道感染的重要病原菌，它对青霉素保持敏感，临床应用首选青霉素。不能用青霉素的宜选择红霉素或第一代头孢菌素而不宜用庆大霉素，因链球菌对氨基糖苷类抗生素常不敏感，因而无效。

（2）了解致病菌的药敏：根据致病菌的敏感度选择抗生素。致病菌对抗生素的敏感度不是固定不变的，一些易产生耐药的细菌如金黄色葡萄球菌、铜绿假单胞菌、肠杆菌属等近年对不少常用抗生素耐药率增高。有报道我国金黄色葡萄球菌对红霉素的耐药率达60%～70%，红霉素不能作为抗耐药金黄色葡萄球菌的有效药，只能作为备用药物；羧苄西林、磺苄西林等抗铜绿假单胞菌作用也因细菌的敏感度下降而被酰脲类青霉素所取代。各种致病菌对不同抗菌药的敏感性不同，相同菌种不同菌株对同一种抗生素的敏感性也有差异，加之抗生素的广泛使用，使细菌耐药性逐年有所增加，因此借助正确的药敏结果，可以帮助临床医师正确选用抗菌药物，增加临床感染治疗成功率。

2.根据抗菌药物的药动学特点选择抗生素

（1）吸收：口服吸收完全的抗生素有氯霉素、克林霉素、头孢唑啉、头孢立新、阿莫西林、利福平等；青霉素类易被胃酸破坏；氨基糖苷类、头孢菌素类的大多数品种，万古霉素，口服吸收甚少。近年一些新的长效口服抗生素如新型头孢霉素、新大环内酯类，还有第4代喹诺酮类：妥舒沙星、斯帕沙星、莫西沙星等抗菌谱广、活性强、组织渗透性好的品种上市。

（2）分布：不同的抗菌药物其分布特点亦不同。克林霉素、林可霉素、磷霉素、氟喹诺酮类中的某些品种在骨组织中可达较高浓度，在治疗骨感染时可选用上述骨浓度高的抗菌药物。有些药物对血脑屏障的穿透性好，在脑膜炎症脑脊液药物浓度可达血液浓度的50%～100%，如氯霉素、磺胺嘧啶、青霉素、氨苄西林、异烟肼、5-氟胞嘧啶、甲硝唑等均属此类；透过胎盘屏障较多的抗菌药物有：氨苄西林、氯霉素、呋喃妥因、青霉素、磺胺类、四环素类、氨基糖苷类。因此妊娠期尽量避免氨基糖苷类抗生素，因为可损及胎儿第八对脑神经，发生先天性耳聋，四环素类可致乳齿及骨骼受损。

（3）排泄：排泄途径对抗生素应用至关重要。红霉素、林可霉素、利福平、头孢唑酮、头孢曲松等主要或部分由肝胆系统排出体外，因此胆汁浓度高，可达血浓度的数倍或数十倍；病情较重的胆系感染，可考虑此类药物；而在尿路感染时，需考虑以尿路原型排泄为主的抗生素，如磺胺类、呋喃类、喹诺酮类等；难辨梭状芽孢杆菌引起的假膜性肠炎则需要口服肠道不能吸收的万古霉素等药物。

（4）代谢：多数抗菌药物可在体内代谢，如氯霉素在肝内与葡萄糖醛酸结合失去抗菌活性；头孢噻肟在体内代谢生成去乙酰头孢噻肟与药物原形共同存于体内，去乙酰头孢噻肟亦具抗菌活性。

（二）抗生素使用原则

（1）严格掌握适应证，凡属可用可不用者尽量不用，而且除考虑抗生素的抗菌作用的针对性外，还必须掌握药物的不良反应，体内过程与疗效关系。

（2）发热原因不明者不宜采用抗生素。

（3）病毒性感染的疾病不用抗生素。

（4）尽量避免抗生素的外用（如外科伤口换药）。

（5）严格控制预防用抗生素的范围。仅在下列情况下可预防治疗：①风湿热患者，定期采用青霉素，以消灭咽部溶血性链球菌，防止风湿复发；②风湿性或先天性心脏病进行手术前后用青霉素或其他适当的抗生素，以防止亚急性细菌性心内膜炎的发生；③感染灶切除时，依据病菌的敏感性而选用适当的抗生素；④战伤或复合外伤后，采用青霉素或四环素族以防止气性坏疽；⑤结肠手术前采用新霉素等作肠道准备；⑥严重烧伤后，在植皮前应用青霉素消灭创面的溶血性链球菌感染。

（三）抗生素的联合应用

联合应用抗生素目的是为了提高疗效、降低毒性、延缓或避免抗药性的产生。抗生素按作用性质可分为四类:①繁殖期杀菌剂:有β-内酰胺类、头孢菌素类;②静止期杀菌剂:如氨基糖苷类、多黏菌素类;③速效抑菌剂:如四环素类、氯霉素类、大环内酯类等;④慢效抑菌剂:如磺胺类。

(1)联合应用预期可能产生协同、累加、无关或拮抗作用。

(2)联合用药适应证:混合感染;严重感染;抗感染药难以到达感染部位;抑制水解酶的细菌感染;需较长时间应用抗感染药,且细菌对其易致抗药者(如结核分枝杆菌)。

临床常见联合用药在病原菌及药敏情况不明时,可凭经验选用抗生素进行治疗,一旦药敏试验出结果后,根据药敏试验用抗生素。

(四)抗菌药物监测

(1)最低抑菌浓度(MIC)监测,保证用药有效性。

(2)联合药敏试验,以制订两种或多种药物联用后,属协同、相加、无关或拮抗的相互作用。

(3)血清杀菌效价(SBA)可反映药效学与药代动力学的综合指标。峰时≥1∶8,或谷时≥1∶1,临床可获较好的疗效。

(4)抗生素后效应(PAE)指细菌与药物接触后,当药物消除后细菌生长仍受到持续抑制的效应。

以上为临床制订最佳给药方案提供了可靠科学依据。

(五)抗生素的不良反应

1.神经系统毒性反应

氨基糖苷类损害第八对脑神经,引起耳鸣、眩晕、耳聋;大剂量青霉素可致神经肌肉阻滞,表现为呼吸抑制;氯霉素、环丝氨酸引起精神病反应等。

2.造血系统毒性反应

氯霉素可引起再生障碍性贫血性贫血;氯霉素、氨苄西林、链霉素等有时可引起粒细胞缺乏症;庆大霉素、卡那霉素、头孢菌素Ⅳ、Ⅴ、Ⅵ可引起白细胞计数减少。

3.肝、肾毒性反应

妥布霉素偶可致转氨酶升高;多数头孢菌素类大剂量可致转氨酶、碱性磷酸酯酶、血胆红素值升高;四环素类、依托红霉素类和抗肿瘤抗生素引起肝脏损害;多黏菌素类、氨基糖苷类及磺胺药可引起肾小管损害。

4.胃肠道反应

口服抗生素后可引起胃部不适,如恶心、呕吐、上腹饱胀及食欲减退等;四环素类和利福平偶可致胃溃疡。

5.菌群失调

可引起维生素B族和K缺乏;可引起二重感染,如假膜性肠炎、急性出血性肠炎、念珠菌感染等,林可霉素和克林霉素引起假膜性肠炎最多见,其次是头孢菌素Ⅳ和Ⅴ。

6.变态反应

临床较多见。以β-内酰胺类、链霉素、氯霉素为常见。

7.后遗效应

是指停药后的后遗生物效应,如链霉素引起的永久性耳聋。

总之,抗菌药物合理应用应注意:根据病原菌的种类、特点、部位,药效与动态变化;根据感染部位、年龄、基础疾病;根据抗菌药物抗菌活性和药代动力学特点:吸收、分布、排泄、血药浓度半衰期长短、血浆蛋白结合率及不良反应;根据抗菌药物的适应证;根据病原菌培养及药敏结果而作相应调整。只有合理使用抗生素,才能充分发挥抗生素对人体疾病的治疗作用,减少不良反应,确保患者的健康和避免不必要的经济损失。

四、重症感染的管理与预防

重症医学科是一个集中救治危重患者的特殊场所。由于大多患者病情危重、免疫功能受损,或频繁接受侵入性诊疗操作等原因,发生医院感染的危险性远高于其他普通病房。我国有资料表明,重症医学科的床位仅占全院床位不足 5%,患者数不足全院的 10%,但感染却超过全院医院感染的 20%。重症医学科获得性医院感染主要包括呼吸机相关性肺炎、导管相关性血流感染和导尿管相关尿路感染。同时,大量使用广谱抗菌药物和消毒隔离措施存在诸多薄弱环节,重症医学科感染病原谱变迁、多重耐药菌暴发和流行,也严重影响患者的医疗安全和抢救成功率。如何科学、有效地预防和控制重症感染患者,已显得越来越重要。

(一)流行病学与易感因素

1.ICU 医院感染细菌流行病学特点

(1)ICU 是医院获得性感染的高发区,医院感染病原菌以革兰氏阴性杆菌、真菌为主。临床病原学监测调查表明:铜绿假单胞菌、金黄色葡萄球菌、凝固酶阴性葡萄球菌、鲍曼不动杆菌及真菌是 ICU 呼吸道感染的主要致病菌,革兰氏阴性杆菌中以铜绿假单胞菌为最多。目前,真菌检出率明显升高,与长期大量使用广谱抗生素、免疫抑制剂及各种侵入性诊疗手段有关。

(2)ICU 患者均有病情危重、免疫功能低下、侵入性治疗的特点,易发生获得性病原菌感染。

2.ICU 发生医院感染主要原因

(1)患者病情危重,机体抵御感染能力降低。

(2)患者接受较多的侵入性治疗和监护措施。

(3)抗菌药物使用,产生耐药菌株,破坏了正常菌群平衡。

3.ICU 患者的病情特点

病情危急、复杂多变;相应的检查治疗项目多,一个患者同时需要多种插管进行检查和治疗;重症患者病因涉及多个专科范畴,病情严重免疫能力低下,极易发生继发感染,这种感染性并发症常导致病情迅速恶化。

4.重症患者的易感性

患者多为各种类型的休克、严重的多发性创伤、多脏器衰竭、大出血、DIC、重大手术治疗后。患者身心及营养状况均较差,抵抗感染的能力低弱,常无原发感染灶而发生菌血症,感染性休克,出现全身炎症反应综合征,最终常死于全身器官衰竭。

5.ICU 感染来源及传播途径

(1)ICU 医院感染的有来自内源性和外源性两种因素。①患者的机体免疫功能低下,抗生素使用量大,使大量非致病菌或条件致病菌繁殖,转化为致病菌或菌群异位,造成感染。②侵袭性操作多易破坏皮肤黏膜屏障,打开细菌进入机体门户,从而导致医院感染。

(2)重症患者感染病原菌主要来自本身的正常菌群和医务人员或其他患者携带的病原菌及经未消毒灭菌合格的器具和污染的环境造成感染等。

(3)危重患者多数较长时间应用过各种抗菌药物,或接受过某种特殊诊治等,多种不利因素混杂在一起,使 ICU 内感染控制极为困难。

(4)呼吸治疗器械污染。①呼吸机螺纹管污染菌主要来自患者方面:①螺纹管;②冷凝水;③串联雾化器。②吸氧装置的污染。

(5)环境因素:患者在医院住院期间,与患者频繁接触的是医师和护士,在为患者治疗时可能成为各种病原菌的携带者和传播者。

(6)护理人员配备不足:一个护士连续完成几个患者的某些医疗护理操作,如果在操作中忽视无菌概念,细菌即可通过医护人员的手或器具造成患者间的交叉污染,这也是 ICU 感染的主要传播途径之一。

(7)消毒灭菌工作不严格:同一容器中浸泡多种管道;消毒剂功效过低或浓度不准确,作用时间不足;容器被污染及浸泡的管道和物品的清洁不彻底等,以上均可影响消毒灭菌的效果而引发感染。

6.诊疗措施的易感因素

(1)各种介入性监测治疗,如血流动力学监测的漂浮导管、动脉测压导管。

(2)各种人工气道、血液透析、静脉高营养、留置导尿、脑室引流、胃肠及胸腔引流、机械通气等;以上医疗、护理措施都可能为细菌侵入机体和正常菌群移位提供有利的条件。

(二)发病机制及特点

1.呼吸道感染

ICU患者呼吸道感染在医院感染报道中占第一位,获得性肺部感染主要为获得性肺炎。在我国医院感染的总病例中,其构成比为26%～42%。

(1)ICU患者呼吸道内源性感染发生特点。①口咽部细菌定植和误吸:下呼吸道感染病原菌,与患者自身口咽部定植菌有高度同源性,而肠道菌群是口腔革兰氏阴性(G⁻)杆菌主要来源,即肠道细菌逆向移行和异位是下呼吸道感染主要途径。②消化道反流与误吸:口咽部细菌下移和消化道细菌逆向移行和异位,导致内源性感染发生。③胃液酸度降低和细菌定植:正常胃液酸度下细菌极少。临床治疗中,常常使用抑酸药物。当胃液酸度下降时,胃内细菌定植增加。

(2)ICU患者呼吸道外源性感染发生特点:气管切开、插管后破坏呼吸道黏膜正常的免疫屏障,削弱咳嗽反射和纤毛运动,加之使用呼吸机辅助呼吸、吸痰等,侵入性操作和创伤性治疗均增加外源性感染机会。

2.尿路感染

我国医院泌尿系统感染位于医院感染第2位,80%医院泌尿系统感染与导尿管留置有关。

(1)导尿术时未进行严格无菌操作:ICU患者尿路感染发生率为1%～3%。

(2)尿管、尿袋使用不当致使尿液反流而感染。

3.导管相关性血液感染

侵袭性操作是ICU造成血行感染的主要原因,特别是血管内导管治疗。

4.消化道感染

消化道医院感染发生率占医院感染率的12%～21%。

(三)ICU医院感染预防控制

(1)预防控制原则:隔离感染源;切断传播途径;保护易感人群。

(2)预防控制措施:世界卫生组织于1986年向全球推荐的五类措施包括消毒、隔离、无菌操作、合理使用抗菌药物和监测并进行感染控制的效果评价。

(3)措施实施如下:①工作人员管理。②患者管理。③访客管理。④建筑布局和相关设施的管理。⑤医疗操作流程管理。⑥物品管理。⑦环境管理。⑧抗菌药物管理。⑨医疗废物与排泄物管理。⑩监测与监督。

(四)ICU重症感染患者的管理与预防

1.原则

(1)应将感染与非感染患者分开安置。

(2)对于疑似有传染性的特殊感染或重症感染,应隔离于单独房间。对于空气传播的感染,如开放性肺结核,应隔离于负压病房。

(3)对于MRSA、泛耐药鲍曼不动杆菌等感染或携带者,尽量隔离于单独房间,并有醒目的标识。如房间不足,可以将同类耐药菌感染或携带者集中安置。

(4)对于重症感染、多重耐药菌感染或携带者和其他特殊感染患者,建议分组护理,固定人员。

(5)接受器官移植等免疫功能明显受损患者,应安置于正压病房。

(6)医务人员不可同时照顾正、负隔离室内的患者。

(7)如无禁忌证,应将床头抬高30°。

(8)重视患者的口腔护理。对存在医院内肺炎高危因素的患者,建议氯己定溶液漱口或口腔冲洗,每2～6小时一次。

2.具体措施

(1)加强人工气道管理,呼吸道感染控制的预防措施如下。

1)重视口腔护理,减少其定植菌繁殖:对昏迷及置有气管导管、口咽通气道的患者,用0.02%氯己定漱口液,其毒性对革兰氏阳性(G$^+$)和G$^-$细菌均有效,且能去除口臭。

2)防止误吸,促使分泌物排出:①每2小时更换1次体位;②鼻饲后应侧卧或高斜坡卧位1小时,以防误吸。体位引流应与翻身和拍背配合,通过外来震动排痰。右侧卧或左侧卧,不要在坐位时叩拍,以防痰液内流;③手术后患者咳嗽时,可用手保护其胸腹部伤口,或加用胸腹带,有助于咳嗽排痰。

3)痰液处理:①鼓励患者咳嗽、咳痰,掌握正确排痰程序。②雾化吸入、变换体位、叩击,必要时使用稀释痰液药,禁止使用碱性药,定期对患者鼻咽部进行细菌培养等监测。③对咳嗽功能较差的患者,要在无菌操作下吸痰,吸痰管宜选择粗细合适的无菌硅胶管。每次吸痰时间以10~15秒为宜,吸痰瓶每12~24小时更换,应清洁消毒后方可使用。

4)气管切开处理:气管切开患者的吸痰用具每人1套,吸痰盘24小时更换消毒1次,每8小时清洁消毒局部皮肤,气管内套管每4小时煮沸消毒1次,外套管在气管切开处窦道形成后每周清洗消毒1次。更换外套管时要防止窒息。气管切口周围皮肤要保持清洁干燥,切口敷料每天更换,有污染随时更换。注意无菌操作,采取措施防止患者触摸该部位。

5)加强呼吸道管理,保持呼吸道通畅。

6)机械通气管理:机械通气时,注意气管导管固定,避免导管滑动加重气管黏膜损伤。导管气囊一般2~4小时放气1次,每次5~10分钟。导管气囊充气量以能带动呼吸机保证预定潮气量为宜,充气量过多则压迫气管黏膜,气囊压力应<25 cmH$_2$O。

经常观察呼吸机湿化器内的水量,湿化器温度应控制在32~34 ℃,以充分湿化气道。

7)严格呼吸器械消毒。

8)中心医用吸引设备管理:对中心医用吸引设备终端进行标准消毒。

9)选择性去污染:口服或口咽部局部应用非吸收性抗菌药物,以消除口咽部及胃肠道感染源。

(2)导尿管相关尿路感染预防措施。

1)常见预防措施的评价如下。

已证实有效的措施:①限制插管时间;②插入导尿管时的无菌技术;③保持密闭引流。

未证实有效的措施:①全身预防性抗生素的使用;②膀胱冲洗或灭菌生理盐水或抗生素滴注;③引流袋内加入抗菌剂;④抗微生物药物包裹的导尿管;⑤每天灭菌剂清洁会阴。

2)泌尿道感染控制的预防措施:①减少留置导管。②外尿道的预防控制,外尿道黏膜之间潜在腔隙是逆行感染的重要途径。因此,护理导尿管部位前后均应认真洗手,尿道口、肛门周围2次/天,碘伏消毒是尤为重要。同时,密切观察记录尿量性状有无出血、混浊,必要时做尿液培养和药敏试验。③留置尿管的预防控制:留置尿管引发泌尿系统感染多为致病因子附着于尿路上皮所致,用0.5%碘伏润滑或擦拭尿道口、尿管,使其黏附于尿管上,在尿道口形成具有一定浓度的碘伏环境,可有效地减少尿道口细菌数量,防止细菌通过尿道口周围黏膜经尿管腔外进入膀胱,引起尿路逆行感染,防止细菌等微生物沿尿管窦道侵入组织、血液引起感染。杀灭或抑制尿道中致病菌的生长繁殖,预防和减少泌尿系统感染发生。

(3)深静脉置管感染控制的预防措施。①重视静脉治疗的操作环节:严格执行无菌操作,尤其在放置PICC管和中心静脉插管时,应严格按照操作规程。②插管后每天在穿刺部位以2%碘酊及75%乙醇消毒后,贴透明敷贴保持密封状态,经常观察局部有无红肿、渗液等感染症状;拔管时留取细菌培养。

(4)防止交叉感染:①定期进行ICU空气消毒,注意气流呈单向流动。②加强病房管理,合理安排病床,不将有留置导尿管的感染患者安排在同一房间。

(5)加强对ICU的护理管理:①ICU在控制感染中,护士的慎独修养至关重要,所以护理管理者要加强对ICU护士素质的培养,定期进行护理督导。②应重视ICU感染监测工作,每月定期做卫生学监测,如空气、物体表面,使用中消毒液浓度和紫外线的强度等监测。③护理管理者要合理安排ICU的人力,合理安排 ICU 护士工作量是不容忽视的问题。

（6）加强手卫生：ICU 内医护人员的双手对感染控制、预防起着重要作用。定期检查手卫生，并及时反馈。

（7）隔离多重耐药细菌感染者和携带者应采取的措施，标准预防基础上按照接触隔离预防耐药菌传播。多重耐药菌的应对措施如下。①合理规范使用抗菌药物，以减少多重耐药菌株的出现。②严格执行无菌技术操作，加强消毒隔离，切断传播途径。③洗手是防止病原菌蔓延的简单而最重要的措施，但往往被忽视，应加强洗手重要性的宣传教育。④减少或缩短侵入性装置的应用。⑤发现泛耐药细菌感染患者，应及时予以隔离，进入病房时戴手套，防止细菌广泛污染物品表面，接触患者时应穿隔离衣。⑥清除感染源，对耐药菌株患者使用的医疗用品，如听诊器、血压器等医疗用品应相对固定，有消毒措施。⑦提高菌检率，加强对耐药菌的监测，尤其对易感人群耐药菌的监测。⑧对全体医院职工进行培训，增强对耐药菌的认识。⑨超级细菌主要通过接触传播，感染发病的主要是抵抗力低的人群，对普通人群不会产生大的危害。预防的措施最主要的是注意个人卫生，尤其是正确洗手，加强身体锻炼，合理膳食，注意休息，提高机体的抵抗力。⑩如果去医院探视耐万古霉素肠球菌（VRE）感染的患者，应对相关人员进行指导，做好消毒、隔离工作，避免因探视而感染此种疾病。

目前医院感染已成为医院管理中的严峻问题，和它的斗争是长期的。医护工作者在医院感染的预防中起着重要作用，每项操作都体现了医院感染预防为主的原则。隔离重症感染患者，在控制感染源的同时，保护易感人群，严格无菌技术操作，做好物品消毒，认真执行手卫生，保护好环境，才能切断传播途径，预防和控制医院感染。

（李俊霞）

第四节　急性炎性脱髓鞘性多发性神经病

急性炎性脱髓鞘性多发性神经病又称吉兰-巴雷综合征（Guillain-Barrésyndrome，GBS）是一种由多种因素诱发，通过免疫介导而引起的自身免疫性脱髓鞘性周围神经病，原称格林-巴利综合征。1916 年，Guillain、Barré、Strohl 报道了 2 例急性瘫痪的士兵，表现运动障碍、腱反射消失、肌肉压痛、感觉异常，无客观感觉障碍，并首次提出该病会出现脑脊液蛋白-细胞分离现象，经病理检查发现与 1859 年 Landry 报道的"急性上升性瘫痪"的病理改变非常相似。因此，被称为兰兑-吉兰-巴雷-斯特尔综合征。

该病在世界各地均有发病，其发病率在多数国家是0.4/10 万～2.0/10 万。1984 年，我国21 省农村24 万人口调查中，GBS 的年发病率为 0.8/10 万。1993 年，北京郊区两县 98 万人口采用设立监测点进行前瞻性监测，其年发病率为 1.4/10 万。多数学者报道 GBS 发病无季节倾向，但我国河北省石家庄地区多发生于夏、秋季，并有数年 1 次流行趋势，或出现丛集发病。

一、病因与发病机制

有关 GBS 的病因及发病机制目前仍不十分明确，但经研究已取得较大进展。

（一）病因

1.感染因素

流行病学资料提示发病前的前驱非特异性感染，是促发 GBS 的重要因素。如 Hutwitz 报道 1034 例GBS，约有 70％的患者在发病前 8 周内有前驱感染因素，其中呼吸道感染占 58％，胃肠道感染占 22％，二者同时感染占 10％。前驱感染的主要病原体：①空肠弯曲菌（campylobacter jejuni，CJ）。Rhodes 首先注意到 GBS 与 CJ 感染有关。Hughes 提出 CJ 感染常与急性运动轴索性神经病有关。在我国和日本，42％～76％的 GBS 患者血清中 CJ 特异性抗体增高。CJ 是革兰氏阴性微需氧弯曲菌，是引起人类腹泻的常见致病菌之一,感染潜伏期为 24～72 小时,腹泻开始为水样便,以后出现脓血便,高峰期为 24～48 小时,约 1 周左右恢复。GBS 患者常在腹泻停止后发病。②巨细胞病毒(cytomegalovirus,CMV)是欧洲和北美洲地区 GBS 的主要前驱感染病原体。研究证明 CMV 感染与严重感觉型 GBS 有关,发病症状严重,常出现呼吸肌麻痹,脑神经及感觉神经受累多见。③其他病毒。如 E-B 病毒(Epstein-Barr virus,EBV)、肺炎支原体(Mycoplasma pneumonia,MP)、乙型肝炎病毒(HBV)、带状疱疹病毒(varicella zoster virus,VZV)、单纯疱疹病毒(human herpes virus,HHV)、麻疹病毒、流行性感冒病毒、腮腺炎病毒、柯萨奇病毒、甲型肝炎病毒等。新近研究又发现屡有流感嗜血杆菌、幽门螺杆菌等感染与 GBS 发病有关。还有人类免疫缺陷病毒(human immunodeficiency virus,HIV)与 GBS 的关系也越来越受到关注。但是,研究发现人群中经历过相同病原体前驱感染,仅有少数人发生 GBS,又如流行病学调查发现,许多人即使感染了 CJ 也不患 GBS,提示感染因素不是唯一的病因,可能还与存在遗传易感性个体差异有关。

2.遗传因素

目前认为 GBS 的发生是具有某种易感基因的人群感染后引起的自身免疫性疾病。国外学者报道 GBS 与人类白细胞抗原(HLA)基因分型(如 HLA-DR3、DR2、DQBI、B35)相关联;李春岩等对 31 例获得性免疫缺陷综合征(AIDS)、33 例急性运动轴索型神经病(AMAN)患者易感性与人白细胞抗原(HLA)-A,B 基因分型关系的研究,发现 HLA-A33 与 AIDP 易患性相关联;HLA-B15、B35 与 AMAN 易患性相关联;郭力等发现 HLA-DR16 和 DQ5 与 GBS 易患性相关,而且不同 GBS 亚型 HLA 等位基因分布不同。还发现在 GBS 患者携带 *TNF2* 等位基因频率、*TNF1/2* 和 *TNF2/2* 的基因频率都显著高于健康对照组,说明携带 TNF2 等位基因的个体较不携带者发生 GBS 的危险性增加,编码 *TAFa* 基因位于人类 6 号染色体短臂上(6p21 区),HLA-Ⅲ类基因区内,因 *TAFa* 基因多个位点具有多态性,转录起始位点为上游第 308 位(－308 位点),故提示 *TAFa* 基因启动子－308G－A 的多态性与 GBS 的遗传易感性相关。所以,患者遗传素质可能决定个体对 GBS 的易感性。

3.其他因素

有报道患者发病前有疫苗接种史、外伤史、手术史等,还有人报道因其他疾病用免疫抑制剂治疗发生 GBS;也有患有其他自身免疫性疾病患者合并 GBS 的报道。

(二)发病机制

目前主要针对其自身免疫机制进行了较深入研究。

1.分子模拟学说

如果感染的微生物或寄生虫等生物性因子的某些抗原成分的结构与宿主自身组织的表位相似或相同,便可通过交叉反应启动自身免疫性疾病的发生,这种机制在免疫学称为"分子模拟"。该学说是目前解释 GBS 与感染因子之间关系的主要理论依据。机体感染细菌或病毒后,由于它们与机体神经组织有相同的表位,针对感染原的免疫应答的同时,发生错误的免疫识别,通过抗原抗体交叉反应导致自身神经组织的免疫损伤,则引起 GBS 的发生。如 CJ 的菌体外膜上脂多糖(LPS)结构与人类周围神经神经节苷脂的结构相似,当易患宿主感染空肠弯曲菌后,产生保护性免疫反应消除感染的同时,也发生错误的免疫识别,激活了免疫细胞产生抗神经结苷脂自身抗体,攻击有共同表位的周围神经组织,导致周围神经纤维髓鞘脱失,干扰神经传导,而形成 GBS 的临床表现。又如研究发现,乙型肝炎表面抗原(HBsAg)分子的氨基酸序列中有一段多肽与人类及某些实验动物的周围神经髓鞘碱性蛋白分子的氨基酸序列中某段多肽完全相同,以此段多肽来免疫动物,可引起实验动物的周围神经病;某些个体感染了 HBV,HBsAg 分子中的某段多肽,刺激机体免疫系统产生细胞免疫及体液免疫应答,以攻击、排斥此段多肽;因人的周围神经髓鞘碱性蛋白分子中有与此段多肽完全相同的多肽段,于是机体发生错误的免疫识别,也启动攻击周围神经髓鞘碱性蛋白分子中的此段多肽的自身免疫,导致周围神经髓鞘脱失而发生 GBS。

2.实验性自身免疫性神经炎(experimental autoimmune neuritis,EAN)动物模型研究

通过注射、口服或吸入抗原致敏,以及免疫细胞被动转移诱发等造成 EAN。如用牛 P2 蛋白免疫 Lewis 大鼠可诱发典型 EAN。其病理表现为周围神经、神经根节段性脱髓鞘及炎症反应,在神经根的周围可见到单核细胞及巨噬细胞浸润,自主神经受累,严重者可累及轴索。把 EAN 大鼠抗原特异性细胞被动转移给健康 Lewis 大鼠,经 4~5 天潜伏期后可发生 EAN。EAN 与 GBS 两者的临床表现及病理改变相似。均提示 GBS 是一种主要以细胞免疫为介导的疾病。但研究发现,将 P2 抗体(EAN 动物的血清)直接注射到健康动物的周围神经亦可引起神经传导阻滞及脱髓鞘,提示体液因子也参与免疫病理过程。

3.细胞因子与 GBS 发病的研究

细胞因子在 GBS 发病中起至关重要的作用。①干扰素-γ(IFN-γ)是主要由 Th₁ 细胞分泌的一种多效性细胞因子,能显著增加抗原呈递细胞表达等作用,与神经脱髓鞘有关。因病毒感染,伴随产生的干扰素-γ,引起血管内皮细胞、巨噬细胞、施万细胞的 MHC-Ⅱ型抗原表达。活化的巨噬细胞可直接吞噬或通过分泌炎症介质引起髓鞘脱失,是致病的关键性因子。②肿瘤坏死因子-α(TNF-α)由巨噬细胞和抗原激活的 T 细胞分泌,是引起炎症、自身免疫性组织损伤及选择性损害周围神经髓鞘的介质。GBS 患者急性期血清 TNF-α 质量浓度增高,且增高的程度与病变的严重程度相关,当患者康复时血清 TNF-α 质量浓度亦恢复正常。③白细胞介素-2(IL-2)是由活化的 T 细胞分泌,能刺激 T 细胞增殖分化,激活 T 细胞合成更多的 IL-2 及 IFN-γ、TNF-α等细胞因子,促发炎症反应。④白细胞介素-12(IL-12)是由活化的单核/巨噬细胞、B 细胞等产生,IL-12 诱导 CD4⁺ T 细胞分化为 Th₁ 细胞并使其增殖、合成 IFN-γ、TNF-α、IL-2 等,使促炎细胞因子合成增加;同时 IL-12 抑制 CD4⁺ T 细胞分化为 Th₂ 细胞而合成 IL-4、IL-10,使 IL-4、IL-10免疫下调因子合成减少。IL-12 在 GBS 中的致病作用可能是使IFN-γ、TNF-α、IL-2 等炎细胞因子合成增加,使IL-4、IL-10 免疫下调因子合成减少,最终促使神经脱髓鞘、轴索变性而发病。⑤白细胞介素-6(IL-6)是由 T 细胞或非 T 细胞产生的一种多功能的细胞因子。IL-6的一个主要的生物学功能是促使 B 细胞增殖、分化并产生抗体。IL-6 对正常状态的 B 细胞无增殖活性,但可促进病毒感染的 B 细胞增殖,促进抗体产生。IL-6 在 GBS 发病中通过激发 B 细胞产生致病的抗体而发病。⑥白细胞介素-18 (IL-18)主要由单核巨噬细胞产生,启动免疫级联反应,使各种炎症细胞、细胞因子及其炎症介质释放,进入周围神经组织中引起一系列免疫病理反应,导致髓鞘脱失。总之,这一类细胞因子(TNF-α、IFN-γ、IL-2、IL-6、IL-12、IL-18 等)是促炎因子,与 GBS 发病及病情加重有关。

另一类细胞因子对 GBS 具有调节免疫、减轻炎症性损害、终止免疫病理反应、促进髓鞘修复等作用。①白细胞介素 4(IL-4)是由 Th₂ 分泌的一种 B 细胞生长因子和免疫调节剂,可下调 Th₁ 细胞的活性,在疾病的发展中起免疫调节作用,可抑制 GBS 的发生。②白细胞介素-10(IL-10)是由 Th₂ 分泌,能抑制Th₁ 细胞、单核/巨噬细胞合成 TNF-a、TNF-γ、IL-2 等致炎因子,是一种免疫抑制因子,有助于脱髓鞘的修复,则 GBS 患者症状减轻。③白细胞介素-13(IL-13)是由活化的 Th2 细胞分泌的,具有免疫抑制和免疫调节作用,能抑制单核巨噬细胞产生多种致炎因子和趋化因子,从而具有显著抗炎作用。④干扰素-β(IFN-β)是由成纤维细胞产生,具有抗病毒、抗细胞增殖和免疫调节作用,能减轻组织损伤,有利于疾病的恢复。故细胞因子 IL-4、IL-10、IL-13、TGF-β 等是抑炎细胞因子,与 GBS 临床症状缓解有关。

总之,细胞因子在 GBS 的发病过程中起至关重要的作用,促炎性细胞因子如 TNF-α、IFN-γ、IL-2、IL-6、IL-12、IL-18 等与 GBS 发病及病情加重有关,对 GBS 的发病起促进作用;抗炎细胞因子IL-4、IL-10、IL-13、TGF-β 等可下调炎症反应,有利于机体的恢复。促炎性细胞因子和抗炎细胞因子两者在人体内的平衡情况影响着 GBS 的发生、发展和转归。

目前研究较公认的 GBS 发生是因某些易感基因的人群感染(如空肠弯曲菌)后,经过一段潜伏期,机体产生抗抗原成分(抗空肠弯曲菌)的抗体后发生交叉反应,抗体作用于靶位导致神经组织脱髓鞘和功能改变而致病。李海峰报道 IgM 型 CM1 抗体与 CJ 近期感染有关,CJ 感染后可通过 CM1 样结构发生交叉反应导致神经组织结构和功能的改变。李松岩报道 CM1IgG 抗体与急性运动轴突性神经病(acute motor axonal neuropathy,AMAN)及 AIDP 均相关。该抗体的产生机制可能为病原菌 CJ 及其脂多糖具有与人

类神经节苷脂类似的结构,因而针对细菌的免疫反应产生了自身抗体,抗体攻击神经组织髓鞘,致使髓鞘破坏而引起发病。研究发现,在髓鞘裂解处及神经膜上有 IgG、IgM 和 C_3 的沉积物,而血清中补体减少。补体 C_3 降低提示补体参与免疫过程,该抗原抗体反应同时在补体参与及细胞因子的协同作用下发生 GBS。

综上所述,GBS 的发病,感染为始动因素,细胞免疫介导、细胞因子网络之间的调节紊乱和体液免疫等共同参与导致免疫功能障碍,促使周围神经髓鞘脱失而发生自身免疫性疾病。

二、临床表现

约半数以上的患者在发病前数天或数周曾有感染史,以上呼吸道及胃肠道感染较为常见,或有其他病毒感染性疾病发生,或有疫苗接种史、手术史等。多以急性或亚急性起病。一年四季均可发病,但以夏秋季(6～10 月约占 75.4%)为多发;男女均可发病,男女之比 1.4∶1;任何年龄均可发病,但以 30 岁以下者最多。国内报道儿童和青少年为 GBS 发病的两个高峰。

(一)症状与体征

1.运动障碍

首发症状常为双下肢无力,从远端开始逐渐向上发展,四肢呈对称性弛缓性瘫痪,下肢重于上肢,近端重于远端,亦有远端重于近端者。轻者尚可行走,重者四肢完全性瘫痪,肌张力低,腱反射减弱或消失,部分患者有轻度肌萎缩。长期卧床可出现失用性肌萎缩。GBS 患者呈单相病程,发病 4 周后肌力开始恢复,一般无复发-缓解。急性重症患者对称性肢体无力,在数天内从下肢上升至躯干、上肢或累及支配肋间及膈肌的神经,导致呼吸肌麻痹,称为 Landry 上升性麻痹,表现除四肢弛缓性瘫痪外,有呼吸困难、说话声音低、咳嗽无力、缺氧、发绀,严重者可因完全性呼吸肌麻痹,而丧失自主呼吸。

2.脑神经损害

舌咽-迷走神经受损较为常见,表现吞咽困难、饮水呛咳、构音障碍、咽反射减弱或消失等;其次是面神经受损,表现为周围性面瘫;动眼神经亦可受累,表现眼球运动受限;三叉神经受累,表现为张口困难及面部感觉减退。总的来说,单发脑神经受损较少,多与脊神经同时受累。

3.感觉障碍

发病后多有肢体感觉异常,如麻木、蚁行感、烧灼感、针刺感及不适感等。客观感觉障碍不明显,或有轻微的手套样、袜套样四肢末端感觉障碍,少数人有位置觉障碍及感觉性共济失调。常有 Lasègue 征阳性及腓肠肌压痛。

4.自主神经障碍

皮肤潮红或苍白,多汗,四肢末梢发凉,血压升高或降低,心动过速或过缓,尿潴留或尿失禁等。

5.其他

少数患者有精神症状,或有头疼、呕吐、视盘水肿,或一过性下肢病理征,或有脑膜刺激征等。

(二)GBS 变异型

1.AMAN

免疫损伤主要的靶位是脊髓前根和运动神经纤维的轴索,导致轴索损伤,或免疫复合物结合导致轴索功能阻滞,病变多集中于周围神经近段或末梢,髓鞘相对完整无损,无明显的炎症细胞浸润,多伴有血清抗神经节苷脂 GM1、GM1b、GD1a 或 Ga1Nac-CD1a 抗体滴度增高。

AMAN 的病因及发病机制不清,目前认为与 CJ 感染有关。据报道 GBS 发病前 CJ 感染率美国为4%、英国为 26%、日本为 41%、中国为 51%或 66%。病变以侵犯神经远端为主,临床表现主要为肢体瘫痪,无感觉障碍症状,病情严重者发病后迅速出现四肢瘫痪,伴有呼吸肌受累。早期出现肌萎缩者,预后相对不好。年轻患者神经功能恢复较好。本型流行病学特点是儿童多见,夏秋季多见,农村多见。

2.急性运动感觉性轴索型神经病(acute motor and sensory axonal neuropathy,AMSAN)

本病也称暴发轴索型 GBS。免疫损伤主要的靶位在轴索,但同时波及脊髓前根和背根,以及运动和感觉纤维。临床表现病情大多严重,恢复缓慢,预后较差。患者常有血清抗 GM1、GM1b 或 GD1a 抗体滴度增高。此型不常见,约占 GBS 的 10% 以下。

3.Miller-Fisher 综合征(MFS)

MFS 简称 Fisher 综合征。此型约占 5%,以急性或亚急性发病。临床表现以眼肌麻痹、共济失调和腱反射消失三联征为特点,无肢体瘫,若伴有肢体肌力减低也极轻微。部分电生理显示受累神经同时存在髓鞘脱失、炎症细胞浸润和轴索传导阻滞,患者常有血清抗 GQ1b 抗体滴度增高。MFS 呈单相性病程,病后2~3 周或数月内大多数患者可自愈。

4.复发型急性炎性脱髓鞘性多发性神经根神经病

患者数周至数年后再次复发,5%~9%的 AIDP 患者有 1 次以上的复发。复发后治疗仍有效。但恢复不如第一次完全,有少数复发患者呈慢性波动性进展病程,变成慢性型 GBS。

5.纯感觉型 Guillain-Barré 综合征

本病表现为四肢对称性感觉障碍和疼痛,感觉性共济失调,伴有肢体无力,电生理检查符合脱髓鞘性周围神经病,病后 5~14 个月肌无力恢复良好。

6.多数脑神经型 Guillain-Barré 综合征

多数脑神经型 Guillain-Barré 综合征是 GBS 伴多数运动性脑神经受累。

7.全自主神经功能不全型 Guillain-Barré 综合征

全自主神经功能不全型 Guillain-Barré 综合征是以急性或亚急性发作的单纯全自主神经系统功能失调综合征,病前有感染史。表现为全身无汗、口干、皮肤干燥、便秘、排尿困难、直立性低血压、阳痿等,无感觉障碍和瘫痪。病程呈单相性,预后良好。

(三)常与多种疾病伴发

1.心血管功能紊乱

GBS 患者可伴有心律失常,心电图 ST 段改变;血压升高或降低;并发心肌炎、心源性休克等。经追踪观察,随神经功能恢复心电图变化也随之好转。有学者认为是交感神经脱髓鞘或交感神经节的病损所致;还有学者认为是血管活性物质儿茶酚胺和肾上腺素升高所致。因心功能障碍可致心脏骤停,故对重症 GBS 患者要心功能监护。

2.甲状腺功能亢进症

甲状腺功能亢进症与 GBS 两者是伴发还是继发尚不清楚,两者均与自身免疫功能失调有关,故伴发可能性大。

3.流行性出血热

有报道流行性出血热与 GBS 伴发。GBS 是感染后激发免疫反应致周围神经脱髓鞘病;流行性出血热是由汉坦病毒感染的自然疫源性疾病,尚未见 GBS 感染该病毒的报道,有待进一步观察研究。

4.其他

临床报道还有 GBS 与钩端螺旋体病、伤寒、支原体肺炎、流行性腮腺炎、白血病、神经性肌强直、低血钾、多发性肌炎等伴发,都有待临床观察研究。

(四)临床分型

临床分型见表 10-3。

三、辅助检查

(一)脑脊液检查

1.蛋白细胞分离

病初期蛋白含量与细胞数均无明显变化,1 周后蛋白含量开始增高,病后 4~6 周达高峰,最高可达 10 g/L,一般为 1~5 g/L。蛋白含量高低与病情不呈平行关系。在疾病过程中,细胞数多为正常,有少数可轻度增高,表现蛋白-细胞分离现象。

表 10-3　GBS 临床分型

(1)轻型:四肢肌力 3 级以上,可独立行走

(2)中型:四肢肌力 3 级以下,不能独立行走

(3)重型:第Ⅸ、Ⅹ对脑神经和其他脑神经麻痹。不能吞咽,同时四肢无力到瘫痪,活动时有轻度呼吸困难,但不需要气管切开行人工呼吸

(4)极重型:在数小时至 2 天,发展到四肢瘫痪,吞咽不能,呼吸机麻痹,必须立即气管切开行人工呼吸,伴有严重心血管功能障碍或暴发型并入此型

(5)再发型:数月(4~6 个月)至 10 多年可有多次再发,轻重如上述症状,应加倍注意,往往比首发重,可由轻型直到极重型症状

(6)慢性型或慢性炎症脱髓鞘多发性神经病:由两月至数月乃至数年缓慢起病,经久不愈,脑神经受损少,四肢肌肉萎缩明显,脑脊液蛋白含量持续增高

(7)变异型:纯运动型 GBS;感觉型 GBS;多脑神经型 GBS;纯自主神经功能不全型 GBS;其他还有 Fisher 综合征、少数 GBS 伴一过性锥体束征和伴小脑共济失调等

2.免疫球蛋白含量升高

脑脊液中 IgG、IgM、IgA 含量明显升高,可出现寡克隆 IgG 带,阳性率在 70% 以上。

(二)血液检查

1.血常规

白细胞计数多数正常,部分患者中等多核白细胞增多,或核左移。

2.外周血

T 淋巴细胞亚群异常,急性期患者抑制 T 细胞(Ts)计数减少,辅助 T 细胞(Th)与 Ts 之比(Th/Ts)升高。

3.血清免疫球蛋白含量升高

血清中 IgG、Ig M、IgA 等含量均明显升高。

(三)电生理检查

1.肌电图

约有 80% 的患者神经传导速度减慢,运动神经传导速度减慢更明显,常有神经传导潜伏期延长,F 波的传导速度减慢。当临床症状消失后,神经传导速度仍可减慢,可持续几个月或更长时间。此项检查可预测患者的预后情况。

2.心电图

多数患者的心电图正常,部分患者出现 ST 段降低、T 波低平、窦性心动过速,以及心肌劳损、传导阻滞、心房颤动等表现。

四、诊断与鉴别诊断

(一)诊断

根据如下表现,典型病例诊断并不困难:①儿童与青少年多发;②病前多有上呼吸道或胃肠道感染或疫苗接种史;③急性或亚急性起病;④表现双下肢或四肢无力,对称性弛缓性瘫痪,腱反射减弱或消失;⑤可有脑神经受损;⑥多有感觉异常;⑦脑脊液有蛋白-细胞分离现象等。

GBS 基本诊断标准见表 10-4。

(二)鉴别诊断

1.多发性周围神经病

(1)缓慢起病。

(2)感觉神经、运动神经、自主神经同时受累,远端重于近端。

(3)无呼吸肌麻痹。

(4)无神经根刺激征。

表 10-4　GBS的基本诊断标准

(1)进行性肢体力弱,基本对称,少数也可不对称,轻则下肢无力,重则四肢瘫,包括躯体瘫痪、延髓性麻痹、面肌以至眼外肌麻痹,最严重的是呼吸机麻痹
(2)腱反射减弱或消失,尤其是远端常消失
(3)起病迅速,病情呈进行性加重,常在数天至一两周达高峰,到第 4 周停止发展,稳定,进入恢复期
(4)感觉障碍主诉较多,客观检查相对较轻,可呈手套样、袜子样感觉异常或无明显感觉障碍,少数有感觉过敏,神经干压痛
(5)脑神经受损以舌咽神经、迷走神经、面神经多见,其他脑神经也可受损,但视神经、听神经几乎不受累
(6)可合并自主神经功能障碍,如心动过速、高血压、低血压、血管运动障碍、出汗多,可有一时性排尿困难等
(7)病前 1~3 周约半数有呼吸道、肠道感染,不明原因发热、水痘、带状疱疹、腮腺炎、支原体、疟疾等,或淋雨受凉、疲劳、创伤、手术等
(8)发病后 2~4 周进入恢复期,也可迁延至数月才开始恢复
(9)脑脊液检查,白细胞数常少于 $10 \times 10^6/L$,1~2 周蛋白含量增高,呈蛋白-细胞分离现象,如细胞数超过 $10 \times 10^6/L$,以多核为主,则需排除其他疾病。细胞学分类以淋巴细胞、单核细胞为主,并可出现大量吞噬细胞
(10)电生理检查,病后可出现神经传导速度明显减慢,F 反应近端神经干传导速度减慢

(5)脑脊液正常。

(6)多能查到病因,如代谢障碍、营养缺乏、药物中毒,或有重金属及化学药品接触史等。

2.低钾型周期麻痹

(1)急性起病,四肢瘫痪,近端重、远端轻,下肢重、上肢轻。

(2)有反复发作史或家族史,病前常有过饱、过劳、饮酒史。

(3)无脑神经损害,无感觉障碍。

(4)脑脊液正常。

(5)发作时可有血清钾低。

(6)心电图出现 Q-T 间期延长,ST 段下移,T 波低平或倒置,可出现宽大的U 波或 T 波、U 波融合等低钾样改变。

(7)补钾后症状迅速改善。

3.全身型重症肌无力

(1)四肢无力,晨轻夕重,活动后加重,休息后症状减轻。

(2)无感觉障碍。

(3)常有眼外肌受累,表现上眼睑下垂、复视等。

(4)新斯的明试验或疲劳试验阳性。

(5)肌电图重复刺激波幅减低。

(6)脑脊液正常。

4.急性脊髓炎

(1)先驱症状发热。

(2)急性起病,数小时或数天达高峰。

(3)脊髓横断性损害,有明显的节段性感觉平面,有传导束性感觉障碍,脊髓休克期后应出上肢瘫。

(4)括约肌症状明显。

(5)脑脊液多正常,或有轻度的细胞数和蛋白含量增多。

5.急性脊髓灰质炎

患者常未服或未正规服用脊髓灰质炎疫苗。①起病时常有发热;②急性肢体弛缓性瘫痪,多为节段性,瘫痪肢体多明显不对称;③无感觉障碍,肌萎缩出现较早;④脑脊液蛋白含量和细胞数均增多;⑤肌电图呈失神经支配现象,运动神经传导速度可正常,或有波幅减低。

6.多发性肌炎

(1)常有发热、皮疹、全身不适等症状。

(2)全身肌肉广泛受累,以近端多见,表现酸疼无力。

(3)无感觉障碍。

(4)血常规白细胞计数增高、血沉快。

(5)血清肌酸激酶、醛缩酶和谷丙氨酸氨基转移酶明显增高。

(6)肌电图示肌源性改变。

(7)病理活检示肌纤维溶解断裂,炎细胞浸润,毛细血管内皮细胞增厚。

7.血卟啉病

(1)急性发作性弛缓性瘫痪。

(2)急性腹痛伴有恶心、呕吐。

(3)有光感性皮肤损害。

(4)尿呈琥珀色,暴露在日光下呈深黄色。

8.肉毒中毒

(1)有进食物史,如吃家制豆腐乳、豆瓣酱后发病,且与同食者一起发病。

(2)有眼肌麻痹、吞咽困难、呼吸肌麻痹、心动过缓等。

(3)肢体瘫痪轻。

(4)感觉无异常。

(5)脑脊液正常。

9.脊髓肿瘤

(1)起病缓慢。

(2)常有单侧神经根痛,后期可双侧持续痛。

(3)早期一般来说病侧肢体无力,后期双侧受损或出现脊髓横断性损害。

(4)腰椎穿刺椎管梗阻。

(5)脊髓 MRI 检查可显示占位性病变。

五、治疗

(一)一般治疗

由于 GBS 病因及发病机制不清,目前尚无特效治疗,但 GBS 的病程自限,如能精心护理及给予恰当的支持治疗,一般预后良好。急性期患者需要及时住院观察病情变化,GBS 最严重和危险的情况是发生呼吸肌麻痹,所以要严密监控患者的自主呼吸;新入院患者病情尚未得到有效控制,尤其需要观察有无呼吸肌麻痹的早期症状,如通过询问患者呼吸是否费力,有无胸闷、气短,能否吞咽及咳嗽等;观察患者的精神状态、面色改变等可了解其呼吸情况。同时:①加强口腔护理,常拍背,有痰要及时吸痰,或体位引流,清除口腔内分泌物,保持呼吸道畅通,预防呼吸道感染。②对重症患者应进行心肺功能监测,发现病情变化及时处置,如呼吸肌麻痹则及时抢救,尽早使用呼吸器,是减少病死率的关键。③有吞咽困难者应尽早鼻饲,防止食物流入气管内而窒息或引起肺部感染。④瘫痪肢体要保持功能位,适当进行康复训练,防止肌肉萎缩,促进瘫痪肢体的功能恢复。⑤定时翻身,受压部位要经常给予按摩,改善局部的血液循环,预防压疮。

(二)呼吸肌麻痹抢救

呼吸肌麻痹表现:①患者说话声音低,咳嗽无力;②呼吸困难或矛盾呼吸(当肋间肌麻痹时吸气时腹部下陷)。

1.呼吸肌麻痹的处理

当患者有轻度呼吸肌麻痹时,首先是口腔护理,及时清除口腔内分泌物,湿化呼吸道,用蒸汽吸入或超声雾化,2~4次/天。每次20分钟,可降低痰液黏稠度,有利痰液的排出。对重症GBS患者要床边监护,每2小时测量呼吸量,当潮气量<1 000 mL时或患者连续读数字不超过4小时,说明换气功能不好,患者已血氧不足、二氧化碳潴留,需及时插管行人工呼吸。

2.应用人工呼吸机的指标

(1)患者呼吸浅、频率快、烦躁不安等呼吸困难,四肢末梢轻度发绀有缺氧。

(2)检测二氧化碳分压达8 kPa(60 mmHg)以上。

(3)氧分压低于6.5 kPa(48.75 mmHg)或动脉pH在7.3及以下时,均提示有缺氧和二氧化碳潴留,要尽快使用人工辅助呼吸纠正乏氧。

3.停用人工呼吸机的指征

(1)患者神经系统症状改善,呼吸功能恢复正常。

(2)平静呼吸时矛盾呼吸基本消失。

(3)肺通气功能维持正常生理需要。

(4)肺部炎症基本控制。

(5)血气分析正常。

(6)间断停用呼吸器无缺氧现象。

(7)已达24小时以上的正常自主呼吸。

4.气管切开插管的指征

(1)GBS患者发生呼吸肌麻痹。

(2)或伴有舌咽神经、迷走神经受累。

(3)或伴有肺部感染,患者咳嗽无力,呼吸道分泌物排出有困难时,应及时行气管切开,保持呼吸道畅通。气管切开后要严格执行气管切开护理规范。

5.拔管指征

(1)患者有正常的咳嗽反射。

(2)口腔内痰液能自行咯出。

(3)深吸气时无矛盾呼吸。

(4)肺部炎症已控制。

(5)吞咽功能已恢复。

(6)血气分析正常。

(三)静脉注射免疫球蛋白(intravenousimmunoglobulin,IVIG)

(1)免疫球蛋白治疗GBS的机制有多种解释:①通过IgG的Fc段封闭靶细胞Fc受体,阻断抗原刺激和自身免疫反应。②通过IgG的Fab段结合抗原,防止产生自身抗体,或与免疫复合物中抗原结合,更易被巨噬细胞清除。③中和循环中的抗体,可影响T、B细胞的分化及成熟,抑制白细胞免疫反应及炎症细胞因子的产生等。

(2)临床应用指征:①急性进展期不超过2周,且独立行走不足5 m的GBS患者。②使用其他疗法后,病情仍继续恶化者。③对已用IVIG治疗,病情仍继续加重者或GBS复发者。④病程超过4周,可能为慢性炎性脱髓鞘性多发性神经病者。

(3)推荐用量:人免疫球蛋白制剂400 mg/(kg・d),开始速度要慢,40 mL/h,以后逐渐增加至100 mL/h,静脉滴注,5天为1个疗程。该治疗见效快,不需要复杂设备,用药安全,故已推荐为重型GBS患者的一线用药。

(4)不良反应:有发热、头痛、肌痛、恶心、呕吐、皮疹及短暂性肝功能异常等,经减慢滴速或停药即可消失。偶见如变态反应、溶血、肾衰竭等。不良反应发生率在1%~15%,通常低于5%。

(5)禁忌证:免疫球蛋白过敏、高球蛋白血症、先天性IgA缺乏患者。

（四）血浆置换（plasma exchange，PE）

血浆置换疗法可清除患者血中的有害物质，特别是髓鞘毒性抗体及致敏的淋巴细胞、抗原-免疫球蛋白的免疫复合物、补体等，从而减轻和避免神经髓鞘的损害，改善和缓解临床症状，并缩短患者从恢复到独立行走的时间，缩短患者使用呼吸机辅助呼吸的时间，能明显降低重症的病死率。每次交换血浆量按 40～50 mL/kg 体重计算或 1～1.5 倍血浆容量计算，血容量恢复主要依靠 5％人血清蛋白。从患者静脉抽血后分离血细胞和血浆，弃掉血浆，将洗涤过的血细胞与 5％人血清蛋白重新输回患者体内。轻度、中度和重度患者每周应分别做 2 次、4 次和 6 次。不良反应有血容量减少、心律失常、心肌梗死、血栓、出血、感染及局部血肿等。血浆置换疗法的缺点是价格昂贵及费时等。

禁忌证：严重感染、心律失常、心功能不全和凝血功能异常者。

（五）糖皮质激素

目前糖皮质激素对 GBS 的治疗作用及疗效意见尚不一致，有的学者认为急性期应用糖皮质激素治疗无效，不能缩短病程和改善预后，甚至推迟疾病的康复和增加复发率。也有报道称应用甲泼尼龙治疗轻、中型 GBS 效果较好，减轻脱髓鞘程度，改善神经传导功能；重型 GBS 患者肺部感染率较高，还有合并应激性上消化道出血者，不主张应用。临床诊疗指南：规范的临床试验未能证实糖皮质激素治疗 GBS 的疗效，应用甲泼尼龙冲击治疗 GBS 也没有发现优于安慰剂对照组。因此，AIDP 患者不宜首先推荐应用大剂量糖皮质激素治疗。

糖皮质激素不良反应：①大剂量甲泼尼龙冲击治疗能升高血压，平均动脉压增高 1.7～3.6 kPa（12.75～27 mmHg）。②静脉滴注速度过快可出现心律失常。③有精神症状，如语言增多、欣快等。④其他有上消化道出血、血糖升高、面部潮红、踝部水肿等。

（六）神经营养剂

神经营养药可促进周围损害的神经修复和再生；促进神经功能的恢复。常用有 B 族维生素、辅酶 A、ATP、细胞色素 C、肌苷、胞磷胆碱等。

（七）对症治疗

1.呼吸道感染

重型 GBS 患者易合并呼吸道感染，如有呼吸道感染者，除加强护理及时清除呼吸道分泌物外，还要应用有效足量的抗生素控制呼吸道炎症。

2.心律失常

重型 GBS 患者出现心律失常，多由机械通气、肺炎、酸碱平衡失调、电解质紊乱、自主神经功能障碍等引起。首先明确引起心律失常的病因，再给予相应的处理。

3.尿潴留、便秘

尿潴留可缓慢加压按摩下腹部排尿。预防便秘应鼓励患者多进食新鲜蔬菜、水果，多饮水，每天早晚按摩腹部，促进肠蠕动以防便秘。

4.心理护理

因突然发病，进展又快，四肢瘫，或不能讲话，患者会很紧张、恐惧、焦虑、悲观，心理负担很大，医务人员要鼓励开导患者，树立信心和勇气，消除不良情绪，配合治疗。

（八）康复治疗

GBS 是周围神经脱髓鞘疾病，肌肉出现失神经支配，肌肉萎缩，所以对四肢瘫痪的患者要尽早开始康复治疗，可明显改善神经功能。对肌力在 3 级以上者，鼓励患者要进行主动运动锻炼。肌力在 0～2 级者，支具固定，保持肢体关节功能位，同时做被动运动训练和按摩，其作用是保持和增加关节活动度，防止关节挛缩变形、肌肉萎缩及足下垂，改善局部血液循环，有利于瘫痪肢体的恢复。另外，还要进行日常生活能力的训练，复合动作训练及作业（即职业）训练等。康复治疗的效果与疾病的严重程度、病程、坚持训练等有关。从患者就诊开始，早期治疗的同时就要注意早期康复治疗。康复治疗不是一朝一夕之事，要鼓励患者持之以恒、循序渐进地坚持功能练习。

（李俊霞）

第五节 急性呼吸衰竭

一、病因和发病机制

急性呼吸衰竭(acute respiratory failure,ARF)简称急性呼吸衰竭,是指患者既往无呼吸系统疾病,由于突发因素,在数秒或数小时内迅速发生呼吸抑制或呼吸功能突然衰竭,在海平面大气压、静息状态下呼吸空气时,由于通气和(或)换气功能障碍,导致缺氧伴或不伴二氧化碳潴留,产生一系列病理生理改变的紧急综合征。

病情危重时,因机体难以得到代偿,如不及时诊断,尽早抢救,会发生多器官功能损害,乃至危及生命。必须注意在实际临床工作中,经常会遇到在慢性呼吸衰竭的基础上,由于某些诱发因素而发生急性呼吸衰竭。

(一)急性呼吸衰竭分类

一般呼吸衰竭分为通气和换气功能衰竭两大类,亦有人分为三类,即再加上一个混合型呼吸衰竭。其标准如下。

换气功能衰竭(I型呼吸衰竭)以低氧血症为主,氧分压(PaO_2)<8.00 kPa(60 mmHg),二氧化碳分压($PaCO_2$)<6.67 kPa(50 mmHg),肺泡动脉氧分压差($P_{(A-a)}O_2$)>3.33 kPa(25 mmHg),$PaO_2/PaO_2<0.6$。

通气功能衰竭(II型呼吸衰竭)以高碳酸血症为主,$PaCO_2>6.67$ kPa(50 mmHg),PaO_2 正常,$P_{(A-a)}O_2<3.33$ kPa(25 mmHg),$PaO_2/PaO_2>0.6$。

混合性呼吸衰竭(III型呼吸衰竭):$PaCO_2<8.00$ kPa(60 mmHg),$PaCO_2>6.67$ kPa(50 mmHg),$P_{(A-a)}O_2>3.33$ kPa(25 mmHg)。

急性肺损伤和急性呼吸窘迫综合征属于I型呼吸衰竭。

(二)急性呼吸衰竭的病因

可以引起急性呼吸衰竭的疾病很多,多数是呼吸系统的疾病。

1.各种导致气道阻塞的疾病

急性病毒或细菌性感染,或烧伤等物理化学性因子所引起的黏膜充血、水肿,造成上气道(指隆突以上至鼻的呼吸道)急性梗阻。异物阻塞也可以引起急性呼吸衰竭。

2.引起肺实质病变的疾病

感染性因子引起的肺炎为此类常见疾病,误吸胃内容物,淹溺或化学毒性物质以及某些药物、高浓度长时间吸氧也可引起吸入性肺损伤而发生急性呼吸衰竭。

3.肺水肿

(1)各种严重心脏病、心力衰竭引起的心源性肺水肿。

(2)非心源性肺水肿,有人称之为通透性肺水肿,如急性高山病、复张性肺水肿。急性呼吸窘迫综合征(ARDS)为此种肺水肿的代表。此类疾病可造成严重低氧血症。

4.肺血管疾病

肺血栓栓塞是可引起急性呼吸衰竭的一种重要病因,还包括脂肪栓塞、气体栓塞等。

5.胸部疾病

如胸壁外伤、连枷胸、自发性气胸或创伤性气胸、大量胸腔积液等影响胸廓运动,从而导致通气减少或吸入气体分布不均,均有可能引起急性呼吸衰竭。

6.脑损伤

镇静药和对脑有毒性的药物、电解质平衡紊乱及酸、碱中毒、脑和脑膜感染、脑肿瘤、脑外伤等均可导致急性呼吸衰竭。

7.神经肌肉系统疾病

即便是气体交换的肺本身并无病变,因神经或肌肉系统疾病造成肺泡通气不足也可发生呼吸衰竭。如安眠药物或一氧化碳、有机磷等中毒,颈椎骨折损伤脊髓等直接或间接抑制呼吸中枢。也可因多发性神经炎、脊髓灰质炎等周围神经性病变,多发性肌炎、重症肌无力等肌肉系统疾病,造成肺泡通气不足而呼吸衰竭。

8.睡眠呼吸障碍

睡眠呼吸障碍表现为睡眠中呼吸暂停,频繁发生并且暂停时间显著延长,可引起肺泡通气量降低,导致乏氧和CO_2潴留。

二、病理生理

(一)肺泡通气不足

正常成人在静息时有效通气量约为 4 L/min,若单位时间内到达肺泡的新鲜空气量减少到正常值以下,则为肺泡通气不足。

由于每分钟肺泡通气量(VA)的下降,引起缺氧和CO_2潴留,PaO_2下降,$PaCO_2$升高。同时,根据肺泡气公式:$PaO_2 = (PB - PH_2O) \cdot FiO_2 - PaCO_2/R(PaO_2$,PB 和 PH_2O 分别表示肺泡气氧分压、大气压和水蒸气压力,FiO_2 代表吸入气氧浓度,R 代表呼吸商),由已测得的 $PaCO_2$ 值,就可推算出理论的肺泡气氧分压理论值。如 $PaCO_2$ 为 9.33 kPa(70 mmHg),PB 为101.08 kPa(760 mmHg),37 ℃时 PH_2O 为 6.27 kPa(47 mmHg),R 一般为 0.8,则 PaO_2 理论值为 7.20 kPa (54 mmHg)。假若 $PaCO_2$ 的升高单纯因 VA 下降引起,不存在影响气体交换肺实质病变的因素,则说明肺泡气与动脉血的氧分压差($P_{(A-a)}O_2$)应该在正常范围,一般为 0.40~0.70kPa(3~5 mmHg),均在 1.33 kPa(10 mmHg)以内。所以,当 $PaCO_2$ 为9.33 kPa(70 mmHg)时,PaO_2 为7.20 kPa(54 mmHg),动脉血氧分压应当在 6.67 kPa(50 mmHg)左右,则为高碳酸血症型的呼吸衰竭。

通气功能障碍分为阻塞性和限制性功能障碍。阻塞性通气功能障碍多由气道炎症、黏膜充血水肿等因素引起的气道狭窄导致。由于气道阻力与管径大小呈负相关,故管径越小,阻力越大,肺泡通气量越小,此为阻塞性通气功能障碍缺氧和二氧化碳潴留的主要机制。而限制性通气功能障碍主要机制则是胸廓或肺的顺应性降低导致的肺泡通气量不足,进而导致缺氧或合并二氧化碳潴留。

(二)通气/血流比值(V/Q)失调

肺泡的通气与其灌注周围的毛细血管血流的比例必须协调,才能保证有效的气体交换。正常肺泡每分通气量为 4 L,肺毛细血管血流量是 5 L,两者之比是 0.8。如肺泡通气量与血流量的比率>0.8,示肺泡灌注不足,形成无效腔,此种无效腔效应多见于肺泡通气功能正常或增加,而肺血流减少的疾病(如换气功能障碍或肺血管疾病等),临床以缺氧为主。肺泡通气量与血流量的比率<0.8,使肺动脉的混合静脉血未经充分氧合进入肺静脉,则形成肺内静脉样分流,多见于通气功能障碍,肺泡通气不足,临床以缺氧或伴二氧化碳潴留为主。通气/血流比例失调,是引起低氧血症最常见的病理生理学改变。

(三)肺内分流量增加(右到左的肺内分流)

在肺部疾病如肺水肿、急性呼吸窘迫综合征(ARDS)中,肺泡无气所致肺毛细血管混合静脉血未经气体交换,流入肺静脉引起右至左的分流增加。动-静脉分流使静脉血失去在肺泡内进行气体交换的机会,故 PaO_2 可明显降低,但不伴有 $PaCO_2$ 的升高,甚至因过度通气反而降低,至病程晚期才出现二氧化碳蓄积。另外用提高吸入氧气浓度的办法(氧疗)不能有效地纠正此种低氧血症。

(四)弥散功能障碍

肺在肺泡-毛细血管膜完成气体交换。它由六层组织构成,由内向外依次为:肺泡表面活性物质、肺泡上皮细胞、肺泡上皮细胞基膜、肺间质、毛细血管内皮细胞基膜和毛细血管内皮细胞。弥散面积减少(肺气肿、肺实变、肺不张)和弥散膜增厚(肺间质纤维化、肺水肿)是引起弥散量降低的最常见原因。因 O_2 的弥散能力仅为 CO_2 的 1/20,故弥散功能障碍只产生单纯缺氧。由于正常人肺泡毛细血管膜的面积大约为

70 m²,相当于人体表面积的 40 倍,故人体弥散功能的储备巨大,虽是发生呼吸衰竭病理生理改变的原因之一,但常需与其他 3 种主要的病理生理学变化同时发生、参与作用使低氧血症出现。吸氧可使 PaO_2 升高,提高肺泡膜两侧的氧分压时,弥散量随之增加,可以改善低氧血症。

（五）氧耗量增加

氧耗量增加是加重缺氧的原因之一,发热、寒战、呼吸困难和抽搐均将增加氧耗量。寒战耗氧量可达 500 mL,健康者耗氧量为 250 mL/min。氧耗量增加,肺泡氧分压下降,健康者借助增加肺泡通气量代偿缺氧。氧耗量增加的通气功能障碍患者,肺泡氧分压得不到提高,故缺氧也难以缓解。

总之,不同的疾病发生呼吸衰竭的途径不全相同,经常是一种以上的病理生理学改变的综合作用。

（六）缺氧、二氧化碳潴留对机体的影响

1.对中枢神经的影响

脑组织耗氧量约占全身耗量的 1/5～1/4。中枢皮质神经元细胞对缺氧最为敏感,缺 O_2 程度和发生的急缓对中枢神经的影响也不同。如突然中断供氧,改吸纯氮 20 秒可出现深昏迷和全身抽搐。逐渐降低吸氧的浓度,症状出现缓慢,轻度缺氧可引起注意力不集中、智力减退、定向障碍;随缺氧加重,PaO_2 低于 6.67 kPa(50 mmHg)可致烦躁不安、意识恍惚、谵妄;低于 4.00 kPa(30 mmHg)时,会使意识消失、昏迷;低于 2.67 kPa(20 mmHg)则会发生不可逆转的脑细胞损伤。

二氧化碳潴留使脑脊液氢离子浓度增加,影响脑细胞代谢,降低脑细胞兴奋性,抑制皮质活动;随着二氧化碳的增加,对皮质下层刺激加强,引起皮质兴奋;若二氧化碳继续升高,皮质下层受抑制,使中枢神经处于麻醉状态。在出现麻醉前的患者,往往有失眠、精神兴奋、烦躁不安的先兆兴奋症状。

缺氧和二氧化碳潴留均会使脑血管扩张,血流阻力减小,血流量增加以代偿之。严重缺氧会发生脑细胞内水肿,血管通透性增加,引起脑间质水肿,导致颅内压增高,挤压脑组织,压迫血管,进而加重脑组织缺氧,形成恶性循环。

2.对心脏、循环的影响

缺氧可刺激心脏,使心率加快和心搏量增加,血压上升。冠状动脉血流量在缺氧时明显增加,心脏的血流量远超过脑和其他脏器。心肌对缺氧非常敏感,早期轻度缺氧即在心电图上有变化,急性严重缺氧可导致心室颤动或心搏骤停。缺氧和二氧化碳潴留均能引起肺动脉小血管收缩而增加肺循环阻力,导致肺动脉高压和增加右心负荷。

吸入气中二氧化碳浓度增加,可使心率加快、心搏量增加,使脑、冠状血管舒张,皮下浅表毛细血管和静脉扩张,而使脾和肌肉的血管收缩,再加心搏量增加,故血压仍升高。

3.对呼吸影响

缺氧对呼吸的影响远较二氧化碳潴留的影响为小。缺氧主要通过颈动脉窦和主动脉体化学感受器的反射作用刺激通气,如缺氧程度逐渐加重,这种反射迟钝。

二氧化碳是强有力的呼吸中枢兴奋剂,吸入二氧化碳浓度增加,通气量成倍增加,急性二氧化碳潴留出现深大快速的呼吸;但当吸入二氧化碳浓度超过 12% 时,通气量不再增加,呼吸中枢处于被抑制状态。而慢性高碳酸血症,并无通气量相应增加,反而有所下降,这与呼吸中枢反应性迟钝;通过肾脏对碳酸氢盐再吸收和 H^+ 排出,使血 pH 无明显下降;还与患者气道阻力增加、肺组织损害严重、胸廓运动的通气功能减退有关。

4.对肝、肾和造血系统的影响

缺氧可直接或间接损害肝功能使谷丙转氨酶上升,但随着缺氧的纠正,肝功能逐渐恢复正常。动脉血氧降低时,肾血流量、肾小球滤过量、尿排出量和钠的排出量均有增加;但当 $PaO_2 < 5.33$ kPa(40 mmHg) 时,肾血流量减少,肾功能受到抑制。

组织低氧分压可增加红细胞生成素促使红细胞增生。肾脏和肝脏产生一种酶,将血液中非活性红细胞生成素的前身物质激活成生成素,刺激骨髓引起继发性红细胞增多。有利于增加血液携氧量,但亦增加血液黏稠度,加重肺循环和右心负担。

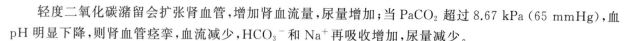

　　轻度二氧化碳潴留会扩张肾血管,增加肾血流量,尿量增加;当 $PaCO_2$ 超过 8.67 kPa(65 mmHg),血 pH 明显下降,则肾血管痉挛,血流减少,HCO_3^- 和 Na^+ 再吸收增加,尿量减少。

　　5.对酸碱平衡和电解质的影响

　　严重缺氧可抑制细胞能量代谢的中间过程,如三羧酸循环、氧化磷酸化作用和有关酶的活动。这不但降低产生能量效率,还因产生乳酸和无机磷引起代谢性酸中毒。由于能量不足,体内离子转运的钠泵遭损害,使细胞内钾离子转移至血液,而 Na^+ 和 H^+ 进入细胞内,造成细胞内酸中毒和高钾血症。代谢性酸中毒产生的固定酸与缓冲系统中碳酸氢盐起作用,产生碳酸,使组织二氧化碳分压增高。

　　pH 取决于碳酸氢盐与碳酸的比值,前者靠肾脏调节(1~3 天),而碳酸调节靠肺(数小时)。健康人每天由肺排出碳酸达 15 000 mmol 之多,故急性呼吸衰竭二氧化碳潴留对 pH 影响十分迅速,往往与代谢性酸中毒同时存在时,因严重酸中毒引起血压下降,心律失常,乃至心脏停搏。而慢性呼吸衰竭因二氧化碳潴留发展缓慢,肾碳酸氢根排出减少,不致使 pH 明显降低。因血中主要阴离子 HCO_3^- 和 Cl^- 之和为一常数,当 HCO_3^- 增加,则 Cl^- 相应降低,产生低氯血症。

三、临床表现

　　因低氧血症和高碳酸血症所引起的症状和体征是急性呼吸衰竭时最主要的临床表现。由于造成呼吸衰竭的基础病因不同,各种基础疾病的临床表现自然十分重要,需要注意。

　　(一)呼吸困难

　　呼吸困难是呼吸衰竭最早出现的症状。可表现为频率、节律和幅度的改变。早期表现为呼吸困难,呼吸频率可增加,深大呼吸、鼻翼煽动,进而辅助呼吸肌肉运动增强(三凹征),呼吸节律紊乱,失去正常规则的节律。呼吸频率增加(30~40 次/分钟)。中枢性呼吸衰竭,可使呼吸频率改变,如陈-施呼吸、比奥呼吸等。

　　(二)低氧血症

　　当动脉血氧饱和度低于 90%,PaO_2 低于 6.67 kPa(50 mmHg)时,可在口唇或指甲出现发绀,这是缺氧的典型表现。但患者的发绀程度与体内血红蛋白含量、皮肤色素和心脏功能相关,所以发绀是一项可靠但不特异的诊断体征。因神经与心肌组织对缺氧均十分敏感,在机体出现低氧血症时常出现中枢神经系统和心血管系统功能异常的临床征象。如判断力障碍、运动功能失常、烦躁不安等中枢神经系统症状。缺氧严重时,可表现为谵妄、癫痫样抽搐、意志丧失以致昏迷、死亡。肺泡缺氧时,肺血管收缩,肺动脉压升高,使肺循环阻力增加,右心负荷增加,乃是低氧血症时血流动力学的一项重要变化。在心、血管方面常表现为心率增快、血压升高。缺氧严重时则可出现各种类型的心律失常,进而心率减慢,周围循环衰竭,甚至心搏停止。

　　(三)高碳酸血症

　　由于急性呼吸衰竭时,二氧化碳蓄积进展很快,因此产生严重的中枢神经系统和心血管功能障碍。高碳酸血症出现中枢抑制之前的兴奋状态,如失眠,躁动,但禁忌给予镇静或安眠药。严重者可出现肺性脑病("CO_2 麻醉"),临床表现为头痛、反应迟钝、嗜睡,以至神志不清、昏迷。急性高碳酸血症主要通过降低脑脊液 pH 而抑制中枢神经系统的活动。扑翼样震颤也是二氧化碳蓄积的一项体征。二氧化碳蓄积引起的心血管系统的临床表现因血管扩张或收缩程度而异。如多汗,球结膜充血水肿,颈静脉充盈,周围血压下降等。

　　(四)其他重要脏器的功能障碍

　　严重的缺氧和二氧化碳蓄积损伤肝、肾功能,出现血清转氨酶增高,碳酸酐酶活性增加,胃壁细胞分泌增多,出现消化道溃疡、出血。当 $PaO_2 < 5.33$ kPa(40 mmHg)时,肾血流减少,肾功能抑制,尿中可出现蛋白、血细胞或管型,血液中尿素氮、肌酐含量增高。

　　(五)水、电解质和酸碱平衡的失调

　　严重低氧血症和高碳酸血症常有酸碱平衡的失调,如缺氧而通气过度可发生急性呼吸性碱中毒;急性二氧化碳潴留可表现为呼吸性酸中毒。严重缺氧时无氧代谢引起乳酸堆积,肾脏功能障碍使酸性物质不能排出体外,二者均可导致代谢性酸中毒。代谢性和呼吸性酸碱失衡又可同时存在,表现为混合性酸碱失衡。

酸碱平衡失调的同时,将会发生体液和电解质的代谢障碍。酸中毒时钾从细胞内逸出,导致高血钾,pH 每降低 0.1 血清钾大约升高 0.7 mmol/L。酸中毒时发生高血钾,如同时伴有肾衰竭(代谢性酸中毒),易发生致命性高血钾症。在诊断和处理急性呼吸衰竭时均应予以足够的重视。

又如当测得的 PaO_2 的下降明显超过理论上因肺泡通气不足所引起的结果时,则应考虑存着除肺泡通气不足以外的其他病理生理学变化,因在实际临床工作中,单纯因肺泡通气不足引起呼吸衰竭并不多见。

四、诊断

一般说来,根据急慢性呼吸衰竭基础病史,如胸部外伤或手术后、严重肺部感染或重症革兰氏阴性杆菌败血症等,结合其呼吸、循环和中枢神经系统的有关体征,及时作出呼吸衰竭的诊断是可能的。但对某些急性呼吸衰竭早期的患者或缺氧、二氧化碳蓄积程度不十分严重时,单依据上述临床表现做出诊断有一定困难。动脉血气分析的结果直接提供动脉血氧和二氧化碳分压水平,可作为诊断呼吸衰竭的直接依据。而且,它还有助于我们了解呼吸衰竭的性质和程度,指导氧疗,呼吸兴奋剂和机械通气的参数调节,以及纠正电解质、酸碱平衡失调有重要价值,故血气分析在呼吸衰竭诊断和治疗上具有重要地位。

急性呼吸衰竭患者,只要动脉血气证实 $PaO_2 < 8.00$ kPa(60 mmHg),常伴 $PaCO_2$ 正常或 < 4.67 kPa(35 mmHg),则诊断为 I 型呼吸衰竭,若伴 $PaCO_2 > 6.67$ kPa(50 mmHg),即可诊断为 II 型呼吸衰竭。若缺氧程度超过肺泡通气不足所致的高碳酸血症,则诊断为混合型或 III 型呼吸衰竭。

应当强调的是不但要诊断呼吸衰竭的存在与否,尚需要判断呼吸衰竭的性质,是急性呼吸衰竭还是慢性呼吸衰竭基础上的急性加重,更应当判别产生呼吸衰竭的病理生理学过程,明确为 I 型或 II 型呼吸衰竭,以利采取恰当的抢救措施。

此外还应注意在诊治过程中,应当尽快去除产生呼吸衰竭的基础病因,否则患者经氧疗或机械通气后因得到足够的通气量维持氧和二氧化碳分压在相对正常的水平后可再次发生呼吸衰竭。

五、治疗

急性呼吸衰竭是需要抢救的急症。对它的处理要求迅速、果断。数小时或更短时间的犹豫、观望或拖延,可以造成脑、肾、心、肝等重要脏器因严重缺氧发生不可逆性的损害。同时及时、合宜的抢救和处置才有可能为去除或治疗诱发呼吸衰竭的基础病因争取到必要的时间。治疗措施集中于立即纠正低氧血症、急诊插管或辅助通气、足够的循环支持。

(一)氧疗

通过鼻导管或面罩吸氧,提高肺泡氧分压,增加肺泡膜两侧氧分压差,增加氧弥散能力,以提高动脉氧分压和血氧饱和度,是纠正低氧血症的一种有效措施。氧疗作为一种治疗手段使用时,要选择适宜的吸入氧流量,应以脉搏血氧饱和度 $> 90\%$ 为标准,并了解机体对氧的摄取与代谢以及它在体内的分布,注意可能产生的氧毒性作用。

由于高浓度($FiO_2 > 21\%$)氧的吸入可以使肺泡气氧分压提高。若因 PaO_2 降低造成低氧血症或主因通气/血流失调引起的 PaO_2 下降,氧疗可以改善。氧疗可以治疗低氧血症,降低呼吸功和减少心血管系统低氧血症。

根据肺泡通气和 PaO_2 的关系曲线,在低肺泡通气量时,吸入低浓度的氧气,即可显著提高 PaO_2,纠正缺氧。所以通气与血流比例失调的患者吸低浓度氧气就能纠正缺氧。

弥散功能障碍患者,因二氧化碳的弥散能力为氧的弥散能力 20 倍,需要更大的肺泡膜分压差才足以增强氧的弥散能力,所以应吸入更高浓度的氧($> 35\%$)才能改善缺氧。

由肺内静脉分流增加的疾病导致的缺氧,因肺泡内充满水肿液,肺萎陷,尤在肺炎血流增多的患者,肺内分流更多,所以需要增加外源性呼气末正压(PEEP),才可使萎陷肺泡复张,增加功能残气量和气体交换面积,提高 PaO_2、SaO_2,改善低氧血症。

(二)保持呼吸道通畅

进行各种呼吸支持治疗的首要条件是通畅呼吸道。呼吸道黏膜水肿、充血,以及胃内容物误吸或异物吸入都可使呼吸道梗阻。保证呼吸道的畅通才能保证正常通气,所以是急性呼吸衰竭处理的第一步。

1.开放呼吸道

首先要注意清除口咽部分泌物或胃内反流物,预防呕吐物反流至气管,使呼吸衰竭加重。口咽部护理和鼓励患者咳痰很重要,可用多孔导管经鼻孔或经口腔负压吸引法,清除口咽部潴留物。吸引前短时间给患者吸高浓度氧,吸引后立即重新通气。无论是直接吸引或是经人工气道吸引均需注意操作技术,管径应适当选择,尽量避免损伤气管黏膜,在气道内一次负压吸引时间不宜超过 $10\sim15$ 秒,以免引起低氧血症、心律失常或肺不张等因负压吸引造成的并发症。此法亦能刺激咳嗽,有利于气道内痰液的咳出。对于痰多、黏稠难咳出者,要经常鼓励患者咳痰。多翻身拍背,协助痰液排出;给予祛痰药使痰液稀释。对于有严重排痰障碍者可考虑用纤维支气管镜吸痰。同时应重视无菌操作,使用一次性吸引管,或更换灭菌后的吸引管。吸痰时可同时作深部痰培养以分离病原菌。

2.建立人工气道

当以上措施仍不能使呼吸道通畅时,则需建立人工气道。所谓人工气道就是进行气管插管,于是吸入气体就可通过导管直接抵达下呼吸道,进入肺泡。其目的是为了解除上呼吸道梗阻,保护无正常咽喉反射患者不致误吸,和进行充分有效的气管内吸引,以及为了提供机械通气时必要的通道。临床上常用的人工气道为气管插管和气管造口术后置入气管导管两种。

气管插管有经口和经鼻插管两种。前者借喉镜直视下经声门插入气管,容易成功,较为安全。后者分盲插或借喉镜、纤维支气管镜等的帮助,经鼻沿后鼻道插入气管。与经口插管比较需要一定的技巧,但经鼻插管容易固定,负压吸引较为满意,与机械通气等装置衔接比较可靠,给患者带来的不适也较经口者轻,神志清醒患者常也能耐受。唯需注意勿压伤鼻翼组织或堵塞咽鼓管、鼻窦开口等,造成急性中耳炎或鼻窦炎等并发症。

近年来已有许多组织相容性较理想的高分子材料制成的导管与插管,为密封气道用的气囊也有低压、大容量的气囊问世,鼻插管可保留的时间也在延长。具体对人工气道方法的选择,各单位常有不同意见,应当根据病情的需要,手术医师和护理条件的可能,以及人工气道的材料性能来考虑。肯定在 3 天(72 小时)以内可以拔管时,应选用鼻或口插管,需要超过 3 周时当行气管造口置入气管导管,$3\sim21$ 天之间的情况则当酌情灵活掌握。

使用人工气道后,气道的正常防御机制被破坏,细菌可直接进入下呼吸道;声门由于插管或因气流根本不通过声门而影响咳嗽动作的完成,不能正常排痰,必须依赖气管负压吸引来清除气道内的分泌物;由于不能发音,失去语言交流的功能,影响患者的心理精神状态;再加上人工气道本身存在着可能发生的并发症。因此人工气道的建立常是抢救急性呼吸衰竭所不可少的,但必须充分认识其弊端,慎重选择,尽力避免可能的并发症,及时撤管。

3.气道湿化

无论是经过患者自身气道或通过人工气道进行氧化治疗或机械通气,均必须充分注意到呼吸道黏膜的湿化。因为过分干燥的气体长期吸入将损伤呼吸道上皮细胞和支气管表面的黏液层,使黏膜纤毛清除能力下降,痰液不易咳出,肺不张,容易发生呼吸道或肺部感染。

保证患者足够液体摄入是保持呼吸道湿化最有效的措施。目前已有多种提供气道湿化用的温化器或雾化器装置,可以直接使用或与机械通气机连接应用。

湿化是否充分最好的标志,就是观察痰液是否容易咳出或吸出。应用湿化装置后应当记录每天通过湿化器消耗的液体量,以免湿化过量。

（三）改善CO_2的潴留

高碳酸血症主要是由于肺泡通气不足引起,只有增加通气量才能更好地排出二氧化碳,改善高碳酸血症。现多采用呼吸兴奋剂和机械通气支持,以改善通气功能。

1.呼吸兴奋剂的合理应用

呼吸兴奋剂能刺激呼吸中枢或周围化学感受器,增强呼吸驱动、呼吸频率、潮气量,改善通气,同时氧耗量和二氧化碳的产出也随之增加。故临床上应用呼吸兴奋剂时要严格掌握适应证。

（1）常用的药物有尼可刹米和洛贝林,用量过大可引起不良反应,近年来在西方国家几乎被淘汰。取而代之的有多沙普仑,对末梢化学感受器和延脑呼吸中枢均有作用,增加呼吸驱动和通气,对原发性肺泡低通气、肥胖低通气综合征有良好疗效,可防止COPD呼吸衰竭氧疗不当所致的CO_2麻醉。其治疗量和中毒量有较大差距故安全性大,一般用$0.5\sim 2$ mg/kg静脉滴注,开始滴速1.5 mg/min,以后酌情加快,其可致心律失常,长期用有肝毒性及并发消化性溃疡。阿米三嗪通过刺激颈动脉体和主动脉体的化学感受器兴奋呼吸,无中枢兴奋作用,对肺泡通气不良部位的血流重新分配而改善PaO_2,阿米三嗪不用于哺乳、孕妇和严重肝病,也不主张长期应用以防止发生外周神经病变。

（2）COPD并意识障碍的呼吸衰竭患者。临床常见大多数COPD患者的呼吸衰竭与意识障碍程度呈正相关,患者意识障碍后自主翻身、咳痰动作、对呼吸兴奋剂的反应均迟钝,并易于吸入感染,对此种病情,可明显改善通气外,有改善中枢神经兴奋和神志作用,因而患者的防御功能增强,呼吸衰竭的病情亦随之好转。

（3）间质性肺疾病、肺水肿、ARDS等疾病。无气道阻塞但有呼吸中枢驱动增强,这种患者PaO_2、$PaCO_2$常均降低,由于患者呼吸功能已增强,故无应用呼吸兴奋剂的指征,且呼吸兴奋剂可加重呼吸性碱中毒的程度而影响组织获氧,故主要应给予氧疗。

（4）COPD并膈肌疲劳、无心功能不全、无心律失常,心率≤100次/分钟的呼吸衰竭。可选用氨茶碱,其有舒张支气管、改善小气道通气、减少闭合气量,抑制炎性介质和增强膈肌、提高潮气量作用,已观察到血药浓度达13 mg/L时对膈神经刺激则膈肌力量明显增强,且可加速膈肌疲劳的恢复。以上的茶碱综合作用使呼吸功减少,呼吸困难程度减轻,同时由于呼吸肌能力的提高对咳嗽、排痰等气道清除功能加强,还有助于药物吸入治疗,以及对呼吸机撤离的辅助作用;剂量以5 mg/kg于30分钟静脉滴注使达有效血浓度,继以$0.5\sim 0.6$ mg/(kg·h)静脉滴注维持有效剂量,在应用中注意对心率、心律的影响,及时酌情减量和停用。

（5）COPD、肺心病呼吸衰竭合并左心功能不全、肺水肿的患者,应先用强心利尿剂使肺水肿消退以改善肺顺应性,用抗生素控制感染以改善气道阻力,再使用呼吸兴奋剂才可取得改善呼吸功能的较好疗效。否则,呼吸兴奋剂虽可兴奋呼吸,但增加PaO_2有限,且呼吸功耗氧和生成CO_2量增多,反使呼吸衰竭加重。此种患者亦应不用增加心率和影响心律的茶碱类和较大剂量的阿米三嗪,小剂量阿米三嗪（<1.5 mg/kg）静脉滴注后即可达血药峰值,增强通气不好部位的缺氧性肺血管收缩,和增加通气好的部位肺血流,从而改善换气使PaO_2增高,且此种剂量很少发生不良反应,但剂量大于1.5 mg/kg可致全部肺血管收缩,且使肺动脉压增高、右心负荷增大。

（6）不宜使用呼吸兴奋剂的情况:①使用肌肉松弛剂维持机械通气者,如破伤风肌强直时、有意识打掉自主呼吸者。②周围性呼吸肌麻痹者,多发性神经根神经炎、严重重症肌无力、高颈髓损伤所致呼吸肌无力、全脊髓麻痹等。③自主呼吸频率>20次/分钟,而潮气量不足者。呼吸频率能够增快,说明呼吸中枢对缺O_2或CO_2潴留的反应性较强,若使用呼吸兴奋剂不但效果不佳,而且加速呼吸肌疲劳。④中枢性呼吸衰竭的早期,如安眠药中毒早期。⑤患者精神兴奋、癫痫频发者。⑥呼吸兴奋剂慎用于缺血性心脏病、哮喘状态、严重高血压及甲亢患者。

2.机械通气

符合下述条件应实施机械通气:①经积极治疗后病情仍继续恶化。②意识障碍。③呼吸形式严重异常,如呼吸频率>35~40次/分钟或<6~8次/分钟,或呼吸节律异常,或自主呼吸微弱或消失。④血气分

析提示严重通气和（或）氧合障碍：$PaO_2 < 6.67$ kPa（50 mmHg），尤其是充分氧疗后仍 < 6.67 kPa（50 mmHg）。⑤$PaCO_2$ 进行性升高，pH 动态下降。

机械通气初始阶段，可给高 FiO_2（100%）以迅速纠正严重缺氧，然后依据目标 PaO_2、PEEP 水平、平均动脉压水平和血流动力学状态，酌情降低 FiO_2 至 50% 以下。设法维持 $SaO_2 > 90\%$，若不能达到上述目标，即可加用 PEEP、增加平均气道压，应用镇静剂或肌松剂。若适当 PEEP 和平均动脉压可以使 $SaO_2 > 90\%$，应保持最低的 FiO_2。

正压通气相关的并发症包括呼吸机相关肺损伤、呼吸机相关肺炎、氧中毒和呼吸机相关的膈肌功能不全。

（四）抗感染治疗

呼吸道感染是呼吸衰竭最常见的诱因。建立人工气道机械通气和免疫功能低下的患者易反复发生感染。如呼吸道分泌物引流通畅，可根据痰细菌培养和药物敏感实验结果，选择有效的抗生素进行治疗。

（五）营养支持

呼吸衰竭患者因摄入能量不足、呼吸做功增加、发热等因素，机体处于负代谢，出现低蛋白血症，降低机体的免疫功能，使感染不宜控制，呼吸肌易疲劳不易恢复。可常规给予高蛋白、高脂肪和低碳水化合物，以及多种维生素和微量元素，必要时静脉内高营养治疗。

（李俊霞）

第六节 肺 栓 塞

肺栓塞（pulmonary embolism,PE）是以各种栓子阻塞肺动脉系统为其发病原因的一组疾病或临床综合征的总称。肺血栓栓塞症（pulmonary thrombo embolism,PTE）是来自深静脉或右心的血栓堵塞了肺动脉及其分支所致疾病，以肺循环和呼吸功能障碍为其主要临床和病理生理特征。PTE 占肺栓塞的绝大部分，通常在临床上所说的肺栓塞即指 PTE。引起 PTE 的血栓主要来源于深静脉血栓形成（deep venous thrombosis,DVT），PTE 常为 DVT 的并发症。PTE 与 DVT 是静脉血栓栓塞症（venous thrombo embolism,VTE）的两种重要的临床表现形式。

PTE-DVT 一直是国内外医学界非常关注的医疗保健问题，在世界范围内发病率和病死率都很高，临床上漏诊与误诊情况严重。美国 DVT 的年发病率为 1.0%，而 PTE 的年发病率为 0.5%，未经治疗的 PTE 病死率高达 37%，而如果能够得到早期诊断和及时治疗，其病死率会明显下降。我国目前尚无 PTE 发病的准确的流行病学资料。但据国内部分医院的初步统计和依临床经验估计，在我国 PTE 绝非少见病，而且近年来其发病例数有增加趋势。

一、病因

PTE 的危险因素包括任何可以导致静脉血液淤滞、静脉内皮损伤和血液高凝状态的因素，即 Virchow 三要素。这些因素单独存在或者相互作用，对于 DVT 和 PTE 的发生具有非常重要的意义。易发生 VTE 的危险因素包括原发性和继发性两类。

（一）原发性危险因素

由遗传变异引起，包括凝血、抗凝、纤溶在内的各种遗传性缺陷（表 10-5）。如 40 岁以下的年轻患者无明显诱因出现或反复发生 VTE，或呈家族遗传倾向，应考虑到有无易栓症的可能性。

（二）继发性危险因素

由后天获得的多种病理生理异常所引起，包括骨折、创伤、手术、妊娠、产褥期、口服避孕药、激素替代治疗、恶性肿瘤和抗磷脂综合征等，其他重要的危险因素还包括神经系统病变或卒中后的肢体瘫痪、长期卧床、制动等。在临床上,可将上述危险因素按照强度分为高危、中危和低危因素(表 10-6)。

表 10-5　引起 PTE 的原发性危险因素

抗凝血酶缺乏
先天性异常纤维蛋白原血症
血栓调节因子(thrombomodulin)异常
高同型半胱氨酸血症
抗心脂抗体综合征(anticardiolipin antibodys syndrome)
纤溶酶原激活物抑制因子过量
凝血酶原 20210A 基因变异
XII因子缺乏
V 因子 Leiden 突变(活性蛋白 C 抵抗)
纤溶酶原缺乏
纤溶酶原不良血症
蛋白 S 缺乏
蛋白 C 缺乏

表 10-6　引起静脉血栓的危险因素

高危因素(OR 值>10)
骨折(髋部或大腿)
髋或膝关节置换
大型普外科手术
大的创伤
脊髓损伤
中危因素(OR 值 2~9)
关节镜膝部手术
中心静脉置管
化疗
慢性心力衰竭或呼吸衰竭
雌激素替代治疗
恶性肿瘤
口服避孕药
瘫痪
妊娠/产后
既往 VTE 病史
易栓倾向
低危因素(OR 值小于 2)
卧床>3 天
长时间旅行静坐不动(如长时间乘坐汽车或飞机旅行)
年龄
腔镜手术(如胆囊切除术)
肥胖
静脉曲张

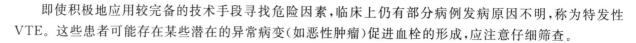

即使积极地应用较完备的技术手段寻找危险因素,临床上仍有部分病例发病原因不明,称为特发性VTE。这些患者可能存在某些潜在的异常病变(如恶性肿瘤)促进血栓的形成,应注意仔细筛查。

二、病理生理

PTE 发生后,一方面通过栓子的机械阻塞作用直接影响肺循环、体循环血流动力学状态和呼吸功能;另一方面,通过心脏和肺的反射效应以及神经体液因素(包括栓塞后的炎症反应)等导致多种功能和代谢变化。以上机制的综合和相互作用加上栓子的大小和数量、多个栓子的递次栓塞间隔时间、是否同时存在其他心肺疾病等对 PTE 的发病过程和病情的严重程度均有重要影响。

(一)急性 PTE 后肺循环血流动力学变化

1.肺动脉高压

肺动脉的机械堵塞和神经-体液因素引起的肺血管痉挛是栓塞后形成肺动脉高压的基础。当肺血管床被堵塞 20%～30%时,开始出现一定程度的肺动脉高压;随着肺血管床堵塞程度的加重,肺动脉压力会相应增加,当肺血管床堵塞达 75%以上时,由于严重的肺动脉高压,可出现右心室功能衰竭甚至休克、猝死。同时,PTE 时受损的肺血管内皮细胞、血栓中活化的血小板及中性粒细胞等可以释放血栓素 A_2(TXA$_2$)、5-羟色胺、内皮素、血管紧张素 II 等血管活性物质,这些物质可引起肺血管痉挛,加重肺动脉高压。

2.右心功能障碍

随着肺动脉高压的进展,右心室后负荷增加,导致右心室每搏做功增加,收缩末期压力升高。在栓塞早期,由于心肌收缩力和心率的代偿作用,并不导致心室舒张末期压力升高,不出现右心室扩张,维持血流动力学相对稳定。随着右心室后负荷的进一步增加,心率和心肌收缩力的代偿作用不足以维持有效的心排血量时,心室舒张末期压力开始显著升高,心排血量明显下降,右心室压升高,心房扩大,导致左心回心血量减少,体循环淤血,出现急性肺源性心脏病。

3.左心功能障碍

肺动脉堵塞后,经肺静脉回流至左心房的血液减少,左心室舒张末期充盈压下降,体循环压力趋于下降,通过兴奋交感神经使心率和心肌收缩力增加,以维持心排血量的相对稳定。当通过心率和心肌收缩力的改变不能代偿回心血量的继续下降时,心排血量明显减少,造成血压下降,内脏血管收缩,外周循环阻力增加,严重时出现休克症状。

上述病理生理改变的严重程度和发展速度受到以下因素影响:肺血管阻力升高的幅度、速度和患者基础心肺功能状态。如果肺血管阻力突然升高,且幅度越大时,右心功能损害就越严重,病情发展就越快;如果肺血管阻力极度升高,心脏射血功能接近丧失,会出现电机械分离现象,即心脏可以产生接近正常的电活动,但是心肌细胞的运动状态接近等长收缩,心室内压力虽可随心动周期而变化,却不能产生有效的肺循环血流,甚至可发生猝死。

(二)急性 PTE 后呼吸功能的变化

栓塞部位肺血流减少或阻断,肺泡无效腔量增大;肺梗死、肺水肿、肺出血、肺萎陷和肺不张等因素均可导致通气/血流(V/Q)比例失调;支气管痉挛及过度通气等因素综合存在可产生气体交换障碍,从而发生低氧血症和代偿性过度通气(低碳酸血症)。

(三)急性 PTE 的临床分型

按照 PTE 后病理生理变化,可以将 PTE 分为急性大面积 PTE 和急性非大面积 PTE。

1.急性大面积 PTE

临床上以休克和低血压为主要表现,即体循环动脉收缩压小于 12.00 kPa(90 mmHg),或较基础值下降幅度不低于 5.33 kPa(40 mmHg),持续 15 分钟以上。须除外新发生的心律失常、低血容量或感染中毒症所致血压下降。

2.急性非大面积 PTE(non-massive PTE)

不符合以上大面积 PTE 标准的 PTE。此型患者中,一部分人的超声心动图表现有右心功能障碍(right ventricular dysfunction,RVD)或临床上出现右心功能不全表现,归为次大面积 PTE(submassive PTE)亚型。

三、临床表现

PTE 的临床症状多不典型,表现谱广,从完全无症状到猝死,因而极易造成漏诊与误诊。国家"十五"科技攻关课题——肺栓塞规范化诊治方法的研究中,对 516 例 PTE 患者的临床表现进行了分析,其各种临床症状及发生率见表 10-7。

PTE 的体征亦无特异性,最常见的体征是呼吸急促,占 51.7%,可部分反映患者病情的严重程度;心动过速的发生率为 28.1%,主要是缺氧、肺循环阻力增高和右心功能不全等因素引起交感神经兴奋所致;由于严重的低氧血症和体循环淤血可出现周围型发绀。

表 10-7 中国 516 例急性 PET 患者的临床表现

症状	发生率(%)
呼吸困难	88.6
胸痛	59.9
心绞痛样胸痛	30.0
胸膜炎性胸痛	45.2
咳嗽	56.2
咯血	26.0
心悸	32.9
发热	24.0
晕厥	13.0
惊恐、濒死感	15.3

呼吸系统的体征较少出现,25.4%的患者存在细湿啰音,可能与炎症渗出或肺泡表面活性物质减少导致肺泡内液体量增加有关。另有 8.5%的患者存在哮鸣音,程度一般较轻,有的局限于受累部位,也有的波及全肺。如合并胸腔积液,可出现胸膜炎的相应体征,如局部叩诊实音、胸膜摩擦感和摩擦音等。

41.9%的患者在肺动脉瓣听诊区可闻及第二心音亢进。当存在右心室扩大时,可使三尖瓣瓣环扩张,造成三尖瓣相对关闭不全,出现收缩期反流。在胸骨左缘第四肋间可闻及三尖瓣收缩期反流性杂音,吸气时增强,发生率7.8%。另有 20.2%的患者可出现颈静脉充盈或怒张,为右心压力增高在体表的反映。如果患者病情危重,出现急性右心功能衰竭时,可出现肝大、肝颈反流征阳性、下肢水肿等表现。

四、诊断

(一)诊断策略

中华医学会呼吸病学分会在《肺血栓栓塞症的诊断与治疗指南(草案)》中提出的诊断步骤分为临床疑似诊断、确定诊断和危险因素的诊断 3 个步骤。

1.临床疑似诊断(疑诊)

对存在危险因素的病例,如果出现不明原因的呼吸困难、胸痛、晕厥和休克,或伴有单侧或双侧不对称性下肢肿胀、疼痛等对诊断具有重要的提示意义。心电图、X 线胸片、动脉血气分析等基本检查,有助于初步诊断,结合 D-二聚体检测,可以建立疑似病例诊断。超声检查对于提示 PTE 诊断和排除其他疾病具有重要价值,若同时发现下肢深静脉血栓的证据则更增加诊断的可能性。

2.PTE 的确定诊断(确诊)

对于临床疑诊的患者应尽快合理安排进一步检查以明确 PTE 诊断。如果没有影像学的客观证据,就不能诊断 PTE。PTE 的确定诊断主要依靠核素肺通气/灌注扫描、CT 肺动脉造影(CTPA)、磁共振肺动脉造影(MRPA)和肺动脉造影等临床影像学技术。如心脏超声发现右心或肺动脉内存在血栓征象,也可确定 PTE 的诊断。

3.PTE 成因和易患因素的诊断(求因)

对于临床疑诊和已经确诊 PTE 的患者,应注意寻找 PTE 的成因和易患因素,并据以采取相应的治疗和预防措施。

(二)辅助检查及 PTE 时的变化

1.动脉血气分析

常表现为低氧血症,低碳酸血症,肺泡-动脉血氧分压差[$P_{(A-a)}O_2$]增大,部分患者的血气结果可以正常。

2.心电图

心电图的改变取决于 PTE 栓子的大小、堵塞后血流动力学变化以及患者的基础心肺储备状况。当栓塞面积较小时,心电图表现可以正常或仅有窦性心动过速。而当出现急性右心室扩大时,在 Ⅰ 导联可出现 S 波,Ⅲ 导联出现 Q 波,Ⅲ 导联的 T 波倒置,即所谓的 $S_I Q_{III} T_{III}$ 征。右心室扩大可以导致右心传导延迟,从而产生完全或不完全右束支传导阻滞。右心房扩大时,可出现肺型 P 波,在 PTE 患者心电图演变过程中,出现肺型 P 波,时间仅为 6 小时。当出现肺动脉及右心压力升高时可出现 $V_1 \sim V_4$ 的 T 波倒置和 ST 段异常,电轴右偏及顺钟向转位等。由于肺栓塞心电图的变化有时是非常短暂的,所需及时、动态观察心电图改变。

3.X 线胸片

可显示肺动脉阻塞征(如区域性肺纹理变细、稀疏或消失),肺野透亮度增加;另可表现为右下肺动脉干增宽或伴截断征,肺动脉段膨隆以及右心室扩大等肺动脉高压症及右心扩大征象;部分患者 X 线胸片可见肺野局部片状阴影,尖端指向肺门的楔形阴影,肺不张或膨胀不全等肺组织继发改变。有肺不张侧可见横膈抬高,有时合并少至中量胸腔积液。X 线胸片对鉴别其他胸部疾病有重要帮助。

4.超声心动图

在提示诊断和除外其他心血管疾病方面有重要价值。对于严重的 PTE 病例,可以发现右室壁局部运动幅度降低;右心室和(或)右心房扩大;室间隔左移和运动异常;近端肺动脉扩张;三尖瓣反流速度增快;下腔静脉扩张,吸气时不萎陷。若在右心房或右心室发现血栓,同时患者临床表现符合 PTE,可以作出诊断。超声检查偶可因发现肺动脉近端的血栓而直接确定诊断。

5.血浆 D-二聚体

酶联免疫吸附法(ELISA)是较为可靠的检测方法。急性 PTE 时血浆 D-二聚体升高,但 D-二聚体升高对 PTE 并无确诊的价值,因为在外伤、肿瘤、炎症、手术、心肌梗死、穿刺损伤甚至心理应激时血浆 D-二聚体均可增高。

(三)确诊检查方法及影像学特点

1.核素肺灌注扫描

PTE 典型征象呈肺段或肺叶分布的肺灌注缺损。当肺核素显像正常时,可以可靠地排除 PTE。根据前瞻性诊断学研究(prospective investigation of pulmonary embolism diagnosis,PIOPED),将肺灌注显像的结果分为四类,正常或接近正常、低度可能性、中间可能性和高度可能性。高度可能时 90% 患者有PTE,对 PTE 诊断的特异性为 96%;低度和中间可能性诊断不能确诊 PTE,需作进一步检查;正常或接近正常时,如果临床征象不支持 PTE,则可以除外 PTE 诊断。

2.CT 肺动脉造影(CTPA)

PIOPED Ⅱ 的结果显示,CTPA 对 PTE 诊断的敏感性为 83%,特异性为 96%,如果联合 CT 静脉造影(CTV)检查,则对PTE诊断的敏感性可提高到90%。由于CTPA是无创性检查方法,且可以安排急诊检查,已在临床上广泛应用。PTE的CT直接征象是各种形态的充盈缺损,间接征象包括病变部位肺组织有"马赛克"征、肺出血、肺梗死继发的肺炎改变等。

3.MRPA

在大血管的PTE,MRPA可以显示栓塞血管的近端扩张,血栓栓子表现为异常信号,但对外周的PTE诊断价值有限。由于扫描速度较慢,故限制其临床应用。

4.肺动脉造影

敏感性和特异性达95%,是诊断PTE的"金标准"。表现为栓塞血管腔内充盈缺损或完全阻塞,外周血管截断或枯枝现象。肺动脉造影为有创性检查,可并发血管损伤、出血、心律失常、咯血、心力衰竭等。致命性或严重并发症的发生率分别为0.1%和1.5%,应严格掌握其适应证。

(四)鉴别诊断

1.肺炎

有部分PTE患者表现为咳嗽、咳少量白痰、低中度发热,同时有活动后气短,伴或不伴胸痛症状,化验血周围白细胞增多,X线胸片有肺部浸润阴影,往往被误诊为上呼吸道感染或肺炎,但经抗感染治疗效果不好,症状迁延甚至加重。肺炎多有明显的受寒病史,急性起病,表现为寒战高热,之后发生胸痛,咳嗽,咳痰,痰量较多,可伴口唇疱疹;查体肺部呼吸音减弱,有湿性啰音及肺实变体征,痰涂片及培养可发现致病菌及抗感染治疗有效有别于PTE。

2.心绞痛

急性PTE患者的主要症状为活动性呼吸困难,心电图可出现Ⅱ、Ⅲ、aVF导联ST段及T波改变,甚至广泛性T波倒置或胸前导联呈"冠状T",同时存在胸痛、气短,疼痛可以向肩背部放射,容易被误诊为冠心病、心绞痛。需要注意询问患者有无高血压、冠心病病史,并注意检查有无下肢静脉血栓的征象。

3.支气管哮喘

急性PTE发作时可表现为呼吸困难、发绀、两肺可闻及哮鸣音。支气管哮喘多有过敏史或慢性哮喘发作史,用支气管扩张药或糖皮质激素症状可缓解,病史和对治疗的反应有助于与PTE鉴别。

4.血管神经性晕厥

部分PTE患者以晕厥为首发症状,容易被误诊为血管神经性晕厥或其他原因所致晕厥而延误治疗,最常见的要与迷走反射性晕厥及心源性晕厥(如严重心律失常、肥厚型心肌病)相鉴别。

5.胸膜炎

PTE患者尤其是周围型PTE,病变可累及胸膜而产生胸腔积液,易被误诊为其他原因性胸膜炎,如结核性、感染性及肿瘤性胸膜炎。PTE患者胸腔积液多为少量、1~2周内自然吸收,常同时存在下肢深静脉血栓形成,呼吸困难,X线胸片有吸收较快的肺部浸润阴影,超声心动图呈一过性右心负荷增重表现,同时血气分析呈低氧血症、低碳酸血症等均可与其他原因性胸膜炎鉴别。

五、治疗

(一)一般治疗

胸痛严重者可以适当使用镇痛药物,但如果存在循环障碍,应避免应用具有血管扩张作用的阿片类制剂,如吗啡等;对于有焦虑和惊恐症状者应予安慰并可以适当使用镇静药;为预防肺内感染和治疗静脉炎可使用抗生素。存在发热、咳嗽等症状时可给予相应的对症治疗。

(二)呼吸循环支持治疗

1.呼吸支持治疗

对有低氧血症患者,可经鼻导管或面罩吸氧。吸氧后多数患者的血氧分压可以达到10.67 kPa(80 mmHg)以上,因而很少需要进行机械通气。当合并严重呼吸衰竭时可使用经鼻(面)罩无创性机械通气或经气管插管机械通气。但注意应避免气管切开,以免在抗凝或溶栓过程中发生局部不易控制的大出血。

2.循环支持治疗

针对急性循环衰竭的治疗方法主要有补充血容量、应用正性肌力药物和血管活性药物。急性 PTE 时应用正性肌力药物可以使心排血量增加或体循环血压升高,同时也可增加右心室做功。临床上可以使用多巴胺、多巴酚丁胺和去甲肾上腺素治疗,三者通过不同的作用机制,可以达到升高血压、提高心排血量等作用。

(三)抗凝治疗

抗凝治疗能预防再次形成新的血栓,并通过内源性纤维蛋白溶解作用使已经存在的血栓缩小甚至溶解,但不能直接溶解已经存在的血栓。

抗凝治疗的适应证是不伴血流动力学障碍的急性 PTE 和非近端肢体 DVT;进行溶栓治疗的 PTE,溶栓治疗后仍需序贯抗凝治疗以巩固加强溶栓效果避免栓塞复发;对于临床高度疑诊 PTE 者,如无抗凝治疗禁忌证,均应立即开始抗凝治疗,同时进行 PTE 确诊检查。

抗凝治疗的主要禁忌证:活动性出血(肺梗死引起的咯血不在此范畴)、凝血机制障碍、严重的未控制的高血压、严重肝肾功能不全、近期手术史、妊娠头 3 个月以及产前 6 周、亚急性细菌性心内膜炎、心包渗出、动脉瘤等。当确诊有急性 PTE 时,上述情况大多属于相对禁忌证。

目前抗凝治疗的药物主要有普通肝素、低分子肝素和华法林。

1.普通肝素

用药原则应快速、足量和个体化。推荐采用持续静脉泵入法,首剂负荷量 80 U/kg(或 2 000～5 000 U 静脉推注),继之以 18 U/(kg·h)速度泵入,然后根据活化部分凝血活酶时间(APTT)调整肝素剂量(表 10-8)。也可使用皮下注射的方法,一般先予静脉注射负荷量 2 000～5 000 U,然后按 250 U/kg 剂量每 12 小时皮下注射 1 次。调节注射剂量使注射后 6～8 小时的 APTT 达到治疗水平。

肝素抗凝治疗在 APTT 达到正常对照值的 1.5 倍时称为肝素的起效阈值。达到正常对照值 1.5～2.5 倍时是肝素抗凝治疗的适当范围,若以减少出血危险为目的,将 APTT 维持在正常对照值 1.5 倍的低限治疗范围,将使复发性 VET 的危险性增加。因此,调整肝素剂量应尽量在正常对照值的 2.0 倍而不是 1.5 倍,特别是在治疗的初期尤应注意。

溶栓治疗后,当 APTT 降至正常对照值的 2 倍时开始应用肝素抗凝,不需使用负荷剂量肝素。

表 10-8　根据 APTT 监测结果调整静脉肝素用量的方法

APTT	初始剂量及调整剂量	下次 APTT 测定的间隔时间(h)
治疗前测基础 APTT	初始剂量:80 U/kg 静脉推注,然后按 18 U/(kg·h)静脉滴注	4～6
低于 35 秒(大于 1.2 倍正常值)	予 80 U/kg 静脉推注,然后增加静脉滴注剂量 4 U/(kg·h)	6
35～45 秒(1.2～1.5 倍正常值)	予 40 U/kg 静脉推注,然后增加静脉滴注剂量 4 U/(kg·h)	6
46～70 秒(1.5～2.3 倍正常值)	无须调整剂量	6
71～90 秒(2.3～3.0 倍正常值)	减少静脉滴注剂量 2 U/(kg·h)	6
超过 90 秒(大于 3 倍正常值)	停药 1 小时,然后减少剂量 3 U/(kg·h)后恢复静脉滴注	6

肝素可能会引起血小板减少症(heparin-induced thrombocytopenia,HIT),在使用肝素的第 3～5 天必须复查血小板计数。若较长时间使用肝素,尚应在第 7～10 天和第 14 天复查。HIT 很少于肝素治疗的 2 周后出现。若出现血小板迅速或持续降低达 30% 以上。或血小板计数小于 100×10^9/L,应停用肝素。一般在停用肝素后 10 天内血小板开始逐渐恢复。

2.低分子肝素(LMWH)

LMWH 应根据体重给药,每天 1～2 次,皮下注射。对于大多数病例,按体重给药是有效的,不需监测 APTT 和调整剂量,但对过度肥胖者或孕妇宜监测血浆抗 Xa 因子活性并据以调整剂量。

3.华法林

在肝素治疗的第 1 天应口服维生素 K 拮抗药华法林作为抗凝维持阶段的治疗。因华法林对已活化的凝血因子无效、起效慢,因此不适用于静脉血栓形成的急性期。初始剂量为3.0～5.0 mg/d。由于华法林需要数天才能发挥全部作用,因此与肝素需至少重叠应用 4～5 天,当连续两天测定的国际标准化比率(INR)达到 2.5(2.0～3.0)时,即可停止使用肝素/低分子肝素,单独口服华法林治疗。应根据 INR 或 PT 调节华法林的剂量。在达到治疗水平前,应每天测定 INR,其后 2 周每周监测 2～3 次,以后根据 INR 的稳定情况每周监测 1 次或更少。若行长期治疗,约每 4 周测定 INR 并调整华法林剂量 1 次。

口服抗凝药的疗程应根据 PTE 的危险因素决定:低危人群指危险因素属一过性的(如手术创伤),在危险因素去除后继续抗凝 3 个月;中危人群指存在手术以外的危险因素或初次发病找不到明确的危险因素者,至少治疗 6 个月;高危人群指反复发生静脉血栓形成者或持续存在危险因素的患者,包括恶性肿瘤、易栓症、抗磷脂抗体综合征、慢性血栓栓塞性肺动脉高压者,应该长期甚至终身抗凝治疗,对放置下腔静脉滤器者终身抗凝。

(四)溶栓治疗

溶栓治疗主要适用于大面积 PTE 病例。对于次大面积 PTE,若无禁忌证可以进行溶栓。

溶栓治疗的绝对禁忌证包括活动性内出血和近 2 个月内自发性颅内出血、颅内或脊柱创伤、手术。

相对禁忌证:10～14 天内的大手术、分娩、器官活检或不能压迫部位的血管穿刺;2 个月之内的缺血性卒中;10 天内的胃肠道出血;15 天内的严重创伤;1 个月内的神经外科或眼科手术;难以控制的重度高血压[收缩压大于 24.00 kPa(180 mmHg),舒张压大于 14.67 kPa(110 mmHg)];近期曾进行心肺复苏;血小板计数小于 100×10^9/L;妊娠;细菌性心内膜炎;严重的肝肾功能不全;糖尿病出血性视网膜病变;出血性疾病等。

对于大面积 PTE,因其对生命的威胁极大,上述绝对禁忌证亦应视为相对禁忌证。

溶栓治疗的时间窗为 14 天以内。临床研究表明,症状发生 14 天之内溶栓,其治疗效果好于 14 天以上者,而且溶栓开始时间越早治疗效果越好。

目前临床上用于 PTE 溶栓治疗的药物主要有链激酶(SK)、尿激酶(UK)和重组组织型纤溶酶原激活剂(rt-PA)。

目前推荐短疗程治疗,我国的 PTE 溶栓方案如下。①UK:负荷量 4 400 U/kg 静脉注射10 分钟,继之以 2 200 U/(kg·h)持续静脉滴注 12 小时。另可考虑2 小时溶栓方案,即20 000 U/kg 持续静脉滴注 2 小时。②SK:负荷量 250 000 U 静脉注射 30 分钟,继之以1 000 000 U/h持续静脉滴注 24 小时。SK 具有抗原性,故用药前需肌内注射苯海拉明或地塞米松,以防止变态反应。也可使用 1 500 000 U 静脉滴注 2 小时。③rt-PA:50 mg 持续静脉滴注2 小时。

出血是溶栓治疗的主要并发症,可以发生在溶栓治疗过程中,也可以发生在溶栓治疗结束之后。因此,治疗期间要严密观察患者神志改变、生命体征变化以及脉搏血氧饱和度变化等,注意检查全身各部位包括皮下、消化道、牙龈、鼻腔等是否有出血征象,尤其需要注意曾经进行深部血管穿刺的部位是否有血肿形成。注意复查血常规、血小板计数,出现不明原因血红蛋白、红细胞下降时,要注意是否有出血并发症。溶栓药物治疗结束后每 2～4 小时测 1 次活化的 APTT,待其将至正常值的 2 倍以下时,开始使用肝素或 LWMH 抗凝治疗。

(五)介入治疗

介入治疗主要包括经导管吸栓碎栓术和下腔静脉滤器置入术。导管吸栓碎栓术的适应证为肺动脉主干或主要分支大面积 PTE 并存在以下情况者:溶栓和抗凝治疗禁忌证;经溶栓或积极的内科治疗无效。

为防止下肢深静脉大块血栓再次脱落阻塞肺动脉,可于下腔静脉安装滤器。适用于下肢近端静脉血栓,而抗凝治疗禁忌或有出血并发症;经充分抗凝而仍反复发生 PTE;伴血流动力学变化的大面积 PTE;近端大块血栓溶栓治疗前;伴有肺动脉高压的慢性反复性 PTE;行肺动脉血栓切除术或肺动脉血栓内膜剥脱术的病例。

（六）手术治疗

手术治疗适用于经积极的非手术治疗无效的紧急情况。适应证包括大面积 PTE,肺动脉主干或主要分支次全堵塞,不合并固定性肺动脉高压者(尽可能通过血管造影确诊);有溶栓禁忌证者;经溶栓和其他积极的内科治疗无效者。

六、预防

主要的预防措施包括机械性预防和药物预防。机械性预防方法包括逐步加压弹力袜和间歇充气压缩泵,药物预防可以使用 LWMH、低剂量的普通肝素等。机械性预防方法主要用于有高出血风险的患者,也可用于与药物预防共同使用加强预防效果。不推荐单独使用阿司匹林作为静脉血栓的预防方法。

（李　娜）

参 考 文 献

[1] 吕国庆.常见内科疾病诊断与治疗[M].北京:科学技术文献出版社,2019.

[2] 郭礼总.最新临床内科诊疗精要[M].西安:西安交通大学出版社,2018.

[3] 安宇.现代内科疾病诊治[M].北京:中国纺织出版社,2019.

[4] 徐微微.临床内科常见疾病学[M].上海:上海交通大学出版社,2018.

[5] 杨斌.现代内科常见病诊断与治疗[M].北京:科学技术文献出版社,2019.

[6] 史志勤.临床内科常见病诊护与用药[M].北京:科学技术文献出版社,2019.

[7] 于宁,董华伟,罗正武,等.现代内科疾病诊断与治疗[M].北京:科学技术文献出版社,2018.

[8] 佟俊旺.现代内科处置精要[M].北京:科学技术文献出版社,2019.

[9] 韩慧.内科疾病综合诊断与治疗[M].北京:科学技术文献出版社,2018.

[10] 徐东成.现代内科疾病规范化治疗[M].北京:科学技术文献出版社,2018.

[11] 吴艳.内科疾病诊断与鉴别诊断学[M].上海:上海交通大学出版社,2019.

[12] 张绪伟.临床内科疾病诊疗[M].西安:西安交通大学出版社,2018.

[13] 张小丽.常见内科疾病诊断要点与治疗[M].北京:科学技术文献出版社,2019.

[14] 邓辉.内科临床诊疗实践[M].汕头:汕头大学出版社,2019.

[15] 王刚.实用内科诊疗学[M].北京:科学技术文献出版社,2018.

[16] 洪涛.临床常见内科疾病诊疗学[M].上海:上海交通大学出版社,2019.

[17] 陈梅.临床内科疾病诊疗[M].北京:科学技术文献出版社,2018.

[18] 曾伟伟.内科疾病临床诊断与治疗[M].北京:科学技术文献出版社,2019.

[19] 张海霞,刘瑛.现代内科诊疗与护理[M].汕头:汕头大学出版社,2018.

[20] 吕秀娟.内科常见病诊护与介入技术[M].北京:科学技术文献出版社,2019.

[21] 姜靖.实用内科疾病诊疗[M].长沙:中南大学出版社,2018.

[22] 王双双.临床内科疾病诊断与治疗[M].北京:科学技术文献出版社,2019.

[23] 蒙群利,周振,马玉梅,等.内科诊疗精粹[M].西安:西安交通大学出版社,2018.

[24] 秦玉芬,陈刚,马天罡.临床内科疾病诊疗[M].北京:科学技术文献出版社,2018.

[25] 刘丽梅.内科常见病诊断思维[M].北京:科学技术文献出版社,2019.

[26] 刘艳梅.内科疾病临床诊断与治疗[M].北京:科学技术文献出版社,2018.

[27] 金海燕,李华萍,普国全.实用临床内科治疗学[M].汕头:汕头大学出版社,2019.

[28] 王少婷.内科常见疾病诊疗研究[M].北京:科学技术文献出版社,2018.

[29] 温华峰.实用临床内科常见病诊疗[M].北京:科学技术文献出版社,2019.

[30] 白国强.临床疾病内科诊疗要点[M].北京:科学技术文献出版社,2019.

[31] 安松涛.内科疾病诊疗与临床实践[M].西安:西安交通大学出版社,2018.

[32] 王鹏.实用临床内科诊疗实践[M].北京:科学技术文献出版社,2019.

［33］迟太升.现代内科临床诊断与治疗［M］.北京:科学技术文献出版社,2018.

［34］于云霞.实用内科疾病诊断与处理［M］.北京:科学技术文献出版社,2018.

［35］黄晓磊.临床内科疾病综合诊治［M］.北京:科学技术文献出版社,2019.

［36］周文红,颜华东.乙型肝炎肝硬化预后影响因素分析［J］.中国预防医学杂志,2019(12):1171-1174.

［37］许英,黄兵,杨洁,等.重症监护室多重耐药菌感染的临床药学监护［J］上海医药,2019,40(3):49-51.

［38］王丰,范波,赵芳丽,等.急性呼吸道感染患者病毒检测及相关危险因素分析［J］.中国病原生物学杂志,2020,15(7):830－832＋837.

［39］曹杨维,李用国.病毒性肝炎的性传播［J］.临床肝胆病杂志,2019,35(5):1106-1108.

［40］姚瑶,郑仁东,刘超.血浆置换治疗甲状腺功能亢进症的研究进展［J］.国际内分泌代谢杂志,2020,40(5):320-322.

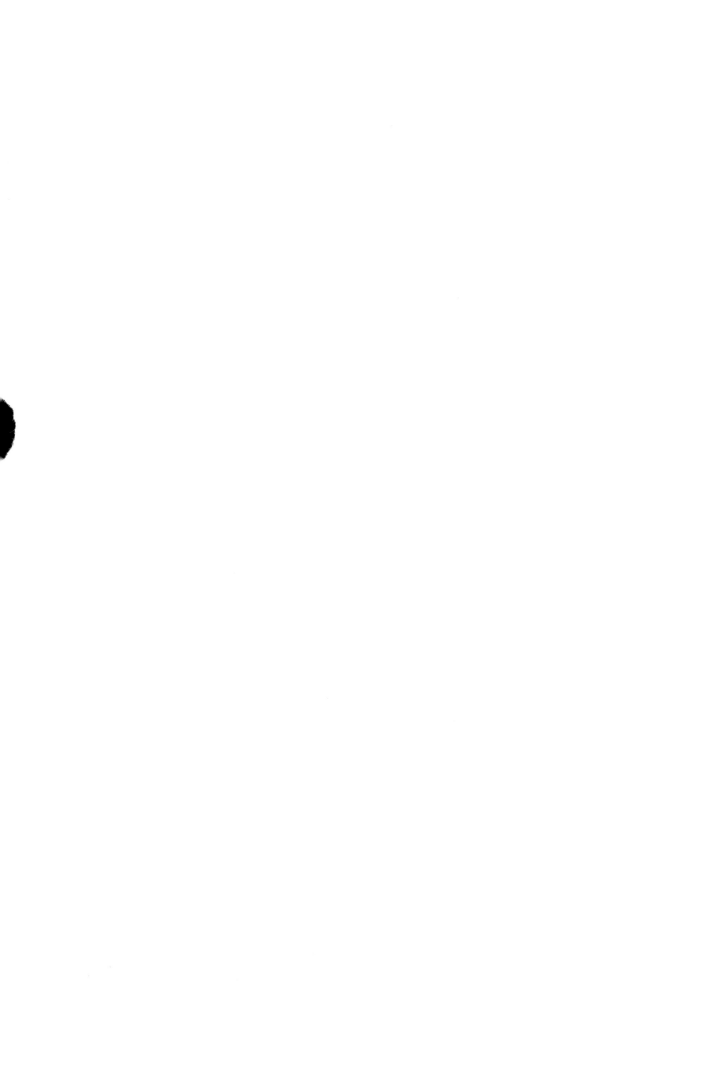